Spezielle Anatomie II
4. Auflage

Taschenlehrbuch der gesamten Anatomie

Band 2

Band 1: Allgemeine Anatomie
Spezielle Anatomie I, 4. Aufl.
von H. Frick, H. Leonhardt, D. Starck

Band 3: Histologie, Zytologie und
Mikroanatomie des Menschen, 8. Aufl.
von H. Leonhardt

Band 4: Medizinische Embryologie, 8. Aufl.
von J. Langman

1992
Georg Thieme Verlag Stuttgart · New York

Der Band 2 des »Taschenlehrbuch der gesamten Anatomie« stellt – noch ausgeprägter als Band 1 – eine Gemeinschaftsleistung der drei Autoren dar. Das Konzept für den gemeinsam erarbeiteten Text stammt für die Kapitel 13–16 von H. Leonhardt, 17–19 von D. Starck und H. Leonhardt, 20 von H. Frick.

Die Originalzeichnungen wurden angefertigt von Herrn Brammer (Denzlingen) für die Abbildungen: 1, 2, 4–12, 15–21, 24, 26–31, 32 a, 33–39, 44 a, c, 47 a, 48, 51, 52, 54, 56, 57, 59–62, 64–66, 71–79, 82, 88–91, 101, 104, 105, 107, 110–116, 118, 119, 121–123, 125, 128–132, 135, 136, 138, 141, 144, 146–149, 152, 154, 156–158, 161 a, 197, 199, 201;
Frl. Erhard (München) für die Abbildung: 13;
Frl. Klebe (München) für die Abbildungen: 22, 40, 42, 45, 53, 55, 100, 151;
Herrn S. Nüssel (München) für die Abbildungen: 23, 25, 43, 63, 67–69, 80, 81, 85, 92, 93, 99, 102, 103, 153, 193–196, 198;
Frau Roser (Frankfurt) für die Abbildungen: 97, 98, 106, 108, 117, 120, 124, 127, 133, 140, 142, 143, 155, 160, 163, 168;
Herrn Russ (München) für die Abbildungen: 3, 14 a–c, 41, 44 b, d, 46, 47 b, 50, 70, 83, 86, 95, 134, 137, 150, 159, 161 b, 162, 169–192, 200, 202, 203, 205;
Herrn Schneeberger (Frankfurt) für die Abbildungen: 109, 145, 164–167;
Herrn Schulz (Vellberg-Großaltdorf) für die Abbildungen: 32 b, c, 204, 206;
Herrn Strauss (Köln) für die Abbildungen: 94, 96, 139;
Frl. Stutt (München) für die Abbildungen: 49, 58, 84, 87.

13. Brusteingeweide

Der **Brustraum,** *Cavitas thoracis,* von der Brustwand umgeben und durch das Zwerchfell vom Bauchraum getrennt, enthält die **Brusteingeweide.** Sie liegen – mit Ausnahme der Lungen, die beiderseits den von der Pleura ausgekleideten Teil des Brustraums ausfüllen – im Mediastinum.

A. Gliederung des Mediastinum Einbau der Organe

Der zwischen mittlerem und tiefem Blatt der Halsfaszie gelegene Eingeweideraum des Halses setzt sich durch die obere Thoraxapertur kontinuierlich in das mittelständige *Bindegewebslager des Brustraums,* in das *Mediastinum,* fort (Abb. **1**). Das axiale Bindegewebslager dehnt sich von der Schädelbasis bis zum Zwerchfell aus. Es liefert Raum für Organe und leitet Gefäße und Nerven, die aus dem Halsbereich in den Brustraum eintreten oder aus dem Brustraum in den Hals gelangen und z. T. zum Kopf aufsteigen. Zur Achselhöhle ziehen Leitungsbahnen aus dem Thorax vor und hinter dem M. scalenus anterior in den Bindegewebsstraßen der seitlichen Halsregion.

Das **Mediastinum** (Abb. **2**) ist sagittal ausgerichtet und erstreckt sich von der Rückseite des Brustbeins und der angrenzenden Rippenteile bis zur Vorderfläche der Brustwirbelkörper. Es wird beiderseits von der Pleura mediastinalis, unten vom Zwerchfell begrenzt.

Das Mediastinum wird unterteilt in
- das *obere Mediastinum, Mediastinum superius,* das von der oberen Thoraxapertur bis zu einer Ebene oberhalb des Herzens (Unterrand des 4. Brustwirbels – Angulus sterni) reicht und sich kaudal in das *untere Mediastinum, Mediastinum inferius,* fortsetzt; an ihm werden drei einander in sagittaler Richtung folgende Abschnitte unterschieden,
- das *hintere Mediastinum, Mediastinum posterius,* das sich zwischen Brustwirbelsäule und Herzbeutelhinterwand erstreckt,
- das *mittlere Mediastinum, Mediastinum medium,* das Herz und Herzbeutel enthält, und
- das *vordere Mediastinum, Mediastinum anterius,* das zwischen Herzbeutel und Brustwand liegt.

Oberes Mediastinum. Das einzige Organ, das – zumindest beim Erwachsenen – ausschließlich dem oberen Mediastinum angehört, ist der *Thymus.* Die übrigen Organe und Leitungsbahnen durchqueren das obere Mediastinum auf ihrem Weg in oder durch das hintere Mediastinum. Oberes und hinteres Mediastinum bilden eine einheitliche Bindegewebsstraße.

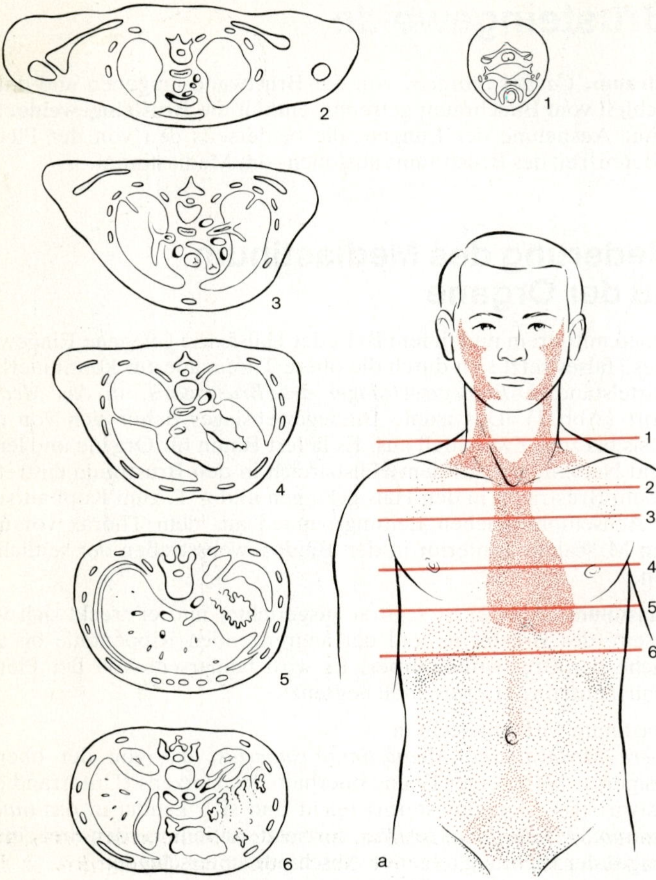

1 Bindegewebslager im Hals und im Brust-, Bauch- und Beckenraum
Bindegewebslager: rot punktiert
a Ansicht von ventral
b Ansicht von links
c Ansicht von dorsal
(in a ungefähre Lage der in Ansicht von kranial abgebildeten Schnittebenen, die nicht immer exakt horizontal liegen, durch Querstriche markiert)

1 → Abb. 275, Bd. 1, S. 728	4 → Abb. 10, S. 16
2 → Abb. 4, S. 8	5 → Abb. 31, S. 82
3 → Abb. 9, S. 15	6 → Abb. 32a, S. 84

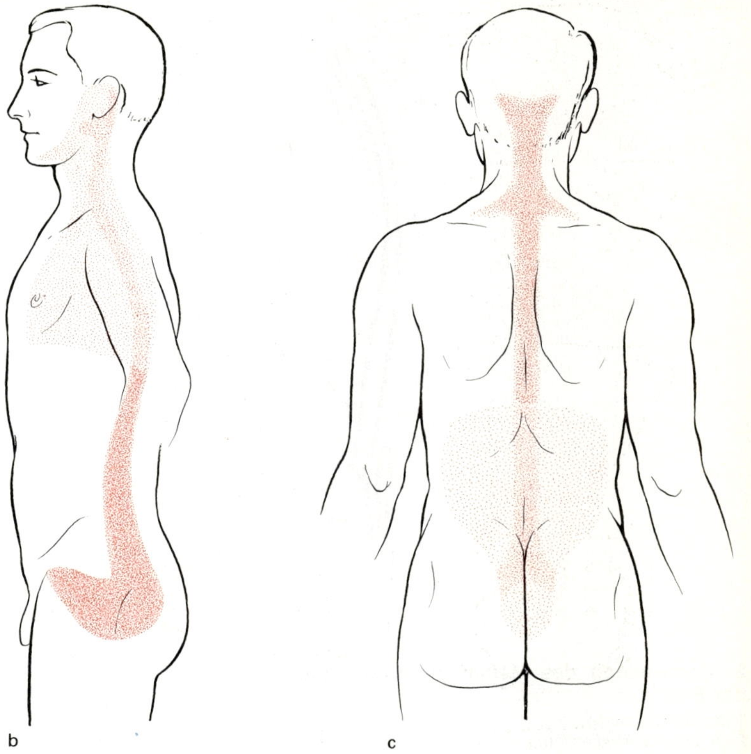

Der **Thymus** (Abb. **3**) liegt unmittelbar hinter dem Manubrium sterni, vor den Vv. brachiocephalica sinistra und cava superior, im *Thymusdreieck*. Es wird seitlich begrenzt von den Umschlagrändern der Pleura costalis in die Pleura mediastinalis, die von der Stelle ihrer stärksten Annäherung (Höhe des Sternalansatzes der 2. Rippe) aus beiderseits divergierend – über die 1. Rippe aufwärts – zur Pleurakuppel (Höhe des Kopfes der 1. Rippe) ziehen (Abb. **26,** S. 69). Die untere Spitze dieses Dreiecks ist gegen die obere Spitze des *Herzdreiecks* gerichtet.

Die **Luftröhre,** *Trachea* (Abb. **6,** S. 10, u. **8,** S. 14), zieht hinter Pars ascendens aortae und Truncus brachiocephalicus durch das obere Mediastinum abwärts und teilt sich hinter der oberen Ausdehnung des quergestellten linken Herzvorhofes in rechten und linken Hauptbronchus, *Bifurcatio tracheae.*

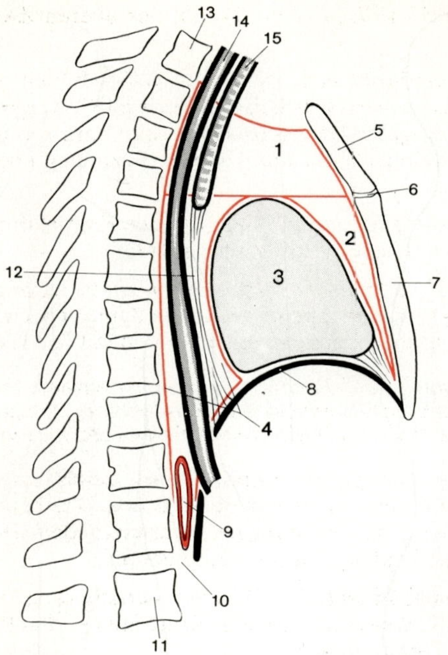

2 Unterteilung des Mediastinum, schematischer Mediansagittalschnitt durch den Brustkorb

1 *oberes Mediastinum*
2–4 *unteres Mediastinum*
2 vorderes Mediastinum
3 mittleres Mediastinum
4 hinteres Mediastinum
5 Manubrium sterni
6 Symphysis manubriosternalis
7 Corpus sterni
8 Zwerchfell
9 Pars descendens aortae
10 Hiatus aorticus
11 Körper des 12. Brustwirbels
12 Membrana bronchopericardiaca, Schnittfläche
13 Körper des 1. Brustwirbels
14 Oesophagus
15 Trachea

Die *Bifurkation* projiziert sich auf das Brustbein in Höhe des Sternalansatzes der rechten 3. Rippe. Durch die Rechtsverlagerung des unteren Trachealabschnitts (stärkerer Zug der – im Vergleich zur linken – größeren rechten Lunge) tritt der linke Rand des hinter der Luftröhre verlaufenden Oesophagus hinter der Trachea hervor (Abb. **13,** S. 21), er wird von dem – den linken Lungenstiel kreuzenden – Aortenbogen eingedellt (mittlere Ösophagusenge). Bifurkation und Anfangsteil der Hauptbronchien sind durch eine frontal gestellte Bindegewebsplatte hinter dem Herzen, *Mem-*

brana bronchopericardiaca (Abb. **2**), mit der oberen Zwerchfellfaszie verbunden.

Die beiden *Hauptbronchien* (Abb. **25 a,** S. 64) bilden einen Winkel von 50–100°. Er verkleinert sich bei der Einatmung, vergrößert sich bei der Ausatmung. Der *rechte* Hauptbronchus weicht nur wenig zur Seite ab. Er ist kürzer und weiter als der *linke,* der 4–5 cm lang und stärker zur Seite abgewinkelt ist.

Bei Fremdkörperaspirationen (Einatmung von Fremdkörpern) ist der rechte Hauptbronchus häufiger betroffen als der linke.

Lymphknoten. *Nodi lymphatici tracheobronchiales superiores* und *inferiores* (Abb. **25 a**) liegen als Gruppen von Sammellymphknoten in den drei Winkeln, die die Hauptbronchien miteinander und mit der Trachea bilden.

Narben infolge von Entzündungen der tracheobronchialen Lymphknoten können Ausziehungen der Ösophaguswand (Traktionsdivertikel) verursachen. V. cava superior, V. azygos und Nn. vagi können in die Narben einbezogen werden.

Die **Speiseröhre,** *Oesophagus* (Abb. **5** u. **6**), durchläuft das obere Mediastinum hinter und etwas links von der Trachea. Die beiden *Nn. vagi* legen sich – nach Abgang des N. laryngeus recurrens – dem Oesophagus an und bilden an seiner Wand den *Plexus oesophagealis*.

Das **hintere Mediastinum** (Abb. **2**) ist der Verkehrsweg für den *Oesophagus* und für *Leitungsbahnen,* die aus dem Brustraum in den Bauchraum oder in umgekehrter Richtung ziehen.

Die **Speiseröhre** (Abb. **5**) entfernt sich im hinteren Mediastinum unterhalb der Bifurkation oder des linken Hauptbronchus von der Wirbelsäule, verläuft in langem Bogen rechts hinter dem linken Vorhof des Herzens abwärts (eine Vergrößerung des linken Vorhofs zeichnet sich im Röntgenbild des Oesophagus ab) und kann dabei auf kurzer Strecke die rechte Pleura mediastinalis erreichen. Anschließend zieht die Speiseröhre wieder nach links und durchquert in Höhe des 10.–11. Brustwirbels den *Hiatus oesophageus* des Zwerchfells (untere Ösophagusenge, Abb. **13,** S. 21).

Die Entfernung zwischen den Frontzähnen und dem Magenmund, in den der 2–3 cm lange Bauchteil des Oesophagus mündet, beträgt beim Erwachsenen etwa 40 cm.

Die Zugwirkung der gedehnten elastischen Lungen auf ihre Umgebung hält das Lumen des Brustteils der Speiseröhre geringfügig offen. Im Hiatus oesophageus ist der Oesophagus durch eine elastische Membran („Laimersche Membran“) so befestigt, daß geringe, aber reversible Verschiebungen in der Längsachse möglich sind, die Längsspannung des Schlauchs jedoch erhalten bleibt.

Die Membran im Hiatus oesophageus ist ein Locus minoris resistentiae, durch den Zwerchfellhernien in den Brustraum eindringen können.

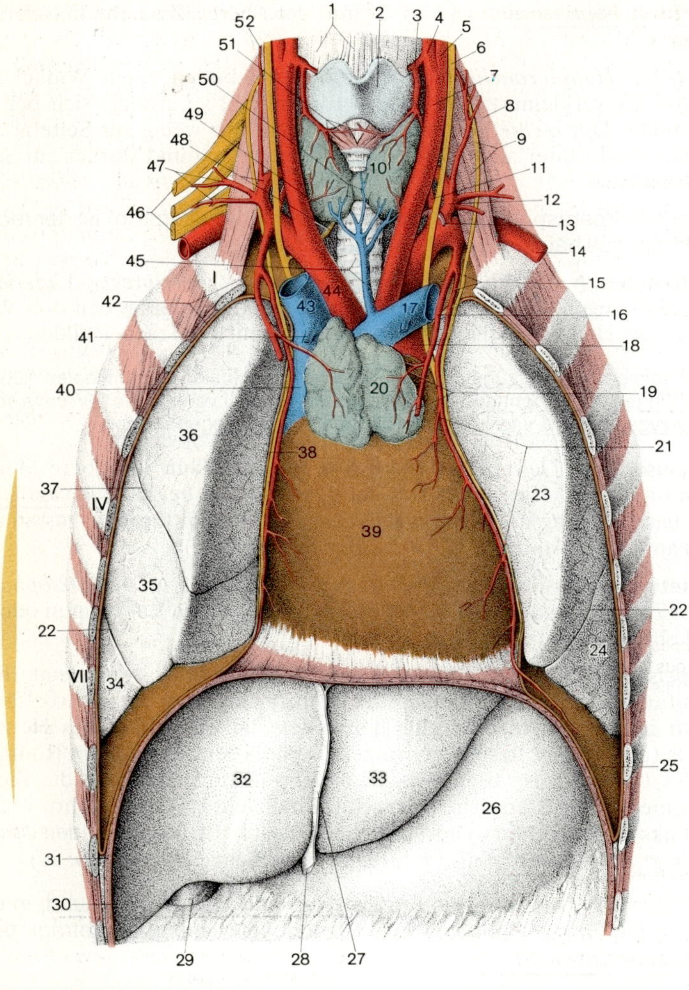

3 Oberflächlicher Brustsitus und Halsorgane, Ansicht von ventral (z. T. nach *Rauber-Kopsch)*
(ventrale Rumpfwand entfernt, Pleurahöhlen eröffnet, Gefäße und Nerven nicht vollständig dargestellt; aus Gründen der Übersichtlichkeit nur parietales Blatt der serösen Häute farbig wiedergegeben)
I, IV und VII 1., 4. und 7. Rippe

Das **mittlere Mediastinum** wird von *Herzbeutel* und *Herz* nahezu vollständig ausgefüllt (Abb. **2, 3** u. **10,** S. 16). Von beiden Seiten schiebt sich in variablem Ausmaß der *Recessus costomediastinalis* der beiden Pleurahöhlen vor den linken und den rechten „Herzrand", links etwas weiter als rechts (→ S. 58). Die Umschlagränder der Pleura parietalis lassen ein etwa dreieckiges Feld des Herzbeutels unbedeckt, *Herzdreieck* (Abb. **26,** S. 69).

Der **Herzbeutel** ist beiderseits mit der Pleura mediastinalis verwachsen (Abb. **3** u. **10**). Im Bindegewebe zwischen Pleura und Perikard zieht der *N. phrenicus,* begleitet von den *Vasa pericardiacophrenica,* zum Zwerchfell – rechts entlang der oberen Hohlvene und dem rechten Vorhof, links weiter ventral über den linken Vorhof hinweg (Abb. **6** u. **7**). Lage des Herzens → S. 46f, Leitungsbahnen im Mediastinum → S. 50ff.

Jeder *N. phrenicus* gibt einen sensiblen *R. pericardiacus* zum Herzbeutel ab und entsendet sensible (wahrscheinlich auch sympathische) *Rr. phrenicoabdominales* rechts durch das Foramen venae cavae, links durch das Centrum tendineum oder die Pars lumbalis des Zwerchfells oder durch den Hiatus oesophageus zum Peritoneum

1 Membrana thyrohyoidea und Lig. thyrohyoideum medianum
2 Cartilago thyroidea
3 A. thyroidea superior mit Abgang der A. laryngea superior
4 A. carotis externa
5 A. carotis interna
6 N. vagus
7 A. carotis communis
8 M. scalenus medius
9 N. phrenicus auf dem M. scalenus anterior
10 Glandula thyroidea
11 A. vertebralis
12 Truncus thyrocervicalis
13 Arcus ductus thoracici, vor der Einmündung in den Venenwinkel durchtrennt
14 A. subclavia
15 A. pericardiacophrenica und N. phrenicus
16 A. thoracica interna, durchtrennt
17 V. brachiocephalica sinistra
18 Arcus aortae
19 Rr. thymici
20 Thymus
21 Äste der A. pericardiacophrenica zum Herzbeutel
22 Fissura obliqua
23 Lobus superior } der linken Lunge
24 Lobus inferior } der linken Lunge
25 Recessus costodiaphragmaticus
26 Magen
27 Lig. falciforme (hepatis), Schnittrand
28 Lig. teres hepatis, Schnittfläche
29 Gallenblase
30 Peritoneum parietale, Schnittrand
31 Diaphragma, Schnittfläche
32 „rechter Leberlappen"
33 „linker Leberlappen"
34 Lobus inferior } der rechten Lunge
35 Lobus medius } der rechten Lunge
36 Lobus superior } der rechten Lunge
37 Fissura horizontalis (pulmonis dextri)
38 Pleura mediastinalis, Schnittrand
39 Pericardium fibrosum
40 V. cava superior
41 V. thoracica interna
42 Pleura costalis, Schnittrand und Aufsicht auf die Pleurakuppel
43 V. brachiocephalica dextra
44 Truncus brachiocephalicus
45 Trachea und V. thyroidea inferior
46 Plexus brachialis
47 A. cervicalis superficialis (kranial) und A. suprascapularis
48 A. thyroidea inferior und N. laryngeus recurrens
49 Rr. glandulares der A. thyroidea inferior zum unteren Pol der Schilddrüse
50 Plexus thyroideus impar
51 M. cricothyroideus, R. cricothyroideus und R. glandularis anterior der A. thyroidea superior
52 A. cervicalis ascendens

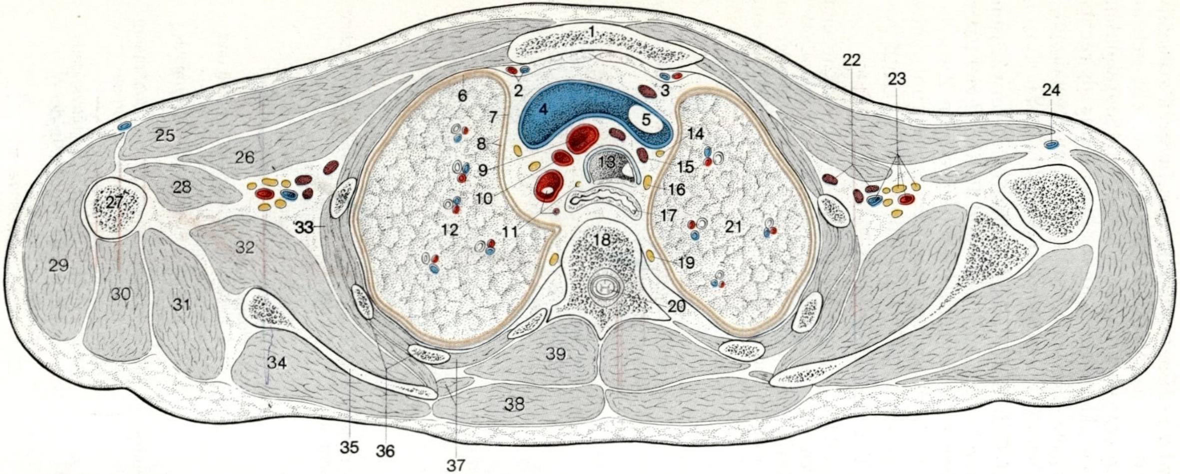

4 Horizontalschnitt durch Schultergürtel und Brustraum in Höhe des 4. Brustwirbels

1 Manubrium sterni
2 A. und V. thoracica interna
3 Nodus lymphaticus mediastinalis anterior
4 V. brachiocephalica sinistra
5 V. cava superior
6 Pleura costalis
7 Pleura mediastinalis
8 Pleura pulmonalis und Cavitas pleuralis
9 Truncus brachiocephalicus
10 A. carotis communis sinistra
11 A. subclavia sinistra, Ductus thoracicus und N. laryngeus recurrens sinister
12 Lobus superior der linken Lunge
13 Trachea
14 N. phrenicus
15 Nodus lymphaticus paratrachealis
16 N. vagus
17 Oesophagus
18 Corpus vertebrae
19 Truncus sympathicus
20 Rückenmark
21 Lobus superior der rechten Lunge
22 Nodi lymphatici axillares
23 A. und V. axillaris, Plexus brachialis
24 V. cephalica
25 M. pectoralis major
26 M. pectoralis minor
27 Humerus
28 M. biceps, Caput breve
29 M. deltoideus
30 M. triceps, Caput longum
31 M. teres major
32 M. subscapularis
33 M. serratus anterior
34 M. infraspinatus
35 Scapula
36 Rippen
37 Mm. intercostales und M. rhomboideus
38 M. trapezius
39 M. erector spinae

parietale des Oberbauches und zum Peritoneum viscerale von Leber, Gallenblase und Bauchspeicheldrüse.

Das **vordere Mediastinum** (Abb. **2**) ist ein flacher Bindegewebsraum zwischen der von Pleura unbedeckten Vorderfläche des Herzbeutels und der Rückseite der Brustwand, der sich zum oberen Mediastinum hin verbreitert und vertieft (Abb. **4, 9,** S. 15, u. **10**). Er schließt einen bei der Herzaktion verformbaren Fettkörper, *Corpus adiposum retrosternale,* ein. Vor der Pleura, d. h. lateral außerhalb des vorderen Mediastinum, ziehen die *Vasa thoracica interna* nahe dem Sternalrand abwärts zum Zwerchfell.

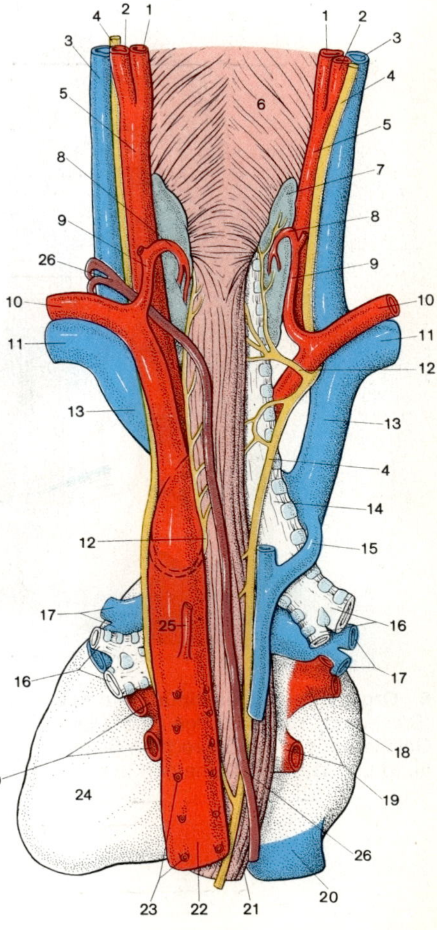

5 Organe im hinteren und im oberen Mediastinum, Halsorgane,
Ansicht von dorsal

1 A. carotis externa
2 A. carotis interna
3 V. jugularis interna
4 N. vagus
5 A. carotis communis
6 M. constrictor pharyngis inferior
7 Glandula thyroidea, Lobus dexter
8 A. thyroidea inferior
9 Truncus thyrocervicalis (mit Abgang der A. cervicalis ascendens)
10 A. subclavia
11 V. subclavia
12 N. laryngeus recurrens mit Rr. tracheales und Rr. oesophageales
13 V. brachiocephalica
14 Trachea
15 Mündung der V. azygos in die V. cava superior
16 Bronchi lobares
17 Äste der A. pulmonalis
18 Atrium dextrum cordis
19 Vv. pulmonales
20 V. cava inferior
21 Oesophagus
22 Pars thoracica aortae
23 Aa. intercostales posteriores, am Ursprung durchtrennt
24 Ventriculus sinister cordis
25 R. mediastinalis der Pars thoracica aortae
26 Ductus thoracicus und Arcus ductus thoracici, Mündung des Ductus thoracicus oft in zwei oder mehrere Äste aufgezweigt

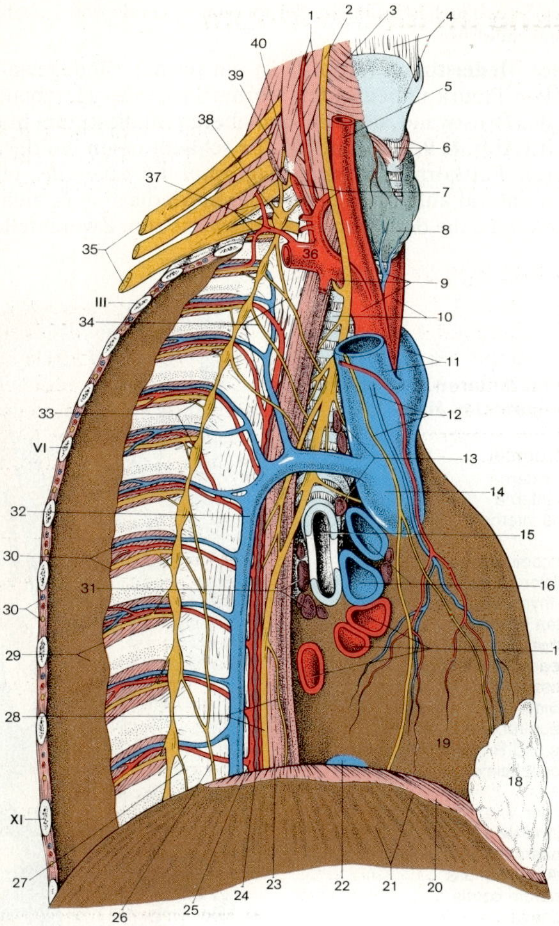

6 Organe des Mediastinum und des Halses
(Brustwand, rechte Lunge und Pleura mediastinalis entfernt, Präparation der Gefäße und Nerven der rechten Seite)
III, VI und XI Schnittfläche der 3., 6. und 11. Rippe

B. Organe im Mediastinum

1. Thymus

Der **Thymus,** *Bries,* ist das übergeordnete Steuerorgan für die Ausbildung des spezifischen Abwehrsystems (→Bd. 1, S. 78ff). Er entsteht als Derivat des Kiemendarms (dritte Schlundtasche, unter Beteiligung der 3. Kiemenfurche).

a) Form und Lage des Thymus

Der **Thymus** (Abb. **3**) besteht beim Kind aus zwei unregelmäßig geformten Lappen, die miteinander verwachsen sind. Er reicht kaudal bis zum Sternalansatz der 4. Rippe, kranial bis zum Unterrand der Schilddrüse und wird im Halsbereich von den Mm. sternohyoidei und sternothyroidei bedeckt. Der kindliche Thymus kann bei starker Entwicklung röntgenologisch nachgewiesen werden (verbreiterte Verschattung im Bereich der Gefäßschatten der Herzfigur). Ein Gewebsstrang kann hinter dem mittleren Blatt der

◄
1 M. longus capitis und A. cervicalis ascendens
2 N. vagus
3 M. constrictor pharyngis inferior
4 Cartilago thyroidea und Membrana thyrohyoidea
5 A. carotis communis dextra
6 Cartilago cricoidea, Lig. cricothyroideum medianum und M. cricothyroideus
7 A. vertebralis (links) und A. thyroidea inferior aus dem Truncus thyrocervicalis
8 Glandula thyroidea
9 Truncus brachiocephalicus, V. thyroidea inferior und N. laryngeus recurrens
10 Trachea und A. carotis communis sinistra
11 Vv. brachiocephalicae dextra (durchtrennt) und sinistra
12 A. und V. pericardiacophrenica, N. phrenicus
13 Nodi lymphatici paratracheales und tracheobronchiales superiores
14 V. cava superior
15 Bronchus principalis
16 Äste der A. pulmonalis
17 Vv. pulmonales
18 Fettkörper im vorderen Mediastinum
19 Pericardium fibrosum
20 Diaphragma
21 Pleura diaphragmatica (z. T. samt Fascia endothoracica entfernt), Aufsicht und Schnittrand
22 V. cava superior
23 Oesophagus
24 Ductus thoracicus
25 Pars thoracica aortae, Abgang einer A. intercostalis posterior
26 N. splanchnicus major
27 N. splanchnicus minor
28 Truncus vagalis posterior und Ast des Plexus oesophagealis
29 Pleura costalis (z. T. samt Fascia endothoracica entfernt), Aufsicht und Schnittrand
30 A. und V. intercostalis posterior, N. intercostalis
31 Nodi lymphatici bronchopulmonales
32 V. azygos
33 Ganglion thoracicum im Truncus sympathicus und R. communicans
34 Rr. cardiaci thoracici
35 Trunci des Plexus brachialis
36 A. subclavia, durchtrennt
37 Truncus costocervicalis, A. cervicalis profunda (nach kranial) und A. intercostalis suprema
38 Ganglion cervicothoracicum
39 M. scalenus anterior, durchtrennt
40 Tuberculum caroticum

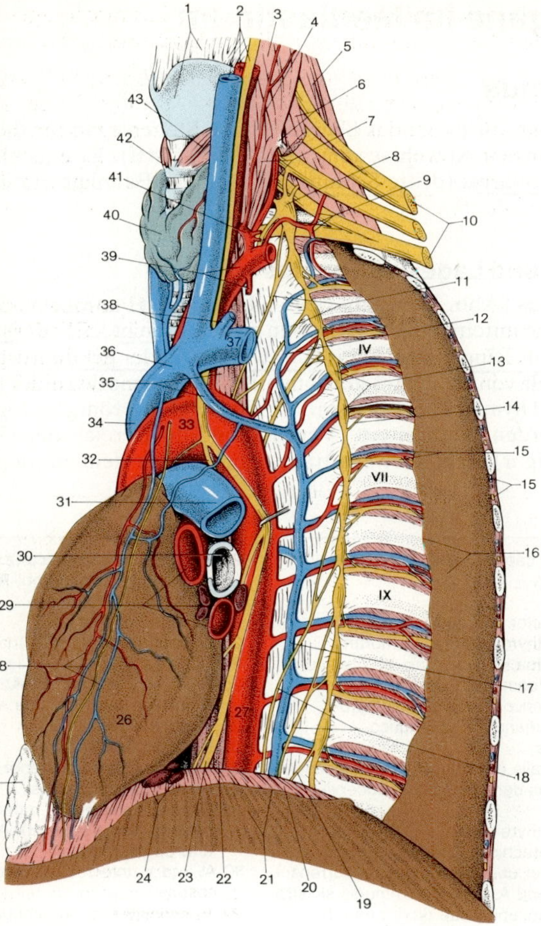

7 Organe des Mediastinum und des Halses, Ansicht von links (Brustwand, linke Lunge und Pleura mediastinalis entfernt, Präparation der Gefäße und Nerven der linken Seite)
IV, VII und IX 4., 7. und 9. Rippe

Halsfaszie über die Schilddrüse hinaus in den Hals hineinragen. Er markiert den Weg, den die Thymusanlage bei ihrem Deszensus genommen hat.

Der Thymus ist beim *Kind* und beim *Jugendlichen* voll ausgebildet, er erreicht beim Jugendlichen ein Gewicht von 30–40 g. In der Pubertät wird der Thymus zurückgebildet *(Altersinvolution)*, der *Erwachsene* besitzt noch einen Thymusrest, eingebettet in den Thymusfettkörper, der hinter dem Manubrium sterni einen wesentlich kleineren Raum als der Thymus beim Jugendlichen einnimmt (Bd. 1, Abb. **265,** S. 694).

b) Feinbau und Funktion des Thymus

Der **Thymus** (Abb. **11**) wird von einer zarten Bindegewebskapsel eingehüllt. Darunter zeigt die Thymusoberfläche eine Gliederung in glatte Läppchen mit einem Durchmesser von 0,5–2 mm, die an zentralen, baumartig aufgezweigten Gefäßsträngen hängen. Diese bilden mit dem angren-

◀ 1 Cartilago thyroidea und Membrana thyrohyoidea
2 A. carotis communis und V. jugularis interna (durchtrennt), N. vagus
3 M. longus capitis
4 A. cervicalis ascendens
5 M. scalenus medius
6 Tuberculum caroticum und M. scalenus anterior (durchtrennt)
7 M. longus colli und A. vertebralis
8 Ganglion cervicothoracicum
9 Truncus costocervicalis, A. cervicalis profunda (nach kranial) und A. intercostalis suprema
10 Trunci des Plexus brachialis
11 Rr. cardiaci thoracici
12 V. hemiazygos accessoria
13 Ganglia thoracica des Truncus sympathicus
14 R. communicans
15 A. und V. intercostalis posterior, N. intercostalis
16 Pleura costalis (z. T. samt Fascia endothoracica entfernt), Aufsicht und Schnittrand
17 V. hemiazygos
18 N. splanchnicus major
19 N. splanchnicus minor
20 Diaphragma
21 Pleura diaphragmatica (z. T. samt Fascia endothoracica entfernt), Aufsicht und Schnittrand
22 Oesophagus
23 Truncus vagalis anterior
24 Nodi lymphatici phrenici superiores
25 Fettkörper im vorderen Mediastinum
26 Pericardium fibrosum
27 Pars thoracica aortae
28 A. und V. pericardiacophrenica, N. phrenicus
29 Vv. pulmonales sinistrae und Nodi lymphatici bronchopulmonales
30 Bronchus principalis sinister
31 A. pulmonalis sinistra
32 N. laryngeus recurrens sinister
33 Arcus aortae
34 V. cava superior
35 Oesophagus und Anastomose der V. hemiazygos accessoria mit der V. brachiocephalica sinistra
36 V. brachiocephalica sinistra
37 V. subclavia
38 V. jugularis externa (durchtrennt) und V. thyroidea inferior
39 A. subclavia und A. thoracica interna, durchtrennt
40 Glandula thyroidea
41 Truncus thyrocervicalis
42 Cartilago cricoidea
43 M. cricothyroideus

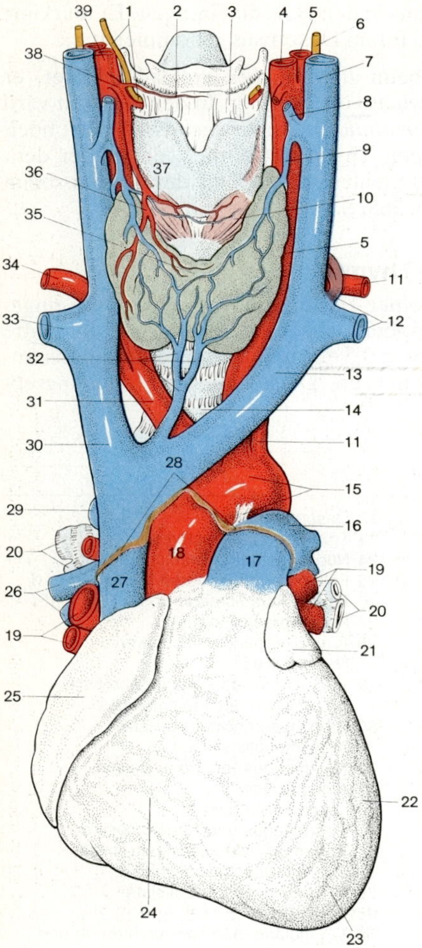

1 A. laryngea superior und R. internus des N. laryngeus superior
2 R. infrahyoideus der A. thyroidea superior
3 Membrana thyrohyoidea
4 A. carotis externa sinistra
5 A. carotis interna
6 N. vagus
7 V. jugularis interna
8 V. retromandibularis
9 V. thyroidea superior
10 M. cricothyroideus
11 A. subclavia sinistra
12 Arcus ductus thoracici und V. subclavia sinistra
13 V. brachiocephalica sinistra
14 Trachea
15 Arcus aortae und Lig. arteriosum
16 A. pulmonalis sinistra
17 Truncus pulmonalis
18 Pars ascendens aortae
19 Vv. pulmonales
20 Bronchi lobares
21 Auricula atrialis sinistra
22 Ventriculus sinister cordis
23 Apex cordis
24 Ventriculus dexter cordis
25 Auricula atrialis dextra
26 Äste der A. pulmonalis dextra
27 V. cava superior
28 Schnittrand des Herzbeutels
29 V. azygos
30 V. brachiocephalica dextra
31 Truncus brachiocephalicus
32 V. thyroidea inferior und Plexus thyroideus impar
33 V. subclavia dextra
34 A. subclavia dextra
35 Glandula thyroidea, Isthmus
36 R. glandularis anterior } der A. thyroidea superior
37 R. cricothyroideus } der A. thyroidea superior
38 A. thyroidea superior
39 A. carotis externa dextra

8 Organe des mittleren und oberen Mediastinum und des Halses,
Ansicht von ventral

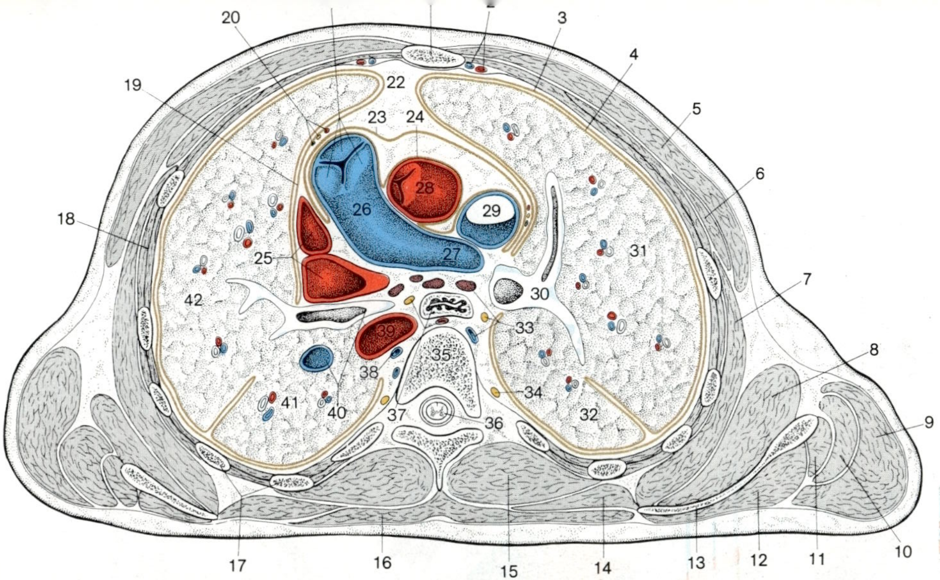

9 Horizontalschnitt durch den Brustraum in Höhe des 7. Brustwirbels

1 Sternum
2 A. und V. thoracica interna
3 Pleura costalis
4 Pleura pulmonalis
5 M. pectoralis major
6 M. pectoralis minor
7 M. serratus anterior
8 M. subscapularis
9 M. latissimus dorsi
10 M. teres major
11 M. teres minor
12 M. infraspinatus
13 Scapula
14 M. rhomboideus
15 M. erector spinae
16 M. trapezius
17 Rippen
18 Mm. intercostales
19 Pleura mediastinalis
20 A. und V. pericardiacophrenica, N. phrenicus
21 Valva trunci pulmonalis
22 Corpus adiposum retrosternale
23 Pericardium
24 Epicardium
25 Vv. pulmonales sinistrae
26 Truncus pulmonalis
27 A. pulmonalis dextra
28 Valva aortae und Pars ascendens aortae
29 V. cava superior
30 Bronchus principalis dexter
31 Lobus superior } der rechten Lunge
32 Lobus inferior } der rechten Lunge
33 V. azygos, N. vagus dexter (Truncus vagalis posterior), Nodus lymphaticus tracheobronchialis inferior
34 Truncus sympathicus
35 Corpus vertebrae
36 Rückenmark
37 Oesophagus, Ductus thoracicus, N. vagus sinister (Truncus vagalis anterior)
38 V. hemiazygos accessoria
39 Pars thoracica aortae
40 Bronchus principalis sinister und Ast der A. pulmonalis sinistra
41 Lobus inferior } der linken Lunge
42 Lobus superior } der linken Lunge

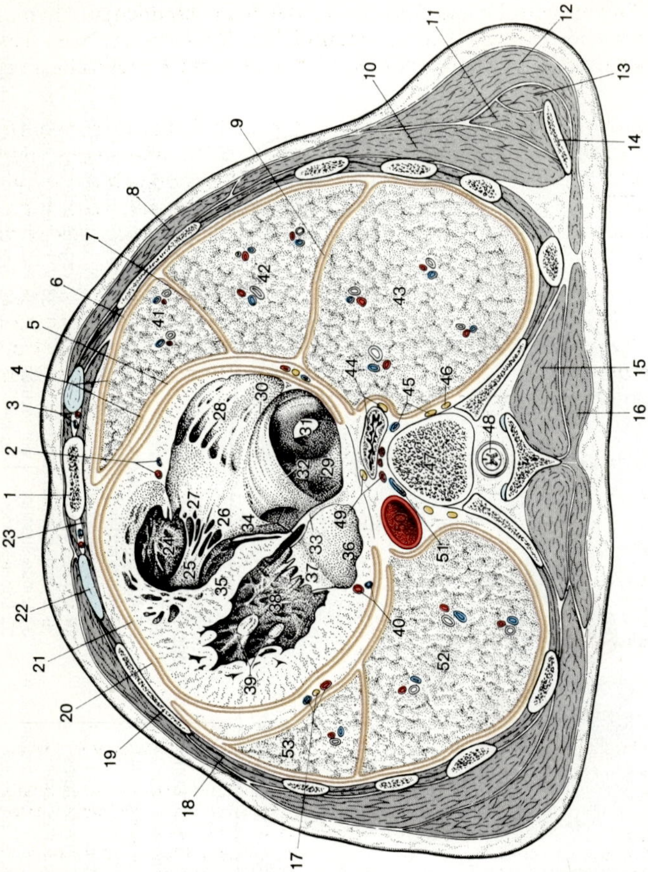

10 Horizontalschnitt durch den Brustraum in Höhe des 8. Brustwirbels

1 Sternum
2 A. coronaria dextra und V. cardiaca parva
3 A. und V. thoracica interna
4 Pleura pulmonalis
5 Pleura mediastinalis
6 Pleura costalis
7 Fissura horizontalis (pulmonis dextri)
8 M. pectoralis major
9 Fissura obliqua
10 M. serratus anterior
11 M. subscapularis
12 M. latissimus dorsi
13 M. teres major
14 Scapula, Angulus inferior
15 M. erector spinae
16 M. trapezius
17 A. und V. pericardiacophrenica, N. phrenicus
18 Mm. intercostales
19 knöcherne Rippe
20 Pericardium
21 Epicardium
22 Rippenknorpel
23 M. transversus thoracis

zenden Thymusgewebe die *Markzone,* die beim kindlichen Thymus von einer stark entwickelten, lymphozytenreichen *Rindenzone,* beim Thymusrestkörper des Erwachsenen von Rindenresten und Fettgewebe umgeben wird.

Bei Thymusmangel, *Thymusaplasie,* (oder nach Entfernung des Thymus beim neugeborenen Versuchstier) entsteht ein Kümmerwuchs, der zum Tode führen kann. Die lymphatischen Organe sind mangelhaft mit Lymphozyten gefüllt, das Blut ist arm an Lymphozyten, es besteht eine immunologische Insuffizienz, die hauptsächlich die zelluläre, weniger die humorale Immunität betrifft.

Altersveränderungen: Bei der Rückbildung des spezifischen Thymusgewebes in der Pubertät wird die Rinde weitgehend von Lymphozyten entleert. Der verbleibende *Restkörper* ist noch funktionstüchtig. Durch Fettspeicherung des die Gefäße begleitenden retikulären Bindegewebes entsteht der Thymus*fettkörper, Corpus adiposum retrosternale.*

c) Gefäße und Nerven des Thymus

Arterien. *Rr. thymici* kommen von der *A. thoracica interna* (Abb. **3,** S. 6) und der *A. pericardiacophrenica,* seltener der *A. thyroidea inferior.*

Venen. *Vv. thymicae* treten zu den *Vv. brachiocephalicae,* kleine Venen auch zur *V. thyroidea inferior.*

Lymphbahnen ziehen zu den *Nodi lymphatici mediastinales anteriores* an den Vv. brachiocephalicae und am Aortenbogen.

◀ 24 Ventriculus dexter cordis
25 M. papillaris posterior des rechten Ventrikels
26 Cuspis septalis } der Valva atrioventricularis dextra
27 Cuspis posterior } der Valva atrioventricularis dextra
28, 29 *Atrium dextrum cordis*
28 eigentlicher Vorhof mit Mm. pectinati
29 Sinus venarum cavarum
30 Crista terminalis
31 V. cava inferior, an der Vorderwand des Mündungstrichters Einmündung von zwei Vv. hepaticae
32 Valvula venae cavae inferioris
33 Septum interatriale
34 Septum atrioventriculare und Valvula sinus coronarii
35 Septum interventriculare
36 Atrium sinistrum cordis
37 Cuspis posterior der Valva atrioventricularis sinistra
38 Ventriculus sinister cordis
39 M. papillaris posterior des linken Ventrikels
40 R. circumflexus der A. coronaria sinistra und V. coronaria sinistra
41 Lobus superior } der rechten Lunge
42 Lobus medius } der rechten Lunge
43 Lobus inferior } der rechten Lunge
44 Oesophagus und Truncus vagalis posterior
45 V. azygos und N. splanchnicus major
46 Truncus sympathicus
47 Corpus vertebrae
48 Rückenmark
49 Ductus thoracicus (medial davon Nodi lymphatici praevertebrales) und Truncus vagalis anterior
50 Pars thoracica aortae
51 V. hemiazygos
52 Lobus inferior } der linken Lunge
53 Lobus superior } der linken Lunge

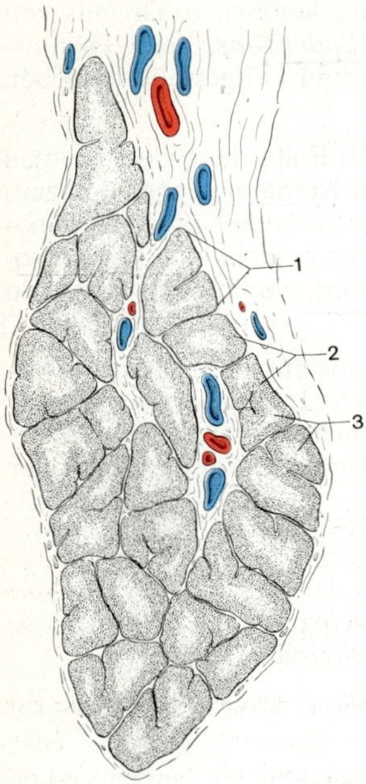

11 Schnitt durch den Thymus beim Kind,
Lupenvergrößerung
1 Thymusläppchen
2 Rinde
3 Mark

Nerven aus dem *N. vagus* und vom *Truncus sympathicus* verlaufen mit den Herznerven und ihren Geflechten, aber auch mit dem N. phrenicus und den Gefäßnerven.

2. Luftröhre

Die **Luftröhre,** *Trachea,* ist als elastisches Rohr zwischen Kehlkopf und Bronchien ausgespannt und hält unter allen physiologischen Druck- und Zugbeanspruchungen den Luftweg offen.

a) Form und Lage der Luftröhre

Die **Luftröhre** (Abb. **25 a,** S. 64, u. Bd. 1, Abb. **265,** S. 694) ist vorn und seitlich abgerundet, hinten abgeflacht und hat einen queren Durchmesser von 13–22 mm. Sie schließt in Höhe der Grenze zwischen 6. und 7. Halswirbel an den Kehlkopf an und verläuft, mit zunehmendem Abstand von der vorderen Rumpfwand, in der Medianebene – im Brustraum leicht nach rechts verzogen – bis zu ihrer Aufteilung, *Bifurcatio tracheae,* in Höhe des 4.–5. Brustwirbels. Die 10–12 cm lange Luftröhre liegt also mit mehr als der Hälfte ihrer Länge im Brustraum.

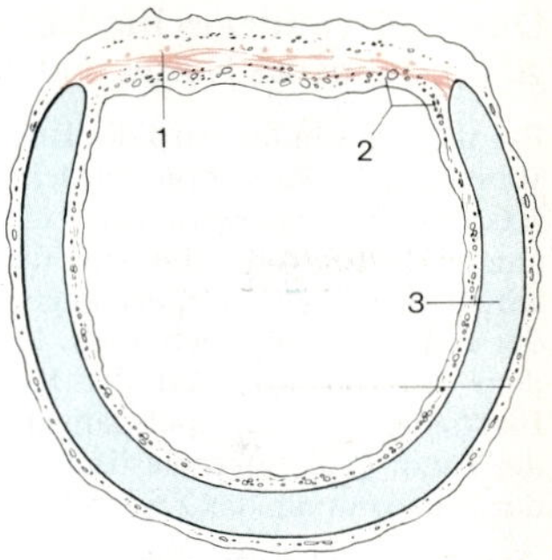

12 Querschnitt durch die Trachea,
Ansicht von kranial
1 Paries membranaceus mit M. trachealis
2 Schleimhaut mit Glandulae tracheales
3 Cartilago trachealis
4 Perichondrium und Tunica adventitia

b) Feinbau und Funktion der Luftröhre

Die Luftröhre (Abb. **12**) ist von Schleimhaut ausgekleidet und im Bereich der *Vorder-Seitenwand* aus Knorpelspangen, *Cartilagines tracheales,* aufgebaut, die durch Bindegewebszüge zusammengefaßt werden. Die *Hinterwand* des Rohres wird von einer Muskel-Sehnenplatte, *Paries membranaceus,* gebildet.

Die **Cartilagines tracheales,** 16–20 hufeisenförmige, nach hinten gegen den Oesophagus offene hyaline Knorpel stehen miteinander durch die *Ligg. anularia* in Verbindung, die aus Kollagenfasern und elastischen Netzen zusammengesetzt sind und in das Perichondrium der Knorpelspangen einstrahlen. Die Vorder-Seitenwand steift die Trachea aus und hält den unteren Atemweg offen.

Der **Paries membranaceus** besteht aus dem *M. trachealis,* einer Platte aus Bündeln quer und längs verlaufender glatter Muskelzellen, und aus Bindegewebe mit elastischen Netzen. Die Muskel-Sehnenplatte erlaubt eine erhebliche Dehnung und Verkürzung der Trachea und wirkt zugleich einer Überdehnung in Quer- und Längsrichtung entgegen.

Die **Schleimhaut** ist mit dem Perichondrium der Trachealknorpel fest verwachsen, über dem Paries membranaceus aber verschieblich. Bei Kontraktion des M. trachealis entstehen dort Längsfalten. Die Schleimhaut trägt ein zweireihiges Flimmerepithel mit Becherzellen, die Kinozilien schlagen rachenwärts. Schleim und eingedrungener Staub werden in kurzer Zeit aus den Hauptbronchien und der Trachea in den Rachen befördert. Der Flimmerstrom kann Teilchen mit einer Geschwindigkeit von etwa 15 mm/min transportieren („mukoziliäre Clearance“). Die Schleimhaut wird hauptsächlich durch zahlreiche kleine seromuköse Drüsen feucht gehalten, *Glandulae tracheales,* die im lockeren Bindegewebe der Schleimhaut liegen und vorwiegend zwischen den Längsfalten des Paries membranaceus münden.

Durch **adventitielles Bindegewebe** wird die Trachea verschieblich im Bindegewebsraum des Halses und des Mediastinum befestigt.

Bei der Einatmung wird die Bifurkation um maximal eine Wirbelhöhe gesenkt. Der Winkel der Bifurkation verkleinert sich beim Tiefertreten des Zwerchfells, bei der Exspiration vergrößert er sich (Differenz 5–16 Winkelgrade). Beim Pressen oder vor einem Hustenstoß dehnt sich die Trachea in die Länge, der Brustteil der Luftröhre wird eingeengt (Knorpelspangen seitlich komprimiert, Hinterwand tief eingedellt), der Kehlkopf tritt nach oben. Nach Öffnung der Stimmritze (d. h. unmittelbar nach dem Hustenstoß) sinkt der Kehlkopf wieder ab, die Trachea erweitert sich der Elastizität ihrer Knorpelspangen folgend. Die Luftröhre verkürzt sich durch den Zug der zuvor gedehnten elastischen Netze der Ligg. anularia, die Bifurkation steigt bei der Entspannung des Zwerchfells um etwa 5 cm aufwärts.

An der *Bifurcatio tracheae* teilt sich die Luftröhre in die ungleich starken und langen Hauptbronchien, *Bronchus principalis dexter* und *Bronchus principalis sinister,* auf (→S. 62). In die Teilungsstelle ragt von unten ein sagittal gestellter Sporn, *Carina tracheae,* hinein. Die beiden Hauptbronchien gleichen in ihrem Aufbau völlig der Trachea. Die weiteren Äste des Bronchialbaums sind bereits Bestandteil der Lungen.

c) Gefäße und Nerven der Luftröhre

Arterien. *Rr. tracheales* stammen überwiegend aus der *A. thyroidea inferior.*

Die **Venen** münden großenteils in den *Plexus thyroideus impar* am Unterrand der Schilddrüse sowie in *Venen des Oesophagus.*

Lymphgefäße ziehen zu *Nodi lymphatici prae-* und *paratracheales* entlang der Trachea, zu den *Nodi lymphatici tracheobronchiales superiores* und *inferiores* um den Bifurkationswinkel (Abb. **25 a,** S. 64) sowie zu unteren *Nodi lymphatici cervicales laterales profundi* in der Gegend des Venenwinkels.

Nerven. *Rr. tracheales* kommen aus dem *N. laryngeus recurrens* (Abb. **5,** S. 9), ferner aus dem Stamm des *N. vagus* sowie aus dem *Truncus sympathicus.*

3. Speiseröhre

Die **Speiseröhre,** *Oesophagus,* setzt in Höhe des Ringknorpels den aus dem Schlunddarm hervorgegangenen Pharynx fort. Sie transportiert den Bissen aus dem Rachen in den Magen.

a) Form und Lage der Speiseröhre

Die **Speiseröhre** (Abb. **13**) ist ein verformbarer muskulöser Schlauch und – abhängig vom Kontraktionszustand ihrer Muskelwand – unterschiedlich weit, beim Erwachsenen 25–30 cm lang. Man unterscheidet den Halsteil, *Pars cervicalis,* vor den Wirbelkörpern C_6–Th_1, den Brustteil, *Pars thoracica,* der vom 1. bis 11. Brustwirbel (bis zum Hiatus oesophageus des

Zwerchfells) reicht, und den Bauchteil, *Pars abdominalis,* der, wenige cm lang, unterhalb des Zwerchfells am Magenmund, *Ostium cardiacum,* in den Magen mündet.

Ösophagusengen. Jeder der drei Ösophagusabschnitte ist an umschriebener Stelle eingeengt. Die *obere Ösophagusenge,* der Ösophagusmund, ist die engste Stelle des Oesophagus überhaupt (Dehnung bis etwa 14 mm möglich). Er liegt am Beginn des Halsteils hinter dem Ringknorpel. Die *mittlere Ösophagusenge* wird im Brustteil durch die Nachbarschaft von linkem Hauptbronchus und Aortenbogen hervorgerufen, die *untere Ösophagusenge* entsteht beim Durchtritt des Oesophagus durch das Zwerchfell am Beginn des Bauchteils. Der weitaus längste Ösophagusabschnitt, die Pars thoracica im Mediastinum, weist oberhalb und unterhalb der mittleren

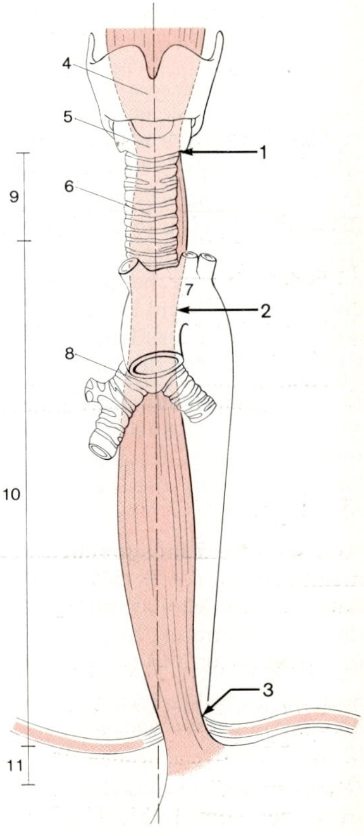

13 Lagebeziehungen zwischen Oesophagus, Trachea und Aortenbogen,
Ansicht von ventral
1 Ösophagusmund: obere Ösophagusenge
2 mittlere Ösophagusenge
3 untere Ösophagusenge im Hiatus oesophageus
4 Cartilago thyroidea
5 Cartilago cricoidea
6 Trachea
7 Arcus aortae
8 Bifurcatio tracheae
9–11 *Oesophagus*
9 Pars cervicalis
10 Pars thoracica
11 Pars abdominalis

Ösophagusenge eine *Erweiterung* von etwa 20 mm auf, die durch den Lungenzug hervorgerufen wird.

b) Feinbau und Funktion der Speiseröhre

Der Oesophagus besitzt die für den gesamten Rumpfdarm bis einschließlich Rectum charakteristischen **Wandschichten** (→ Bd. 1, Abb. **32,** S. 85):

Tunica mucosa {
- Lamina epithelialis mucosae
- Lamina propria mucosae
- Lamina muscularis mucosae

Tela submucosa

Tunica muscularis {
- Stratum circulare
- Stratum longitudinale

Tunica adventitia oder
Tela subserosa

In der Tela submucosa liegt der *Plexus submucosus* (Meissnerscher Plexus), der Drüsen und Lamina muscularis mucosae innerviert. Der *Plexus myentericus* (Auerbachscher Plexus) zwischen Stratum circulare und Stratum longitudinale versorgt die Muskelschicht des Rumpfdarms.

Die **Schleimhaut** ist durch hohes, mehrschichtiges unverhorntes Plattenepithel und durch starke Verzahnung der Lamina epithelialis mit dem Schleimhautbindegewebe gegen mechanische Schädigung geschützt. Vor Austrocknung bewahrt sie hauptsächlich der Mundspeichel, zusätzlich das Sekret einer geringen Zahl kleiner Schleimdrüsen, *Glandulae oesophageae,* die in der Tela submucosa liegen und deren Ausführungsgänge auf dem Weg zur Epitheloberfläche die Lamina muscularis mucosae durchbrechen.

Die **Muskelschicht** besteht im oberen Ösophagusdrittel aus quergestreiftem Muskelgewebe, Ausläufern der Mm. constrictores pharyngis; es wird im mittleren Drittel durch glattes Muskelgewebe abgelöst. Die Tunica muscularis ermöglicht die Peristaltik des Oesophagus (→ Schluckakt, Bd. 1, S. 765 f).

Adventitielles Bindegewebe beherbergt die groben Faserbündel des Plexus oesophagealis (→ S. 54) und verankert den Oesophagus locker und verschieblich im Mediastinum. Zur Stabilität seiner Lage trägt hauptsächlich die Längsspannung bei, die er durch die elastische Befestigung im Hiatus oesophageus erfährt (→ „Laimersche Membran", S. 5).

Spärliche glatte Muskelzüge verbinden die Ösophaguswand mit dem linken Hauptbronchus *(M. bronchooesophageus)* und mit der linken Pleura mediastinalis *(M. pleurooesophageus)*.

Ösophagusmund und Bauchteil des Oesophagus unterscheiden sich durch folgende Baueigentümlichkeiten vom übrigen Oesophagus:

Der **Ösophagusmund** (Abb. **13**) – die Stelle, an der die Pars laryngea des Pharynx in den Oesophagus übergeht – ist durch Bindegewebszüge und durch Züge der äußeren Längsmuskelschicht an die Hinterfläche des Ringknorpels geheftet und dadurch gegen den Ringknorpel unbeweglich. Ein submuköses Venengeflecht liefert ein Polster zwischen Oesophagus und Ringknorpel.

Die vom Ringknorpel entspringenden längsverlaufenden Muskelfasern beider Seiten formieren sich absteigend zu einer geschlossenen Längsmuskelschicht. Oberhalb ihres Zusammenschlusses wird in einem dreieckigen Bezirk die Hinterwand des Ösophagusmundes nur aus Ringfasern gebildet (Abb. **5,** S. 9).

Im distalen Bereich des unteren Schlundschnürers können taschenförmige, dorsalwärts gerichtete Wandausstülpungen, Pulsionsdivertikel (Zenker-Divertikel), auftreten, in die Speisebrei gelangen kann.

Die **Bauchteil** des Oesophagus unterstützt durch die Muskelarchitektur und durch Venen den „funktionellen Kardiasphinkter“.

Wichtigster Faktor des „funktionellen Kardiasphinkters“, d. h. des Verschlußmechanismus, der – außer beim Schluckakt – den untersten Ösophagusabschnitt gegen die Cardia des Magens abschließt und einen Reflux von Magensaft in den Oesophagus verhindert, ist (aus der Sicht des Chirurgen) der intraabdominelle Druck.

Ein „Wringverschluß“ ergibt sich aus der Anordnung der Muskelzüge der Tunica muscularis. Neben gewendelten, d. h. in gleichem Abstand vom Lumen in langen Spiralwindungen verlaufenden Längszügen nähern sich Muskelbündel der äußeren longitudinalen Schicht mit örtlich unterschiedlichem Steigungswinkel dem Lumen, bilden auf- und absteigende Schraubentouren, deren flachere Innenstrecke in die Ringmuskelschicht übergeht. Links- und rechtsdrehende, sich durchkreuzende Muskelzüge formen ein spiegelbildliches Muskelschraubensystem. Das abdominale Ende des Oesophagus ist gegenüber seinem Ansatz am Pharynx (vom Betrachter aus) um wahrscheinlich 90° nach links verdrillt. Die Längsmuskelzüge ziehen nicht achsenparallel, sondern schräg zur Längsachse. Die Schraubentouren am Übergang in die Ringmuskelschicht verlaufen in Richtung der Verdrillung sehr flach, die entgegengesetzt gerichteten sind dagegen steiler angeordnet (Abb. **14**). Kardianah bilden die flachen „Ring“muskelzüge ein abdominales *Verschlußsegment,* das durch die Längsspannung des Oesophagus gesichert wird.

Die *submukösen* und die *mukösen Venen* des untersten Ösophagusabschnitts sind stark entwickelt. Dieses Venenpolster dichtet das durch den „funktionellen Kardiasphinkter“ verschlossene Lumen zusätzlich ab und anastomosiert sowohl mit den Magenvenen (Abfluß zur V. portae hepatis) als auch mit den oberen Ösophagusvenen (Abfluß zur V. azygos), es stellt also eine portokavale Anastomose her.

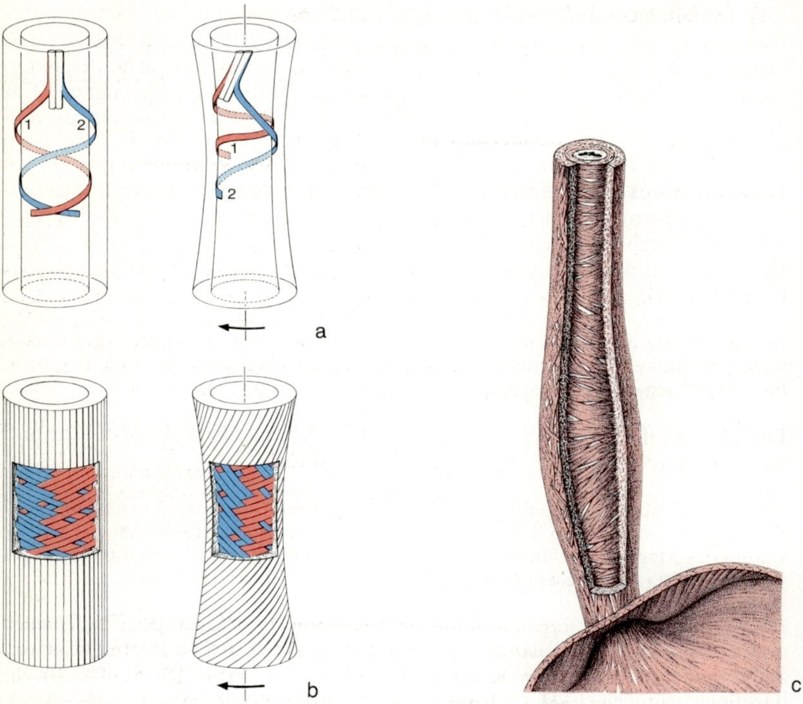

14 Längs- und Ringmuskulatur als Verdrillungseinrichtung am terminalen Ösophagusende (nach *Kaufmann, Lierse, Stark* und *Stelzner*)

a, b Einfluß einer Verdrillung auf eine Schraubenkonstruktion. Schematische Darstellung der Anordnung der Muskelbündel im unverdrillten (links) und im verdrillten Zustand (rechts). Die Züge der Längsmuskelschicht verlaufen nach einer Verdrillung in Pfeilrichtung nicht mehr parallel zur Längsachse des Muskelrohrs. Die in Richtung der Verdrillung absteigenden „Ring"muskelbündel (1) ziehen nun flacher als vorher, die entgegen der Verdrillungsrichtung absteigenden „zirkulären" Züge (2) verlaufen steiler

a einzelne Muskelzüge

b Bündel der Längsmuskelschicht und (gefenstert) der Ringmuskelschicht

c System der Tunica muscularis der menschlichen Speiseröhre

Bei „portalem Hochdruck" (als Folge einer Abflußbehinderung der Pfortader, z. B. bei Leberschrumpfung) wird Blut aus der Pfortader vermehrt über diese portokavale Anastomose abgeleitet. Die Ösophagusvenen erweitern sich zu Krampfadern, Ösophagusvarizen, aus denen schwere Blutungen erfolgen können.

c) Gefäße und Nerven der Speiseröhre

Arterien. *Rr. oesophageales* entspringen im Halsbereich aus der *A. thyroidea inferior,* im Brustbereich aus der *Pars thoracica aortae,* im Bauchbereich aus den *Aa. gastrica sinistra* und *phrenica inferior sinistra.*

Venen. Die *Vv. oesophageales* münden größtenteils in die *V. azygos.* Sie stehen über ein starkes muköses und submuköses Venennetz des unteren Ösophagusabschnitts mit Magenvenen in Verbindung (→S. 100f).

Die **Lymphgefäße** ziehen im Halsbereich zu *Nodi lymphatici cervicales laterales profundi* an der V. jugularis interna, im Brustbereich zu den *Nodi lymphatici praevertebrales* und *paratracheales, tracheobronchiales superiores* und *inferiores,* ferner zu *Nodi lymphatici bronchopulmonales* (meist) des rechten Lungenhilum und zu den in Ösophagusnähe gelegenen *Nodi lymphatici mediastinales posteriores.* Im Bauchbereich erhalten die *Nodi lymphatici gastrici sinistri* an der A. gastrica sinistra Lymphe aus dem Oesophagus. Die langgestreckten Lymphbahnen in der Wand des Oesophagus begünstigen Krebsansiedlungen auch in weit entfernte Lymphknoten.

Nerven. *Rr. oesophageales* (Abb. **5**, S. 9) aus dem *N. laryngeus recurrens* treten beiderseits zum Halsteil des Oesophagus. Im übrigen wird dieser aus dem *Plexus oesophagealis* innerviert, in den beide *Nn. vagi* einstrahlen. *Sympathikusfasern* kommen teils aus dem *Ganglion cervicothoracicum,* teils aus dem *Brustgrenzstrang* und aus dem *Plexus aorticus thoracicus.*

4. Herz und Herzbeutel

Das **Herz,** *Cor,* ist eine kombinierte Saug- und Druckpumpe. Das Blut aus dem Körperkreislauf strömt in den Lungenkreislauf, das Blut aus dem Lungenkreislauf in den Körperkreislauf (Bd. 1, Abb. **18,** S. 49). In den vertikal gestellten *rechten Vorhof* mündet oben die *V. cava superior,* unten die *V. cava inferior.* Die Ausflußbahn des *rechten Ventrikels* geht in den nach links aufsteigenden *Truncus pulmonalis* über. In den mehr transversal gerichteten *linken Vorhof* münden beiderseits (in der Regel) je zwei *Vv. pulmonales.* Die Ausflußbahn des *linken Ventrikels* setzt sich in die hinter dem Truncus pulmonalis nach rechts aufsteigende *Pars ascendens aortae* fort. Rechter und linker Vorhof sowie rechte und linke Kammer sind durch die Herzscheidewand getrennt. Zwischen Vorhof und Kammer ist als Ventil auf jeder Seite eine *Segelklappe,* am Abgang von Truncus pulmonalis und Aorta eine *Taschenklappe* eingebaut.

Durch Schleifen- und Septenbildung gehen aus einem ursprünglich unpaaren Herzschlauch die Vorhöfe und die Kammern hervor. Die meisten Herzmißbildungen lassen sich aus dem fehlerhaften Ablauf dieser Vorgänge erklären.

a) Gestalt und Gliederung des Herzens

Äußere Form. Das etwa faustgroße Herz gleicht in seiner Form einem abgestumpften Kegel, der auf der Seite (Kegelmantel) liegt (Abb. **15**). Die *Herzspitze* zeigt nach vorn links unten, die *Herzbasis* nach hinten rechts

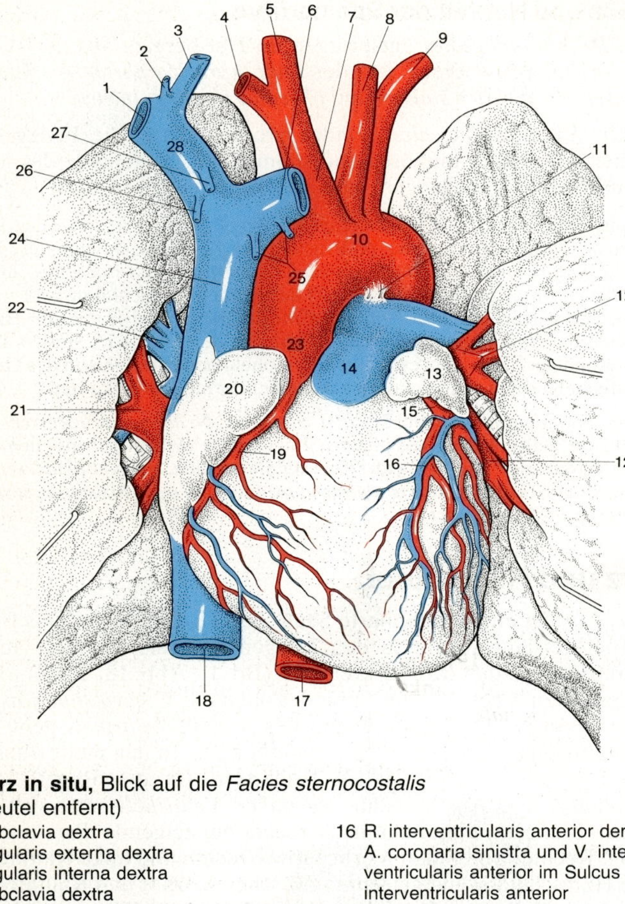

15 Herz in situ, Blick auf die *Facies sternocostalis* (Herzbeutel entfernt)

1 V. subclavia dextra
2 V. jugularis externa dextra
3 V. jugularis interna dextra
4 A. subclavia dextra
5 A. carotis communis dextra
6 V. brachiocephalica sinistra
7 Truncus brachiocephalicus
8 A. carotis communis sinistra
9 A. subclavia sinistra
10 Arcus aortae
11 Lig. arteriosum
12 Vv. pulmonales sinistrae
13 Auricula atrialis sinistra
14 Truncus pulmonalis
15 A. coronaria sinistra
16 R. interventricularis anterior der A. coronaria sinistra und V. interventricularis anterior im Sulcus interventricularis anterior
17 Pars thoracica aortae
18 V. cava inferior
19 A. coronaria dextra im rechten Abschnitt des Sulcus coronarius
20 Auricula atrialis dextra
21 Vv. pulmonales dextrae
22 Äste der A. pulmonalis dextra
23 Pars ascendens aortae
24 V. cava superior
25 Vv. thymicae
26 V. pericardiacophrenica
27 V. thoracica interna
28 V. brachiocephalica dextra

oben (Abb. **5,** S. 9). Die Längsachse des Herzens steht somit schräg (etwa im Winkel von 40°) zu einer Sagittal- und einer Frontalebene. Das „rechte Herz“ ist der vorderen Brustwand zugekehrt, das „linke Herz“ von dieser abgewandt. Die Herzbasis, an der die großen Gefäße ein- und austreten, wird durch diese im Mediastinum verankert. Die Herzspitze ist dagegen frei im Herzbeutel beweglich.

Die **Vorderfläche,** *Facies sternocostalis* (Abb. **8,** S. 14), ist konvex geformt und nach vorn oben gegen Brustwand und Thymus gerichtet. Sie wird größtenteils von der *Vorderwand* der *rechten Kammer* gebildet und rechts vom *rechten Vorhof* flankiert, der mit dem *rechten Herzohr* die Taille an der Wurzel der Pars ascendens aortae ausfüllt. *Links* grenzt an die rechte Kammer der *linke Ventrikel,* der mit einem schmalen Streifen die Vorderfläche des Herzens erreicht. Dem linken Ventrikel legt sich oben das *linke Herzohr* an, das als einziger Abschnitt des linken Vorhofs bei Eröffnung des Herzbeutels von vorn zu sehen ist. Mit seiner medialen Fläche schmiegt sich das linke Herzohr der Seitenfläche des Truncus pulmonalis an. Beide Herzohren füllen die von den großen Arterienstämmen und der Basis der Herzkammern begrenzten Nischen aus und sichern während jeder Kontraktionsphase des Herzens die Erhaltung einer geschlossenen, glatt konturierten Oberfläche. Für die Fortbewegung des Bluts sind sie ohne Bedeutung.

Die Grenze zwischen rechter und linker Kammer markiert der *Sulcus interventricularis anterior* (Abb. **20,** S. 38). Er schneidet geringfügig rechts von der Herzspitze, *Apex cordis,* ein, die vom linken Ventrikel gebildet wird. An der Vorhof-Kammer-Grenze senkt sich die *Kranzfurche, Sulcus coronarius,* ein (Abb. **15**). Sie kennzeichnet die Lage der Ventilebene des Herzens (→ S. 36 u. 50). Links geht die Facies sternocostalis in die abgerundete *Facies pulmonalis,* die Seitenfläche der linken Kammer, über. Sie schmiegt sich einer entsprechenden Vertiefung der linken Lunge an. Rechts grenzt die Facies sternocostalis mit dem beim Leichenherzen zugeschärften, beim Lebenden gerundeten *Margo dexter* an die Zwerchfellfläche des Herzens.

Die **Unterfläche** (Zwerchfellfläche) des Herzens, *Facies diaphragmatica* (Abb. **16**), ist abgeplattet, liegt dem Diaphragma auf und wird größtenteils vom linken Ventrikel gebildet. Die linke Kammerwand wird hier durch den etwas rechts der Herzspitze auslaufenden *Sulcus interventricularis posterior* gegen die rechte Ventrikelwand abgegrenzt, die mit einem schmalen Streifen Zwerchfellfläche des Herzens bildet. Auch der rechte Vorhof ist im Bereich der Mündung der V. cava inferior mit einem kleinen Anteil auf der Zwerchfellfläche des Herzens vertreten.

Die **Herzbasis,** *Basis cordis* (Abb. **16**), wird durch die Mündungs- und Ursprungsabschnitte der großen Gefäße (Vasa publica) und der Herzkranzgefäße (Vasa privata) gestaltet.

Vasa publica des Herzens. Die vertikal verlaufenden mündungsnahen Abschnitte der *Vv. cavae superior* und *inferior* bilden mit den transversal

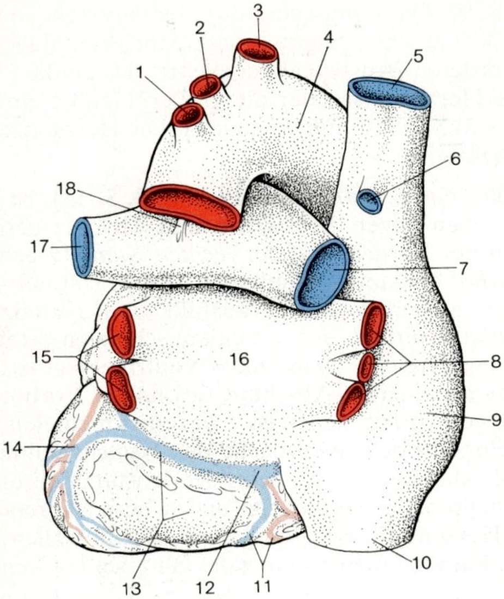

16 Herzbasis, Ansicht von dorsal

1 A. subclavia sinistra
2 A. carotis communis sinistra
3 Truncus brachiocephalicus
4 Arcus aortae
5 V. cava superior
6 V. azygos
7 A. pulmonalis dextra
8 Vv. pulmonales dextrae
9 Atrium dextrum cordis
10 V. cava inferior
11–14 durch das Epikard durchscheinende *Herzgefäße*
11 R. interventricularis posterior der A. coronaria dextra und V. interventricularis posterior im Sulcus interventricularis posterior
12 Sinus coronarius
13 V. coronaria sinistra und Facies diaphragmatica cordis
14 R. marginalis sinister der A. coronaria sinistra und V. ventriculi sinistri posterior
15 Vv. pulmonales sinistrae
16 Atrium sinistrum cordis
17 A. pulmonalis sinistra
18 Lig. arteriosum

gerichteten – jederseits meist zwei – *Vv. pulmonales* ein „Venenkreuz", in das jeweils auch der angrenzende Abschnitt des zugehörigen Vorhofs einbezogen ist. Die beiden Hohlvenen öffnen sich in den *Sinus venarum cavarum,* der durch eine seichte Furche, *Sulcus terminalis,* vom eigentlichen rechten Vorhof abgegrenzt wird. Der *Sinus coronarius,* der den größten Teil des Venenbluts aus dem rechten Herzmuskel in den rechten Vorhof leitet, mündet im Sulcus coronarius auf der Zwerchfellfläche des Herzens.

Die einander überkreuzenden Ursprünge des *Truncus pulmonalis* und der *Pars ascendens aortae* sind gegen das „Venenkreuz" um etwa 45° versetzt.

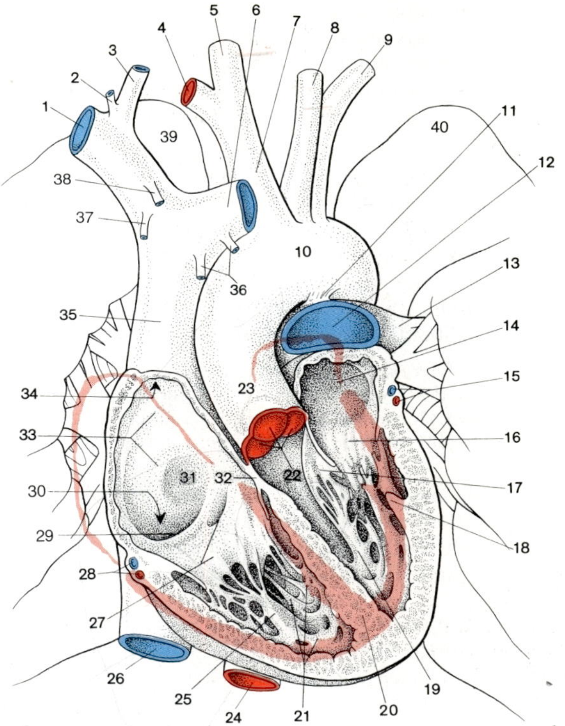

17 Herz in situ, Blick in Vorhöfe und Kammern, Ansicht von ventral (Vorderwand beider Vorhöfe und Kammern sowie Truncus pulmonalis entfernt)

1–11 → Abb. 15
12 Truncus pulmonalis, Blick auf die Bifurcatio trunci pulmonalis
13 A. pulmonalis sinistra
14 Atrium sinistrum cordis
15 R. circumflexus der A. coronaria sinistra und V. coronaria sinistra im linken Abschnitt des Sulcus coronarius
16 Cuspis posterior } der Valva atrioventricularis sinistra
17 Cuspis anterior } der Valva atrioventricularis sinistra
18 M. papillaris anterior } des linken Ventrikels
19 M. papillaris posterior } des linken Ventrikels
20 Septum interventriculare, Pars muscularis
21 Trabeculae carneae
22 Valvulae semilunares der Valva aortae
23 Pars ascendens aortae
24 Pars thoracica aortae
25 M. papillaris posterior des rechten Ventrikels
26 V. cava inferior
27 Cuspis posterior der Valva atrioventricularis dextra und Valvula sinus coronarii
28 A. coronaria dextra und V. cardiaca parva im rechten Abschnitt des Sulcus coronarius
29 Valvula venae cavae inferioris
30 Ostium venae cavae inferioris
31 Fossa ovalis
32 Septum atrioventriculare
33 Sinus venarum cavarum
34 Ostium venae cavae superioris
35 V. cava superior
36 Vv. thymicae
37 V. pericardiacophrenica
38 V. thoracica interna
39 Apex pulmonis dextri
40 Apex pulmonis sinistri

Der nach links aufstrebende Ursprung des Truncus pulmonalis verdeckt teilweise die nach rechts aufwärts ziehende Wurzel der Aorta (Abb. **15**). Aus dem *Bulbus aortae,* einer Anschwellung der Aortenwurzel, entspringen hinter dem Truncus pulmonalis die paarigen *Kranzarterien* zur Ernährung des Herzmuskels, *Aa. coronariae dextra* und *sinistra.*

Binnenräume. Im **rechten Vorhof,** *Atrium dextrum cordis* (Abb. **10,** S. 16, u. **17**), unterscheidet man den glattwandigen *Sinus venarum cavarum,* der das Blut aus beiden Hohlvenen aufnimmt, und einen durch parallele Herzmuskelbälkchen, *Mm. pectinati,* zerklüfteten Teil, der sich in das rechte *Herzohr, Auricula atrialis dextra,* hinein erstreckt. Die Grenze zwischen beiden Anteilen markiert auf der Vorhofinnenfläche eine Muskelleiste, *Crista terminalis,* von der die Mm. pectinati ausgehen. Der Leiste entspricht an der Außenfläche der Sulcus terminalis.

Die *Crista terminalis* begrenzt die Mündung der oberen Hohlvene von vorn, zieht über die Seitenwand des Vorhofs abwärts und endigt am lateralen Umfang der Mündung der unteren Hohlvene. Zwischen der Einmündung der oberen und der unteren Hohlvene wölbt sich die Vorhofhinterwand geringfügig als *Tuberculum intervenosum* vor.

Das *Vorhofseptum, Septum interatriale,* ist die mediale Wand beider Vorhöfe. Es weist auf der Seite zum rechten Vorhof eine seichte, ovale Grube, *Fossa ovalis,* auf. Sie wird oben, vorn und hinten von einem Wulst, *Limbus fossae ovalis,* umrahmt. Den Boden der Grube bildet die *Valvula foraminis ovalis.*

Im Fetalleben weicht die kulissenartige Klappe gegen den linken Vorhof aus, das Foramen ovale ist geöffnet. Der Blutstrom gelangt durch das offene Foramen ovale aus dem rechten in den linken Vorhof. Postnatal wird die Öffnung durch den Druck im linken Vorhof verschlossen, in etwa 75 % der Fälle verwächst die Klappe mit dem Limbus.

Die *Mündung der oberen Hohlvene, Ostium venae cavae superioris,* verbreitert sich in den Vorhof, ein Ventilmechanismus ist nicht ausgebildet. Die *Mündung der unteren Hohlvene, Ostium venae cavae inferioris,* wird am vorderen Umfang durch eine sichelförmige „Klappe", *Valvula venae cavae inferioris,* flankiert, die in den Limbus der Fossa ovalis ausläuft. Doch übt die „Klappe" keine Ventilfunktion aus. Im Fetalkreislauf leitet sie das Blut aus der unteren Hohlvene gegen das Foramen ovale. Die Mündung des Sinus coronarius, *Ostium sinus coronarii,* liegt unterhalb der Valvula venae cavae inferioris, nahe am Limbus der Fossa ovalis, und wird seitlich unten durch eine Leiste, *Valvula sinus coronarii,* begrenzt.

Die **rechte Kammer,** *Ventriculus dexter* (Abb. **10** u. **17**), liegt – da dünnwandiger als die linke – der kräftigen linken Kammer wie eine flache, konische Tasche an. Der linke Ventrikel wölbt die mediale Wand der rechten Kammer vor. Sie bildet mit der medialen Wand des linken Ventrikels die *Kammerscheidewand, Septum interventriculare.* Das Ventrikelseptum besteht größtenteils aus Herzmuskelgewebe, *Pars muscularis.* Nur ein kleiner, oben nahe der Vorhof-Kammer-Grenze gelegener Septumanteil ist bindegewebig, *Pars membranacea.* Die Innenfläche der rechten Kammer ist durch netzartig zusammenhängende Muskelbalken, *Trabeculae carneae,* zerklüftet – beim kontrahierten Herzen (Systole) stärker als beim dilatierten (Diastole). Als Haltemuskeln der Klappensegel ragen die Papillarmuskeln zapfenförmig in das Ventrikellumen.

Angeborene Defekte des Kammerseptum betreffen meist die Pars membranacea.

Die *Einflußbahn* der rechten Kammer führt aus dem rechten Vorhof zwischen den drei Segeln der Vorhof-Kammer-Klappe in die rechte Kammer. Die *Ausflußbahn* wird durch einen glattwandigen Trichter, *Conus arteriosus,* gebildet, der jenseits der drei Taschen der Pulmonalklappe in den Truncus pulmonalis übergeht. Einflußbahn und Ausflußbahn sind durch ein in der Kammeranspannung (Systole) rundes, größtenteils muskulös begrenztes „Tor" verbunden, das durch bogenförmig in das Lumen vorspringende Muskelbalken gebildet wird. Vom Kammerseptum aus zieht die *Crista supraventricularis* (Abb. **18**) schräg über die obere (vordere) Kammerwand. Sie wird durch die vom Kammerseptum abwärts zur seitlichen Ventrikelwand laufende *Trabecula septomarginalis* zu einem Halbring ergänzt. Vorderer Papillarmuskel und freier Rand des vorderen Segels der Vorhof-Kammer-Klappe vervollständigen den „Muskelring".

Die **rechte Atrioventrikularklappe,** *Valva atrioventricularis dextra* (Abb. **17–19**), liegt in der rechten Vorhof-Kammer-Mündung, *Ostium atrioventriculare dextrum.* Sie ist aus *drei Segeln* zusammengesetzt, *Cuspis anterior, Cuspis posterior* und *Cuspis septalis* („Trikuspidalklappe"). Die Segel entspringen vom *Anulus fibrosus dexter,* einem Ring des bindegewebigen „Herzskeletts", das Vorhof- und Kammermuskulatur trennt – das septale Segel überdies von der Mitte der Pars membranacea des Kammerseptum.

Die *Pars membranacea* wird am rechten Herzen durch den Ursprung des septalen Segels in einen oberen Vorhof- und einen unteren Kammerseptumanteil unterteilt. Der oberhalb der Anheftung des rechten septalen Segels gelegene Teil der Pars membranacea ist somit ein *Septum atrioventriculare* (Abb. **10,** S. 16, u. **17**). An der linken Herzhälfte bildet die Pars membranacea nur Ventrikelwand, da die Ausflußbahn weiter nach oben reicht als auf der rechten Seite.

Durch Sehnenfäden, *Chordae tendineae,* sind die arkadenförmig ausgeschnittenen freien Ränder und die Unterseiten der Segel an die Spitzen der Papillarmuskeln geheftet, die Unterseite des septalen Segels kann zusätzlich an das Kammerseptum gefesselt sein. Jedes Segel ist mit zwei (obligaten) Papillarmuskeln verbunden.

Man unterscheidet *obligate Papillarmuskeln,* deren Chordae tendineae stets zu zwei Segeln ziehen, und *fakultative Papillarmuskeln,* die – nahezu immer von der Kammerscheidewand kommend – nur mit einem Segel verbunden sind.

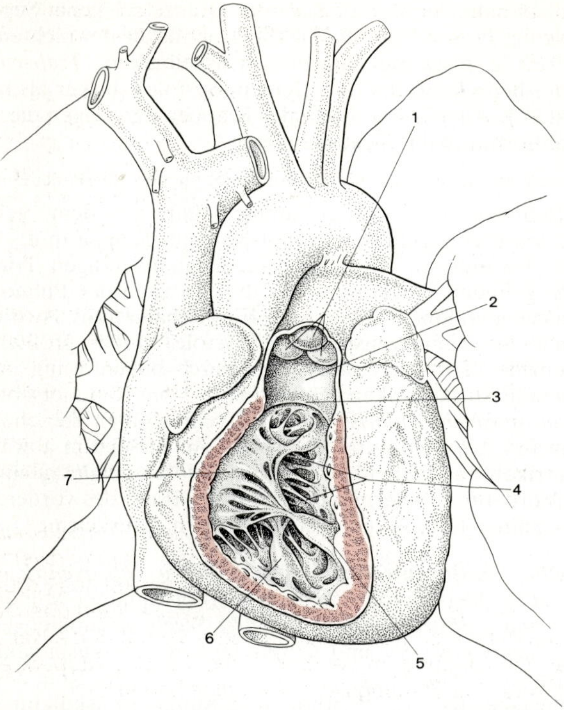

18 Herz in situ, Blick in den rechten Ventrikel, Ansicht von ventral (Vorderwand der rechten Kammer und des Conus arteriosus entfernt, Bezeichnung der Gefäße → Abb. 15, S. 26)

1 Valvulae semilunares der Valva trunci pulmonalis
2 Conus arteriosus
3 Crista supraventricularis
4 Mm. papillares septales
5 M. papillaris anterior
6 M. papillaris posterior
7 Cuspis anterior der Valva atrioventricularis dextra

Die **Papillarmuskeln** (Abb. **18**) variieren in begrenztem Umfang. Der größte Papillarmuskel, *M. papillaris anterior,* sitzt meist der Trabecula septomarginalis auf. Er entsendet Chordae tendineae zum vorderen und zum hinteren Segel. Der *M. papillaris posterior,* manchmal in zwei Spitzen unterteilt, entspringt hinten in der Rinne zwischen Kammerseptum und Ventrikelseitenwand und ist mit dem hinteren und dem septalen Segel verbunden. Ziemlich regelmäßig liegt am septalen Ursprung der Crista supraventricularis als kleine Muskelwarze der *M. papillaris subarterialis,* von dem Sehnenfäden zum septalen und zum vorderen Klappensegel ziehen.

Kleine fakultative *Mm. papillares septales* treten aus dem Kammerseptum hervor, ihre Chordae tendineae ziehen zur Unterfläche des septalen, gelegentlich auch des vorderen Segels.

Die drei Segel bilden zusammen ein Ventil, das bei erschlaffter Kammer (Füllungszeit der Diastole) das Blut aus dem Vorhof in die Kammer eintreten läßt. Bei der Kammerkontraktion (Systole) ist das Ventil durch die Einfaltung der Segel, die sich aneinanderlegen (Wirkung des steigenden Blutdrucks in der Kammer), verschlossen. Die Chordae tendineae verhindern, daß die Segel in den Vorhof umschlagen, die Kontraktion der Papillarmuskeln gleicht die systolische Verkürzung des Ventrikels aus, die „Zügel“ bleiben „straff“ gespannt (→ S. 41).

Bei krankhafter Erschlaffung des Herzmuskels, *Herzmuskelinsuffizienz,* kann der Anulus fibrosus stark erweitert werden. Die an dem Faserring entspringenden Segel können keinen ausreichenden Klappenverschluß mehr herbeiführen. Narbige Verkürzungen des freien Randes der Segel (nach Entzündung der Herzklappen, Endokarditis) verhindern, daß sich die Segel lückenlos aneinander legen. Meist kommt es dabei zu entzündlichen Verwachsungen der Segel an ihren Seitenrändern, so daß gleichzeitig eine Verengung des Klappenlumens, *Stenose,* eintritt.

In beiden Fällen entsteht eine *Klappeninsuffizienz, Trikuspidalinsuffizienz.* In den rechten Vorhof strömt dann bei jeder Kammersystole Restblut zurück, das zu einem Rückstau im venösen Schenkel des Körperkreislaufs führt („Rechtsversagen“). Bei der Klappenstenose kann überdies während der Kammerdiastole zu wenig Blut aus dem Vorhof in die Kammer eintreten, so daß die Stauung im venösen Schenkel des Körperkreislaufs verstärkt wird, was eine Stauungsleber zur Folge haben kann.

Die **Pulmonalklappe,** *Valva trunci pulmonalis* (Abb. **9,** S. 15, **18** u. **19**), verhindert am Übergang des Conus arteriosus in den Truncus pulmonalis, am *Ostium trunci pulmonalis,* den Rückstrom des Bluts in den rechten Ventrikel. Die Pulmonalklappe besteht aus *drei Taschen* – einer vorderen, einer rechten und einer linken Tasche –, *Valvulae semilunares anterior, dextra* und *sinistra,* die sich lungenwärts öffnen. Ihnen entsprechen drei Ausbuchtungen der Gefäßwand, *Sinus trunci pulmonalis.*

Die drei Taschen bilden gemeinsam ein *Ventil,* das in der Kammersystole den Durchtritt des Bluts aus der rechten Kammer in den Truncus pulmonalis erlaubt. Sinkt zu Beginn der Diastole in der rechten Kammer der Blutdruck unter den Druck im Truncus pulmonalis, so füllen sich die Taschen, ihre freien Ränder legen sich aneinander und verhindern den Rückstrom des Bluts. Knötchenartige Verdickungen in der Mitte des freien Taschenrandes, *Noduli valvularum semilunarium,* tragen zum zentralen Verschluß der Klappe bei. Beiderseits der Noduli sind die Klappenränder jeweils zu den halbmondförmigen *Lunulae valvularum semilunarium* verdünnt.

Narbige Verkürzungen der freien Taschenränder als Folge von Entzündungen führen zur Insuffizienz der Klappe, sie verhindern den vollständigen Klappenschluß. In der Diastole strömt infolgedessen Blut aus dem Truncus pulmonalis in die rechte Kammer zurück. Bei einer narbig bedingten Stenose des Klappenlumens wird in der Systole eine zu geringe Blutmenge ausgeworfen. In beiden Fällen entsteht durch vermehrte Austreibungsarbeit eine Hypertrophie der Kammermuskulatur („Rechtshypertrophie").

Der **linke Vorhof,** *Atrium sinistrum cordis* (Abb. **10,** S. 16, u. **17**), ist größtenteils glattwandig, lediglich die Innenfläche des handschuhfingerförmigen linken Herzohrs, *Auricula atrialis sinistra,* trägt *Mm. pectinati.* Das *Vorhofseptum* zeigt an der Stelle der Fossa ovalis des rechten Vorhofs die *Valvula foraminis ovalis.* In den linken Vorhof münden hinten oben beiderseits (meist) zwei Lungenvenen, die Mündungen besitzen keine Klappen.

Die **linke Kammer,** *Ventriculus sinister* (Abb. **10** u. **17**), hat eine größtenteils durch Muskelbalken, *Trabeculae carneae,* zerklüftete innere Oberfläche. Nur die Ausflußbahn, die in die Aorta führt, ist kurz unterhalb der Aortenwurzel glattwandig.

Die **linke Atrioventrikularklappe,** *Valva atrioventricularis sinistra* (Abb. **17** u. **19**), liegt in der linken Vorhof-Kammer-Mündung, *Ostium atrioventriculare sinistrum.* Sie besteht aus *zwei Segeln,* einem vorderen und einem hinteren Segel, *Cuspis anterior* und *Cuspis posterior* (Bikuspidalklappe; wegen der Ähnlichkeit der beiden Segel mit einer Bischofsmütze, Mitra, auch Mitralklappe genannt).

Das *vordere,* steil gestellte Segel entspringt vorn medial am linken Anulus fibrosus des Herzskeletts und grenzt die *Einflußbahn* von der *Ausflußbahn* ab. Die vordere (untere) Fläche des vorderen Segels bildet die Hinterwand der Ausflußbahn. Das *hintere* Segel ist hinten lateral am Anulus fibrosus sinister befestigt. Der Klappenschlitz ist also schräg von hinten unten medial nach vorn oben lateral gerichtet. Beide Segel sind durch Sehnenfäden an beiden Papillarmuskeln befestigt.

Die **Papillarmuskeln** des linken Ventrikels sind variabel, sie können unvollständig unterteilt oder vollständig in mehrere Muskelzapfen gegliedert sein. Der *M. papillaris anterior* entspringt vorn von der seitlichen Ventrikelwand, der *M. papillaris posterior* dahinter in der Rinne zwischen Kammerseptum und Seitenwand.

Die beiden Segel der Bikuspidalklappe bilden gemeinsam das *Vorhof-Kammer-Ventil* des „linken Herzens". In der Kammerdiastole ist der Weg aus dem Vorhof in die Kammer geöffnet. Während der Systole nähern sich beide Papillarmuskeln bis zur Berührung, die gespannten, aneinandergelegten Segel verhindern den Rückstrom des Bluts in den linken Vorhof. Vorderes Segel und vorderer Papillarmuskel geben gleichzeitig die Ausflußbahn zur Aorta frei.

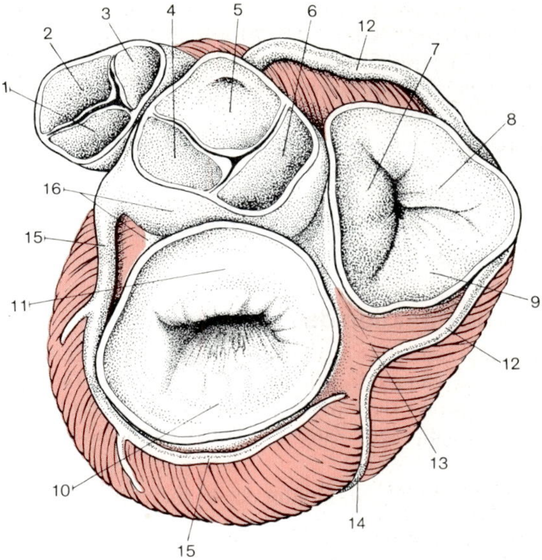

19 Herzklappen in der Ventilebene, Herzskelett, Ansicht von „oben" (Vorhöfe abgetragen, Truncus pulmonalis und Aorta durchtrennt)

1–3 *Valva trunci pulmonalis* im Ostium trunci pulmonalis
1 Valvula semilunaris sinistra
2 Valvula semilunaris anterior
3 Valvula semilunaris dextra
4–6 *Valva aortae* im Ostium aortae
4 Valvula semilunaris sinistra
5 Valvula semilunaris dextra
6 Valvula semilunaris posterior
7–9 *Valva atrioventricularis dextra* im Ostium atrioventriculare dextrum
7 Cuspis septalis
8 Cuspis anterior
9 Cuspis posterior
10, 11 *Valva atrioventricularis sinistra* im Ostium atrioventriculare sinistrum
10 Cuspis posterior
11 Cuspis anterior
12 A. coronaria dextra
13 Trigonum fibrosum dextrum
14 R. interventricularis posterior der A. coronaria dextra
15 R. circumflexus der A. coronaria sinistra
16 Bulbus aortae und Trigonum fibrosum sinistrum

Narbige Verkürzungen des Klappenrandes und krankhafte Erschlaffung des Herzmuskels führen zur Klappeninsuffizienz (Mitralinsuffizienz) oder zur Stenose (Mitralstenose) mit der Folge des „Linksversagens".

Die **Aortenklappe,** *Valva aortae* (Abb. **9,** S. 15, **17,** S. 29, u. **19**), liegt am Ursprung der Pars ascendens aortae, am *Ostium aortae.* Sie besteht, wie die Pulmonalklappe, aus drei distalwärts offenen Taschen – hinterer, rechter und linker Tasche, *Valvulae semilunares posterior, dextra* und *sinistra.* Bei Abfall des Blutdrucks in der Kammer füllen sich die Taschen, die Aortenmündung wird verschlossen. Der freie Rand jeder Tasche ist in der Mitte durch ein Knötchen, *Nodulus valvularum semilunarium,* verdickt, beiderseits davon ist der Klappenrand ein halbmondförmiges, dünnes Häutchen, *Lunula valvularum semilunarium.* Die drei Ausbuchtungen der Aortenwand, *Sinus aortae,* führen insgesamt zu einer Auftreibung des Aortenursprungs, *Bulbus aortae.* Im linken Sinus aortae entspringt die linke, im rechten die rechte Herzkranzarterie.

Narben der Taschenränder führen zur Aorteninsuffizienz oder zur Aortenstenose und infolge der entstehenden Mehrarbeit des linken Ventrikels zur „Linkshypertrophie".

b) Feinbau und Funktion des Herzens

Die **Wand** des Herzens, das aus Gefäßanlagen hervorgeht, ist – vergleichbar der Gefäßwand – aus *drei Schichten* aufgebaut, aus *Endokard, Myokard* und *Epikard.* Zwischen dem Myokard der Vorhöfe und der Kammern ist das *Herzskelett* eingelassen. Zum Myokard kann auch das *Erregungsleitungssystem* gerechnet werden.

Das **Endokard,** *Endocardium,* kleidet das Lumen aller Herzräume aus.

Die einschichtige Lage polygonaler, platter Epithelzellen gleicht den Endothelien der Blutgefäße. Hierauf folgt feinfaseriges Bindegewebe. Elastische Netze im Verband mit spärlichen glatten Muskelzellen wirken bei Anpassung des Endokards an den wechselnden Kontraktionszustand des Herzmuskels. Eine subendokardiale Bindegewebsschicht, die mit dem interstitiellen Bindegewebe des Myokards in Verbindung steht, führt Blutgefäße und Fasern des Erregungsleitungssystems.

Die **Segel** der Atrioventrikularklappen sind Endokardduplikaturen, die eine Bindegewebsplatte und einen feinen vegetativen Nervenplexus, aber keine Blutgefäße einschließen. Bindegewebsfasern und Endothelüberzug werden durch die Chordae tendineae fortgesetzt. In die Basis des Klappensegels können einzelne Muskelzellzüge aus der Vorhof- und der Kammerwand eintreten. Auch die *Klappentaschen* am Ursprung der Aorta und des Truncus pulmonalis werden von Endokardduplikaturen gebildet.

Das **Herzskelett** (Abb. **19**) ist aus Bindegewebszügen aufgebaut und trennt die Arbeitsmuskulatur der Vorhöfe und der Kammern. Es wird lediglich von „Muskelfasern" des Erregungsleitungssystems an eng umschriebener Stelle durchquert. Das Herzskelett dient der Vorhof- und der Kammermuskulatur sowie den Klappensegeln zum Ursprung. Es liegt in der *Ventilebene* des Herzens, deren Lage äußerlich der Sulcus coronarius markiert. Das Herzskelett umgibt die beiden Atrioventrikularostien mit den *Anuli fibrosi dexter* und *sinister* und umgreift die Wurzeln von Aorta und Truncus pulmonalis mit Faserringen. Es scheidet dadurch Herz- und Gefäßmuskulatur. Der Faserring der Aorta setzt sich hinter der Aorta in die Pars membranacea des Kammerseptum fort. Zwischen den beiden Anuli fibrosi sowie zwischen linkem Anulus fibrosus und Faserring der Aorta liegt je ein derber Bindegewebszwickel, rechtes und linkes *Trigonum fibrosum.* Das Trigonum fibrosum dextrum wird von Fasern des Erregungsleitungssystems durchbohrt.

Das **Myokard,** *Myocardium* (= Herzmuskel), stellt die weitaus stärkste Schicht der Herzwand, es bestimmt die Gestalt des Herzens. Die unterschiedlich starke Entwicklung in der Wand der verschiedenen Herzräume kennzeichnet die von den einzelnen Herzabschnitten geforderte Leistung. Das Myokard der *Vorhöfe* ist schwach entwickelt (Transport des Bluts in die Ventrikel). Das Myokard der *Kammern* dagegen ist recht kräftig ausgebildet – das des linken Ventrikels (Bluttransport durch den großen Kreislauf) mehr als dreimal stärker als das der rechten Kammer (Bluttransport durch den kleinen Kreislauf).

Das Myokard paßt sich veränderten Kreislaufbedingungen an. Es hypertrophiert bei verstärktem Widerstand im Kreislauf (z. B. bei Herzklappenfehlern, verminderter Elastizität der herznahen Arterien im Alter) und bei körperlichem Training, es atrophiert u. a. bei herabgesetzter körperlicher Leistung.

Das Myokard besteht aus *Herzmuskelgewebe,* das an keiner anderen Stelle des menschlichen Körpers sonst vorkommt (ausgenommen die herznahen Abschnitte der oberen Hohlvene, der Pulmonalvenen und des Sinus coronarius, auf deren Wand es sich ausgebreitet hat). Das Herzmuskelgewebe wird durch gefäßführendes Bindegewebe zu makroskopisch sichtbaren *Muskelbälkchen* zusammengefaßt, die ihrerseits wieder zu größeren Muskelverbänden gebündelt werden. Diese bauen die *Architektur des Myokards* auf.

In der **Myokardarchitektur der Kammerwand** (Abb. **20**) lassen sich drei ineinander übergehende Schichten unterscheiden.

Die Muskelzüge der *äußeren Längsschicht,* die beim Menschen am rechten Ventrikel weitgehend reduziert ist, entspringen hauptsächlich an den Trigona fibrosa und ziehen in nach links gerichteten Spiraltouren herzspitzenwärts. Die äußersten Längszüge umfassen dabei beide Kammern, tiefer gelegene Längszüge umschließen nur einen Ventrikel und treten in das Kammerseptum ein. Am Herzwirbel, *Vortex cordis,* an der Herzspitze kehren die äußeren Längszüge in die Gegenrichtung um und steigen als innere Längszüge wieder zum Herzskelett auf. An jeder Stelle der Kammerwand können Muskelzüge der äußeren Längsschicht in die *mittlere Ringschicht* übergehen, die am linken Ventrikel besonders kräftig ausgebildet ist (Triebwerk der linken Kammer; die Ringmuskelschicht bewirkt in der Systole eine rasche peristaltische Welle). Aus der Ringmuskelschicht gliedern sich Muskelbündel ab und schließen sich dem inneren Längssystem an. Die im Herzwirbel auf engem Raum zusammengedrängte Umkehr der Muskelzüge wiederholt sich also in der gesamten Ausdehnung der Kammerwand. Die *innere Längsschicht* tritt z. T. in Form von Trabeculae carneae an die ventrikuläre Oberfläche. Andere Muskelbündel ragen als Papillarmuskeln in das Lumen vor.

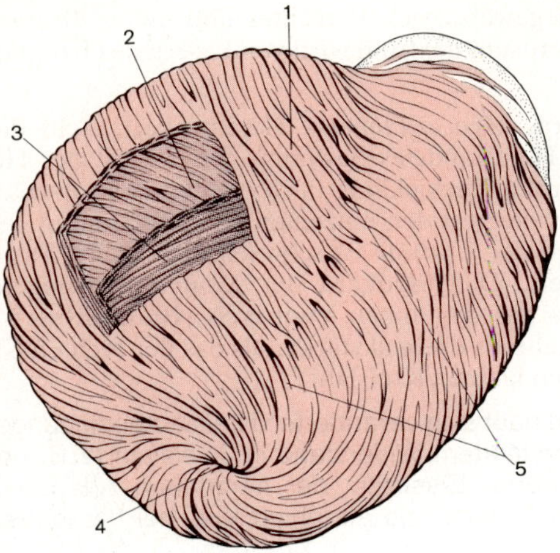

20 Myokardarchitektur der Kammerwand, Blick auf Vorderwand und Herzspitze (im Fenster Schichtpräparation)

1 oberflächliche äußere Längszüge, die beide Kammern umfassen
2 tiefere äußere Längszüge, die der rechten Kammer zugehören und in das Kammerseptum eintreten
3 mittlere Ringschicht
4 Vortex cordis
5 Sulcus interventricularis anterior

Myokardarchitektur der Vorhofwand. Das schwach ausgebildete Myokard der Vorhöfe zeigt eine weniger übersichtliche Anordnung seiner Muskelzüge. Man kann quer über beide Vorhöfe hinweglaufende Züge und senkrecht dazu gerichtete „vertikale" Züge unterscheiden. Unter dem Endokard des rechten Vorhofs verlaufen die *Mm. pectinati* sowie Muskelzüge, die vom rechten Trigonum fibrosum ausgehend die Crista terminalis und den Limbus fossae ovalis unterlagern.

Endokrine Herzfunktion. Die Vorhofmuskulatur enthält *myoendokrine Zellen* – Herzmuskelzellen, die in Sekretgranula das natriuretische Peptidhormon *Cardiodilatin* bilden. Es wirkt, indem es die Gefäßwandspannung herabsetzt und die Natriumausscheidung fördert, auf Blutdruck und Blutvolumen ein. Adäquater Reiz für die Hormonfreisetzung ist die Dehnung der Vorhöfe.

Das **Erregungsbildungs- und Erregungsleitungssystem** des Herzens (Reizbildungs- und Reizleitungssystem, Abb. **21**) läßt an bestimmten Orten spontan und rhythmisch Erregungen entstehen und gibt sie an die Arbeitsmuskulatur weiter. Die Erregungen führen zur systolischen Kontraktion des Myokards der Vorhöfe und der Kammern. Die Erregungsbildung wird durch das vegetative Nervensystem (→ Plexus cardiacus, S. 45), an dessen „Zügeln" das Herz liegt, den Erfordernissen des Organismus angepaßt. Die Bauteile des Erregungsleitungssystems sind so angeordnet, daß Vorhof- und Kammerkontraktion zeitlich geordnet nacheinander ablaufen.

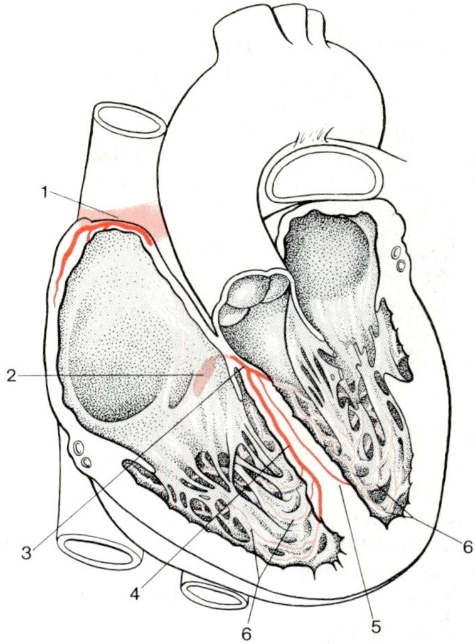

21 Herz in situ, Anordnung des Erregungsleitungssystems, Ansicht von ventral
(Vorderwand beider Vorhöfe und Kammern sowie Truncus pulmonalis entfernt)

1 Nodus sinuatrialis (Keith-Flack-Knoten)
2 Nodus atrioventricularis (Aschoff-Tawara-Knoten)
3 His-Bündel, (Fasciculus atrioventricularis)
4 rechter Schenkel des His-Bündels
5 linker Schenkel des His-Bündels
6 Purkinje-Fasern

Die *spezifischen Herzmuskelzellen des Erregungsleitungssystems* unterscheiden sich vom typischen Myokard. Sie haben häufig einen größeren Durchmesser als die Muskelzellen der Arbeitsmuskulatur, sind flüssigkeitsreicher und fibrillenärmer, besitzen mehr Glykogen und sind auch zu anaerober Energiegewinnung befähigt (Unterschiede in der Enzymausstattung). Die Querstreifung ist weniger ausgeprägt.

Am Erregungsleitungssystem unterscheidet man
- den *Sinusknoten* an der Mündung der oberen Hohlvene,
- den *Atrioventrikularknoten* an der rechten Vorhof-Kammer-Grenze und
- das *His-Bündel,* das mit einem *rechten* und einem *linken Schenkel* beiderseits der Kammerscheidewand in die Kammermuskulatur einstrahlt und mit *Purkinje-Fasern,* den feinsten Aufzweigungen des Erregungsleitungssystems, endet.

Der **Sinusknoten,** *Nodus sinuatrialis* (Keith-Flack-Knoten), ein etwa 25 mm langes und 2 mm breites Muskelgeflecht, ist beim gesunden Herzen der erregungsbildende Teil (Schrittmacher der Herzaktion). Der Sinusknoten liegt – in der Tiefe des Sulcus terminalis – bandförmig am vorderen Umfang der Mündung der oberen Hohlvene und ist durch Bindegewebe vom Arbeitsmyokard unvollständig abgegrenzt. Die Muskelzellbündel des Sinusknotens gehen in die Muskelzüge des Vorhofmyokards über, das die Erregung dem Atrioventrikularknoten zuleitet.

Der **Atrioventrikularknoten** *(AV-Knoten), Nodus atrioventricularis* (Aschoff-Tawara-Knoten), liegt als dichtes Geflecht spezifischer Muskelzellen, durch Bindegewebe nur lückenhaft vom übrigen Myokard abgegrenzt, in der Hinterwand des rechten Vorhofs, septumnah vor der Mündung des Sinus coronarius. Der AV-Knoten verjüngt sich ventrikelwärts zum His-Bündel.

Das **His-Bündel,** *Fasciculus atrioventricularis,* durchbricht als einzige muskuläre Verbindung zwischen Vorhof- und Kammermyokard das Herzskelett im rechten Trigonum fibrosum. Das Bündel verläuft auf der rechten Seite des Kammerseptum und teilt sich am Oberrand der Pars muscularis des Septum interventriculare in einen *rechten* und einen *linken Schenkel* zum Myokard der beiden Ventrikel. Die Schenkel ziehen beiderseits unter dem Endokard herzspitzenwärts; am unfixierten Herzen sind sie an ihrem glasigen Aussehen zu erkennen.

Der *rechte Schenkel, Crus dextrum,* tritt in die Trabecula septomarginalis ein und spaltet sich dort in mehrere Zweige auf. Sie ziehen hauptsächlich zu den Papillarmuskeln, splittern sich im übrigen in netzartige Ausläufer, *Purkinje-Fasern,* auf und gewinnen Anschluß an die Zellen des übrigen Myokards.

Der *linke Schenkel, Crus sinistrum,* teilt sich bald in ein vorderes und ein hinteres Hauptbündel, die sich beide fächerförmig in Züge für die beiden Papillarmuskeln sowie in *Purkinje-Fasern* aufsplittern und in Muskelzüge des Myokards übergehen.

Zur *Erregungsbildung* sind grundsätzlich alle Teile des Erregungsleitungssystems befähigt, doch ist die Frequenz der Erregungsbildung des Sinusknotens höher (etwa 70/min, Sinusrhythmus) als die des AV-Knotens (etwa 40/min, AV-Rhythmus) und des His-Bündels (etwa 20/min, Kammerrhythmus), so daß im gesunden Herzen die Schlagfrequenz vom Sinusknoten (Schrittmacher) bestimmt wird; die nachfolgenden Erregungsbildungszentren bleiben „stumm".

Das Elektrokardiogramm, EKG, zeichnet die summierten Aktionspotentiale der Myokardfasern auf (Ableitung von Potentialänderungen zwischen zwei Ableitstellen im elektrischen Feld des Herzens über die Zeit).

Bei Zerstörung, „Block", des Sinusknotens oder des AV-Knotens „erwacht" der langsamere AV- bzw. der Kammerrhythmus.

Die **Herzaktion** vollzieht sich als zweiphasiger Zyklus. Die Herzkammern treiben das Blut schubweise und synchron in Aorta und Truncus pulmonalis. Auf die Entleerung der gefüllten Kammer durch Kontraktion, *Systole,*

Anspannung Erschlaffung
Austreibung Ansaugen

folgt die Füllung der entleerten Kammer in der Erschlaffungsphase, *Diastole.*

Systole. Die Anspannung des Kammermyokards zu Beginn der Systole erzeugt – bei noch geschlossenen Taschenklappen (der Blutdruck in Aorta und Truncus pulmonalis liegt noch über dem in dem zugehörigen Ventrikel) – einen steilen Druckanstieg in den Kammern, der zum Verschluß der Vorhof-Kammer-Klappen führt; die Kammervolumina bleiben dabei unverändert (isovolumetrische Kontraktion = Anspannungszeit der Systole). Sobald der Ventrikeldruck den Arteriendruck übertrifft, werden bei zunächst noch weiter ansteigendem Blutdruck (in der Aorta bis auf etwa 120 mm Hg, im Truncus pulmonalis auf etwa 20 mm Hg) die Taschenklappen geöffnet, das Kammermyokard verkürzt sich, die Kammervolumina werden kleiner. Jeweils etwa 70 ml Blut, ein *Schlagvolumen,* werden in die Aorta und in den Truncus pulmonalis ausgeworfen. Dabei sinkt der Kammerdruck wieder unter den nun angestiegenen Arteriendruck, so daß sich die Arterienklappen schließen (=Austreibungszeit der Systole).

Diastole. Auf die Systole folgt eine Entspannung des Kammermyokards bei zunächst noch geschlossenen Vorhof-Kammer-Klappen und unveränderten Ventrikelvolumina (isovolumetrische Erschlaffung) mit einem *Restvolumen* jeder Kammer von etwa 70 ml (= Entspannungszeit der Diastole). Schließlich sinkt der Kammerdruck unter den Blutdruck im Vorhof, wodurch die Vorhof-Kammer-Klappen geöffnet werden. Nun strömt Blut aus den Vorhöfen in die Kammern (= Füllungszeit der Diastole). Am Ende der Diastole kommt es zum Verschluß der Vorhof-Kammer-Klappen. Während der Anspannungszeit und der Entspannungszeit sind alle Klappen geschlossen. Wirkende Kräfte bei der Ventrikelfüllung sind die Saugwirkung der sich elastisch entfaltenden Kammerwand und die Systole des Vorhofmyokards – sie setzt gegen Ende der Füllungszeit ein und endet mit Beginn der neuen Kammersystole.

Myokard und Herzaktion. Zeitlupenaufnahmen der Herzaktion zeigen, daß sich Einfluß- und Ausflußbahn der Herzkammern zeitlich nacheinander kontrahieren. Rechts beginnt die Systole mit einer Verkürzung des vorderen Papillarmuskels, durch die der rechte AV-Ring der Herzspitze genähert und die Vorderwand der Kammer entfaltet wird. Bei der anschließenden Kontraktion der Einflußbahn wird die *Ventilebene* des Herzens *spitzenwärts* verschoben und Blut aus den Venen in den Vorhof angesaugt, der Vorhof füllt sich (Saugpumpe). Durch die mit der Kontraktion verbundene Verengung der Einflußbahn wird das Blut in die Ausflußbahn gedrängt und schließlich in den Truncus pulmonalis ausgetrieben (Druckpumpe). Links ist die Senkung der Ventilebene geringer als rechts, die peristaltikähnliche Bewegung der Ausflußbahn aber deutlicher ausgeprägt. Die Herzabschnitte erschlaffen in der Reihenfolge ihrer Kontraktion, dabei *steigt die Ventilebene* zur Herzbasis auf, die Ventrikelwand „schiebt" sich über die Blutsäule. Die anschließende Kontraktion der Vorhofmuskulatur vervollständigt die Kammerfüllung.

Das **Epikard,** *Epicardium* (Abb. **10,** S. 16, u. **18,** S. 32), begrenzt gemeinsam mit dem Perikard die Perikardhöhle. Es besitzt eine spiegelnd glatte

Oberfläche und überzieht als viszerales Blatt des Herzbeutels den Herzmuskel und die ihm anliegenden Gefäße.

Eine einschichtige Lage von – je nach Kontraktionszustand des Herzmuskels – mehr platten oder mehr kubischen Epithelzellen bedeckt das subepikardiale Bindegewebe, das reichlich elastische Netze sowie sich kreuzende kollagene Faserzüge enthält und mit dem Bindegewebe des Myokards in Verbindung steht. Es speichert an mehreren Stellen (z. B. in der Umgebung der Herzkranzgefäße) Fett, das der Abrundung der Herzgestalt dient (Baufett).

c) Gefäße und Nerven des Herzens

Arterien (Abb. **15–17,** S. 26–29, u. **19,** S. 35). Die *Herzkranzarterien* (Koronararterien), *A. coronaria dextra* und *A. coronaria sinistra,* entspringen aus dem rechten und dem linken Sinus aortae.

Die **A. coronaria dextra** geht etwa im rechten Winkel aus der Aorta ascendens ab. Sie verläuft, zunächst noch vom rechten Herzohr bedeckt, im Sulcus coronarius um den rechten Herzrand zur Zwerchfellfläche des Herzens, wo sie (meist) als *R. interventricularis posterior* im Sulcus interventricularis posterior zur Herzspitze zieht.

Die **A. coronaria sinistra** zieht spitzwinklig von der Aorta abwärts. Sie teilt sich nach kurzem Verlauf in den *R. interventricularis anterior,* der im Sulcus interventricularis anterior zur Herzspitze läuft, und in den *R. circumflexus,* der im (oder nahe dem) Sulcus coronarius sinister über den linken Herzrand zur Zwerchfellfläche des Herzens gelangt. Bei schwach entwickeltem R. circumflexus entsendet die rechte Koronararterie einen Zweig in den linken hinteren Umfang des Sulcus coronarius. Ist dagegen die rechte Koronararterie schwach ausgebildet, so kann der R. circumflexus allein oder zusätzlich einen R. interventricularis posterior abgeben.

Ausbildung und Versorgungsbereiche der Koronararterien variieren stark. Häufig überwiegt die Ausbreitung der einen A. coronaria über die der anderen. In etwa 38 % entspringen zusätzliche Herzarterien aus der Aorta.

Rechte Koronararterie und R. circumflexus der linken Herzkranzarterie versorgen die Wände der Vorhöfe. Der Sinusknoten enthält Blut meist aus der rechten, seltener auch (oder nur) aus der linken Koronararterie. Die rechte Kammer wird größtenteils aus der rechten Herzkranzarterie versorgt. Zur Wand der linken Kammer und zur Vorderwand des rechten Ventrikels treten Äste der linken A. coronaria. An der Blutversorgung der Kammerscheidewand und des AV-Knotens beteiligen sich in der Regel beide Herzkranzarterien.

Von dem in die Aorta ausgeworfenen Schlagvolumen nehmen die Koronararterien allein 5–10 % auf. Die Zweige der Koronararterien dringen von außen in den Herzmuskel ein, sie sind *funktionelle Endarterien.*

Die *Durchblutung der Koronararterien* und ihrer Zweige wird von pulsatorischen Schwankungen und von der systolischen Kompression durch den Herzmuskel beeinflußt; er erhält in der Kammersystole vermindert, in der Kammerdiastole vermehrt Blut. In der Systole werden die Zweige der Koronarvenen ausgepreßt.

Bei Verengerung der Koronararterienäste kann der betroffene Herzmuskelabschnitt mangelhaft mit Blut versorgt und geschädigt werden (Herzinfarkt) – ein mit Schmerzen (Stenokardie, Angina pectoris) verbundenes Ereignis. Ein Gefäßverschluß kann (seltener) auch durch ein Blutgerinnsel entstehen (Herzembolie).

Die **Venen,** *Vv. cordis* (Abb. **15–17,** S. 26–29), treten (größtenteils) gleichfalls auf die äußere Herzoberfläche, ihr Blut gelangt (ganz überwiegend) über den Sinus coronarius in den rechten Vorhof.

Der 3–5 cm lange **Sinus coronarius** entsteht auf der Zwerchfellseite des Herzens links im Sulcus coronarius, überkreuzt – großenteils von Herzmuskelgewebe bedeckt – die Medianebene nach rechts und mündet unterhalb der Valvula venae cavae inferioris.

In den Sinus coronarius treten

- die *V. coronaria sinistra (V. cardiaca magna),* die Blut aus der Vorderwand beider Ventrikel und aus der Seitenwand der linken Kammer sammelt, im Sulcus interventricularis anterior als *V. interventricularis anterior* beginnt und basiswärts verläuft, sich dem R. circumflexus der linken Koronararterie anschließt, und auf der Zwerchfellseite des Herzens in den Sinus coronarius mündet.
- die *V. ventriculi sinistri posterior,* die am linken Herzrand entlang Blut aus der Hinterwand des linken Ventrikels zum Sinus oder zur V. coronaria sinistra führt,
- die *V. interventricularis posterior (V. cardiaca media),* die im Sulcus interventricularis posterior Blut aus der Hinterwand der Kammern zum Sinus coronarius leitet,
- die (häufig fehlende) *V. cardiaca parva* (neuerdings auch *V. coronaria dextra* genannt) im rechten Teil des Sulcus coronarius, die mehrere kleine Venen aus der vorderen und der rechten Kammerwand aufnimmt.

Die *V. obliqua atrii sinistri,* Rest des fetalen linken Ductus Cuvieri, zieht von der Hinterwand des linken Vorhofs zum Sinus coronarius.

Vv. cardiacae minimae, zahlreiche kleine Venen, münden aus der Herzwand direkt in die Herzräume, vorwiegend in den rechten Vorhof.

Die **Lymphgefäße** des Herzens führen Lymphe aus einem subendokardialen, einem myokardialen und einem subepikardialen Lymphgefäßnetz zu Lymphknoten hauptsächlich an der Bifurcatio tracheae *(Nodi lymphatici tracheobronchiales superiores* und *inferiores)* und zu den *Nodi lymphatici mediastinales anteriores.*

Nerven. Der Grundrhythmus (Sinusrhythmus) des Herzens wird durch das vegetative Nervensystem über Herznerven modifiziert (→ S. 38). Die *Nn.* und *Rr. cardiaci des Sympathicus wirken fördernd* (beschleunigend) auf die Herzaktion, die *Rr. cardiaci des Parasympathicus* (N. vagus) dagegen *hemmend.*

Äste des N. vagus (Abb. **197,** S. 580). *Rr. cardiaci cervicales superiores* verlaufen vom Stamm des N. vagus oder vom N. laryngeus superior zum Plexus cardiacus (Gegend des Ursprungs der A. carotis communis sinistra). *Rr. cardiaci cervicales inferiores* vom Vagusstamm oder vom N. laryngeus recurrens ziehen rechts in den tiefen, links in den oberflächlichen Plexusanteil. *Rr. cardiaci thoracici* verlassen den N. vagus im oberen Mediastinum.

Die Perikaryen der postganglionären Nervenfasern der Rr. cardiaci liegen in kleinen *Ganglia cardiaca* teils im Plexus cardiacus, teils auch in der Wand der Vorhöfe, hauptsächlich nahe der Venenmündung, unter dem Epikard.

Nerven des Truncus sympathicus (Abb. **205,** S. 605). Aus dem oberen Halsganglion verläuft der *N. cardiacus cervicalis superior* rechts in den tiefen, auf der Rückseite des Aortenbogens gelegenen Anteil des Plexus cardiacus, links in den oberflächlichen Plexusteil auf der Vorderseite des Arcus aortae. Aus dem mittleren Halsganglion gelangt der *N. cardiacus cervicalis medius* rechts hinter dem Truncus brachiocephalicus, links hinter dem Aortenbogen zum Plexus. Aus dem unteren Halsganglion oder dem Ganglion cervicothoracicum zieht beiderseits der *N. cardiacus cervicalis inferior* zum tiefen Plexusanteil, die 2.–4. (5.) Brustganglien entsenden *Rr. cardiaci thoracici* zum Plexus cardiacus (Abb. **6,** S. 10, u. **7**).

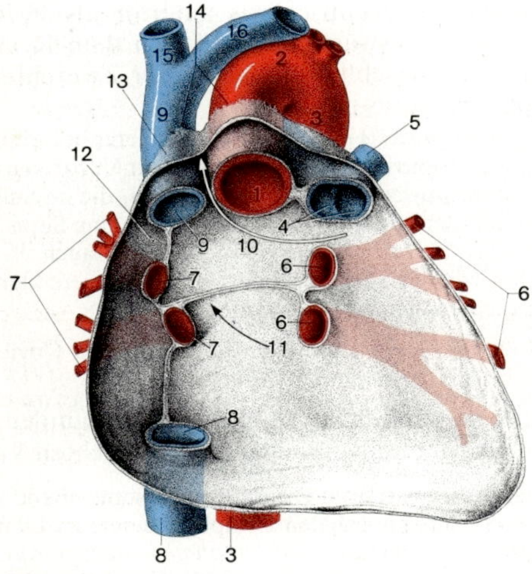

22 Hinterwand des Herzbeutels, Ansicht von ventral
(Vorderwand des Herzbeutels abgetragen, zu- und abführende Gefäße durchtrennt, Herz entfernt)

1 Pars ascendens aortae
2 Arcus aortae
3 Pars descendens aortae
4 Truncus pulmonalis, Blick auf die Bifurcatio trunci pulmonalis
5 A. pulmonalis sinistra
6 Vv. pulmonales sinistrae
7 Vv. pulmonales dextrae
8 V. cava inferior
9 V. cava superior
10 Sinus transversus pericardii
11 Sinus obliquus pericardii
12 Pericardium serosum, Lamina parietalis
13 Pericardium fibrosum
14 Perikardumschlagstelle
15 V. brachiocephalica dextra
16 V. brachiocephalica sinistra

Der **Plexus cardiacus** erstreckt sich außerhalb des Herzbeutels über die Herzbasis. Er bedeckt den Aortenbogen von beiden Seiten sowie die Wurzel des Truncus pulmonalis und zieht entlang der Koronararterien. Die vegetativen Nervenfasern innervieren sowohl Herzkranzgefäße als auch das Erregungsleitungssystem. Alle kardialen Vagus- und Sympathikusäste (ausgenommen der N. cardiacus cervicalis superior vom oberen Halsganglion) führen neben efferenten auch afferente Fasern.

d) Herzbeutel

Der **Herzbeutel,** *Pericardium* (Abb. **10,** S. 16, u. **22**), schließt die das Herz umgebende seröse Höhle, *Cavitas pericardialis,* ein. Das Perikard ist aus einem äußeren, kollagenfaserreichen Anteil, *Pericardium fibrosum* (Abb. **3,** S. 6, **6,** S. 10, u. **22**), und einem inneren Anteil, dem parietalen Blatt der Serosa, *Pericardium serosum,* zusammengesetzt.

Das viszerale Blatt des Pericardium serosum ist das *Epicardium* (→ S. 41 f).

Pericardium serosum. Der Umschlag des viszeralen Blatts in das parietale Blatt des Herzbeutels – des Epikards in das (seröse) Perikard – erfolgt an der Wand von Aorta, Truncus pulmonalis und V. cava superior hinter und mehrere Zentimeter über der Herzbasis; die herznahe Strecke dieser Gefäße verläuft innerhalb des Herzbeutels. Die Umschlaglinie an der Wand der V. cava inferior und der Vv. pulmonales liegt dagegen näher am Herzen. Der *Sinus transversus pericardii* trennt als hinter Aorta und Truncus pulmonalis gelegener Gang der Perikardhöhle die Umschlaglinie an den arteriellen und den venösen Ostien.

Venöse und arterielle Pforte der Herzanlage nähern sich einander im Laufe der Herzentwicklung an der Herzbasis. Die Umschlaglinien der beiden Arterien einerseits und die aller Venen andererseits hängen zusammen, zwischen Arterienumschlaglinie und Venenumschlaglinie verbleibt aber der *Sinus transversus pericardii.* Man kann ihn dadurch demonstrieren, daß man einen Finger hinter Pars ascendens aortae und Truncus pulmonalis, aber vor der V. cava superior hindurchführt.

Die einheitliche Venenumschlaglinie gleicht einem liegenden T. Sie begrenzt mit dem querliegenden Längsbalken des T und dem unteren Kopfteil eine rechtwinklige Nische, den *Sinus obliquus pericardii.*

Pericardium fibrosum. Die Kollagenfaserbündel des fibrösen Perikardüberzugs sind scherengitterartig, einander überkreuzend, angeordnet und durch elastische Netze gerafft. Die Fasern erlauben eine der Herzaktion angepaßte Verformung des Herzbeutels und verhindern gleichzeitig eine akute Überdehnung des Herzens.

Bei Perforation der Herzwand entsteht eine Herzbeuteltamponade. Das in den nur wenig dehnbaren Herzbeutel ausströmende Blut komprimiert das Herz und verhindert dadurch die weitere Herzaktion. Auch die krankhafte Vermehrung der Herzbeutelflüssigkeit kann eine Herzbeuteltamponade verursachen.

Das Pericardium fibrosum ist am Vorderrand seiner Zwerchfellfläche und in der Umgebung des Foramen venae cavae mit dem Centrum tendineum des Zwerchfells fest verwachsen (Bd. 1, Abb. **201,** S. 527), im übrigen aber durch Bindegewebsstränge locker mit der Umgebung verbunden – hinten mit Trachea und Oesophagus, vorn mit dem Brustbein. Die Nischen zwischen Herzbeutel und Zwerchfell werden von einem Fettkörper ausgefüllt.

Gefäße und Nerven. Die **Arterien** sind direkte Ästchen der *Pars thoracica aortae* sowie Zweige der *A. pericardiacophrenica* (Abb. **3,** S. 6). Die **Venen** münden in die *V. brachiocephalica* und in die *V. azygos.* **Lymphgefäße** ziehen zu den *Nodi lymphatici mediastinales anteriores* an beiden Vv. brachiocephalicae, zu den *Nodi lymphatici mediastinales posteriores* am Oesophagus, zu den *Nodi lymphatici pericardiales laterales* zwischen Perikard und Pleura mediastinalis und zu den *Nodi lymphatici praepericardiales* im vorderen Mediastinum. Die **Nerven** des Perikards sind sensible Fasern aus dem *N. phrenicus.*

e) Lage und Größe des Herzens
Projektion auf die vordere Brustwand

Lage. Das Herz liegt im mittleren Mediastinum zu zwei Dritteln links, zu einem Drittel rechts der Medianlinie. Der *Herzspitzenstoß* läßt sich zwischen Parasternal- und Medioklavikularlinie beim Erwachsenen normalerweise im linken 5. Interkostalraum, bei Kindern im 4., bei alten Menschen oder bei tiefer Inspiration im 6. Interkostalraum tasten.

Der Spitzenstoß entspricht nicht der Projektionsstelle der Herzspitze auf die Brustwand, sondern einem etwas höhergelegenen Wandbezirk des linken Ventrikels.

Die **Größe** des Herzens stimmt etwa mit der Größe der Faust des betreffenden Menschen überein. Das Herz wiegt beim Mann 300 g im Mittel, doch kann das individuelle Herzgewicht bereits unter physiologischen Bedingungen von diesem Durchschnittswert erheblich abweichen.

Größe und Gewicht des gesunden Herzens hängen hauptsächlich von der Körpergröße und vom Ausmaß der körperlichen Tätigkeit ab. Bei schwerer körperlicher Arbeit nehmen Größe und Gewicht zu (Arbeitshypertrophie), im Extrem (und an der Grenze der physiologischen Vergrößerung) entsteht das Sportherz. Das häufig geringere relative Herzgewicht von Frauen gegenüber gleichgewichtigen Männern dürfte auf eine unterschiedlich intensive körperliche Betätigung zurückzuführen sein (vgl. die unterschiedliche Erythrozytenzahl bei Frauen und Männern). Dieser Faktor spielt u. a. auch bei der Verringerung der Herzgröße im Greisenalter eine Rolle.

Die **Projektionsfigur** des Herzens (Abb. **26,** S. 69) auf der vorderen Brustwand ist in Form, Größe und Lage bereits unter physiologischen Bedingungen sehr variabel und kann darüber hinaus bemerkenswerte pathologische Veränderungen erfahren. Die nachfolgend – für einen mittleren Zwerchfellstand – angeführten Herzgrenzen (ohne die in der Röntgen-Projektion des Herzens zudem sichtbaren Gefäßanteile) können daher lediglich einen ungefähren Anhalt geben.

Der *rechte Herzrand* verläuft – 2 bis 3 cm rechts vom rechten Sternalrand und parallel dazu – vom rechten 3. Rippenknorpel (Mündungsstelle der V. cava superior) abwärts zum Knorpel der rechten 6. Rippe.

Der *linke Herzrand* zieht vom linken 2. Interkostalraum, etwas unterhalb der Mitte des linken 2. Rippenknorpels beginnend, bogenförmig abfallend nach außen bis zum 5. Interkostalraum, etwa 2 cm einwärts der Medioklavikularlinie.

Der *untere Herzrand* bildet einen schwach konvexen Bogen, der vom Sternalansatz der rechten 6. Rippe in den linken 5. Interkostalraum führt.

Der *obere Herzrand* steigt vom Oberrand des rechten 3. Rippenknorpels leicht schräg in den linken 2. Interkostalraum an.

Die **normale Variabilität der Herzfigur** hat vielfältige Ursachen.

Konstitutionelle Unterschiede der Lage ergeben sich aus Eigentümlichkeiten des gesamten Körperbaus, besonders des Brustkorbs. Bei Asthenikern, Jugendlichen und Greisen kann das Herz steiler gestellt, der *Neigungswinkel* größer sein als bei mittlerer Konstitution. Bei Pyknikern ist das Herz dagegen häufig mehr quer gestellt, der Neigungswinkel kleiner.

Atembedingte Lage-(Gestalt-)Änderungen hängen vom Zwerchfellstand ab, das Herz macht die Atembewegungen des Zwerchfells in gewissem Umfang mit; bei Inspiration wird der Neigungswinkel größer, bei Exspiration kleiner.

Auch Körperstellung, Gravidität, Darmfüllung beeinflussen die Lage des Herzens und damit die Herzfigur.

Krankhafte Änderungen der Herzfigur. Bei Herzklappenfehlern müssen die der erkrankten Klappe vorgeschalteten Herzabschnitte vermehrt Arbeit leisten, es entsteht eine *Hypertrophie.*

Die *Hypertrophie des linken Ventrikels* bei Fehlern der Aortenklappe führt zur Linksverbreiterung mit der charakteristischen „Schuhform“. Auch bei vermehrtem Widerstand im arteriellen Schenkel des Körperkreislaufs infolge Arteriosklerose hypertrophiert der linke Ventrikel. Die in ihrer Elastizität verringerte und dadurch verlängerte Aorta macht sich am linken Herzrand als vorspringender „Aortenknopf“ bemerkbar. Die *Hypertrophie des rechten Ventrikels* bei Fehlern der Mitral- oder der Pulmonalklappe führt zu einer Rechtsverbreiterung.

Perkussionsbild. Durch Perkussion (Beklopfen) der Brustwand läßt sich ein Bild von Größe und Lage des Herzens, bezogen auf die Brustwand, gewinnen.

Aus der Verschiedenheit des Schalls lassen sich Rückschlüsse auf unter der Körperoberfläche liegende Organe ziehen. Der durch Perkussion erzeugte Ton ändert sich, je nach Beschaffenheit dieser Organe, in Stärke, Höhe, Dauer und Klangcharakter. Eine Dämpfung (Schenkelschall, ähnlich dem Schall beim Perkutieren des Oberschenkels) entsteht bei Unterlagerung durch massive Organe (z. B. Herz, Leber), ein sonorer Schall (Lungenschall, ähnlich dem Schall beim Perkutieren eines luftgefüllten Kissens) kommt zustande, wenn luft- oder gashaltige Organe (z. B. Lunge, Magen) unter der Oberfläche liegen. Die Herzdämpfung kann gegen die Lunge deutlich abgegrenzt werden.

Da der Herzrand beiderseits vom Recessus costomediastinalis und von Lungengewebe überlagert wird (Abb. **26,** S. 69), das – bei Inspiration mehr, bei Exspiration weniger – in den Recessus eintritt, entstehen bei Perkussion unterschiedliche Tonqualitäten. Die *absolute Herzdämpfung* gibt die Größe des Herzteils an, der unmittelbar – ohne Zwischenlagerung von Lungengewebe – der Brustwand anliegt und entspricht etwa dem Herzdreieck. Unten geht sie in die Leberdämpfung über. Die *relative Herzdämpfung*

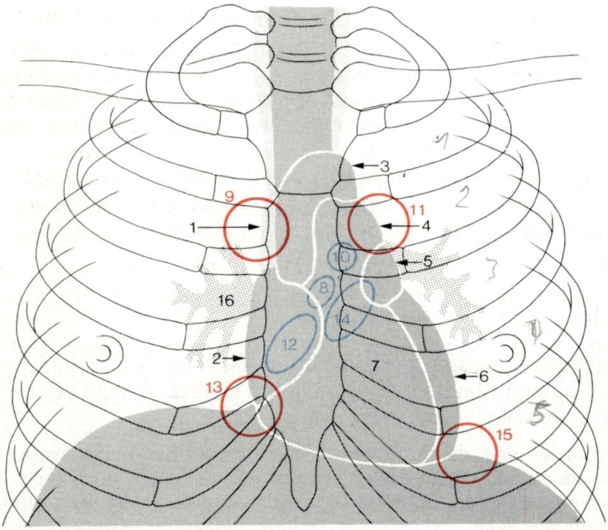

23 Röntgenbild des Herzens, eingezeichnete Projektionsstellen (○) und Auskultationsstellen (○) der Herzklappen

1, 2 *rechter Herzrand*
1 oberer Bogen: V. cava superior
2 unterer Bogen: rechter Vorhof
3–6 *linker Herzrand*
3 A-Bogen: Arcus aortae
4 P-Bogen: Truncus pulmonalis
5 dritter Bogen: linkes Herzohr
6 unterer Bogen: linke Kammer
7 rechte Kammer
8, 9 *Aortenklappe*
8 Projektionsstelle
9 Auskultationsstelle
10, 11 *Pulmonalklappe*
10 Projektionsstelle
11 Auskultationsstelle
12, 13 *Trikuspidalklappe*
12 Projektionsstelle
13 Auskultationsstelle
14, 15 *Bikuspidalklappe*
14 Projektionsstelle
15 Auskultationsstelle
16 Röntgenschatten des rechten Lungenhilum

(Dämpfung bei verstärkter Perkussion) dagegen zeigt, wie auch das Röntgenbild im sagittalen Strahlengang, die ganze Herzgestalt.

Röntgenbild (Abb. **23**). Die Herzkontur kann im Röntgenbild zwischen den beiden luftgefüllten (strahlendurchlässigen) Lungen – bei Projektion in verschiedenen Strahlengängen in allen Einzelheiten – abgebildet werden.

Die *Herzfigur des Röntgenbildes* schließt Herz und herznahe Partien der großen Gefäße ein, es ist eine Herz-Gefäß-Figur. Rechte und linke Begrenzung – *rechter* und *linker Herzrand* – sind ohne weiteres *sichtbar.* Die *untere Begrenzung* fällt in den Leberschatten und ist deshalb nicht (oder nur nach Kunstgriffen, z. B. Einblasen von Luft in den Bauchraum) zu sehen. Die *obere Begrenzung* wird, je nach Einstellung, mehr oder weniger überdeckt von Organen des oberen Mediastinum.

Die *Durchleuchtung* zeigt auf dem Röntgenschirm die Pulsationen der einzelnen Herzabschnitte, die *Röntgenaufnahme* ermöglicht die Vermessung der Herzfigur.

Herzfigur in posterio-anteriorer Einstellung. Durch Drehen des Patienten hinter dem Röntgenschirm wird das Herz in verschiedene „Einstellungen" gebracht, bei denen die einzelnen Herzabschnitte abwechselnd am Herzrand sichtbar werden. Am häufigsten wird in posterio-anteriorer Einstellung, d. h. im sagittalen Strahlengang, untersucht. Der Patient steht frontal mit der Brust zum Röntgenschirm. Dabei werden – in mittlerer Inspirationsstellung – folgende Beziehungen der Herzfigur zum Thorax und der Herz- und Gefäßabschnitte zu den Herzrändern sichtbar.

Der größte Teil des Herzens liegt im Mittelschatten, der u. a. von Wirbelsäule, Brustbein, Thymus, Oesophagus verursacht wird. Linker und rechter Herzrand sind beiderseits im hellen Lungenfeld sichtbar.

Der *rechte Herzrand* zeigt *zwei Bögen.* Der *obere Bogen* wird durch die *V. cava superior,* in deren Schatten sich auch die Pars ascendens aortae projiziert, hervorgerufen. Die Einziehung zwischen oberem und unterem Bogen liegt in Höhe des Knorpels der 3. Rippe rechts (= obere Grenze der eigentlichen Herzprojektion). Der *untere Bogen* wird durch den Rand des *rechten Vorhofs* gebildet. Dieser reicht bis zum Zwerchfell! Bei tiefer Inspiration kann unten noch ein kurzes Stück der V. cava inferior sichtbar werden.

Der *linke Herzrand* setzt sich aus *vier Bögen* zusammen. Der *obere Bogen* wird durch die linke Begrenzung des *Arcus aortae* (A-Bogen), der *zweite Bogen* durch den *Truncus pulmonalis* und den Anfang der *linken A. pulmonalis* (P-Bogen) hervorgerufen. Der *dritte Bogen* – häufig nur schwer zu erkennen – liegt etwa in Höhe des Knorpels der 3. Rippe links (= obere Grenze der eigentlichen Herzprojektion) und wird durch das *linke Herzohr* verursacht (2. und 3. Bogen werden vom Röntgenologen auch als *Mittelbogen* zusammengefaßt). Den *unteren Bogen bildet der linke Rand der linken Kammer.* Am Übergang des unteren Bogens in den Leberschatten liegt die Herzspitze, sie kann durch einen epikardialen Fettgewebszwickel unscharf gezeichnet sein.

Änderungen der Herzfigur im Röntgenbild können auf die normale Variabilität des Herzens in Größe und Lage zurückgehen, sind aber häufig ein sicheres Zeichen für Erkrankungen des Herzens oder der Gefäße.

Bei krankhafter Vermehrung der Flüssigkeit im Herzbeutel, Exsudat, werden wegen der hoch an den Gefäßen liegenden Umschlaglinien zwischen viszeralem und parietalem Serosablatt im Röntgenbild nicht mehr die »Herzränder« selbst sichtbar, sondern die Ränder des Herzbeutels, die „Herzfigur" ist stark vergrößert und annähernd dreieckig.

Projektionsstellen der Herzklappen (Abb. **23**). Die Herzklappen liegen alle annähernd in einer Ebene, der *Ventilebene.* Da das Herz asymmetrisch – nach rechts geneigt und nach links gedreht – in das mittlere Mediastinum eingebaut ist, fällt die Ventilebene vom Sternalansatz der 3. Rippe links zum Sternalansatz der 5. Rippe rechts ab. Die *Pulmonalklappe* projiziert sich etwa auf den Sternalansatz der 3. Rippe links, die *Aortenklappe* auf das Sternum, nahe dem linken Rand, in Höhe des 3. Interkostalraums. Die Projektion der *Bikuspidalklappe* trifft auf den Sternalansatz der 4. Rippe links, die der *Trikuspidalklappe* auf die untere Hälfte einer Linie, die den Sternalansatz der 5.–6. Rippe rechts und der 4. Rippe links verbindet.

Auskultationsstellen der Herzklappen (Abb. **23**). Da die Herztöne mit dem Blutstrom fortgeleitet werden, entsprechen die Projektionsstellen der Herzklappen nicht den Auskultationsstellen (Auskultation = Behorchen). Die Herzklappen werden dort auskultiert, wo der durch sie hindurchtretende Blutstrom sich der Brustwand am meisten nähert.

Die Auskultationsstellen der Herzklappen liegen – in Richtung des Blutstroms aufgeführt – an folgenden Stellen:
- *Trikuspidalklappe* am rechten Sternalrand in Höhe des 5. Interkostalraums,
- *Pulmonalklappe* im 2. Interkostalraum links nahe dem Sternalrand,
- *Bikuspidalklappe* an der Herzspitze im 5. Interkostalraum links,
- *Aortenklappe* im 2. Interkostalraum rechts nahe dem Sternalrand.

C. Leitungsbahnen im Mediastinum

Durch das obere und das hintere Mediastinum, denen die Herzbasis aus dem mittleren Mediastinum zugewandt ist, ziehen die großen axialen Leitungsbahnen. Im *oberen Mediastinum* sind es hauptsächlich die zum Herzen führenden oder von ihm ausgehenden großen Gefäße sowie die zu den Gefäßen und zum Herzen tretenden Nerven. Das *hintere Mediastinum* bildet den Verkehrsweg für große Leitungsbahnen, die aus dem Brustraum in den Bauchraum oder in umgekehrter Richtung verlaufen. Sie geben im oberen und im hinteren Mediastinum Äste teils an die Rumpfwand, teils an die Eingeweide ab.

1. Gefäße im Mediastinum

Arterien und Venen. Der **Truncus pulmonalis** (Abb. **8,** S. 14, **15,** S. 26, u. **22,** S. 44) verläuft im Herzbeutel nach hinten aufwärts in das obere Mediastinum unter den Aortenbogen. In Höhe der Perikardumschlagstelle teilt er sich in der *Bifurcatio trunci pulmonalis* in die *A. pulmonalis dextra* und in die *A. pulmonalis sinistra* (Abb. **16,** S. 28). Zwischen der Pulmonalisgabel (oder der linken Lungenarterie nahe ihrem Ursprung) und dem Aortenbogen spannt sich das kurze *Lig. arteriosum* aus, der bindegewebige Rest des fetalen Ductus arteriosus (Botalli). Die rechte Lungenarterie zieht hinter der Pars ascendens aortae, die linke vor der Pars descendens aortae zur Lungenwurzel.

Die **Vv. pulmonales,** jederseits meist zwei Lungenvenen, treten aus dem Lungenhilum ins mittlere Mediastinum und münden in den linken Vorhof des Herzens.

Die **Aorta** zieht als *Pars ascendens aortae* (Abb. **8** u. **22**) zunächst im Herzbeutel nach rechts aufwärts, verläßt in Höhe des Angulus sterni die Perikardhöhle und setzt sich im *oberen Mediastinum* in den Aortenbogen fort. Der Aortenbogen, *Arcus aortae* (Abb. **7,** S. 12, u. **15**), tritt über die Bifurcatio trunci pulmonalis und über den linken Lungenstiel hinweg in nahezu sagittaler Richtung in das *hintere Mediastinum* und geht an der linken Seite des 4. Brustwirbelkörpers in die *Pars descendens aortae* über. Sie zieht als Brustaorta, *Pars thoracica aortae* (Abb. **5,** S. 9, u. **7**), zunächst an der linken Seite der Brustwirbelkörper abwärts, verlagert sich allmählich auf deren Vorderfläche und kreuzt dabei hinter den nach links zum Hiatus oesophageus strebenden Oesophagus (mittlere Ösophagusenge, Abb. **13,** S. 21). In Höhe des 11.–12. Brustwirbels tritt sie durch den Hiatus aorticus des Zwerchfells in den Bauchraum.

Im *mittleren Mediastinum* gibt die Pars ascendens aortae die *Aa. coronariae* zum Herzen ab, im Verlauf durch das *obere Mediastinum* entsendet der Arcus aortae von seiner Konvexität den *Truncus brachiocephalicus* für die rechte Hälfte von Kopf und Hals sowie für den rechten Schultergürtel und den rechten Arm, die *A. carotis communis sinistra* für die linke Kopf- und Halshälfte sowie die *A. subclavia* für die linke obere Extremität. Als seltene Variante zieht eine *A. thyroidea ima* direkt vom Aortenbogen zu Schilddrüse und Thymus. Im *hinteren Mediastinum* entspringen aus der Pars thoracica aortae zur Rumpfwand die *Aa. intercostales posteriores III–XI* und die *A. subcostalis,* zum Zwerchfell die *A. phrenica superior* und zu den Eingeweiden *Rr. bronchiales, Rr. oesophageales, Rr. pericardiaci* und *Rr. mediastinales* (Abb. **5**).

Die **V. cava superior** (Abb. **6,** S. 10, u. **8**) entsteht im *oberen Mediastinum* hinter dem Knorpel der rechten 1. Rippe aus ihren beiden Wurzelvenen, der kürzeren rechten und der längeren linken *V. brachiocephalica.* Sie mündet in den rechten Vorhof des Herzens und nimmt kurz vor ihrem Eintritt in den Herzbeutel die V. azygos auf.

Die **Vv. brachiocephalicae** (**dextra** und **sinistra**) (Abb. **6–8,** S. 10–14) gehen beiderseits in Höhe der oberen Thoraxapertur hinter dem sternalen Ende der Clavicula aus der Vereinigung der *V. jugularis interna,* die Blut aus dem Kopf führt, und der *V. subclavia,* die von der oberen Extremität kommt, hervor. Die Vv. brachiocephalicae erhalten Zuflüsse aus Hals- und Brustorganen sowie aus der Rumpfwand.

Aus *Halsorganen* kommen die *V. thyroidea inferior* (Abb. **3,** S. 6) und kleine Thymusvenen, *Vv. thymicae* (Abb. **17,** S. 29). Die *V. thyroidea inferior* leitet Blut aus dem – den unteren Schilddrüsenteil umgebenden – *Plexus thyroideus impar* ab, der die *V. laryngea inferior* aufnimmt, und mündet meist in die *V. brachiocephalica sinistra.*

Aus *Brustorganen* stammen *Vv. pericardiacae* und *Vv. mediastinales,* direkte Ästchen vom Herzbeutel und aus dem Bindegewebe des Mediastinum, die *Vv. pericardiacophrenicae,* Begleitvenen der A. pericardiacophrenica, die Blut vom Herzbeutel und von der Zwerchfelloberfläche ableiten, und *Vv. bronchiales, Vv. tracheales* und *Vv. oesophageales,* Ästchen von den Bronchien, der Luftröhre und der Speiseröhre.

Rumpfwandvenen sind die *V. vertebralis* (Bd. 1, S. 499, u. Abb. **278,** S. 748), die meist geflechtartig die A. vertebralis in den Foramina transversaria des 1.–6. Halswirbels umspinnt, und die parasternal verlaufenden *Vv. thoracicae internae* (Abb. **4,** S. 8, u. **15,** S. 26), Begleitvenen der gleichnamigen Arterie (→ Bd. 1, S. 523).

V. azygos (rechts) und **V. hemiazygos** (links) setzen die *V. lumbalis ascendens* jeder Seite in das hintere Mediastinum fort, sie treten jeweils durch einen Spalt im medialen Schenkel der Pars lumbalis des Zwerchfells. Die *V. azygos* (Abb. **6**) zieht auf der rechten Seite oder der Vorderfläche der Wirbelkörper neben (oder hinter) dem Oesophagus aufwärts bis zum 4.–5. Brustwirbel und mündet von hinten her in die V. cava superior. Die *V. hemiazygos* (Abb. **7,** S. 12) verläuft (meist) links zwischen Wirbelsäule und Aorta. In Höhe des 7.–9. Brustwirbels nimmt sie die absteigende *V. hemiazygos accessoria* auf, biegt nach rechts um, überkreuzt den Ductus thoracicus und mündet in die *V. azygos.*

V. azygos und V. hemiazygos leiten hauptsächlich Blut aus segmentalen Rumpfwandvenen ab, sie nehmen zusätzlich kleine Venen aus den Brusteingeweiden auf. Als *Rumpfwandvenen* münden die *V. intercostalis superior dextra,* die aus der Vereinigung der 2. und 3. (–4.) rechten hinteren Interkostalvene hervorgeht, in die V. azygos, die *Vv. intercostales posteriores (IV–XI)* rechts in die V. azygos, links in die V. hemiazygos accessoria oder in die V. hemiazygos. Von der kranialen Fläche des lumbalen Zwerchfellanteils kommen kleine *Vv. phrenicae superiores.*

Die *Vv. intercostales posteriores* werden jeweils von einem *R. dorsalis* (von Rückenmuskeln und Rückenhaut), einer *V. intervertebralis* (aus dem Foramen intervertebrale) und einem *R. spinalis* (von Rückenmark und Rückenmarkshäuten) gespeist.

Aus den *Eingeweiden* leiten Blut ab *Vv. oesophageales* und *Vv. bronchiales,* kleine Ästchen vom Oesophagus und von den Hauptbronchien sowie *Vv. pericardiales* und *Vv. mediastinales,* direkte Ästchen vom Herzbeutel und vom Mediastinum.

Die **V. cava inferior** (Abb. **16,** S. 28, u. **22,** S. 44) verläuft nur eine kurze Strecke, weniger als 1 cm, durch das mittlere Mediastinum. Sie mündet (∅ 25–30 cm) unmittelbar nach ihrem Durchtritt durch das im Centrum tendineum des Zwerchfells gelegene Foramen venae cavae in den rechten Vorhof des Herzens.

Lymphstämme und Lymphknoten. Der **Ductus thoracicus** (Abb. **4–6,** S. 8–10) zieht durch den Hiatus aorticus in das hintere Mediastinum und verläuft rechts hinter der Aorta aufwärts bis in Höhe des 4.–6. Brustwirbels. Von hier kreuzt er hinter dem Oesophagus nach links vor die Wirbelsäule, zieht im oberen Mediastinum über den Aortenbogen hinweg bis zur Höhe des 7. Halswirbels, *Arcus ductus thoracici,* und erreicht zwischen linker A. carotis communis und linker A. subclavia von hinten oben den linken Venenwinkel (Abb. **8,** S. 14). Vor der Einmündung nimmt er die *Trunci jugularis, subclavius* und *bronchomediastinalis* (Ausbildung und Mündung variabel) der linken Seite auf.

Der *Ductus thoracicus* erhält im Brustbereich Zuflüsse aus den oberen Lumbal- und den Interkostallymphknoten sowie aus *Nodi lymphatici mediastinales posteriores.*

Der **Ductus lymphaticus dexter** *[Ductus thoracicus dexter]* (Bd. 1, Abb. **272,** S. 715) mündet in den rechten Venenwinkel. Er entsteht als kurzer Lymphstamm aus der Vereinigung der rechten *Trunci jugularis, subclavius* und *bronchomediastinalis,* sofern diese Lymphbahnen nicht selbständig in den rechten Venenwinkel eintreten.

Der **Truncus bronchomediastinalis** leitet Lymphe aus der Lunge und vom unteren Atemweg sowie – zusammen mit dem Ductus thoracicus – aus den Organen des Mediastinum, vom Zwerchfell und der Zwerchfellfläche der Leber ab. Ihm vorgeschaltet sind Lymphknoten am Aortenbogen und längs der Vv. brachiocephalicae (*Nodi lymphatici mediastinales anteriores,* mit Zuflüssen aus Thymus, Perikard und Herz, Abb. **4**) sowie im oberen und im hinteren Mediastinum *(Nodi lymphatici mediastinales posteriores).*

Als hintere mediastinale Lymphknoten werden mehrere, nicht immer scharf abgrenzbare Lymphknotengruppen zusammengefaßt. Sie liegen entlang der Trachea (*Nodi lymphatici paratracheales,* Sammellymphknoten der Lunge und zugleich regionäre Lymphknoten von Trachea und Oesophagus), neben dem Oesophagus (*Nodi lymphatici juxtaoesophageales pulmonales,* der Lunge zugeordnet) sowie in den Winkeln zwischen Trachea und Hauptbronchien bzw. zwischen den Hauptbronchien *(Nodi lymphatici tracheobronchiales superiores* und *inferiores).* Die tracheobronchialen Knoten nehmen Lymphe aus der Lunge über die intrapulmonal gelegenen *Nodi lymphatici pulmonales* und die *Nodi lymphatici bronchopulmonales* (im Lungenhilum) auf. Ferner sind am unteren Ende des thorakalen Ösophagusanteils einige hintere mediastinale Lymphknoten (mit direkten Zuflüssen von Oesophagus, Perikard und Zwerchfell) eingelagert.

Lymphknoten zwischen Sternum und Perikard *(Nodi lymphatici praepericardiales)* und zwischen Herzbeutel und mediastinaler Pleura *(Nodi lymphatici pericardiales laterales)* sammeln Lymphe vornehmlich vom Perikard, Zwerchfell und von der

Zwerchfellfläche der Leber. Ihre Efferenzen führen zu Nodi lymphatici parasternales und mediastinales anteriores. Auf dem Zwerchfell sind parasternal *Nodi lymphatici phrenici superiores* hinter der Basis des Proc. xiphoideus und der Knorpel-Knochen-Grenze der 7. Rippe lokalisiert. Als regionäre Lymphknoten leiten sie Lymphe aus Zwerchfell und Leber zu parasternalen sowie vorderen und hinteren mediastinalen Lymphknoten.

2. Nerven und Nervengeflechte im Mediastinum

Die **Nerven** im Mediastinum treten zum Teil durch die *obere Thoraxapertur* in das obere und – weiterziehend – in das hintere Mediastinum ein, zum Teil sind es ventrale Äste von Spinalnerven.

Der **N. phrenicus** und der **N. vagus** gelangen zwischen V. brachiocephalica und Truncus brachiocephalicus (rechts) bzw. A. subclavia (links) in den Brustraum (Abb. **3,** S. 6, **5–7,** S. 9–12). Im oberen Mediastinum ändern beide Nerven ihre Verlaufsrichtung. Der *N. phrenicus* verläuft vor dem Lungenstiel an die Seitenfläche des Herzbeutels und weiter zum Zwerchfell, der *N. vagus* zieht hinter dem Lungenstiel in das hintere Mediastinum zum Oesophagus und bildet den *Plexus oesophagealis.*

Der **N. phrenicus** entsendet den sensiblen *R. pericardiacus* zum Herzbeutel, innerviert motorisch das Zwerchfell und erreicht mit seinen sensiblen Endästen, *Rr. phrenicoabdominales,* – rechts durch das Foramen venae cavae, links (oft) durch den Hiatus oesophageus – das Peritoneum des Oberbauchs.

Der **N. vagus** (Abb. **5–7**) gibt rechts beim Eintritt in das obere Mediastinum, links im oberen Mediastinum den *N. laryngeus recurrens* ab. Starke sensible und efferente (präganglionäre) Faserbündel ziehen an der Hinterwand jedes Stammbronchus zum *Plexus pulmonalis* am Lungenhilum. *Rr. cardiaci thoracici* treten mit efferenten (präganglionären) Fasern zum *Plexus cardiacus.*

Der **N. laryngeus recurrens** umschlingt *rechts* die A. subclavia und zieht hinten in der Rinne zwischen Luft- und Speiseröhre aufwärts (Abb. **3**). Der *linke N. laryngeus recurrens* verläuft unter dem Aortenbogen, laterodorsal vom Lig. arteriosum, nach hinten oben (Abb. **7**). Der jeweilige Endast, *N. laryngeus inferior,* innerviert auf seiner Seite *alle inneren* Kehlkopfmuskeln sowie die Kehlkopfschleimhaut *unterhalb der Stimmritze.*

Der **Plexus oesophagealis** an der Wand der Speiseröhre wird von – nach Abgang der Nn. laryngei recurrentes, der Rr. cardiaci thoracici und der Rr. bronchiales übrig gebliebenen – Fasern beider **Nn. vagi** gebildet. Aus ihm gehen nahe dem Hiatus oesophageus der *Truncus vagalis anterior* (etwa 90 % Fasern aus dem linken N. vagus) und der *Truncus vagalis posterior* (etwa 90 % Fasern aus dem rechten N. vagus) hervor. Die Trunci begleiten die Pars abdominalis des Oesophagus zum Magen (Abb. **6,** S. 10, u. **7**).

Von den **Spinalnerven** zweigen an der rückwärtigen Brustwand *Rr. communicantes* zu den *Brustganglien* des Truncus sympathicus ab, von denen prä- und postganglionäre Fasern – z. T. nach kürzerem oder längerem auf- oder absteigenden Verlauf im Sympathikusgrenzstrang – zu Brusteingeweiden treten und, als *Nn. splanchnici major* und *minor* den lumbalen Zwerchfellursprung durchbohrend, zu Baucheingeweiden ziehen. Sie beteiligen sich an der Bildung der vegetativen Nervengeflechte.

In den **vegetativen Nervengeflechten** im Mediastinum ist die *Pars parasympathica* durch Fasern des *N. vagus,* die *Pars sympathica* durch Fasern aus dem *Zervikal-* und dem *Thorakalteil des Sympathikusgrenzstrangs* vertreten. Die vegetativen Fasern umgeben mit starken Geflechten die Aorta und ihre Äste, sie begleiten gleichermaßen die Hauptbronchien. In die vegetativen Plexus sind *prävertebrale Ganglien* eingelagert.

Der **Truncus sympathicus** des Brustbereichs (Abb. **6,** S. 10, u. **7**) verläuft, streng genommen, nicht mehr im hinteren Mediastinum; er liegt, von der Pleura parietalis bedeckt, in der Fascia endothoracica den Rippenköpfen auf. Wegen seiner Verbindungen zu den Brustorganen und wegen des Verlaufs der Nn. splanchnici durch das hintere Mediastinum wird er hier erwähnt.

Die **Brustganglien,** *Ganglia thoracica,* sind in der Regel segmental ausgebildet und vor den Rippenköpfen lokalisiert. Das 1. Brustganglion ist meist mit dem unteren Halsganglion zum *Ganglion cervicothoracicum* verschmolzen und liegt über der Pleurakuppel hinter der A. subclavia, in Höhe des Abgangs der A. vertebralis. Die kaudalen zwei (oder drei) Thorakalganglien haben sich nach medial an die Seite des entsprechenden Wirbelkörpers vorgeschoben. Von den Brustganglien treten Nerven zu Brust- und Baucheingeweiden.

Zum **Plexus cardiacus,** der mit dem Plexus pulmonalis in Verbindung steht, ziehen im Hals- und Brustbereich Vagus- und Sympathikusäste (→ S. 43 ff).

Der **Plexus aorticus thoracicus** an der Wand der Brustaorta besteht hauptsächlich aus Sympathikusfasern, die den Grenzstrang in Höhe des 1.–5. Brustganglion verlassen. Er nimmt Fasern aus dem N. splanchnicus major auf und führt afferente Fasern, die in den N. vagus übertreten.

Der **Plexus pulmonalis** begleitet den Hauptbronchus und die Gefäße der Lungenwurzel in die Lunge hinein. Seine sympathische Komponente besteht aus *Rr. pulmonales thoracici,* die mit efferenten (postganglionären) Fasern vom 2.–5. Thorakalganglion aus das Lungenhilum erreichen.

In den *Bauchraum* treten durch die Pars lumbalis des Zwerchfells die **Nn. splanchnici major** (durch das Crus mediale) und **minor** (meist zwischen medialem und lateralem Schenkel) zu den *Ganglia coeliaca* und zum *Plexus coeliacus.* Der *N. splanchnicus major* zieht vom 5.–9. (10.) Brustganglion aus abwärts und besitzt in Höhe des 9. (10.) Brustwirbels häufig ein intermediäres *Ganglion splanchnicum.* Der *N. splanchnicus minor* geht vom

9.–11. Thorakalganglion aus und kann einen *R. renalis* zum *Plexus renalis* abgeben.

Als *N. splanchnicus imus* entsendet das 12. Thorakalganglion gelegentlich einen selbständigen Nerven zum *Plexus renalis*.

D. Pleurahöhle und Lunge

1. Pleurahöhle und Pleura

An das Mediastinum grenzt beiderseits als seröse Höhle die *Brustfellhöhle, Pleurahöhle*. Jeder von Pleura ausgekleidete Teil des Brustraums wird von einer Lunge ausgefüllt, die durch den Lungenstiel – Hauptbronchus, Gefäße und Nerven – mit Luftröhre und Leitungsbahnen im Mediastinum verbunden ist. Die *Lunge* wird vollständig von Serosa visceralis, *Pleura pulmonalis,* überzogen (Abb. **24**). Diese geht am Lungenstiel in Serosa parietalis, *Pleura parietalis,* über, die die Wände der Pleurahöhle auskleidet.

Vordere, seitliche und hintere Wand der Pleurahöhle werden von der Brustwand, die mediale Wand wird von der Wirbelsäule und dem Mediastinum, der Boden vom Zwerchfell gebildet. Durch Atembewegungen der Brustwand und des Zwerchfells wird das Volumen der Pleurahöhlen im Wechsel vergrößert und verkleinert (→Bd. 1, S. 530f).

Die **Pleurahöhle,** *Cavitas pleuralis* (Abb. **9,** S. 15), jeder Seite ist ein allseits geschlossener kapillärer Spaltraum, begrenzt von dem *viszeralen* und dem *parietalen Pleurablatt.* Wenige Milliliter einer serösen Flüssigkeit heften, da Flüssigkeiten weder dehnbar noch kompressibel sind, die beiden Pleurablätter verschieblich aneinander.

Der *Pleuraspalt* überträgt die Atembewegungen von Brustwand und Zwerchfell auf die Lunge, solange zwischen Pleuraspalt und äußerer Luft oder Alveolarluft keine Verbindung besteht. Unter dieser Voraussetzung preßt der Luftdruck über die Atemwege die Lunge an die Brustwand. Die hierdurch gedehnte Lunge übt einen Zug auf Brustwand und Zwerchfell aus, der einen Unterdruck im Pleuraspalt (Dondersscher Druck) erzeugt, bei Einatmung mehr (−6 cm H_2O), bei Ausatmung weniger (−3 cm H_2O); die Lunge kann sich nicht von den Wänden der Pleurahöhle lösen und muß deren Atembewegungen folgen.

Wird der Pleuraspalt von außen (oder durch Zerreißung von Lungengewebe von innen) eröffnet, so strömt Luft in ihn ein, *Pneumothorax.* Die elastische Lunge zieht sich auf etwa ein Drittel ihrer ursprünglichen Größe zusammen. Sie wird ruhiggestellt und folgt nicht mehr den Bewegungen der Wände der Pleurahöhle.

Das **Lungenfell,** *Pleura pulmonalis* (Abb. **9** u. **24**), bedeckt die gesamte Lunge bis zum Hilum und zum Abgang des Lig. pulmonale.

Die Pleura pulmonalis haftet locker auf der Lungenoberfläche und ist leicht abzutrennen. Sie besteht aus einer Epithelschicht sowie einer Schicht aus Kollagenfasern und elastischen Netzen. Die unterlagernde subpleurale Bindegewebsschicht führt die Blut- und Lymphgefäße. Der Unterdruck im Pleuraspalt verursacht eine Flüssigkeitsverschiebung aus der Lunge in den Pleuraspalt sowie eine Verschiebung von Staubteilchen aus den Alveolen unter die Pleura pulmonalis.

Die **Blutgefäße** der Pleura pulmonalis sind Zweige der die Lunge versorgenden Gefäße – auf der konvexen Lungenfläche und dem größten Teil der Zwerchfellfläche Zweige der *A.* und *V. pulmonalis,* in den übrigen Abschnitten Zweige der *Rr. und Vv. bronchiales.* Die **Lymphe** aus den subpleuralen Lymphkapillarnetzen gelangt über interlobuläre in peribronchiale Lymphgefäße.

Nerven. Die Pleura pulmonalis wird nicht durch Schmerzfasern innerviert.

Die *Umschlagfalte* zwischen Pleura visceralis und Pleura parietalis liegt am Lungenhilum und Lig. pulmonale. Das *Lig. pulmonale* (Abb. **24**), ein dünnes „Mesopneumonium“, zieht vom Lungenhilum aus abwärts bis zum Zwerchfell und verbindet über einem schmalen Streifen der mediastinalen Lungenoberfläche die Pleura visceralis mit der das Mediastinum abgrenzenden Pleura parietalis. Das Lig. pulmonale führt Lymphgefäße aus der Lunge.

Das **Rippenfell,** *Pleura parietalis* (Abb. **6,** S. 10, **7** u. **9,** S. 15), überzieht als *Pleura costalis* die Innenfläche der Brustwand, als *Pleura diaphragmatica* die Oberseite des Zwerchfells, als *Pleura mediastinalis* die laterale Fläche des Mediastinum.

Die Pleura parietalis haftet fester als die Pleura pulmonalis auf ihrer Unterlage – die *Pleura costalis* auf der *Fascia endothoracica* der Brustwand, die *Pleura diaphragmatica* auf der *Fascia phrenicopleuralis* des Zwerchfells. Die subepitheliale Bindegewebsfaserschicht ist örtlich verschieden; über Rippen und Herzbeutel überwiegen die kollagenen Fasern, über dem Zwerchfell die elastischen Netze.

Die **Blut-** und die **Lymphgefäße** der Pleura parietalis stammen aus der Wand der Pleurahöhle. Subpleurale Lymphgefäße verlaufen in den Zwischenrippenräumen mit den Interkostalgefäßen und begleiten auf dem Zwerchfell die Venen. Sie ziehen zu den *Nodi lymphatici intercostales* und *parasternales,* zu den *Nodi lymphatici pericardiales laterales* und den *Nodi lymphatici phrenici superiores* (Abb. **7,** S. 12) sowie zu den *Nodi lymphatici mediastinales posteriores* (Abb. **10,** S. 16).

Nerven. Die Pleura costalis wird sensibel (Schmerzfasern!) durch *Interkostalnerven,* die Pleurae diaphragmatica und mediastinalis werden durch den *N. phrenicus* innerviert.

Recessus pleurales (Abb. **3,** S. 6, u. **26,** S. 69) sind durch Pleura parietalis begrenzte, taschenförmige Aussackungen der Pleurahöhle. Bei ihrer Entfaltung entstehen Komplementärräume – zusätzlicher Pleuraraum, in den Teile der Lunge bei der Einatmung hineingleiten können.

Der *Recessus costodiaphragmaticus* ist eine tiefe, zwischen Pleura costalis und Pleura diaphragmatica ringförmig am unteren Bereich der Brustwand entlanglaufende spaltförmige Tasche – für die inspiratorische Entfaltung der Lunge der wichtigste Reserveraum, der maximal zu 75 % genützt wird. Bei erschlafftem Zwerchfell (Ausatmung) verlaufen die kostalen und die lumbalen Zwerchfellursprünge steil an der Innenseite der Brustwand hoch, der Recessus costodiaphragmaticus ist nur ein kapillärer Spalt. Bei der Zwerchfellkontraktion (Einatmung) entfernen sich die verkürzten Zwerchfellursprünge von der Brustwand, indem sie das Centrum tendineum gegen den Bauchraum ziehen. Der Unterrand der Lunge tritt dann 1–2 Interkostalräume tief in den entfalteten Recessus costodiaphragmaticus ein.

Der *Recessus costomediastinalis* schiebt sich hinter dem Sternum beiderseits zwischen Pleura costalis und Pleura mediastinalis ein, ist links tiefer als rechts und liefert nur einen kleinen zusätzlichen Reserveraum. Er wird bei der Einatmung (Absinken des Herzens, Heben der Rippen) eröffnet. In den Recessus costomediastinalis gleitet der Vorderrand der Lunge.

Als *Recessus phrenicomediastinalis* bezeichnet man den wenig vertieften Umschlag der Pleura diaphragmatica in die Pleura mediastinalis.

Während mittlere und untere Partien der Lungen sich bei der Einatmung durch Eröffnung der Recessus pleurales vor allem nach unten ausdehnen können, entfalten sich die Lungenspitzen, die unmittelbar keinen Reserveraum besitzen, nur in geringem Maße.

Die **Pleurakuppel** über der Lungenspitze ragt durch die obere Thoraxapertur nach oben bis zur Höhe des Kopfes der 1. Rippe (Abb. **3,** S. 6). Die Außenseite der Pleurakuppel wird verstärkt durch die faserreiche *Membrana suprapleuralis,* eine Fortsetzung der Fascia endothoracica. Pleurakuppel und Membrana suprapleuralis werden durch starke Bindegewebszüge und Fasern des inkonstanten M. scalenus minimus an das tiefe Blatt der Halsfaszie und an die 1. Rippe geheftet.

Über die Pleurakuppel ziehen *A.* und *V. subclavia* hinweg. Am Kopf der 1. Rippe liegt an der Spitze der Pleurakuppel das *Ganglion cervicothoracicum* des Sympathikusgrenzstrangs (Abb. **6,** S. 10, u. **7**). Der *N. phrenicus* läuft, von der Vorderfläche des M. scalenus anterior absteigend, an der medialen Seite der Pleurakuppel entlang.

Krankhafte Prozesse in der Lungenspitze können durch die Pleurakuppel hindurch die benachbarten Leitungsbahnen in Mitleidenschaft ziehen.

2. Lunge

Die Lungen entstehen aus einem früh angelegten ventralen Divertikel des Vorderdarms, das Epithel des gesamten Atemtrakts ist entodermaler Herkunft.

In der **Lunge,** *Pulmo,* findet der Gasaustausch zwischen Atemluft und Blut statt. Der *untere Atemweg* – Luftröhre und die aus der Bifurcatio tracheae hervorgehenden beiden Hauptbronchien – teilt sich rasch bis in kleinste Röhrchen auf, die mit säckchenförmigen, nur mit der Lupe sichtbaren *Alveolen* blind endigen. Parallel dazu verzweigt sich die *A. pulmonalis* in Äste von rasch abnehmendem Kaliber, die schließlich in feine, die Alveolen umspinnende *Kapillarnetze* übergehen. Aus ihnen sammeln die postkapillaren Venen das Blut. Schrittweise entstehen über kleinere und größere Venen letztlich die *Vv. pulmonales.* Im Alveolenbereich erreichen Atem- und Blutweg ihre stärkste Oberflächenvergrößerung und ihre innigste Zusammenlagerung; zwischen beiden bleibt stellenweise nur noch eine doppelte Lage dünner, platter Zellen und deren gemeinsame Basallamina, insgesamt die „Blut-Luft-Schranke". Beide Lungen besitzen zusammen 300–400 Millionen Alveolen. Ihre Gesamtoberfläche beträgt bei ruhiger Einatmung etwa 55–80 m^2, bei starker Exspiration weniger als 40 m^2.

Die *Oberfläche* der jugendlichen Lunge ist blaßrosa gefärbt. Mit zunehmendem Alter nimmt sie, verursacht durch abgelagerte Verunreinigungen der Atemluft, eine schiefergraue, fleckige oder streifige Verfärbung an.

Die beatmete Lunge hat ein spezifisches Gewicht von 0,13 bis 0,75, sie schwimmt auf dem Wasser. Die noch nicht beatmete Lunge eines Neugeborenen geht dagegen im Wasser unter. Diese *Schwimmprobe* wird zur Entscheidung der Frage herangezogen, ob ein totes Neugeborenes vor Eintritt des Todes geatmet hat. Doch kann bei mangelhafter Entfaltung der Alveolen (primäre Atelektase) oder bei einer Lungenentzündung (Pneumonie) auch eine beatmete Lunge untergehen, und bei Entwicklung von Fäulnisgas kann die Lunge einer Totgeburt schwimmen. Die Schwimmprobe erlaubt somit keine völlig sichere Aussage darüber, ob ein totes Neugeborenes geatmet hat.

a) Gestalt und Gliederung der Lunge

Jede Lunge füllt ihren von der Pleura parietalis ausgekleideten Raum wie ein Ausguß vollständig aus. Die Lungengestalt gibt deshalb (bei den in Präparierkursen demonstrierten fixierten Lungen) das Innenrelief der Wände der Pleurahöhle wieder.

Die **Form** der Lunge (Abb. **3,** S. 6, u. **24**) gleicht der eines abgestumpften, einseitig eingekehlten Kegels, an dem Basis, Spitze, abgerundete Oberfläche (den Rippen zugekehrt) und eingekehlte Oberfläche (gegen das Mediastinum gerichtet) unterschieden werden. Die linke Lunge ist (wegen der Linksverlagerung der Herzspitze) kleiner als die rechte, ihre Volumina verhalten sich etwa wie 3:4.

Die konkave **Lungenbasis,** *Basis pulmonis,* liegt mit der *Facies diaphragmatica* der konvexen Zwerchfellkuppel auf. Der *Unterrand* der Lunge, *Margo inferior,* der die Lungenbasis begrenzt, bildet am Übergang zur Rippenfläche eine scharfe Kante, an der Grenze der zum Mediastinum und zur Wirbelsäule gewandten Lungenfläche dagegen einen stumpfen Rand.

Die stark gewölbte **Rippenfläche,** *Facies costalis,* schmiegt sich der Konkavität der Brustwand an und verjüngt sich mit dem Brustkorb nach oben zur Lungenspitze, *Apex pulmonis.* Die Rippenfläche grenzt vorn mit scharfer Kante, *Margo anterior,* an den mediastinalen Teil der medialen Lungenfläche. Hinten geht die Rippenfläche in stumpfer Biegung mit der der Wirbelsäule zugewandten *Pars vertebralis* in die Facies mediastinalis über.

Unterhalb und vor der *Lungenspitze* zieht die *A. subclavia* über die erste Rippe hinweg und hinterläßt an der fixierten Lunge eine seichte Rinne. Auch die *Rippenfläche* der fixierten Lunge ist meist von nach vorn schräg abfallenden, seichten Rinnen geprägt; sie werden von den nach dem Tod erschlafften und vom Druck der äußeren Luft in den Pleuraraum vorgewölbten Interkostalmuskeln verursacht.

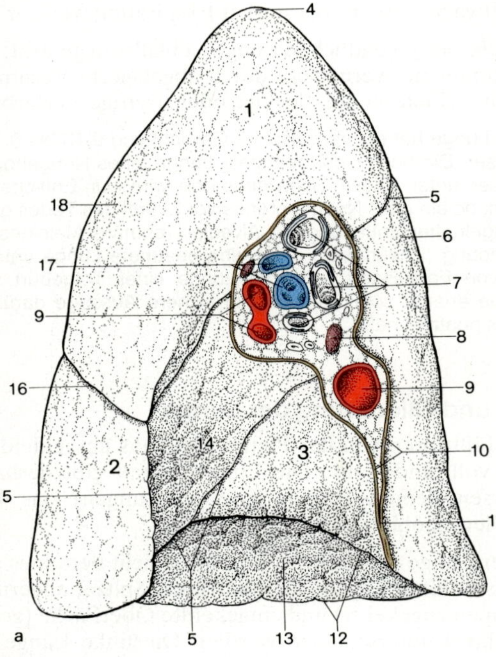

24 Lungen, Ansicht von medial
(Lungenstiele im Hilum pulmonis durchtrennt)
a rechte Lunge
b linke Lunge

1 Lobus superior
2 Lobus medius (pulmonis dextri)
3 Lobus inferior
4 Apex pulmonis
5 Fissura obliqua
6 Pars vertebralis der Facies costalis
7 Bronchi lobares
8 Nodi lymphatici bronchopulmonales
9 Vv. pulmonales
10 Schnittrand der Pleura pulmonalis
11 Lig. pulmonale, durchtrennt
12 Margo inferior
13 Basis pulmonis, Facies diaphragmatica
14 Impressio cardiaca
15 Margo anterior
16 Fissura horizontalis (pulmonis dextri)
17 A. pulmonalis und Äste
18 Facies costalis
19 Incisura cardiaca (pulmonis sinistri)
20 Lingula pulmonis sinistri

Die **mediastinale Fläche,** *Facies mediastinalis,* grenzt an das Mediastinum. An umschriebener Stelle, am *Hilum pulmonis,* treten Bronchien, Gefäße und Nerven des Lungenstiels ein oder aus.

Im *Lungenhilum* liegen die Vv. pulmonales vorn (und unten), die A. pulmonalis (etwa) in der Mitte und der Hauptbronchus (mehr) hinten. Im *rechten Hilum* überlagert der früh abgehende Oberlappenbronchus als eparterieller Bronchus die A. pulmonalis oder ihren Oberlappenast.

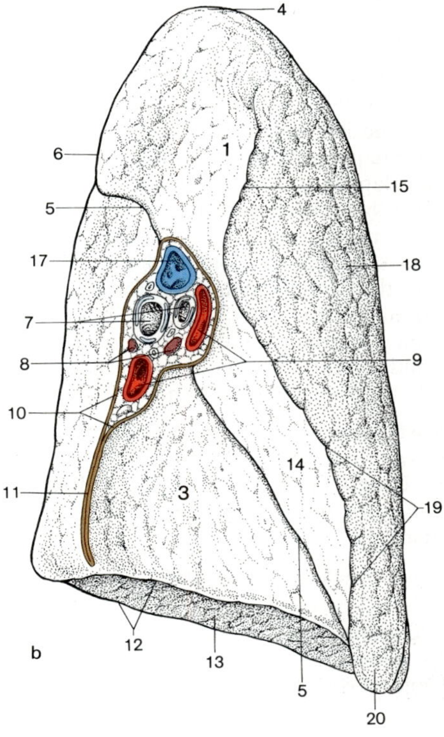

Die *mediastinale Fläche* ist, in Anpassung an die Organe des Mediastinum, bei linker und rechter Lunge verschieden gestaltet. Der größte Unterschied betrifft die *Impressio cardiaca,* eine Mulde, die – entsprechend der asymmetrischen Lage des Herzens – in der rechten Lunge nur flach, in der linken dagegen tief ist. Die Impressio cardiaca der *linken* Lunge verursacht an deren Vorderrand eine Einkerbung, *Incisura cardiaca (pulmonis sinistri).* Unterhalb der Incisura cardiaca läuft der Vorderrand in einen zungenförmigen Zipfel, *Lingula pulmonis sinistri,* aus, der dem Zwerchfell aufliegt.

Die mediastinale Fläche der *rechten Lunge* trägt im fixierten Zustand ferner die Impressionen der V. azygos und des Oesophagus. Auf der mediastinalen Fläche der *linken Lunge* zeichnen sich Aortenbogen und Brustaorta ab.

Lungenlappen, *Lobi pulmonis,* sind die großen Bauteile jeder Lunge. Sie lassen sich wieder in kleinere und kleinste Einheiten unterteilen. Allein die Lungenlappen werden durch tiefe, häufig bis zum Lungenstiel einschneidende Interlobärspalten, Fissuren, voneinander getrennt. Die Pleura pulmonalis kleidet diese Spalten aus. Die kleineren Einheiten dagegen sind nur bindegewebig voneinander abgegrenzt.

Bei der Einatmung wird die Lunge ungleichmäßig gedehnt. Die Ausbildung von gegeneinander verschieblichen Lungenlappen vermindert die dabei auftretenden Spannungen im Lungengewebe.

Die *rechte Lunge* besitzt *drei Lungenlappen,* den Oberlappen, *Lobus superior,* den Mittellappen, *Lobus medius,* und den Unterlappen, *Lobus inferior.* Der Unterlappen ist von den beiden anderen Lappen durch eine schräge, von hinten oben nach vorn unten gerichtete Spalte, *Fissura obliqua,* getrennt, die in die Lungenbasis einschneidet. Zwischen Ober- und Mittellappen senkt sich eine horizontale Spalte, *Fissura horizontalis (pulmonis dextri),* ein – der Mittellappen ist keilförmig von vorn zwischen Ober- und Unterlappen eingelassen. Die Rückseite der rechten Lunge wird also hauptsächlich vom Unterlappen, die Vorderseite allein von Ober- und Mittellappen gebildet. Auf der lateralen Oberfläche stoßen alle drei Lappen zusammen (→ Lungenlappengrenzen, S. 70 f).

Die *linke Lunge* ist aus *zwei Lungenlappen* zusammengesetzt, aus Oberlappen, *Lobus superior,* der Ober- + Mittellappen der rechten Lunge entspricht, und aus Unterlappen, *Lobus inferior.* Beide werden durch eine schräge Spalte, *Fissura obliqua,* getrennt, deren Verlauf etwa dem der rechten Seite entspricht.

Nicht selten sind zusätzliche Lappen ausgebildet. Auch die Tiefe der Interlobärspalten variiert.

Nach Pleuraentzündung, Pleuritis, können die Interlobärspalten verkleben. Entstehen dabei Flüssigkeitsansammlungen in der Interlobärspalte, so wird diese im Röntgenbild sichtbar.

b) Feinbau und Funktion der Lunge

In der Lunge sind die *Aufteilungen des Atemwegs,* insgesamt *Bronchialbaum* genannt, die *Aufteilungen des kleinen Kreislaufs* sowie die dem Gasaustausch dienenden *Alveolen* einander eng benachbart.

Bronchialbaum (Abb. **25**). Der **Hauptbronchus,** *Bronchus principalis,* tritt durch den Lungenstiel ein. Der *rechte Hauptbronchus* (∅ um 14 mm) setzt etwa den Verlauf der Trachea fort, er ist kürzer und weiter als der linke. Der *linke Hauptbronchus* (∅ ungefähr 12,5 mm) verläuft stärker seitwärts gerichtet. Der Hauptbronchus verzweigt sich, entsprechend den Lungenlappen, *rechts in drei, links in zwei* **Lappenbronchien,** *Bronchi lobares,* mit einem Durchmesser von je 8–12 mm (Abb. **24**).

Rechts geht der 1. Lappenbronchus zum Oberlappen 10–25 mm von der Bifurcatio tracheae entfernt aus dem Hauptbronchus ab, *links* dagegen erst in etwa 5 cm Entfernung. Der Schnitt durch das Lungenhilum zeigt deshalb rechts meist einen Bronchusquerschnitt mehr als links, den eparteriellen Bronchus.

Wandbau. Der *Hauptbronchus* gleicht im Aufbau völlig der Trachea. In der Wand der *Lappenbronchien* werden die typischen Knorpelspangen zunehmend durch unregelmäßig gestaltete Knorpelplättchen ersetzt, die auch an die Stelle des einheitlichen Paries membranaceus des Hauptbronchus treten. Zwischen Schleimhaut und Bindegewebsschicht, in der Knorpelplättchen und seromuköse Drüsen liegen, ist in den intralobären Bronchien eine Lage netz- und ringförmig angeordneter Muskelzellbündel ausgebildet. Das peribronchiale Bindegewebe, das bis zu den Bronchioli verfolgt werden kann, enthält u. a. Lymphozyten und andere Abwehrzellen; auch Lymphfollikel treten auf.

Endokrine Zellen kommen regelmäßig einzeln verstreut und in Form *neuroepithelialer Körperchen* im Epithelverband der Bronchialschleimhaut vor. Die endokrinen Zellen werden den APUD-Zellen (→ Bd. 1, S. 96) zugerechnet, sie bilden Serotonin und mehrere Peptide, u. a. Bombesin. Die Körperchen werden für hypoxiesensitive Chemorezeptoren im Dienste der Durchblutungssteuerung gehalten. Bombesin, besonders reichlich bei Feten und Neugeborenen nachweisbar, hat eine stark wachstumsfördernde Wirkung, es ist bei hypoplastischen Lungen vermindert.

Die endokrinen Zellen der Lunge, besonders die Bombesin produzierenden, können Ursprung *karzinoider Tumoren* sein, die Hormone bilden.

Segmentbronchien (Abb. **25 a**). Die Lappenbronchien teilen sich in Segmentbronchien auf, *Bronchi segmentales,* von denen jeder in ein Lungensegment eintritt. Die *Wand* der Segmentbronchien ist wie die der Lappenbronchien aufgebaut.

Die **Lungensegmente,** *Segmenta bronchopulmonalia,* werden durch Bindegewebssepten abgegrenzt. Sie ziehen von der bindegewebigen Grundmembran, die die Lungenlappen umhüllt, verschieden weit hilumwärts und unterteilen die Lunge keilförmig. Lungensegmente sind bronchoarterielle Segmente, da sich parallel mit den *Bronchien* auch die Lappenäste der *A. pulmonalis* aufteilen. Die Wurzelvenen der *Vv. pulmonales* dagegen verlaufen in den Bindegewebssepten zwischen den Lungensegmenten und schließen sich erst in Hilumnähe den bronchoarteriellen Leitungen an. Die *rechte* Lunge besteht in der Regel aus zehn, die *linke* aus neun Segmenten.

An der *rechten Lunge* wird der Oberlappen in 3, der Mittellappen in 2, der Unterlappen in 5 (gelegentlich 6) Segmente unterteilt. An der *linken Lunge* enthält der Oberlappen 5, der Unterlappen 4 (gelegentlich 5) Segmente.

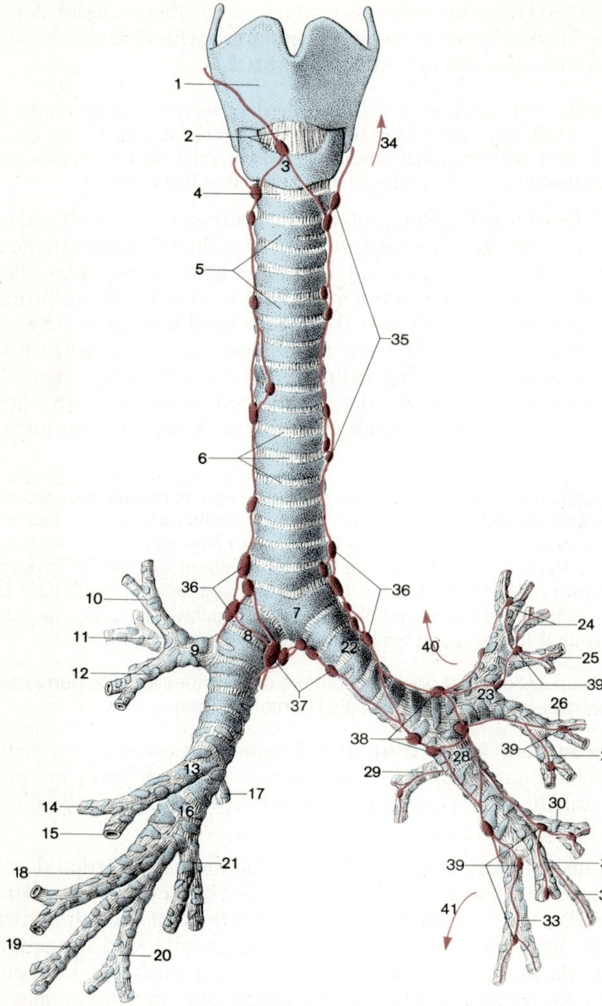

25 Unterer Atemweg und Lymphabflußbahnen der Lunge

a Kehlkopfskelett, Luftröhre und Bronchialbaum, Lymphknoten der linken Lunge
b Alveolensäckchen in der Aufsicht
c Alveolensäckchen im Schnitt

1 Cartilago thyroidea
2 Lig. cricothyroideum medianum und Conus elasticus
3 Cartilago cricoidea
4 Lig. cricotracheale

5–7 *Trachea*
5 Cartilagines tracheales
6 Ligg. anularia
7 Bifurcatio tracheae

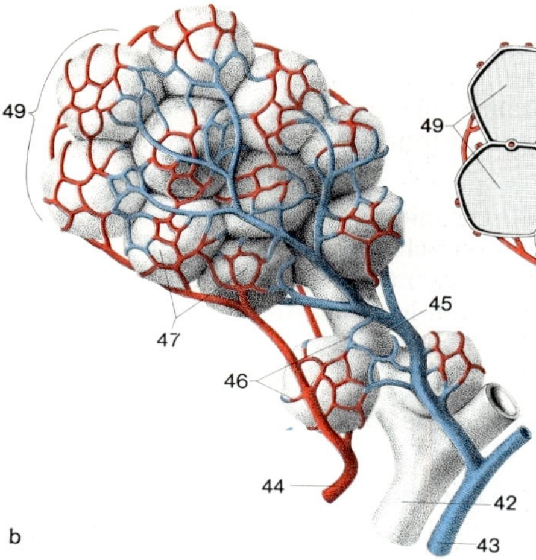

b

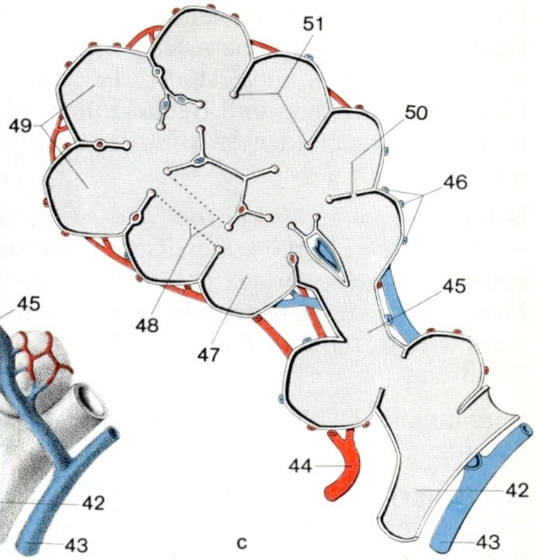

c

8 Bronchus principalis dexter
9 Bronchus lobaris superior dexter
10–12 *Bronchi segmentales des rechten Oberlappens*
10 Bronchus segmentalis apicalis
11 Bronchus segmentalis posterior
12 Bronchus segmentalis anterior
13 Bronchus lobaris medius dexter
14, 15 *Bronchi segmentales des rechten Mittellappens*
14 Bronchus segmentalis medialis
15 Bronchus segmentalis lateralis
16 Bronchus lobaris inferior dexter
17–21 *Bronchi segmentales des rechten Unterlappens*
17 Bronchus segmentalis superior
18 Bronchus segmentalis basalis anterior
19 Bronchus segmentalis basalis lateralis
20 Bronchus segmentalis basalis posterior
21 Bronchus segmentalis basalis medialis
22 Bronchus principalis sinister
23 Bronchus lobaris superior sinister
24–27 *Bronchi segmentales des linken Oberlappens*
24 Bronchi segmentales apicoposteriores
25 Bronchus segmentalis anterior
26 Bronchus lingularis superior
27 Bronchus lingularis inferior
28 Bronchus lobaris inferior sinister
29–33 *Bronchi segmentales des linken Unterlappens*
29 Bronchus segmentalis superior
30 Bronchus segmentalis basalis anterior
31 Bronchus segmentalis basalis medialis (inkonstant)
32 Bronchus segmentalis basalis lateralis
33 Bronchus segmentalis basalis posterior
34 Lymphabfluß zum Truncus bronchomediastinalis
35 Nodi lymphatici prae- und paratracheales
36 Nodi lymphatici tracheobronchiales superiores
37 Nodi lymphatici tracheobronchiales inferiores
38 Nodi lymphatici bronchopulmonales („Hilumdrüsen" der Kliniker)
39 Nodi lymphatici pulmonales
40 Lymphabfluß über eine zwischen N. phrenicus und N. vagus kranialwärts ziehende Lymphknotenkette, die über den Truncus mediastinalis anterior in den Truncus bronchomediastinalis oder in den Venenwinkel führt
41 Lymphabfluß durch das Zwerchfell zu den Nodi lymphatici coeliaci, z. T. über Nodi lymphatici mediastinales posteriores längs des Oesophagus
42 Bronchiolus terminalis
43 Arteriole, gespeist aus einem Ast der A. pulmonalis
44 postkapillare Vene
45 Bronchiolus respiratorius
46 Kapillarnetz in der Alveolenwand
47 Alveoli pulmonis
48 Ductulus alveolaris
49 Sacculus alveolaris
50 Alveolarpore
51 Alveoleneingang mit Anschnitt des Basalrings, der glatte Muskelzellen enthält

Die Segmentbronchien teilen sich in 6–12 weiteren Schritten in **kleinere Bronchien** auf (mit einem Kaliber von bis zu 1 mm). Ihre *Wand* wird von Knorpelplättchen ausgesteift, die z. T. elastische Netze enthalten. Die Höhe des Flimmer- und Becherzellen führenden Epithels nimmt ab, seromuköse Bronchialdrüsen sind im peribronchialen Bindegewebe noch vorhanden.

Bronchioli gehen als knorpelfreie Abschnitte des Atemwegs aus den kleineren Bronchien hervor. Der Ringmuskelschlauch ist in der Wand der Bronchioli stark ausgeprägt, er kann die Lichtung der Bronchiolen verengen. Das Lumen des Bronchiolus und der folgenden Aufteilungen des Atemwegs wird durch den Zug der elastischen Netze des Lungenläppchens offen gehalten.

Eine funktionell abwegige Verengerung der Bronchioli führt zum Bronchialasthma.

Als **Bronchioli terminales** (Abb. **25 b, c**) bezeichnet man die distalen Aufzweigungen der Bronchiolen. Von ihnen gehen die letzten Teilungsschritte des Bronchialbaumes aus. Einer der dabei entstehenden „Äste" ist jeweils ein *Bronchiolus respiratorius,* der andere setzt zunächst den Bronchiolus terminalis fort. Er teilt sich mehrfach erneut wie dieser dichotom und endet schließlich in zwei Bronchioli respiratorii. Die Bronchioli terminales bilden auf diese Weise gebogene Gänge, Alveolen dringen auch in die tieferen Bereiche der Lunge zwischen größere Bronchien vor.

Im Epithelverband der Bronchioli terminales kommen helle *Clara-Zellen* vor. Ihr proteolytisches (mukolytisches) Sekret löst u. a. Schleim und Zelldetritus auf und wirkt damit einer Verlegung des Luftwegs an dieser Engstelle entgegen.

Das **Lungenläppchen,** *Lobulus,* ist das Aufteilungsgebiet eines Bronchiolus. Es ist durch unvollständige Bindegewebssepten abgegrenzt, an denen die elastischen Netze inserieren. Die Basisflächen der Lungenläppchen sind auf weiten Teilen der Lungenoberfläche als polygonale Felder mit 0,5–3 cm Kantenlänge sichtbar – häufig durch Pigmenteinlagerungen (Ruß, Kohlenstaub) in das subpleurale Bindegewebe besonders hervorgehoben. Nach Abziehen der nur locker befestigten Pleura pulmonalis können die Läppchen unvollständig voneinander getrennt werden.

Der **Bronchiolus respiratorius** (Abb. **25 b, c**), der aus dem Bronchiolus terminalis durch Abzweigung hervorgeht, teilt sich in zwei *Ductuli alveolares.*

Der Bronchiolus respiratorius („Bronchiolus alveolaris"), 1–3,5 mm lang und etwa 0,4 mm weit, besitzt stellenweise kubisches Epithel. An anderen Stellen ist seine Wand zu Alveolen umgewandelt, d. h. extrem verdünnt und bläschenförmig ausgesackt; hier beginnt bereits der Gasaustausch.

Die **Ductuli alveolares** (Abb. **25 c**) sind dicht mit Alveolen besetzte, weitlumige Gänge. Ihre Wand besteht nur aus den „Rahmen", die den Eingang einer jeden Alveole umgrenzen. Die Alveolengänge führen in die Alveolensäckchen, *Sacculi alveolares* (Abb. **25 b, c**), die Gesamtheit der um die Ductuli alveolares angeordneten Alveolen.

Acinus wird das Alveolenareal genannt, das aus einem Bronchiolus terminalis hervorgeht, es umfaßt etwa 200 Alveolen. Mehrere Acini setzen das Lungenläppchen zusammen.

Die **Alveolen** (Lungenbläschen), *Alveoli pulmonis,* sind die Atmungskammern der Lunge. Sie haben einen Durchmesser von 0,06–0,2 mm oder mehr.

Jede Alveole wird von 4–12 Kapillarmaschen umsponnen. Man unterscheidet kurze »Ruhekapillaren« für die Dauerdurchblutung und längere „Arbeitskapillaren", die bei vermehrtem Sauerstoffbedarf durchblutet werden. Aneinandergrenzende Alveolen besitzen jeweils eine gemeinsame Wand, *Interalveolarseptum.* Die Lumina der Alveolen stehen durch kleine Öffnungen der Interalveolarsepten, *Alveolarporen,* miteinander in Verbindung.

Durch die Wand der Lungenalveolen findet der Gasaustausch zwischen Alveolenluft und Kapillarblut statt: Kohlendioxid diffundiert aus dem Blut in die Luft, Sauerstoff aus der Luft in das Blut.

Die **Blut-Luft-Schranke,** insgesamt 0,3–0,7 µm dick, besteht aus dem *Kapillarendothel,* den (großenteils miteinander verschmolzenen) *Basallaminae des Kapillarendothels und der Alveolarepithelien* sowie aus dem *Zytoplasma* der zwei Zellarten *des Alveolarepithels.* Zwischen flache, weit ausgebreitete *Typ-I-Pneumozyten,* sind hohe *Typ-II-Pneumozyten* eingefügt, Produzenten eines feinen Phospholipidfilms, des *Surfactant.* Er kleidet das Lumen der Alveolen aus, wird von einem Flüssigkeitsfilm, *Hypophase,* unterlagert und wirkt als „Detergens", indem er die Oberflächenspannung der Alveolenwände herabsetzt (und damit die gegenseitige Kohäsion der Alveolenwände mindert). Die Alveolen werden bei der exspiratorischen Verkleinerung vor dem Kollaps (Atelektase) bewahrt, der Surfactant ist der *Antiatelektasefaktor.* Zugleich wird der für die Inspiration erforderliche Kraftaufwand verringert. Bei unzureichender Ausbildung des Surfactant droht dem Neugeborenen (meist ein zu früh Geborenes) der Erstikkungstod.

Alveolarmakrophagen schützen den Körper vor eingeatmeten Krankheitserregern und vor Staubteilchen, sie phagozytieren überalterten Surfactant („Staubzellen"). Auch partikelbeladene Makrophagen aus anderen Organen (z. B. Kupffersche Sternzellen) können in den Lungenkreislauf eingeschleust, in die Alveolen ausgeschieden und ausgehustet werden (Clearance-Funktion der Lunge).

Gefäßbaum. Die **Lungenarterie** verästelt sich parallel zum Bronchialbaum.

Die *Segmentarterie* tritt mit dem *Segmentbronchus* in das Segment ein.
Den *Bronchiolus* versorgt eine *kleine Arterie.*
Der *Bronchiolus respiratorius* wird von einer *Arteriole* begleitet (Abb. **25 b, c**).
Mit dem *Ductulus alveolaris* verläuft eine *präkapillare Arteriole.*
Die *Alveolen* werden von *Kapillaren* umsponnen.

c) Gefäße und Nerven der Lunge

Blutgefäße. *Vasa publica* der Lunge sind die *A. pulmonalis* und die *Vv. pulmonales* des Lungenkreislaufs (Abb. **16,** S. 28), *Vasa privata* die *Bronchialgefäße*. Sie gehören dem Körperkreislauf an und versorgen den Bronchialbaum und die Strukturen der Bindegewebssepten. Zwischen den Vasa privata und den Vasa publica kommen in der Lungenperipherie regelmäßig kleine Anastomosen vor.

Arterien. Die *Rr. bronchiales* für die *linke* Lunge, meist zwei Äste, entspringen direkt aus der Brustaorta. Die *Rr. bronchiales* für die *rechte* Lunge, häufig eine sich aufgabelnde Arterie, gehen aus der 3. oder 4. Interkostalarterie hervor.

Venen. Die *Vv. bronchiales* aus der *Lungenperipherie,* mit Zuflüssen aus der Pleura pulmonalis, münden in die Lungenvenen, die *hilumnahen Vv. bronchiales* dagegen rechts in die V. azygos, links in die V. hemiazygos.

Die **Lymphgefäße** aus subpleuralen und aus tiefen Gebieten der Lunge begleiten die Äste der A. pulmonalis, die Lymphgefäße der Hilumgegend ziehen mit den großen Bronchien. Die regionären Lymphknoten der Lunge (Abb. **25 a**) liegen als *Nodi lymphatici pulmonales* im Lungengewebe an den Abgängen der Segmentbronchien, als „Hilumdrüsen" der Kliniker hilumnah an den Abgängen der Lappenbronchien *(Nodi lymphatici bronchopulmonales)*. Lymphabflüsse → S. 53.

Bei krankhaften Veränderungen der Lungen lassen sich die regionären Lymphknoten, da im lufthaltigen Lungengewebe gelegen, röntgenologisch darstellen.

Nerven. Als *Plexus pulmonalis* ziehen efferente Fasern des N. vagus und des Truncus sympathicus auf der Rückseite, schwächer entwickelt auf der Vorderseite des Lungenstiels in die Lunge zu Bronchial- und Gefäßmuskulatur. Die parasympathischen Fasern lösen (rezeptorabhängig) Bronchokonstriktion, die Sympathikusfasern Bronchodilatation aus. Afferente Fasern aus Dehnungsrezeptoren im Dienste der Atmungsregulation verlaufen in den Vagusästen. Schmerzleitende und andere sensible Fasern aus der Bronchialschleimhaut ziehen im Sympathikusgrenzstrang zum Rückenmark (Th_{2-5}).

d) Projektion von Pleura- und Lungengrenzen auf die Brustwand

Die **Pleuragrenzen,** d. h. die *Umschlagfalten* der Pleura diaphragmatica und der Pleura mediastinalis in die Pleura costalis, sowie die Begrenzung der Pleurakuppel sind unabhängig von der Atmung, „unverschieblich". Die (unteren und vorderen) *Lungengrenzen* dagegen sind „atemverschieblich". Im *Röntgenbild* und bei der *Perkussion* können unmittelbar nur die *Grenzen der Lungen* bestimmt werden; die Lunge läßt sich wegen ihres Luftgehalts sowohl röntgenologisch als auch perkutorisch (Lungenschall) deutlich von den benachbarten Organen unterscheiden. Die im Röntgenbild sichtbaren und die durch Perkussion feststellbaren Lungengrenzen sind identisch.

Die *Pleurakuppel* überragt *vorn* die 1. Rippe um etwa 3 cm. Die *rechte Pleuragrenze* (Abb. **26**) verläuft von der Pleurakuppel nach *medial* abwärts hinter den Brustbeinwinkel, zieht dann – *mediale Begrenzung des rechten Recessus costomediastinalis!* – hinter dem Brustbein nahe der Linea mediana anterior abwärts bis zum Brustbeinansatz der 6. Rippe. Der weitere Verlauf der *unteren* Pleuragrenze – *untere Begrenzung des* (rechten und des linken) *Recessus costodiaphragmaticus!* – zur Seite und nach hinten wird durch folgende Schnittpunkte markiert:

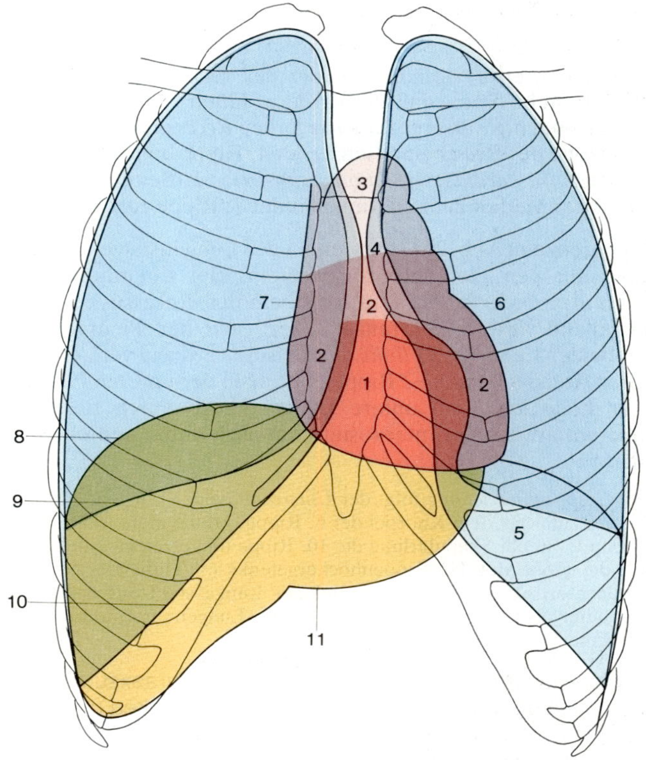

26 Projektion der Herz-, Lungen- und Pleuragrenzen auf den Brustkorb

1 Feld der absoluten Herzdämpfung
2 Feld der relativen Herzdämpfung
3 Feld der „Gefäß"dämpfung
4 Recessus costomediastinalis
5 Recessus costodiaphragmaticus
6 linke Herzgrenze
7 rechte Herzgrenze
8 Zwerchfellkontur und obere Lebergrenze
9 untere Lungengrenze
10 Pleuragrenze
11 untere Lebergrenze

- Medioklavikularlinie 7. Rippe,
- vordere Axillarlinie 8. Rippe,
- mittlere Axillarlinie 9. Rippe,
- hintere Axillarlinie 10. Rippe,
- Skapularlinie 11. Rippe.

Die *untere* Pleuragrenze verläuft dann, nahe der Linea mediana posterior, d. h. nahe der Wirbelsäule, zum Hals der 12. Rippe. Entsprechend dem variablen Ursprung der Pars lumbalis des Zwerchfells kann die untere Pleuragrenze bis 2 cm oder mehr unter die 12. Rippe reichen. Anschließend zieht die Pleuragrenze *paravertebral* aufwärts bis zur *Pleurakuppel,* die *hinten* die Höhe des Kopfes der 1. Rippe erreicht.

Die *linke* Pleuragrenze verläuft wie die der rechten Seite. Der einzige Unterschied besteht darin, daß die vordere, hinter dem Brustbein absteigende Grenze – *mediale Begrenzung des linken Recessus costomediastinalis!* – bereits in Höhe des Brustbeinansatzes der 4. Rippe bogenförmig, entsprechend der *Incisura cardiaca (pulmonis sinistri),* zur Seite abfällt und dem Schnittpunkt der Medioklavikularlinie mit der 7. Rippe zustrebt.

Die **Lungengrenzen** (Abb. **26**) stimmen an der Lungenspitze und neben der Wirbelsäule mit den Pleuragrenzen überein. Bei Einatmung füllen die *vorderen Lungenränder* hinter dem Brustbein den Recessus costomediastinalis weitgehend aus, ihre Grenze nähert sich der Pleuragrenze. Der *Unterrand* beider Lungen und *links* die Incisura cardiaca verlaufen dagegen bei mittlerer Atemstellung 1–2 Rippen oberhalb der unteren Pleuragrenze. Aus dieser Lage kann die untere Lungengrenze durch tiefe Ein- und Ausatmung um etwa einen Interkostalraum nach unten und oben verschoben werden.

Bei *mittlerer Inspirationsstellung* folgt der *Unterrand* beider Lungen, zur Seite leicht abfallend, vorn zunächst dem Knorpel der 6. Rippe, kreuzt in der mittleren Axillarlinie die 8. Rippe, in der Skapularlinie die 10. Rippe und erreicht, zuletzt horizontal verlaufend, die Höhe des 11. Rippenhöckergelenks (= Höhe der Spitze des 10. Brustwirbeldornfortsatzes). Der Unterrand der Lunge steht auf der linken Seite meist etwas tiefer als rechts. Die tiefste Stelle des Lungenunterrandes liegt seitlich der Skapularlinie.

Eine Flüssigkeitsvermehrung im Pleuraraum, Pleuraexsudat, kann die Verschieblichkeit der unteren Lungengrenze einschränken und diese nach oben drängen. Auch Verwachsungen von Pleura pulmonalis und Pleura parietalis nach Entzündungen können die „Atemverschieblichkeit" der Lunge beeinträchtigen.

Lungenlappengrenzen. An der *rechten* Lunge projiziert sich die *Fissura obliqua* auf eine Linie, die hinten neben der Wirbelsäule etwa im 5. Interkostalraum (oder über der 5. Rippe) beginnt und entlang der 5.(–6.) Rippe zur Knochen-Knorpel-Grenze der 6. Rippe abwärts zieht. In der

Axillarlinie zweigt die *Fissura horizontalis* von der Fissura obliqua ab und steigt nach vorn zum Brustbeinansatz der 4. Rippe leicht an.

An die rechte Brustwand grenzen neben dem Brustbein nur Ober- und Mittellappen, neben der Wirbelsäule nur Ober- und Unterlappen. Alle drei Lappen stoßen in der Axillarlinie zusammen.

An der *linken* Lunge beginnt die *Fissura obliqua* dorsal *meist eine Rippe höher als rechts* und endet in Höhe des Schnittpunkts der vorderen Axillarlinie mit der 7. Rippe.

Die linke Brustwand wird neben dem Brustbein nur vom Oberlappen unterlagert; er reicht mit der Lingula pulmonis bis zum Zwerchfell. Neben der Wirbelsäule liegen Ober- und Unterlappen der hinteren Brustwand an.

14. Baucheingeweide

Die **Baucheingeweide** liegen im *Bauchraum, Cavitas abdominalis.* Er wird kranial durch das Zwerchfell, ventrolateral durch die Bauchwand, dorsal durch die Wirbelsäule abgegrenzt und setzt sich nach kaudal als Beckenraum bis auf den Beckenboden fort. Der Bauchraum enthält als seröse Höhle die *Peritonealhöhle.* Sie wird vom parietalen Blatt des Bauchfells umschlossen und dehnt sich bis in den Beckenraum aus (→ Beckeneingeweide, S. 177). Ein örtlich unterschiedlich gestalteter Anteil des Bauch- und Beckenraums – zwischen dessen Wandung und dem Peritoneum parietale – ist der von Bindegewebe ausgefüllte *Extraperitonealraum.* Das *Bindegewebslager* ist vorwiegend hinter der serösen Höhle im *Retroperitonealraum, Spatium retroperitoneale,* konzentriert (Abb. **1,** S. 2f). Zu beiden Seiten schließt sich an das retroperitoneale Bindegewebe eine dünne Bindegewebsschicht an. Sie schiebt sich an der ventrolateralen Bauchwand zwischen Bauchfell und innere Bauchfaszie. Nach kaudal geht der Retroperitonealraum kontinuierlich in den subperitonealen Bindegewebsraum des kleinen Beckens über.

In der *Peritonealhöhle* liegen die *intraperitonealen Anteile des Magen-Darm-Trakts,* die *Leber* und die *Milz.* Im *Retroperitonealraum* setzt sich die große *axiale Gefäß-Nervenstraße des Körpers* aus dem hinteren Mediastinum in das kleine Becken fort (→ S. 149). In der Ontogenese werden Darmabschnitte und die Bauchspeicheldrüse sekundär in den Retroperitonealraum verlagert. Als primär eigenständige Organe enthält der Retroperitonealraum die *Nieren* (mit *Nierenbecken* und *Harnleiter*) und die *Nebennieren.*

A. Gliederung der Peritonealhöhle im Bauchraum

Lagebeziehungen der Organe. Die **Peritonealhöhle,** *Cavitas peritonealis* (Bauchfellhöhle), ist der vom *Bauchfell, Peritoneum,* ausgekleidete Spaltraum. Wenige Milliliter einer serösen Flüssigkeit erleichtern die Verschieblichkeit der intraperitoneal gelegenen Organe gegeneinander und gegen die Wand der Peritonealhöhle.

Die Gefäße und Nerven, die in den Mesenterien zu den intraperitonealen Organen ziehen, gehen aus den großen Gefäß- und Nervenstämmen des Retroperitonealraumes hervor, die „Meso-"wurzeln sind an der Hinterwand der Peritonealhöhle befestigt. Lediglich das Lig. falciforme (hepatis) ist an der Vorderwand fixiert.

Die intraperitoneal gelegenen Organe füllen die Peritonealhöhle völlig aus. Wand und Inhalt werden nur durch den kapillären Spalt getrennt. Lageveränderungen der Eingeweide sind, zum Teil in ausgedehntem Maße, möglich, müssen aber durch gleichzeitige Umordnung und Verformung benachbarter Organe und durch Änderung des Tonus der Bauchwand (und des Beckenbodens) ausgeglichen werden. Der Tonus ist so abgestimmt, daß die Bauchwand die Eingeweide umschließt, aber nicht komprimiert. Den Volumenänderungen des Darmrohrs oder den Eingeweideverschiebungen bei der Atmung paßt sich die Bauchwandmuskulatur durch Tonusänderung an.

Im Bauchraum sind die Verdauungsorgane und die Milz in zwei Etagen, im *Oberbauchsitus* und im *Unterbauchsitus,* untergebracht. Im *Oberbauch* liegen *Leber, Gallenblase, Milz, Bauchspeicheldrüse, Magen* und *Anfang des Dünndarms.* Den *Unterbauch* füllen *Dünndarmschlingen* und *Dickdarm* aus. Die *Grenze* zwischen Ober- und Unterbauch, zwischen *Pars supracolica* und *Pars infracolica* der Peritonealhöhle, wird durch das „Meso-" des queren Dickdarmabschnitts, *Mesocolon transversum,* gebildet, dessen Wurzel etwa in Höhe des 2. Lendenwirbels quer über die hintere Peritonealhöhlenwand hinwegzieht.

1. Oberbauchsitus

Der **Oberbauch** (Abb. **27, 28, 31,** S. 82, u. **32**) reicht von der Ebene des 2. Lendenwirbels nach oben bis zur Ebene des 9. Brustwirbels. Dieser weitgehend vom Brustkorb umschlossene Teil des Bauchraums beherbergt – bedingt durch die Wölbung des Zwerchfells – außer dem Oberbauch auch den Recessus costodiaphragmaticus der Pleurahöhle mit den unteren Lungenrändern.

Zur Leberpunktion in der rechten mittleren Axillarlinie muß der Sinus costodiaphragmaticus durchstochen werden.

Die *Oberbauchorgane* liegen in direkter oder indirekter Nachbarschaft zum Zwerchfell, sie sind *atemverschieblich* und werden zum großen Teil durch den Lungenzug in ihrer Lage erhalten.

Die Verringerung der Lungenelastizität im Alter hat eine Senkung, *Ptose,* der Oberbauchorgane zur Folge.

Die **Leber,** *Hepar* (Abb. **3,** S. 6), füllt in der rechten Regio hypochondriaca den Oberbauch aus. Sie liegt dem Zwerchfell an – die obere Lebergrenze entspricht praktisch der Zwerchfellkontur – und berührt seitlich und vorn mit ihrer breiten, abfallenden *Zwerchfellfläche* die Innenseite der Bauchwand. Die Zwerchfellfläche der Leber grenzt an die nach hinten ansteigende *Eingeweidefläche* mit dem scharfen Unterrand, der von rechts unten nach links oben durch die Regio epigastrica verläuft. An der Eingeweidefläche ist das *kleine Netz* angeheftet, das zur kleinen Kurvatur des Magens und zum Anfangsteil des Zwölffingerdarms (Duodenum) zieht.

Ligg. hepatis. Der Umschlag vom parietalen Peritoneum der vorderen Bauchwand (oberhalb des Nabels) und der konkaven Zwerchfellfläche in das viszerale Peritoneum, das die Leber umhüllt, wird als *Lig. coronarium* bezeichnet. Es läßt sich in Teilbereiche gliedern, die als *Lig. falciforme (hepatis), Ligg. triangularia dextrum* und *sinistrum* sowie als *Lig. hepatorenale* gesondert benannt sind und als *Ligg. hepatis* zusammengefaßt werden.

Das embryonale Mesenterium ventrale reicht kaudalwärts nur bis zur Nabelvene. Es wird durch die – aus dem Leberfeld des Duodenum in das Mesenterium einwachsende – Leber in einen vorderen Anteil, ein Mesohepaticum ventrale = Lig. coronarium, und in einen hinteren Anteil, Mesohepaticum dorsale = kleines Netz, zerlegt.

Das Lig. coronarium schließt auf der oberen Zwerchfellfläche der Leber die *Area nuda* ein. Dieses Areal der Leber wird nicht von Peritoneum überkleidet und ist deshalb „nackt".

Der „rechte Leberlappen" ist ausgedehnt mit dem Zwerchfell verwachsen, die Area nuda auf der rechten Seite entsprechend tief. Vorderer und hinterer Peritonealumschlag sind hier deutlich voneinander getrennt. Der „linke Leberlappen" wird dagegen durch Recessus der Peritonealhöhle weitgehend gegen das Zwerchfell isoliert. Die Area nuda ist links der Medianebene zu einem spitzwinkligen Dreieck mit schmaler Basis ausgezogen.

Das *Lig. falciforme (hepatis)* (Abb. **51,** S. 127, u. **52**) entspringt etwa von der Mitte des vorderen Teils der Zwerchfellfläche. Es unterteilt die Leber oberflächlich in einen größeren „rechten" und einen kleineren „linken Leberlappen"; diese Lappengliederung der Leber nach der Oberfläche stimmt nicht mit der Binnengliederung überein (→S. 129 ff).

Das Lig. falciforme (hepatis) spaltet sich zur oberen Zwerchfellfläche der Leber hin in die beiden Ligg. triangularia. Das *Lig. triangulare dextrum* biegt stumpfwinklig nach rechts und zieht als rechte vordere Begrenzung der Area nuda zum rechten Leberrand. Dort vereinigt es sich mit dem hinteren Peritonealumschlag, dem *Lig. hepatorenale.* Dieses „Band" markiert an der Leber die hintere Grenze der Area nuda und setzt sich an der Hinterwand der Bauchfellhöhle in das parietale Peritoneum vor der rechten

Niere fort. Seitwärts der Leber zieht das Lig. triangulare dextrum mit freiem Unterrand zum Peritoneum des Zwerchfells. Das *Lig. triangulare sinistrum* verläuft auf der Leber nach links zur und längs der Grenze von oberem und hinteren Teil der Zwerchfellfläche und erreicht am Übergang in das parietale Peritoneum einen großen Teil der linken Zwerchfellkuppel. Es schließt in seinem über die Leber hinausragenden Randstreifen die *Appendix fibrosa hepatis* ein, eine aus ehemaligem Lebergewebe rückgebildete Bindegewebsplatte.

Das *Lig. teres hepatis,* die obliterierte Nabelvene, verläuft vom Nabelring aus im Unterrand des Lig. falciforme (hepatis) zur Leberpforte.

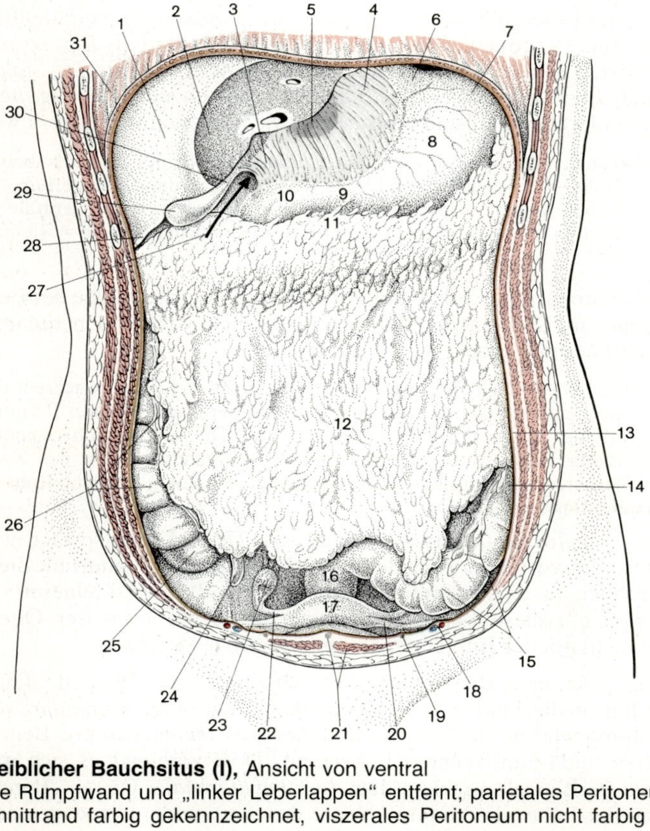

27 Weiblicher Bauchsitus (I), Ansicht von ventral
(vordere Rumpfwand und „linker Leberlappen“ entfernt; parietales Peritoneum nur am Schnittrand farbig gekennzeichnet, viszerales Peritoneum nicht farbig dargestellt)

Die *Recessus subphrenici* sind kraniale Taschen des Peritonealraums zwischen Zwerchfellfläche der Leber und Zwerchfell. Linker und rechter Recessus subphrenicus werden durch das Lig. falciforme getrennt und hinten von den Ligg. triangularia begrenzt. Die *Recessus subhepatici* dehnen sich zwischen Eingeweidefläche der Leber einerseits, Querteil des Grimmdarms (Colon transversum), Magen und kleinem Netz andererseits aus. Zwischen Leber und rechter Niere schiebt sich der *Recessus hepatorenalis* kranialwärts.

Die **Gallenblase,** *Vesica biliaris [fellea],* die mit der Eingeweidefläche der Leber verwachsen, sonst aber von Peritoneum überzogen ist, erreicht mit ihrem *Fundus* wenige Zentimeter rechts vom Lig. falciforme (hepatis) den unteren Leberrand.

Der **Magen,** *Gaster [Ventriculus]* (Abb. **3,** S. 6, **27** u. **35,** S. 94), liegt größtenteils links von der Medianebene in der Regio epigastrica und in der Regio hypochondriaca sinistra. Seine Längsachse ist in variabler Weise von links oben nach rechts unten gerichtet. Eine sackartige obere Ausbuchtung links von der Mündung des abdominalen Ösophagusendes, der *Magenfundus,* reicht bis unter das Zwerchfell, er liegt z. T. noch im Bereich des Centrum tendineum unter dem Herzen.

Man unterscheidet die große linke (untere) Magenkrümmung, *Curvatura gastrica [ventricularis] major,* und die kleine rechte (obere) Krümmung, *Curvatura gastrica [ventricularis] minor.* Die Magenvorderwand wird – im Bereich der kleinen Kurvatur – etwa zu einem Drittel von der Leber bedeckt. Der linke Teil ruht – im Bereich der *großen Kurvatur* – unter der Pars costalis des Zwerchfells hinter dem Recessus costodiaphragmaticus. Der untere Anteil berührt die vordere Bauchwand. Die Magenhinterwand ist Teil der Vorderwand der Bursa omentalis.

◀ 1 Facies diaphragmatica der Leber, „rechter Leberlappen"
2 Schnittfläche der Leber
3, 4 *Omentum minus*
3 Lig. hepatoduodenale
4 Lig. hepatogastricum
5 Lobus caudatus der Leber, durch das Omentum minus durchscheinend
6–9 *Magen*
6 Pars cardiaca
7 Fundus gastricus
8 Corpus gastricum
9 Pars pylorica
10 Duodenum, Pars superior
11, 12 *Omentum majus*
11 Lig. gastrocolicum
13 Peritoneum parietale, Schnittrand
14 Colon descendens
15 Colon sigmoideum mit Appendices epiploicae
16 Rectum
17 Fundus uteri
18 Vasa epigastrica inferiora in der Plica umbilicalis lateralis
19 Lig. umbilicale mediale (= obliterierte A. umbilicalis) in der Plica umbilicalis medialis
20 Lig. teres uteri
21 M. rectus abdominis und Lig. umbilicale medianum (= obliterierter Urachus)
22 Tuba uterina
23 Ovar
24 Appendix vermiformis
25 Caecum
26 Colon ascendens mit Taenia libera
27 Pfeil zeigt in das Foramen omentale
28 Margo inferior der Leber
29 Vesica biliaris
30 Collum vesicae biliaris
31 Fascia endothoracica, Zwerchfellmuskulatur durchscheinend

Vom Magen durch die Bursa omentalis getrennt, „berühren“ Pankreaskörper, linke Niere und Nebenniere sowie die Milz in variablem Umfang die Magenhinterwand.

Das **kleine Netz,** *Omentum minus* (Abb. **27** u. **32 b, c,** S. 84), bildet die Vorderwand der Bursa omentalis (→ S. 81). Es spannt sich als nahezu frontal gestellte Platte zwischen der kleinen Kurvatur des Magens sowie dem Anfangsteil des Duodenum einerseits und der Eingeweidefläche der Leber andererseits aus, so daß man das *Lig. hepatogastricum* und das *Lig. hepatoduodenale* unterscheiden kann. Ein schmaler kranialer Abschnitt des Omentum minus heftet als *Lig. gastrophrenicum (omenti minoris)* den Anfangsteil des Magens an das Zwerchfell (Abb. **34,** S. 90).

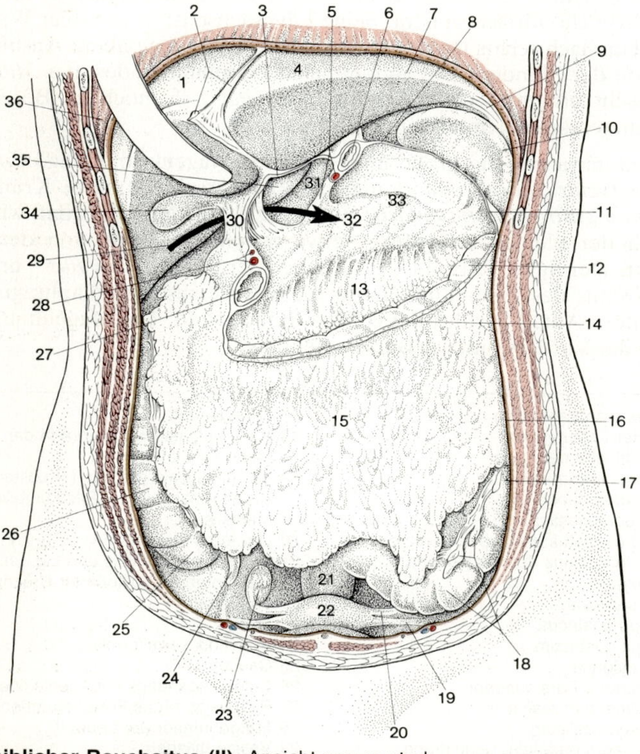

28 Weiblicher Bauchsitus (II), Ansicht von ventral
(vordere Rumpfwand und Magen entfernt, Leber angehoben; parietales Peritoneum nur am Schnittrand farbig gekennzeichnet, viszerales Peritoneum nicht farbig dargestellt)

Das *Lig. hepatogastricum,* der vom Magen kommende Teil des kleinen Netzes, enthält im kranialen Abschnitt kräftige Faserzüge, während der kaudal folgende Teil dünn und zerreißlich ist. Nahe der kleinen Kurvatur des Magens verläuft im Lig. hepatogastricum der Gefäßbogen der kleinen Kurvatur zur Versorgung des Magens.

Im derben *Lig. hepatoduodenale* zieht ein starker Gefäßstrang von der Rückseite des Anfangsteils des Duodenum zur Leberpforte. In der Mitte führt dorsal die *Pfortader* Blut aus den unpaaren Bauchorganen zur Leber. Links und etwas oberflächlich von der Pfortader zieht die *A. hepatica propria* zur Leberpforte. Nahe dem freien Rand des Lig. hepatoduodenale liegen rechts von der Pfortader die großen Gallengänge, das Ende des *Ductus hepaticus communis,* der *Ductus cysticus* und deren Fortsetzung, der *Ductus choledochus.*

Der freie (Unter-)Rand des Lig. hepatoduodenale begrenzt das *Foramen omentale [epiploicum],* den Eingang in das Vestibulum der Bursa omentalis, einen Recessus der Peritonealhöhle.

Das **große Netz,** *Omentum majus* (Abb. **27** u. **32 b, c,** S. 84), ist aus dem dorsalen Magengekröse, *Mesogastrium dorsale,* entstanden. Es geht mit dem vorderen „Blatt" von der großen Kurvatur des Magens aus, zieht unterschiedlich weit abwärts, schlägt sich in das hintere „Blatt" um und steigt, mit dem Querkolon und dem Mesocolon transversum verwachsen,

---

◄ 1 „rechter Leberlappen"
2 Lig. falciforme (hepatis) mit Lig. teres hepatis, durchtrennt
3 Lig. hepatogastricum, Schnittrand
4 „linker Leberlappen"
5 Plica gastropancreatica mit A. gastrica sinistra
6 Ostium cardiacum
7 Margo inferior der Leber
8 Lig. gastrophrenicum (von dem an die Incisura cardiaca angrenzenden Magenrand unmittelbar zum Zwerchfell), nach links anschließend kontinuierlicher Übergang in das Lig. splenorenale (vom Milzhilum zur Hinterwand der Peritonealhöhle vor der linken Niere)
9 Appendix fibrosa hepatis
10 Margo superior der Milz
11 Lig. gastrosplenicum, Schnittrand
12 Colon transversum
13 Mesocolon transversum
14 Lig. gastrocolicum, Schnittrand
15 Omentum majus
16 Peritoneum parietale, Schnittrand
17 Colon descendens
18 Colon sigmoideum mit Appendices epiploicae
19 Lig. teres uteri
20 Tuba uterina
21 Rectum
22 Fundus uteri
23 Ovar
24 Appendix vermiformis
25 Caecum
26 Colon ascendens
27 Pars superior des Duodenum, durchtrennt
28 A. hepatica propria und kranial davon A. gastrica dextra
29 Pfeil durch das ventral vom Lig. hepatoduodenale (30) begrenzte Foramen omentale in das Vestibulum bursae omentalis (31) und die Bursa omentalis (32), deren Hinterwand vom Tuber omentale des Pancreas (33) vorgewölbt wird
34 Vesica biliaris
35 Lobus caudatus der Leber
36 Recessus costodiaphragmaticus

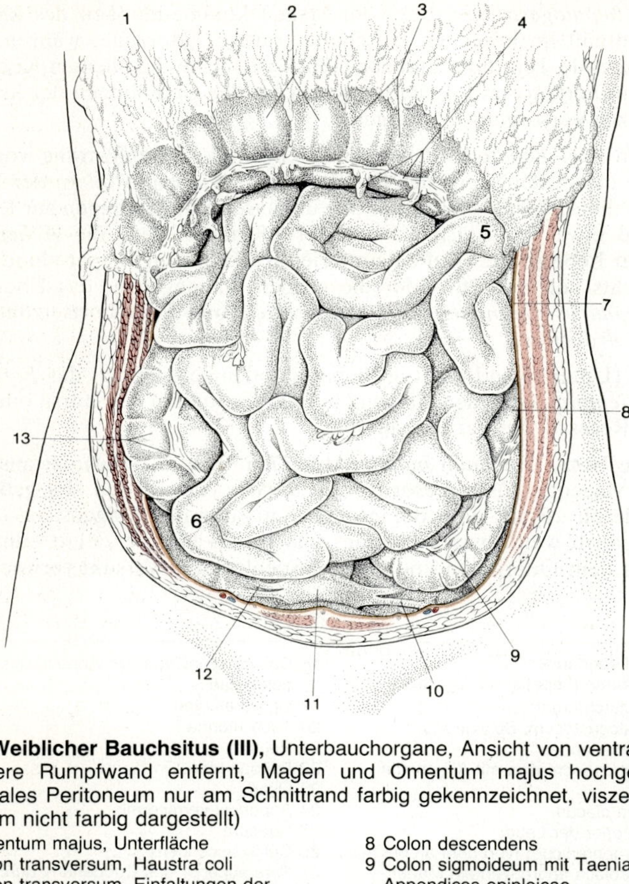

29 Weiblicher Bauchsitus (III), Unterbauchorgane, Ansicht von ventral (vordere Rumpfwand entfernt, Magen und Omentum majus hochgeschlagen; parietales Peritoneum nur am Schnittrand farbig gekennzeichnet, viszerales Peritoneum nicht farbig dargestellt)

1 Omentum majus, Unterfläche
2 Colon transversum, Haustra coli
3 Colon transversum, Einfaltungen der Darmwand zu Plicae semilunares
4 Taenia libera mit Appendices epiploicae
5 Jejunumschlingen
6 Ileumschlingen
7 Peritoneum parietale, Schnittrand
8 Colon descendens
9 Colon sigmoideum mit Taenia libera und Appendices epiploicae
10 Lig. teres uteri
11 Fundus uteri
12 Tuba uterina
13 Colon ascendens mit Taenia libera

zur Hinterwand der Peritonealhöhle auf. Da beide „Blätter" (im Regelfall) frühzeitig miteinander verkleben, bildet es eine einheitliche, beim Erwachsenen meist durchlöcherte Gekröseplatte. Häufig ist ein frei beweglicher unterer Teil, über das Querkolon hinweg, dem Dünndarmkonvolut im

Unterbauch vorgelagert, in anderen Fällen wird er, stark gefaltet, in einer Bauchfellnische gefunden.

Der zwischen großer Kurvatur des Magens und Verwachsungsstelle am Querkolon verlaufende Anteil des großen Netzes wird *Lig. gastrocolicum* genannt. In seiner Wurzel liegt der Gefäßbogen der großen Kurvatur zur Blutversorgung des Magens. Da sich im Mesogastrium dorsale die Milz entwickelt hat, wird der nach links und kranial anschließende Gekröseabschnitt in das *Lig. gastrosplenicum* und das *Lig. splenorenale* gegliedert. Vom Magenfundus zum Zwerchfell zieht das *Lig. gastrophrenicum,* in das sich das Lig. splenorenale ohne Grenzmarke fortsetzt.

Das große Netz enthält ein kompliziert gestaltetes Netzwerk von Lymphgefäßen, es ist reich an Fettgewebe und Zellen des Immunsystems, die „Milchflecken“ bilden. Häufig ist das große Netz bei der Abkapselung von Entzündungsherden im Peritonealraum beteiligt und in der Folge davon mit Bauchorganen verklebt oder verwachsen.

Das *Lig. gastrosplenicum [gastrolienale]* zieht von der Curvatura gastrica major zum Milzhilum und führt die von den Milzgefäßen kommenden linken Zuflüsse zum Gefäßbogen der großen Kurvatur des Magens. Das mit der Ober-(Vorder-)fläche des Mesocolon transversum verwachsene *Lig. splenorenale [lienorenale, phrenicosplenicum]* verbindet das Milzhilum mit dem Zwerchfell, mit der Hinterwand der Peritonealhöhle vor der linken Niere sowie mit dem Schwanz der Bauchspeicheldrüse. Es leitet die Gefäße zur Versorgung der Milz zum Milzhilum.

Lig. splenorenale und *Lig. gastrosplenicum* schließen den *Recessus splenicus* der *Bursa omentalis* ein (Abb. **56,** S. 143). Beide „Bänder“ haben für die Stabilisierung der Milzlage nur geringe Bedeutung.

Die **Milz,** *Splen [Lien]* (Abb. **28** u. **32 b**), ein ovales, etwa faustgroßes Organ, liegt in der linken Regio hypochondriaca hinter dem Magen, unter dem Zwerchfell in der Milznische.

Der hintere Pol der Milz ist nur wenige cm von der Wirbelsäule entfernt, der vordere Pol zeigt seitlich abwärts; die Längsachse der Milz senkt sich mit der 10. Rippe zur Seite. Die konvexe *Facies diaphragmatica* ist dem *Zwerchfell* zugewandt, die *Facies visceralis* wird von flach-konkaven Facetten geprägt und besitzt Berührungsfelder mit Magen, linker Niere und Dickdarm *(Facies gastrica, renalis, colica).* Über die ganze Länge der Eingeweidefläche dehnt sich das Milzhilum aus.

Das *Lig. phrenicocolicum,* eine Gekröseplatte, die das Mesocolon transversum zwischen dem Anfangsteil des (links) absteigenden Colon descendens oder der linken Kolonflexur und dem Zwerchfell nach lateral fortsetzt, bildet den derben Boden der Milznische, die seitlich und hinten vom Zwerchfell begrenzt wird.

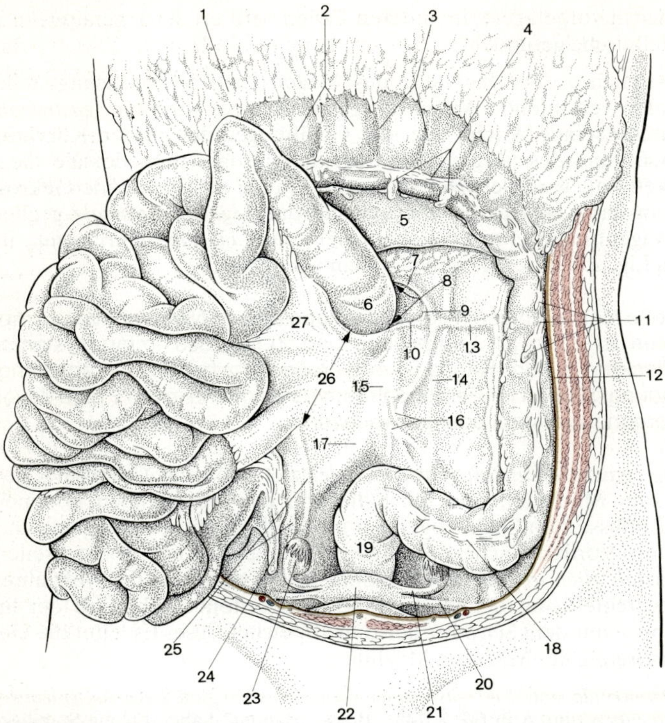

30 Weiblicher Bauchsitus (IV), Unterbauchorgane, Ansicht von ventral (vordere Rumpfwand entfernt, Magen und Omentum majus nach oben, Dünndarmkonvolut nach rechts gelegt; parietales Peritoneum nur am Schnittrand farbig gekennzeichnet, viszerales Peritoneum nicht farbig dargestellt)

1 Omentum majus, Unterfläche
2 Colon transversum, Haustra coli
3 Colon transversum, Einfaltungen der Darmwand zu Plicae semilunares
4 Taenia libera mit Appendices epiploicae
5 Mesocolon transversum, Unterfläche
6 Flexura duodenojejunalis
7 Plica duodenalis superior
8 Recessus duodenalis superior und Recessus duodenalis inferior
9 Plica paraduodenalis (der obere Teil der Falte kann die V. mesenterica inferior enthalten, die in der Plica duodenalis superior weiterzieht)
10 Plica duodenalis inferior
11 Colon descendens mit Taenia libera und Appendices epiploicae
12 Peritoneum parietale, Schnittrand
13 Peritonealfalte, aufgeworfen durch die Vasa colica sinistra
14 Peritonealfalte, aufgeworfen durch die Pars abdominalis des linken Ureters
15 Vorwulstung des parietalen Peritoneum an der Hinterwand der Leibeshöhle, bedingt durch die Pars abdominalis aortae
16 Peritonealfalten, aufgeworfen durch die A. mesenterica inferior und ihre Äste
17 Vorwulstung des parietalen Peritoneum an der Hinterwand der Leibeshöhle, bedingt durch die Vasa iliaca communia
18 Colon sigmoideum
19 Rectum
20 Lig. teres uteri

Die Milz folgt den Bewegungen des Zwerchfells, sie ist atmungsverschieblich. Bei Rechtslagerung des Körpers kann die Milz, dem Zug der Baucheingeweide folgend, in geringem Umfang über das Lig. phrenicocolicum hinaus nach vorn tiefer treten.

Die **Bursa omentalis** (Abb. **28** u. **32 b, c**), der größte Recessus des Peritonealraums, liegt hinter dem kleinen Netz und hinter dem Magen. Der Eingang durch das *Foramen omentale* führt – unter dem freien (Unter-)Rand des Lig. hepatoduodenale – zunächst in das *Vestibulum bursae omentalis.*

Das Vestibulum wird hinten von der V. cava inferior und der Aorta (Abb. **34,** S. 90), oben vom Lobus caudatus der Leber begrenzt und schiebt kranialwärts zwischen V. cava inferior und Oesophagus eine Tasche vor, den *Recessus superior omentalis.* Die Verbindung des Vestibulum mit dem Hauptteil der Bursa omentalis wird durch die aus der Hinterwand vorspringende *Plica gastropancreatica* eingeengt, in der die A. gastrica sinistra aufwärts, die A. hepatica communis abwärts verläuft.

Eine untere Aussackung der Bursa omentalis, *Recessus inferior omentalis,* erstreckt sich zwischen Magen und Colon transversum (beim Neugeborenen noch zwischen die beiden Blätter des großen Netzes). Eine linke Aussackung, *Recessus splenicus [lienalis],* wird von den Ligg. splenorenale und gastrosplenicum begrenzt und reicht bis zum Milzhilum (Abb. **31**). An der Hinterwand der Bursa omentalis buckelt sich im unteren Anteil das Tuber omentale des Pankreaskörpers vor. Links darüber kann sich die linke Nebenniere abzeichnen.

Zwölffingerdarm, *Duodenum,* und **Bauchspeicheldrüse,** *Pancreas,* die beiden retroperitoneal gelegenen, an das Peritoneum der Hinterwand des Ober- und Unterbauches grenzenden Organe, stehen in engen räumlichen Beziehungen zueinander.

Das **Duodenum** (Abb. **27,** S. 74, u. **33**), das sich an den Magen anschließt, liegt C-förmig rechts der Wirbelsäule in der Höhe zwischen 1. und 3. (4.) Lendenwirbel. Man unterscheidet den (noch intraperitoneal beginnenden) Anfangsteil, *Pars superior,* und die (retroperitoneal gelegenen) Teile *Pars descendens* und *Pars horizontalis [inferior]* (unterhalb des Pankreaskopfes) sowie die nach links vor der Wirbelsäule retroperitoneal ansteigende *Pars ascendens.* Über die Mitte der Pars descendens zieht quer die Wurzel des Mesocolon transversum hinweg; die untere Hälfte der Pars descendens, die Pars horizontalis und die Pars ascendens liegen im Unterbauch.

Die *Pars superior* läuft wenige Zentimeter an der Eingeweidefläche der Leber nach rechts hinten aufwärts und geht dann unter dem Gallenblasenhals in einer Biegung, *Flexura duodeni superior,* in die Pars descendens über.

◀ 21 Tuba uterina
22 Fundus uteri
23 Ovar
24 Appendix vermiformis
25 Peritonealfalten, aufgeworfen durch den rechten Ureter (medial) und die Vasa ovarica (lateral)
26 Radix mesenterii
27 Mesenterium, Unterfläche

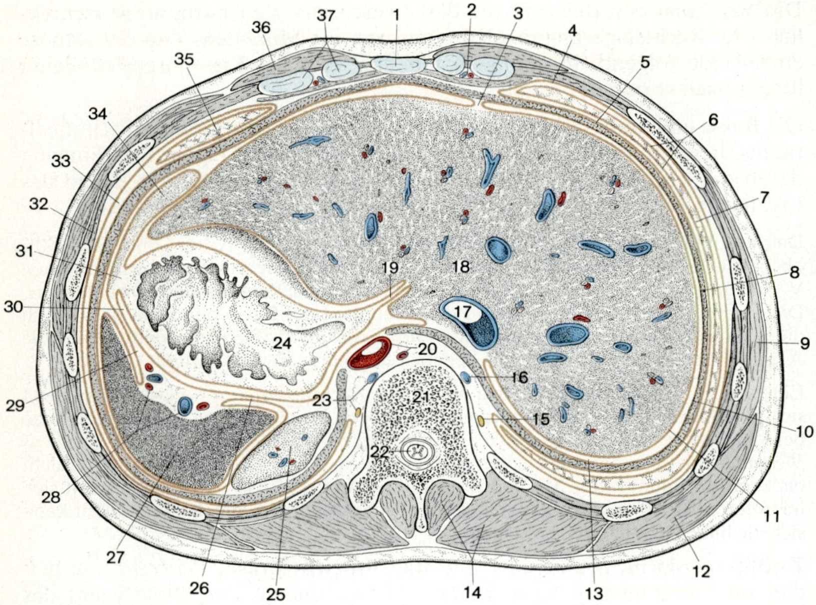

31 Horizontalschnitt durch Brust- und Bauchraum in Höhe des 11. Brustwirbels

1 knorpeliger Proc. xiphoideus
2 A. und V. thoracica interna
3 Lig. falciforme (hepatis)
4 Pleura costalis und Fascia endothoracica
5 Pleura diaphragmatica und Fascia phrenicopleuralis
6 Pleura pulmonalis
7 Margo inferior der rechten Lunge
8 Diaphragma
9 M. obliquus abdominis externus
10 Peritoneum parietale
11 Peritoneum viscerale
12 M. latissimus dorsi
13 Cavitas peritonealis: Recessus subphrenicus
14 M. erector spinae
15 Truncus sympathicus
16 V. azygos
17 V. cava inferior
18 Leber
19 Lig. hepatogastricum
20 Pars abdominalis aortae und Ductus thoracicus
21 Corpus vertebrae
22 Rückenmark
23 V. hemiazygos und Truncus sympathicus
24 Magen
25 oberer Pol der linken Niere
26 Lig. splenorenale
27 Milz
28 Äste der A. und V. splenica
29 Lig. gastrosplenicum
30 Recessus splenicus der Bursa omentalis
31 Curvatura gastrica major
32 Mm. intercostales
33 Recessus costodiaphragmaticus
34 Omentum majus
35 Margo inferior der linken Lunge
36 M. rectus abdominis
37 Knorpel der 6. und 7. Rippe

Die *Pars descendens* zieht rechts der Wirbelsäule vor dem Hilum der im Retroperitonealraum gelegenen rechten Niere abwärts. Vor den oberen Anteil der Pars descendens kann sich der Gallenblasenfundus legen, der untere Anteil ist seitlich noch von der rechten Kolonflexur bedeckt.

Gallenblasensteine können nach entzündlicher Verwachsung von Gallenblase und Vorderwand der Pars descendens in das Duodenum perforieren.

Die Pars descendens setzt sich in Höhe des 3.–4. Lendenwirbels in flachem Bogen, *Flexura duodeni inferior,* in die Pars horizontalis fort.

Die *Pars horizontalis* kreuzt vor der V. cava inferior zur linken Seite und geht ohne deutliche Biegung in die Pars ascendens über.

Die *Pars ascendens* steigt vor der Bauchaorta zur *Flexura duodenojejunalis* auf.

Das **Pancreas** (Abb. **33** u. **59,** S. 150), ein quergestellter, nach links verschmälerter Keil, füllt mit dem *Pankreaskopf* die Konkavität der Duodenalschlinge aus und wird – wie diese – durch die Wurzel des Mesocolon transversum teils dem Oberbauch, teils dem Unterbauch zugeteilt. Der im Unterbauch liegende Teil des Pankreaskopfes umfaßt hinten unten mit dem hakenförmigen *Proc. uncinatus* die Vasa mesenterica superiora (Vene rechts, Arterie links davon), die über den Oberrand der Pars ascendens des Duodenum hinweg in das Mesenterium des Dünndarms eintreten. Der schlankere *Pankreaskörper* erstreckt sich vor der Wirbelsäule (Höhe etwa 2. Lendenwirbel), an die Hinterwand der Peritonealhöhle angeheftet, nach links; ein Buckel, *Tuber omentale,* ragt gegen die Bursa omentalis vor. Der folgende *Pankreasschwanz* reicht nahe an das Milzhilum heran. Am Oberrand des Pancreas zieht die A. splenica zur Milz, hinter dem Pancreas vereinigt sich die von der Milz kommende V. splenica (meist) zuerst mit der V. mesenterica inferior, dann mit der V. mesenterica superior zur Pfortader. Die Wurzel des *Mesocolon transversum* verläuft nach Überquerung des Pankreaskopfes am Vorderrand von Pankreaskörper und -schwanz entlang.

2. Unterbauchsitus

Der **Unterbauch** (Abb. **29, 30** u. **32–34**) reicht von der Wurzel des Mesocolon transversum (Ebene des 2. Lendenwirbels) bis zur Beckeneingangsebene (Linea terminalis), er nimmt etwa den von der Bauchwand bedeckten Anteil der Bauchhöhle ein. Der Unterbauch enthält die Dünndarmschlingen und den Dickdarm, der diese umrahmt. Aus dem Oberbauch erstrecken sich die untere Hälfte des Duodenum und des Pankreaskopfes in den Unterbauch.

Der **Dünndarm** ist, je nach Kontraktionszustand der Längsmuskelschicht, 3–5 m lang und wird in *Duodenum* (Zwölffingerdarm), *Jejunum* (Leerdarm) und *Ileum* (Krummdarm) gegliedert. Jejunum und Ileum sind in zahlreiche intraperitoneale Schlingen gelegt, die insgesamt *Dünndarmkonvolut* genannt werden.

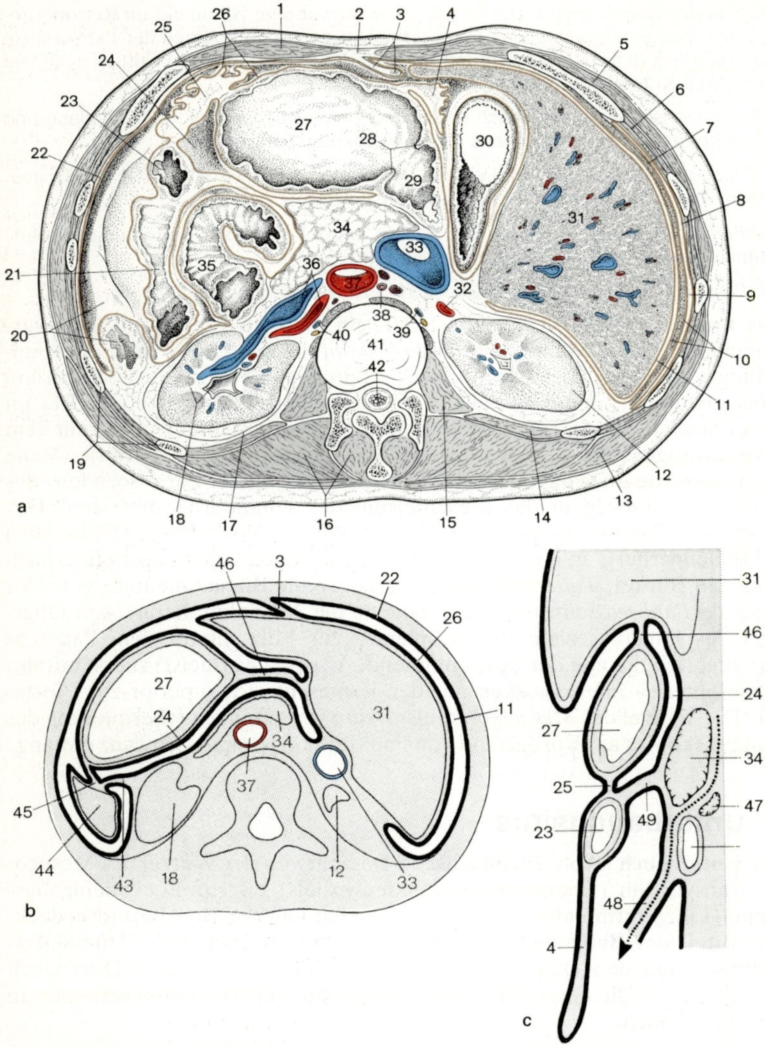

32 Gliederung der Peritonealhöhle, Organe im Retroperitonealraum

a Horizontalschnitt durch den Bauchraum in Höhe der Zwischenwirbelscheibe zwischen 1. und 2. Lendenwirbel

b Peritonealverhältnisse im Oberbauch, schematischer Horizontalschnitt

c schematischer Sagittalschnitt durch die Bursa omentalis

Die *Flexura duodenojejunalis* (Abb. **30** u. **59,** S. 150), der Übergang der retroperitoneal verlagerten Pars ascendens des Duodenum in das Jejunum (auf Höhe des 1.–2. Lendenwirbels links der Wirbelsäule), wird von Falten und Taschen des parietalen Peritoneum umrandet.

Die *Plica duodenalis superior [duodenojejunalis]* zieht von der oberen Begrenzung der Flexura duodenojejunalis im Bogen nach links abwärts; die Falte, in der die V. mesenterica inferior aufwärts hinter den Unterrand des Pancreas zur V. splenica verläuft, bedeckt den *Recessus duodenalis superior.*

Die *Plica duodenalis inferior [duodenomesocolica]* zieht vor dem *Recessus duodenalis inferior* von der unteren Begrenzung der Flexur bogenförmig der oberen Falte entgegen. Beide Falten bilden zusammen einen zur Flexur hin offenen Halbkreis. Er kann links von einer weiteren konzentrischen Falte, *Plica paraduodenalis,* umgeben werden, die aufwärts bis zum unteren Pol der linken Niere reicht und den *Recessus paraduodenalis* bedeckt. Diese Recessus öffnen sich nach rechts in Richtung zur Flexura duodenojejunalis. Der *Recessus retroduodenalis,* eine weitere Peritonealtasche, erstreckt sich aus dem von Falten umgrenzten Halbkreis nach rechts hinter die Flexura duodenojejunalis – äußerstenfalls – bis zur Aorta.

◀
1 M. rectus abdominis
2 Linea alba
3 Lig. falciforme (hepatis) (in a mit Lig. teres hepatis)
4 Omentum majus
5 M. obliquus externus abdominis
6 Mm. intercostales
7 Diaphragma
8 Pleura costalis und Fascia endothoracica
9 Recessus costodiaphragmaticus
10 Pleura diaphragmatica mit Fascia phrenicopleuralis und Peritoneum parietale an der Unterfläche des Zwerchfells
11 Cavitas peritonealis: Recessus subphrenicus
12 rechte Niere und Fettkapsel
13 M. latissimus dorsi
14 M. quadratus lumborum
15 M. psoas major
16 M. erector spinae
17 Nierenfaszie
18 linke Niere mit angeschnittenem Nierenbecken
19 knöcherne Rippen, Schnittfläche
20 Colon descendens, Querschnitt und Aufsicht
21 kontrahiertes Colon transversum, vor dem Anstieg zur Flexura coli sinistra
22 Peritoneum parietale (in a nur Schnittfläche farbig)
23 Colon transversum, schräg angeschnitten
24 Bursa omentalis
25 Lig. gastrocolicum
26 Peritoneum viscerale (in a Schnittfläche farbig)
27 Magen (in a Pars pylorica)
28 Pylorus mit M. sphincter pyloricus
29 Ampulla duodeni
30 Gallenblase
31 Leber
32 A. renalis dextra
33 V. cava inferior
34 Pancreas
35 Flexura duodenojejunalis
36 A. und V. renalis sinistra
37 Pars abdominalis aortae
38 Ductus thoracicus
39 V. lumbalis ascendens dextra und Truncus sympathicus dexter
40 V. lumbalis ascendens sinistra und Truncus sympathicus sinister
41 Discus intervertebralis zwischen 1. und 2. Lendenwirbel
42 Cauda equina im Spatium subarachnoideum, umgeben von der Dura mater spinalis
43 Lig. splenorenale
44 Milz
45 Lig. gastrosplenicum
46 Lig. hepatogastricum
47 Proc. uncinatus des Pancreas
48 Mesenterium, punktiert: Verlaufsrichtung der A. und V. mesenterica superior
49 Mesocolon transversum
50 Duodenum

In die Recessus können sich Dünndarmschlingen einschieben, so daß „innere Hernien“ (→ S. 87) entstehen.

Das **Jejunum** (Abb. **29,** S. 78) füllt mit Schlingen den oberen und den linken Teil des Unterbauches aus und geht allmählich in das *Ileum* über. Die Unterschiede zwischen beiden Darmteilen sind nur an extremen Stellen – oberes Jejunum und unteres Ileum – im histologischen Präparat deutlich erkennbar. Häufig ist das Jejunum etwas mehr kontrahiert und makroskopisch heller gefärbt als das Ileum.

Das **Ileum** (Abb. **29**) füllt mit Schlingen den unteren und den rechten Teil des Unterbauches, sie reichen bis in das Becken. Die letzte Ileumschlinge steigt regelmäßig aus dem Becken zur Dickdarmklappe auf.

Das *Mesenterium* (Abb. **30,** S. 80, **32 c** u. **34**), das „Meso-“ von Jejunum und Ileum, ist mit der 15–18 cm langen Wurzel, *Radix mesenterii,* an der Hinterwand in einer Linie befestigt, die von der linken Seite der Flexura

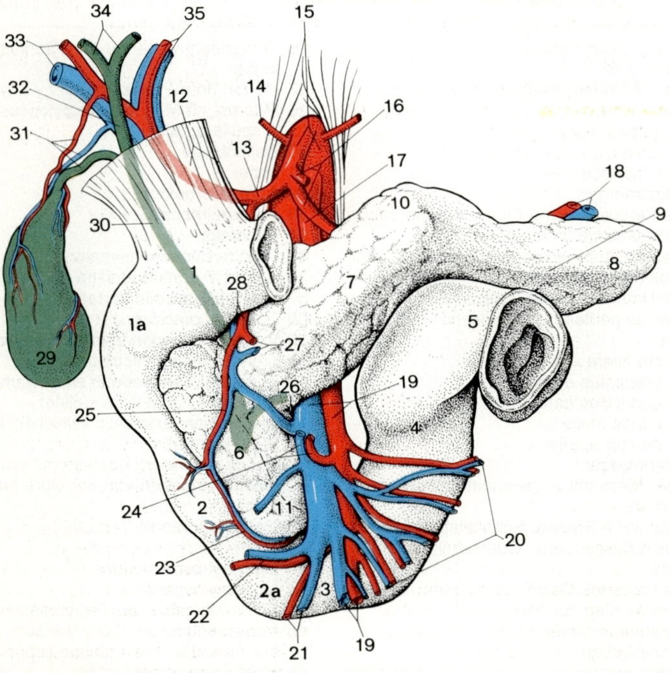

33 Duodenum und Pancreas, Ansicht von ventral
Arterien und Venen in der Oberbauchregion

duodenojejunalis aus über die Pars ascendens (oder die Pars horizontalis) duodeni hinweg zur rechten Darmbeinschaufel zieht. Sie überkreuzt dabei die Aorta, die V. cava inferior, den rechten Ureter und den rechten M. psoas. Das Mesenterium verbreitert sich von der kurzen Wurzel bis zum langen Dünndarmansatz stark. Es ist, entsprechend der Schlingenbildung des Dünndarms, in Falten gelegt (Gekröse). In das obere Drittel des Mesenterium treten die Vasa mesenterica superiora für Jejunum und Ileum sowie für Caecum, Appendix vermiformis, Colon ascendens und Colon transversum ein. Die V. mesenterica superior zieht rechts von der Arterie, über die Pars ascendens des Duodenum hinweg, durch die Incisura pancreatis hinter den Pankreaskopf zur Pfortader.

Dünndarmschlingen können als Bruchinhalt in einen Bruchsack der Rumpfwand eintreten (→äußere Hernien, Bd. 1, S. 541) oder, seltener, in Recessus der Bauchhöhle festgehalten werden (innere Hernien). Dabei können Darmlumen und die ernährenden Blutgefäße abgeklemmt werden. Ein Darmverschluß, *Ileus,* kann u. a. auch entstehen, wenn sich Darmschlingen in Taschen einklemmen, die von narbigen Strängen als Folge von Bauchfellentzündungen herrühren. Als Darmdrehung, *Volvulus,* bezeichnet man in der Klinik eine mit der Drosselung der Blutgefäße verbundene Drehung des Dünndarmkonvoluts am Mesenterialstiel.

Der **Dickdarm** (Abb. **28–30,** S. 76–80) wird in *Caecum* (Blinddarm), *Colon* (Grimmdarm) und *Rectum* (Mastdarm) gegliedert. Er ist insgesamt 110–165 cm lang und endet mit dem *Analkanal, Canalis analis,* am *After, Anus.* Caecum und Colon unterscheiden sich äußerlich vom Dünndarm

---

◀ 1–4 *Duodenum*
1 Pars superior
1a Flexura duodeni superior
2 Pars descendens
2a Flexura duodeni inferior
3 Pars horizontalis
4 Pars ascendens
5 Flexura duodenojejunalis
6–11 *Pancreas*
6 Caput pancreatis
7 Corpus pancreatis
8 Cauda pancreatis
9 Margo anterior
10 Tuber omentale
11 Proc. uncinatus
12 Lig. hepatoduodenale, Aufsicht und Schnittkante
13 A. hepatica communis nahe der Teilung in A. hepatica propria und A. gastroduodenalis
14 A. phrenica inferior
15 Pars abdominalis aortae und Truncus coeliacus
16 A. gastrica sinistra (durchtrennt) und A. splenica
17 A. mesenterica superior
18 A. und V. splenica
19 A. und V. mesenterica superior
20 Aa. und Vv. jejunales
21 A. und V. ileocolica
22 A. und V. colica dextra
23 A. und V. pancreaticoduodenalis inferior
24 A. und V. colica media
25 A. und V. pancreaticoduodenalis superior anterior
26 Incisura pancreatis
27 A und V. gastroomentalis dextra
28 A. und V. gastroduodenalis
29 Fundus vesicae biliaris
30 Ductus choledochus
31 A., V. cystica und Ductus cysticus
32 Ductus hepaticus communis
33 R. dexter der A. hepatica propria und der V. portae hepatis
34 Ductus hepaticus dexter und Ductus hepaticus sinister
35 R. sinister der A. hepatica propria und der V. portae hepatis

durch drei schmale Längsmuskelstreifen, *Tänien,* von denen eine, die Taenia libera, ohne weiteres sichtbar ist, sowie durch Wandausbuchtungen, *Haustra,* und durch subseröse Fettgewebsanhängsel, *Appendices epiploicae [omentales].*

Das **Caecum** (Abb. **47,** S. 116), der Anfangsteil des Dickdarms, ist an der Vorder- und (in variabler Ausdehnung auch) an der Hinterfläche von viszeralem Peritoneum bedeckt. Er liegt in der rechten Darmbeingrube auf dem M. iliacus nahe der vorderen Bauchwand und ist ballonförmig nach unten ausgebuchtet. An der Grenze von Caecum und Colon ascendens mündet das Ileum mit der Dickdarmklappe, *Valva ilealis [ileocaecalis],* in das Caecum.

Ein Zäkumhochstand – das Caecum kann äußerstenfalls rechts oder nahe der Medianebene unter der Leber liegen – entsteht bei unvollständigem Abschluß der Darmdrehung. In der späten Schwangerschaft wird das Caecum regelmäßig angehoben.

Der **Wurmfortsatz,** *Appendix vermiformis* (Abb. **47**), geht medial unten vom Caecum ab und ist etwa fingerlang und bleistiftdick. Sein kleines Gekröse, *Mesoappendix,* schließt sich an das Mesenterium an und leitet die Vasa appendicularia zum Wurmfortsatz, der beweglich und in seiner Lage variabel ist.

In etwa 65 % liegt der Wurmfortsatz retrozäkal, hinter das Caecum hochgeschlagen, in 31 % hängt er über die Linea terminalis in das kleine Becken, absteigender Typ. In über 2 % kreuzt er horizontal das Caecum von hinten, parakolische Lage, in 1 % liegt er vor, in weniger als 1 % hinter dem Ende des Ileum.

Das Peritoneum bildet an der Dünndarm-Dickdarm-Grenze häufig Falten und Taschen.

Die *Plica caecalis vascularis* am hinteren oberen Umfang der Mündung des Ileum, die einen Ast der A. ileocaecalis einschließt, bedeckt den *Recessus ileocaecalis superior.*

Die *Plica ileocaecalis* spannt sich zwischen unterer Begrenzung des terminalen Ileum, Caecum und Wurzel der Appendix vermiformis aus und überdeckt den *Recessus ileocaecalis inferior.*

Der *Recessus retrocaecalis* schiebt sich hinter dem Caecum nach oben. Zwischen der Ausbildung eines weit ausgedehnten Recessus retrocaecalis und einem Caecum mobile, das nicht regelrecht mit der Wand verwachsen ist, bestehen Übergänge. Nur in etwa 8 % der Fälle ist das Caecum als Caecum fixum breit in seinem Bett verwachsen.

Das **Colon** (Abb. **29,** S. 78, **30** u. **58,** S. 146 f), der weitaus längste Teil des Dickdarms, setzt sich aus dem rechts aufsteigenden, dem queren, dem links absteigenden und dem S-förmigen Teil zusammen – *Colon ascendens, Colon transversum, Colon descendens* und *Colon sigmoideum.*

Das *Colon ascendens* schließt kontinuierlich an das Caecum an. Es zieht an der rechten hinteren Bauchwand retroperitoneal nach oben unter die Leber und biegt – vor dem Hilum der im Retroperitonealraum liegenden rechten Niere – in der rechten Dickdarmbiegung, *Flexura coli dextra,* etwa rechtwinklig in das Querkolon um. Das Colon ascendens ist weitgehend unbeweglich an der hinteren Bauchwand fixiert.

Das *Colon transversum,* Querkolon, verläuft intraperitoneal an der Innenseite der vorderen Bauchwand im Bogen von der rechten Kolonflexur – zuerst horizontal unter Leber und Gallenblase, dann nach links aufsteigend – bis in Höhe des Hilum der linken Niere unter die Milz. Hier bildet der Dickdarm die spitzwinklige linke Kolonbiegung, *Flexura coli sinistra,* die in den absteigenden Dickdarm überleitet. Sie steht höher als die rechte und ist durch das Lig. phrenicocolicum an das Zwerchfell geheftet (→Milznische, S. 79).

Die linke Kolonflexur bildet wegen ihres Knicks für den Darminhalt ein Hindernis, dessen Überwindung vermehrte Darmperistaltik erfordert. Zur retrograden Füllung des Colon mit Röntgenkontrastmittel ist hierfür ebenfalls erhöhter Druck erforderlich.

Das *Mesocolon transversum* (Abb. **28,** S. 76, u. **32 c**) reicht von der rechten zur linken Kolonflexur und ist mit dem Omentum majus verwachsen. Es ist unterschiedlich lang und hängt gelegentlich bis zum Eingang in das kleine Becken herab. Die Radix des Mesocolon transversum (Abb. **34**) zieht von rechts (Höhe des rechten Nierenhilum) über die Mitte der Pars descendens duodeni und quer über den Pankreaskopf, dann steigt sie am Vorderrand des Pankreaskörpers entlang nach links auf (Höhe des linken Nierenhilum). Im Mesocolon transversum verzweigen sich die Vasa colica media und anastomosieren mit den Vasa colica sinistra.

Die Lage des Querkolon (in geringerem Ausmaß auch der beiden Kolonflexuren) variiert, wie das Röntgenbild zeigt, in Abhängigkeit von Körperlage und Füllungszustand. Im Stehen hängt das Querkolon weiter herab als im Liegen. Das gefüllte Querkolon liegt weiter kranial als das leere, es „schwimmt“ auf dem Dünndarmkonvolut. In der Spätphase der Schwangerschaft ist das Querkolon in jeder Körperlage und bei allen Füllungsgraden hochgestellt.

Das *Colon descendens* steigt retroperitoneal im Winkel zwischen linker und hinterer Wand des Peritonealraums ab; zwischen das Colon descendens und die vordere Bauchwand schieben sich Dünndarmschlingen. In der linken Darmbeingrube geht das Colon descendens in das Colon sigmoideum über.

Sulci paracolici sind Peritonealnischen, die lateral an der Verwachsungslinie zwischen Colon descendens und linker Bauchwand vorkommen können.

Das *Colon sigmoideum* („Sigmoid“) zieht am langen Zügel des Mesocolon sigmoideum in einer mehr oder weniger weit nach rechts ausholenden Schleife über die Linea terminalis hinweg in das kleine Becken und geht dort vor dem 2.–3. Kreuzwirbel in das *Rectum* über (Abb. **70–72,** S. 188–194). Auch das „Sigmoid“ ist von der vorderen Bauchwand durch Dünndarmschlingen getrennt. Seine Lage ändert sich mit dem Füllungszustand.

Das *Mesocolon sigmoideum* ist unterschiedlich lang, es kann eine Verlagerung des Colon sigmoideum nach rechts – gelegentlich bis über die Mitte des Bauchraums hinaus – ermöglichen. Die Radix des Mesocolon sigmoideum (Abb. **34**) steigt zunächst aus der linken Darmbeingrube medialwärts

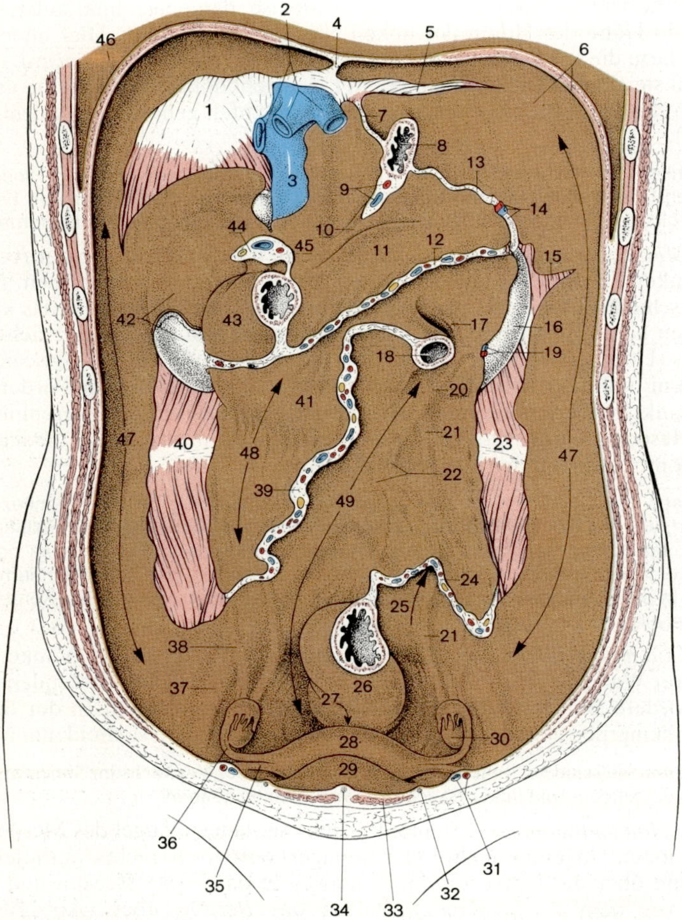

34 Hintere Wand der Peritonealhöhle, Drainageräume der Peritonealhöhle (intraperitoneal gelegene Organe, Colon ascendens und Colon descendens entfernt)

an und fällt dann vor den Vasa iliaca communia oder medial davon spitzwinklig in das kleine Becken ab.

Der *Recessus intersigmoideus* kann im Winkel der Radix des Mesocolon sigmoideum – bei Kindern häufiger und stärker als bei Erwachsenen – als Bauchfelltasche bis zum unteren Pol der linken Niere reichen. An der Hinterwand des Recessus intersigmoideus ist der linke Ureter tastbar.

◀ 1 Verwachsungsfläche der Leber mit dem Zwerchfell (Area nuda)
2 Vv. hepaticae
3 V. cava inferior
4 Anheftungsfläche des Lig. falciforme (hepatis)
5 Anheftungsfläche des Lig. coronarium sinistrum
6 Peritoneum parietale, Aufsicht und Schnittrand
7 Lig. gastrophrenicum des Omentum minus
8 Ostium cardiacum
9 A. und V. gastrica sinistra
10 Plica gastropancreatica
11 Hinterwand der Bursa omentalis, Vorwulstung des Peritoneum parietale durch das Tuber omentale des Pancreas
12 Radix des Mesocolon transversum, angeheftet am Margo anterior des Pancreas, mit Ästen der A. und V. colica media
13 Lig. gastrophrenicum (magennah) und (lateral kontinuierlich anschließend) Lig. splenorenale
14 A. und V. lienalis im Lig. splenorenale
15 Anheftungsfläche des Lig. phrenicocolicum
16 linke Niere
17 Plica duodenalis superior
18 Anfangsteil des Jejunum an der Flexura duodenojejunalis
19 A. und V. colica sinistra
20 Peritonealfalte, aufgeworfen durch die V. mesenterica inferior
21 Peritonealfalte, aufgeworfen durch die Pars abdominalis des linken Ureters
22 Peritonealfalten, aufgeworfen durch die A. mesenterica inferior und ihre Äste
23 Anheftungsfläche des Colon descendens an der hinteren Bauchwand (vor der linken Niere, den Mm. quadratus lumborum und iliacus sowie vor dem lateralen Rand des M. psoas major)
24 Radix des Mesocolon sigmoideum mit Aa. und Vv. sigmoideae
25 Pfeil zeigt in den Recessus intersigmoideus
26 Rectum
27 Excavatio rectouterina
28 Fundus uteri
29 Harnblase
30 Ovar
31 Vasa epigastrica inferiora in der Plica umbilicalis lateralis
32 Lig. umbilicale mediale (= obliterierte A. umbilicalis) in der Plica umbilicalis medialis
33 M. rectus abdominis
34 Lig. umbilicale medianum (= obliterierter Urachus) in der Plica umbilicalis mediana
35 Lig. teres uteri
36 Tuba uterina
37 Vorwulstung des parietalen Peritoneum, bedingt durch die Vasa iliaca externa
38 Peritonealfalte, aufgeworfen durch die Vasa ovarica
39 Radix mesenterii mit Aa. und Vv. jejunales und ileales
40 Anheftungsfläche des Colon ascendens an der hinteren Bauchwand (vor der rechten Niere, den Mm. quadratus lumborum und iliacus sowie vor dem lateralen Rand des M. psoas major)
41 Vorwulstung des Peritoneum parietale durch die Pars horizontalis des Duodenum
42 rechte Niere
43 Pars superior des Duodenum
44 Lig. hepatoduodenale mit Ductus choledochus, V. portae und A. hepatica propria
45 Hinterwand des Vestibulum bursae omentalis
46 Pleura diaphragmatica
47–49 *Drainageräume der Peritonealhöhle*
47 rechter und linker parietokolischer Spalt
48 rechter mesenteriokolischer Spalt
49 linker mesenteriokolischer Spalt

3. Peritonealhöhle

Wände. Das Relief der **vorderen Wand** der Peritonealhöhle wird von den vorderen Bauchmuskeln und der Rektusscheide sowie von den Leistengruben und den diese begrenzenden Plicae umbilicales geprägt (→Bd. 1, Abb. **205,** S. 539). Von der Bauchwand aus zieht das derbe *Lig. falciforme (hepatis)* zur Vorderfläche der Leber; es ist mit der Bauchwand in einer annähernd medianen Linie verwachsen, die bis zum Nabel abwärts zieht.

Die **hintere Wand** der Peritonealhöhle (Abb. **34**) wird durch die Wurzeln des Mesocolon transversum und des Mesenterium unterteilt.

Im *Oberbauch* ist die Hinterwand der Peritonealhöhle zu einem großen Teil zugleich Hinterwand der Bursa omentalis. Oberhalb dieses Areals begrenzen auf der Zwerchfellunterseite die Ligg. triangularia und das Lig. hepatorenale die Verwachsungsfläche mit der Area nuda der Leber. Unterhalb davon bilden sich die obere Hälfte der Pars descendens des Duodenum sowie – rechts von dieser – die obere Hälfte der rechten Niere an der Hinterwand des Oberbauches ab; die rechte Nebenniere dagegen liegt an der V. cava inferior im Bereich der Area nuda der Leber.

Im *Unterbauch* wird die Hinterwand oben (rechts der Wirbelsäule) von der unteren Hälfte der Pars descendens duodeni und (vor der Wirbelsäule) von der Pars ascendens duodeni vorgewölbt. In der Duodenalschleife zeichnet sich der untere Teil des Pankreaskopfes ab. Zwischen Flexura duodenojejunalis und oberer Hälfte des Colon descendens drängt der untere Pol der linken Niere die Hinterwand vor. Colon ascendens und Colon descendens liegen im Grenzbereich von Hinter- und Seitenwand des Peritonealraums.

An der Hinterwand hebt sich in der unteren Hälfte vor der Lendenwirbelsäule der *Wulst der großen axialen Gefäße* (Aorta links, V. cava inferior rechts) ab. Sie teilen sich vor dem 4.–5. Lendenwirbelkörper in die Vasa iliaca communia, die gemeinsam mit dem M. iliopsoas den Eingang in die Beckenhöhle begrenzen.

Drainageräume. Durch die Recessus und die Mesenterien werden im Zusammenhang mit Gestalt und Lage von Leber und Magen-Darm-Trakt weitere, unvollständig abgeteilte Spalträume der Peritonealhöhle gebildet (Abb. **34**), in denen sich intraperitoneale Eiter- oder Blutansammlungen abkapseln können. Die Spalträume werden deshalb Drainage- oder Demarkationsräume genannt.

Rechter und *linker parietokolischer Spalt* führen als seitliche Rinnen zwischen Colon ascendens bzw. Colon descendens und lateraler Bauchwand aufwärts zu den Recessus subphrenici (Abb. **34**).

Der *rechte mesenteriokolische Spalt* erstreckt sich rechts im Unterbauch zwischen der Radix mesenterii, der Radix des Mesocolon transversum und dem Colon ascendens. Er steht oberhalb der Flexura duodenojejunalis mit dem linken mesenteriokolischen Spalt in Verbindung.

Der *linke mesenteriokolische Spalt* liegt links unten im Unterbauch, begrenzt von der Radix mesenterii, der Radix des Mesocolon transversum, dem Colon descendens und der Radix des Mesocolon sigmoideum. Der Spalt führt in den Beckenteil der Peritonealhöhle, an der Flexura sacralis des Rectum rechts vorbei, bei der Frau in die Excavatio rectouterina, beim Mann in die Excavatio rectovesicalis.

B. Intra- und retroperitoneale Organe

1. Magen

Der **Magen,** *Gaster,* speichert die Nahrung, bereitet sie chemisch und mechanisch auf die Darmverdauung vor und gibt sie dann in geeigneten Portionen an den Dünndarm weiter.

a) Form und Lage des Magens

Der **Magen** (Abb. **27,** S. 74, u. **35**) liegt asymmetrisch im Oberbauch, der „kardiale Blindsack", der Magenfundus, ist nach links oben gerichtet. Vorderwand und Rückwand des Magens reichen jeweils vom Ansatz des kleinen Netzes an der *Curvatura gastrica minor* bis zum Abgang des großen Netzes an der *Curvatura gastrica major.* Der rechte (obere) Magenrand verläuft im nach rechts offenen Bogen von der Ösophagusmündung bis zum Dünndarmanfang. Der linke (untere) Magenrand zieht über den kardialen Blindsack hinweg.

Am *Magenmund, Ostium cardiacum (Cardia),* öffnet sich der Oesophagus in die *Pars cardiaca* des Magens. Links von der Mündung erhebt sich kuppelförmig der *Magenfundus, Fundus gastricus [ventricularis],* zum Zwerchfell. Zwischen Fundus und Oesophagus schneidet die *Incisura cardiaca* ein, in der die große Kurvatur beginnt. Als Hauptteil folgt der *Magenkörper, Corpus gastricum [ventriculare].* Er geht in die *Pars pylorica* über, die sich nach einer Erweiterung, *Antrum pyloricum,* zum *Canalis pyloricus* verengt und mit dem *Ostium pyloricum* in das Duodenum mündet. Im Bereich des Canalis pyloricus bildet die Wandmuskulatur den *Magenpförtner, Pylorus.* An der Grenze von Magenkörper und Antrum weist die kleine Kurvatur einen Knick auf, *Incisura angularis,* der (häufig) die tiefste Stelle der kleinen Kurvatur anzeigt. Gegenüber der Incisura angularis ist die große Kurvatur zum *Magenknie* ausgebuchtet. Anschließend steigt sie (meist) nach rechts zum Pylorus an.

Form und Lage des Magens zeigen große konstitutionelle und funktionsbedingte (u. a. mit dem Füllungszustand wechselnde) Unterschiede, sie ändern sich auch unter dem Einfluß der Körperhaltung und der Nachbarorgane.

Form und Schleimhautrelief des Magens werden nach Gabe von Kontrastbrei im Röntgenbild sichtbar (Abb. **36** u. **39,** S. 99).

Bei leerem Magen ist die Lichtung röhrenförmig verengt. Im Fundus unter dem Zwerchfell wird im Röntgenbild verschluckte Luft als *„Magenblase"* sichtbar.

Beim aufgerichteten Körper besitzt der Magen im Röntgenbild (sagittaler Strahlengang) häufig eine *Hakenform;* beide Kurvaturen laufen annähernd parallel abwärts, die Incisura angularis ist spitzwinklig, die Pars pylorica steil nach rechts oben gerichtet. Bei Volumenzunahme der übrigen Baucheingeweide oder bei Anspannung der Bauchdecke kann der Magen gehoben, die große Kurvatur nach vorn gerichtet werden. Es entsteht das Bild des *Stierhornmagens,* wobei die Kurvaturen mehr horizontal verlaufen, die Incisura angularis verstrichen und die Pars pylorica horizontal gerichtet ist. *Langmagen* wird eine Magenform genannt, bei der das Magenknie bei aufrechter Körperhaltung besonders tief – bis zum 4. Lendenwirbel oder tiefer – reicht; er ist bei Frauen häufiger als bei Männern.

Mit der starken Variabilität der Magengestalt ändert sich auch die Lage des Magens zum Skelett, zu benachbarten Organen und zur Rumpfwand. Die *Pars cardiaca* ist, angrenzend an den Magenmund, an ihrer medialen hinteren Fläche mit der Pars lumbalis des Zwerchfells verwachsen und geringfügig atemverschieblich. Das Ostium cardiacum liegt in Höhe der Grenze vom 11. zum 12. Brustwirbel. Die *Pars pylorica* dagegen, in Höhe

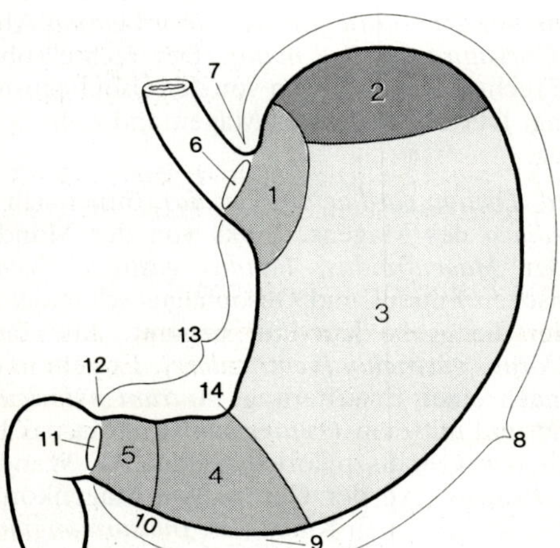

35 Form und Gliederung des Magens, Ansicht von ventral

1 Pars cardiaca
2 Fundus gastricus
3 Corpus gastricum
4, 5 *Pars pylorica*
4 Antrum pyloricum
5 Canalis pyloricus
6 Ostium cardiacum
7 Incisura cardiaca
8 Curvatura gastrica major
9 Magenknie
10 „Sulcus intermedius"
11 Ostium pyloricum
12 Pylorus
13 Curvatura gastrica minor
14 Incisura angularis

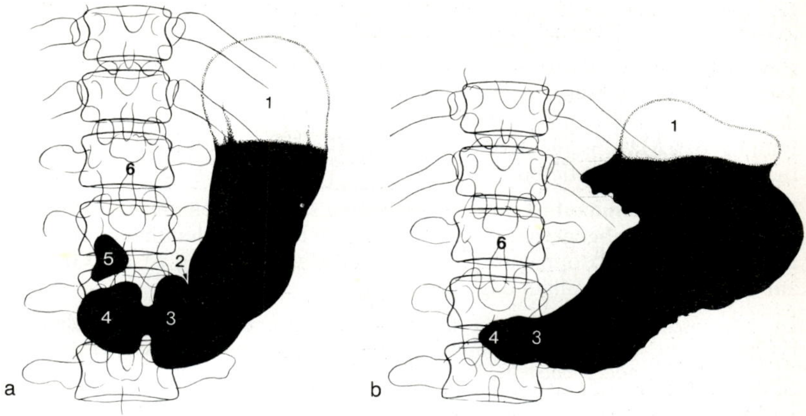

36 Magen im Röntgenbild
a Hakenmagen
b Stierhornmagen
1 „Magenblase“ (verschluckte Luft) im Fundus gastricus
2 Incisura angularis
3, 4 *Pars pylorica*
3 Antrum pyloricum
4 Canalis pyloricus
5 Ampulla duodeni
6 Vertebra lumbalis I

des 1. bis 3. Lendenwirbels, wird bei Änderungen der Körperhaltung und bei starker Atemexkursion um eine Wirbelhöhe verschoben.

b) Feinbau und Funktion des Magens

Im Magen beginnt der Abbau der Eiweißkörper, unter Zusatz von Magensaft entsteht aus der Nahrung der Speisebrei, *Chymus*. Er wird im Magen hin- und herbewegt und portionsweise in den Dünndarm befördert. Im Magen findet keine nennenswerte Resorption statt. Der Magen besitzt einen chemisch und einen motorisch wirksamen Anteil.

Die nur wenige Millimeter dicke **Magenwand** besteht, wie der gesamte Rumpfdarm, aus *Tunica mucosa, Tela submucosa, Tunica muscularis, Tela subserosa* und *Tunica serosa*.

Die *chemischen Wirkungen* sind an die Tätigkeit der *Schleimhaut* gebunden, die *motorischen Aufgaben* erfüllt die *Muskelwand* des Magens. Zwischen beiden liegt als *Verschiebeschicht* die locker gebaute *Tela submucosa*. Sie führt Gefäße und Nerven, deren Äste die Schleimhaut versorgen. Retention und dosierte Entleerung des Mageninhalts setzen Verschlußmechanismen am Mageneingang (→S. 23) und am Magenausgang voraus.

Der *Peritonealüberzug* erlaubt gegenüber den umgebenden Organen die Lageverschiebungen, die sich aus den bei wechselnder Füllung und bei der

Motorik entstehenden Gestaltänderungen ergeben. Das subperitoneale Bindegewebe enthält *Systeme von Bindegewebszügeln,* die bevorzugt an kleiner und großer Kurvatur ausgebildet sind. Im Bereich der Pars pylorica sind – auf der Vorder- und Rückseite verlaufende – glatte Muskelzüge durch Kollagenfaserzüge verstärkt. Diese *Ligg. gastrici* sollen bei der Füllung des Magens die Krümmung des Magenknies erzwingen und die Incisura angularis vertiefen.

Die **Magenschleimhaut** ist am Mageneingang scharf gegen die Schleimhaut des Oesophagus abgegrenzt. Kleine Inseln von Magenschleimhaut kommen am abdominalen Ösophagusende vor. Am Magenausgang ist die Grenze zur Dünndarmschleimhaut dagegen unscharf.

Die Magenschleimhaut produziert den *Magensaft.* Er enthält das eiweißspaltende Enzym Pepsin, das aus dem durch Magensalzsäure (Optimum bei pH 1,5–2) aktivierten Pepsinogen entsteht. Pepsin baut Bindegewebsstrukturen der Nahrung ab, Muskelfasern und Fett werden für die weitere Verdauung im Dünndarm freigesetzt. Die Magensalzsäure wirkt bakterizid, sie tötet einen großen Teil der mit der Nahrung aufgenommenen Bakterien ab. In der Magenschleimhaut werden Hormone zur Steuerung der Magensekretion und der Magenmotorik gebildet. Ein von den Belegzellen der Magenschleimhaut produziertes Mukoprotein, Intrinsic factor, ermöglicht die Resorption von Vitamin B_{12} im unteren Ileum.

Die *Schleimhautoberfläche* des mäßig gefüllten Magens (Abb. **37**) besitzt ein *Hochrelief* aus Magenfalten, *Plicae gastricae* (Reservefalten), die größtenteils längs verlaufen und bei denen Lamina muscularis mucosae und Tela submucosa mit aufgeworfen sind. Kurze quergestellte Falten ergänzen die Längsfalten zu Schleimhautkammern. Im Bereich der kleinen Kurvatur bilden 2–3 Längsfalten die *Magenstraße, Canalis gastricus [ventricularis].* Die Falten sind anatomisch präformiert, verstreichen aber weitgehend bei Dehnung der Magenwand. Flüssigkeiten können ohne Entfaltung des Magens längs der Magenstraße rasch in den Dünndarm gelangen.

Ein *Flachrelief* aus *Magenfeldern, Areae gastricae,* wird mit der Lupe sichtbar. Auf den Magenfeldern münden punktförmig oder in Form kleiner Schlitze die Magengrübchen.

Ein *Mikrorelief* aus *Magengrübchen, Foveolae gastricae,* zeigt der Gewebsschnitt unter dem Mikroskop. In den Magengrübchen münden die Magendrüsen. Die zwischen den Foveolae aufragenden Epithelkämme werden als *Plicae villosae* bezeichnet.

Die Magenschleimhaut ist etwa 1 mm dick, hauptsächlich bedingt durch ein Polster von Magendrüsen, die dicht gepackt im lockeren Schleimhautbindegewebe liegen.

Das einschichtige hochprismatische *Epithel* (ohne Bürstensaum) produziert eine Schleimbarriere gegen Salzsäure und Enzyme des Magensafts zum Schutz der Schleimhaut. Im Bindegewebe der *Lamina propria mucosae* liegen Zellen des Immunsystems. Die *Lamina muscularis mucosae* steift die durch Kontraktion der Magenmuskelschicht aufgeworfenen Falten des Hochreliefs aus.

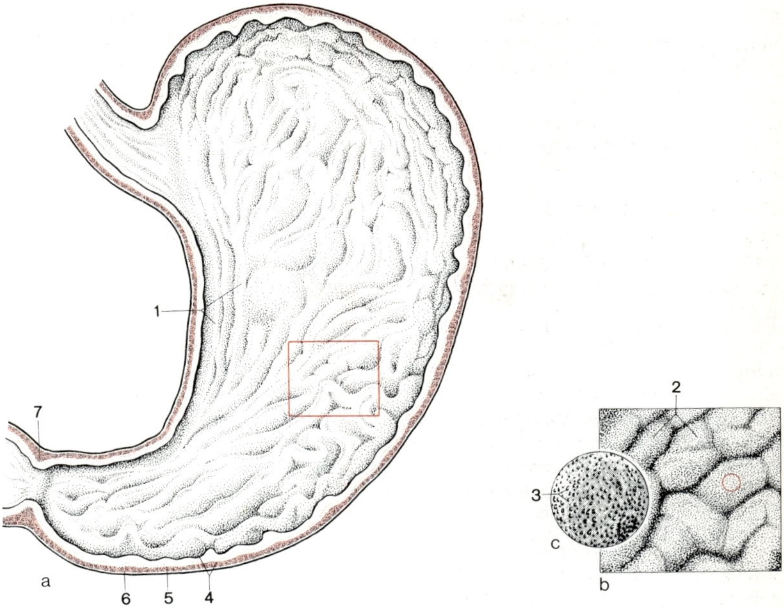

37 Schleimhautrelief des Magens, Ansicht von ventral (Magen längsgeschnitten)

a Magenfalten (Hochrelief)
b Magenfelder (Flachrelief), Ausschnitt aus a (Rechteck)
c Magengrübchen bei Lupenvergrößerung (Mikrorelief), Ausschnitt aus b (Kreis)

1 längsgerichtete Schleimhautfalten, Magenstraße
2 Areae gastricae
3 Foveolae gastricae
4–6 *Magenwand*
4 Tunica mucosa and Tela submucosa
5 Tunica muscularis
6 Tela subserosa und Tunica serosa
7 M. sphincter pyloricus

Die **Magendrüsen** von Fundus und Corpus, *Glandulae gastricae propriae,* enthalten drei Zellarten: Hauptzellen, Belegzellen und Nebenzellen. Die *Hauptzellen* bilden Pepsinogen, die *Belegzellen* sondern Wasserstoffionen zur Bildung der Salzsäure ab. Die *Nebenzellen* sind an der Bildung des Magenschleims beteiligt, aus ihnen regenerieren die Oberflächen- und Drüsenepithelien. Die Drüsen der Pars cardiaca, *Glandulae cardiacae,* eine etwa 1 cm breite Zone zwischen Ösophagus- und Fundusschleimhaut, produzieren nur Schleim als alkalische Barriere zwischen den beiden Schleimhautarealen. In den Pylorusdrüsen, *Glandulae pyloricae,* bilden die „basalgekörnten" Zellen Hormone, die übrigen Magenschleim.

Über 1% der Epithelzellen des Magen-Darm-Trakts sind gastroinestinale endokrine Zellen und werden zum APUD-System (→ APUD-Zellen, Bd. 1, S. 96) gerechnet;

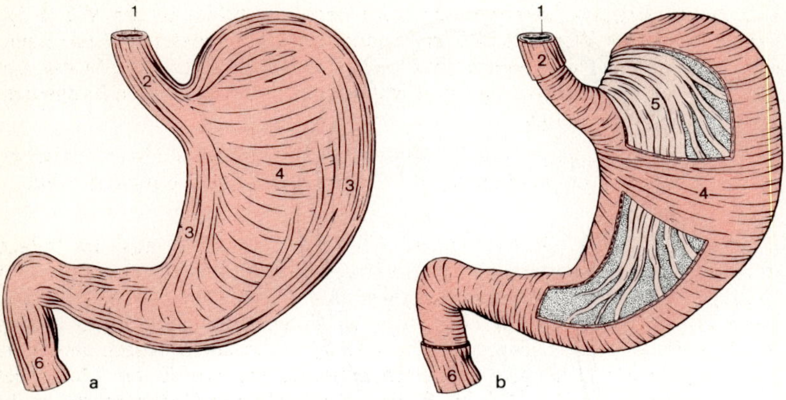

38 Muskelwand des Magens, Ansicht von ventral
a äußere Längs- und innere Ringmuskelschicht
b innere Ring- und innerste schräge Muskelschicht
1, 2 *Muskelschichten des Oesophagus*
1 Stratum circulare } der Tunica
2 Stratum longitudinale } muscularis
3–5 *Muskelschichten des Magens*
3 Stratum longitudinale } der Tunica
4 Stratum circulare } muscularis
5 Fibrae obliquae }
6 Stratum longitudinale der Tunica muscularis des Duodenum

30 % von ihnen produzieren Histamin, über 20 % Somatostatin. Insgesamt sind derzeit wenigstens 15 von den gastrointestinalen endokrinen Zellen gebildete Hormone bekannt, die verschiedene Funktionen des Magen-Darm-Trakts steuern (u. a. Muskelkontraktion und -dilatation, Kapillardurchlässigkeit, Sekretion, Sättigung).

Die **Muskelwand** des Magens, *Tunica muscularis* (Abb. **38**), wird aus Bündeln glatter Muskelzellen aufgebaut, die im Unterschied zur Tunica muscularis der übrigen Abschnitte des Verdauungskanals *drei* Muskelschichten bilden. Zur äußeren Längs- und zur inneren Ringmuskelschicht kommt beim Magen eine innerste schräge Schicht.

Die äußere *Längsmuskelschicht, Stratum longitudinale,* ist hauptsächlich *im Bereich der Kurvaturen* ausgebildet und reguliert die Längsausdehnung des Magens. Die Muskelzüge an der großen Kurvatur ziehen vom Fundus bis zum Pylorus. Die Muskelbündel entlang der kleinen Kurvatur und an Vorder- und Hinterwand endigen teilweise an der Incisura angularis. Jenseits der Incisura angularis beginnen neue Muskelzüge, die über die Pars pylorica hinaus bis in die Wand des Duodenum reichen.

Die innere *Ringmuskelschicht, Stratum circulare,* bildet in der Wand des Corpus und der Pars pylorica eine annähernd geschlossene Muskellage. Gegen Ende der Pars pylorica wird sie allmählich dicker. Ringförmig um die Kuppel des Fundus verlaufende Muskelzüge scheren aus den Längsmuskelzügen des Oesophagus aus.

Der *Plexus myentericus* zur Versorgung der Muskelwand liegt zwischen Längs- und Ringmuskelschicht (→Intramurales Nervensystem, Bd. 1, S. 155).

Die innerste *schräge Muskelschicht, Fibrae obliquae,* geht aus der Anlage der Ringmuskelschicht hervor. Die Fibrae obliquae sind in der – von der Incisura cardiaca in das Innere aufgeworfenen – Falte gebündelt, verlaufen dann aber divergierend in Vorder- und Hinterwand des Magens schräg abwärts zur großen Kurvatur und zur Grenze zwischen Corpus und Pars pylorica; diese und die kleine Kurvatur bleiben frei von ihnen. Durch die Fibrae obliquae wird die Magenstraße an der kleinen Kurvatur, die mehr dem Transport dient, von einem „Magensack" an der großen Kurvatur abgeteilt, in dem sich hauptsächlich die Magenverdauung abspielt.

Der **M. sphincter pyloricus** (Abb. **37 a**) besteht aus zwei hintereinanderliegenden Verstärkungen der Ringmuskelschicht, die auf der Seite der kleinen Kurvatur durch Diagonalmuskelzüge zu einer Muskelplatte verbunden sind. In die Ringmuskelzüge strahlen Längsmuskelzüge ein, die durch ihren Zug den Sphincter öffnen.

Magenmotorik. Bei der schichtweisen Füllung des Magens wird der Mageninhalt von der Magenwand umschlossen, ohne daß die Wandspannung zunimmt; der Druck im Magen gleicht dem im Peritonealraum. Tonische Kontraktionen im oberen Teil des Magens verschieben schleimhautnahe

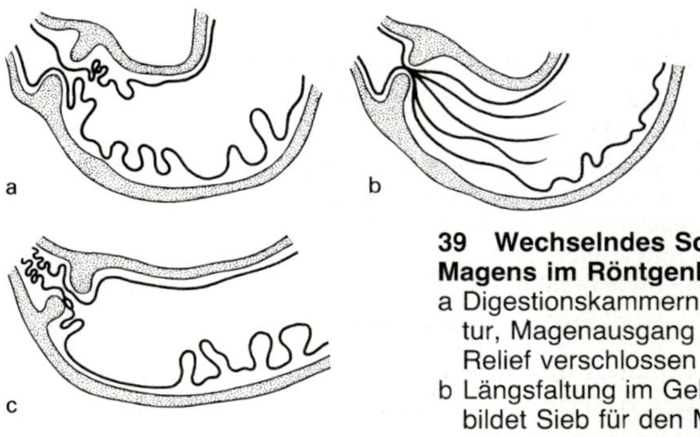

39 Wechselndes Schleimhautrelief des Magens im Röntgenbild (nach *Forssell*)
a Digestionskammern an der großen Kurvatur, Magenausgang durch kompliziertes Relief verschlossen
b Längsfaltung im Gebiet des Pyloruskanals bildet Sieb für den Mageninhalt
c glattwandiges Lumen des Pyloruskanals bei starker Kontraktion der Muskelschicht

Schichten des Speisebreis und bringen tiefere Schichten in Berührung mit der Magenschleimhaut – *Mischbewegungen* (Abb. **39**). *Peristaltische Wellen,* die über Fundus und Pars pylorica hinweglaufen, befördern den Mageninhalt zum in der Regel leicht geöffneten Pylorus.

Wenn die peristaltische Welle den Pyloruskanal erreicht, kommt es zunächst zum Pylorusverschluß, danach zur Erschlaffung; eine Differenz des Binnendrucks zwischen Magen und Duodenum spielt bei der Magenentleerung eine wesentliche Rolle. Die Motorik wird u. a. durch Hormone der „basalgekörnten" Zellen der Duodenaldrüsen (und der Pylorusdrüsen?) gesteuert.

c) Gefäße und Nerven des Magens

Die **Arterien** des Magens (Abb. **40**) stammen (in 82 % der Fälle) ausschließlich aus dem *Truncus coeliacus.*

In 18 % der Fälle beteiligen sich auch Äste der *A. mesenterica superior* an der Magenversorgung.

Der *Arterienbogen der kleinen Kurvatur* wird von der *A. gastrica sinistra* (aus dem Truncus coeliacus) und der *A. gastrica dextra* (aus der A. hepatica propria) gespeist.

Den *Arterienbogen der großen Kurvatur* bilden die *A. gastroomentalis [gastroepiploica] dextra* (aus der A. gastroduodenalis) und die *A. gastroomentalis [gastroepiploica] sinistra* (aus der A. splenica), die über das Lig. gastrosplenicum zur großen Kurvatur des Magens zieht.

Mehrere *Aa. gastricae breves* (aus der A. splenica) erreichen ebenfalls über das Lig. gastrosplenicum Vorder- und Hinterfläche des Magenfundus. Die *A. gastrica posterior,* die in etwa 60 % der Fälle vorkommt, verläßt dagegen die A. splenica bereits früher, steigt schräg oder senkrecht in der Hinterwand der Bursa omentalis auf und gelangt über das Lig. gastrophrenicum zur Hinterfläche des kardianahen Fundusbereichs, der Cardia und des abdominalen Oesophagus.

Die Arterienbögen passen sich durch Schlängelungen den Volumenschwankungen des Magens an und können bei starker Kontraktion des Magens in das kleine bzw. große Netz hineingleiten. Aus dem Arterienbogen der großen Kurvatur ziehen *Rr. omentales* in das Omentum majus.

Aus den Arterienbögen entspringen annähernd rechtwinklig 8–15 Hauptäste zur Vorder- und zur Hinterwand des Magens. Sie bilden in der Magenwand, „intramural", ein subseröses, ein muskuläres und ein submuköses Arteriengeflecht. Die Tela submucosa ist in Vorder- und Hinterwand – längs beider Kurvaturen und in einigem Abstand davon – in zwei 1–2 cm breiten Streifen deutlich stärker vaskularisiert.

Etwa 20 % aller Magengeschwüre bluten stark, sie liegen im Bereich dieser Streifen.

Die **Venen** des Magens leiten das Blut zur *V. portae hepatis.* Sie entsprechen in ihrem Verlauf den Arterien.

Der *Venenbogen der kleinen Kurvatur* wird von der *V. gastrica sinistra* und der *V. gastrica dextra* gebildet, die häufig die *V. praepylorica* von der Vorderseite der

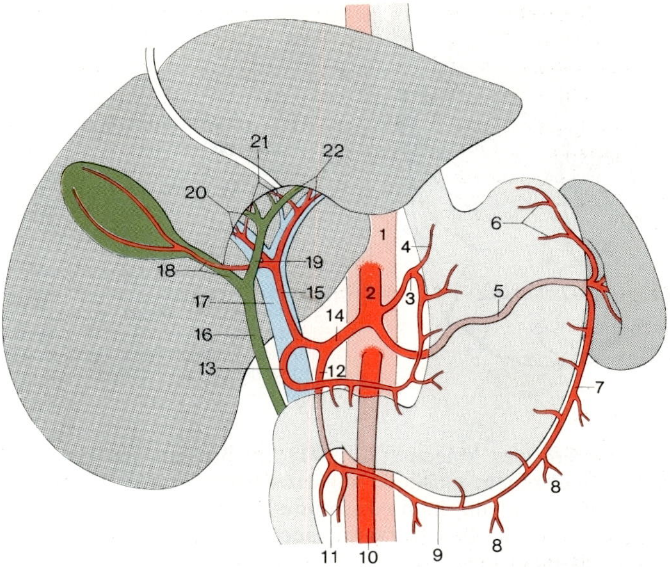

40 Arterien zu Magen, Leber und Milz (z. T. nach *Lippert* u. *Pabst*)
Ansicht von ventral (Leber hochgeschlagen)

1 Pars abdominalis aortae
2 Truncus coeliacus
3 A. gastrica sinistra
4 Rr. oesophageales
5 A. splenica
6 Aa. gastricae breves
7 A. gastroomentalis sinistra
8 Rr. omentales
9 A. gastroomentalis dextra
10 A. mesenterica superior
11 Aa. pancreaticoduodenales superiores
12 A. gastroduodenalis
13 A. gastrica dextra
14 A. hepatica communis
15 A. hepatica propria
16 Ductus choledochus
17 V. portae hepatis
18 A. cystica und Ductus cysticus
19 Ductus hepaticus communis
20 R. dexter der A. hepatica propria, R. dexter der V. portae hepatis und Ductus hepaticus dexter
21 Aa. lobi caudati, Rr. caudati der V. portae hepatis, Ductus lobi caudati dexter und lobi caudati sinister
22 R. sinister der A. hepatica propria, R. sinister der V. portae hepatis und Ductus hepaticus sinister

Pars pylorica aufnimmt. Die Venen an der kleinen Kurvatur bilden in der Wand der Ösophagusmündung und des Magenmundes ein starkes, in der Schleimhaut gelegenes Geflecht, das zum Verschluß des „funktionellen Kardiasphinkters“ beiträgt und mit den Ösophagusvenen anastomosiert (portokavale Anastomose → S. 136).

Den *Venenbogen der großen Kurvatur* bilden die *Vv. gastroomentalis [gastroepiploica] dextra* (Abfluß zur V. mesenterica superior) und *gastroomentalis [gastroepiploica] sinistra* (Abfluß zur V. splenica, die auch *Vv. gastricae breves* vom Fundus aufnimmt).

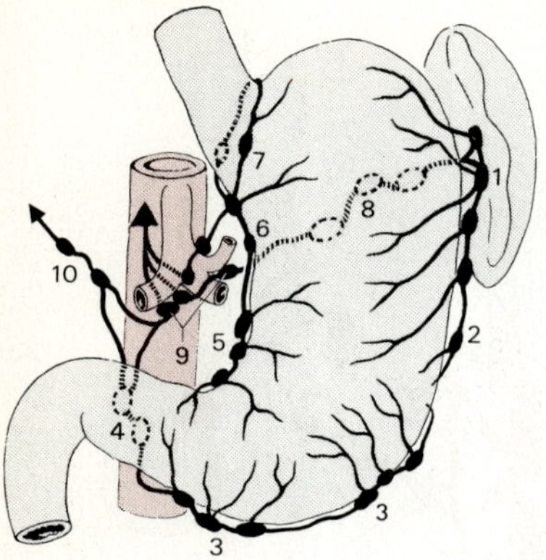

41 Lymphabflußwege des Magens,
Ansicht von ventral
1 Nodi lymphatici splenici
2 Nodi lymphatici gastroomentales sinistri
3 Nodi lymphatici gastroomentales dextri
4 Nodi lymphatici pylorici (Nodi retropylorici)
5 Nodi lymphatici gastrici dextri
6 Nodi lymphatici gastrici sinistri
7 Anulus lymphaticus cardiae
8 Nodi lymphatici pancreatici superiores
9 Nodi lymphatici praeaortici (coeliaci)
10 Nodi lymphatici hepatici

Die **Lymphgefäße** des Magens (Abb. **41**) entspringen aus einem mukös-submukösen und einem muskulär-subserösen Gefäßnetz. Die regionären Lymphknoten für die einzelnen Abschnitte liegen an verschiedenen Stellen der kleinen und der großen Kurvatur, auch die Sammellymphknoten sind unterschiedlich lokalisiert.

Die *Nodi lymphatici gastrici dextri* und *sinistri* bilden eine Lymphknotenkette an der kleinen Kurvatur des Magens, längs der A. gastrica sinistra, und einen variablen Lymphknotenring, *Anulus lymphaticus cardiae,* im Kardiabereich. Sie nehmen Lymphe aus benachbarten Wandabschnitten des Magens auf, die sie zu den *Nodi lymphatici praeaortici (coeliaci)* und *aorti laterales* (vor und links der Bauchaorta), z. T. auch direkt zum *Truncus intestinalis* oder *Truncus lumbaris* leiten.

Verbindungen bestehen mit *Nodi lymphatici pancreatici* und *hepatici* sowie durch Lymphbahnen vor und hinter dem Pancreas mit *Nodi lymphatici mesenterici superiores* am Ursprung der A. mesenterica superior. Lymphe aus kardianahen Lymphknoten kann durch das Zwerchfell zu vorderen mediastinalen Lymphknoten abfließen.

Die *Nodi lymphatici gastroomentales dextri* und *sinistri* empfangen Lymphe aus dem benachbarten Wandbereich der großen Kurvatur, die *Nodi lymphatici pylorici* – als *Nodi subpylorici* unterhalb, als *Nodi retropylorici* hinter und als *Nodus suprapyloricus* oberhalb der Pars pylorica gelegen – aus dem Bereich des Magenausgangs. Der *Lymphabfluß* aus den rechts gelegenen Lymphknoten der großen Kurvatur und aus den Nodi lymphatici pylorici erfolgt über die *Nodi lymphatici hepatici* im Lig. hepatoduodenale. Über die Leberlymphknoten kann Lymphe durch das Zwerchfell zu vorderen mediastinalen Lymphknoten fließen. Aus den linken Nodi lymphatici gastroomentales und den am Milzhilum gelegenen *Nodi lymphatici splenici* wird die Lymphe über *Nodi lymphatici pancreatici superiores* am Oberrand

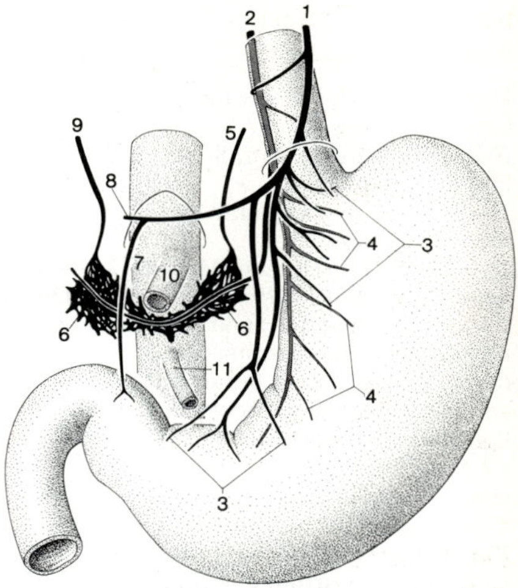

42 Parasympathische Innervation des Magens,
Ansicht von ventral
1 Truncus vagalis anterior
2 Truncus vagalis posterior
3 Rr. gastrici anteriores
4 Rr. gastrici posteriores
5 N. splanchnicus major sinister
6 Ganglia coeliaca
7 R. pyloricus
8 Rr. hepatici
9 N. splanchnicus major dexter
10 Truncus coeliacus
11 A. mesenterica superior

des Pancreas zu den *Nodi lymphatici aortici laterales* bzw. *praeaortici (coeliaci)* und zum *Truncus intestinalis* geleitet.

Nerven. Der Magen erhält extrinsische efferente Nervenfasern für Magenmotorik, Sekretomotorik und Vasomotorik aus den *Trunci vagales* (Abb. **42**) und den *Trunci sympathici.* Mit diesen verlaufen auch afferente Nervenfasern aus dem Magen. Intramurales Nervensystem → Bd. 1, S. 155.

Aus dem *Truncus vagalis anterior* treten zur Magenvorderwand *Rr. gastrici anteriores,* aus dem *Truncus vagalis posterior* zur Magenhinterwand *Rr. gastrici posteriores.* Die Perikaryen des 2. efferenten Neuron liegen in der Magenwand.

Die *Sympathikusfasern* stammen hauptsächlich aus dem *Plexus coeliacus,* sie verlaufen mit den Magenarterien.

Inkonstante *Sympathikusfasern* kommen über den linken *N. phrenicus,* über die linken *Nn. splanchnici* sowie die thorakalen und die lumbalen Teile des linken *Truncus sympathicus.*

Gastrointestinale endokrine Zellen sind hormonproduzierende Zellen im Epithelverband der Magen-Darm-Schleimhaut. Gemeinsam mit den endokrin tätigen Zellen der Bauchspeicheldrüse, die zu organartigen Zellinseln zusammengelagert sind, repräsentieren sie das *System der gastro-entero-pankreatischen (GEP) endokrinen Zellen,* die als Vertreter des APUD-Systems Peptidhormone und Monoamine bilden. Die Zellen sind klein, der Basalmembran und den Kapillaren zugewandt. Einige grenzen an das Darmlumen („offener Typ“), andere reichen nicht bis an die Oberfläche der Schleimhaut („geschlossener Typ“). Die Hormone der durch Buchstaben gekennzeichneten Zellen werden auf einen adaequaten Reiz hin nach basal ausgeschleust.

Hormone. *A-Zellen* (→Inselorgan, S. 141) sondern *Glukagon* ab und vermitteln Glykogenolyse,
B-Zellen (→Inselorgan, S. 141) bilden *Insulin* und bewirken Glykogenese und Glukoseutilisation,
D-Zellen (in Inselorgan, Magen, Dünndarm, Colon) erzeugen das lokal inhibitorische *Somatostatin,*
D_1-Zellen (in Inselorgan, Magen, Dünndarm, Colon) produzieren *vasoaktives intestinales Polypeptid (VIP),* das u. a. eine Dilatation glatter Muskulatur (Sphinkterkontrolle, Vasodilatation) und Freisetzung weiterer Hormone veranlaßt,
*EC-Zellen, e*nterochromaffine Zellen (bei Fixierung mit Kaliumbichromat entsteht durch Oxydation ein braunes Reaktionsprodukt, in Magen, Dünn- und Dickdarm, vereinzelt Pancreas, Bronchien), geben *Serotonin* ab, das u. a. die glatte Muskulatur der Blutgefäße und der Darmwand zur Kontraktion anregt,
ECL-Zellen, „*E*ntero *C*hromaffin *L*ike", den EC-Zellen ähnlich (im Magen), erzeugen *Histamin,* das lokal die Kapillardurchlässigkeit verstärkt,
ENK-Zellen (im Magen-Darm-Trakt, vorwiegend Antrum pyloricum) produzieren *Enkephaline* und inhibieren hierdurch die Somatostatinwirkung,
G-Zellen (in Antrum pyloricum, Duodenum) bilden *Gastrin,* das u. a. Wasser- und Elektrolytabgabe sowie Enzymsekretion in Magen, Duodenum und Pancreas fördert, Wasserresorption im Dünndarm mindert,
GRP-Zellen (in Magen, Duodenum) liefern das *Gastrin Releasing Peptid (Bombesin),* das die Freisetzung von Gastrin stimuliert,
I-Zellen (in Duodenum, Jejunum) bilden *Cholezystokinin (CCK, Pankreozymin),* das unter der Wirkung von Fettsäuren, Aminosäuren u. a. an das Blut abgegeben wird, Magen- und Pancreassekretion sowie Dünndarmmotorik positiv beeinflußt und Sättigungsgefühl vermittelt,
K-Zellen (in Duodenum, Jejunum) produzieren das *Gastrin-inhibitorische Peptid (GIP),* das antagonistisch zu Gastrin wirkt,
L-Zellen (EG-Zellen, in Magen, Dünndarm, Colon) sind *Glukagonbildner (Enteroglukagon)* wie die A-Zellen des Inselorgans,
Mo-Zellen (im Dünndarm) stimulieren über *Motilin* die Dünndarmmotorik,
NT-Zellen (im Dünndarm) geben *Neurotensin* ab, das nach Nahrungsaufnahme Hyperglykämie herbeiführt,
PP-Zellen (in Inselorgan, Magen, Duodenum, Colon) sondern das in seiner Wirkung noch unklare *Pankreatische Polypeptid* ab,
S-Zellen (in Duodenum, Jejunum) erzeugen *Sekretin,* das u. a. die Magen-, Darm-, Pankreas- und Gallensekretion stimuliert.

Gastro-entero-pankreatische endokrine Zellen sezernieren endokrin und parakrin. Bei der *endokrinen Sekretion* erfolgt der Inkrettransport, wie bei Hormondrüsen, zum Erfolgsorgan auf dem Blutweg. Bei der *parakrinen Sekretion* erreicht der Wirkstoff dagegen über den Interzellularraum die Zielzellen, da sie den endokrinen Zellen unmittelbar benachbart sind.

2. Dünndarm

Im **Dünndarm,** *Intestinum tenue,* wird die im Magen eingeleitete Verdauung beendet, die chemischen Bausteine der Nährstoffe werden resorbiert. Mischbewegungen des Dünndarms fördern Verdauung und Resorption. Der Darminhalt wird schließlich durch Transportbewegungen in Portionen dem Dickdarm zugeführt.

a) Form und Lage des Dünndarms

Der **Dünndarm** (Abb. **29,** S. 78, u. **30**) ist, abhängig vom Kontraktionszustand seiner Längsmuskelschicht, 3–5 m lang; örtliche Kaliberunterschiede gehen auf unterschiedliche Kontraktion der Ringmuskelschicht zurück.

Das **Duodenum** (Abb. **33,** S. 86, **43** u. **59,** S. 150) ist 25–30 cm lang und hat (meist) die Gestalt eines frontal gestellten C, das mit seiner Konkavität den Pankreaskopf umgreift.

Die *Pars superior* liegt intraperitoneal, ist beweglich und setzt mit einer Anschwellung, *Ampulla duodeni,* etwa vor dem 1. Lendenwirbel die Pars pylorica des Magens fort. Hinter der Pars superior kreuzt der große Gallengang, *Ductus choledochus [biliaris],* aus dem Lig. hepatoduodenale kommend, am Pankreaskopf entlang abwärts zur medialen Seite der Hinterwand der Pars descendens.

Die *Pars descendens* wird vom Ductus choledochus unterkreuzt, der etwa auf der Mitte ihres linken hinteren Umfangs von oben schräg in die Wand des Zwölffingerdarms eintritt. Er wirft dabei eine etwa 2 cm lange, längsgerichtete Schleimhautfalte auf, *Plica longitudinalis duodeni.* Der Ductus choledochus mündet am unteren Ende dieser Falte auf einer kleinen Erhebung, *Papilla duodeni major,* häufig gemeinsam mit dem Hauptausführungsgang der Bauchspeicheldrüse, *Ductus pancreaticus,* der von links aus dem Pankreaskopf zur Duodenalwand tritt. Ein zusätzlicher Ausführungsgang der Bauchspeicheldrüse, *Ductus pancraticus accessorius,* kann im kranialen Abschnitt der Pars descendens auf einer meist nicht sonderlich hervortretenden *Papilla duodeni minor* münden.

Die kurze *Pars horizontalis* lagert sich von unten dem Pankreaskopf an. Sie geht in die vom 3. Lendenwirbel schräg nach links aufsteigende, die Medianebene kreuzende *Pars ascendens* über, die sich an der linken Seite des 1.–2. Lendenwirbels in die *Flexura duodenojejunalis* fortsetzt. Ist die *Flexura duodeni inferior* mehr oder weniger spitzwinklig gestaltet, so resultiert eine einheitliche *Pars inferior,* die sich nicht in Pars horizontalis und Pars ascendens gliedern läßt.

Zur *Flexura duodenojejunalis* zieht aus dem Bindegewebe in der Umgebung des Hiatus aorticus des Zwerchfells und der hier aus der Aorta hervorgehenden Eingeweidearterien (Truncus coeliacus und A. mesenterica superior) ein fibröser Strang, *Fascia retinens rostralis.* Er schließt häufig Bündel glatter Muskelzellen, *M. suspenso-*

rius duodeni (Treitzscher Muskel), ein (Abb. **59,** S. 150), die in die Längsmuskelschicht des Darmrohrs einstrahlen und die Flexura duodenojejunalis fixieren sollen.

Das Duodenum ist im retroperitonealen Bindegewebe verschieblich und tritt bei Inspiration und im Stehen etwa um eine Wirbelhöhe tiefer.

Jejunum und **Ileum** (Abb. **29,** S. 78, u. **30**) setzen das Duodenum fort. Das *Jejunum* nimmt etwa die oberen zwei, das *Ileum* die unteren drei Fünftel der Schlingen des Dünndarmkonvoluts ein. Ausbildung und Lage der Jejunumschlingen links oben und der Ileumschlingen rechts unten im Unterbauch variieren stark.

Als *Meckelsches Divertikel* bezeichnet man eine blind endigende, handschuhfingerförmige Ausstülpung der Wand des Ileum, 60–90 cm proximal vom Ende des Dünndarms. Das Divertikel, ein nicht rückgebildeter Rest des Dottergangs, kommt in etwa 2 % der Fälle vor und kann frei im Bauchraum endigen oder durch einen Bindegewebsstrang mit dem Nabel verbunden sein. Als „Dottergangsfistel" besitzt es durch den Nabel eine Öffnung zur äußeren Oberfläche der Bauchwand.

b) Feinbau und Funktion des Dünndarms

Die Dünndarmschleimhaut arbeitet als *chemisch* wirksamer Teil des Dünndarms wechselseitig eng mit den beiden großen Drüsen des Verdauungssystems, mit *Leber* und *Bauchspeicheldrüse,* zusammen. *Motorisch* wirksam ist die Muskelwand des Dünndarms. Sie erzeugt Misch- und Transportbewegungen und wird u. a. durch *Hormone* gesteuert, die in den gastrointestinalen endokrinen Zellen des Dünndarmepithels gebildet werden.

Die Dünndarmschleimhaut stellt selbst nur einen kleinen Teil der im Dünndarm wirkenden *Verdauungsenzyme* her; diese stammen zum größten Teil aus der *Bauchspeicheldrüse.* Die Enzyme zerlegen die Nährstoffe in chemische Bestandteile, die von der Schleimhaut aufgenommen, *resorbiert,* werden können. Die Kohlenhydrate werden dabei zu Monosacchariden, die Eiweißspaltprodukte zu Aminosäuren und die Fette (größtenteils) zu Fettsäuren und Glyzerin abgebaut. Zur Fettverdauung müssen die Fette durch die Gallensäuren der in der *Leber* produzierten *Galle* emulgiert werden. Die gastrointestinalen endokrinen Zellen der Dünndarmschleimhaut beeinflussen durch *Hormone* die Produktion des Bauchspeicheldrüsensekrets sowie die Gallenblasen- und die Dünndarmmotorik.

Die **Dünndarmschleimhaut** (Abb. **43** u. **44**) weist Oberflächenvergrößerungen auf, die Verdauung und Resorption begünstigen und zu einer Gesamtoberfläche von über 100 m^2 führen (die Schätzwerte sind uneinheitlich). Man unterscheidet ein *Grobrelief,* ein *Feinrelief* und ein *Submikrorelief,* die in den drei Darmabschnitten unterschiedlich stark ausgebildet sind.

Das *Grobrelief* besteht aus *Falten, Plicae circulares* (Kerckringsche Falten), die das Darmlumen in meist unvollständigen flachen Spiraltouren umkreisen. Sie springen bis etwa 1 cm in das Darmlumen vor und vergrößern die Schleimhautoberfläche um etwa ein Drittel (auf 0,6–1 m^2). Plicae circula-

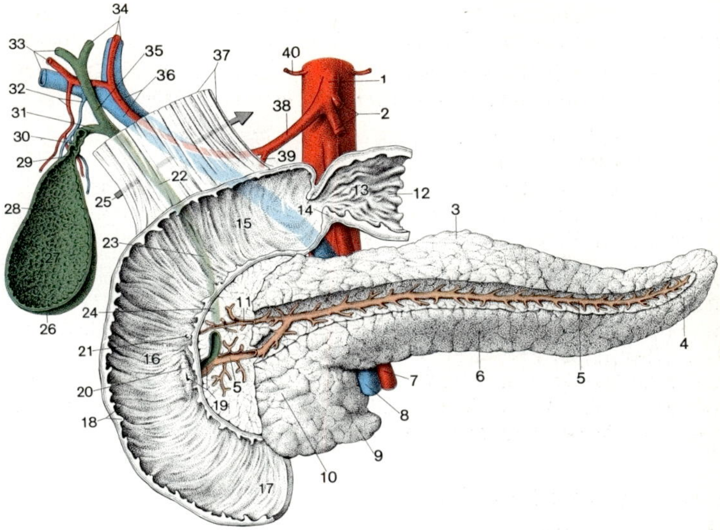

43 Duodenum, extrahepatische Gallenwege und Bauchspeicheldrüse,
Ansicht von ventral
(Vorderwand des Duodenum entfernt, Pankreasgänge freipräpariert)

1 Truncus coeliacus
2 A. gastrica sinistra und A. splenica, beide durchtrennt
3 Tuber omentale des Pancreas
4 Cauda pancreatis
5 Ductus pancreaticus
6 Corpus pancreatis, Facies inferior
7 A. mesenterica superior
8 V. mesenterica superior
9 Proc. uncinatus des Pancreas
10 Caput pancreatis
11 Ductus pancreaticus accessorius
12 Antrum pyloricum
13 Canalis pyloricus
14 Pylorus mit M. sphincter pyloricus
15–17 *Duodenum*
15 Pars superior
16 Pars descendens
17 Pars horizontalis
18 Plicae circulares
19 Ampulla hepatopancreatica und Papilla duodeni major
20 Plica longitudinalis duodeni
21 Papilla duodeni minor
22–24 *Ductus choledochus*
22 supraduodenaler Teil
23 retroduodenaler Teil
24 intrapankreatischer Teil
25 Pfeil durch das Foramen omentale in das Vestibulum bursae omentalis
26 Fundus vesicae biliaris
27 Corpus vesicae biliaris
28 Schleimhautfalten der Gallenblase
29 Collum vesicae biliaris
30 Plica spiralis in Gallenblasenhals und Ductus cysticus
31 Ductus cysticus
32 A. und V. cystica
33 R. dexter der A. hepatica propria und der V. portae hepatis sowie Ductus hepaticus dexter
34 R. sinister der A. hepatica propria und der V. portae hepatis sowie Ductus hepaticus sinister
35 Ductus hepaticus communis
36 A. hepatica propria und V. portae hepatis
37 Lig. hepatoduodenale, Schnittrand
38 A. hepatica communis
39 A. gastroduodenalis, durchtrennt
40 A. phrenica inferior

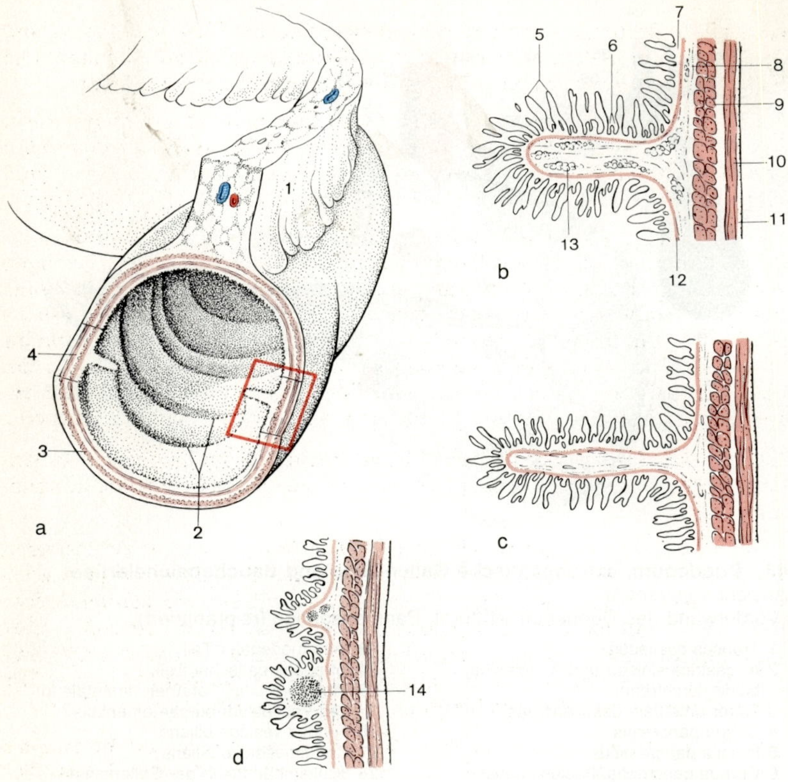

44 Form und Feinbau des Dünndarms

a Aufbau der Wand und Grobrelief der Schleimhaut des Jejunum

b–d Feinbau der Wand des Dünndarms

b Duodenum

c Jejunum

d Ileum

1 Mesenterium
2 Plicae circulares
3 Querschnitt durch die Darmwand
4 Längsschnitt durch die Darmwand
5 Villi intestinales
6 Glandulae intestinales
7–11 *Schichten der Dünndarmwand*
7 Tunica mucosa
8 Tela submucosa
9, 10 Tunica muscularis
9 Stratum circulare
10 Stratum longitudinale
11 Tunica serosa mit Tela subserosa
12 Lamina muscularis mucosae
13 Glandulae duodenales
14 Folliculus lymphaticus

res sind Auffaltungen nur der Schleimhaut und der Tela submucosa und deshalb auf der äußeren Oberfläche des Dünndarms nicht zu erkennen. Die Falten verstreichen auch bei gedehntem Dünndarm nicht vollständig.

Die *Plicae circulares* (insgesamt über 600) beginnen im Duodenum jenseits des Bulbus duodeni. Sie sind im Duodenum am höchsten und am dichtesten gestellt und nehmen in Jejunum und Ileum kontinuierlich an Zahl und Höhe ab; im untersten Ileumabschnitt können sie fehlen.

Das *Feinrelief* entsteht durch *Dünndarmzotten, Villi intestinales,* 0,5–1,2 mm hohen, etwa 0,1 mm dicken blattartigen oder fingerförmigen Ausstülpungen von Schleimhautepithel und -bindegewebe. Die Lamina muscularis mucosae entsendet einzelne Muskelzellen in die Zotten (→ S. 110). Ein mm^2 der Schleimhaut in Duodenum und Jejunum kann bis 40 Dünndarmzotten tragen; sie vergrößern die Schleimhautoberfläche um das 5- bis 6fache (auf etwa 4 m^2). Die Zotten geben der Schleimhaut ein samtartiges Aussehen, sie sind gerade noch mit bloßem Auge zu erkennen.

Die Dünndarmzotten sind, wie die Plicae circulares, im Duodenum besonders zahlreich und am höchsten, sie nehmen gegen das Ileumende kontinuierlich ab.

Das *Submikrorelief* bilden schließlich die *Mikrovilli* der resorbierenden Epithelzellen, der *Enterozyten.* Mikrovilli sind 1,2–1,5 µm lange Ausfaltungen des Plasmalemms der apikalen Zelloberfläche, die lichtmikroskopisch insgesamt als Zellsaum (Bürstensaum) zu sehen, im einzelnen aber nur elektronenmikroskopisch zu erkennen sind. Ein Enterozyt trägt etwa 3000 Mikrovilli, ein mm^2 Schleimhautoberfläche etwa 200 Millionen. Die Plasmalemmoberfläche wird hierdurch um etwa das 30fache vergrößert.

Das *Epithel* der Oberfläche der Dünndarmschleimhaut besteht aus Enterozyten (Saumzellen wegen ihres Mikrovillus-Saums) und aus schleimbildenden Becherzellen (Thekazellen).

Regeneration. Die Epithelzellen haben eine durchschnittliche Lebensdauer von 30–100 Stunden, sie unterliegen einer starken Zellmauserung. Am Grunde der Dünndarmdrüsen (→ S. 110) laufen Mitosen ab. Die regenerierenden Zellen werden zur Zottenspitze abgeschoben und dort abgestoßen, täglich etwa 250 g. Ihre Enzyme spielen für die Verdauung im Darmlumen eine große Rolle.

In den **Zotten** speisen ein bis zwei Arteriolen ein *Kapillarnetz* unmittelbar unter dem Schleimhautepithel, das die meisten resorbierten Stoffe (Aminosäuren, Zucker, einen Teil der Fettsäuren u. a.) aufnimmt. Über eine *zentrale Zottenvene* werden die resorbierten Stoffe größeren Venen und schließlich über die Pfortader direkt der Leber zugeführt. Während der Verdauungsruhe ist das Kapillarnetz weitgehend von der Durchblutung ausgeschaltet; Arterien und zentrale Zottenvene sind in der Zottenspitze durch eine arteriovenöse Verbindung „kurzgeschlossen".

Ein in der Zottenachse verlaufendes Lymphgefäß, das *zentrale Chylusgefäß* (Chylus = Lymphe des Darms), nimmt die in der Darmschleimhaut bereits wieder resynthetisierten Fette sowie die durch das Epithel hindurchtretenden kleinsten Fetttröpfchen auf. Sie gelangen auf dem Lymphweg unter Umgehung der Leber über den Ductus thoracicus in das Blut.

Glatte Muskelzellen aus der Lamina muscularis mucosae begleiten die axialen Zottengefäße. Durch ihre Kontraktion (zur Zeit der Verdauung 3- bis 6mal in der Minute) wird die Zotte verkürzt und mit wechselnden Teilen des Darminhalts in Berührung gebracht, die Blut- und Lymphgefäße werden ausgepreßt (Zottenpumpe). Die nachfolgende Streckung der Zotte erfolgt durch den arteriellen Blutdruck.

Die *Lamina propria mucosae* des Jejunum enthält einzelne Lymphfollikel. Im Ileum sind jeweils 20 und mehr Lymphfollikel zu insgesamt 100–250, mm- bis cm-langen Platten, *Folliculi lymphatici aggregati* (Peyersche Plaques), zusammengelagert. Sie bilden den Hauptanteil des *darmassoziierten lymphatischen Systems.* Von dort ausgewanderte Lymphozyten besiedeln weite Teile der Darmschleimhaut.

Die lymphatischen Platten polstern gegenüber dem Mesenterialansatz die Schleimhaut makroskopisch sichtbar aus. Sie bilden u. a. eine Abwehrbarriere gegen Krankheitserreger, die aus dem Dickdarm aufsteigen können, vergleichbar der Barriere der Tonsillen im Kopfdarm.

Über den Follikelplatten wölbt sich die Lamina propria mucosae vor. Zwischen den Enterozyten dieser „Dome" genannten Erhabenheiten liegen membranreiche Zellen, M-Zellen, mit reduzierter Zahl an Mikrovilli, die Antigene aus dem Darmlumen aufnehmen und sie den unterlagernden Lymphozyten und Makrophagen präsentieren.

Als **Dünndarmdrüsen,** *Glandulae intestinales,* bezeichnet man 0,2–0,4 mm tiefe, kryptenartige Einsenkungen (Lieberkühnsche Krypten), die bis zur Lamina muscularis mucosae reichen und zwischen den Zotten auf der Schleimhautoberfläche münden.

Die Kryptenwand besteht aus den auch die Dünndarmoberfläche auskleidenden Enterozyten und Becherzellen, am Fundus der Krypten aus kleinen Gruppen exokriner *Panethscher Körnerzellen,* die eine Dipeptidase in den Darmsaft absondern, sowie aus *„basalgekörnten" Zellen,* den Produzenten von Monoaminen und Peptidhormonen. Reichlich vertreten sind die gastrointestinalen endokrinen Zellen im Duodenum, zahlenmäßig geringer in Jejunum und Ileum.

Glandulae duodenales (Abb. **44b**) kommen – als mukoide, tubuloalveoläre, verzweigte Brunnersche Drüsen – ausschließlich im Duodenum vor, liegen größtenteils in der Tela submucosa und sondern Schleim ab.

Die **Muskelwand,** *Tunica muscularis* (Abb. **44**), ist im Verlauf des gesamten Dünndarms gleichartig aus einer inneren zirkulären Schicht, *Stratum circulare,* und einer äußeren longitudinalen Schicht, *Stratum longitudinale,* zusammengesetzt. Zwischen beiden Schichten liegt der vegetative Plexus myentericus (→Intramurales Nervensystem, Bd. 1, S. 155) zur Versorgung der Muskelwand. Der zweischichtige Aufbau der Muskelwand und die Neuronenschaltungen ermöglichen verschiedenartige Dünndarmmotorik zur Durchmischung und zum Transport des Chymus.

Die **Dünndarmmotorik** besteht in *Mischbewegungen* (Pendelbewegungen, Segmentationsbewegungen) und *Transportbewegungen.*

Pendelbewegungen entstehen durch abwechselnde Kontraktion und Erschlaffung der Längsmuskelschicht benachbarter Darmabschnitte. Sie führen zu Verschiebungen von Darminhalt und Schleimhaut gegeneinander.

Bei *Segmentationsbewegungen* wird der Darminhalt durch Kontraktionen der Ringmuskelschicht von einer (kontrahierten) Stelle an eine andere (erschlaffte) Stelle verschoben.

Die *Transportbewegungen,* durch die der Darminhalt distalwärts bewegt wird, sind peristaltische Wellen, die durch Dehnung der Darmwand (Darmfüllung) ausgelöst werden. Die peristaltische Welle entsteht dadurch, daß ein Kontraktionsring distalwärts weiterwandert. Er schiebt Darminhalt zum Dickdarm hin und zieht gleichzeitig Darminhalt nach sich. Peristaltische Wellen, die rasch über den ganzen Dünndarm hinweglaufen, werden *Rollbewegungen* genannt.

c) Gefäße und Nerven des Dünndarms

Arterien (Abb. **33,** S. 86, u. **45**). Der Dünndarm wird (im Bereich von Jejunum und Ileum ausschließlich) von der *A. mesenterica superior* versorgt. Zum Duodenum (und zum Pankreaskopf) treten zusätzlich Äste aus dem *Truncus coeliacus.*

Das Arterienmuster des *Duodenum* ist hinsichtlich des Verlaufs der einzelnen Gefäße variabel. Die Blutzufuhr erfolgt vor allem über einen doppelten *Arterienbogen,* der in der Konkavität des Zwölffingerdarms *vor* und *hinter* dem Pankreaskopf ausgebildet ist und aus beiden Stromgebieten gespeist wird.

Die *A. gastroduodenalis,* ein Ast der A. hepatica communis (aus dem Truncus coeliacus), entsendet am Oberrand der Pars superior duodeni die *A. pancreaticoduodenalis superior posterior,* die rechts und vor dem Ductus choledochus und der V. portae hepatis abwärts zieht, hinter den Pankreaskopf gelangt, wobei sie den Ductus choledochus vor dessen Eintritt in die Duodenalwand unterkreuzt und *Rr. pancreatici* zur Bauchspeicheldrüse, *Rr. duodenales* zum Zwölffingerdarm abgibt. Die *A. pancreaticoduodenalis superior anterior* geht aus der Endaufzweigung der A. gastroduodenalis am Unterrand der Pars superior duodeni hervor. Sie verläuft in oder nahe der Rinne zwischen Duodenum und Vorderfläche des Caput pancreatis und entsendet ebenfalls *Rr. pancreatici* und *duodenales.* Die beiden Aa. pancreaticoduodenales superiores bilden den rechten Schenkel des hinteren bzw. des vorderen Arterienbogens und anastomosieren jeweils mit dem *R. posterior* bzw. *R. anterior* der *A. pancreaticoduodenalis inferior,* die den betreffenden Arterienbogen nach links schließen.

Die *A. pancreaticoduodenalis inferior* geht in Höhe der Pars horizontalis duodeni aus der A. mesenterica superior (oder aus der ersten A. jejunalis) hervor. Sie teilt sich sogleich in einen hinter dem Pankreaskopf aufsteigenden *hinteren* und einen über dessen Vorderfläche ziehenden *vorderen* Ast. Beide Äste versorgen den Pankreaskopf einschließlich Proc. uncinatus und anastomosieren mit den Aa. pancreaticoduodenales superiores.

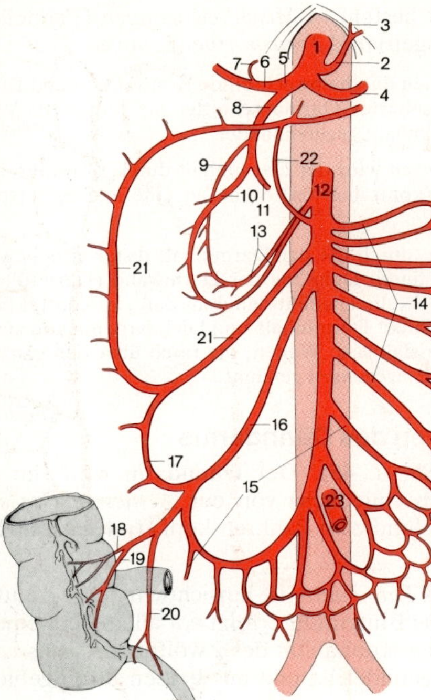

45 Arterien zu Dünn- und Dickdarm, Ansicht von ventral

a Äste des Truncus coeliacus und der A. mesenterica superior zu Dünndarm und proximalem Dickdarm

b Äste der Aa. mesentericae superior und inferior zum Dickdarm

1 Truncus coeliacus
2–10 *Äste des Truncus coeliacus*
2 A. gastrica sinistra
3 Rr. oesophageales
4 A. splenica
5 A. hepatica communis
6 A. hepatica propria
7 A. gastrica dextra
8 A. gastroduodenalis
9 A. pancreaticoduodenalis superior posterior
10 A. pancreaticoduodenalis superior anterior
11 A. gastroomentalis dextra
12 A. mesenterica superior
13–22 *Äste der A. mesenterica superior*
13 A. pancreaticoduodenalis inferior, Rr. posterior und anterior
14 Aa. jejunales
15 Aa. ileales
16 A. ileocolica
17 R. colicus
18 A. caecalis posterior
19 A. caecalis anterior
20 A. appendicularis
21 A. colica dextra
22 A. colica media
23 A. mesenterica inferior
24–26 *Äste der A. mesenterica inferior*
24 A. colica sinistra
25 Aa. sigmoideae
26 A. rectalis superior
27 A. sigmoidea ima

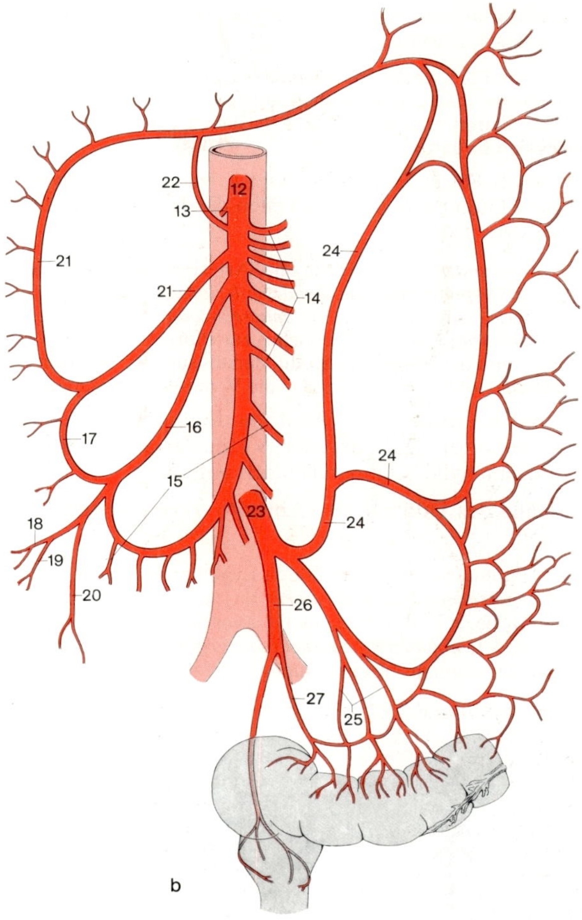

Die inkonstante *A. supraduodenalis* kann aus der A. gastroduodenalis, aus der A. hepatica communis bzw. propria oder der A. gastrica dextra entspringen. Sie verzweigt sich an Vorderwand (proximale Zweidrittel) und Hinterwand (proximales Drittel) des Zwölffingerdarms. Ziemlich regelhaft treten *Aa. retroduodenales* aus der A. gastroduodenalis hinter dem Pankreaskopf an die Hinterwand des Duodenum.

Die Blutversorgung von *Jejunum* und *Ileum* übernehmen (12–30) *Aa. jejunales* und *ileales*, die als linke Äste der *A. mesenterica superior* im Mesenterium zur Darmwand ziehen. Zum terminalen Ileum tritt der *R. ilealis* der

A. ileocolica (ebenfalls aus der A. mesenterica superior), dessen Zweige mit distalen Aa. ileales anastomosieren.

Die *Aa. jejunales* und *Aa. ileales* bilden im Mesenterium durch Queranastomosen Gefäßarkaden, die in bis zu fünf Reihen aufeinanderfolgen. Die aus der letzten Arkadenreihe zur Darmwand ziehenden Äste haben untereinander keine Verbindungen mehr, es sind Endarterien.

Venen (Abb. **33,** S. 86, u. **55,** S. 134). Die *V. mesenterica superior* sammelt das Blut aus dem Dünndarm und aus Teilen des Dickdarms, sie führt es der *V. portae hepatis* zu.

Die *Vv. pancreaticoduodenales* begleiten die Arterienbögen vor und hinter dem Pankreaskopf. Die *Vv. pancreaticoduodenales inferior* und *superior anterior* münden in die V. mesenterica superior. Die *V. pancreaticoduodenalis superior posterior* kreuzt (meist) dorsal vom Ductus choledochus zur Pfortader. *Vv. pancreaticae* und – sofern sie sich nicht mit der V. pancreaticoduodenalis superior anterior vereinigt – die *V. gastroomentalis dextra* treten wiederum in die V. mesenterica superior ein.

Vv. jejunales und *Vv. ileales* leiten Blut aus Jejunum und Ileum direkt zur V. mesenterica superior. Die untersten Vv. ileales anastomosieren mit der V. ileocolica, die auch die V. appendicularis aufnimmt.

Die **Lymphgefäße** des Dünndarms (Abb. **46**) folgen weitgehend dem Verlauf der Arterien.

Aus der oberen Hälfte des Duodenum führen Lymphbahnen über die *Nodi lymphatici pylorici* und *pancreaticoduodenales superiores* zu den *Nodi lymphatici hepatici* an der A. hepatica propria, z. T. direkt zu einer der vor der Aorta gelegenen Lymphknotengruppen, den *Nodi lymphatici praeaortici (coeliaci)* am Truncus coeliacus. Aus der unteren Hälfte des Duodenums treten Lymphgefäße zu den *Nodi lymphatici pancrea-*

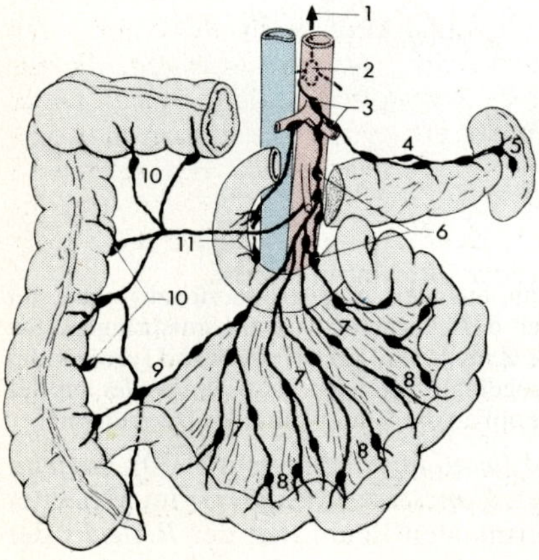

46 Lymphabflußwege der Milz, des Pancreas, des Dünndarms und des proximalen Dickdarms,
Ansicht von ventral
1 Ductus thoracicus
2 Cisterna chyli
3 Nodi lymphatici praeaortici (coeliaci)
4 Nodi lymphatici pancreatici superiores
5 Nodi lymphatici splenici
6 Nodi lymphatici mesenterici superiores
7 Nodi lymphatici mesenterici (mittlere Gruppe)
8 Nodi lymphatici mesenterici juxtaintestinales
9 Nodi lymphatici ileocolici
10 Nodi lymphatici paracolici
11 Nodi lymphatici pancreaticoduodenales superiores

ticoduodenales inferiores und *pancreatici inferiores,* die auch zu den *oberen Mesenteriallymphknoten* ableiten.

Aus Jejunum und Ileum fließt Lymphe über *Nodi lymphatici mesenterici juxtaintestinales,* darmnah im Mesenterium gelegen, zu den *Nodi lymphatici mesenterici superiores* an der A. mesenterica superior und ihren Ästen.

Die **Nerven** zum Dünndarm (extrinsische Nervenfasern) erreichen das Darmrohr über die *Plexus coeliacus* und *mesentericus superior* (Abb. **206,** S. 607), sie verlaufen mit den Arterien.

Die präganglionären *parasympathischen Fasern* stammen aus dem *Truncus vagalis posterior,* die *Sympathikusfasern* aus den *Nn. splanchnici.* Die *Perikaryen* des 2. efferenten *Parasympathikusneuron* liegen teils in den *Ganglia coeliaca,* teils in der *Darmwand,* die *Perikaryen* des 2. efferenten *Sympathikusneuron* größtenteils in den *Ganglia coeliaca* sowie im *Ganglion mesentericum superius.* Intramurales Nervensystem → Bd. 1, S. 155.

3. Dickdarm

Im **Dickdarm,** *Intestinum crassum,* werden Wasser und Salze, die mit dem Speisebrei und den Verdauungssäften in den Darm gelangen, resorbiert. Er enthält nur noch unverdauliche Speisereste, die durch Bakterien (physiologische Darmflora) in Gärungs- und Fäulnisprozessen zersetzt werden.

a) Form und Lage des Dickdarms

Der **Dickdarm** (Abb. **47**) ist insgesamt etwa 1,5 m lang und – ausgenommen Appendix vermiformis und Rectum – äußerlich charakterisiert durch *Längsmuskelstreifen, Einschnürungen* und *Aussackungen* sowie *Fettanhängsel.*

Die *Längsmuskelstreifen, Taeniae coli,* entstehen durch Bündelung der äußeren Längsmuskellage. Man unterscheidet die *Taenia libera,* die im ganzen Dickdarmverlauf zu sehen ist, die *Taenia mesocolica* und die *Taenia omentalis,* die am Querkolon von der Anheftung des Mesocolon transversum und des Omentum majus bedeckt werden, an Colon ascendens und Colon descendens aber gegen das Bindegewebslager der hinteren Bauchwand gerichtet und deshalb in situ nicht sichtbar sind. Hier liegt die *Taenia mesocolica* hinten medial, die *Taenia omentalis* hinten lateral.

Halbmondförmige Kontraktionsfalten der gesamten Darmwand, *Plicae semilunares coli,* springen in das Lumen des Dickdarms vor. Sie sind ortsständig, können aber verstreichen. Zwischen den Einschnürungen bildet die Dickdarmwand schöpflöffelförmige Aussackungen, *Haustra coli.*

Einschnürungen und Haustren sind beim gasgeblähten Dickdarm der Leiche besonders stark ausgeprägt, werden aber auch im Röntgenbild beim Lebenden nachgewiesen.

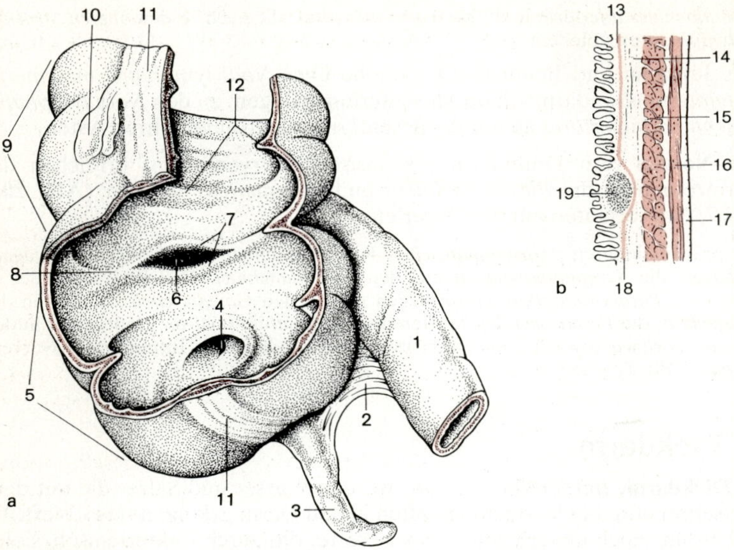

47 Form und Feinbau des Dickdarms

a Blinddarm (von ventral eröffnet) mit Dickdarmklappe und Wurmfortsatz

b Aufbau der Wand des Dickdarms

1 Ileum
2 Mesoappendix
3 Appendix vermiformis
4 Ostium appendicis vermiformis
5 Caecum
6 Ostium valvae ilealis
7 Valva ilealis
8 Frenulum valvae ilealis
9 Colon ascendens
10 Appendix epiploica
11 Taenia libera
12 Plica semilunaris coli

12–17 *Schichten der Dickdarmwand*
13 Tunica mucosa
14 Tela submucosa
15, 16 Tunica muscularis
15 Stratum circulare
16 Stratum longitudinale (Längsmuskelzüge in den Tänien konzentriert)
17 Tunica serosa mit Tela subserosa
18 Lamina muscularis mucosae
19 Folliculus lymphaticus solitarius

Im Röntgenbild sind noch weitere, nur von der Schleimhaut gebildete Falten sichtbar. Diese können, im Unterschied zu den stationären Plicae semilunares, in Längsrichtug des Dickdarms „wandern".

Die *Fettgewebsanhängsel, Appendices epiploicae,* sind zipfelförmige, mit Fettgewebe gefüllte Aussackungen des subserösen Bindegewebes vorwiegend entlang der Taenia libera.

Bei Fettleibigen können in den Appendices epiploicae (wie auch in den Mesenterien) erhebliche Ansammlungen von Fettgewebe entstehen. Sie rufen das Bäuchlein, „Embonpoint", älterer Herren hervor.

Das **Caecum** (Abb. **47**) buchtet sich als Anfangsteil des Dickdarms unterhalb der Dickdarmklappe 6–8 cm lang nach unten aus; vom Caecum geht der Wurmfortsatz ab.

Die *Dickdarmklappe, Valva ilealis,* wird hauptsächlich vom sphinkterartigen Ileumende gebildet. Es „durchbricht" als runder oder ovaler Wulst die Dickdarmwand und ragt als *Papilla ilealis* in das Dickdarmlumen vor. Die Ileummündung, *Ostium valvae ilealis,* ist an der Leiche, verursacht durch postmortale Blähung des Dickdarms, ein quergestellter Schlitz, dessen obere und untere „Lippe" in ein vorderes und ein hinters Schleimhautbändchen, *Frenulum valvae ilealis,* auslaufen. Beim Lebenden ist die Mündung rund.

Die **Appendix vermiformis** entsteht als Teil des Dickdarms, hat aber beim Menschen eine spezifische Funktion. Sie ist ein (in der frühkindlichen Entwicklung für die Ausbildung des Immunsystems wahrscheinlich wichtiger) *Teil des spezifischen Abwehrsystems;* das Schleimhautbindegewebe ist ausgepolstert von Lymphfollikeln.

Der Wurmfortsatz, der medial unten am *Ostium appendicis vermiformis* aus dem Fundus des Blinddarms abgeht, ist etwa 8 cm (2–20 cm) lang und 0,5–1 cm dick. Die drei Tänien des Blinddarms laufen an der Basis des Wurmfortsatzes sternförmig zusammen und bilden in dessen Wand eine geschlossene äußere Längsmuskelschicht. Die Abgangsstelle des Wurmfortsatzes kann anhand des Tänienverlaufs aufgesucht werden.

Die Appendix vermiformis ist häufig Sitz einer akuten oder chronischen Entzündung, Appendicitis, die meist durch dort lokalisierte Darmkeime ausgelöst wird. Im Verlauf einer Wurmfortsatzentzündung („Blinddarmentzündung") kann es zur Einschmelzung des lymphatischen Gewebes, zu Eiterbildung und zur Perforation in die Bauchhöhle kommen.

Colon ascendens, welches das Caecum kontinuierlich fortsetzt, sowie die anschließenden Teile – **Colon transversum, Colon descendens** und **Colon sigmoideum** (Abb. **47**) – sind einheitlich gebaut. Die einzelnen Kolonabschnitte können – abhängig vom Darminhalt – unterschiedlich stark kontrahiert sein; häufig findet man Colon descendens und Colon sigmoideum stärker kontrahiert als Colon ascendens und Colon transversum.

Das **Rectum** (Abb. **48** u. **49**), 12–15 cm lang, setzt den Dickdarm bis zum *Analkanal* fort. Das Rectum weist, im Widerspruch zu seiner Bezeichnung, *drei Krümmungen* auf: zwei in sagittaler, eine in transversaler Richtung. Es folgt im Anschluß an das Colon sigmoideum zunächst mit einer nach vorn konkaven Biegung, *Flexura sacralis,* der Vorderfläche von Kreuz- und Steißbein. Dann wendet es sich mit einer nach vorn konvexen Krümmung, *Flexura perinealis,* nach hinten unten (Abb. **70,** S. 188) und geht in den Analkanal über. Die retroperitoneal gelegene Flexura sacralis ist an der Vorderfläche noch von Peritoneum überkleidet, die Flexura perinealis liegt extraperitoneal.

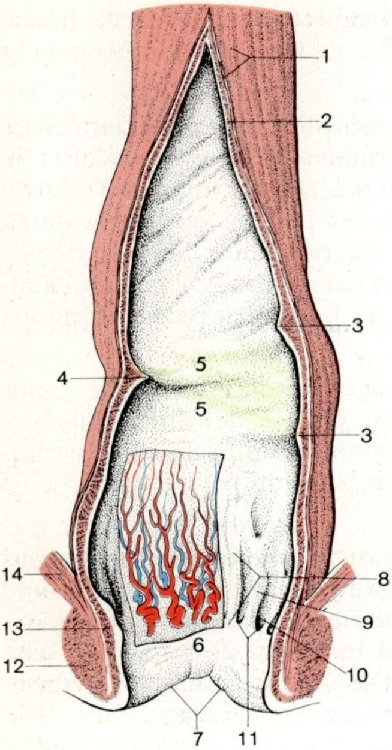

48 Rectum, von ventral eröffnet und gestreckt, Darmbiegungen aufgehoben (Bereich der Flexura sacralis: 1, 2, der Flexura perinealis: distal von 5). Schleimhaut in der Zona haemorrhoidalis gefenstert

1, 2 Tunica muscularis
1 Stratum longitudinale
2 Stratum circulare
3, 4 Plicae transversales recti
4 Kohlrauschsche Falte
5 Ampulla recti
6 Canalis analis
7 Anus
8 Zona haemorrhoidalis
9 Columna analis mit Gefäßknäueln der A. rectalis superior und Zweigen der Vv. rectales (in linker Bildhälfte dargestellt)
10 Sinus analis
11 Valvulae anales
12 M. sphincter ani externus
13 M. sphincter ani internus
14 M. levator ani

Zwischen beiden Flexuren wird das Rectum durch einen von rechts einschneidenden Knick nach links vorgebuchtet. Der außen sichtbaren Einknickung entspricht auf der Innenseite eine Falte, *Plica transversalis recti* (Kohlrauschsche Falte, Abb. **48** u. **72,** S. 194). Sie ist 5–8 cm vom Anus entfernt und liegt etwa in Höhe oder etwas unterhalb des tiefsten Punkts des Peritonealraums (bei der Frau: Excavatio rectouterina; beim Mann: Excavatio rectovesicalis).

Zusätzlich zu dieser (mittleren) Plica transversalis recti können weitere kleinere Plicae transversales recti in das Dickdarmlumen vorragen, die äußerlich nicht sichtbar sind. Meist liegt eine von der linken (oder rechten) Seite vorspringende Falte im Anfangsteil des Rectum und eine linke Falte etwa 2,5 cm unterhalb, seltener eine vierte Falte etwa 2,5 cm oberhalb der Kohlrauschschen Falte.

Die bei rektaler Untersuchung mit dem Zeigefinger erreichbare Kohlrauschsche Falte dient als topographische Marke. Unterhalb der Falte läßt sich beim Mann die Rückseite der Prostata tasten, bei der Frau reicht das Scheidengewölbe bis etwa in Höhe der Falte.

Im Bereich der Kohlrauschschen Falte liegt ein stark erweiterungsfähiger Darmabschnitt, die *Ampulla recti.* Nach kaudal erstreckt sie sich bis zum

Übergang in den trichterförmig verengten Analkanal. Eine Füllung (Dehnung) der Ampulla recti erzeugt Stuhldrang.

Der **Analkanal,** *Canalis analis,* ist 3–4 cm lang. Er setzt die Richtung der Flexura perinealis des Mastdarms bis zum *Anus* fort und tritt durch den Beckenboden. Seine obere Grenze liegt in Höhe der vom M. puborectalis gebildeten Levatorschlinge und wird auf der Schleimhautoberfläche durch die *Linea anorectalis* markiert.

Im oberen Drittel ist der Analkanal von Kolonschleimhaut, im mittleren Drittel von dünner, zunächst noch unverhornter, sensibel innervierter Haut ausgekleidet, die allmählich in die äußere Haut übergeht. Die äußere, perianale Haut, die in das Ende des Analkanals hineinragt, trägt eine verhornte pigmentierte Epidermis, Haare, Talg- und Schweißdrüsen.

Am Anfangsteil des Analkanals, etwas unterhalb der Linea anorectalis, wölben sich 6–10 wulstartige Längsfalten, *Columnae anales,* in das Lumen vor. Sie werden durch – ausschließlich aus Ästen der A. rectalis superior gespeiste – submuköse Gefäßknäuel aufgeworfen und sind von unverhorntem mehrschichtigen Plattenepithel bedeckt. An ihrem unteren Ende sind sie durch Querfalten, *Valvulae anales,* miteinander verbunden. Die rinnenförmigen Vertiefungen zwischen den Längsfalten, *Sinus anales,* die von einschichtigem prismatischem Epithel ausgekleidet werden, enden deshalb analwärts als seichte Taschen. In der Tela submucosa sowohl der Columnae als auch der Sinus anales sind weitlumige, meist dünnwandige Blutgefäße nachweisbar (Corpus cavernosum recti →S. 123). Die Columnae anales bilden den *Schleimhautanteil des Kontinenzorgans* und tragen zum gasdichten Verschluß des Darmrohrs bei.

Erweiterungen der Gefäßknäuel in den Columnae anales führen zur Entstehung von Hämorrhoiden. Die etwa ein cm lange Zone der Columnae und Sinus anales wird deshalb (von den Klinikern) als *Zona haemorrhoidalis* bezeichnet. Bei Hämorrhoidalblutungen wird hellrotes Arterienblut entleert.

Distal der Valvulae anales geht die Schleimhaut in die Haut über. Das Bindegewebe ist hier durch einstrahlende Längsmuskelzüge fester mit der Unterlage verbunden, die von unverhorntem mehrschichtigem Plattenepithel bedeckte, reich innervierte (d. h. sehr schmerzempfindliche) lumenwärtige Wandschicht des Analkanals erscheint als etwa ein cm langer heller Streifen, *Pecten analis.* Untere Grenze dieser Übergangszone ist die *Linea anocutanea* in Höhe der Unterkante des M. sphincter ani internus. Nach außen folgt die *Zona cutanea.*

b) Feinbau und Funktion des Dickdarms

Die Dickdarmschleimhaut resorbiert Wasser und Salze. Von dem 1 Liter Flüssigkeit, den die Dünndarmschleimhaut täglich in das Darmlumen abgibt, verlassen weniger als 100 ml den Dickdarm. Seine Schleimhaut produziert ferner Gleitschleim und kann Abbauprodukte von Giften, Medikamenten u. a. ausscheiden.

Die **Dickdarmschleimhaut** (Abb. **47**) weist eine wesentlich geringere Oberflächenvergrößerung als die Dünndarmschleimhaut auf, Plicae circulares fehlen.

Das *Grobrelief* bilden die ortsständigen *Plicae semilunares coli,* in die sich die gesamte Dickdarmwand einfaltet. Die Falten treten, abhängig vom Kontraktionszustand des Dickdarms, mehr oder weniger weit in das Lumen vor.

Die *Plicae transversales recti* werden, vergleichbar den Dünndarmfalten, nur von Schleimhaut und submukösem Bindegewebe aufgeworfen. Die Ringmuskelschicht kann allerdings in die Kohlrauschsche Falte eintreten.

Ein *Feinrelief* fehlt der Dickdarmschleimhaut, sie besitzt keine Zotten.

Das *Epithel* der *Dickdarmoberfläche* ist aus (resorbierenden) Enterozyten mit Mikrovilli und aus – zahlenmäßig weit überwiegenden – (schleimbildenden) Becherzellen zusammengesetzt *(Submikrorelief)*. Die *Dickdarmdrüsen* sind tiefe, gelegentlich verzweigte Krypten. Ihr Epithel besteht hauptsächlich aus *Becherzellen,* auch *„basalgekörnte" endokrine Zellen* sind vorhanden. Die Becherzellen des Dickdarms entsprechen in ihrer Masse etwa einer Drüse von der Größe des Pancreas. Die *Lamina propria mucosae* enthält außer Leitungsbahnen in individuell wechselndem Ausmaß Abwehrzellen, auch *Lymphfollikel;* sie sind als *Folliculi lymphatici aggregati* besonders stark im *Wurmfortsatz* ausbildet, wo sie durch die dort nur mäßig ausgebildete Lamina muscularis mucosae in die Tela submucosa vordringen können.

Die **Muskelwand** des Dickdarms, *Tunica muscularis* (Abb. **47** u. **48**), besteht aus einer gleichförmig ausgebildeten inneren *zirkulären* Schicht und aus einer äußeren *longitudinalen* Schicht, die hauptsächlich in drei Längsbändern, den *Tänien,* angeordnet ist. Zwischen den Tänien verlaufen nur schwache Längsmuskelzüge. In der Wand des Wurmfortsatzes und des Rectum bildet die Längsmuskelschicht aber eine gleichmäßige, geschlossene Lage. Besondere Strukturen der Muskelwand sind als Verschlußeinrichtungen am Anfang und am Ende des Dickdarms, in der Dickdarmklappe und am Anus, ausgebildet.

In der **Dickdarmklappe,** *Valva ilealis,* wird die Ringmuskelschicht des Dickdarms durch das – papillenförmig in das Blinddarmlumen hineinragende – Dünndarmende in das Innere „vorgeschoben" und „auseinandergedrängt". Die Ringmuskelzüge umgeben als „Muskelzwinge" die Dünndarmpapille, sie werfen die Schleimhaut als obere und untere Lippe der Dickdarmklappe auf. Im vorderen und im hinteren Schleimhautbändchen der Klappe laufen die Ringmuskelzüge wieder zusammen. Die Stelle des „Wanddurchbruches" liegt ventral von der Taenia omentalis. Ihre Längsmuskelzüge setzen z. T. an der „Muskelzwinge" an und können dadurch das Ileumende öffnen, z. T. strahlen sie in die Längsmuskelschicht des an den Dickdarm herantretenden Ileumendes ein und helfen, es bei Kontraktion ampullenartig zu erweitern.

Die *Motorik der Dickdarmklappe* wird weitgehend von der Muskulatur des Ileumendes bestimmt, die sich nach Art eines Sphinkters verformen kann. Verkürzung der *Längsmuskelschicht* führt (unter Beteiligung der Dickdarm-Längsmuskelschicht) zur Verkürzung der Papille und zur Öffnung der Klappe, Kontraktion der *Ringmuskelschicht* erzeugt (mit Hilfe der Dickdarm-Ringmuskelschicht-Zwinge) Verlängerung der Papille und Klappenschluß. Der Sphinkter öffnet sich periodisch und läßt Darminhalt aus dem Dünndarm in den Dickdarm treten, verhindert aber den Rückfluß. Bei starker Füllung des Blinddarms soll ferner ein mechanischer Ventilmechanismus zustandekommen, indem die Lippen aneinandergepreßt werden.

Am **Analverschluß** wirken als Teil des *muskulären Kontinenzorgans* ein *innerer glatter* und ein *äußerer quergestreifter* Schließmuskel mit.

Der *innere Schließmuskel,* **M. sphincter ani internus,** besteht aus einer etwa 2 cm langen Verdickung der inneren Ringmuskelschicht des Dickdarms. Er stellt ein ganglienfreies Endsegment des Muskelrohrs dar, dessen Dauertonus Grundlage der Kontinenz ist.

Der harte Unterrand des inneren Schließmuskels ist beim Lebenden zu tasten.

Die *Längsmuskelschicht* des Dickdarms strahlt teils in den inneren Schließmuskel, teils in die perianale Haut ein, die hierdurch gegen den Anus gezogen wird.

Der *äußere Schließmuskel,* **M. sphincter ani externus,** ist dem inneren Schließmuskel wie eine (3–4 cm lange) Manschette aufgesetzt. Seine annähernd sagittal gestellten Muskelfasern umschließen das Darmende von beiden Seiten. Sie sind hinten an einem vom Steißbein kommenden Band, *Lig. anococcygeum,* angeheftet und vorn im Centrum tendineum des Damms verankert.

Die *Pars subcutanea* des Muskels strahlt in das Haut- und Unterhautbindegewebe vor und hinter dem Anus ein. Die *Pars superficialis* ist zwischen Lig. anococcygeum und Centrum tendineum perinei ausgespannt. Die *Pars profunda* bildet eine Muskelschlinge, die – vom Centrum tendineum ausgehend – dorsal um den Analkanal herumläuft und kranial mit dem M. levator ani in Verbindung steht.

Der wahrscheinlich *wichtigste Analschließmuskel* ist der oberhalb von äußerem und innerem Schließmuskel schlingenförmig hinter dem Darmende vorbeikreuzende Anteil des M. levator ani, der **M. puborectalis** (Abb. **68,** S. 182f, u. **70,** S. 188). Er zieht die Flexura perinealis nach vorn. M. puborectalis sowie innerer und äußerer Schließmuskel stehen unter einem Dauertonus, sie werden bei der Defäkation entspannt.

Die Verletzung des M. puborectalis führt in stärkerem Maße zur Inkontinenz des Verschlusses als die Verletzung der Mm. sphincter ani externus oder sphincter ani internus.

Dickdarmmotorik. Im proximalen Dickdarm wird der Darminhalt während der Eindickung in langsamer Peristaltik und Antiperistaltik hin und her bewegt. Durch wenige, distalwärts gerichtete Transportbewegungen, unter ihnen 2- bis 3mal täglich eine besonders ausgedehnte „große Kolonbewegung", gelangt der Darminhalt über die linke Kolonflexur hinaus in das Colon descendens und das Colon sigmoideum.

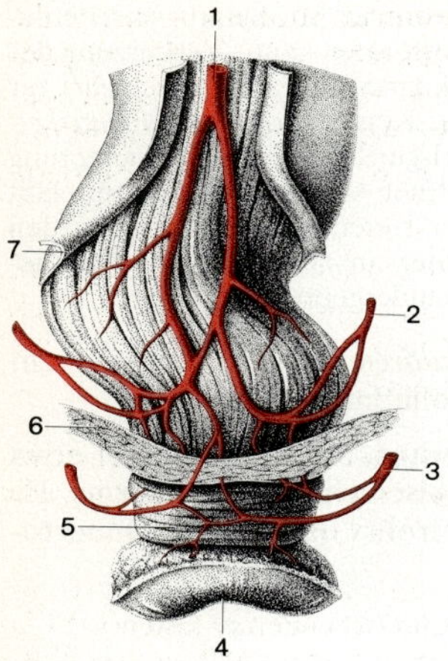

49 Arterien zum Rectum, Ansicht von dorsal
1 A. rectalis superior (aus der A. mesenterica inferior)
2 A. rectalis media (aus der A. iliaca interna)
3 A. rectalis inferior (aus der A. pudenda interna)
4 Anus
5 M. sphincter ani externus
6 M. levator ani
7 Umschlag des Peritoneum viscerale in das Peritoneum parietale an Hinter- und Seitenfläche des Rectum

Stuhldrang entsteht mit der Füllung der *Ampulla recti,* die sich unter der Kontraktion der Längsmuskelschicht erweitert. Zur Stuhlentleerung, *Defäkation,* wird reflektorisch der innere, unwillkürliche Schließmuskel entspannt. Die quergestreiften Schließmuskeln dagegen werden willkürlich entspannt, der Anus wandert mit der Öffnung gleichzeitig nach hinten (Entspannung des M. levator ani). Zur Darmentleerung trägt ferner die Bauchpresse (Bauchwandmuskulatur und Zwerchfell) bei, besonders effektiv bei geschlossener Stimmritze.

c) Gefäße und Nerven des Dickdarms

Arterien (Abb. **45,** S. 112 f). *Caecum, Colon ascendens* und *Colon transversum* (bis zum Cannon-Böhmschen Punkt nahe der linken Kolonflexur) werden von Ästen der *A. mesenterica superior* versorgt, im Regelfall den *Aa. ileocolica, colica dextra* und *colica media.* Zu den *anschließenden Kolonabschnitten* ziehen Äste der *A. mesenterica inferior,* die in Höhe des 3.–4. Lendenwirbels links aus der Aorta entspringt und (sekundär) retroperitoneal eine kurze Strecke nach links abwärts verläuft. Zum *Rectum* treten zusätzlich Äste der *A. iliaca interna.* Die Arterien des Dickdarms bilden nur 1(–2) Reihe(n) von Gefäßarkaden.

Die *A. ileocolica* erreicht in der Radix mesenterii den Winkel zwischen terminalem Ileum und aufsteigendem Colon. Als ihre Äste ziehen der *R. colicus* zum Colon ascendens, die *A. caecalis anterior* in der Plica caecalis vascularis zur Vorderfläche des Caecum, die *A. caecalis posterior* hinter der Einmündung des Ileum zur Hinterfläche des Caecum, die *A. appendicularis* hinter dem Ileumende im freien Rand der Mesoappendix zum Wurmfortsatz sowie der *R. ilealis* zum terminalen Ileum.

Die *A. colica dextra* gelangt (sekundär) retroperitoneal zum Colon ascendens, die *A. colica media* erreicht im Mesocolon transversum das Querkolon und anastomosiert mit der A. colica sinistra.

Die *A. colica sinistra* zieht – als Ast der A. mesenterica inferior – nach links ansteigend retroperitoneal zum Colon descendens und stellt je eine bogenförmige Anastomose mit der A. colica media und mit der obersten A. sigmoidea her. Die *Aa. sigmoideae,* zwei oder mehr Äste meist aus einem mit der A. colica sinistra gemeinsamen Ursprungsstamm, verlaufen im Mesocolon sigmoideum zum Colon sigmoideum.

Die *A. rectalis superior,* Endast der A. mesenterica inferior, tritt hinter dem Rectum in das kleine Becken ein und versorgt mit – meist zwei – Zweigen die Wand des Rectum (Abb. **49**). Sie besitzt in der Regel eine einzige Anastomose zur untersten A. sigmoidea, die A. sigmoidea ima.

Eine Unterbindung der A. rectalis superior oberhalb dieser Anastomose gefährdet die Versorgung des Rectum deshalb in der Regel nicht, bei Unterbindung unterhalb der Anastomose ist dessen Versorgung dagegen nicht mehr sichergestellt.

Schleimhautäste der A. rectalis superior dringen in der Tela submucosa analwärts bis in das Versorgungsgebiet der Aa. rectales mediae und inferiores vor und bilden in den *Columnae anales* stark geschlängelte Arterienschlingen, die durch knötchenförmige arteriovenöse Anastomosen mit den Rektalvenen verbunden sind. Die Gefäßknäuel, in der Klinik auch als *Glomera rectalia* bezeichnet, wirken als Schwellkörper und bilden insgesamt das mit arteriellem Blut gefüllte *Corpus cavernosum recti,* das dem Analverschluß dient.

Die Muskelwand der *unteren Rektumabschnitte* wird oberhalb des Beckenbodens durch die *A. rectalis media* (aus der A. iliaca interna), unterhalb des Beckenbodens durch die *A. rectalis inferior* aus der A. pudenda interna versorgt.

Die Verbindungen der Aa. rectales media und inferior mit der A. recatlis superior reichen bei Gefäßverschlüssen (meist) nicht zur Versorgung der gegenseitigen Irrigationsgebiete aus.

Die **Venen** (Abb. **55,** S. 134) *aus dem Versorgungsgebiet der A. mesenterica superior – V. ileocolica, V. colica dextra* und *V. colica media* – verlaufen mit den Arterien und vereinigen sich zur *V. mesenterica superior,* die rechts von der A. mesenterica superior in den Retroperitonealraum zieht.

Die *Venen aus dem Versorgungsgebiet der A. mesenterica inferior – V. colica sinistra, Vv. sigmoideae* und *V. rectalis superior* – schließen sich zur *V. mesenterica inferior* zusammen. Diese verläuft, *unabhängig* von der Arterie, in der Plica duodenalis superior hinter den Pankreaskörper und vereinigt sich dort meist mit der V. splenica.

Das venöse Blut aus den *unteren Rektumabschnitten* fließt der *V. iliaca interna* zu.

Die *Vv. rectales mediae* führen hauptsächlich Blut aus der Wand des Rectum oberhalb des Beckenbodens zur V. iliaca interna, die *Vv. rectales inferiores* kommen aus der Analgegend und münden in die V. pudenda interna.

Durch den *Plexus venosus rectalis* („Plexus haemorrhoidalis"), ein Venengeflecht in der Umgebung des Rectum, sind die unpaare obere, die paarige mittlere und untere Rektumvene verbunden. Der Plexus stellt eine portokavale Anastomose her (Abfluß zur V. portae hepatis via V. mesenterica inferior und zur V. cava inferior via V. iliaca interna → S. 136).

Bei Stauung (Hochdruck) in der Pfortader erweitern sich die submukösen Venen des Geflechts.

Die **Lymphgefäße** des Dickdarms (Abb. **46,** S. 114, u. **50**) orientieren sich am Verlauf der Dickdarmarterien.

Die *Nodi lymphatici ileocolici,* entlang der A. ileocolica und ihrer Äste gelegen, lassen sich – entsprechend der Aufzweigung der Arterie – in *Nodi lymphatici praecaecales, retrocaecales* und *appendiculares* gliedern. Die letztgenannte Gruppe (in der Mesoappendix) ist meist schwach ausgebildet, sie fehlt in über 30 Prozent.

Von den Lymphknoten des Colon, *Nodi lymphatici mesocolici,* liegen die *Nodi lymphatici paracolici* darmnah oder auf dem Darmrohr. Sie leiten die Lymphe über längs der Arterien angeordnete Lymphknotenketten, über *Nodi lymphatici colici dextri* und *colici medii* (ebenso wie die Nodi lymphatici ileocolici) in die *Nodi lymphatici mesenterici superiores,* über die (weniger zahlreichen) *Nodi lymphatici colici sinistri* und *sigmoidei* dagegen zu den *Nodi lymphatici mesenterici inferiores* ab.

Der Lymphabfluß vom Rectum erfolgt aus der oberen Hälfte über zwei nur z. T. hintereinandergeschaltete Lymphknotengruppen, die *Nodi lymphatici pararectales* (unmittelbar auf der Muskelschicht des Mastdarms) und die *Nodi lymphatici rectales superiores* (entlang der A. rectalis superior), zu den *unteren Mesenteriallymphknoten* (um die A. mesenterica inferior). Aus dem distalen Teilstück des Rectum und vom Analkanal bis in Höhe der Valvulae anales folgen Lymphgefäße der A. rectalis media oder den Aa. rectalis inferior und pudenda interna zu *Nodi lymphatici iliaci interni* (längs der gleichnamigen Arterie) sowie den Aa. sacrales medialis und lateralis zu *Nodi lymphatici sacrales* (vor dem Kreuzbein). Lymphe aus dem Analkanal unterhalb der Valvulae anales und aus der Haut der Analregion gelangt (in der Regel) zu den *Nodi lymphatici inguinales superficiales* (in der Leistenbeuge).

Die **Nerven** zum Dickdarm (extrinsische Nervenfasern) kommen für das *proximale* Colon (bis nahe an die linke Kolonflexur) aus dem *Plexus mesentericus superior,* für das *distale* Colon (ab *linkem Teil des Querkolon*) aus dem *Plexus mesentericus inferior.* Die Geflechte verlaufen an der Wand der Aa. mesentericae und ihrer Äste.

Die präganglionären *parasympathischen Fasern* zum *Plexus mesentericus superior* stammen aus dem *Truncus vagalis posterior,* die präganglionären *Sympathikusfasern* aus den *Nn. splanchnici.* Die *Perikaryen* des 2. efferenten *Parasympathikusneuron* liegen teils in den *Ganglia coeliaca,* teils in der *Darmwand,* die *Perikaryen* des 2. efferenten *Sympathikusneuron* in den *Ganglia coeliaca* und im *Ganglion mesentericum superius* (Abb. **206,** S. 607).

50 Lymphabflußwege des distalen Colon und des Rectum, Ansicht von ventral (auf der linken Seite des Präparats Lymphknoten längs der A. mesenterica inferior und ihrer Äste [1–4], rechts Lymphknoten längs der Aorta, der Aa. iliacae und ihrer Äste [9–13])

1 Nodi lymphatici mesenterici inferiores
2 Nodi lymphatici colici sinistri
3 Nodi lymphatici sigmoidei
4 Nodi lymphatici rectales superiores
5 Nodi lymphatici paracolici
6 Nodi lymphatici pararectales
7 Lymphgefäße zu Nodi lymphatici sacrales
8 Lymphknoten in der Fossa ischioanalis mit Abfluß zu den Nodi lymphatici inguinales superficiales
9 Nodi lymphatici iliaci interni
10 Nodi lymphatici iliaci externi
11 Nodi lymphatici iliaci communes
12 Nodi lymphatici lumbales dextri
13 Nodi lymphatici lumbales sinistri
14 Truncus lumbaris sinister/dexter

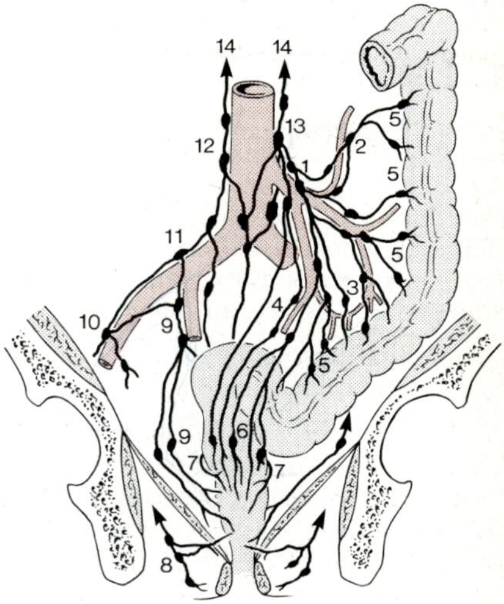

Die präganglionären *parasympathischen Fasern* zum distalen Colon (ab der Überlappungszone der beiden parasympathischen Innervationsgebiete im Bereich des Cannon-Böhmschen Punktes) stammen aus dem *sakralen Parasympathikus.* Sie sind Äste der *Nn. pelvici splanchnici,* die über den Plexus hypogastricus inferior und den N. hypogastricus beider Seiten verlaufen. Ein Teil der Fasern kann nach dem heutigen Wissensstand über die Plexus hypogastricus superior und aorticus abdominalis den Plexus mesentericus inferior erreichen und in den Plexus rectalis superior eintreten. Der Großteil dieser parasympathischen Fasern zieht im Mesocolon sigmoideum und retroperitoneal (im ehemaligen Mesocolon descendens) weitgehend unabhängig von den größeren Blutgefäßen zu Colon transversum (linke Hälfte), Colon descendens und Colon sigmoideum. Die parasympathische Innervation des Rectum erfolgt durch Äste der Nn. pelvici splanchnici über die Plexus rectales. Die präganglionären Sympathikusfasern kommen aus dem *Plexus aorticus abdominalis* und aus *lumbalen Grenzstrangganglien.* Die *Perikaryen* des 2. efferenten *Parasympathikusneuron* liegen u. a. in den *Ganglia pelvica,* zum Teil in der *Darmwand,* die *Perikaryen* des 2. efferenten *Sympathikusneuron* großenteils im *Ganglion mesentericum inferius* (Abb. **206,** S. 607). Intramurales Nervensystem → Bd. 1, S. 155.

Innervation des Analverschlusses. Der *M. sphincter ani internus* wird über Fasern des sakralen Parasympathicus, *Nn. pelvici splanchnici,* und über Sympathikusfasern aus dem sakralen Grenzstranganteil, *Nn. splanchnici sacrales,* innerviert.

Der *M. sphincter ani externus* erhält *Nn. rectales inferiores,* Zweige des *N. pudendus,* aus dem 3.–4. Sakralsegment; die Nerven versorgen auch die Analhaut.

Der *M. levator ani* wird durch direkte Äste des *Plexus sacralis,* die oberhalb des Beckenbodens zum Muskel treten, innerviert.

4. Leber

Die **Leber,** *Hepar,* ist mit etwa 2000 g Gewicht die größte *Drüse* des Körpers, ihr exokrines Produkt ist die *Galle.* Die in ihr enthaltenen Salze der Gallensäuren sind oberflächenaktiv, sie dienen der Emulgierung und damit der Verdauung der Fette im Darm. Der Gallenfarbstoff entsteht aus Biliburin, einem eisenfreien Abkömmling des roten Blutfarbstoffes zugrundegegangener Erythrozyten. Mit der Galle werden zahlreiche weitere Stoffe (z. B. Cholesterin, Mineralien) ausgeschieden.

Gleichzeitig verrichtet die Leber aber als größtes *Stoffwechselorgan* des Körpers zahlreiche andere Funktionen, die erst ihren Reichtum an Blutgefäßen verständlich machen; etwa 1,5 l Blut fließen in der Minute durch die Leber.

Niedrigmolekulare Bausteine aus der Resorptionstätigkeit des Darms gelangen über die Pfortader auf kürzestem Weg zur Leber und werden hier zu körpereigenen Substanzen – zu Glykogen, Proteinen (Fibrinogen, Prothrombin, Serumeiweißkörper), Phosphatiden u. a. – synthetisiert, teilweise auch gespeichert (Glykogen!). Das Blut wird in der Leber auf mannigfache Weise entgiftet.

Den Kapillarwänden der Leber liegt eine große Zahl von – zum MPS gehörenden – Makrophagen als Kupffersche Sternzellen an.

a) Form und Lage der Leber

Die **Leber** (Abb. **51** u. **52**) hat beim gesunden Lebenden eine spiegelnd glatte Oberfläche, eine rötlich-braune Farbe und – im Unterschied zur Härte der fixierten Leber der Leiche – eine weiche Konsistenz. Ihre Gestalt wird weitgehend durch Nachbarorgane bestimmt, die sich auf der Leberoberfläche in Form von Impressionen abzeichnen. Das Organ wird durch eine derbe Bindegewebskapsel und den Tonus der Gefäße stabilisiert.

Die Leber kann durch Druck und Erschütterungen Einrisse erleiden, die zu lebensbedrohlichen Blutungen führen.

Die Leber ähnelt in ihrer Form einer dreiseitigen liegenden Pyramide. Die Spitze der Pyramide ist nach links gerichtet, die (abgerundete) Basis liegt unter der am Thorax abfallenden Pars costalis des Zwerchfells dem rechten Umfang des Brustkorbs innen an. Die obere Seite ist zur Zwerchfellkuppel, die vordere zur ventralen Rumpfwand orientiert. Die schräg nach hinten oben gerichtete dritte Seite schließlich ist den Baucheingeweiden zugewandt.

Die *Zwerchfellfläche, Facies diaphragmatica,* wird von der Basis *(Pars dextra),* der Ober- und der Vorderseite *(Pars superior* und *Pars anterior)*

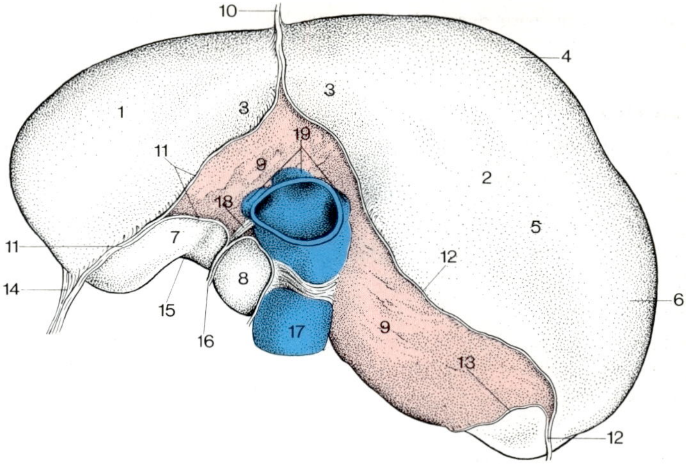

51 Leber, Ansicht der Facies diaphragmatica von kranial

1 „linker Leberlappen"
2 „rechter Leberlappen"
3 Impressio cardiaca
4 Pars anterior ⎫
5 Pars superior ⎬ der Facies diaphragmatica
6 Pars dextra ⎪
7 Pars posterior ⎭
8 Lobus caudatus
9 Area nuda
10–13 *Lig. coronarium*
10 Lig. falciforme (hepatis)
11 Lig. triangulare sinistrum
12 Lig. triangulare dextrum
13 Lig. hepatorenale
14 Appendix fibrosa hepatis im Lig. triangulare sinistrum
15 Impressio oesophagea
16 Omentum majus, Schnittrand
17 V. cava inferior im Sulcus venae cavae
18 Lig. venosum in der Fissura ligamenti venosi
19 Vv. hepaticae

sowie der abgerundeten hinteren Fläche *(Pars posterior)* der Pyramide gebildet.

Eingeweidefläche, Facies visceralis, ist die untere, den Eingeweiden zugekehrte Seite der Leber. Sie grenzt vorn und seitlich mit scharfer Kante, *Margo inferior,* gegen die Facies diaphragmatica. Hinten geht die Facies visceralis im Bereich der flächenhaften Verwachsung von Leber und Zwerchfell ohne scharfe Grenzen in die hintere Zwerchfellfläche über.

Die **Zwerchfellfläche** der Leber ist glatt und konvex gewölbt. Muskelzüge des Zwerchfells, die zum Zeitpunkt der Fixierung der Leiche stark kontrahiert waren, können auf der Leberoberfläche sog. Zwerchfellfurchen hervorrufen.

Die *Pars superior* der Zwerchfellfläche ist (am fixierten Organ sichtbar) dort zur *Impressio cardiaca* eingesenkt, wo das Perikard mit dem Zwerchfell verwachsen ist. Die Vertiefung reicht dorsal in die Area nuda und grenzt an den Sulcus venae cavae.

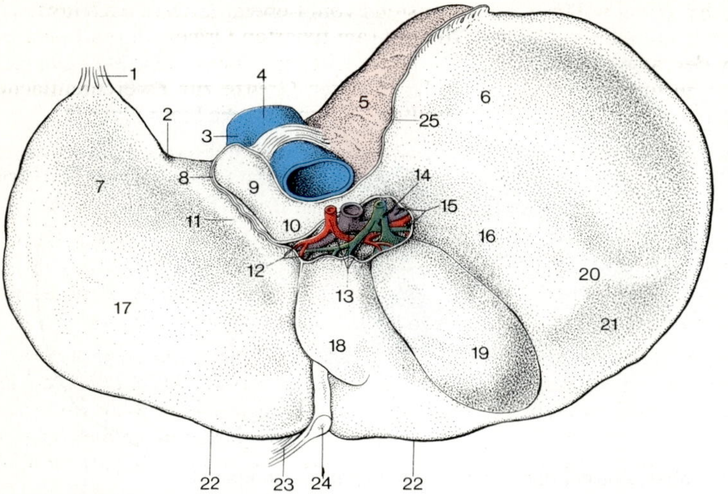

52 Leber, Ansicht der Facies visceralis

1 Appendix fibrosa hepatis im Lig. triangulare sinistrum
2 Impressio oesophagea
3 V. hepatica
4 V. cava inferior im Sulcus venae cavae
5 Area nuda
6 Impressio renalis
7 Impressio gastrica
8 Omentum minus (Schnittrand), schließt das Lig. venosum in der Fissura ligamenti venosi ein
9 Lobus caudatus
10 Proc. papillaris
11 Tuber omentale
12 R. sinister der A. hepatica propria und der V. portae hepatis, Ductus hepaticus sinister
13 A. hepatica propria, V. portae hepatis und Ductus hepaticus communis in der Porta hepatis
14 Ductus cysticus
15 R. dexter der A. hepatica propria und der V. portae hepatis, Ductus hepaticus dexter
16 Impressio duodenalis
17 Lobus hepatis sinister
18 Lobus quadratus
19 Gallenblase in der Fossa vesicae biliaris
20 Lobus hepatis dexter
21 Impressio colica
22 Margo inferior der Leber
23 Lig. falciforme (hepatis)
24 Lig. teres hepatis in der Fissura ligamenti teretis
25 Lig. hepatorenale

Der *Sulcus venae cavae* schneidet als tiefe Rinne in die Pars posterior der Zwerchfellfläche ein und nimmt die V. cava inferior auf. Von der Facies visceralis zieht eine tiefe Furche, *Fissura ligamenti venosi,* links vom Sulcus venae cavae an der Hinterfläche der Facies diaphragmatica aufwärts und biegt am Übergang zur Pars superior nach rechts zum Sulcus venae cavae ab. Die Furche enthält das *Lig. venosum,* den bindegewebigen Rest der fetalen Nabelvene, das von der Leberpforte zur unteren Hohlvene zieht.

Die **Eingeweidefläche** der Leber steigt vom Leberunterrand nach hinten an. Sie wird durch die Leberpforte und (am fixierten Organ) durch Impressionen der angrenzenden Eingeweide gegliedert. Zwei sagittal verlaufende *Furchen* formen mit der – an der hinteren Grenze zur Zwerchfellfläche – tief einschneidenden, quer gestellten Leberpforte die Figur eines H.

Die *rechte Furche* beginnt am Margo inferior mit einer Grube für die Gallenblase, *Fossa vesicae biliaris*. Sie wird dorsal durch den *Sulcus venae cavae* an der Hinterseite der Zwerchfellfläche vervollständigt.

Die *linke Furche, Fissura ligamenti teretis,* schneidet in den Unterrand der Leber ein, *Incisura ligamenti teretis,* und leitet das *Lig. teres hepatis,* die obliterierte Nabelvene, zur Leberpforte. Dorsal setzt sich die Furche an der Hinterseite der Zwerchfellfläche als *Fissura ligamenti venosi* fort.

Leberlappen und Lebersegmente (Abb. **53**). Die *Binnengliederung der Leber* entspricht *nicht* der Unterteilung der Zwerchfellfläche in „rechten" und „linken Leberlappen" durch die Anheftung des Lig. falciforme (hepatis). Sie ergibt sich vielmehr aus dem Verzweigungsmuster der Äste und Wurzeln der *Glissonschen Trias* (Äste der V. portae hepatis und der

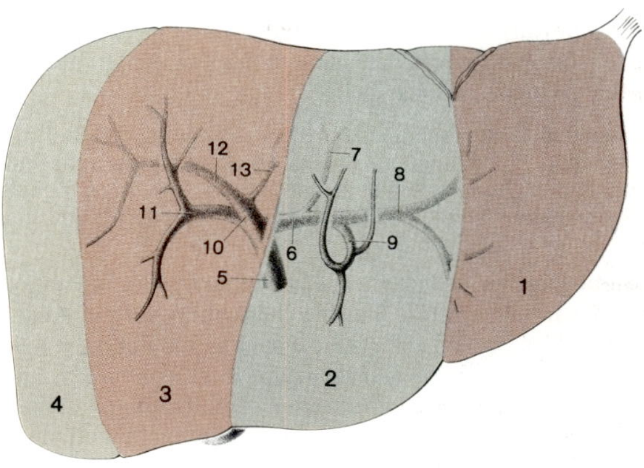

53 Lebersegmente und intrahepatische Gallenwege, projiziert auf die Facies diaphragmatica (z. T. nach *Feneis*)

1, 2 *Lobus hepatis sinister*
1 Segmentum laterale
2 Segmentum mediale
3, 4 *Lobus hepatis dexter*
3 Segmentum anterius
4 Segmentum posterius
5 Ductus hepaticus communis
6–9 *Ductus hepaticus sinister*
7 Ductus lobi caudati sinister
8 R. lateralis
9 R. medialis
10–13 *Ductus hepaticus dexter*
11 R. anterior
12 R. posterior
13 Ductus lobi caudati dexter

A. hepatica propria, Wurzeln des Ductus hepaticus communis). Danach läßt sich die Leber in den *Lobus hepatis dexter* und den *Lobus hepatis sinister* und jeder Leberlappen in *Lebersegmente* gliedern. Im Zentrum eines Segments liegen jeweils zwei Äste und eine Wurzel der drei Leitungsbahnen, die Lebersegmente sind „Portalsegmente".

Die *Grenze zwischen den beiden Leberlappen* verläuft an der Facies visceralis im Bereich der rechten Fissur, an der Zwerchfellfläche rechts von der Anheftung des Lig. falciforme (hepatis).

Bei der Lappengliederung der Leber nach der Oberfläche – entsprechend der Anheftung des Lig. falciforme (hepatis) – wird als Lappengrenze an der Facies visceralis die linke Furche (Fissura ligamenti teretis – Fissura ligamenti venosi) angegeben.

Der **rechte Leberlappen,** *Lobus hepatis dexter,* liegt rechts von einer die Fossa vesicae biliaris mit der V. cava inferior verbindenden Linie.

An der Facies visceralis wird seine Oberfläche (am fixierten Organ) vorn von der *Impressio colica* des Colon transversum, rechts der Gallenblase von der *Impressio duodenalis* der Pars superior duodeni und – seitlich hinter beiden Impressionen – vom Abdruck des oberen Pols der rechten Niere, *Impressio renalis,* geprägt. An diese schließt sich dorsal, schon in der Area nuda gelegen, rechts neben der Hohlvenenrinne die flache *Impressio suprarenalis* der rechten Nebenniere an.

Am rechten Leberlappen werden ein *Segmentum anterius* und ein *Segmentum posterius* unterschieden, die sich beide in einen oberen und einen unteren Anteil gliedern lassen.

Das *vordere* Segment reicht nach medial bis etwa zur Mitte des Betts der Gallenblase und umfaßt die dem Duodenum, z. T. auch die dem Colon anliegende Fläche des rechten Leberlappens. Das *hintere* Segment, das den größeren Teil der Oberfläche des rechten Leberlappens bildet, schließt sich seitlich (und hinten) an das vordere Segment an.

Der **linke Leberlappen,** *Lobus hepatis sinister,* wird an der Eingeweidefläche durch die linke sagittale Furche in zwei ungleiche Abschnitte unterteilt. Als *Mittelstück* fassen die beiden sagittalen Furchen *ventral* den der Facies visceralis zugehörigen *Lobus quadratus, dorsal* den zur Pars posterior der Zwerchfellfläche gerechneten *Lobus caudatus* zwischen sich. Er wölbt sich in dem von der Fissura ligamenti venosi und der Leberpforte begrenzten Winkel als *Proc. papillaris* vor. Die Parenchymbrücke zwischen Lobus caudatus und rechtem Leberlappen, dorsal der Leberpforte, wird *Proc. caudatus* genannt. An dem größeren *Seitenteil* des linken Leberlappens buckelt sich gegenüber dem Proc. papillaris als kleiner Höcker das *Tuber omentale* vor, das nach dorsal gegen das Vestibulum bursae omentalis gerichtet ist und von ihm durch das Lig. hepatogastricum getrennt wird.

Am *Seitenteil* des linken Leberlappens ruft auf der Eingeweidefläche der Magen die *Impressio gastrica,* die Speiseröhre hinten die *Impressio oesophagea* hervor. Am linken hinteren Rand ist der Lobus hepatis sinister zu einer Bindegewebsplatte,

Appendix fibrosa hepatis, rückgebildet, die im Lig. triangulare sinistrum bis zum Zwerchfell zieht.

Am linken Leberlappen werden ein *Segmentum mediale* (Lobus quadratus + Lobus caudatus) und ein *Segmentum laterale* (links von der durch die Fissurae ligamenti teretis und ligamenti venosi gebildeten sagittalen Furche) unterschieden.

Die beiden Segmente werden jeweils in einen *oberen* und einen *unteren* Anteil gegliedert. Auf der Zwerchfellfläche markiert die Anheftungslinie des Lig. falciforme (hepatis) etwa die Grenze zwischen medialem und lateralem Segment.

Die Unterteilung der Leber in Leberlappen und Lebersegmente trägt dem Drüsencharakter der Leber Rechnung. Im Zentrum jedes Lappens und jedes Segments sammelt ein Gallengang die Galle – im rechten Leberlappen der *Ductus hepaticus dexter* (mit *R. anterior* und *R. posterior*), im linken Lappen der *Ductus hepaticus sinister* (mit *R. lateralis* und *R. medialis*) sowie der *Ductus lobi caudati dexter* (rechte Hälfte des Lobus caudatus) und der *Ductus lobi caudati sinister* (linke Hälfte). Aus den Gallengängen geht in der Leberpforte der *Ductus hepaticus communis* hervor.

An der **Leberpforte,** *Porta hepatis* (Abb. **52**), verbreitert sich das vom Duodenum kommende Lig. hepatoduodenale zeltartig und schafft so Raum für die durch die Leberpforte ein- und austretenden Gefäße und Nerven. Dorsal und kaudal tritt vor dem Proc. papillaris die *V. portae hepatis* ein. Die beiden Hauptäste der *A. hepatica propria, R. dexter* und *R. sinister,* liegen vor oder hinter dem *rechten* und dem *linken Ductus hepaticus,* die sich in der Leberpforte zum *Ductus hepaticus communis* vereinigen. Durch die Leberpforte ziehen ferner noch Lymphgefäße und vegetative Nerven.

Leber und Bauchatmung. Die Leber folgt den Bewegungen des Zwerchfells. Bei der Atmung bildet sie den „Spritzenstempel", der durch Zwerchfell (Einatmung) und Bauchwandmuskulatur (Ausatmung) bewegt wird (→Bd. 1, S. 530). Die gleichen Kräfte, die zur Haftung der Lunge an der Brustwand führen, bewirken, daß die Leber ihren Kontakt zum Zwerchfell beibehält. Die Retraktionskraft der Lunge („Lungenzug"), die das Zwerchfell in den Thorax „zieht", trägt (nahezu) das ganze Lebergewicht – bei Inspiration mehr, bei Exspiration weniger; Eingeweide und Beckenboden sind vom Lebergewicht entlastet. Durch die Verwachsung der Leber mit dem Zwerchfell im Bereich der Area nuda wird die Leber an (starken) Verschiebungen gegenüber dem Zwerchfell gehindert.

Bei Eröffnung des Bauchraums wird der Kontakt zwischen Leber und Zwerchfell gelöst (analog der Situation beim Pneumothorax).

b) Feinbau und Funktion der Leber

Das *Parenchym* der Leber besteht aus 1–2 Zellen breiten Epithelzellbalken und -platten, die durch das *Leberstroma* stabilisiert werden. Die Epithelzellen, *Hepatozyten,* schließen *Gallenkanälchen* ein. Sie sind, verglichen mit der Organisation anderer exokriner Drüsen, die Lumina der sezernierenden Endstücke. Das *Stroma* der Leber, insgesamt *Capsula fibrosa perivascularis* (Glissonsche Kapsel) genannt, begleitet als *Bindegewebsgerüst* die großen Lebergefäße in das Organinnere und teilt sich bis in feinstes retikuläres Bindegewebe auf. Es ist an der derben (äußeren) *Leberkapsel, Tunica fibrosa,* angeheftet.

Die *zuführenden Blutgefäße, V. portae hepatis* und *A. hepatica propria,* treten in der Leberpforte ein. Die V. portae hepatis führt desoxygeniertes (venöses), nährstoffreiches Blut aus Darmwand und Milz, die A. hepatica propria oxygeniertes (arterielles) Blut aus dem Truncus coeliacus.

Die *abführenden Blutgefäße,* (3–5 oder mehr) *Vv. hepaticae,* leiten das desoxygenierte Blut, das zum größten Teil aus der V. portae hepatis, zum kleineren aus der A. hepatica propria stammt, unmittelbar unter dem Zwerchfell in die V. cava inferior.

Das *Kapillarnetz,* das zwischen den Zweigen der V. portae hepatis und den Wurzeln der Vv. hepaticae ausgebreitet ist, bildet ein „venöses Wundernetz", da das Blut der Pfortader zuvor bereits ein Kapillarnetz in der Darmwand oder der Milz durchflossen hat. Die Wand der *sinusoiden Kapillaren* wird von (fenestrierten) Endothelzellen gebildet, denen die phagozytierenden *Kupfferschen Sternzellen* anliegen. Zwischen Endothelien und Epithelzellen der Leber liegt der perisinusoidale *Dissesche Raum.* Er enthält u. a. *Fettspeicherzellen* (perisinusoidale Lipozyten), die bevorzugt Vitamin A speichern, sowie einzelne *Fibroblasten,* die Produzenten der Bindegewebsfasern bei der (krankhaften) Leberschrumpfung.

Parenchym sowie Blutgefäße und Stroma formen gemeinsam zahlreiche kleine *Leberbaueinheiten,* die – abhängig davon, welche der Leitungsbahnen als Zentrum der Baueinheit genommen wird – entweder als *Zentralvenen-Leberläppchen,* als *Portalvenen-Leberläppchen* oder als *Leberazini* gesehen werden können. Im Zentrum der *Zentralvenen-Leberläppchen* liegen als *Vv. centrales* die feinsten Wurzeln der Vv. hepaticae, im Zentrum der *Portalvenen-Leberläppchen* die *Vv. interlobulares* als Äste der V. portae hepatis. Die Achse der *Leberazini* bildet jeweils ein Seitenzweig einer V. interlobularis.

Das **(Zentralvenen-)Leberläppchen,** *Lobulus hepatis* (Abb. **54**), hat einen Durchmesser von 1–2 mm und besteht aus annähernd radiär gestellten *Epithelzellbalken* und *-platten.* Zwischen ihnen liegen *sinusoide Kapillaren,* die in eine zentrale Venole, *V. centralis,* münden.

Nicht alle Leberzellen haben zur gleichen Zeit in gleichem Maße an allen Funktionen teil. Die Richtung der Läppchendurchblutung von der Peripherie zum Zentrum spielt dabei eine Rolle, und es bestehen von der Nahrungsaufnahme und von der Tageszeit abhängige (d. h. zirkadiane) Unterschiede, wie das Beispiel der Glykogeneinlagerung zeigt. Nach umfangreicher Nahrungszufuhr erscheint die Glykogeneinlagerung

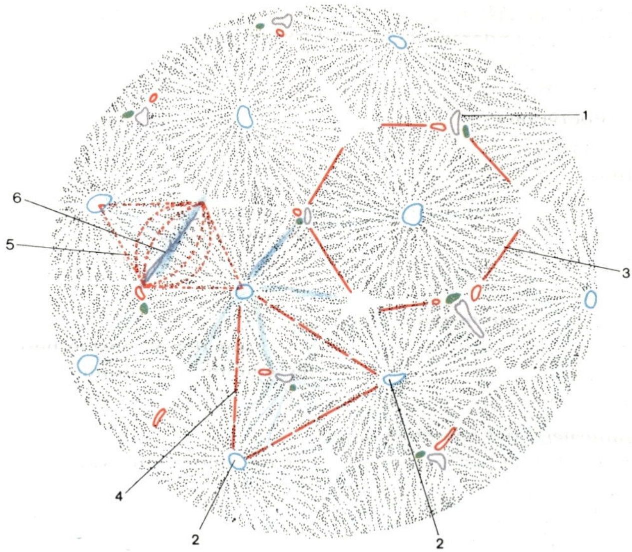

54 Feinbau der Leber, Schnitt durch Lebergewebe, Lupenvergrößerung (etwa 15fach)

1 periportales Feld (Glissonsches Dreieck)
2 Vv. centrales
3 Lobulus hepatis = Zentralvenen-Leberläppchen
4 Portalvenen-Leberläppchen
5 Leberazinus
6 Seitenzweig einer V. interlobularis als Achse des Leberazinus

zuerst in der Läppchenperipherie und schreitet zum Zentrum fort. Bei der Abgabe von Zucker an das Blut wird zunächst das Zentrum, später die Peripherie entleert.

In Bindegewebszwickeln zwischen den Leberläppchen, den *periportalen Feldern* (Glissonsche Dreiecke), sind *drei Gefäßanschnitte* zu sehen – die Anschnitte der *V. interlobularis* (aus der V. portae hepatis), der *A. interlobularis* (aus der A. hepatica propria) und des *Ductulus interlobularis,* eines Gallengangs. Aus der V. interlobularis und der A. interlobularis werden über ein Gefäßnetz, von dem das Leberläppchen umsponnen wird, die *sinusoiden Kapillaren* gespeist. Der Gallengang sammelt die Galle aus den von den Leberepithelien begrenzten *Gallenkanälchen, Canaliculi biliferi,* der Leberzellbalken. Die drei Gefäßanschnitte werden *Glissonsche Trias* genannt. (Ein sie begleitendes Lymphgefäß und Nervenfasern sind dabei nicht mitgerechnet.)

Das **Portalvenen-Leberläppchen** gruppiert sich um eine Glissonsche Trias. Er ist morphologisch nicht scharf abgrenzbar und umfaßt Parenchymbezirke mehrerer Zentralvenen-Leberläppchen.

Die **Leberazini** sind Bauteile des Portalvenen-Leberläppchens. Ihre Achse wird jeweils von einem *Seitenzweig* einer V. interlobularis gebildet. Er geht rechtwinklig aus dieser hervor und verläuft eine Strecke weit zwischen benachbarten Lobuli hepatis, deren angrenzendes Parenchym Pfortaderblut aus diesem axialen Zweig zugeführt erhält. Dabei entsteht ein Gradient, der eine Unterteilung des Azinus in drei Zonen erlaubt. Zahlreiche Beobachtungen aus der Pathologie begründen die Auffassung des Leberazinus als Leberbaueinheit.

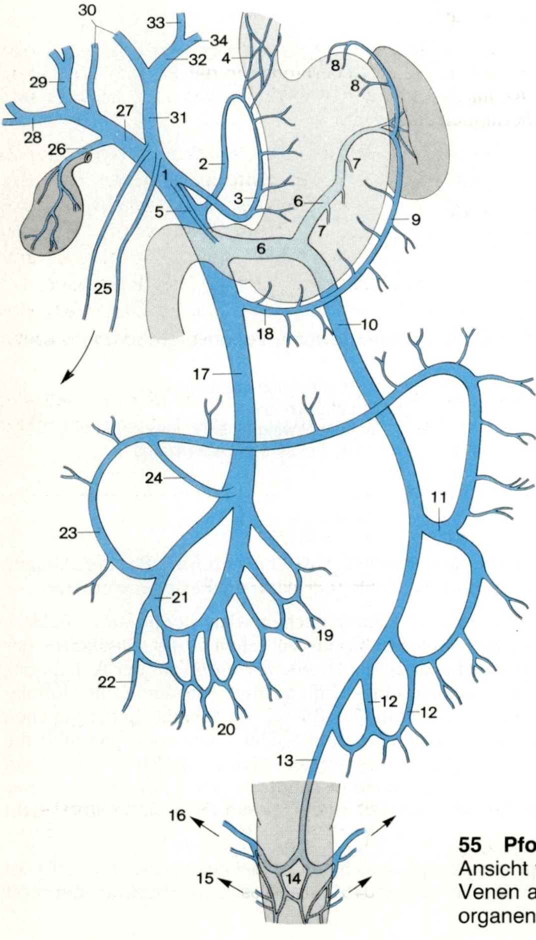

55 Pfortadersystem,
Ansicht von ventral
Venen aus den unpaaren Bauchorganen

c) Gefäße und Nerven der Leber

Die **Pfortader,** *V. portae hepatis* (Abb. **55**), führt Blut aus den unpaaren Bauchorganen (aus *Magen, Darm, Milz* und *Gallenblase*), d. h. aus dem Versorgungsgebiet von Truncus coeliacus, A. mesenterica superior und A. mesenterica inferior. Die drei großen Wurzelvenen der Pfortader sind *V. splenica, V. mesenterica inferior* und *V. mesenterica superior.* Das Blut gelangt über den *R. dexter* und den *R. sinister* der V. portae in das Kapillargebiet der Leber.

Der *R. dexter* teilt sich in *R. anterior* und *R. posterior* für den vorderen und den hinteren Anteil des rechten Leberlappens.

Der *R. sinister* verläuft zunächst als *Pars transversa* nach links, gibt *Rr. caudati* zum Lobus caudatus ab und setzt sich im linken Leberlappen in die sagittal verlaufende *Pars umbilicalis* fort, die *Rr. laterales* zu den Lobi quadratus und caudatus und *Rr. mediales* zum linken Leberlappen entsendet.

Die *V. portae hepatis* geht hinter dem Pankreaskopf, etwa in Höhe des 2. Lendenwirbels, aus der Vereinigung der *V. mesenterica superior* und der *V. splenica* hervor, die in knapp 70 % der Fälle die *V. mesenterica inferior* aufgenommen hat. Der 5–8 cm lange Gefäßstamm zieht im Lig. hepatoduodenale, links vom Ductus choledochus und etwas mehr dorsal, aufwärts zur Leberpforte. Auf dieser Verlaufsstrecke nimmt die Pfortader die *Vv. gastricae dextra* und *sinistra* auf, die längs der kleinen Kurvatur des Magens einen (nicht immer vollständigen) Venenbogen, *V. coronaria gastri,* bilden.

Von der Vorderseite des Pylorus, aus dem Grenzbereich zum Duodenum, fließt der V. portae hepatis Blut über die kleine *V. praepylorica* zu, sofern diese nicht in die

---

◀ 1 V. portae hepatis
2 V. gastrica sinistra
3 V. gastrica dextra
4 Vv. oesophageales
5 V. praepylorica
6 V. splenica
7 Vv. pancreaticae
8 Vv. gastricae breves
9 V. gastroomentalis sinistra
10 V. mesenterica inferior
11 V. colica sinistra
12 Vv. sigmoideae
13 V. rectalis superior
14 Plexus venosus rectalis
15 Abfluß über die Vv. rectales inferiores in die V. pudenda interna
16 Abfluß über die Vv. rectales mediae in die V. iliaca interna
17 V. mesenterica superior
18 V. gastroomentalis dextra
19 Vv. jejunales
20 Vv. ileales
21 V. ileocolica
22 V. appendicularis
23 V. colica dextra
24 V. colica media
25 Vv. paraumbilicales (im Lig. teres hepatis). Anastomosen mit den Hautvenen der ventralen Rumpfwand
26 V. cystica
27–29 *R. dexter der V. portae hepatis*
28 R. anterior
29 R. posterior
30 Rr. caudati
31–34 *R. sinister der V. portae hepatis*
31 Pars transversa
32 Pars umbilicalis
33 Rr. laterales
34 Rr. mediales

V. gastrica dextra eintritt. Kurz vor ihrer Aufteilung in die beiden Pfortaderäste – oder auch danach – münden *Vv. paraumbilicales,* die das Lig. teres hepatis begleiten und eine Verbindung zu Bauchwandvenen herstellen (sie treten oft in den R. sinister), und die *V. cystica* von der Unterfläche der Gallenblase und vom Gallenblasenhals. Selten ist nur eine V. cystica ausgebildet, die in den R. dexter der V. portae hepatis eintritt, meist ziehen mehrere Venen durch die Leberpforte.

Portokavale Anastomosen verbinden die Einzugsgebiete der V. portae hepatis einerseits und der V. cava superior oder der V. cava inferior andererseits, sie umgehen bei Behinderung des Blutabstroms aus der Pfortader, z. B. bei Leberschrumpfung, die Leber. Portokavale Anastomosen kommen an mehreren Stellen des Bauchraums vor.

Klinisch wichtig sind Anastomosen zwischen den Venen an der kleinen Kurvatur des Magens und Ösophagusvenen (→ S. 100 f), Anastomosen zwischen oberen und mittleren bzw. unteren Rektumvenen über den Plexus venosus rectalis (→ S. 124) sowie – in extremen Fällen – Anastomosen über Paraumbilikalvenen zu Hautvenen, deren Stauung das Bild des „Caput medusae" hervorruft (→ Bd. 1, S. 555).

Die **A. hepatica propria** (Abb. **40,** S. 101) geht als der zur Leberpforte führende Endast aus der Aufgabelung der A. hepatica communis (aus dem Truncus coeliacus) oberhalb des Pylorus hervor. Sie verläuft im Lig. hepatoduodenale, links und vor der V. portae hepatis gelegen, schräg nach rechts aufwärts, entsendet die *A. gastrica dextra* zur kleinen Kurvatur des Magens (Anastomose mit der A. gastrica sinistra) und teilt sich meist vor Eintritt in die Leberpforte in den rechten und den linken Leberarterienast. Der *R. dexter* kreuzt den Ductus choledochus an dessen dorsaler (seltener an der ventralen) Seite, gibt die *A. cystica* ab und zweigt sich in die *A. lobi caudati* zum Lobus caudatus sowie in die *Aa. segmenti anterioris* und *posterioris* zum vorderen bzw. hinteren Segment des rechten Leberlappens auf. Der *R. sinister* versorgt mit einer *A. lobi caudati* ebenfalls den Lobus caudatus und mit *Aa. segmenti medialis* und *lateralis* das mediale bzw. laterale Segment des linken Leberlappens. Ein *R. intermedius* zum Lobus quadratus kann sowohl aus dem linken als auch aus dem rechten Leberarterienast hervorgehen.

Eine *akzessorische Leberarterie* kann aus der A. gastrica sinistra durch den etwas festeren oberen Teil (Pars densa) des Lig. hepatogastricum zum linken Leberlappen, aus der A. mesenterica superior im Lig. hepatoduodenale zum rechten Leberlappen ziehen oder (seltener) aus der A. gastroduodenalis kommen, aus der auch die A. gastrica dextra entspringen kann. Die *A. cystica* geht gelegentlich von der A. hepatica propria ab, eine *akzessorische A. cystica* kann aus der A. hepatis communis oder einem ihrer Äste hervorgehen.

Die kurzen **Vv. hepaticae** (Abb. **51,** S. 127) entspringen in den Leberlappen und münden etwas unterhalb des Zwerchfells in die untere Hohlvene.

Die **Lymphgefäße** ziehen aus zentralen Leberpartien und aus der Wand der Gallenblase zu den *Nodi lymphatici hepatici* an der Leberpforte (Abb. **41,** S. 102). Aus subperitonealen Teilen der Leber fließt Lymphe über ein subseröses Gefäßnetz teils zu den *Nodi lymphatici hepatici* und *phrenici inferiores* (an der abdominalen Zwerchfellfläche, nahe dem Hiatus aorticus), teils durch das Zwerchfell hindurch zu unteren *Nodi lymphatici parasternales* sowie zu vorderen, parasternalen, und mittleren, um die V. cava inferior gelegenen *Nodi lymphatici phrenici superiores* auf dem Zwerchfell.

Die vegetativen **Nerven** gelangen über den *Plexus hepaticus,* eine Fortsetzung des Plexus coeliacus, mit der A. hepatica propria zur Leber.

Die über den Plexus coeliacus verlaufenden *Parasympathikusfasern* stammen aus dem *hinteren Truncus vagalis, Rr. hepatici* (über das Lig. hepatogastricum) aus dem *Truncus vagalis anterior,* die *Sympathikusfasern* aus den *Nn. splanchnici major* und *minor.*

Sensible Fasern aus dem Peritoneum der Leber ziehen im Plexus hepaticus zum rechten *N. phrenicus.*

5. Extrahepatische Gallenwege

Die Galle fließt über den *großen Gallengang* aus der Leber in das Duodenum. Im Nebenschluß steht die *Gallenblase* als Reservoir mit dem Gallengang in Verbindung. Bei Verdauungsruhe ist die Duodenalmündung verschlossen. Die „Lebergalle" (2–4 % feste Bestandteile) wird in die Gallenblase rückgestaut, zur „Blasengalle" (10–12 % feste Bestandteile) eingedickt und für den Bedarfsfall bereitgehalten.

a) Großer Gallengang

Der **große Gallengang** (Abb. **43,** S. 107) ist etwa bleistiftdick. Er wird proximal vom Abgang des Ductus cysticus, der zur Gallenblase führt, *Ductus hepaticus communis* genannt, distal davon *Ductus choledochus.*

Der **Ductus hepaticus communis** entsteht in der Leberpforte aus der Vereinigung des linken und des rechten Ductus hepaticus, ist 4–6 cm lang und verläuft im Lig. hepatoduodenale rechts von der Pfortader.

Der **Ductus choledochus,** 6–8 cm lang, zieht zunächst im freien Rand des Lig. hepatoduodenale oberhalb des Duodenum und kreuzt dann hinter der Pars superior duodeni abwärts. Er gelangt hinter dem Pankreaskopf oder im Drüsengewebe zur dorsomedialen Seite der Pars descendens duodeni und tritt von oben schräg nach unten in die Wand des Duodenum ein. Dabei wirft er die längsverlaufende Schleimhautfalte auf, *Plica longitudinalis duodeni.* Auf der Erhebung am unteren Ende der Falte, *Papilla duodeni major,* mündet der Ductus choledochus (an der Leiche) meist gemeinsam mit dem Pankreasausführungsgang. Bei über 70% der Fälle vereinigen sich die Enden beider Gänge beim Eintritt in die Duodenalwand und bilden gemeinsam eine Erweiterung, *Ampulla hepatopancreatica.*

Nach röntgenologischen Beobachtungen am Lebenden münden Ductus choledochus und Pankreasausführungsgang allerdings in den meisten Fällen getrennt in das Duodenum.

Die *Schleimhaut* des großen Gallengangs besteht aus einer Lage hochprismatischer Epithelzellen und einer breiten Lamina propria aus kollagenen Faserbündeln, die reichlich elastische Netze, aber nur vereinzelte Züge glatten Muskelgewebes enthält. In der Schleimhaut liegen zahlreiche muköse Gallengangsdrüsen, *Glandulae biliares*.

Eine geschlossene, spiral- und ringförmige *Muskelschicht* ist nur auf einer Länge von etwa 5 mm an der Mündung des Ductus choledochus in das Duodenum als *M. sphincter ductus choledochi* ausgebildet, von den Klinikern kurz Sphincter Oddii genannt. Auch die Mündung des Pankreasausführungsgangs wird von zirkulären Muskelzügen umgeben. Besteht eine ausgeprägte *Ampulla hepatopancreatica*, so bilden zirkuläre Muskelzüge an deren Mündung einen *M. sphincter ampullae hepatopancreaticae*.

In *Verdauungsruhe* ist der Sphincter des Ductus choledochus kontrahiert, die Galle staut sich durch den Gallenblasengang in die Gallenblase zurück. Kurz *nach der Nahrungsaufnahme* öffnet sich die Gallengangsmündung. Sphinkteren und Schleimhautfalten im mündungsnahen Bereich verhindern in der Regel den Eintritt von Darminhalt in die Ausführungsgänge und von Galle in den Pankreasausführungsgang.

Übertritt von Galle in den Pankreasausführungsgang führt zur Aktivierung von Pankreasenzymen und zu schweren Schädigungen des Pancreas.

b) Gallenblase

Die **Gallenblase,** *Vesica biliaris* (Abb. **33,** S. 86, u. **43,** S. 107), ist ein birnenförmiger, 8–12 cm langer, 4–5 cm breiter dünnwandiger Sack, der 30–80 ml Flüssigkeit faßt. Die Gallenblase liegt auf der Eingeweidefläche der Leber im vorderen Bereich der rechten sagittalen Furche. Mit dem großen Gallengang ist die Gallenblase durch den *Ductus cysticus* verbunden.

An der Gallenblase unterscheidet man *Fundus, Corpus* und *Collum*. Der *Fundus,* das blinde Ende, ist nach vorn unten gerichtet und allseitig von Peritoneum umgeben. Er überragt bei praller Füllung den Leberrand um 1–1,5 cm und liegt der vorderen Bauchwand unmittelbar an. Das *Corpus* ist in der Fossa vesicae biliaris mehr oder weniger ausgedehnt an die Unterfläche der Leber geheftet, die freie Oberfläche wird von Peritoneum überkleidet. Sie liegt der Flexura coli dextra auf. Dringt das Peritoneum beiderseits zwischen Gallenblase und Leber tief ein, so bleibt als Verbindung zwischen beiden nur eine gekröseartige Peritonealduplikatur. Das Corpus verengt sich zum *Collum vesicae biliaris,* das nach hinten oben gegen die Leberpforte gerichtet ist und ohne scharfe Grenze im Bogen (Anschlußstück) in den *Ductus cysticus* übergeht.

Die **Wand** der Gallenblase (Abb. **43**), nur 1–2 mm dick, besteht aus einer *Schleimhaut* und einer dünnen *Muskelhaut.* Die Schleimhautoberfläche wird durch Falten vergrößert, die netzartig zusammenhängen und zwischen denen kleine, taschenförmige Aussackungen liegen. Das einschichtige hochprismatische Epithel bildet Schleim. Im Gallenblasenhals treten die ersten mukösen Drüsen auf, die Schleimhaut des *Ductus cysticus* enthält – wie im großen Gallengang – *Glandulae biliares.*

Die dünne *Muskelhaut* der Gallenblase, eine modifizierte Lamina muscularis mucosae, besteht aus scherengitterartig angeordneten Muskelspiralen sowie aus Längszügen glatter Muskelzellen, die den Fundus umgreifen.

Das Lumen des *Gallenblasenhalses* und des Anschlußstücks zum Ductus cysticus wird durch faltenförmige, spiralig verlaufende Diaphragmen, insgesamt Spiralklappe, *Plica spiralis,* genannt, unvollständig unterteilt.

Der Wandtonus der Gallenblase paßt sich dem Füllungsgrad an. Bei plötzlicher Steigerung des Binnendrucks im Bauchraum (Husten, Pressen) sollen sich die Diaphragmen der Plica spiralis kulissenartig aneinanderlegen und eine Gallenblasenentleerung verhindern. Bei Eintritt von saurem Magensaft in das Duodenum bewirkt das aus der Dünndarmschleimhaut stammende Hormon Cholezystokinin eine Kontraktion der Gallenblase. Die Galle wird dabei durch die bereits zuvor geöffnete Mündung des Ductus choledochus in das Duodenum abgegeben. Die nachfolgende Entleerung der Gallenblase soll nach dem Heber-Prinzip erfolgen.

Wenn vorhergegangene Entzündungen zur Verklebung oder Verwachsung der an die Gallenblase angrenzenden Abschnitte des Duodenum oder der rechten Kolonflexur geführt haben, können Gallensteine bei Perforation der verklebten oder verwachsenen Gallenblasen- und Darmwand in das Duodenum oder das Colon entleert werden.

Gefäße und Nerven. Die **A. cystica** (Abb. **40,** S. 101) ist ein Zweig des R. dexter der A. hepatica propria und spaltet sich in einen vorderen und einen hinteren Ast zur Wand der Gallenblase.

Die **V. cystica** (Abb. **33,** S. 86) mündet direkt in den rechten Ast der V. portae hepatis. Meist sind mehrere Vv. cysticae mit variablen Einmündungen vorhanden.

Die **Lymphgefäße** ziehen zu den *Nodi lymphatici hepatici* an der Leberpforte.

Die **Nerven** treten mit dem *Plexus hepaticus,* einer Fortsetzung des Plexus coeliacus an der A. hepatica propria, zur Gallenblase.

6. Bauchspeicheldrüse

In der **Bauchspeicheldrüse,** *Pancreas,* sind zwei Organe ineinandergefügt, eine *exokrine Drüse* – das Pancreas ist die wichtigste Verdauungsdrüse – und eine *endokrine Drüse,* das *Inselorgan.*

Der (exokrine) *Pankreassaft,* täglich etwa 2 Liter, neutralisiert den sauren Magensaft und enthält Proenzyme für Eiweiß-, Fett- und Kohlenhydratabbau, die im Dünndarm zu hochwirksamen Enzymen aktiviert werden; sie führen die in Mund und Magen eingeleitete Verdauung zu Ende. Sekretion kann nervös (z. B. durch einen bedingten Reflex – Anblick von Speisen!) und durch Hormone aus der Darmschleimhaut (Sekretin, Pankreozymin = Cholezystokinin) ausgelöst werden.

Das *Inselorgan* produziert Hormone, die den Blutzuckerspiegel konstant und den Einstrom von Glukose in Zellen aufrechterhalten.

a) Form und Lage der Bauchspeicheldrüse

Das **Pancreas** (Abb. **33,** S. 86, u. **43,** S. 107) hat eine bräunlich-graue Farbe, ist 14–18 cm lang und wiegt 65–80 g. Die keilförmige Bauchspeicheldrüse steht in engen Nachbarschaftsbeziehungen zu Oberbauchorganen und -gefäßen – topographische Verhältnisse, die sich aus der Entwicklung erklären.

Der breite *Pankreaskopf, Caput pancreatis,* schmiegt sich der Konkavität der C-förmigen Duodenalschleife an. Hinter (oder in) seinem oberen Anteil zieht der Ductus choledochus zur Papilla duodeni major. Durch die *Incisura pancreatis* treten die hinter dem Pankreaskopf herabziehenden oberen Mesenterialgefäße vor den hakenförmigen *Proc. uncinatus.*

Der *Pankreaskörper, Corpus pancreatis,* buckelt sich vor der Wirbelsäule als *Tuber omentale* nach oben in die Bursa omentalis vor, zieht dann nach links im Bogen um die Wirbelsäule und geht nahe dem Milzhilum in den Pankreasschwanz über. Die von Peritoneum bedeckte Vorderseite wird durch eine – der Anheftungslinie des Mesocolon transversum entsprechende – vordere horizontale Kante, *Margo anterior,* in zwei Flächen zerlegt; die obere vordere Fläche, *Facies anterior,* ist zur Bursa omentalis, die untere vordere, *Facies inferior,* zum Unterbauch gerichtet. Die hintere Seite, *Facies posterior,* ist dem prävertebralen Bindegewebe zugewandt. Sie wird durch eine obere und eine untere Kante, *Margo superior* und *Margo inferior,* von den beiden vorderen Facetten abgegrenzt.

Der *Pankreasschwanz, Cauda pancreatis,* bildet die spitz auslaufende Fortsetzung des Pankreaskörpers und reicht bis an das Lig. splenorenale oder in dieses hinein.

Der **Ausführungsgang,** *Ductus pancreaticus,* etwa 2 mm dick, durchzieht die Drüse in ihrer Längsausdehnung nahe der Hinterfläche. Er nimmt zahlreiche kurze Drüsengänge auf, die senkrecht einmünden. In etwa 77 % mündet der Ductus pancreaticus (nach Beobachtungen an der Leiche) gemeinsam mit dem Ductus choledochus auf der *Papilla duodeni major,* in den übrigen Fällen liegen die Mündungen beider Gänge nahe beieinander.

Ein akzessorischer Ausführungsgang, *Ductus pancreaticus accessorius,* das Mündungsstück der dorsalen Pankreasanlage, öffnet sich auf der *Papilla duodeni minor* in das Duodenum. Der *Ductus pancreaticus accessorius* ist häufig nur rudimentär ausgebildet und fehlt in 3 % der Fälle völlig. In 33 % ist er Nebenast, in 5–8 % Hauptausführungsgang.

b) Feinbau und Funktion der Bauchspeicheldrüse

Die schwach ausgebildete Organkapsel dringt mit Bindegewebszügen in die Drüse ein und unterteilt diese in Läppchen.

Der **exokrine Pankreasanteil,** die „Bauchspeicheldrüse" im Wortsinn, ist rein serös und insoweit der Ohrspeicheldrüse ähnlich. In die azinösen Endstücke ist, im Unterschied zur Glandula parotidea, häufig der Anfangsteil des jeweiligen Schaltstücks eingestülpt. Seine Zellen treten im histologischen Schnitt als zentroazinäre Zellen in Erscheinung.

Der **endokrine Pankreasanteil,** als *Inselorgan* oder *Insulae pancreaticae* bezeichnet, besteht aus 0,5–2 Millionen Zellinseln, *Langerhanssche Inseln,* die hauptsächlich auf die Drüsenläppchen in Pankreasschwanz und -körper verteilt sind. Jede Insel hat einen Durchmesser von 100 bis 200 μm oder mehr und besteht aus jeweils etwa 3000 netzartig verbundenen hormonbildenden Epithelzellen, zahlreichen Blutkapillaren und spärlichem Bindegewebe.

Hormone. Im histologischen Schnitt erscheinen die Inseln bei den meisten Färbungen heller als das exokrine Drüsengewebe und sind deshalb oft schon mit bloßem Auge zu erkennen. Durch Spezialfärbungen werden mehrere Zelltypen sichtbar, A-Zellen (Glukagonbildner, beim gesunden Erwachsenen etwa 20% der Zellen), B-Zellen (Insulinbildner nahezu 80%), in geringer Zahl D-Zellen (Somatostatinbildner) und einzelne Zellen, die weitere gastrointestinale Hormone produzieren.

Insulin fördert in der Leber die Glykogensynthese, *Glukagon* führt dagegen zur Glykogenolyse. Insulin senkt somit den Blutzuckerspiegel, Glukagon erhöht ihn. Es regt u.a. Leberenzyme zur Neubildung von Glukose aus Aminosäuren, zur Glukoneogenese, an. *Somatostatin* reguliert (inhibitorisch) die Insulinabgabe.

Sympathikusimpulse regen die Sekretion von Glukagon an und hemmen die Insulinbildung, die von Erregungen des N. vagus gefördert wird. Über somatostatinerge Nervenfasern kann die Freisetzung von Insulin inhibiert werden. Zwischen den Langerhansschen Inseln und dem sie umgebenden exokrinen Gewebe besteht eine Mikrozirkulation (insuloazinäre Portalgefäße; Einfluß z.B. der D-Zellen auf die Sekretion des exokrinen Pancreas).

Bei Schädigung oder Unterfunktion des Inselorgans entsteht ein Diabetes mellitus („Zuckerkrankheit").

c) Gefäße und Nerven der Bauchspeicheldrüse

Die **Arterien** des *Pankreaskopfes* (Abb. **45a,** S. 112) entspringen – wie die des Duodenum – aus Ästen des *Truncus coeliacus* und der *A. mesenterica superior,* die miteinander in einem vorderen und einem hinteren Arterienbogen anastomosieren (→S. 111).

Arterien zu *Pankreaskörper* und *-schwanz* sind Äste, *Rr. pancreatici,* der *A. splenica* und verlaufen an der Hinterfläche der Drüse. Die *A. pancreatica dorsalis* (aus dem

Anfangsteil der A. splenica) erreicht die Gegend der Incisura pancreatis, wo sie die längs des unteren Drüsenrandes zum Pankreasschwanz ziehende *A. pancreatica inferior* abgibt, die mit der *A. caudae pancreatis* (aus der Endstrecke der Milzarterie) anastomosiert. Die *A. pancreatica magna* (aus der Mittelstrecke der A. splenica) versorgt den schwanznahen Teil des Drüsenkörpers.

Venen aus dem Pancreas münden als *Vv. pancreaticae* direkt in die *Vv. splenica* und *mesenterica superior.* Über die *Vv. pancreaticoduodenales* wird Blut aus der Bauchspeicheldrüse ebenfalls zur oberen Mesenterialvene und auch direkt in die *V. portae hepatis* abgeleitet (→ S. 114).

Lymphgefäße aus dem Pankreaskopf ziehen zu Lymphknoten im Lig. hepatoduodenale (über *Nodi lymphatici pancreaticoduodenales* zu den *Nodi lymphatici hepatici)* sowie zu den *Nodi lymphatici mesenterici superiores,* die auch Lymphe aus dem Pankreaskörper erhalten. Aus Körper und Schwanz der Bauchspeicheldrüse nehmen *Nodi lymphatici pancreatici superiores* und *inferiores* Lymphe auf und leiten sie zu *Nodi lymphatici aortici laterales* und *praeaortici.*

Nerven. *Parasympathikus-* und *Sympathikusfasern* sowie *viszerosensible* Fasern ziehen als *Plexus pancreaticus,* einer Fortsetzung des Plexus coeliacus, mit den Pankreasarterien zum Organ.

7. Milz

In der **Milz,** *Splen,* die als lymphatisches Organ in den großen Kreislauf eingeschaltet ist, wird die Strombahn des Bluts verbreitert, die Blutströmung stark verlangsamt. Die Milz ist als wichtiges *Immunorgan* großenteils angefüllt mit Zellen des spezifischen Abwehrsystems. Ferner wirkt sie bei der Entfernung überalterter Erythrozyten mit, *Erythrozytensequestrierung.*

Bei starkem Erythrozytenabbau wird Hämoglobineisen in der Milz gespeichert, es kann mikroskopisch als *Hämosiderin* nachgewiesen werden. In extremen Fällen entsteht eine makroskopisch sichtbare Braunfärbung, *Hämosiderose.*

Die Milz kann abwegige Stoffwechselprodukte in großer Menge speichern (erblich bedingte *Speicherkrankheiten:* Lipidosen, Mukopolysaccharidosen, Glykogenosen u. a.) und dabei erheblich an Größe zunehmen. Bei Insuffizienz des roten Knochenmarks können in der Milz – wie während der Fetalentwicklung – wieder Granulo- und Erythropoese stattfinden. Als Blutspeicher hat die Milz beim Menschen keine Bedeutung.

a) Form und Lage der Milz

Die **Milz** (Abb. **56**) liegt hinten in der linken Regio hypochondriaca unter dem Zwerchfell. Sie ist beim Gesunden von rotbraun-violetter Farbe, 10–12 cm lang, 6–8 cm breit und 3–4 cm dick. Die Milz besitzt eine weiche Konsistenz und wiegt beim Erwachsenen 150–200 g, doch können Größe und Gewicht, wie bei allen lymphatischen Organen, starken funktionell bedingten Schwankungen unterworfen sein.

Die Milz hat die Form einer Kaffeebohne. Man unterscheidet die konvexe, dem Zwerchfell anliegende *Facies diaphragmatica* und die facettierte, den

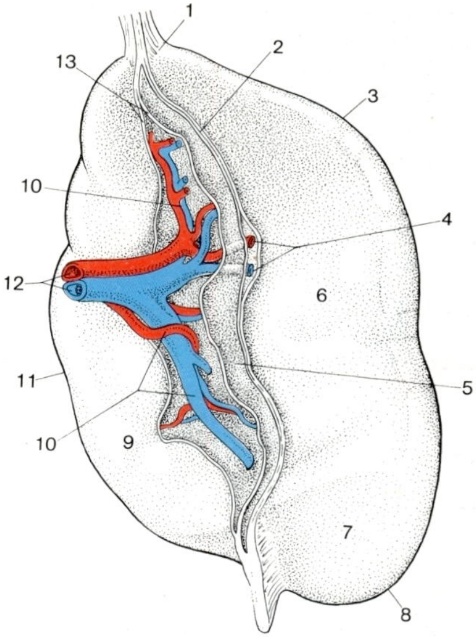

56 Milz, Facies visceralis und Milzhilum

1 Extremitas posterior
2 Lig. gastrosplenicum
3 Margo superior
4 A. und V. gastroomentalis sinistra im Lig. gastrosplenicum
5 Recessus splenicus der Bursa omentalis
6 Facies gastrica
7 Facies colica
8 Extremitas anterior
9 Facies renalis
10 Rr. splenici der A. und V. splenica im Hilum splenicum
11 Margo inferior
12 A. und V. splenica im Lig. splenorenale
13 Lig. splenorenale

Eingeweiden zugekehrte *Facies visceralis.* Das hintere Ende, *Extremitas posterior,* ist nach hinten oben, das vordere Ende, *Extremitas anterior,* nach vorn unten gerichtet. Zwerchfell- und Eingeweidefläche grenzen an der oberen, scharfen und eingekerbten Kante, *Margo superior,* und an der unteren, stumpfen Kante, *Margo inferior,* aneinander.

Die *Zwerchfellfläche* ist gleichmäßig abgerundet und nicht weiter untergliedert. Die *Eingeweidefläche* wird in ganzer Länge durch das bandartige, in einer „Hilumrinne" liegende *Hilum splenicum,* durch das Gefäße ein- und austreten, in ein oberes und ein unteres Feld geteilt.

Beide Felder werden – besonders deutlich bei der fixierten Milz – durch die benachbarten Organe geprägt. Das obere Feld grenzt großenteils mit der *Facies gastrica* an den Magen, nahe der Extremitas anterior mit der *Facies colica* an die linke Kolonflexur. Die Eingeweidefläche unter dem Milzhilum ist nahe dem vorderen Ende als *Facies renalis* dem oberen Pol der linken Niere benachbart.

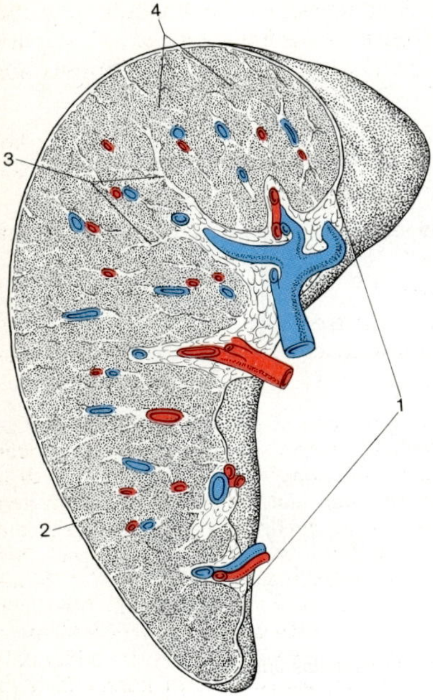

57 Milz, Schnitt im Hilumbereich
1 Hilum splenicum mit Ästen der A. und V. splenica
2 Milzkapsel mit Peritonealüberzug
3 Milztrabekel
4 Milzpulpa

Nebenmilzen, einzelne oder mehrere erbsen- bis hühnereigroße Knollen aus Milzgewebe, entstehen aus versprengten Milzanlagen. Sie liegen im Lig. gastrosplenicum oder im großen Netz, an der A. splenica, aber auch an anderen Stellen.

b) Feinbau und Funktion der Milz

Bindegewebsgerüst (Abb. **57**). Die Milz wird durch ein mit elastischen Netzen durchsetztes Bindegewebsgerüst stabilisiert. Es besteht aus der *Milzkapsel (Tunica fibrosa* und *Tunica serosa)* und den *Milztrabekeln, Trabeculae splenicae,* die vom Milzhilum zur Milzkapsel ziehen. Die Milztrabekel führen die Äste von Milzarterie und -vene, ihre feinen Zweige und Kapillaren verlaufen in organspezifischer Anordnung in der Pulpa. Das retikuläre Bindegewebe der Milzpulpa, *Pulpa splenica,* füllt die lückenhaft begrenzten Fächer zwischen den Milztrabekeln aus; in die Maschen des retikulären Bindegewebes sind Zellen des spezifischen Abwehrsystems eingelagert.

Weiße und rote Pulpa. Die Schnittfläche der frischen Milz zeigt bei makroskopischer Betrachtung ein ausgedehntes dunkelrotes Gewebe, die *rote Milzpulpa;* sie enthält weitlumige postkapilläre Bluträume, die *Milzsinus,* und das diese umgebende retikuläre Bindegewebe. Stecknadelkopfgroße weiße Stippchen, die Milzknötchen, *Folliculi lymphatici splenici [Lymphonoduli splenici]*, insgesamt die *weiße Milzpulpa*, bestehen großenteils aus Anschnitten von lymphatischen Gefäßscheiden.

Die rote Pulpa macht etwa 77 Vol. % der Milz aus. Die weiße Pulpa nimmt bei Erwachsenen etwa 19 Vol. % ein, etwa ⅓ davon sind Lymphfollikel, beim 20jährigen 10 000–20 000. Ihre Anzahl nimmt mit fortschreitendem Lebensalter ab.

Bei zahlreichen Erkrankungen ist das Mengenverhältnis von roter zu weißer Pulpa der Milz verändert.

Architektur der Blutgefäße. *Balkenarterien*, die in den Trabekeln verlaufen, zweigen sich in *Pulpaarterien* auf und treten in die Pulpa ein. Jede Pulpaarterie wird von einem Strang lymphatischen Gewebes, der *periarteriellen Lymphscheide*, umgeben und nunmehr als *Zentralarterie* bezeichnet.

Während ihres Verlaufs im Lymphstrang gibt jede Zentralarterie Äste in das Maschenwerk der die periarterielle Lymphscheide begrenzenden *Marginalzone* oder in die rote Pulpa ab. Die Marginalzone enthält zahlreiche Makrophagen, die mit dem Blutstrom zugeführte Antigene phagozytieren und mit B- und T-Lymphozyten kooperieren. Im Lymphstrang sind *Lymphfollikel* ausgebildet. Am Ende teilt sich die Zentralarterie in ungefähr 50 Arteriolen (Endbäumchen, Pinselarterien) auf. Sie öffnen sich größtenteils in die Maschen eines *Maschenstrangs*, der jeden Sinus umhüllt (offener Kreislauf). Wenige Kapillaren können auch direkt in Milzsinus münden (geschlossener Kreislauf). Aus dem Maschenstrang treten funktionstüchtige Erythrozyten rasch in den Sinus ein, krankhaft veränderte (überaltere, mißgestaltete) rote Blutkörperchen werden zurückgehalten, Monozyten in kurzer Zeit in Makrophagen umgewandelt. Lymphozyten wandern in die B- und T-Regionen der Lymphstränge. Die *Milzsinus* sind durch Verbindungsröhrchen zu einem weitmaschigen Netz verbunden. Ihre Wand besteht aus langgestreckten, spindelförmigen, in der Längsachse der Sinus angeordneten Zellen, zwischen denen vorübergehende interzelluläre Lücken Blutzellen den Eintritt aus dem Maschenstrang in den Sinus ermöglichen.

Pulpavenen nehmen das Blut aus den Milzsinus auf und führen es den *Balkenvenen* zu. Die Wand der Pulpavenen ist muskelfrei.

Zellen des Immunsystems werden in den lymphatischen Gefäßscheiden und ihrer Umgebung, die B-Regionen (Lymphfollikel) und T-Regionen aufweisen, gebildet und festgehalten.

Die Beteiligung der Milz an Krankheiten, die das Immunsystem aktivieren, z. B. Bauchtyphus, kann zu einer durch die Bauchdecke tastbaren Vergrößerung der Milz um ein Vielfaches ihrer ursprünglichen Größe und zu einer Änderung der Milzkonsistenz (Erweichung, Verhärtung) führen.

c) Gefäße und Nerven der Milz

Die **Milzarterie,** *A. splenica* (Abb. **40,** S. 101), stärkster Ast des Truncus coeliacus, zieht geschlängelt am Oberrand des Pancreas entlang und erreicht über das Lig. splenorenale das Milzhilum. Vor Eintritt in das

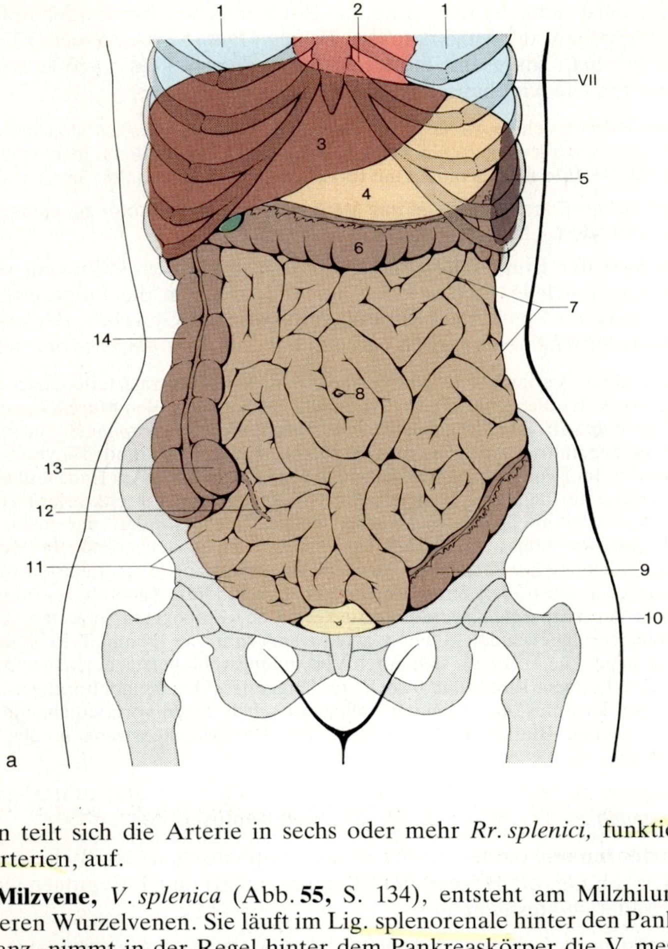

Organ teilt sich die Arterie in sechs oder mehr *Rr. splenici,* funktionelle Endarterien, auf.

Die **Milzvene,** *V. splenica* (Abb. **55,** S. 134), entsteht am Milzhilum aus mehreren Wurzelvenen. Sie läuft im Lig. splenorenale hinter den Pankreasschwanz, nimmt in der Regel hinter dem Pankreaskörper die V. mesenterica inferior auf und bildet mit der V. mesenterica superior die Pfortader.

Die **Lymphgefäße** (Abb. **46,** S. 114), die hauptsächlich aus dem subserösen Bindegewebe herkommen, ziehen über *Nodi lymphatici splenici* am Milzhilum größtenteils zu *Nodi lymphatici pancreatici superiores* am Oberrand des Pancreas, zum kleineren Teil auch direkt zu den *Nodi lymphatici coeliaci* am Truncus coeliacus.

Nerven. *Parasympathikus-* und *Sympathikusfasern* aus dem Plexus coeliacus, vermischt mit *viszerosensiblen* Fasern, begleiten als *Plexus splenicus* die A. splenica zur Milz.

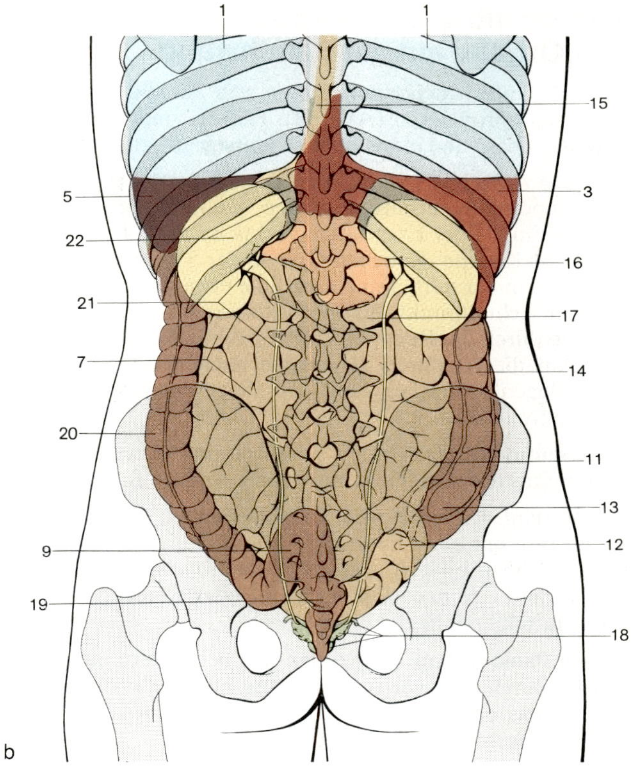

58 Projektion intra- und retroperitoneal gelegener Organe auf die Rumpfwand (im Liegen bei mittlerer Exspiration)
a Projektion auf die ventrale Bauchwand
b Projektion auf die dorsale Rumpfwand
VII 7. Rippe

1 rechte bzw. linke Lunge
2 Herz
3 Leberfeld
4 Magenfeld
5 Milz
6 Colon transversum
7 Jejunumschlingen
8 Nabel
9 Colon sigmoideum
10 Harnblase
11 Ileumschlingen
12 Appendix vermiformis
13 Caecum
14 Colon ascendens
15 Oesophagus
16 Pancreas
17 Duodenum
18 Ductus deferens (durchtrennt), Vesicula seminalis, Prostata
19 Rectum
20 Colon descendens
21 Pelvis renalis und Ureter
22 Niere und Nebenniere

8. Projektion intra- und retroperitoneal gelegener Organe auf die Bauchwand

Oberbauch- und Unterbauchorgane lassen sich auf die vordere oder die hintere Bauchwand projizieren (Abb. **58**). Hierbei sind allerdings Körperhaltung, Atmungsphase und individuelle Unterschiede zu berücksichtigen.

Leber. Die *obere Lebergrenze* entspricht dem Stand der Zwerchfellkuppel und kann röntgenologisch ermittelt werden. Sie reicht rechts etwas weiter kranialwärts als links – bei Exspiration rechts bis zum 4. Interkostalraum vorn, links bis zur Knorpel-Knochen-Grenze der 5. Rippe. Der *Unterrand* der Leber verläuft in der mittleren Axillarlinie etwa mit dem Rippenbogen, kreuzt diesen im Schnittpunkt der Medioklavikularlinie mit der 8. Rippe und zieht schräg durch die Regio epigastrica zur Höhe des Knorpels der 5. Rippe links. Auf dieser, durch die beiden Rippenbögen begrenzten, im Epigastrium gelegenen Fläche, *Leberfeld,* liegt die Leber der vorderen Bauchwand unmittelbar an.

Der **Gallenblasenfundus** erreicht am Schnittpunkt des rechten Randes des M. rectus abdominis mit dem Rippenbogen die vordere Bauchwand.

Magen. Der Verlauf des unteren Leberrandes grenzt in dem Dreieck, das beide Rippenbögen mit einer horizontalen Linie durch die tiefsten Punkte der beiden 10. Rippen bilden, nach oben das *Magenfeld* ab, in dem die vordere Magenwand – je nach Füllung mehr oder weniger – der vorderen Bauchwand unmittelbar anliegt.

Duodenum und **Pankreaskopf** projizieren sich bei Unterteilung der Bauchwandoberfläche durch eine vertikal und eine horizontal durch den Nabel gelegte Linie in das obere rechte Feld (zwischen Nabel und Berührungsstelle des Gallenblasenfundus mit der Bauchwand).

Die **Milz** liegt in der linken Regio hypochondriaca zwischen 9. und 11. Rippe, von diesen durch das Zwerchfell getrennt. Ihr hinterer Pol ist bis auf etwa 4 cm dem Querfortsatz des 10. Brustwirbels genähert, ihr vorderer Pol überquert beim Gesunden nicht die Verbindungslinie, die zwischen dem linken Sternoklavikulargelenk und der Spitze der 11. Rippe über den Rumpf hinweggezogen wird, ragt also normalerweise nicht unter dem Rippenbogen hervor und ist deshalb nur schwer tastbar.

Das **Caecum** liegt medial und oberhalb der Spina iliaca anterior superior rechts hinter der Bauchwand. Der *Abgang des Wurmfortsatzes* läßt sich auf einer zwischen Spina iliaca anterior superior und Nabel gezogenen Linie auf die laterale Drittelgrenze (oder mehr zur Mitte) projizieren, den *McBurneyschen Punkt.* Doch ist dieser „Punkt“ in dem Maße unsicher, in dem die Lage des Caecum variiert.

Die **Wurmfortsatzspitze** projiziert sich beim „absteigenden Typ“, bei dem der Wurmfortsatz herabhängt, ungefähr auf die Grenze vom rechten zum mittleren Drittel einer Linie zwischen dem linken und dem rechten oberen Darmbeinstachel *(Lanzscher Punkt).*

Das **Querkolon** liegt in einem kaudalwärts konvexen Streifen, der sich dem Magenfeld anschließt, der vorderen Bauchwand an. Das Feld des Querkolon reicht vom Schnitt des lateralen Rands des rechten M. rectus abdominis mit dem Rippenbogen bis zum linken Rippenbogen (vorderer Milzpol), nach kaudal kann es sich über den Nabel hinaus ausdehnen.

Das **Dünndarmkonvolut** berührt in dem gesamten Gebiet zwischen dem Feld des Querkolon, den beiden vorderen oberen Darmbeinstacheln und der Symphyse – ausgenommen das Feld des Caecum – die vordere Bauchwand.

C. Organe im Retroperitonealraum

Retroperitonealraum, *Spatium retroperitoneale,* wird der hinter der Peritonealhöhle gelegene Bindegewebsraum genannt (→S. 71). In ihn wölben sich von dorsal median die Lendenwirbelsäule und beiderseits der M. psoas vor. Der Retroperitonealraum ist dadurch in der Medianebene nur wenig tief, seitlich des paarigen M. psoas major aber zu einer Mulde, dem *Nierenlager,* ausgeweitet, das *Niere* und *Nebenniere* aufnimmt.

Im Retroperitonealraum liegen median die großen axialen Leitungsbahnen (Abb. **59**): *Pars abdominalis aortae, V. cava inferior, V. lumbalis ascendens, Lendenteil des Truncus sympathicus* und große *vegetative Nervengeflechte* sowie die *Cisterna chyli* (Anfang des Ductus thoracicus). In der hinteren und seitlichen Wand des Retroperitonealraums verlaufen der *N. subcostalis* und die Nerven des *Plexus lumbalis* sowie die *segmentalen Blut-* und *Lymphgefäße* ventral- und kaudalwärts.

1. Niere

Die **Niere,** *Ren [Nephros],* dient der Bereitung des Harns. Mit dem Harn werden Stoffwechselschlacken aus dem Körper entfernt, u. a. täglich etwa 26 g Harnstoff aus dem Eiweißabbau. Die Nieren tragen durch Ausscheidung von Salzen zur Regulierung des inneren Milieus des Organismus bei. Von der Niere gehen endokrine Wirkungen auf den Blutdruck (Reninbildung) und auf die Blutbildung (Erythropoetin-Produktion) aus. Der Harn wird von den harnableitenden Organen Nierenbecken und Harnleiter zur Harnblase geleitet und durch die Harnröhre entleert.

a) Form und Lage der Niere

Die *Niere* (Abb. **60**) gleicht in der Form einer Bohne. Man unterscheidet den *oberen* und den *unteren Pol (Extremitas superior, Extremitas inferior),*

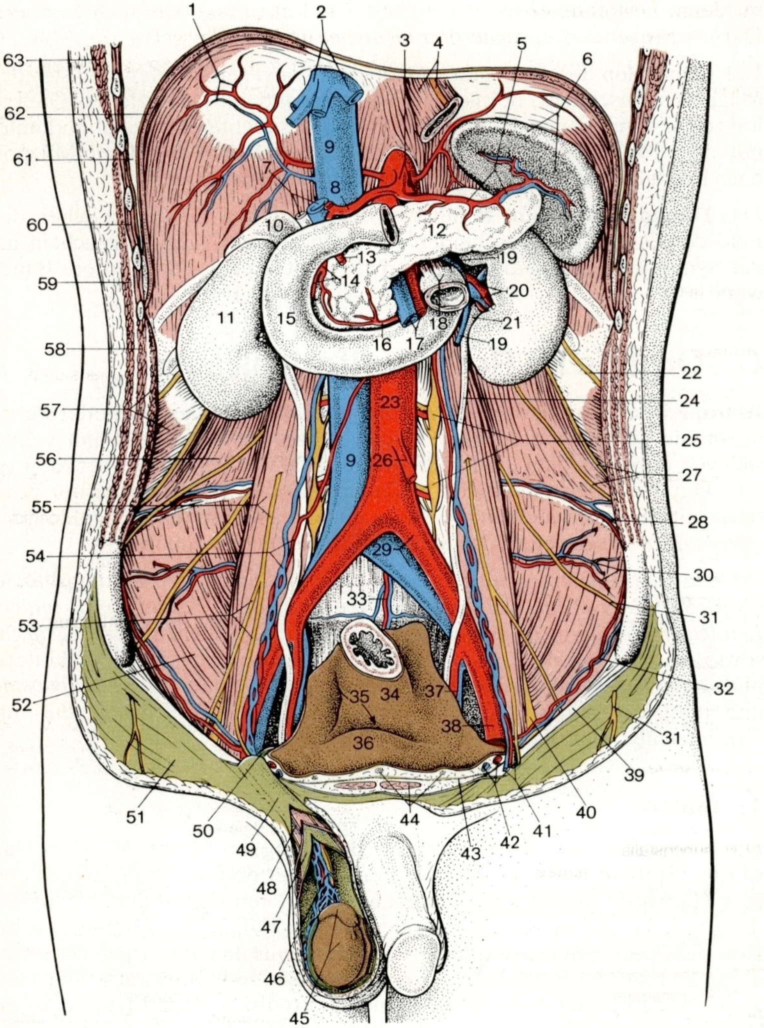

59 Organe und Leitungsbahnen im Retroperitonealraum, Ansicht von ventral (vordere Bauchwand in Stufen abgetragen; Leber, Magen, Jejunum, Ileum und Colon entfernt; Scrotum auf der rechten Seite eröffnet, Hüllen des Samenstrangs in Stufen durchtrennt und aufgeklappt)

die leicht gewölbte *Vorderfläche* und die flache *Hinterfläche (Facies anterior, Facies posterior)* sowie den *medialen* und den *lateralen Rand (Margo medialis, Margo lateralis)*. Der laterale konvexe Rand ist an den Polen stark gekrümmt; sie erscheinen zum medialen Rand hin „eingerollt". Am medialen Rand liegt die *Nierenpforte, Hilum renale,* durch die Gefäße, Nerven und Nierenbecken ein- oder austreten. Die Niere des Erwachsenen ist etwa 10 cm lang, 5 cm breit, 4 cm dick und wiegt 120–300 g.

◀ 1 A. und V. phrenica inferior
2 Vv. hepaticae
3 Truncus coeliacus und A. gastrica sinistra, durchtrennt
4 Oesophagus und Truncus vagalis anterior
5 A. und V. splenica
6 Milz, Margo superior und Facies visceralis
7 V. portae hepatis und Ductus choledochus, beide durchtrennt
8 A. hepatica communis mit Abgang der A. gastroduodenalis
9 V. cava inferior
10 Nebenniere
11 Niere
12 Pancreas
13 A. gastroomentalis dextra
14 Aa. pancreaticoduodenales superiores
15 Duodenum
16 A. pancreaticoduodenalis inferior
17 A. und V. mesenterica superior
18 Flexura duodenojejunalis und M. suspensorius duodeni
19 V. mesenterica inferior
20 Äste der A. und V. renalis im Hilum renale
21 Pelvis renalis
22 N. subcostalis
23 Pars abdominalis aortae
24 Ureter, Pars abdominalis
25 Truncus sympathicus mit Ganglia lumbalia
26 A. mesenterica inferior, durchtrennt
27 N. iliohypogastricus (kranial) und N. ilioinguinalis
28 A. und V. lumbalis IV
29 A. und V. iliaca communis
30 A. und V. iliolumbalis
31 N. cutaneus femoris lateralis
32 A. und V. circumflexa iliaca profunda
33 A. und V. sacralis mediana
34 Rectum, Flexura sacralis
35 Excavatio rectovesicalis
36 Harnblase
37 A. und V. iliaca interna
38 A. iliaca externa
39 Lig. inguinale
40 N. femoralis
41 Ductus deferens, A. testicularis und Plexus pampiniformis
42 A. und V. epigastrica inferior (in der Plica umbilicalis lateralis)
43 Fascia transversalis
44 Lig. umbilicale mediale (in der Plica umbilicalis medialis), Lig. umbilicale medianum (in der Plica umbilicalis mediana) und M. rectus abdominis
45 Hoden und Nebenhodenkopf, überkleidet von der Lamina visceralis der Tunica vaginalis testis
46 Funiculus spermaticus mit Ductus deferens und A. ductus deferentis, A. testicularis und Plexus pampiniformis (Plexus testicularis nicht eingezeichnet)
47 Fascia spermatica interna
48 A. und V. cremasterica auf dem M. cremaster, R. genitalis des N. genitofemoralis (medial) und N. ilioinguinalis (lateral vom Samenstrang)
49 Fascia spermatica externa
50 Ductus deferens
51 Fascia lata
52 M. iliacus
53 R. genitalis (medial) und R. femoralis des N. genitofemoralis
54 A. und V. testicularis bzw. Plexus pampiniformis
55 M. psoas und N. genitofemoralis
56 M. quadratus lumborum
57 M. transversus abdominis, Innen- und Schnittfläche
58 M. obliquus abdominis internus
59 M. obliquus abdominis externus
60 Mm. intercostales
61 Recessus costodiaphragmaticus
62 Diaphragma
63 M. serratus anterior

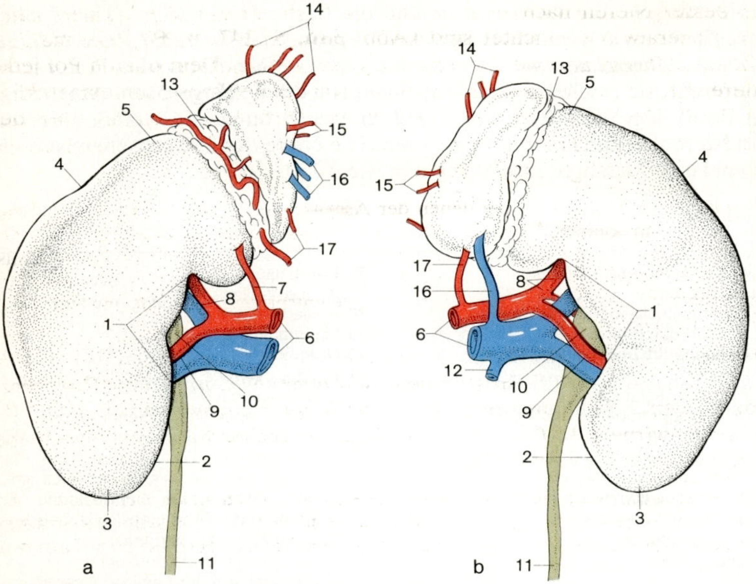

60 Nieren und Nebennieren, Ansicht von ventral
a rechte Niere und Nebenniere
b linke Niere und Nebenniere

1 Hilum renale
2 Margo medialis
3 Extremitas inferior
4 Margo lateralis
5 Extremitas superior
6 A. und V. renalis, Aufzweigung nicht vollständig dargestellt
7 aberrierender Ast der Nierenarterie (häufige Variante)
8 R. posterior } der A. und V. renalis
9 R. anterior } der A. und V. renalis
10 Pelvis renalis
11 Ureter
12 V. testicularis (ovarica) sinistra, durchtrennt
13 Capsula adiposa der Niere, bei der Präparation erhaltener Rest zwischen Niere und Nebenniere
14 Äste der A. suprarenalis superior
15 Äste der A. suprarenalis media
16 Wurzeln der V. suprarenalis (Abfluß rechts meist in die V. cava inferior, links in die V. renalis)
17 A. suprarenalis inferior

Bei reiner Eiweißernährung hypertrophieren beide Nieren *(Arbeitshypertrophie),* bei Entfernung einer Niere kann die andere auf nahezu das doppelte Volumen heranwachsen *(kompensatorische Hypertrophie).*

Anomalien der Nierenform kommen als runde *Kuchenniere* mit weit geöffnetem Hilum und als *Hufeisenniere* vor, bei der beide Nieren mit ihren unteren Polen vor der Aorta zusammengewachsen sind.

Die Nieren legen sich, jeweils umgeben von einer *Fettkapsel, Capsula adiposa,* so den Mm. psoas und quadratus lumborum an, daß die Längsachsen beider Nieren nach oben leicht konvergieren und die Vorderflächen ventrolateralwärts gerichtet sind (Abb. **58b,** S. 147, u. **60**); der mediale Nierenrand liegt also weiter ventral als der laterale. Dem oberen Pol jeder Niere sitzt eine *Nebenniere* auf, sie wird von der Fettkapsel mit eingeschlossen. Oberer Nierenpol und Nebenniere erstrecken sich bis unter den lumbalen Zwerchfellanteil oder unter das Bochdaleksche Dreieck; die Nieren sind atmungsverschieblich.

Dystop entstandene Nieren, bei denen der Ascensus der fetalen Niere unterblieben ist, werden im kleinen Becken oder auf der Fossa iliaca gefunden; ihre Arterie entspringt aus dem kaudalen Teil der Bauchaorta oder aus der A. iliaca communis, ihr Harnleiter ist kurz. *Wandernieren* (Senknieren) sind dagegen aus ihrer ursprünglich normalen Lage tiefer getreten; ihre Arterie entspringt regelrecht, ihr Harnleiter besitzt normale Länge.

Der *obere Nierenpol* reicht bei mittlerer Inspiration (im Liegen) bis in Höhe des Oberrandes des 12. Brustwirbels, der *untere Nierenpol* beim Erwachsenen bis zum 3. Lendenwirbel. Das *Nierenhilum* projiziert sich in Höhe des 1. Lendenwirbels. In 65 % der Fälle liegt die rechte Niere etwa eine halbe Wirbelhöhe tiefer als die linke.

Bei tiefer Inspiration und im Stehen treten die Nieren etwa 3 cm tiefer, auch Drehbewegungen sind möglich. Bei Kindern sind die Nieren relativ größer als bei Erwachsenen, sie reichen weiter nach unten, bei Kleinkindern bis zum Darmbeinkamm.

Die *12. Rippe* zieht etwa an der Grenze zwischen oberem und mittlerem Drittel schräg nach außen abfallend über die Hinterseite der Niere.

Die meist 10–12 cm lange 12. Rippe kreuzt die Nierenrückfläche vollständig. Eine kurze 12. Rippe ragt mehr horizontal zur Seite und endigt hinter der Nierenrückfläche. Mit der 12. Rippe legen sich ein Teil der *Pars lumbalis des Zwerchfells* und der *Recessus costodiaphragmaticus* – bei tiefer Inspiration auch der *untere Lungenrand* – über den oberen Nierenpol. In gleicher Richtung wie die 12. Rippe ziehen die Nn. subcostalis, iliohypogastricus und ilioinguinalis hinter der Niere vorbei zur Seite.

Entzündliche Prozesse der Niere können die Nn. subcostalis, iliohypogastricus und ilioinguinalis irritieren sowie vom oberen Nierenpol aus durch das Bochdaleksche Dreieck in den Pleuraraum vordringen. Bei chirurgischen Eingriffen an der Niere sind Zwerchfell und Recessus costodiaphragmaticus zu beachten.

Die *rechte Niere* reicht mit dem medialen Rand oben nahezu an die V. cava inferior, unten hinter die Pars descendens duodeni. Die Vorderfläche der rechten Niere „berührt“ die Eingeweidefläche der Leber und die rechte Kolonflexur.

Die *linke Niere* ist mit dem medialen Rand der Pars abdominalis aortae angenähert. Die Vorderfläche der linken Niere „berührt“ Magen, Pankreasschwanz und – im Bereich des unteren Nierenpols – die linke Kolonflexur. Der seitliche obere Rand liegt der Milz an.

Eine bindegewebige *Organkapsel* hüllt die Niere ein, eine *Fettkapsel* und ein *Fasziensack* halten sie verschieblich in ihrer Lage.

Die **Organkapsel,** *Capsula fibrosa* (Abb. **62**), ist kollagenfaserig und derb, aber mit dem Nierenparenchym nur locker verbunden und leicht bis zum Nierenhilum abzuziehen. Am Hilum hängt die Organkapsel mit dem Gefäßbindegewebe zusammen, das mit den Nierengefäßen in den Sinus renalis, eine Aushöhlung am medialen Nierenrand, eindringt.

Die **Fettkapsel,** *Capsula adiposa* (Abb. **60**), ist nur locker mit der Organkapsel verbunden; die Niere kann leicht aus dieser Lagerstätte entnommen werden. Da die Fettkapsel aus Speicherfettgewebe besteht, ist sie individuell unterschiedlich stark ausgebildet – häufig an der Hinterfläche der Niere stärker als über der Vorderfläche.

Bei Einschmelzung des Fettgewebes im Hungerzustand erhöht sich die Beweglichkeit der Niere.

Ein **Fasziensack,** *Fascia renalis* (Abb. **32a,** S. 84), Bestandteil der *Fascia subperitonealis,* hüllt Niere, Nebenniere und Fettkapsel ein. Man unterscheidet ein *vorderes* und ein *hinteres Blatt, Fascia praerenalis* und *Fascia retrorenalis.* Beide Blätter sind *oben* mit der unteren Zwerchfellfaszie verwachsen und gehen *seitlich* ineinander über. Der Fasziensack ist somit oben und seitlich geschlossen, nach *medial* und *unten* dagegen spaltförmig geöffnet. Durch den Spalt ziehen nach medial unten der Harnleiter, von medial zum Nierenhilum die A. renalis, in umgekehrter Richtung die Nierenvene.

Eine an ihrem Gefäßstiel abnorm bewegliche Wanderniere kann kaudalwärts aus dem Fasziensack gleiten.

Die Fascia retrorenalis ist eine Bildung des retroperitonealen Bindegewebes, die Fascia praerenalis geht auf die sekundäre Verwachsung von Mesocolon ascendens (rechts) und Mesocolon descendens (links) mit primär parietalem Peritoneum zurück.

Die **Oberfläche** der Niere des Erwachsenen läßt häufig noch flache Furchen erkennen. Sie deuten die beim Neugeborenen an der äußeren Fläche gut erkennbare Gliederung in *Nierenlappen, Lobi renales,* an. Jeder Nierenlappen besteht aus einem inneren pyramidenförmigen Anteil (→ Nierenmark) und einem anschließenden äußeren Bezirk (→ Nierenrinde). Die pyramidenförmigen inneren Anteile ragen als Pyramidenspitzen in den Sinus renalis.

Der **Sinus renalis** (Abb. **61** u. **62**) buchtet sich vom Hilum aus gegen das Nierenparenchym vor, das insgesamt eine dickwandige, leicht abgeflachte Tasche bildet. Ihr Eingang wird durch eine vordere und eine hintere „Lippe" des Nierenparenchyms schlitzförmig eingeengt. Der Sinus renalis umschließt die Nierenkelche und ihre Vereinigung zum Nierenbecken, zu- und abführende Gefäße, Nerven und Fettgewebe.

Als **Nierensegmente,** *Segmenta renalia,* bezeichnet man Bezirke der Nieren, die jeweils dem Versorgungsgebiet einer Segmentarterie der Niere (→ S. 160) entspre-

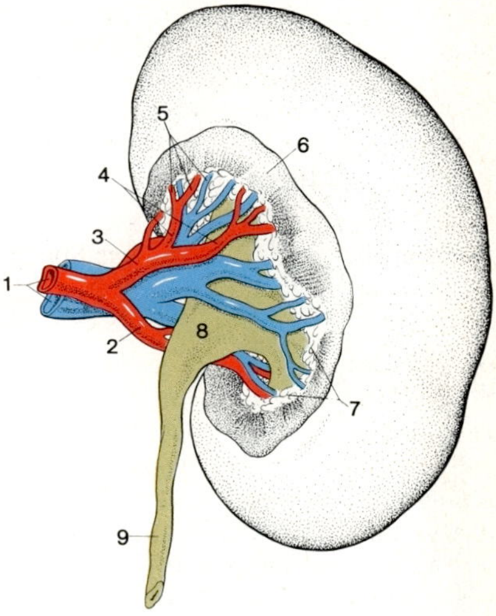

61 Gefäßaufzweigung im Sinus renalis, Ansicht von dorsal

1 A. und V. renalis
2 R. anterior } der A. renalis
3 R. posterior } der A. renalis
4 Segmentarterien
5 Aa. und Vv. interlobares
6 Nierenparenchym, Schnittfläche
7 Fettgewebe im Sinus renalis
8 Pelvis renalis
9 Ureter

chen. Da jeder dieser Arterienäste die benachbarten Nierenlappen jeweils zur Hälfte versorgt, sind Nierenlappen und Nierensegmente nicht identisch.

Meist sind fünf Nierensegmente ausgebildet, je eines an oberem und unterem Nierenpol, *Segmenta superius* und *inferius,* und zwischen diesen auf der Vorderseite zwei weitere Segmente, *Segmenta anterius superius* und *anterius inferius,* auf der Hinterseite ein Segment, *Segmentum posterius.*

b) Feinbau und Funktion der Niere

Die **Niere** besteht zum großen Teil aus *Blutgefäßen* – etwa 20 % des vom Herzen in die Aorta ausgeworfenen Bluts gelangen in die Nieren – und aus einem *Kanälchensystem* (Röhrchensystem), den *Nierentubuli* und den *Sammelrohren. Nierenkörperchen,* zu deren Aufbau Blutgefäße und Anfangsteil der Nierenkanälchen beitragen, sind Filterstationen, in denen die Harnbereitung beginnt. Die komplizierte Nierenarchitektur macht sich an Längs- oder Querschnitt durch die Niere schon mit bloßem Auge als Gliederung in *Rinde* und *Mark* bemerkbar.

Die **Nierenrinde,** *Cortex renalis* (Abb. **62** u. **63**), liegt als 6–10 mm breiter Streifen dunkelrot gefärbten Nierengewebes unmittelbar unter der Organkapsel. Die Nierenrinde grenzt an das **Nierenmark,** das von den gegen die Kelche des Nierenbeckens gerichteten Nierenpyramiden (→ S. 158) gebildet wird. Zwischen den Nierenpyramiden reicht die Rinde in Form von Säulen, *Columnae renales,* bis an den Sinus renalis heran.

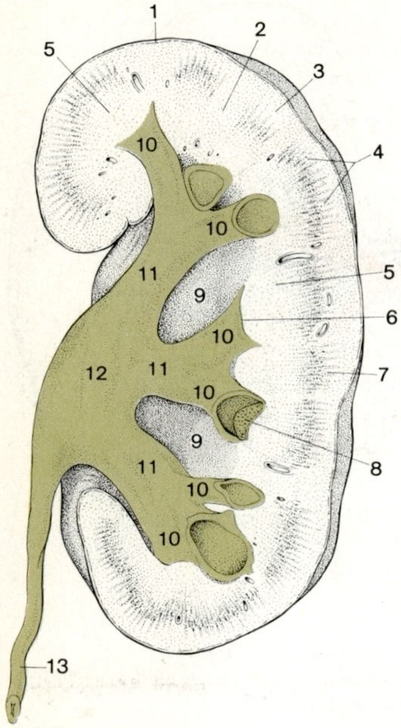

62 Paramedianer Längsschnitt durch die Niere, Ansicht von dorsal (Nierenbecken größtenteils uneröffnet, nur im Bereich einiger Nierenkelche angeschnitten; Fettgewebe, Gefäße und Nerven aus dem Sinus renalis entfernt)

1 Capsula fibrosa
2–4 *Nierenrinde*
2 Columnae renales
3 Pars convoluta
4 Pars radiata = Markstrahlen
5–7 *Nierenmark* = Pyramides renales, jeweils mit Papilla renalis (6) und Basis pyramidis (7)
8 eröffneter Nierenkelch mit Blick auf die Area cribrosa einer Nierenpapille
9 von Fettgewebe befreite Teile des Sinus renalis
10 Calices renales minores
11 Calices renales majores
12 Pelvis renalis
13 Ureter

In der Nierenrinde lassen sich *Rindenlabyrinthe* und *Markstrahlen* unterscheiden. Ein Nierenlabyrinth, *Pars convoluta* der Rinde, enthält Nierenkörperchen und gewundene Anteile der Nierenkanälchen. In einem Markstrahl, *Pars radiata* der Rinde, sind gerade Verlaufsstrecken der Nierentubuli und 4–8 Sammelrohre zu einem Bündel vereint, das sich in die Basis der Nierenpyramide fortsetzt.

Als *Rindenläppchen, Lobuli corticales,* kann man die jeweils um einen Markstrahl als Achse gelegenen und von Aa. interlobulares begrenzten Rindenbezirke bezeichnen. Nach anderen Vorstellungen soll dem Rindenläppchen der von einer A. interlobularis versorgte Bezirk entsprechen; das Gefäß liegt im Zentrum des so definierten Rindenläppchens und müßte dann eigentlich A. lobularis heißen.

Die **Nierenkörperchen,** *Corpuscula renalia* (Malpighische Körperchen, Abb. **63b**), liegen in der Rinde und bestehen aus Kapillarknäueln, *Glomeruli* (jeweils etwa 30 Kapillarschlingen), die durch intraglomeruläre Mesangiumzellen verbunden und stabilisiert werden, und der jeden Glomerulus umgebenden *Bowmanschen Kapsel, Capsula glomerularis.* Sie entsteht als doppelwandiger Becher, in den am *Gefäßpol* das Gefäßknäuel eingestülpt ist. Die innere Becherwand liegt als Podozytenschicht dem Kapillarknäuel an und begrenzt zusammen mit der äußeren Wand des Bechers das Lumen der Bowmanschen Kapsel, einen Spaltraum, der sich am *Harnpol* in das

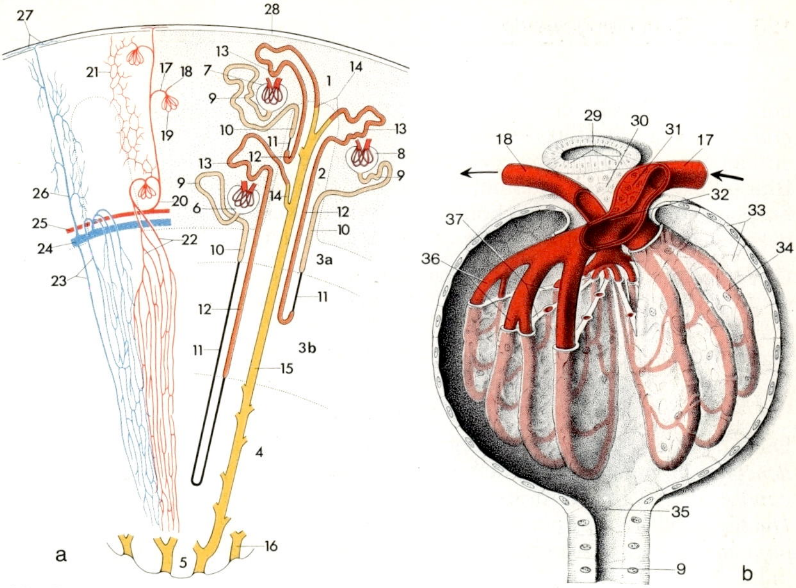

63 Bau der Niere, Schema

a Harnbereitender Apparat und Gefäßarchitektur in Rinde und Mark

b Nierenkörperchen (inneres Blatt der Bowmanschen Kapsel samt Mesangium teilweise abgetragen)

1, 2 *Cortex renalis:* Rindenläppchen
1 Pars contorta: Rindenlabyrinth
2 Pars radiata: Markstrahl
3–5 *Medulla renalis:* Nierenpyramide
3 Außenzone
3a Außenstreifen
3b Innenstreifen
4 Innenzone
5 Area cribrosa der Papilla renalis mit Foramina papillaria
6–8 *Corpuscula renalia:* jeweils Glomerulus und Bowmansche Kapsel
6 Corpusculum renale eines juxtamedullären (marknahen) Nephron
7 Corpusculum renale eines subkapsulären Nephron
8 Corpusculum renale eines intermediären Nephron
9, 10 *Hauptstück*
9 Tubulus contortus proximalis
10–12 *Henlesche Schleife*
10 Tubulus rectus proximalis
11 Tubulus attenuatus: Überleitungsstück
12, 13 *Mittelstück*
12 Tubulus rectus distalis
13 Tubulus contortus distalis
14 Tubulus renalis colligens
15 Sammelrohr
16 Ductus papillaris
17 Vas afferens
18 Vas efferens
19 Glomerulus
20 A. interlobularis
21 zweites, den Glomeruli nachgeschaltetes Kapillarnetz
22 Arteriolae rectae
23 Venulae rectae
24 V. arcuata
25 A. arcuata
26 V. interlobularis
27 Venulae stellatae
28 Capsula fibrosa
29–31 *juxtaglomerulärer Apparat*
29 Macula densa
30 extraglomeruläre Mesangiumzellen (Goormaghtighsche Zellen)
31 Polkissen
32 Gefäßpol
33, 34 *Capsula glomerularis* (Bowmansche Kapsel)
33 äußeres Blatt, Querschnitt und Aufsicht
34 inneres Blatt (Podozytenschicht)
35 Harnpol
36 Kapillarschlingen des Glomerulus
37 intraglomeruläre Mesangiumzellen

Nierenkanälchen öffnet. Beim Erwachsenen sind insgesamt 1–1,6 Millionen Nierenkörperchen ausgebildet. In den Nierenkörperchen wird im *Harnfilter* ein Ultrafiltrat des Blutplasmas, der *Primärharn,* abfiltriert. Er enthält alle im Blutplasma gelösten Stoffe in gleicher Konzentration wie das Blut – ausgenommen großmolekulare Proteine, die den Filter der Nierenkörperchen nicht passieren können. Vermutet wird, daß in den Nierenkörperchen auch die Erythropoetin-Synthese stattfindet.

Den *Harnfilter* bilden Endothel, Basallamina und Podozyten gemeinsam, er ist ein dreischichtiger Ultrafilter mit gestaffelter Porengröße (Größenselektivität) und stark negativer Ladung (Ladungsselektivität) mit einer Gesamtausdehnung von etwa 1 m^2.

Das **Nierenmark,** *Medulla renalis* (Abb. **62** u. **63 a**), besteht in der Regel aus 7–9 (unter Berücksichtigung von Extremfällen aus 3–14) blaßrosa gefärbten *Nierenpyramiden, Pyramides renales.*

Die *Basis der Pyramiden* ist gegen die Nierenrinde gerichtet, die *Pyramidenspitze, Papilla renalis,* ragt jeweils in einen Nierenkelch. Die Pyramidenoberfläche ist perforiert, *Area cribrosa,* da hier die Papillengänge, *Ductus papillares,* zu denen sich die Sammelrohre vereinen, mit *Foramina papillaria* münden. Meist bilden 2–3 Pyramiden gemeinsam eine Nierenpapille.

Die Nierenpyramide weist eine zur Nierenpapille konvergierende Streifung auf, die in dem der Pyramidenspitze benachbarten Gebiet, in der *Innenzone,* blasser ist als in der *Außenzone* (mit Innen- und Außenstreifen) nahe der Pyramidenbasis. Die Gliederung der Niere in Rinde und Mark, die durch die Anordnung von Blutgefäßen, Nierenkörperchen, Nierenröhrchen und Sammelrohren entsteht, ermöglicht bereits eine grobe *Zuordnung der Nierenstrukturen* zu den beiden Schritten der *Harnbereitung.* Zwischen den distalen Sammelrohren in der Innenzone der Markpyramiden gelegene, lipidhaltige *interstitielle Zellen* (modifizierte Fibroblasten) bilden *Prostaglandine.*

Als **Nephron** bezeichnet man häufig die Baueinheit aus Nierenkörperchen und zugehörigem Nierentubulus; in entwicklungsgeschichtlicher Sicht zählt aber vom Nierenkörperchen nur die Glomeruluskapsel zum Nephron.

Die **Nierenröhrchen,** *Tubuli renales,* sind zentimeterlange, unverzweigte Epithelkanälchen, deren gewundene Anfangs- und Endstücke, *Tubuli contorti,* in der Rinde liegen, deren Mittelteile aber als *Tubuli recti* die Hauptmasse des Marks ausmachen. Die Nierentubuli münden in die *Sammelrohre,* die gebündelt in Markstrahlen und Mark verlaufen.

Der **Nierentubulus** beginnt am Harnpol des Nierenkörperchens als *proximaler* Tubulus (Hauptstück: kubisches Epithel mit granuliertem, trüben Zytoplasma, Bürstensaum und verwaschenen Zellgrenzen) mit dem gewundenen Teil, *Tubulus contortus proximalis,* der nahe dem Nierenkörperchen liegt. Er setzt sich markwärts in den gestreckten Teil, *Tubulus rectus proximalis,* fort. Der anschließende intermediäre Tubulusteil, *Tubulus attenuatus* (Überleitungsstück: sehr niedriges Epithel, helles Zytoplasma), ist unterschiedlich lang und leitet in den *distalen* Tubulus (Mittelstück: kubische Zellen, mäßig ausgebildeter Bürstensaum, deutliche Zellgrenzen) über.

Sein gestreckter Anfangsteil, *Tubulus rectus distalis,* kehrt in die Rinde zurück und setzt sich in den – dem Nierenkörperchen benachbarten, wiederum gewundenen – *Tubulus contortus distalis* fort. Aus ihm führt der *Tubulus renalis colligens* (Verbindungsstück: helle, kubische, scharf begrenzte Zellen) in ein Sammelrohr. Die Sammelrohre konvergieren zu den Ductus papillares.

Die gestreckten Abschnitte des proximalen und des distalen Tubulus bilden den dicken Teil der *Henleschen Schleife,* das intermediäre Teilstück den dünnen Teil. Je nach Lage der Glomeruli sind die Henleschen Schleifen unterschiedlich lang, der Schleifenscheitel kann im Innenstreifen der Außenzone oder in der Innenzone des Nierenmarks liegen. Subkapsuläre Nephrone bilden kurze, juxtamedulläre Nephrone lange, intermediäre Nephrone mittellange Schleifen. Beim Menschen sind kurze Henlesche Schleifen etwa 7mal so häufig wie lange.

Gegenstrom-Leitungsbündel. *Nierenröhrchen* und *Sammelrohre* bilden gemeinsam mit langgestreckten Arteriolen, Kapillaren und Venolen die *Gegenstrom-Leitungsbündel.* In ihnen entsteht aus dem Primärharn durch Rückresorption von Flüssigkeit und einiger gelöster Stoffe, besonders Glukose, der *Intermediärharn* und schließlich durch weiteren Wasserrückstrom der *Sekundärharn.* Er besitzt nur noch etwa 0,5 % des Volumens des Primärharns. Die im Primärharn zur Ausscheidung abfiltrierten Stoffe – Harnstoff, Salze u. a. – sind im Sekundärharn stark konzentriert (→ Physiologie).

Bildung des Sekundärharns. Im *proximalen Tubulus* findet ein Wasser- und Na^+-Ionenentzug (Cotransport von Glukose und Aminosäuren) statt. Der *intermediäre Tubulus* ist infolge der hohen Osmolarität im Interstitium sehr wasserdurchlässig; der verbleibende Harn wird zur Papillenspitze hin zunehmend hyperton. Im *distalen Tubulus rectus* werden Na^+- und Cl^--Ionen aktiv in das Interstitium transportiert, so daß dort die Osmolarität zunimmt (!). Da die extrem dichten Interzellularkontakte eine Wasserausscheidung jedoch verhindern, wird der Harn im distalen Tubulus rectus hypoton. Der nachfolgende *distale Tubulus contortus* ist wieder wasserdurchlässig. In den *Sammelrohren* erfolgt eine weitere Wasserreabsorption unter Einfluß des antidiuretischen Hormons *Vasopressin,* das die Epithelien „wasserdurchlässig" macht. Seine Ausschüttung wird über Osmorezeptoren im Hypothalamus gesteuert. Am Ende eines Sammelrohrs sind – mit Zunahme der Osmolarität des Sekundärharns – etwa 99,5 % des im Glomerulus filtrierten Wassers reabsorbiert.

Der **juxtaglomeruläre Apparat** (Abb. **63b**), eine Einrichtung der Blutdruckregulation, besteht aus *Macula densa, Polkissen* und *extraglomerulären Mesangiumzellen.*

Die *Macula densa,* eine Gruppe hoher, dicht gestellter Epithelzellen in der Wand des distalen Tubulus contortus des Nierenkanälchens wird für ein chemosensitives Feld gehalten, das den Kochsalzgehalt im Harn des Tubulus mißt und die Freisetzung von Renin aus den Polkissenzellen veranlaßt. Als *Polkissen* bezeichnet man epitheloide Zellen in der Wand des zum Glomerulus führenden Vas afferens. Sie bilden, gemeinsam mit *extraglomerulären Zellen des Mesangium* (Goormaghtighsche Zellen, die ohne scharfe Grenze an die intraglomerulären Mesangiumzellen anschließen), das proteolytische Enzym *Renin.* Es spaltet aus dem im Blut vorhandenen Globulin Angiotensinogen das Dekapeptid *Angiotensin I* ab, aus dem durch weitere enzymatische Spaltung das vasokonstriktorisch hochaktive Oktapeptid *Angiotensin II* hervorgeht.

Nach einer anderen Vorstellung soll dem extraglomerulären Mesangium eine Rezeptorfunktion zukommen, die der Kontrolle eines einzelnen Nephrons dient und durch die Macula densa vermittelt wird. Der generelle Blutdruckabfall soll dagegen von den granulierten juxtaglomerulären Zellen in der Wand des Vas afferens direkt wahrgenommen und durch Reninausschüttung beantwortet werden. Dieser Kontrollmechanismus würde die Kontrollfunktion am Einzelnephron überlagern.

c) Gefäße und Nerven der Niere

Die *Gefäßarchitektur* der Niere ist so sehr Bestandteil der *Nierenarchitektur,* daß sich Aufbau und Funktion der Niere ohne Kenntnis der Gefäßanordnung nicht verstehen lassen. Die Blutgefäße der Niere sind zugleich *Vasa publica* und *Vasa privata.* Sie dienen sowohl der Filtration des Vorharns als auch der Ernährung des Nierengewebes.

Die **Nierenarterie,** *A. renalis* (Abb. **61**), teilt sich am Hilum renale im typischen Fall in den *R. anterior,* aus dem vier *Segmentarterien* hervorgehen, und in den *R. posterior,* der die *A. segmenti posterioris* zum hinteren Nierensegment entsendet. Die Segmentarterien verzweigen sich in *Aa. interlobares,* die im Bereich der Columnae renales in das Nierenparenchym eindringen. Jede A. interlobaris gabelt sich in *Aa. arcuatae* für die angrenzenden Hälften benachbarter Pyramiden und das zugehörige Rindengewebe. Die *A. arcuata* zieht etwa an der Grenze von Pyramidenbasis und Rinde zur Mitte der Pyramidenbasis. Auf diesem Weg gibt sie *Arteriolae rectae [Vasa recta]* ab, die gestreckt in das Mark verlaufen, und *Aa. interlobulares,* die zwischen zwei Markstrahlen radiär in die Rinde ziehen.

Aus den *Aa. interlobulares* gehen die *Vasa afferentia [Arteriolae glomerulares afferentes]* (Abb. **63**) hervor, die in den Gefäßpol eines Nierenkörperchens eintreten und im Nierenkörperchen ein „Kapillarnetz", *Glomerulus,* bilden, das aus etwa 30 Kapillarschlingen besteht. Aus dem Glomerulus sammeln die Kapillarschlingen das Blut in einem Gefäß mit etwas engerem Lumen, *Vas efferens [Arteriola glomerularis efferens],* das es in ein *zweites,* dem Glomerulus nachgeschaltetes *Kapillarnetz* führt. Die Vasa efferentia marknaher Glomeruli ziehen als *Arteriolae rectae* in das Nierenmark.

Venen (Abb. **61** u. **63 a**). *Vv. interlobulares* führen Blut aus dem von den *Aa. interlobulares* gespeisten Kapillarnetz der Rinde, *Venulae rectae* leiten Blut aus dem von den Arteriolae recta versorgten Mark in die *Vv. arcuatae,* die – anders als die Aa. arcuatae – in der Mark-Rinden-Grenze über die gesamte Pyramidenbasis hinweg verlaufen und in *Vv. interlobares* einmünden, die sich über Segmentvenen zur *V. renalis* sammeln. *Venulae stellatae,* sternförmig zusammenlaufende kleine Venen unmittelbar unter der Organkapsel, münden in Vv. interlobulares.

Die **Lymphgefäße** der Niere stammen hauptsächlich aus Nierenkapsel und Sinus renalis, aber auch aus dem Nierenparenchym. Sie ziehen zu den *Nodi lymphatici lumbales* längs der V. cava inferior und der Pars abdominalis aortae.

Die **Nerven** der Niere, *Parasympathikus-* und *Sympathikusfasern,* ziehen im *Plexus renalis,* einem Ausläufer des Plexus coeliacus, an der Wand der A. renalis zum Nierenhilum.

2. Nierenbecken

Die *harnableitenden Wege* beginnen mit dem **Nierenbecken,** *Pelvis renalis,* an das sich *Harnleiter, Harnblase* und *Harnröhre* anschließen. Im Nierenbecken wird der an den Papillenspitzen austretende Harn gesammelt und über den Harnleiter zur Harnblase befördert.

a) Form und Lage des Nierenbeckens

Das **Nierenbecken** (Abb. **62**) ist ein kurzer trichterförmiger Schlauch im Sinus renalis. Gegen die Nierenpapillen hin zweigt es sich in röhrenförmige Fortsätze, *Nierenkelche,* auf, im Nierenhilum geht es in den Harnleiter über. Das Nierenbecken projiziert sich in Höhe der Spitze des Proc. costalis des 1. Lendenwirbels auf die dorsale Rumpfwand.

Nierenkelche (Abb. **62**). Die *kleinen Nierenkelche, Calices renales minores,* umfassen die Papillenspitzen mit je einer kelchartigen Erweiterung. Der Rand des Kelches ist fest mit der Nierenpapille verwachsen. Die röhrenförmigen Stiele der (7–14) kleinen Kelche schließen sich zu 2–3 *großen Nierenkelchen, Calices renales majores,* zusammen, die sich in den unverzweigten Teil des Nierenbeckens öffnen. Die Stiele der kleinen Kelche, die ebenfalls röhrenförmigen großen Kelche und das Nierenbecken liegen locker in dem mit Fettgewebe, Gefäßen und Nerven ausgefüllten Bindegewebsraum des Sinus renalis.

Nierenpapillen und Kelche sind von Krankheiten häufig gemeinsam betroffen und werden deshalb vom Urologen auch als „pyelorenales Grenzgebiet“ zusammengefaßt.

Das Nierenbecken ist – abhängig vom Aufteilungstyp und von der Länge der Kelche – unterschiedlich geformt (Abb. **64**). Der *ampulläre Typ* mit weitgehend einheitlichem Nierenbecken sendet nur kurze, plumpe Kelche aus, der *dendritische Typ* besitzt lange, schlanke Kelche und nur einen kleinen unverzweigten Teil. Übergangsformen zwischen beiden Extremen sind häufig. Das Nierenbecken hat durchschnittlich ein Volumen von 3–8 ml.

Funktionelle Formunterschiede des Nierenbeckens entstehen dadurch, daß der Harn in kleinen Portionen zuerst in den Nierenkelchen, dann im unverzweigten Teil des Nierenbeckens angesammelt wird, ehe er schubweise in den Harnleiter gelangt;

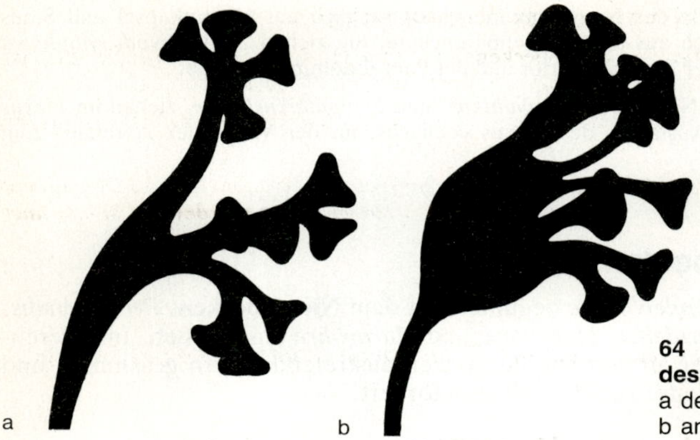

64 Röntgenbild des Nierenbeckens
a dendritischer Typ
b ampullärer Typ

Nierenkelche und unverzweigte Nierenbecken sind wechselweise gefüllt oder entleert.

Ein besonders großes „Pelvis renalis ampullaris" kann durch Krankheit, *Hydronephrose,* verursacht werden.

Im **Nierenhilum** tritt *dorsal* das *Nierenbecken* aus. Etwa ⅔ der *Äste von A. und V. renalis* verlaufen *ventral vom Nierenbecken. Medial* vom Nierenbekken liegt in der Regel der Stamm der V. renalis vor der A. renalis.

b) Feinbau und Funktion des Nierenbeckens

Das dünnwandige Nierenbecken ist mit *Schleimhaut* ausgekleidet und besitzt eine *Muskelhaut.*

Die **Schleimhaut** besteht, wie in Harnleiter und Harnblase, aus einem Übergangsepithel (Urothel) zum Schutz gegen den Harn und aus einer Schleimhautbindegewebsschicht. Das Epithel über den Nierenpapillen ist hochprismatisch.

Die **Muskelhaut,** Spiralsysteme glatter Muskelzüge, weist am *„Rand"* und an der *Mündung jedes Kelches* in den *unverzweigten Teil* des *Nierenbeckens* und am *Abgang des Harnleiters sphinkterartige Verstärkungen* auf. Die zeitlich abgestimmte Kontraktion der Sphinkter führt portionsweise zur Ansammlung von Harn in den Kelchen, zur Weitergabe in das ungeteilte Nierenbecken und aus diesem in den Harnleiter.

Füllung und Entleerung der Teile des Nierenbeckens können im Röntgenbild mit Hilfe von Kontrastmitteln sichtbar gemacht werden, die entweder – in das Blut verabreicht – von den Nieren ausgeschieden werden (Ausscheidungspyelogramm) oder die über den Harnleiter retrograd in das Nierenbecken eingebracht werden (retrogrades Pyelogramm).

c) Gefäße und Nerven des Nierenbeckens

Arterien und **Venen** des Nierenbeckens sind Äste der *A.* und der *V. renalis,* doch ist der Nierenbeckenkreislauf vom Nierenkreislauf weitgehend unabhängig.

Die **Lymphgefäße** des Nierenbeckens führen zu den *Nodi lymphatici lumbales* an der V. cava inferior und der Pars abdominalis aortae.

Nerven. *Parasympathische* und *sympathische* Nervenfasern gelangen aus dem *Plexus renalis* in die Nierenbeckenwand. *Sensible* Fasern verlaufen mit den *Nn. splanchnici* zum Rückenmark.

3. Harnleiter

Der **Harnleiter,** *Ureter,* dient dem Transport des Harns aus dem Nierenbekken in die Harnblase.

a) Form und Lage des Harnleiters

Der **Harnleiter** (Abb. **59,** S. 150, u. **70,** S. 188), ein leicht abgeplattetes Rohr von 4–7 mm Durchmesser, ist etwa 30 cm lang und verläuft retroperitoneal – größtenteils an der hinteren Bauchwand, *Pars abdominalis,* zum kleineren Teil im kleinen Becken, *Pars pelvica.*

Beim Neugeborenen und beim Kleinkind ist der Harnleiter häufig geschlängelt, bei der Schwangeren verlängert und erweitert.

Der Harnleiter zieht als Fortsetzung des Nierenbeckens – annähernd parallel zu den Enden der Procc. costales der Lendenwirbel – schräg über die Faszie des M. psoas hinweg abwärts, biegt wenig oberhalb der Linea terminalis nach medial um, überquert die Linea terminalis und tritt im kleinen Becken zum Fundus der Harnblase.

Auf diesem Weg *kreuzt der Ureter an drei Stellen Gefäße,* er verläuft
- auf dem M. psoas *hinter den Vasa testicularia (ovarica)* vorbei,
- am Beckeneingang *vor der Teilungsstelle der Vasa iliaca communia,*
- im kleinen Becken beim Mann *unter dem Ductus deferens,* bei der Frau *unter der A. uterina* hindurch.

Der Ureter zieht bei der Frau seitlich am Scheidengewölbe vorbei zur Harnblase und kann durch die vordere Scheidenwand hindurch tastbar werden (Uretersteine!).

Im *Fundus der Harnblase* treten beide Harnleiter im Abstand von 4–5 cm in die Wand der Harnblase, durchbohren diese in etwa 2 cm langem Verlauf schräg von lateral oben hinten nach medial unten vorn und münden schlitzförmig, *Ostium ureteris,* in die Harnblase.

Öffnung und Verschluß der Uretermündung → S. 198.

Ureterengen. Drei physiologische Engen des Harnleiters, in denen Nierensteine (Uretersteine) bevorzugt eingeklemmt werden, liegen

- am *Abgang* des Ureters aus dem Nierenbecken,
- an der *Kreuzungsstelle* mit den *Vasa iliaca communia,*
- im Verlauf durch die *Harnblasenwand.*

b) Feinbau und Funktion des Harnleiters

Die **Wand** des Harnleiters (Abb. **65**) ist aus einer hohen *Tunica mucosa* und einer dünnen *Tunica muscularis* zusammengesetzt, an die sich eine bindegewebige *Tunica adventitia* außen anschließt. Längsverlaufende Schleimhautfalten geben dem Lumen des kontrahierten Ureters im Querschnitt ein sternförmiges Aussehen.

Die **Schleimhaut** besteht aus Übergangsepithel (4–6 Lagen von Zellen) zum Schutz gegen den Harn und aus einer lockeren Schleimhautbindegewebsschicht.

Die **Muskelschicht** wird aus spiralförmig angeordneten glatten Muskelzügen mit unterschiedlicher Verlaufsrichtung und wechselndem Steigungswinkel aufgebaut, die zwischen – im Verlauf des Ureters wechselnd ausgeprägter – äußerer und innerer Längsmuskelschicht eine kräftige Ringmuskelschicht entstehen lassen. Die Muskelzüge werden von Bindegewebe durchsetzt.

Der Bau der Ureterwand erlaubt eine starke Erweiterung des Harnleiters. Die Tunica muscularis erzeugt peristaltische Wellen, die 1- bis 4mal in der Minute ablaufen und den Harn schubweise in die Harnblase befördern.

Nach Gabe harnpflichtiger Farbstoffe kann der schubweise Harnaustritt aus der Harnblasenmündung des Ureters mit dem Zystoskop von der Harnblase aus beobachtet werden.

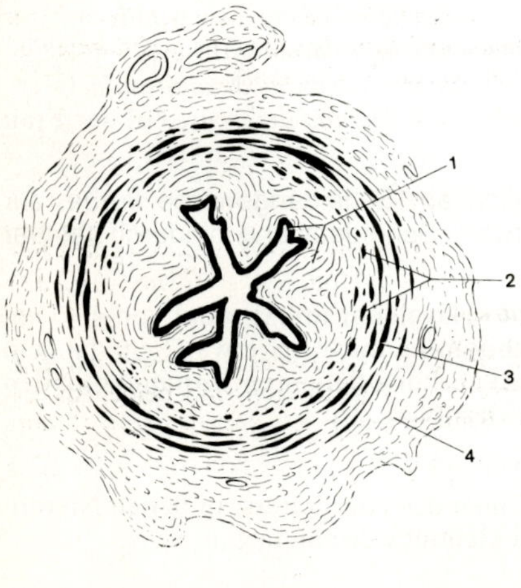

65 Querschnitt durch den Ureter (Pars abdominalis), Lupenvergrößerung (etwa 12fach)
1 Tunica mucosa
2, 3 Tunica muscularis
2 innere, vorwiegend längs gerichtete Muskelzüge
3 „Ring“muskelschicht
4 Tunica adventitia

Eingeklemmte Nierensteine (Uretersteine) verursachen verstärkte Peristaltik, die in kurzer Zeit zu einer Hypertrophie der Tunica muscularis proximal vom Abflußhindernis führen kann.

Varietäten des Ureters sind relativ häufig, sie kommen bei etwa 2 % der Bevölkerung vor und gehen auf eine partielle oder totale Verdoppelung der Ureterknospe zurück. Bei etwa 75 % der Varietäten ist aus einer frühzeitigen Teilung der Ureterknospe ein gespaltener Ureter, *Ureter fissus,* entstanden. In etwa 25 % geht aus einer Verdoppelung der Ureterknospe ein doppelter Ureter, *Ureter duplex,* hervor. Beim doppelten Ureter entspringen beide Ureteren getrennt aus einem Nierenbecken (oder aus zwei Nierenbecken bei gleichzeitig unvollständiger oder vollständiger Unterteilung der Niere).

Beim Ureter duplex mündet der oben aus dem Nierenbecken entspringende Ureter weiter unten in die Harnblase als der unten aus dem Nierenbecken hervorgehende (Mayer-Weigertsche Regel). Abwegige (dystope) Mündungen kommen beim Mann in Harnröhre, Samenbläschen, Ductus ejaculatorius, Ductus deferens, bei der Frau in Harnröhre, Scheide, Scheidenvorhof oder Uterus vor.

c) Gefäße und Nerven des Harnleiters

Der Ureter wird auf seinem langen Weg aus mehreren Gefäßen versorgt.

Arterien. *Rr. ureterici* zweigen aus den *Aa. renalis, testicularis (A. ovarica)* und *ductus deferentis (A. uterina)* ab.

Venöse Abflüsse münden in die entsprechenden Venen.

Lymphgefäße ziehen zu den *Nodi lymphatici lumbales, iliacae communes* und *externi,* aus der Pars pelvica des Ureters auch zu den *Nodi lymphatici iliaci interni* an der A. iliaca interna.

Nerven. *Parasympathikusfasern* bilden den *Plexus uretericus* an der Wand des Harnleiters mit Fasern aus dem *Plexus renalis* und dem *Plexus aorticus abdominalis. Sensible* Fasern verlaufen in den Nn. splanchnici zum Rückenmark.

4. Nebenniere

Die **Nebenniere,** *Glandula suprarenalis,* enthält als endokrines Organ *zwei* – nach Entstehung und Funktion verschiedenartige – *endokrine Anteile, Nebennierenrinde* und *Nebennierenmark.*

Die *Nebennierenrinde* stammt vom *Zölomepithel* ab, das *Nebennierenmark* von den *Sympathikogonien der Neuralleiste.* Bei niederen Wirbeltieren sind beide Anteile noch getrennte Organe, Interrenalorgan (Rindenorgan) und Adrenalorgan (Markorgan).

a) Form und Lage der Nebenniere

Die **Nebenniere** (Abb. **60,** S. 152) wiegt 5–15 g, sie ist beim Feten und beim Säugling relativ schwerer als beim Erwachsenen (Gewichtsverhältnis Niere zu Nebenniere beim Neonatus etwa 3:1, beim Adulten 30:1).

Die flache Nebenniere sitzt mit verbreiter Basis kappenartig medial dem oberen Pol der Niere auf. Sie wird von einer bindegewebigen *Organkapsel* und der Nierenfettkapsel eingeschlossen.

Die *rechte Nebenniere* ist annähernd dreieckig, sie fügt sich in den Winkel zwischen Niere, unterer Hohlvene und Area nuda der Leber ein. Die *linke Nebenniere* ist halbmondförmig, reicht bis zum medialen Nierenrand abwärts und grenzt mit ihrer Vorderfläche noch an die Hinterwand der Bursa omentalis.

Auf der Rückseite besitzt jede Nebenniere ein *Hilum,* aus dem Venen und Lymphgefäße austreten. Arterien und Nerven dagegen dringen an zahlreichen Stellen der Organoberfläche in die Nebenniere ein.

Die Nebenniere projiziert sich etwa in Höhe des Halses der 11. und der 12. Rippe auf die dorsale Rumpfwand, wobei die rechte Nebenniere – entsprechend dem Lageunterschied von rechter und linker Niere – meist etwas weiter kaudalwärts liegt (Abb. **58 b,** S. 147).

b) Feinbau und Funktion der Nebenniere

An der **Nebenniere** lassen sich *Rinde* und *Mark* (Abb. **66**) am Schnitt durch das (frische) Organ unterscheiden. Die gelbe Nebennierenrinde, die 80–90 % des Organs ausmacht, umgibt als breiter Mantel allseits das rötlich gefärbte Nebennierenmark.

Die **Nebennierenrinde,** *Cortex glandulae suprarenalis* (Abb. **66**), besteht aus Epithelzellsträngen und -nestern, die annähernd radiär von der Organoberfläche zum Nebennierenmark hin angeordnet sind und zwischen denen Blutgefäße und Nerven, begleitet von Bindegewebe, in das Organinnere vordringen. Die Epithelzellstränge werden im Laufe des Lebens mehrfach umgebaut, wobei eine alters- (und funktions-)abhängige *Zonierung* der Rinde entsteht. Im *geschlechtsreifen* Alter unterscheidet man, von außen nach innen, *Zona glomerulosa, Zona fasciculata* und *Zona reticularis.*

In der schmalen **Zona glomerulosa** liegen kleine Epithelzellen in Nestern zusammen. Man vermutet, daß die Zellen der Nebennierenrinde aus dieser Zone erneuert werden.

In der breiten **Zona fasciculata** bilden die Epithelzellen parallele Zellstränge. Die großen Epithelzellen enthalten Lipidtropfen, die der Nebennierenrinde ihre goldgelbe Farbe verleihen – Ausgangsmaterial für die Bildung der Kortikosteroide.

In der **Zona reticularis** enthalten die in netzartigen Verbänden angeordneten Epithelzellen – mit dem Alter zunehmend – Pigmentgranula. Diese „Pigmentzone“ kann mit der Lupe erkannt werden. Zellkernpyknosen lassen vermuten, daß überalterte Zellen der Nebennierenrinde in dieser Zone zugrunde gehen.

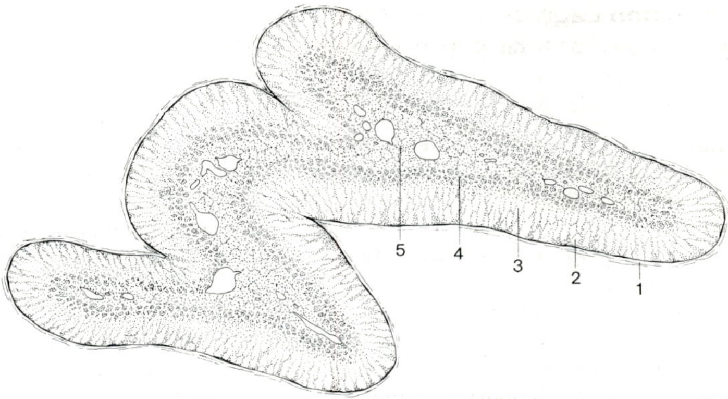

66 Querschnitt durch die Nebenniere, Lupenvergrößerung (etwa 5fach)
1 Organkapsel
2–4 *Nebennierenrinde*
2 Zona glomerulosa
3 Zona fasciculata
4 Zona reticularis
5 Nebennierenmark

Ein **Rindenumbau** tritt sowohl in verschiedenen Lebensaltern als auch unter dem Einfluß von Streßbelastung des Organismus auf; das Bild der Nebennierenrinden-Zonierung spiegelt die „Hormonbiographie" wider. Der Rindenumbau macht sich besonders durch Verschiebungen der Zonen beiderseits der Zona fasciculata, des *inneren* und *äußeren Transformationsfeldes,* bemerkbar.

Während in der *kindlichen Nebennierenrinde* eine dreischichtige Rinde mit schwacher Zona glomerulosa und Zona reticularis ausgebildet ist, kommen in der *Pubertät* die Transformationsfelder „in Bewegung", Zona glomerulosa und Zona reticularis werden breiter. Die drei Zonen sind bei der Frau deutlicher abgegrenzt als beim Mann. Im *Klimakterium* entsteht eine „regressive Transformation", Zona glomerulosa und Zona reticularis werden schmäler.

Bei *Streßbelastung* des Organismus, die mit vermehrter Bildung von ACTH (Adrenocorticotropic Hormone) durch die Hypophyse verbunden ist, entsteht in kurzer Zeit eine „progressive Transformation"; die Zona fasciculata wird unter Zunahme der Lipideinlagerung vorübergehend rasch verbreitert, Zona glomerulosa und Zona reticularis grenzen sich deutlich ab.

Hormone. Die *Nebennierenrinde* produziert über 30 chemisch eng verwandte Steroidhormone, *Kortikosteroide (Kortikoide),* von denen drei Gruppen hervorgehoben werden, *Mineralokortikoide, Glukokortikoide* und *Geschlechtshormone.*

Eine *Zuordnung der Hormone zu den Zonen* ist insofern möglich, als die inneren beiden Zonen vom Hypothalamus-System abhängen, die Zona glomerulosa dagegen vom Renin-Angiotensin-System stimuliert wird. Die Bildung der *Mineralokortikoide* kann demnach der *Zona glomerulosa,* die der *Glukokortikoide* und der *Geschlechtshormone* den *inneren* beiden *Zonen* zugeordnet werden.

Mineralokortikoide (z. B. Aldosteron) regeln das Gleichgewicht von Natrium- und Kaliumsalzen und den Wasserhaushalt. *Glukokortikoide* (z. B. Cortisol) katalysieren die Glukoneogenese, setzen den Zuckerverbrauch in den Zellen herab und greifen in Fett- und Eiweißstoffwechsel ein. Durch Glukokortikoide wird im Organismus ein unspezifischer Widerstand gegen Streßsituationen hervorgerufen (Anpassung an Hunger, Durst, Temperaturwechsel). *Geschlechtshormone* (z. B. Androgene, auch Progesteron) entstehen beim Umbau der Kortikosteroide.

Cortisol und sein Metabolit Cortison hemmen die Leukozytenemigration und die Phagozytose der Monozyten. Sie reduzieren die Zahl der Lymphozyten und wirken somit entzündungshemmend.

Eine *Überproduktion* (oder eine medikamentöse Überdosierung!) von Glukokortikoiden erzeugt ein Cushing-Syndrom mit „Vollmondgesicht" und Stammfettsucht (Vermehrung des Fettgewebes in der Unterhaut des Rumpfes). *Unterproduktion* bewirkt eine allgemeine Widerstandsschwäche, äußerstenfalls mit tödlichem Ausgang. Eine *Überproduktion* von Androgenen, männlichen Sexualhormonen, führt bei der Frau zur Vermännlichung, zum Virilismus, mit männlichem Behaarungstyp (adrenogenitales Syndrom).

Das **Nebennierenmark,** *Medulla glandulae suprarenalis* (Abb. **66**), ist aus polygonalen, in Nestern oder Netzen angeordneten Epithelzellen zusammengesetzt. Diese produzieren stark reduzierende Granula, die z. B. bei histologischer Fixierung mit oxidierenden Chromsalzen eine braune Farbe annehmen und deshalb *chromaffine Zellen* genannt werden.

Hormone. Das Nebennierenmark bildet *Noradrenalin* und *Adrenalin,* beide Hormone sind in den Granula der chromaffinen Zellen enthalten. Weitere, für das APUD-System typische Peptidhormone können simultan auftreten. Noradrenalin und Adrenalin steigern den Blutdruck und das Schlagvolumen des Herzens. Adrenalin erhöht auch den Blutzuckerspiegel und regt die Adenohypophyse zur Abgabe von ACTH an. Überfunktion führt zu vermehrtem Sympathikotonus, Unterfunktion zu erniedrigtem Blutzuckerspiegel, zu Blutdrucksenkung und allgemeiner Schwäche.

Noradrenalin und Adrenalin werden auch als *Transmittersubstanzen* vom 2. efferenten Neuron des Sympathicus abgegeben. Die Zellen des Nebennierenmarks erweisen sich in diesem Zusammenhang als in endokrine Zellen umgewandelte (oder nicht zu Nervenzellen ausdifferenzierte) *Sympathikogonien.* Dies wird noch dadurch unterstrichen, daß die Zellen des Nebennierenmarks von Nervenfasern des *1. efferenten Neuron* des Sympathicus innerviert werden.

c) Gefäße und Nerven der Nebenniere

Die drei **Arterien** der Nebenniere (Abb. **60,** S. 152) – *Aa. suprarenales superior, media, inferior* – entspringen aus der A. phrenica inferior, der Pars abdominalis aortae und der A. renalis.

Venen (Abb. **60,** S. 152). Die *linke V. suprarenalis* mündet in die linke V. renalis, anastomosiert aber gleichzeitig häufig mit der linken V. phrenica inferior. Die *rechte V. suprarenalis* tritt unmittelbar in die V. cava inferior ein.

Die Nebenniere ist reich vaskularisiert. Arterien dringen radiär in sie ein und speisen weite, radiär verlaufende Kapillaren in der Rinde, aus denen das Blut anschließend in das Mark fließt. Mehrere Arterienäste ziehen direkt bis ins Mark. Sinusartig erweiterte, muskelstarke Drosselvenen können das mit Hormonen angereicherte Blut stauen und bei Bedarf rasch in den Kreislauf abgeben. Auf Grund der Hintereinanderschaltung von Mark und Rinde kann das Rindenhormon Cortisol auf kurzem Weg (indirekt über die Induktion eines Enzyms im Mark) die Umwandlung von Noradrenalin in Adrenalin bewirken.

Die **Lymphgefäße** ziehen zu den *Nodi lymphatici lumbales,* gelegentlich auch zu den *Nodi lymphatici phrenici inferiores,* einige begleiten die Nn. splanchnici durch das Zwerchfell und erreichen hintere mediastinale Lymphknoten.

Nerven. Die *Parasympathikusfasern* aus dem *Plexus suprarenalis* kommen vom hinteren *Truncus vagalis.*

Die *Sympathikusfasern,* unter ihnen zahlreiche *präganglionäre* Fasern zur Innervation der Epithelzellen des Nebennierenmarks aus dem *Plexus suprarenalis,* einer Fortsetzung des Plexus coeliacus, stammen aus den *Nn. splanchnici.*

5. Paraganglien

Unter dem Begriff Paraganglien werden erbsengroße, knötchenförmige Epithelzellhaufen zusammengefaßt, die als *parasympathische Paraganglien* an Nerven liegen, die auch Parasympathikusfasern führen. *Sympathische Paraganglien* werden im *frühen Kindesalter* an sympathischen Nervenfasern vegetativer Geflechte in Brust- und Bauchraum gefunden, sind jedoch beim *Erwachsenen* kaum mehr nachweisbar.

Die sog. *parasympathischen Paraganglien* an den Nn. glossopharyngeus und vagus sind *Chemorezeptoren,* die den O_2-Gehalt des Blutes im Dienst der Kreislaufsteuerung messen: *Glomus caroticum* und *Corpora paraaortica.* (Die Bezeichnung „parasympathisches Paraganglion“ erübrigt sich.)

Sympathische Paraganglien produzieren *Noradrenalin* und bestehen aus *chromaffinen Zellen,* die – wie die des Nebennierenmarks – aus *Sympathikogonien der Neuralleiste* stammen und als versprengte Anlagen des Nebennierenmarks gelten können. Regelmäßig kommt beim Kind ein *Paraganglion aorticum* (Zuckerkandlsches Organ) in der Gegend des Ursprungs der A. mesenterica inferior vor.

D. Leitungsbahnen im Retroperitonealraum

Im Retroperitonealraum setzt sich die aus dem hinterem Mediastinum kommende große axiale Gefäß-Nervenstraße in den subperitonealen Beckenraum fort. In ihrem Verlauf versorgen die Leitungsbahnen die Wand des Bauchraums und die in Retroperitonealraum und Peritonealhöhle gelegenen Organe.

1. Gefäße im Retroperitonealraum

Arterien. Die **Aorta** tritt als *Pars descendens aortae* – vor dem Unterrand des 12. Brustwirbelkörpers – durch den Hiatus aorticus in den Retroperitonealraum und zieht unter allmählicher Minderung ihres Durchmessers als *Pars abdominalis aortae* vor den Lendenwirbelkörpern abwärts. Sie gibt parietale Äste zur Rumpfwand sowie viszerale Äste zu den paarigen und den unpaaren Baucheingeweiden ab (Abb. **59,** S. 150, u. Bd. 1, Abb. **25,** S. 65) und gabelt sich – etwas links der Medianebene – in Höhe des 4. Lendenwirbels in der *Bifurcatio aortae* in die *Aa. iliacae communes dextra* und *sinistra* auf.

Als ersten *Rumpfwandast* entsendet die Aorta unmittelbar nach dem Durchtritt durch das Zwerchfell die *A. phrenica inferior.* Sie zieht auf der rechten Seite hinter der V. cava inferior, links hinter dem Magen und dem abdominalen Teil der Speiseröhre aufwärts, verzweigt sich an der Unterfläche der Pars lumbalis des Zwerchfells und gibt die *A. suprarenalis superior* zum oberen Pol der Nebenniere ab. In kaudaler Fortsetzung der Aa. intercostales posteriores entspringen vier *Aa. lumbales* aus der Hinterwand der Bauchaorta, kreuzen beiderseits hinter dem Truncus sympathicus, rechts auch dorsal von der V. cava inferior, und ziehen durch den M. psoas major zur dorsalen Rumpfwand (→Bd. 1, S. 547).

Die *A. sacralis mediana* geht, etwas oberhalb der Aortengabel, aus der dorsalen Aortenwand hervor und setzt die Aorta vor dem Kreuzbein kaudalwärts fort. Sie entsendet als Seitenast eine fünfte A. lumbalis, die *A. lumbalis ima,* und endet vor der Steißbeinspitze im *Glomus coccygeum,* einem Gefäßknäuel mit arteriovenösen Anastomosen.

Von den *paarigen viszeralen Ästen* der Pars abdominalis aortae zweigt die *A. suprarenalis media* etwa in gleicher Höhe wie die A. mesenterica superior lateralwärts zur Nebenniere ab. Die *A. renalis* entspringt (meist) in Höhe der Bandscheibe zwischen 1. und 2. Lendenwirbel und verläuft horizontal oder leicht abfallend zum Nierenhilum, die rechte, längere Nierenarterie kreuzt dorsal die V. cava inferior. Die A. renalis gibt ferner Äste zum Ureter und die *A. suprarenalis inferior* zur Nebenniere ab.

Jede der drei *Nebennierenarterien* ist oft mehrfach ausgebildet. Häufig fehlt die untere oder die mittlere A. suprarenalis. Zusätzliche *Nierenarterien* entspringen nicht selten als aberrierende Arterien aus der A. renalis, als akzessorische Arterien aus der Aorta. Sie treten häufiger zum oberen als zum unteren Nierenpol.

Die *A. testicularis* (beim Mann) bzw. die *A. ovarica* (bei der Frau) tritt (meist) unterhalb der A. renalis, etwa in Höhe des 2. Lendenwirbels, paarig aus der Vorderwand der Aorta. Die dünne Arterie zieht in langem Verlauf auf dem M. psoas schräg abwärts und nach lateral. Sie verläuft dabei rechts ventral von der V. cava inferior und überkreuzt beiderseits den N. genitofemoralis und den Ureter, an dessen abdominalen Teil sie *Rr. ureterici* abgibt, sowie die A. iliaca externa.

Von den *unpaaren viszeralen Ästen* geht der *Truncus coeliacus* (Abb. **45 a,** S. 112), ein nur 1–2 cm langer, kräftiger Arterienstamm, schon im Hiatus aorticus (etwa in Höhe des 12. Brustwirbels) aus der Vorderwand der Bauchaorta hervor. Er wird von dem kräftig entwickelten vegetativen Plexus coeliacus umsponnen. Der Truncus coeliacus teilt sich am Oberrand des Pancreas in seine drei Äste (Tripus Halleri) auf, in die *Aa. gastrica sinistra, hepatica communis* und *splenica.*

Varietäten des Truncus coeliacus sind nicht selten; einer seiner Äste kann selbständig aus der Aorta hervorgehen, aus dem Truncus kann eine Pankreasarterie entspringen.

Die *A. gastrica sinistra* läuft in der oberen Plica gastropancreatica, die Vestibulum und Bursa omentalis voneinander abgrenzt, zur Cardia und zur kleinen Kurvatur des Magens. Sie zweigt *Rr. oesophageales* zum abdominalen Ösophagusanteil ab. Die *A. hepatica communis* gelangt in der unteren (rechten) Plica gastropancreatica nach rechts zur Gegend des Pylorus. Hier gabelt sie sich in die *Aa. hepatica propria* und *gastroduodenalis.* Die *A. splenica,* ein kräftiges, meist stark geschlängeltes Gefäß, zieht am Oberrand des Pankreaskörpers nach links und im Lig. splenorenale zum Milzhilum. Die Arterie entsendet in ihrem Verlauf Äste zu Bauchspeicheldrüse und Magen, sie endet mit *Rr. splenici* für die Milz.

Die *A. mesenterica superior* (Abb. **45 a**), zweite ventrale Arterie der Bauchaorta, entspringt unterhalb des Truncus coeliacus aus der Vorderwand der Aorta, zieht hinter dem Pankreaskopf abwärts zur Incisura pancreatis und tritt durch diese über den Oberrand der Pars horizontalis hinweg in die Radix mesenterii ein. Sie gibt Äste zu Duodenum und Pankreas, Jejunum und Ileum sowie zum Dickdarm ab.

Die *A. mesenterica inferior* (Abb. **45 b**), die dritte ventrale Arterie, geht sehr viel tiefer (Höhe 3.–4. Lendenwirbel) als die obere Mesenterialarterie aus der Aorta hervor (Abb. **59,** S. 150) und teilt sich retroperitoneal in Zweige für den Dickdarm distal von der linken Kolonflexur, für Colon descendens, Colon sigmoideum und Rectum.

Die **A. iliaca communis** (Abb. **59** u. **87,** S. 234) zieht am medialen Rand des M. psoas unter dem Peritoneum ein kurzes Stück abwärts vor das Sakroiliakalgelenk und gabelt sich hier in die *A. iliaca interna,* die über die Linea terminalis zu Beckeneingeweiden und Beckengürtel läuft, und in die *A. iliaca externa* für Rumpfwand und Bein, die auf der Beckenschaufel medial vom M. psoas zur unteren Begrenzung der Bauchwand zieht.

Arteria iliaca interna → S. 232.

Die **A. iliaca externa** (Abb. **59**) gibt unter dem Leistenband die *A. epigastrica inferior* und die *A. circumflexa iliaca profunda* ab und wird in der Lacuna vasorum zur *A. femoralis.*

Die *A. epigastrica inferior* tritt in der Plica umbilicalis lateralis zur Hinterfläche des M. rectus abdominis (→ Bd. 1, S. 547). Die *A. circumflexa iliaca profunda* zieht unter der Fascia transversalis am Darmbeinkamm entlang bogenförmig zur Seite und nach hinten (→Bd. 1, Abb. **126,** S. 333).

Venen. Die **V. cava inferior** (Abb. **59,** S. 150, u. Bd. 1, Abb. **27,** S. 70) entsteht aus ihren beiden Wurzelvenen, den *Vv. iliacae communes dextra* und *sinistra,* rechts vor dem Körper des 4.–5. Lendenwirbels, hinter und etwas kaudal der Aortengabel. Die V. cava inferior zieht rechts vor der Lendenwirbelsäule aufwärts, entfernt sich dabei zunehmend von der Aorta, erreicht am Hinterrand der Leber (Sulcus venae cavae) das Zwerchfell und tritt durch das Foramen venae cavae zum rechten Vorhof des Herzens. Sie nimmt in diesem Verlauf Zuflüsse von der Rumpfwand sowie von paarigen und unpaaren Bauchorganen auf. In die untere Hohlvene mündet auch – etwas unterhalb der Mündungsstelle der rechten Nierenvene – die *V. testicularis (ovarica) dextra* vom rechten Hoden (Ovar), die längs der gleichnamigen Arterie den rechten *Plexus pampiniformis* bildet.

Rumpfwandvenen sind die *Vv. phrenicae inferiores,* Begleitvenen der gleichnamigen Arterien an der Unterseite des lumbalen Zwerchfellanteils, und die *Vv. lumbales III* und *IV,* Begleitvenen der entsprechenden Lumbalarterien.

Die *V. renalis* entsteht im Nierenhilum aus der Vereinigung von – meist zwei – Nierenvenenästen, verläuft vor der Nierenarterie nach medial und mündet in die V. cava inferior. *Rechts* fließt ihr die *V. suprarenalis dextra* vom Hilum der rechten Nebenniere zu. Die längere *linke* Nierenvene zieht, nachdem sie die *V. suprarenalis sinistra* (vom Hilum der linken Nebenniere) und die *V. testicularis (ovarica) sinistra* aufgenommen hat, ventral von der Aorta – unterhalb des Ursprungs der A. mesenterica superior – zur unteren Hohlvene. Gelegentlich ist eine zusätzliche oder alleinige *retroaortäre* linke Nierenvene ausgebildet.

Aus der *Leber* kommen mehrere kurze, dünnwandige *Vv. hepaticae,* die im Sulcus venae cavae in zwei Gruppen in die untere Hohlvene münden. Die obere Gruppe besteht (oft) aus drei größeren Venen (*Vv. hepaticae dextra* und *sinistra* aus rechtem und linkem Leberlappen, dazwischen die *V. hepatica intermedia* aus dem Lobus caudatus), die untere Gruppe aus einer unterschiedlichen Zahl kleiner Lebervenen aus rechtem Leberlappen und Lobus caudatus.

Die **V. lumbalis ascendens** (Bd. 1, Abb. **27**) setzt auf jeder Seite die an der Brustwirbelsäule verlaufende Längsanastomose von *V. azygos* und *V. hemiazygos* im Retroperitonealraum fort und schließt den Kollateralweg zwischen oberer und unterer Hohlvene. Die V. lumbalis ascendens verläuft hinter dem M. psoas und vor den Wurzeln der Procc. costales der Lendenwirbel und ist jederseits mit den *Vv. iliaca communis, iliolumbalis* und *lumbales* verbunden. Sie nimmt in der Regel die *Vv. lumbales I* und *II* sowie die *V. subcostalis* (vom Unterrand der 12. Rippe) auf.

Die **V. iliaca communis** (Abb. **59**) entsteht dorsal von der A. iliaca communis aus dem Zusammenfluß der *V. iliaca interna,* die Blut aus Beckenorganen, Beckenwand und Gesäßregion führt, und der *V. iliaca externa* aus dem

Bein. Die linke V. iliaca communis unterkreuzt auf dem Weg zur unteren Hohlvene die rechte A. iliaca communis. Der V. iliaca communis fließen die *V. iliolumbalis,* Begleitvene der A. iliolumbalis, und die unpaare *V. sacralis mediana* zu, die Blut aus venösen Plexus des Beckens in die *linke* V. iliaca communis führt.

V. iliaca interna → S. 235.

Die **V. iliaca externa** (Abb. **59,** S. 150), Fortsetzung der V. femoralis, tritt medial von der A. iliaca externa aus der Lacuna vasorum in das große Becken. Als Begleitvenen gleichnamiger Arterien münden 1–2 cm oberhalb des Leistenbandes die *V. epigastrica inferior* von der Hinterfläche des M. rectus abdominis, die mit der V. epigastrica superior eine Längsanastomose zwischen V. iliaca externa und V. subclavia herstellt, und die *V. circumflexa iliaca profunda,* die von der seitlichen Bauchwand kommt.

Lymphstämme. Der **Ductus thoracicus** (Bd. 1, Abb. **29,** S. 72) entsteht im Hiatus aorticus rechts hinter der Aorta durch den Zusammenfluß der *Trunci lumbares (dexter* und *sinister)* und der *Trunci intestinales.* Er ist bis zu seiner Einmündung in den linken Venenwinkel 38–45 cm lang und führt etwa drei Viertel der Lymphe des Körpers in das zirkulierende Blut zurück. An der Vereinigungsstelle der Lymphstämme ist die Lymphbahn meist säckchenartig zu der 5–7 cm langen *Cisterna chyli* erweitert, aus der der Ductus thoracicus hervorgeht. Ihre Lage wechselt in der Höhe zwischen Th_{11} und L_3, meist liegt sie vor dem 1. und 2. Lendenwirbelkörper.

Die **Trunci lumbares** (Abb. **50,** S. 125), die jederseits auch doppelt ausgebildet sein können, folgen den Aa. iliacae communes und der Pars abdominalis aortae. Sie führen Lymphe aus der unteren Extremität, den Beckeneingeweiden sowie aus Teilen der Baucheingeweide und der dorsalen Rumpfwand. In den Lymphweg sind die *Nodi lymphatici lumbales* eingelagert.

Die **Trunci intestinales** sind die efferenten Lymphbahnen der *präaortalen Lymphknotengruppen* (Nodi lymphatici coeliaci, mesenterici superior und inferior). Sie leiten Lymphe aus dem Gastrointestinaltrakt ab.

Die *Trunci intestinales* vereinigen sich vor der Einmündung in die Cisterna chyli häufig zu einem Stamm, der auch selbständig in den Ductus thoracicus oder in den linken Truncus lumbaris eintreten kann.

Die **Lymphknoten** des Retroperitonealraums, *Nodi lymphatici lumbales,* liegen in der axialen Gefäß-Nervenstraße. Sie lassen sich aufgrund ihrer Nachbarschaftsbeziehungen zu Bauchaorta und unterer Hohlvene in drei Lymphknotenketten gliedern: *Nodi lymphatici lumbales sinistri* längs der Aorta, *Nodi lymphatici lumbales intermedii* zwischen Aorta und V. cava inferior und *Nodi lymphatici lumbales dextri* längs der V. cava inferior.

Die *linke* lumbale Lymphknotenkette, *Nodi lymphatici lumbales sinistri,* besteht aus den *Nodi lymphatici aortici laterales* (links der Aorta), den *Nodi lymphatici praeaortici* (vor der Aorta, gruppiert um die Ursprünge der unpaaren viszeralen Äste der

Bauchaorta) und einigen *Nodi lymphatici postaortici* (zwischen Aorta und Wirbelsäule).

Entsprechend faßt man als *Nodi lymphatici lumbales dextri* die *Nodi lymphatici cavales laterales* (rechts der V. cava inferior), die *Nodi lymphatici praecavales* (vor der unteren Hohlvene) und einige *Nodi lymphatici postcavales* (hinter der V. cava inferior) zusammen. Die rechte Lymphknotenkette ist meist schwächer entwickelt als die linke.

Die *Nodi lymphatici lumbales* (Abb. **86,** S. 231) sind *regionäre Lymphknoten* für Organe des Retroperitonealraums (Niere, Nierenbecken, Harnleiter und Nebenniere, ferner Hoden oder Ovar, Tuba uterina sowie Fundus und Corpus uteri). Sie erhalten als *Sammellymphknoten* Lymphe aus der unteren Extremität, aus Beckenorganen und Beckenwand sowie von den äußeren Geschlechtsorganen, aus Rectum, Prostata und Fornix vaginae, die sie über die *Trunci lumbares* abgeben.

Die *Nodi lymphatici praeaortici* (Abb. **41,** S. 102, **46,** S. 114, u. **50,** S. 125), zum geringeren Teil auch die *Nodi lymphatici aortici laterales,* sind darüber hinaus *Sammellymphknoten* für Lymphe aus intra- und retroperitoneal gelegenen Bauchorganen, die sie über die *Trunci intestinales* weiterleiten. Aus den *Nodi mesenterici superiores* und *inferiores* kann Lymphe direkt den Trunci intestinales zufließen, der größere Teil gelangt jedoch zunächst in die *Nodi lymphatici coeliaci.* Sie nehmen auch – über die *Nodi lymphatici hepatici* oder überregionäre Lymphknoten des Oberbauchs – Lymphe aus Milz, Magen, Pancreas, Duodenum sowie aus Leber und Gallenblase auf. Ferner erhalten sie – durch das Zwerchfell – Lymphe aus den unteren Lungenpartien zugeleitet.

2. Nerven und Nervengeflechte im Retroperitonealraum

Die **Nerven** in der Hinterwand des Retroperitonealraums, der *N. subcostalis* und die Äste des *Plexus lumbalis,* verlaufen oberflächlich (= hinter) der Fascia transversalis.

Der **Plexus lumbalis** (Abb. **202,** S. 595) entsteht seitlich der Lendenwirbelsäule, bedeckt vom M. psoas, teilweise auch innerhalb der Muskelmasse, aus den ventralen Ästen des 12. Thorakalnervs (zum Teil), des 1.–3. Lumbalnervs und des 4. Lumbalnervs (zum Teil). Von den aus der Plexusbildung hervorgehenden sechs Nerven verlaufen die *Nn. iliohypogastricus, ilioinguinalis, genitofemoralis, cutaneus femoris lateralis* und *femoralis* (Abb. **59,** S. 150) mehr oder weniger steil lateralwärts absteigend zu Bauchwand und Oberschenkel. Nur der *N. obturatorius* erreicht den Oberschenkel über die laterale Wand des kleinen Beckens.

Der **N. iliohypogastricus** (Th_{12}, L_1) zieht durch den M. iliopsoas nach lateral, verläuft zwischen den Mm. transversus abdominis und obliquus internus abdominis, die er innerviert, und tritt medial von der Spina iliaca anterior superior mit sensiblen *Rr. cutanei lateralis* und *anterior* zur Haut der Leistenbeuge.

Der **N. ilioinguinalis** (Th_{12}, L_1) der – (meist) etwas kaudal vom vorgenannten Nerven und diesem parallel – vom seitlichen Psoasrand aus zwischen Nierenlager und M. quadratus lumborum, dann zwischen den Mm. transversus abdominis und obliquus internus abdominis seitwärts absteigt, gibt Äste an beide Muskeln ab. Er zieht mit sensiblen Fasern durch den äußeren Leistenring zu einem Hautfeld oberhalb und medial davon und versorgt beim Mann mit *Nn. scrotales anteriores* die Vorderseite des Scrotum, bei der Frau mit *Nn. labiales anteriores* die Haut im vorderen Bereich der großen Schamlippe.

Der **N. genitofemoralis** ($L_{1,2}$) durchbricht die Vorderfläche des M. psoas major und teilt sich, auf dem Muskel abwärts ziehend, in den *R. genitalis* (für M. cremaster und Skrotalhaut beim Mann, für die Labialhaut bei der Frau) und in den *R. femoralis* für die Oberschenkelhaut um den Hiatus saphenus auf.

Der **N. cutaneus femoris lateralis** ($L_{2,3}$) gelangt unten am Seitenrand des M. psoas major unter die Fascia iliaca und ober- oder unterhalb vom Leistenband zur Haut an der Seite des Oberschenkels.

Der **N. obturatorius** (L_{2-4}), der unter dem M. psoas major zur Mitte abwärts zieht, tritt hinter der A. iliaca interna, seitlich vom Ureter, in den Canalis obturatorius ein. Im Kanal oder unmittelbar danach teilt er sich in die *Rr. anterior* und *posterior*. Sie versorgen die Adduktoren am Oberschenkel, der *R. anterior* mit einem *R. cutaneus* auch die Haut im distalen Drittel an der Medialseite des Oberschenkels (Bd. 1, Abb. **168,** S. 450).

Der **N. femoralis** (L_{2-4}), der stärkste Ast des Plexus lumbalis, läuft unten am lateralen Rand des M. psoas major, häufig von diesem noch verdeckt, unter der Fascia iliaca in der Rinne zwischen den Mm. psoas major und iliacus durch die Lacuna musculorum. Alsbald teilt er sich in Muskeläste für die Extensoren am Oberschenkel, in Hautäste für die distalen drei Viertel der Vorderfläche des Oberschenkels und in den *N. saphenus*. Dieser sensible Nerv zieht in den Adduktorenkanal unter die Membrana vastoadductoria, durchbricht die Membran etwa in der Mitte und verläuft zwischen den Mm. sartorius und gracilis zur Haut an der medialen Seite des Unterschenkels und Fußes.

In den **vegetativen Nervengeflechten** im Retroperitonealraum ist die *Pars parasympathica* durch Fasern aus dem *N. vagus* sowie – zum kleineren Teil – aus den *Nn. pelvici splanchnici* (S_2–S_4), die *Pars sympathica* durch Fasern aus dem *Thorakal-* und *Lumbalteil des Truncus sympathicus* vertreten. Die vegetativen Fasern umgeben mit starken *Plexus* die Pars abdominalis aortae und ihre Äste. In die vegetativen Geflechte sind Gruppen kräftig ausgebildeter *prävertebraler Ganglien* eingelagert.

Als **Truncus vagalis anterior** und **Truncus vagalis posterior** (Abb. **42,** S. 103) gelangen die Fasern der Nn. vagi nach Umverteilung im Plexus oesophagealis durch den Hiatus oesophageus in die Bauchhöhle und geben Äste zum Magen und zu vegetativen Geflechten im Bauchraum ab.

Aus dem *Truncus vagalis anterior* ziehen *Rr. gastrici anteriores* zu Vorderfläche und kleiner Kurvatur des Magens und *Rr. hepatici* zum *Plexus hepaticus* in die Leberpforte. Von den *Rr. hepatici* zweigt der *R. pyloricus* zur Pars pylorica des Magens ab. Aus dem *Truncus vagalis posterior* gehen *Rr. gastrici posteriores* zur Rückfläche des Magens, *Rr. coeliaci* in die Umgebung des Truncus coeliacus und *Rr. renales* zum *Plexus renalis* längs der Nierenarterie.

Nn. pelvici splanchnici → S. 239.

Truncus sympathicus, Brustteil, → S. 55 f.

Der **Sympathikusgrenzstrang** (Abb. **204,** S. 604) bildet im Lumbalteil beiderseits meist vier auf der Vorderseite der Lendenwirbelsäule gelegene **Ganglia lumbalia** aus.

Als *Nn. splanchnici lumbales* verlassen den Grenzstrang meist vier Nerven mit efferenten (vorwiegend postganglionären) und afferenten Fasern, die in Höhe des 5. Lendenwirbels in den *Plexus aorticus abdominalis* und in den *Plexus hypogastricus superior* eintreten.

Der **Plexus coeliacus** (Abb. **42**) umgibt als dichter Faserfilz den Truncus coeliacus. In den Plexus sind – beiderseits des Truncus – die *Ganglia coeliaca* eingebettet. Sie und der Plexus coeliacus erhalten *parasympathische Fasern* vom *Truncus vagalis posterior* und *Sympathikusfasern* aus den *Nn. splanchnici major* und *minor,* die – vom Brustgrenzstrang (5.–11. Brustganglion) kommend – durch das hintere Mediastinum und durch den lumbalen Zwerchfellursprung den Retroperitonealraum erreichen.

Aus dem *Plexus coeliacus* zweigen Geflechte ab, die mit den entsprechenden Arterien zu den Organen ziehen. Der *Plexus hepaticus* gelangt mit der A. hepatica propria zur Leber, *Plexus gastrici* überziehen den Magen auf Vorder- und Rückseite nahe der kleinen Kurvatur vorwiegend mit parasympathischen, im Bereich der großen Kurvatur vorwiegend mit sympathischen Fasern. Der *Plexus splenicus* erreicht mit der A. splenica die Milz, der *Plexus pancreaticus* mit Ästen der A. splenica und der A. gastroduodenalis das Pancreas. Der *Plexus suprarenalis* steht zu den *Ganglia phrenica* an der A. phrenica inferior in Beziehung und versorgt die Nebenniere. Der *Plexus mesentericus superior* mit dem *Ganglion mesentericum superius* zieht mit den Ästen der A. mesenterica superior zu Dünndarm und proximalem Dickdarm.

Der **Plexus aorticus abdominalis** (Abb. **206,** S. 607) setzt die Plexus aorticus thoracicus und coeliacus als dichtes Geflecht vor und beiderseits der Aorta kaudalwärts fort und bildet Ausläufer entlang der Wände der zu den Organen ziehenden Arterien.

Aus dem *Plexus aorticus abdominalis* zweigen Nervengeflechte zu den Organen ab. Der *Plexus renalis* zieht längs der A. renalis zur Niere und gibt den *Plexus uretericus* an den Ureter ab. In den Plexus renalis sind die *Ganglia aorticorenalia* und die *Ganglia renalia* (Fasern aus dem N. splanchnicus minor) eingelagert. Der *Plexus testicularis (ovaricus)* läuft mit der A. testicularis (ovarica) zur Gonade.

Der *Plexus mesentericus inferior* ist durch den *Plexus intermesentericus* mit dem *Plexus mesentericus superior* verbunden und entsendet den *Plexus rectalis superior* zum Rectum. Er enthält mehrere kleine Ganglien, insgesamt *Ganglion mesentericum inferius* genannt, und zieht längs der Äste der A. mesenterica inferior zum distalen Dickdarm.

Der *Plexus hypogastricus superior,* der über die *Nn. splanchnici lumbales* Zuflüsse aus dem lumbalen Grenzstrang aufnimmt, gelangt vor dem 5. Lendenwirbelkörper in das kleine Becken zu den Beckenorganen. *Plexus iliaci* setzen den Plexus aorticus abdominalis beiderseits auf die A. iliaca communis fort.

15. Beckeneingeweide

Der **Beckenraum,** *Cavitas pelvis,* ist der im kleinen Becken gelegene Teil des Bauchraums. Er wird durch Bauchfell und Beckenboden in *drei Etagen* gegliedert, in die *Peritonealhöhle* des Beckens, den *subperitonealen Raum* und die *Fossa ischioanalis.* Die Peritonealhöhle des Beckens setzt die Cavitas peritonealis des Bauchraums fort. Der subperitoneale Beckenraum, kaudaler Teil des Spatium retroperitoneale, reicht hinter und unterhalb der Peritonealhöhle bis zum Beckenboden. Der **Beckenboden,** aus Muskel-Bindegewebsschichten aufgebaut, grenzt den subperitonealen Raum vom subfaszialen Raum ab.

Beckenorgane sind *Harnblase, Rectum* und die *inneren Geschlechtsorgane* – beim Mann: Hoden, Nebenhoden, Samenleiter, Samenbläschen und Prostata, bei der Frau: Eierstock, Eileiter, Gebärmutter und Scheide. Die Beckenorgane liegen größtenteils im **subperitonealen Beckenraum** – ausgenommen beim Mann Hoden, Nebenhoden und ein Teil des Samenleiters, die gegen Ende der Fetalentwicklung den Beckenraum verlassen und im Descensus testis in den Hodensack absteigen.

Im subperitonealen Beckenraum teilen sich die Gefäßstämme – A. und V. iliaca interna mit den begleitenden Lymphbahnen – und die vegetativen Plexus zur Versorgung der Beckenorgane auf.

A. Beckenboden

1. Diaphragma pelvis und Diaphragma urogenitale

Der *Beckenausgang* wird durch Muskel- und Bindegewebsplatten verschlossen, die zusammen den *Beckenboden* bilden (Wände des Beckenkanals und knöcherne Begrenzung des Beckenausgangs →Bd. 1, S. 315f). Dem Beckenboden kommt eine wesentliche Rolle für die Lagesicherung der Becken- und der Bauchorgane zu, wenn er auch nicht die volle Eingeweidelast zu tragen hat.

Der Durchtritt des Darmrohrs sowie der Harn- und Geschlechtswege begrenzt die mechanische Widerstandsfähigkeit der Muskel- und Bindegewebsplatten des Beckenbodens. Sich häufig wiederholende extreme Steigerungen des intraabdominellen Drucks, Schwächung des Bindegewebsapparats oder der Beckenbodenmuskulatur (z. B. nach mehreren Geburten) können (bei der Frau häufiger als beim Mann) zu Tiefertreten und Vorfall, *Prolaps,* von Beckenorganen führen.

Man unterscheidet am Beckenboden das *Diaphragma pelvis* und das *Diaphragma urogenitale* (Abb. **67**).

Das **Diaphragma pelvis** liegt kaudal vom subperitonealen Bindegewebsraum des Beckens, verschließt einen großen Teil des Beckenausgangs und wird vor allem vom *M. levator ani* (einschließlich des *M. coccygeus* und der Faszienbedeckungen des Diaphragma) gebildet.

Das *Diaphragma pelvis* ist trichterförmig gestaltet und besteht aus den *Mm. levator ani* und *coccygeus* (Abb. **67–69**) sowie der Faszienbedeckung an Ober- und Unterfläche, *Fasciae diaphragmatis pelvis superior* und *inferior.* Es ist an der seitlichen Beckenwand längs einer Linie fixiert, die an der Hinterfläche des Schambeins, etwa in halber Höhe der Symphyse, beginnt und schräg abfallend über die Fascia obturatoria, die Spina ischiadica und das Lig. sacrospinale zum 4. Kreuzwirbel verläuft. Das kurze Ansatzrohr des Trichters umschließt den Endabschnitt des Darmrohrs, den Analkanal. Die Trichtervorderwand ist unvollständig. Der hinter der Symphyse gelegene, in der Ansicht von oben oder unten etwa dreieckige Spalt im Diaphragma pelvis, das *Levatortor* (Levatorschlitz), wird beiderseits vom freien Rand des M. levator ani, dem *Levatorschenkel*, begrenzt. Durch das Levatortor tritt in der vorderen Abteilung die Harnröhre, bei der Frau durch die etwas weitere Öffnung zusätzlich noch die Scheide, durch den hinteren Durchlaß bei beiden Geschlechtern das Rectum.

Das **Diaphragma urogenitale** füllt als muskulös-sehnige Platte das *Spatium perinei profundum* zwischen Sitz- und unteren Schambeinästen beider Seiten aus. Es verschließt das Levatortor kaudal vom Diaphragma pelvis und besteht in seinem hinteren Anteil, zwischen den beiden Sitzbeinästen, aus dem *M. transversus perinei profundus* (Abb. **67–69**) und der *Membrana perinei (Fascia diaphragmatis urogenitalis inferior)* an der Unterfläche des Muskels. Der ventrale Abschnitt des Diaphragma urogenitale zwischen den

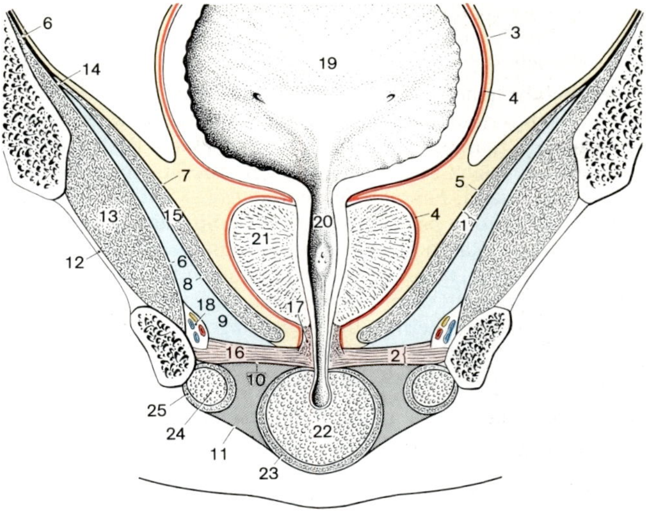

67 Bindegewebsräume des männlichen kleinen Beckens, Frontalschnitt in der Ebene der Pars prostatica der Harnröhre, Ansicht von ventral

- Subperitonealer Beckenraum
- Fossa ischioanalis
- Spatium perinei profundum
- Spatium perinei superficiale

1 Diaphragma pelvis
2 Diaphragma urogenitale
3 Peritoneum
4 Fascia pelvis visceralis
5 Fascia pelvis parietalis
6 Fascia obturatoria
7 Fascia diaphragmatis pelvis superior
8 Fascia diaphragmatis pelvis inferior
9 Fossa ischioanalis
10 Membrana perinei
11 Fascia perinei superficialis
12 Membrana obturatoria
13 M. obturator internus
14 Arcus tendineus musculi levatoris ani
15 M. levator ani
16 M. transversus perinei profundus
17 M. sphincter urethrae
18 Canalis pudendalis: Vasa pudenda interna und N. pudendus beim Eintritt in das Diaphragma urogenitale
19 Vesica urinaria
20 Urethra masculina
21 Prostata
22 Corpus spongiosum penis
23 M. bulbospongiosus
24 Crus penis
25 M. ischiocavernosus

beiden unteren Schambeinästen wird vom *Lig. transversum perinei* gebildet, zu dem sich die Membrana perinei am Vorderrand des Muskels verdickt.

An der Oberfläche des M. transversus perinei profundus breitet sich am Boden der Fossa ischioanalis relativ lockeres Bindegewebe aus, früher *Fascia diaphragmatis urogenitalis superior* genannt, das die Leitungsbahnen begleitet. Zwischen Vorderrand des Lig. transversum perinei und Lig. arcuatum pubis bleibt nur ein kleiner

Gefäßspalt frei, durch den beim Mann die V. dorsalis profunda penis zum Plexus venosus prostaticus, bei der Frau die V. dorsalis profunda clitoridis zum Plexus venosus vesicalis zieht.

Durch die Diaphragmen am Beckenboden werden Bindegewebsräume begrenzt. Der **subperitoneale Beckenraum** ist ein stellenweise ausgedehntes Bindegewebslager zwischen Diaphragma pelvis und Peritoneum, das die Beckeneingeweide (ganz oder teilweise) beherbergt, umschlossen von der Faszie der Beckenwand, *Fascia pelvis parietalis* (→S. 192), und der viszeralen Beckenfaszie, *Fascia pelvis visceralis.* Als **Spatium perinei profundum** bezeichnet man den Raum zwischen Membrana perinei und der Bindegewebsschicht auf dem M. transversus perinei profundus. Das **Spatium perinei superficiale** liegt kaudal vom Diaphragma urogenitale, nimmt u. a. die oberflächlichen Dammuskeln – die *Mm. transversus perinei superficialis, ischiocavernosus* und *bulbospongiosus* – auf und wird nach unten durch die *Fascia perinei superficialis* abgeschlossen.

Die **Fossa ischioanalis** ist ein im Frontalschnitt dreieckiger Spaltraum zwischen Diaphragma pelvis (Fascia diaphragmatis pelvis inferior) und seitlicher Beckenwand (Fascia obturatoria, Abb. **67**). Den Boden des Bindegewebsraums, der ventral blind hinter dem Os pubis endigt, bildet in der vorderen Hälfte das Diaphragma urogenitale (obere Fläche des M. transversus perinei profundus). Die Fossa ischioanalis wird durch einen Fettkörper, *Corpus adiposum fossae ischioanalis,* ausgefüllt und von den Ästen der Vasa pudenda interna und des N. pudendus durchzogen, deren Stämme im Canalis pudendalis liegen.

Die *Dammgegend, Regio perinealis,* ist das rautenförmige Areal unterhalb des Beckenbodens, dessen Grenzlinie beiderseits vom Unterrand der Symphyse über den Sitzbeinhöcker und das Lig. sacrotuberale zur Steißbeinspitze verläuft. Vor der Verbindungslinie der beiden Tubera ischiadica liegt die *Regio urogenitalis,* das hintere Dreieck wird *Regio analis* genannt. Die Afterfurche, *Crena ani,* senkt sich beim aufrecht stehenden Menschen tief zwischen den beiden Gesäßbacken, *Nates,* ein. Die Weichteilbrücke zwischen Analöffnung und Genitale wird als *Damm, Perineum,* die leicht erhabene, bräunlich pigmentierte Hautnaht, die beim Mann die Raphe scroti fortsetzt, als *Raphe perinei* bezeichnet.

2. Anordnung und Innervation der Muskeln des Beckenbodens

Fascia pelvis parietalis (Abb. **67**). Als Teil der tiefen Bauchfaszie, Fascia transversalis, die die Innenfläche der muskulösen Bauchwand überkleidet, bedeckt die *Fascia iliaca* im großen Becken den M. iliopsoas. Sie ist sowohl am Darmbeinkamm als auch – über die Faszie des M. psoas major – an der Linea terminalis fixiert und setzt sich als *Fascia pelvis parietalis* in das kleine Becken fort. Mit diesem Sammelnamen bezeichnet man die Gesamtheit der Muskelfaszien im Bereich des kleinen Beckens, die an den subperitonealen Bindegewebsraum grenzen.

Die *Fascia pelvis parietalis* wird gebildet
- oberhalb des Diaphragma pelvis: von der *Fascia obturatoria,* die den M. obturator internus überkleidet;
- auf dem M. levator ani: von der *Fascia diaphragmatis pelvis superior* an der Oberfläche dieses Muskels.

Die in der subperitonealen Bindegewebsschicht gelegenen Beckeneingeweide besitzen – mehr oder minder ausgeprägt – eine faszienartige Bindegewebshülle, die besonders an Harnblase und Ampulla recti, d. h. an Organen mit relativ rasch wechselndem Füllungszustand, entwickelt ist und als **Fascia pelvis visceralis** bezeichnet wird (Abb. **67**). Besonders benannt werden die *Fascia prostatae* (→S. 208) und die *Fascia peritoneoperinealis* (→S. 186). An der Durchtrittsstelle von Harnröhre, Scheide und Mastdarm durch die Beckenbodenmuskeln stehen viszerale und parietale Beckenfaszie in Verbindung.

Genetische Abkunft der Muskeln. Die Beckenbodenmuskulatur ist ein Abkömmling der Leibeswandmuskulatur. Der M. levator ani stammt von einem Rumpf-Schwanz-Muskel ab (M. adductor caudae) und wird daher „direkt“ durch ventrale Sakralnervenäste innerviert.

Der M. transversus perinei profundus und der davon abgegliederte M. sphincter urethrae sowie die oberflächliche Dammuskulatur (Mm. transversus perinei superficialis, ischiocavernosus, bulbospongiosus, Abb. **67–69**), die vom N. pudendus innerviert werden, sind dagegen aus dem M. sphincter cloacae (der Reptilien) hervorgegangen, der sich in der Phylogenese in den M. sphincter urogenitalis und den M. sphincter ani (externus) aufgegliedert hat.

Bemerkenswert ist, daß den Mm. levator ani, transversus perinei profundus und sphincter urethrae sowie deren Faszien reichlich glatte Muskelzellen beigemischt sind.

Der **M. levator ani** (Abb. **67–69**) entspringt mit seinem vorderen kräftigen Anteil, *M. pubococcygeus,* von der Innenfläche des Schambeins, mit dem dorsal anschließenden dünnen Teilstück, *M. iliococcygeus,* vom Darmbein, dicht unterhalb der Linea terminalis. In die Ursprungssehne, die der Faszie des M. obturator internus eng aufliegt, strahlen Sehnenzüge aus der Fascia obturatoria ein. Sie kann am Ursprung dieser Fasern durch einen bogenförmig verlaufenden Sehnenstreifen, *Arcus tendineus musculi levatoris ani,* verstärkt sein (Abb. **67**). Die medialen Faserzüge des M. pubococcygeus der rechten und der linken Seite bilden die *Levatorschenkel.* Sie ziehen dorsal- und kaudalwärts und teilen jeweils seitlich vor dem Rectum ein dünnes, prärektales Faserbündel ab, das in das Centrum tendineum perinei und als *M. levator prostatae* in die Faszie der Prostata, als *M. pubovaginalis* in die Vaginalwand einstrahlt. Mehr kaudal gelegene Faserbündel umgreifen als *M. puborectalis* das Rectum dorsal und bilden mit entsprechenden Fasern der Gegenseite eine Schlinge. Die lateralen Bündel des M. pubococcygeus erreichen dorsal das Steißbein (und das Kreuzbein). Die Muskelfasern des M. iliococcygeus heften sich am *Lig. anococcygeum* (Abb. **68** u.

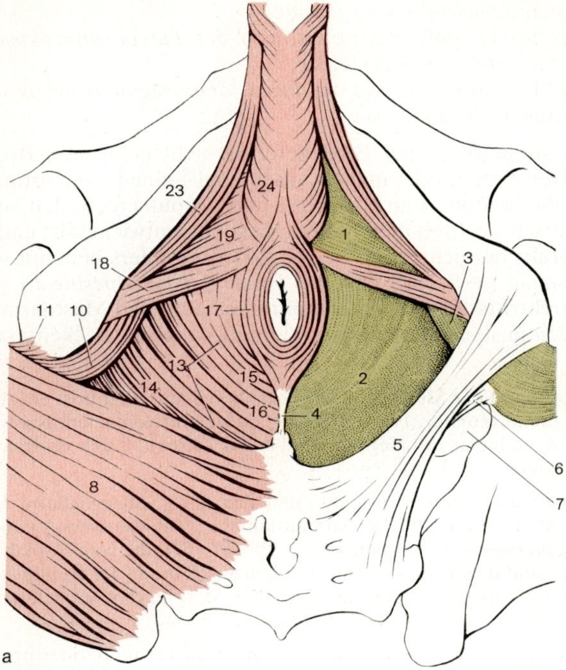

a

68 Männlicher Beckenboden und Damm, Faszien und Muskeln, Ansicht von kaudal

a oberflächliche Schicht, Faszienschicht auf der rechten Körperseite abgetragen

b Muskeln der tiefen Schicht

1 Membrana perinei
2 Fascia diaphragmatis pelvis inferior
3 Fascia obturatoria
4 Lig. anococcygeum
5 Lig. sacrotuberale
6 Lig. sacrospinale
7 Foramen ischiadicum majus
8 M. glutaeus maximus
9 M. gemellus superior
10 M. obturator internus
11 M. gemellus inferior
12 M. coccygeus
13 M. levator ani
14 M. iliococcygeus
15 M. puborectalis
16 M. pubococcygeus
17 M. sphincter ani externus
18 M. transversus perinei superficialis
19 M. transversus perinei profundus
20 M. sphincter urethrae
21 Urethra masculina
22 Lig. transversum perinei
23 M. ischiocavernosus
24 M. bulbospongiosus
25 V. dorsalis profunda penis
26 Corpus spongiosum penis

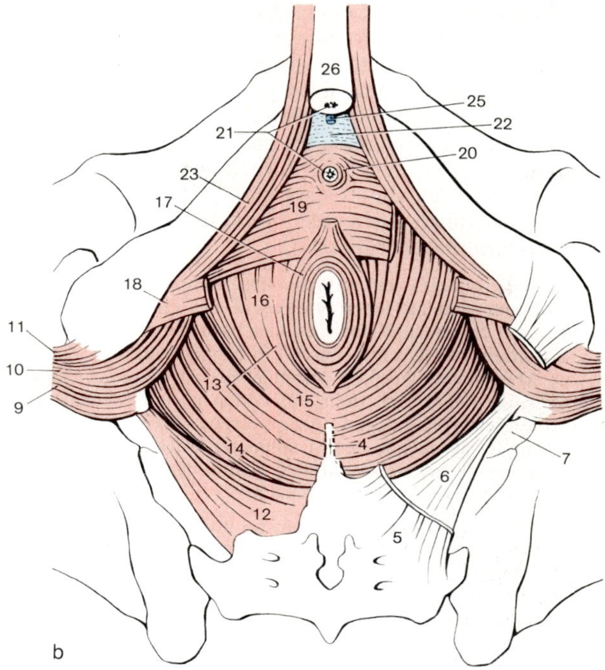

69), einem derben Faserzug zwischen Anus und Os coccygis, am Steißbein und am Kreuzbein an.

Als **M. coccygeus** bezeichnet man einen beim Menschen häufig rudimentären Muskel, der von der Innenfläche der Spina ischiadica entspringt und – eingegraben in das Lig. sacrospinale, das ihn funktionell weitgehend ersetzt – zum Seitenrand des Steißbeins und zu den unteren Kreuzwirbeln zieht (Abb. **68**). Der M. coccygeus wird vom M. levator ani, von dem er sich in der Stammesgeschichte abgegliedert hat, durch einen von Bindegewebe erfüllten Spalt getrennt.

Innervation der Mm. levator ani und coccygeus: Rr. anteriores der Nn. sacrales III, IV (V), gelegentlich zusätzliche Zweige der Nn. rectales inferiores ($S_{3,\ 4\ (5)}$).

Der **M. transversus perinei profundus** (Abb. **67–69**) spannt sich in Form eines Trapezes (oder eines Dreiecks mit abgestumpfter, symphysenwärts gerichteter Spitze) zwischen den beiden Sitzbeinästen aus. Er bildet den muskulösen (dorsalen) Abschnitt des Diaphragma urogenitale.

Als **M. sphincter urethrae** (Abb. **67** u. **68**) werden ringförmige Faserzüge um die Pars membranacea urethrae begrifflich vom M. transversus perinei profundus abgegrenzt. Oberflächliche Bündel von der Membrana perinei durchflechten sich vor der Urethra mit Fasern der Gegenseite und strahlen dahinter in das Centrum tendineum perinei ein. Tiefe Züge entspringen im Bindegewebe um die Vasa pudenda interna und bilden einen Muskelring um den membranösen Teil der Harnröhre. Morphologische und funktionelle Gemeinsamkeiten der Mm. transversus perinei profundus und sphincter urethrae werden durch die beide Muskeln vereinende Bezeichnung *M. compressor urethrae* ausgedrückt.

Beim Mann greifen die quergestreiften Muskelfasern des Sphincter, die meist heller und wesentlich dünner sind als die roten Fasern des eigentlichen M. transversus perinei profundus, auf die Prostata über. Bei der Frau werden die querverlaufenden Transversusfasern hinter der Urethra durch die Einlagerung der Vagina unterbrochen. Auch vom M. sphincter urethrae strahlen Fasern in deren Muskelwand ein, *M. sphincter urethrovaginalis*. Bei Mehrgebärenden ist der M. transversus perinei profundus großenteils durch Bindegewebszüge ersetzt. Da sowohl in den M. transversus perinei profundus als auch in den M. sphincter urethrae glatte Muskelzellbündel eingelagert sind, lassen sich diese Muskeln nicht scharf von der glatten Muskulatur von Urethra, Prostata oder Vagina abgrenzen.

M. transversus perinei profundus und M. sphincter urethrae sind an der Vorderfläche der Urethra nicht gegeneinander abgesetzt. Bei der Frau werden sie lateral, beim Mann dorsal von der Harnröhre durch glatte Muskelbündel voneinander getrennt, die aus der Muskelwand der Urethra in das den M. transversus perinei profundus bedeckende Bindegewebe einstrahlen.

Innervation der Mm. transversus perinei profundus und sphincter urethrae: Muskeläste des N. pudendus, die vor dem Übergang in den N. dorsalis penis zu den Dammuskeln treten.

Als **Centrum tendineum perinei** bezeichnet man die kleine, zwischen Rectum und Diaphragma urogenitale gelegene Gewebsplatte (Abb. **69**), deren derber Faserfilz reichlich glatte Muskulatur enthält. Das muskulös-bindegewebige Zentrum ist ein mechanisch bedeutsamer Knotenpunkt, an dem Faszien und Sehnen der Mm. levator ani, transversus perinei profundus, bulbospongiosus und sphincter ani externus miteinander, mit der glatten Muskulatur der Beckenorgane, beim Mann mit der Fascia prostatae an der Hinterfläche der Prostata, bei der Frau mit der hinteren Vaginalwand in Verbindung stehen. Über den durch die Faszien vermittelten Muskelzug wird das Zentrum von nahezu allen Seiten zu einer straff gefederten Platte verspannt.

Die muskulöse Grundlage des Centrum tendineum perinei bilden transversal verlaufende glatte Muskelzellzüge, die sich zwischen den beiden Levatorschenkeln ausspannen und das Levatortor in einen vorderen Abschnitt, „Hiatus urogenitalis", und einen hinteren Durchlaß, „Hiatus analis", gliedern. Sie werden beim Manne als *M. levator prostatae,* bei der Frau als *M. pubovaginalis* (statt der zutreffenderen älteren Benennung M. levator vaginae) bezeichnet. In das Centrum tendineum

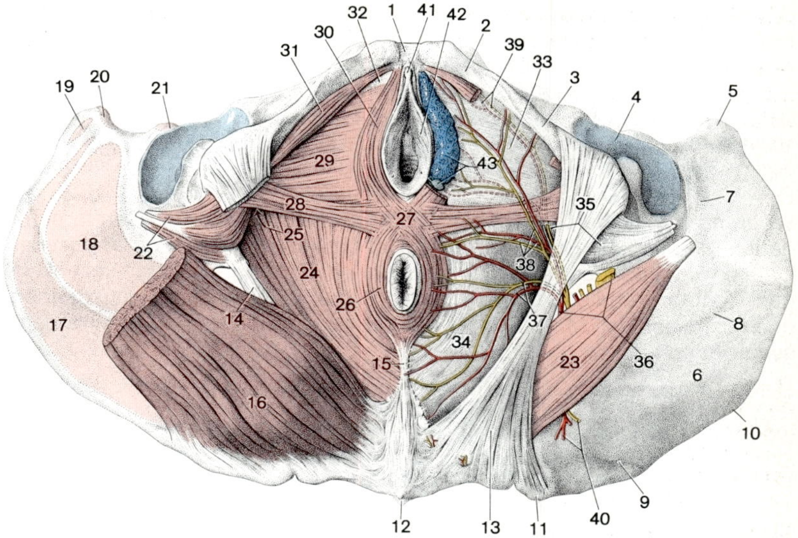

69 Weiblicher Beckenboden, Arterien und Nerven des Dammes (linke Körperseite), Ansicht von kaudal

1 Symphysis pubica
2 Ramus inferior ossis pubis
3 Ramus ossis ischii
4 Facies lunata
5 Spina iliaca anterior superior
6 Ala ossis ilii
7 Linea glutaealis inferior
8 Linea glutaealis anterior
9 Linea glutaealis posterior
10 Crista iliaca
11 Spina iliaca posterior superior
12 Crista sacralis mediana
13 Lig. sacrotuberale
14 Lig. sacrospinale
15 Lig. anococcygeum
16 M. glutaeus maximus
17–21 *Muskelursprungsfelder* für:
17 M. glutaeus medius
18 M. glutaeus minimus
19 M. tensor fasciae latae
20 M. sartorius
21 M. rectus femoris, Caput rectum
22 M. obturator internus und Mm. gemelli
23 M. piriformis
24 M. levator ani
25 Fossa ischioanalis
26 M. sphincter ani externus
27 Centrum tendineum perinei
28 M. transversus perinei superficialis
29 M. transversus perinei profundus
30 M. bulbospongiosus
31 M. ischiocavernosus
32 Lig. transversum perinei
33 Membrana perinei
34 Fascia diaphragmatis pelvis inferior
35 Fascia obturatoria
36 infrapiriforme Abteilung des Foramen ischiadicum majus mit (von lateral nach medial): N. ischiadicus, N. cutaneus femoralis posterior, N. glutaeus inferior, A. glutaealis inferior, N. pudendus, A. pudenda interna
37 A. und N. rectalis inferior
38 A. perinealis und Nn. perineales
39 A. und N. dorsalis clitoridis
40 suprapiriforme Abteilung des Foramen ischiadicum majus mit: A. glutaealis superior und N. glutaeus superior
41 Clitoris
42 Labium minus pudendi
43 Bulbus vestibuli und Glandula vestibularis major

perinei strahlen die prärektalen Fasern des M. levator ani ein. Bei der Frau durchbricht die Vagina das Centrum tendineum perinei, das die Scheide hinten und seitlich abschließt.

Aus dem subperitonealen Bindegewebslager, *Fascia peritoneoperinealis,* schiebt sich als frontal gestelltes Bindegewebsseptum beim Mann das *Septum rectovesicale* zwischen Rectum und Harnblase bzw. Prostata (Abb. **72,** S. 194), bei der Frau das *Septum rectovaginale* zwischen Rectum und Vagina gegen das Centrum tendineum perinei vor (Abb. **71**).

Während der Geburt wird die Vagina ausgeweitet und der Damm stark gedehnt. Erfolgt die Erweiterung des Geburtskanals allzu rasch oder ist der Damm wenig dehnungsfähig, so entsteht ein Dammriß. Er kann sich bis in das Centrum tendineum perinei oder in die Dammuskulatur ausdehnen und auch noch den M. sphincter ani externus und das Rectum in Mitleidenschaft ziehen.

Der **M. transversus perinei superficialis** ist ein schwacher, von Fettgewebe durchsetzter, transversal verlaufender oberflächlicher Muskelzug der Dammuskulatur (Abb. **68 a** u. **69**). An seinem Ursprung im Grenzbereich von Sitzbeinhöcker und Sitzbeinast hängt er oft noch mit dem M. ischiocavernosus zusammen, von dem er sich abgegliedert hat. Seine Fasern treten zum Centrum tendineum perinei. Sie können in den M. sphincter ani externus und den M. bulbospongiosus einstrahlen. Bei der Frau ist der Muskel oft mehr oder weniger rückgebildet und in seiner Faszienhülle nur schwer nachweisbar.

Innervation: Muskeläste des N. pudendus.

3. Wirkung der Beckenbodenmuskeln

Die *Mm. levator ani* und *transversus perinei profundus* bilden den muskulösen Beckenboden. Durch ihren Tonus verspannen sie den bindegewebigen Anteil des Beckenbodens und dienen der Lagesicherung der Beckenorgane. Die von Teilen der beiden Mm. levatores ani (Mm. puborectales) dorsal vom Rectum gebildete Schlinge drängt die Hinterwand des Mastdarms gegen die Vorderwand und komprimiert das Darmrohr (→ S. 121). Durch die Kontraktion der Levatorschenkel kann beim Mann die Prostata angehoben, bei der Frau die Vagina verengt werden.

Die Muskelschlinge kann bei kontrahierten Mm. puborectales rektal als harter Wulst getastet werden. Die aus dem Namen „Levator ani“ abzuleitende Funktion, den Anus zu heben und dadurch das Rectum bei der Defäkation (Kotentleerung) nach kranial über die Kotsäule zu streifen, dürfte für die normale Darmentleerung nur eine Nebenrolle spielen. Bei Beginn von Darm- und Blasenentleerung ist die Beckenbodenmuskulatur erschlafft. Den Beckenboden vermag der M. levator ani etwas anzuheben, wobei sich die nach außen gewölbte Kuppelform des Muskels abflacht und das Steißbein (gegen das Kreuzbein oder zwischen 1. und 2. Steißwirbel) geringgradig nach ventral bewegt wird. Wichtiger dürfte jedoch die sagittale Verspannung des Beckenbodens durch die kräftigen, zu Steiß- und Kreuzbein ziehenden Faserbündel des M. pubococcygeus sein. Durch die Kontraktion der Levatorschenkel kann die Frau willkürlich die Vagina verengern.

Der *M. sphincter urethrae* kann willkürlich die Harnröhre verschließen und damit den Harnabfluß verhindern oder die Miktion (Harnlassen) unterbrechen.

Bei einer **Lähmung** der *Mm. levator ani* und *transversus perinei profundus* kann ein Prolaps eintreten, Rectum und Vagina können sich ausstülpen. Der Verschluß des Rectum ist nicht mehr völlig gesichert. Bei einer Lähmung des *M. sphincter urethrae* kann der Harnabfluß nicht mehr willkürlich verhindert werden.

B. Gliederung der Peritonealhöhle im Beckenraum

Die **Beckenorgane** entstehen und liegen in der Ontogenese primär *extraperitoneal* im (späteren) subperitonealen Bindegewebslager. Im Laufe der Organentwicklung wölben sie das zunächst parietale Peritoneum, das den subperitonealen Bindegewebsraum bedeckt, in bei beiden Geschlechtern unterschiedlicher Weise vor.

Einige Beckenorgane dringen während der Fetalentwicklung so weit in den Peritonealraum vor, daß sie nur noch über ein „Meso-“ mit dem subperitonealen Bindegewebslager verbunden bleiben (z. B. Eierstock, Eileiter), sie haben eine (sekundär) *intraperitoneale* Lage eingenommen. Andere Beckenorgane erhalten im Laufe ihrer Ausdifferenzierung einen einseitigen Peritonealüberzug (z. B. Harnblase, Gebärmutter), ihre Lage kann *retroperitoneal* genannt werden. Beckenorgane, die keine Beziehung zum Peritonealraum aufnehmen (z. B. Prostata, Samenbläschen, Scheide), verharren in *extraperitonealer* Lage. Harnblase (→S. 193ff) und Mastdarm (→S. 117ff) weisen bei beiden Geschlechtern gleichartige Lage und Peritonealverhältnisse auf.

Die **Harnblase,** *Vesica urinaria,* wird an ihrer Oberseite von Peritoneum parietale locker bedeckt. Es zieht von der vorderen Bauchwand über das lockere Bindegewebe zwischen Schambein und Harnblase im Spatium retropubicum hinweg auf Scheitel und Körper der Harnblase. Das Peritoneum bildet auf der entleerten Harnblase eine quere Reservefalte, *Plica vesicalis transversa,* die bei gefüllter Blase verstreicht.

Die geschlechtsspezifischen Unterschiede im Wachstum und in den Peritonealbeziehungen der Geschlechtsorgane des Beckenraums sowie die Unterschiede im Descensus der männlichen und der weiblichen Keimdrüse führen zu Sexualdifferenzen im Peritonealsitus des Beckens.

An der Ausgestaltung des **männlichen Beckensitus** (Abb. **70**) haben die inneren Geschlechtsorgane nur einen sehr geringen Anteil.

Der **Samenleiter,** *Ductus deferens,* verläuft beiderseits unter dem Peritoneum als harter Strang aus der lateralen Leistengrube, seitlich der Plica umbilicalis lateralis, und zieht über die Linea terminalis hinweg in das kleine Becken.

Excavatio rectovesicalis nennt man die kaudalwärts bis etwa zur Höhe der Harnleitermündungen gerichtete spaltförmige Ausbuchtung der Peritonealhöhle zwischen Harnblase und Rectum. Der Eingang in die Excavatio rectovesicalis wird beiderseits durch eine Falte, *Plica rectovesicalis,* eingeengt. In ihr liegt der *M. rectovesicalis,* ein aus der Längsmuskelschicht des Rectum ausscherendes Muskelbündel, das zum Harnblasengrund zieht.

Die **Samenbläschen,** *Vesiculae seminales,* reichen mit ihrem Fundus gerade noch bis zum Grund der Excavatio rectovesicalis.

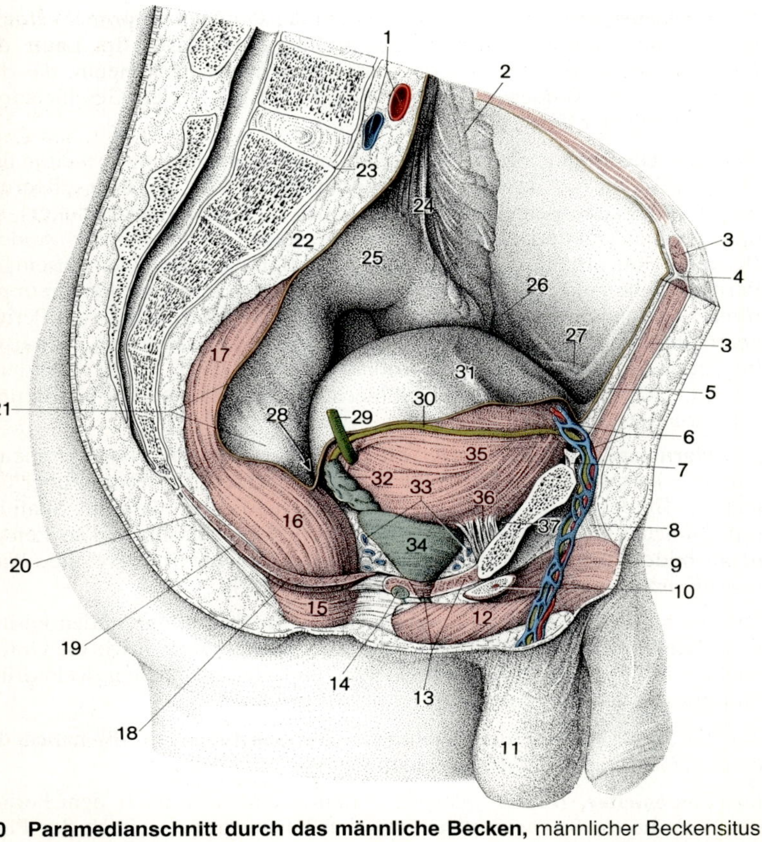

70 Paramedianschnitt durch das männliche Becken, männlicher Beckensitus

Der **weibliche Beckensitus** (Abb. **71**) wird hauptsächlich von den inneren Geschlechtsorganen bestimmt. Sie ragen zwischen Harnblase und Rectum in die Peritonealhöhle vor.

Die **Gebärmutter,** *Uterus,* neigt sich mit dem birnenförmig verdickten Ende, *Fundus uteri,* über den Harnblasenkörper (→ Anteflexio, Anteversio uteri, S. 223). Das Peritoneum bedeckt Fundus und Corpus uteri vorn und hinten, es ist als *Perimetrium* fest mit dem Uterus verwachsen. Die seitliche Uteruskante ist frei von Peritoneum; hier treten im *Lig. latum uteri* Gefäße zu Uterus und Eileiter.

Lig. latum uteri (Abb. **80,** S. 214) wird die von Uterus und Eileitern gemeinsam abgehobene Gekröseplatte genannt. Sie zieht von der Seitenkante des Uterus zur lateralen Beckenwand, ist frontal gestellt und mit dem Uterus nach vorn geneigt. Das Peritoneum, das den subperitonealen Bindegewebsraum vor und hinter dem Lig. latum begrenzt, tritt an der Basis der Gekröseplatte als Peritonealbedeckung auf das Lig. latum über.

Der *kraniale* Abschnitt des Lig. latum uteri ist eine dünne Peritonealduplikatur. Er bildet das „Meso-" des Eileiters, *Mesosalpinx,* die im freien Rand des Lig. latum verläuft. Der *basale* Abschnitt enthält, mehr oder weniger ausgedehnt, als *Parametrium* bezeichnete Bindegewebsstrukturen, die mit den Seitenkanten des Uterus in Verbindung stehen. Es führt Gefäße und

---

◀ 1 A. und V. iliaca communis dextra
2 Colon descendens
3 M. rectus abdominis, Schnittfläche
4 Linea alba
5 präperitoneales Bindegewebslager, setzt sich nach kaudal in das Spatium retropubicum fort
6 A. testicularis dextra und Plexus pampiniformis dexter
7 Lig. inguinale, Schnittfläche
8 Lig. suspensorium penis
9 M. ischiocavernosus dexter
10 A. profunda penis dextra im Crus penis dextrum
11 Scrotum
12 M. bulbospongiosus
13 M. transversus perinei profundus und M. sphincter urethrae
14 Bulbus penis und Glandula bulbourethralis dextra
15 M. sphincter ani externus
16, 17 *Rectum*
16 Flexura perinealis
17 Flexura sacralis
18, 19 *M. levator ani*
18 M. puborectalis
19 M. coccygeus
20 Lig. anococcygeum
21 Peritoneum parietale, Schnittrand (farbig) mit Aufsicht
22 Spatium retroperitoneale
23 Promontorium
24 Mesocolon sigmoideum
25 Colon sigmoideum
26 Vorwulstung des parietalen Peritoneum, bedingt durch die Vasa iliaca externa sinistra
27 Peritonealfalte, hervorgerufen durch den Funiculus spermaticus sinister
28 Excavatio rectovesicalis
29 Ureter, durchtrennt
30 Ductus deferens dexter
31 Plica vesicalis transversa
32 Vesicula seminalis dextra
33 Plexus venosus prostaticus
34 Prostata
35 Vesica urinaria
36 Spatium retropubicum (Bindegewebe zum Teil entfernt)
37 Lig. puboprostaticum

Nerven zu Uterus und Ureter. Der Peritonealüberzug dieses basalen Teils des Lig. latum heißt *Mesometrium.*

Die Grenze zwischen dem kranialen und dem basalen (kaudalen) Teil des Lig. latum markieren auf dessen dorsaler Fläche die Anheftungslinie des *Mesovarium* und das *Lig. ovarii proprium.*

Das *Mesovarium* ist das Gekröse des Ovars, eine nach dorsal gerichtete Abfaltung des Lig. latum. Ein im lateralen Bereich durch das Lig. latum geführter Sagittalschnitt zeigt die Form eines nach vorn geneigten Y. Der vordere der beiden kurzen Schenkel des Y ist die Mesosalpinx, der hintere das Mesovarium. Dem langen Schenkel des Y entspricht der basale Abschnitt des Lig. latum, der aus dem Parametrium (als Bindegewebskern) und dem Mesometrium (als Peritonealüberzug) besteht.

Das *Lig. ovarii proprium,* hervorgegangen aus der kaudalen Keimdrüsenfalte, verbindet als drehrundes Band den medialen (unteren) Pol des Ovars

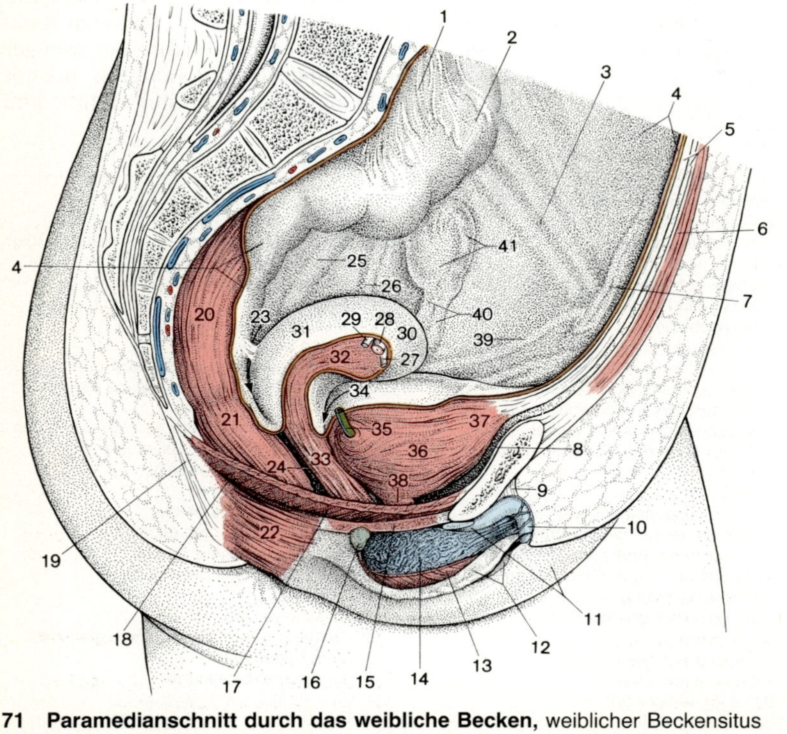

71 Paramedianschnitt durch das weibliche Becken, weiblicher Beckensitus

mit dem Tubenwinkel und wölbt das Peritoneum an der dorsalen Fläche des Lig. latum im medialen Bereich vor.

Durch das Lig. latum wird der kaudale Teil der Peritonealhöhle im weiblichen Beckenraum in eine vordere und eine hintere Bauchfelltasche unterteilt, *Excavatio vesicouterina* und *Excavatio rectouterina*.

Die **Excavatio vesicouterina** schiebt sich als spaltförmige Peritonealausfaltung zwischen Harnblasenoberseite und Vorderfläche des Uterus, wo sie bis zum Isthmus uteri abwärts reicht. Vor der Excavatio vesicouterina liegen Harnblasenscheitel und -körper, bedeckt von Peritoneum, das von der Bauchwand über das Spatium retropubicum hinweg auf die Oberseite der Harnblase zieht.

Das *Lig. teres uteri,* ein „Halte“band des Uterus und ebenfalls aus der embryonalen kaudalen Keimdrüsenfalte hervorgegangen, verläuft vom Tubenwinkel aus im Lig. latum nach lateral und ventral und gelangt durch den Leistenkanal zur großen Schamlippe. Auf seinem Weg zur lateralen Leistengrube hebt es das Peritoneum an der Vorderfläche des Lig. latum als niedrige Falte ab.

◀ 1 Mesocolon sigmoideum
2 Colon sigmoideum
3 Vorwulstung des parietalen Peritoneum, bedingt durch die Vasa iliaca externa sinistra
4 Peritoneum parietale, Schnittrand (farbig) und Aufsicht
5 Lig. umbilicale medianum (= obliterierter Urachus) in der Medianebene und präperitoneales Bindegewebslager, setzt sich nach kaudal in das Spatium retropubicum fort
6 M. rectus abdominis, Schnittfläche
7 Plica umbilicalis lateralis, aufgeworfen durch die Vasa epigastrica inferiora
8 Spatium retropubicum
9 Lig. suspensorium clitoridis
10 Glans clitoridis
11 Labium majus pudendi und Crus clitoridis dextrum (durchtrennt, M. ischiocavernosus entfernt)
12 rechtes und linkes Labium minus pudendi
13 M. bulbospongiosus, durchtrennt
14 Bulbus vestibuli
15 M. transversus perinei profundus
16 Glandula vestibularis major
17, 18 *M. levator ani*
17 M. puborectalis
18 M. coccygeus
19 Lig. anococcygeum
20, 21 *Rectum*
20 Flexura sacralis
21 Flexura perinealis
22 M. sphincter ani externus
23 Pfeil zeigt in die Excavatio rectouterina
24 Septum rectovaginale
25 Vorwulstung des parietalen Peritoneum durch die Vasa iliaca interna sinistra
26 Vorwulstung des parietalen Peritoneum durch den linken Ureter
27 Lig. teres uteri, durchtrennt
28 Tuba uterina dextra, durchtrennt
29 Lig. ovarii proprium, durchtrennt
30–32 *Uterus*
30 Fundus uteri
31 Corpus uteri
32 Margo uteri dexter, Übergang in das Parametrium
33 Vagina
34 Pfeil zeigt in die Excavatio vesicouterina
35 rechter Ureter, durchtrennt
36 Vesica urinaria
37 Apex vesicae
38 Urethra feminina
39 Peritonealfalte, hervorgerufen durch das Lig. teres uteri
40 Lig. ovarii proprium und Tuba uterina
41 Tuba uterina und Ovarium

Die **Excavatio rectouterina** buchtet sich als tiefste Stelle des Peritonealraums hinter dem Uterus und vor dem Rectum kaudalwärts aus. Der Eingang in die Excavatio rectouterina wird jederseits durch eine Falte eingeengt, *Plica rectouterina.* In ihr verlaufen Bindegewebsfasern und als *M. rectouterinus* glatte Muskelzüge von der äußeren Längsmuskelschicht des Rectum zum Uterus. An die Excavatio rectouterina grenzt von unten das hintere Scheidengewölbe. Es ist nur durch die dünne, muskelschwache Vaginalwand von der Excavatio rectouterina getrennt.

Der **Eileiter,** *Tuba uterina [Salpinx],* zieht von der oberen Begrenzung des kleinen Beckens medianwärts zum Uterus und mündet an dessen Seitenkante, unterhalb des Fundus uteri, im Tubenwinkel in die Uterushöhle. Er ist – bis auf einen schmalen Streifen, an dem das Lig. latum als *Mesosalpinx* angeheftet ist – von Peritoneum überzogen, über die Mesosalpinx beweglich „fixiert" und im Anfangsteil nach hinten umgebogen.

Der **Eierstock,** *Ovarium,* ein mandelförmiges, wenige Zentimeter langes Organ mit variabel gestalteter Oberfläche, ist durch Gefäße, durch das Lig. suspensorium ovarii und das Mesovarium am Eingang zum kleinen Becken schräg hängend befestigt.

Das *Lig. suspensorium ovarii,* hervorgegangen aus der kranialen Keimdrüsenfalte, führt dem Ovar aus dem Retroperitonealraum die Vasa ovarica zu und zieht – von Peritoneum überkleidet – zum seitlichen (oberen) Pol des Eierstocks.

Am *Margo mesovaricus,* der vorderen Kante des Eierstocks, ist das Mesovarium angeheftet, die hintere Kante, *Margo liber,* ragt frei in die Peritonealhöhle.

C. Subperitonealer Beckenraum und Harnblase

Der **subperitoneale Raum des Beckens,** Teil des *Spatium retroperitoneale,* enthält das *subperitoneale Bindegewebslager.* Es setzt das retroperitoneale Bindegewebslager am Beckenboden fort und füllt Spalten und Räume zwischen den Blättern der Beckenfaszie aus.

1. Beckenfaszie

Die **Beckenfaszie,** *Fascia pelvis,* die kaudale Fortsetzung der Fascia transversalis des Bauchraums, teilt sich im Beckenraum in ein parietales und ein viszerales Blatt. Das parietale Blatt, *Fascia pelvis parietalis,* überzieht als Fascia obturatoria (→Bd. 1, S. 334) und Fascia diaphragmatis pelvis superior (→S. 178) die Wand des Beckenraums (Abb. **67**).

Das viszerale Blatt, *Fascia pelvis visceralis,* überkleidet die Beckeneingeweide (→S. 181). Starke Faserzüge der Beckenfaszie, die von der Symphyse zum Blasenhals ziehen, bilden beim Mann das *Lig. puboprostaticum* (Abb. **70**), bei der Frau das *Lig. pubovesicale* (Abb. **83,** S. 222).

2. Inhalt des subperitonealen Beckenraums

Das **subperitoneale Bindegewebslager** ist reich an ausgedehnten *venösen Plexus,* die miteinander kommunizieren und aus denen die Venen der Beckenorgane hervorgehen. Es setzt sich in Form von Gefäß-Nervenstraßen in die Öffnungen des subperitonealen Beckenraums, den Canalis obturatorius (Bd. 1, Abb. **126,** S. 333), die supra- und die infrapiriforme Abteilung des Foramen ischiadicum majus (Bd. 1, Abb. **130,** S. 350), hinein fort.

In der Klinik wird – analog zu der Bezeichnung Parametrium – das subperitoneale Bindegewebe neben der Harnblase auch *Paracystium,* neben der Scheide *Paracolpium* und neben dem Rectum *Paraproctium* genannt. Krankhafte Prozesse können von den Organen auf das jeweils umgebende Bindegewebe übergreifen.

Im **subperitonealen Beckenraum** (Abb. **70–72** u. **79,** S. 212) liegen an der seitlichen Beckenwand die Stämme der Gefäße für die Beckeneingeweide, *A.* und *V. iliaca interna,* mit *Lymphknoten* für die Beckenorgane. Die Zweige der Gefäße durchqueren, begleitet von *vegetativen Nervengeflechten,* das Bindegewebslager. Der subperitoneale Beckenraum enthält die *Harnblase* mit dem Anfangsteil der Harnröhre und das *Rectum* (unterer Anteil der Flexura sacralis und die Flexura perinealis) sowie beim Mann die *Prostata* und die *Samenbläschen,* bei der Frau den *Uterus* mit seinen Haltebändern und die *Scheide.* Durch den subperitonealen Beckenraum ziehen die *Harnleiter* und beim Mann die *Samenleiter.* An seiner Hinterwand liegen vor dem Kreuzbein der Sakralteil des *Truncus sympathicus* und – seitlich der Foramina sacralia anteriora – die Nervenstämme des *Plexus sacralis* (Bd. 1, Abb. **126**).

3. Harnblase

Die **Harnblase,** *Vesica urinaria* (Abb. **72** u. **79**), liegt beim Erwachsenen subperitoneal hinter der Symphyse auf dem Beckenboden. Sie nimmt den Harn auf, der durch die beiden Harnleiter schubweise in die Harnblase gespritzt wird. Die Größe der Harnblase wechselt mit dem Füllungszustand. Das Fassungsvermögen der weiblichen Harnblase ist meist etwas größer als das der männlichen. Bei etwa 350 ml Blaseninhalt entsteht Harndrang, willkürlich kann die doppelte Menge zurückgehalten werden. Die Harnblase wird durch die Harnröhre entleert.

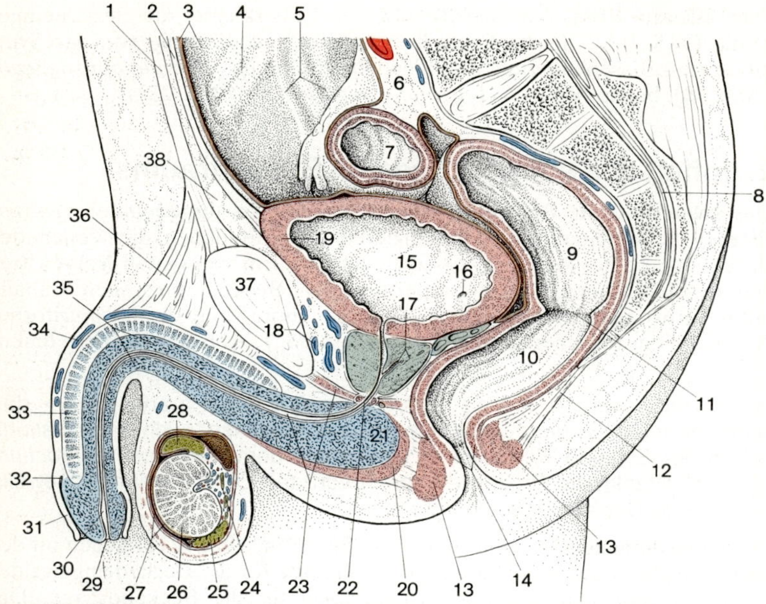

72 Sagittalschnitt durch das männliche Becken, Ansicht von links

1 Linea alba
2 Lig. umbilicale medianum (= obliterierter Urachus) in der Plica umbilicalis mediana
3 Peritoneum parietale, Schnittrand (farbig) und Aufsicht
4 Vorwulstung des parietalen Peritoneum durch die Vasa iliaca externa dextra
5 Vorwulstung des parietalen Peritoneum durch den rechten Ureter und die Vasa iliaca interna dextra
6 Mesocolon sigmoideum
7 Colon sigmoideum
8 Filum terminale externum
9, 10 *Rectum*
9 Flexura sacralis
10 Flexura perinealis
11 Plica transversalis recti
12 Lig. anococcygeum
13 M. sphincter ani externus
14 M. sphincter ani internus
15 Vesica urinaria
16 Ostium ureteris dextrum
17 Prostata und Utriculus prostaticus, von der Prostata umschlossen Pars prostatica urethrae, dorsal Vesicula seminalis und Septum rectovesicale
18 Plexus venosus prostaticus
19 Apex vesicae
20 M. bulbospongiosus
21 Bulbus penis
22 Pars membranacea urethrae, umschlossen vom M. sphincter urethrae, dorsal Anschnitt der Glandula bulbourethralis dextra
23 M. transversus perinei profundus und Pars spongiosa urethrae
24 Corpus epididymidis und Mediastinum testis
25 Cauda epididymidis
26 Testis
27 Tunica vaginalis testis
28 Caput epididymidis
29 Ostium urethrae externum
30 Fossa navicularis urethrae
31 Praeputium penis
32 Collum glandis
33 Corpus cavernosum penis
34 V. dorsalis profunda penis
35 Corpus spongiosum penis
36 Lig. suspensorium penis
37 Symphysis pubica
38 präperitoneales Bindegewebslager, setzt sich nach kaudal in das Spatium retropubicum fort

a) Form und Lage der Harnblase

An der **Harnblase** unterscheidet man zwei Hauptteile, den *Blasenkörper* und den *Blasengrund.* Füllungszustand der Harnblase, Größe und Lage der Nachbarorgane sowie Körperstellung beeinflussen hauptsächlich die Form des Blasenkörpers, weniger die des Blasengrundes. Die Harnblase besitzt, wie alle Hohlorgane, eine *Muskelschicht,* den Motor für die Entleerung, und eine *Schleimhaut;* sie schützt vor der Einwirkung des Harns.

Der *Blasenkörper, Corpus vesicae,* bildet das Dach der Harnblase. Er ist gegen den Peritonealraum gerichtet und läuft vorn oben in den *Blasenscheitel, Apex vesicae,* aus, der durch das Lig. umbilicale medianum beweglich an die vordere Bauchwand geheftet ist.

Bei zunehmender *Füllung der Harnblase* wölbt sich der Blasenkörper in der Peritonealhöhle vor und bildet ein flach-ovales Kissen. Der Blasenscheitel steigt dabei im lockeren Bindegewebe des Spatium retropubicum zwischen Peritoneum parietale und Bauchwand aufwärts bis über den Oberrand der Symphyse.

Das Lig. umbilicale medianum ist mit den beiden Ligg. umbilicalia medialia bindegewebig zu einer gegen die Bauchwand verschieblichen Platte verbunden, die beim „Aufsteigen“ der Harnblase von der Bauchdecke abgehoben wird und die – mitsamt dem Peritoneum parietale – als „Dach“ den Blasenscheitel hinten bedeckt.

Die stark gefüllte Harnblase kann ohne „Verletzung“ des Peritonealraums am Oberrand der Symphyse punktiert werden. Bei Lähmung des Blasenmuskels kann der Blasenscheitel bis nahe zur Nabelhöhle aufsteigen.

Bei *entleerter Harnblase* sinkt das Dach der Harnblase napfförmig ein, das Peritoneum über dem Blasenkörper bildet dann eine oder mehrere Querfalten.

Die *Schleimhautoberfläche des Blasenkörpers* ist, abhängig vom Grad der Blasenfüllung, mehr oder weniger gefaltet, die Schleimhaut gegen die Muskelschicht der Harnblase verschieblich.

Der *Blasengrund, Fundus vesicae,* ist der gegen den Beckenboden gerichtete und im subperitonealen Bindegewebe fixierte untere Teil der Harnblase. Er verschmälert sich nach unten trichterförmig zum *Blasenhals, Cervix vesicae,* der in die Harnröhre übergeht. An der Hinterwand des Fundus münden die beiden Harnleiter.

Der Blasengrund ist hinter der Symphyse und über dem Beckenboden teils direkt durch Bindegewebs- und Muskelzüge, teils durch Vermittlung des Rectum und der benachbarten Geschlechtsorgane fixiert. Die *bindegewebigen Befestigungen* des Blasengrundes sind Verstärkungszüge der Fascia pelvis visceralis. Die Bindegewebszüge, *Lig. puboprostaticum* beim Mann, *Lig. pubovesicale* bei der Frau (→ S. 193), sind häufig mit glatten Muskelzellbündeln durchsetzt.

Das *Septum rectovesicale* liegt als Bindegewebswand beim Mann zwischen Rectum und Harnblase, das *Septum rectovaginale* verbindet bei der Frau Rectum und Scheidenhinterwand.

Muskuläre Befestigungen ziehen von der Symphysenhinterwand als glatte Muskelbündel, *M. pubovesicalis,* zu vorderem, seitlichem und hinterem Umfang des Harnblasenhalses. Aus der Längsmuskelschicht des Rectum verlaufen glatte Muskelzüge als *M. rectovesicalis* zu Seiten- und Hinterwand des Blasenhalses, als *M. rectourethralis* auch zur Harnröhrenwand. Die Muskeln wirken als unwillkürliche Verschluß- und Öffnungsmuskeln der Harnblase.

Beim *Mann* tragen zur Stabilisierung der Harnblase die *Prostata* zwischen Blasenhals und Beckenboden sowie – in geringerem Ausmaß – die *Samenbläschen* bei, die dem Blasengrund aufliegen. Bei der *Frau* ist der Blasengrund mit dem oberen Anteil der *Scheidenvorderwand* sowie mit dem *Uterushals* verwachsen.

An der *Schleimhautoberfläche des Blasengrundes* kann man zwei Bezirke unterscheiden. Das vor dem Blasenhals gelegene Schleimhautareal weist Falten auf wie die Schleimhaut des Blasenkörpers. *Blasendreieck, Trigonum vesicae* (Abb. **73**), wird das Feld in der Hinterwand des Blasengrundes genannt, dessen beide oberen Ecken von den beiden Harnleitermündungen und dessen nach unten gerichtete Spitze vom Abgang der Harnröhre im Blasenhals markiert werden. Die Schleimhaut des Blasendreiecks ist glatt, zeigt eine gegenüber der übrigen Blasenschleimhaut verstärkte Gefäßzeichnung und ist mit der Muskelschicht fest verwachsen.

Die *Basis* des Blasendreiecks bildet eine Schleimhautfalte zwischen beiden Uretermündungen, *Plica interureterica.* In der *Spitze* des Blasendreiecks wulstet, besonders beim Mann, das längsgestellte Blasenzäpfchen, *Uvula vesicae,* die Hinterwand der inneren Harnröhrenöffnung, *Ostium urethrae internum,* vor. Am Beginn der Harnröhre bilden Venengeflechte unter der Schleimhaut ein kompressibles, dem Verschluß dienendes Polster.

b) Feinbau und Funktion der Harnblase

Die **Wand** der Harnblase (Abb. **73**) besteht aus der *Tunica mucosa* und der *Tunica muscularis.* Am Dach der Harnblase ist die *Tela subserosa* mit der *Tunica serosa,* dem Peritoneum, verbunden. Für das Verständnis der Blasenfunktion ist der Aufbau der Muskelwand wichtig.

Die **Schleimhaut** besteht aus *Übergangsepithel* (Urothel) und lockerem, gefäßführendem *Schleimhautbindegewebe,* das neben Kollagenfasern auch elastische Netze enthält.

Das mindestens dreischichtige *Übergangsepithel* paßt sich den wechselnden Füllungszuständen der Harnblase an. Es bildet in den oberflächlichen Deckzellen plattenförmige Membranverdickungen, die in das Zellinnere eingefaltet werden können und hierdurch die Anpassung ermöglichen. Das apikale Plasmalemm der Deckzellen ist

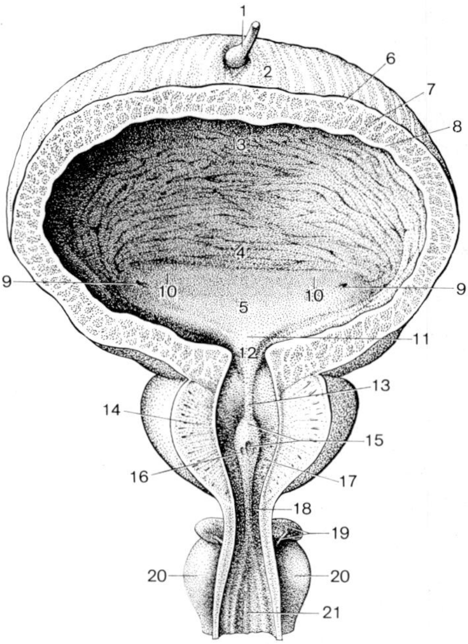

73 Harnblase und Prostata, Ansicht von ventral
(Harnblase und Harnröhre eröffnet)

1 Lig. umbilicale medianum
2 Apex vesicae
3 Corpus vesicae
4 Fundus vesicae
5 Trigonum vesicae
6 Tunica serosa und Tela subserosa
7 Tunica muscularis
8 Tunica mucosa und Tela submucosa
9 Ostium ureteris
10 Plica interureterica
11 Uvula vesicae
12 Ostium urethrae internum der Cervix vesicae
13 Crista urethralis
14 Prostata, umschließt die Pars prostatica urethrae
15 Colliculus seminalis und Utriculus prostaticus
16 Mündung des Ductus ejaculatorius dexter
17 Sinus prostaticus mit Mündungen der Ductuli prostatici
18 Pars membranacea urethrae
19 Glandula bulbourethralis und Ductus glandulae bulbourethralis
20 Bulbus penis
21 Pars spongiosa urethrae

eine Permeabilitätsbarriere des Übergangsepithels. Die Nomina anatomica gliedern von der Lamina propria mucosae eine *Tela submucosa* ab, eine Grenzmarke in Form einer Lamina muscularis mucosae fehlt.

Das **Schleimhautbindegewebe** dient als Verschiebeschicht und erlaubt, abhängig vom Blasendruck, eine ausgiebige Faltenbildung.

Die **Muskelwand des Blasenkörpers** ist aus drei Schichten netzartiger Muskelzüge aufgebaut. Äußere Muskelzüge ziehen vom Blasenfundus und vom M. pubovesicalis aus in sagittaler Richtung von dorsal über den Blasenkörper zum Blasenscheitel. Einzelne Muskelbündel strahlen in eine mittlere, mehr ringförmige Muskelschicht ein. Aus dieser gehen innere, vorwiegend sagittal angeordnete Muskelzüge hervor. Bei der Miktion wird der zunächst geringe Muskeltonus des ovoiden Blasenkörpers gesteigert, die Harnblase mehr kugelförmig.

Bei Behinderung des Harnabflusses in der Harnröhre, z. B. infolge von Prostatavergrößerung, hypertrophiert die Muskelschicht; die inneren Muskelzüge zeichnen sich als Muskelbalken durch die Schleimhaut hindurch ab und führen zum Bild der „Balkenblase".

Die **Muskelschicht des Blasengrundes** bildet Verschluß- und Öffnungseinrichtungen für die Harnleitermündungen und für die innere Harnröhrenöffnung.

Verschlußschlinge der Harnleitermündung. Eine Muskelschlinge umgreift die Uretermündung oben seitlich, die Schenkel dieser Muskelschlinge strahlen abwärts in die Muskulatur des Blasendreiecks ein. Bei Kontraktion ziehen die Muskelbündel dieser Schlinge die Ureteröffnung nach medial unten und verschließen sie.

Öffnungsschlinge der Harnleitermündung. Die äußeren, längsverlaufenden Muskelzüge, die in der Pars pelvica des Harnleiters als „Ureterscheide" auftreten, unterfassen die schlitzförmige Uretermündung. Bei Füllung des Harnleiters vom Nierenbekken aus wird die Ureterwand gedehnt; dies führt zur Verkürzung der Muskelschlinge und zur Anhebung und Öffnung der Uretermündung.

Der muskuläre Apparat für den *unwillkürlichen Verschluß der Harnblase* besteht aus schleifenförmig verlaufenden Zügen glatter Muskulatur am Blasenausgang und daran kontinuierlich anschließenden vorwiegend zirkulär angeordneten Muskelbündeln in der mittleren Muskelschicht der Harnröhre. Diese bilden den sogenannten Lissosphinkter der Harnblase.

Zwei Muskelschlingen am Blasenausgang sind wichtige Teile dieses Verschlußapparats. Die Schenkel der Detrusorschleife gehen aus dorsalen Längszügen hervor, verlaufen seitlich unter dem Trigonum vesicae schräg nach vorn und umgreifen das Ostium urethrae internum schleimhautnah an dessen Vorderseite. Eine korrespondierende Muskelschleife an der Vorderwand der Harnblase zieht aus den inneren schleimhautnahen Längszügen des komplexen Muskelgefüges der Harnblase konvergierend auf den Blasenausgang zu, der Schleifenscheitel umgreift – ebenso wie Züge des M. pubovesicalis – die Blasenöffnung an ihrer Hinterwand.

Die *Öffnung der inneren Harnröhrenmündung* wird durch die Schenkel der Verschlußschlingen der beiden Harnleitermündungen bewirkt, die in die Muskulatur des Blasendreiecks einstrahlen und bei Kontraktion eine Rinne in der Hinterwand des Blasenhalses erzeugen. Die Rinne wird durch Retraktion der Uvulamuskulatur, des „M. retractor uvulae", erweitert, so daß sich die innere Harnröhrenmündung öffnet.

Zur Öffnung tragen ferner jene Muskelzüge des *M. pubovesicalis* bei, die an der Vorderwand der inneren Harnröhrenmündung ansetzen und diese gegen die Symphyse ziehen, sowie Muskelzüge des *M. rectovesicalis,* die in die Hinterwand einstrahlen und diese dem Rectum nähern können.

Der *willkürliche Verschluß der Harnblase erfolgt im Bereich der Harnröhre* und wird von dem quergestreiften *M. sphincter urethrae* bewirkt. Dieser Rhabdosphinkter wird in seiner Schließfunktion von Faserzügen des *M. transversus perinei profundus* unterstützt, die U-förmig die Mündung der Urethra umgreifen.

Durch die Kontraktion des M. transversus perinei profundus, an dem die Harnröhre direkt, die Harnblase indirekt muskulös-bindegewebig fixiert ist, kann am Schluß der Miktion die Harnblase gehoben, der physiologische Winkel zwischen Blasenboden und Harnröhre gesichert und die Harnröhre etwas verlängert werden. Diese Längsspannung der Harnröhre trägt vermutlich zum Verschluß der Harnblase bei.

c) Gefäße und Nerven der Harnblase

Die **Arterien** (Abb. **87,** S. 234) stammen aus der A. iliaca interna und treten von hinten oben und unten an die Harnblase heran. Die *Aa. vesicales superiores* sind Zweige des proximalen, postnatal noch durchgängigen Anteils der A. umbilicalis. Die *A. vesicalis inferior* entspringt direkt aus dem vorderen Stamm der A. iliaca interna.

Die **Venen,** *Vv. vesicales,* leiten das Blut aus dem am Blasengrund ausgebildeten *Plexus venosus vesicalis* der V. iliaca interna zu.

Die **Lymphgefäße** ziehen zu *Nodi lymphatici iliaci externi* medial und lateral der V. iliaca externa. Inkonstante Lymphabflüsse von der Blasenhinterwand und vom Trigonum vesicae führen zu *Nodi lymphatici iliaci interni* und *communes.*

Nerven. *Parasympathikus-* und *Sympathikusfasern* ziehen aus dem Plexus hypogastricus inferior als *Plexus vesicalis* beiderseits zum Harnblasengrund. Die *Parasympathikusfasern* (Öffnung des Blasensphinkters und Kontraktion der Blasenmuskulatur) stammen aus den Segmenten $S_{2-4(5)}$ (Nn. pelvici splanchnici), die *Sympathikusfasern* (Verschluß des Blasensphinkters) aus den Segmenten L_1-L_3 (Nn. splanchnici lumbales).

D. Innere männliche Geschlechtsorgane

Als **innere männliche Geschlechtsorgane** (Abb. **75**) faßt man *Hoden* mit *Nebenhoden, Samenleiter* und *Prostata* zusammen. Die Hoden verlassen gegen Ende der Fetalentwicklung die Leibeshöhle durch den Leistenkanal und treten in den Hodensack ein.

1. Hoden und Nebenhoden

Im **Hoden,** *Testis [Orchis],* werden *Geschlechtshormone* und – mit Eintritt der Geschlechtsreife – *Samenzellen* gebildet. Die Samenzellen gelangen über ein Kanälchensystem in ihr Depot, den **Nebenhoden,** *Epididymis.* Sie werden bei der Ejakulation durch den Samenleiter gemeinsam mit dem Sekret der Samenbläschen in die Harnröhre ausgestoßen, in die gleichzeitig das Sekret der Prostata entleert wird. Nicht ejakulierte, überalterte Samenzellen fallen der Autolyse anheim, die Zelltrümmer werden durch das Nebenhodenepithel absorbiert.

Die Hoden liegen zu Beginn des 8. Fetalmonats im äußeren Leistenring und treten im 9. Monat – geleitet vom fetalen *Gubernaculum testis* – in den Hodensack ein. In dieser Phase nimmt der *Descensus testis* den Weg entlang der Hinterwand einer Peritonealausfaltung, *Proc. vaginalis peritonei,* die bis in den Hodensack reicht und um den Hoden die *Hodensackhöhle* bildet; der Hoden liegt retroperitoneal. Während die Verbindung der Hodensackhöhle mit der Leibeshöhle in der Regel verödet, bleibt am Hoden die seröse Hodensackhöhle erhalten.

Während des Descensus testis „zieht" der Hoden seine *Leitungsbahnen* – Samenleiter, Blut- und Lymphgefäße sowie Nerven – hinter sich her in den Hodensack. Die Leitungsbahnen werden durch Bindegewebe und Samenstranghüllen zum *Samenstrang* verbunden. Die Hüllen des Hodens und des Samenstrangs sind Abkömmlinge der Bauchwandschichten.

a) Form und Lage von Hoden und Nebenhoden

Der **Hoden** (Abb. **74** u. **75**), etwa pflaumenförmig, ist im geschlechtsreifen Zustand 4–5,5 cm lang und von praller Konsistenz. Er ist von *Hodenhüllen* umgeben (→S. 206) und derart im *Hodensack, Scrotum,* befestigt, daß der schmälere Rand nach vor, der breitere Rand nach hinten zum Nebenhoden gerichtet ist. Man unterscheidet die mediale und die laterale Fläche, den oberen und den unteren Pol. Am hinteren Rand treten im *Mediastinum testis* Gefäße und Nerven ein und aus.

Der **Nebenhoden** (Abb. **74** u. **75**) sitzt mit dem *Nebenhodenkopf, Caput epididymidis,* dem oberen Pol, mit *Nebenhodenkörper* und *-schwanz, Corpus* und *Cauda epididymidis,* dem Mediastinum testis auf. Die Cauda epididymidis setzt sich in den *Samenleiter* fort. Dieser bildet mit den ihn begleitenden und den zum Hoden ziehenden Gefäßen und Hüllen den *Samenstrang.* Der Hoden hängt beweglich am Stiel des Samenstrangs.

Bei der äußerst schmerzhaften Stieldrehung des Hodens, *Hodentorsion,* wird die Blutzufuhr in bedrohlicher Weise unterbrochen.

Am Nebenhodenkopf und am oberen Hodenpol findet man häufig je ein millimetergroßes, gestieltes Bläschen, eine „Hydatide". Die Hydatide des Hodens, *Appendix testis* (Abb. **75**), ist ein Rest des Müllerschen Gangs, die des Nebenhodens, *Appendix epididymidis,* ein Rest der Urnierenkanälchen.

74 Längsschnitt durch Hoden und Nebenhoden
1–4 *Hoden*
1 Tunica albuginea
2 Lobuli testis mit Tubuli seminiferi
3 Septula testis
4 Mediastinum testis mit Rete testis
5–7 *Nebenhoden*
5 Caput epididymidis und Anfangsteil des Ductus epididymidis
6 Corpus epididymidis mit Ductus epididymidis
7 Cauda epididymidis mit dem stark erweiterten Endteil des Ductus epididymidis
8 Ductus deferens

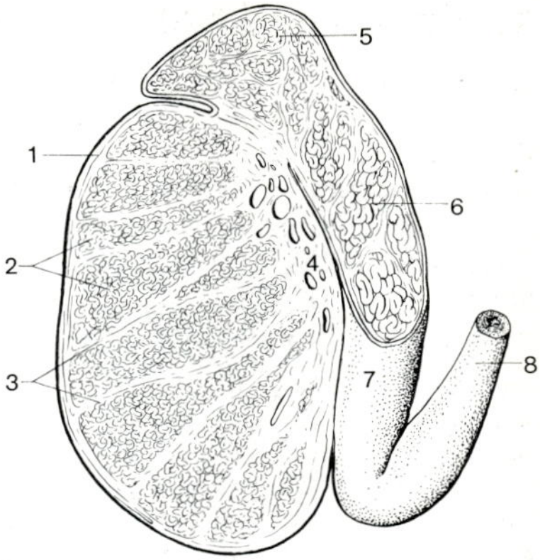

b) Feinbau und Funktion des Hodens

Die Bindegewebskapsel, *Tunica albuginea,* – eine etwa 1 mm dicke, weißglänzende (kollagenfaserige), derbe Hülle – umschließt straff das Hodenparenchym. Bindegewebssepten, *Septula testis,* ziehen von der Tunica albuginea auf das Mediastinum testis zu, unterteilen das Hodengewebe in etwa 370 Hodenläppchen und führen Blut- und Lymphgefäße.

Jedes **Hodenläppchen,** *Lobulus testis* (Abb. **74**), enthält mehrere gewundene *Samenkanälchen, Tubuli seminiferi contorti.* Sie münden jeweils über einen kurzen geraden Gangabschnitt, *Tubulus seminiferus rectus,* in netzartig miteinander verbundene Spalträume, *Rete testis.* Es liegt nahe dem hinteren Rand des Hodens im *Mediastinum testis,* einem von der Tunica albuginea in das Hodeninnere hineinragenden Bindegewebskörper. Aus dem Rete testis führen stark gewundene, bereits zum Nebenhoden zählende *Ausführungsgänge, Ductuli efferentes testis,* in den Nebenhodengang. Hormonproduzierende Zellen, die *Leydigschen Zwischenzellen,* liegen in Gruppen im Bindegewebe zwischen den Samenkanälchen.

Die **Samenkanälchen,** *Tubuli seminiferi,* sind im geschlechtsreifen Hoden 180–280 μm dick und im gestreckten Zustand 30–60 cm lang. Im Hodenläppchen sind sie stark gewunden und auf eine Strecke von 2–3 cm zusammengedrängt. Im geschlechtsreifen Hoden enthalten die Tubuli seminiferi ein Lumen.

Die Wand der Samenkanälchen besteht aus *Sertoli-Zellen* (Fußzellen), die der Protektion der heranwachsenden und -reifenden Samenzellen dienen, aus *Samenzellen* und ihren Vorstadien, (60–80 μm hohes Keimepithel) sowie aus einer myofibrösen Hülle. Die Sertoli-Zellen bilden die Blut-Hoden-Schranke, sie produzieren Samenflüssigkeit, androgenbindendes Protein und Inhibin.

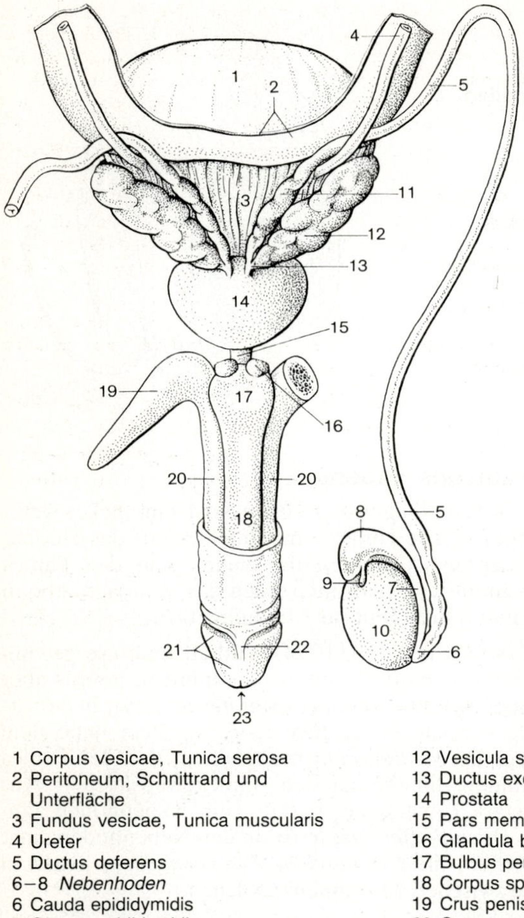

75 Männliche Geschlechtsorgane in systematischem Zusammenhang, Ansicht von dorsal

1 Corpus vesicae, Tunica serosa
2 Peritoneum, Schnittrand und Unterfläche
3 Fundus vesicae, Tunica muscularis
4 Ureter
5 Ductus deferens
6–8 *Nebenhoden*
6 Cauda epididymidis
7 Corpus epididymidis
8 Caput epididymidis
9 Appendix testis
10 Testis
11 Ampulla ductus deferentis
12 Vesicula seminalis
13 Ductus excretorius
14 Prostata
15 Pars membranacea urethrae
16 Glandula bulbourethralis
17 Bulbus penis
18 Corpus spongiosum penis
19 Crus penis, rechts durchtrennt
20 Corpus cavernosum penis
21 Glans penis und Corona glandis
22 Frenulum praeputii
23 Ostium urethrae externum

Die **Samenzellbildung,** *Spermatogenese,* verläuft in drei Schritten über mehrere Zwischenstufen: *Vermehrungsperiode, Reifungsperiode* und *Differenzierungsperiode.*

Die Samenzellbildung beginnt in der Kindheit mit der Vermehrung der *Spermatogonien* (Stammzellen) und wird mit Eintritt in die Pubertät verstärkt. In der *Vermehrungsperiode* (Spermatozytogenese) werden weitere Stammzell-Spermatogonien sowie solche Spermatogonien gebildet, die in die Reifungsperiode eintreten. In der *Reifungsperiode* (Meiose) durchlaufen die Keimzellen beide Reifeteilungen. Aus einer Spermatogonie gehen zwei *primäre Spermatozyten* hervor, am Ende der 1. Reifeteilung sind vier *sekundäre Spermatozyten* und am Ende der 2. Reifeteilung acht *Spermatiden* mit haploidem Chromosomensatz entstanden. In der *Differenzierungsphase* (Spermiogenese) bilden sich diese zu *Spermatozoen* um. Auf die Gonaden wirkende Hypophysenhormone, Gonadotropine, spielen als Auslöser dieser Prozesse eine entscheidende Rolle. Die Zwischenzellen werden durch das *l*uteinisierende *H*ormon (LH), Lutropin, stimuliert, die Spermatozoenreifung durch das *F*ollikel *s*timulierende *H*ormon (FSH), Follitropin.

Die Spermatogenese dauert (ab der Spermatogonienteilung) etwa 10 Wochen. Der geschlechtsreife Hoden enthält etwa 1 Milliarde Spermatogonien und kann täglich etwa 200 Millionen Spermien bilden.

Hormone. Die *Leydigschen Zwischenzellen* (Interstitialzellen) sind die Produzenten männlicher Sexualhormone, *Androgene* (in geringer Menge auch weiblicher Geschlechtshormone, *Östrogene*). Sie liegen gruppenweise um Kapillaren angeordnet im lockeren Bindegewebe zwischen den Tubuli seminiferi contori. Die großen plattenförmigen Epithelzellen enthalten u. a. Lipide und Reinke-Kristalle (stabförmige Eiweiß-Kristalle).

Die *Sertoli-Zellen* transportieren mit Hilfe des androgenbindenden Proteins Testosteron über die Blut-Hoden-Schranke hinweg in die Samenflüssigkeit (lokale Testosteronwirkung: Spermatozytenreifung) und bilden auf FSH-Reiz hin Inhibin, das eine Gegensteuerung zur FSH-, nicht aber zur LH-Produktion vermittelt.

c) Feinbau und Funktion des Nebenhodens

Der Nebenhoden enthält die Ausführungsgänge des Hodens, *Ductuli efferentes testis,* und den Nebenhodengang, *Ductus epididymidis.* Die Gänge sind stark geschlängelt, auf engem Raum zusammengedrängt und bindegewebig zu einem äußerlich einheitlichen Körper verpackt.

Die **Ductuli efferentes,** 12–20 Röhrchen, bilden den größten Teil des Nebenhodenkopfes. Jeder Ductulus efferens ist etwa 10–12 cm lang, aber zu einem kleinen, 1–2 cm hohen konischen Knäuel, *Lobulus coni epididymidis,* gewunden, dessen Spitze aus dem Rete testis hervorgeht und dessen Basis in den Nebenhodengang einmündet.

Im Epithel des dünnwandigen Ductulus efferens wechseln Gruppen hoher, kinozilientragender Zellen mit Gruppen niedriger Zellen ab. Der Zilienschlag trägt zum Transport der Spermatozoen in den Nebenhoden bei, die niedrigen Zellen sind zu Resorptionsleistungen befähigt.

Der **Ductus epididymidis** (Abb. **74**), etwa 5 m lang, reicht vom Nebenhodenkopf – in zunehmend stärkeren Windungen – bis zum Nebenhodenschwanz. Die Lichtung nimmt von etwa 150 µm auf etwa 400 µm zu.

Die dünne Wand des Ductus epididymidis ist mit einem zweireihigen hochprismatischen Epithel ausgekleidet, das an der freien Oberfläche *Stereozilien* trägt – sehr lange Mikrovilli, zwischen denen Sekret ausgeschieden wird.

Die *Spermatozoen (Spermien),* die nur in alkalischem Milieu beweglich sind, werden durch das saure Milieu im Nebenhoden (pH 6,48–6,61) ruhig gestellt und dadurch dem Sauerstoffmangel angepaßt. Zum Schutz gegen das saure Milieu werden sie in einen kolloidalen Sekretmantel eingehüllt – Sekret, das die Epithelzellen ausscheiden. Der Transport der Samenzellen durch den Nebenhoden dauert mindestens 8 Tage.

Ductuli aberrantes sind blind endigende Seitenzweige der Ductuli efferentes oder des Ductus epididymidis. Als *Paradidymis* bezeichnet man Kanälchen beiderseits des Nebenhodenkopfes ohne Verbindung zum Röhrchensystem der ableitenden Samenwege. Die Bildungen sind Reste von Urnierenkanälchen oder vom Urnierengang.

d) Gefäße und Nerven von Hoden und Nebenhoden

Ursprung und Verlauf der Blut- und der Lymphgefäße weisen auf den Ort der Hodenentwicklung an der dorsalen Leibeswand hin.

Die **A. testicularis** (Abb. **59,** S. 150, u. **87,** S. 234) entspringt beiderseits aus der Aorta unterhalb des Abgangs der Nierenarterien, verläuft retroperitoneal über den Ureter hinweg auf dem M. psoas major abwärts zum inneren Leistenring und gelangt im Samenstrang, stark geschlängelt, zu Hoden und Nebenhoden.

Die **Vv. testiculares** (Abb. **59** u. **70,** S. 188) bilden – links ausgeprägter als rechts – ein Venengeflecht, *Plexus pampiniformis,* um die A. testicularis. Die *rechte* V. testicularis mündet in die V. cava inferior, die *linke* in die V. renalis.

Bei Stauungen im Plexus pampiniformis können krampfaderförmige Erweiterungen, insgesamt *Varikozele* genannt, entstehen.

Die **Lymphgefäße** ziehen in Begleitung von A. und V. testicularis zu *Nodi lymphatici lumbales* längs der V. cava inferior und der Bauchaorta.

Nerven. *Parasympathicus-* und *Sympathikusanteile* verlaufen – mit efferenten und afferenten Nervenfasern aus den Plexus renalis und aorticus abdominalis – als *Plexus testicularis* längs der A. testicularis zu Hoden und Nebenhoden.

2. Samenstrang

Die Leitungsbahnen, die zum und vom Hoden durch den Leistenkanal ziehen, bilden den *Samenstrang.* Samenstrang und Hoden werden von den *Hoden- und Samenstranghüllen* umgeben.

Der **Samenstrang,** *Funiculus spermaticus* (Abb. **59**), besteht aus dem *Samenleiter* und seinen Blutgefäßen, aus *A.* und *V. testicularis* und *A.* und *V. ductus deferentis.* Die Hüllen des Samenstrangs sind Derivate der ventralen Rumpfwand. Zwischen Fascia spermatica interna und M. cremaster

76 Querschnitt durch den Ductus deferens

1 Tunica adventitia
2–4 *Tunica muscularis*
2 äußere „Längs"muskelschicht
3 mittlere „Ring"muskelschicht
4 innere „Längs"muskelschicht
5, 6 *Tunica mucosa*
5 Lamina propria mucosae
6 Lamina epithelialis mit zweireihigem, im Anfangsteil Stereozilien tragendem prismatischem Epithel

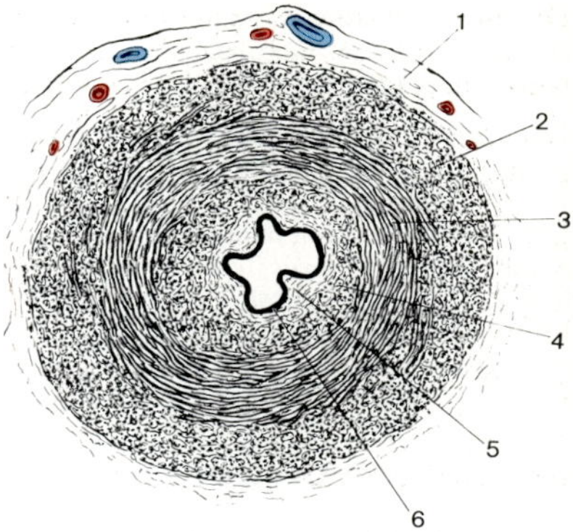

gelangt der *R. genitalis* des *N. genitofemoralis* an der medialen Wand des Faszientrichters in das Scrotum. Die Leitungsbahnen laufen aus unterschiedlichen Richtungen subperitoneal auf die laterale Leistengrube zu und treten im inneren Leistenring zum Samenstrang zusammen, der bis zum Schwanz des Nebenhodens reicht.

Der **Samenleiter,** *Ductus deferens* (Abb. **75**), setzt den Nebenhodengang fort, ist 35–40 cm lang und gegen Ende spindelförmig zur *Ampulla ductus deferentis* (mit seitlichen Ausbuchtungen, *Diverticula ampullae*) erweitert. Als *Spritzkanälchen, Ductus ejaculatorius,* durchbohrt der Samenleiter schließlich die Prostata und öffnet sich in die Harnröhre. Das Samenbläschen mündet mit dem Ductus excretorius in das Anfangsstück des Ductus ejaculatorius.

Der Samenleiter hat einen Durchmessr von 3–3,5 mm, aber eine lichte Weite von nur 0,5 mm. Seine Wand (Abb. **76**) besteht aus einer dünnen *Tunica mucosa* mit längsverlaufenden Reservefalten und stereozilientragendem Epithel sowie einer dikken dreischichtigen *Tunica muscularis,* auf die eine bindegewebige *Tunica adventitia* folgt. Die Schichtung der etwa 1,5 mm dicken *Tunica muscularis* im Querschnitt geht auf Muskelzellbündel zurück, die in Schraubentouren außen steil abwärts, in der Mitte flach und innen wieder steil verlaufen.

Innere Organe mit stark entwickelter Muskelwand – *Samenleiter, Prostata, Uterus,* innerer Schließmuskel des *Anus* – fühlen sich bei der palpatorischen Untersuchung knorpelartig hart an. Unter den Leitungsbahnen im Samenstrang ist der Samenleiter deshalb leicht zu identifizieren.

Bei dem rasch ablaufenden *Transport der Spermatozoen* während der Ejakulation folgt auf eine – durch die Verkürzung längsgerichteter Muskelzüge verursachte – anfängliche Erweiterung des Samenleiters eine Kontraktionswelle, die rasch über den Samenleiter hinwegläuft, wobei Saug- und Druckwirkungen entstehen.

Gefäße und Nerven des Samenleiters. Die **A. ductus deferentis** entspringt intrapelvin (meist) aus der A. umbilicalis, zieht im kleinen Becken abwärts und tritt am Blasengrund zum Ductus deferens, den sie begleitet (Abb. **59,** S. 150, u. **87,** S. 234).

Die **Venen** münden in den *Plexus venosus vesicalis.*

Lymphgefäße ziehen zu den *Nodi lymphatici iliaci externi* und *interni.*

Die **Nerven** kommen aus dem *Plexus hypogastricus inferior* und begleiten den Samenleiter als *Plexus deferentialis.* Die *Parasympathikusfasern* erreichen den Plexus hypogastricus inferior über die *Nn. pelvici splanchnici* (aus $S_{2-4\ (5)}$), die *Sympathikusfasern* (Ejakulation!) über die *Nn. splanchnici lumbales* (aus L_{1-3}).

3. Hüllen von Samenstrang und Hoden

Die **Hüllen des Samenstrangs und des Hodens,** *Tunicae funiculi spermatici* und *Tunica vaginalis testis,* sind Abkömmlinge von Muskeln und Faszien der Bauchwand sowie des Peritoneum. Sie umschließen den Samenstrang und umgeben den Hoden, der in einer von der Bauchhaut gebildeten Hauttasche, dem *Hodensack, Scrotum,* liegt.

Von außen nach innen folgen (Abb. **59** u. Bd. 1, Abb. **206,** S. 544)
- die *Fascia spermatica externa,*
- die *Fascia cremasterica,*
- der *M. cremaster,*
- die *Fascia spermatica interna,*
- die *Tunica vaginalis testis* (nur um Hoden und Nebenhoden).

Die **Fascia spermatica externa** umschließt als äußere Hülle Samenstrang und Hoden (→Bd. 1, S. 533).

Der **M. cremaster** verläuft unter der Fascia spermatica externa am Samenstrang entlang und umfaßt den Hoden schleuderförmig (→Bd. 1, S. 537).

Als *Fascia cremasterica* begleiten die Ausläufer der Faszien des inneren schrägen und des queren Bauchmuskels den M. cremaster.

Die **Fascia spermatica interna** bildet unter dem M. cremaster eine weitere Bindegewebshülle um Samenstrang und Hoden (→Bd. 1, S. 534).

Die *seröse Hodenhülle,* **Tunica vaginalis testis** (Abb. **59** u. **72,** S. 194), ist der nicht verödete Rest des fetalen Proc. vaginalis peritonei (→S. 200). Sie bedeckt mit der *Lamina visceralis, Epiorchium,* den Hoden und den Nebenhoden, ausgenommen das Mediastinum testis. Seitlich bildet das viszerale Blatt zwischen Hoden und Nebenhoden eine rinnenförmige Tasche, *Bursa testicularis.* Am Mediastinum testis geht das viszerale in das parietale Blatt, *Lamina parietalis, Periorchium,* über. Beide Blätter umschließen die seröse *Hodensackhöhle, Cavum scroti,* eine Exklave der Peritonealhöhle.

Persistiert der fetale *Proc. vaginalis peritonei* ausnahmsweise, so verläuft die Peritonealaussackung im Samenstrang innerhalb der von der Fascia spermatica interna gebildeten Bindegewebshülle.

Angeborene (indirekte) Leistenbrüche setzen einen persistierenden Proc. vaginalis peritonei voraus (→ Bd. 1, S. 546). Darin können Brüche bis in die Hodensackhöhle vordringen und liegen dann zwischen Lamina parietalis und Lamina visceralis der Tunica vaginalis testis.

4. Samenbläschen und Prostata

Die *Drüsen,* die den weitaus größten Teil der Samenflüssigkeit produzieren, sind *Samenbläschen* (Bläschendrüse) und *Prostata.* Ihr Sekret ist für den Transport der Spermatozoen in den weiblichen Geschlechtswegen unerläßlich. Die beiden Samenbläschen und die Prostata sind am Harnblasengrund befestigt, sie entleeren ihr Sekret, gemeinsam mit den Spermatozoen, in den Anfangsteil der Harnröhre.

a) Form und Lage des Samenbläschens

Jedes **Samenbläschen,** *Vesicula seminalis* (Abb. **75** u. **78**), ein etwa 10 cm langer, im Fundus erweiterter dünnwandiger Sack, ist mehrfach S-förmig gefaltet, durch lockeres Bindegewebe in dieser Form fixiert und auf eine Gesamtlänge von etwa 5 cm zusammengedrängt.

Die beiden Samenbläschen konvergieren am Blasenfundus schräg von lateral oben nach medial unten. Der *Fundus* der Drüse kann eben noch an das Peritoneum parietale der Excavatio rectovesicalis hinaufreichen, beim Jugendlichen mehr als beim Erwachsenen. Der Ausführungsgang, *Ductus excretorius,* mündet – am Ende der Ampulla ductus deferentis – in den Ductus ejaculatorius bei dessen Eintritt in den hinteren oberen Umfang der Prostata.

In Fällen, in denen die *Excavatio rectovesicalis* extrem tief reicht, schneidet sie zwischen der Rückseite der Vesicula seminalis und der Vorderfläche der Flexura sacralis des Rectum ein; die Samenbläschen behalten ihren Kontakt zum Harnblasenfundus bei.

b) Feinbau und Funktion des Samenbläschens

Das **Samenbläschen** (Abb. **77**) ist aus *Tunica mucosa, Tunica muscularis* und *Tunica adventitia* aufgebaut.

Die **Schleimhaut** wird durch Auffaltungen, Schleimhautleisten, in Nischen unterkammert, das Schleimhautbindegewebe trägt einschichtiges bis zweireihiges sezernierendes Epithel.

Die **Muskelschicht** besteht aus dünnen, spiralförmig angeordneten, glatten Muskelzügen, die einander netzartig überkreuzen.

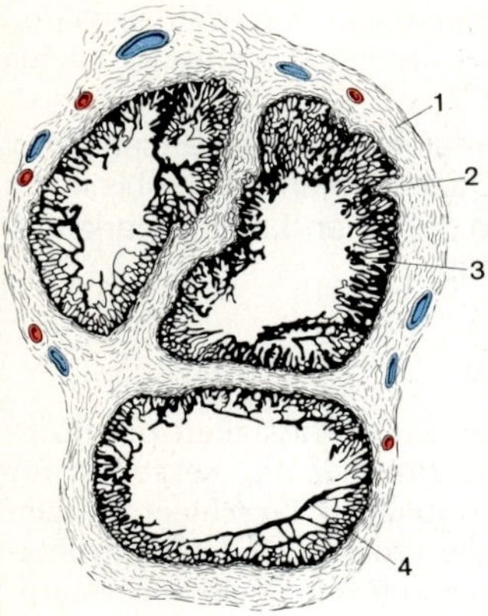

77 Schnitt durch das Samenbläschen, Lumen der stark geschlängelten Vesicula seminalis dreimal getroffen

1 Tunica adventitia (an der Oberfläche zur Organkapsel verdichtet, Blutgefäße)
2 Tunica muscularis (mäßig entwickelt und unscharf vom adventitiellen Bindegewebe getrennt)
3 Tunica mucosa (Lamina propria mucosae und einschichtiges bis zweireihiges prismatisches Epithel)
4 „Schleimhautbrücke" im Schnitt der stark gekammerten Schleimhaut

Das **adventitielle Bindegewebe** fixiert die Windungen des Samenbläschens und heftet dieses an den Harnblasenfundus.

Die Samenbläschen bilden ein gelatinöses alkalisches Sekret (50–80 % des Ejakulats), das durch sein pH (7,2–7,6) die Spermatozoen beweglich macht und gleichzeitig durch seinen Reichtum an Fruktose als Energielieferant für die Spermatozoenbewegung dient.

c) Form und Lage der Prostata

Die **Vorsteherdrüse,** *Prostata* (Abb. **70,** S. 188, **72,** S. 194, u. **73**), wird nach Größe und Gestalt mit einer Eßkastanie verglichen. Die Prostata ist *zwischen Harnblasengrund und Diaphragma urogenitale* im Beckenbindegewebe befestigt und wird beiderseits von den Levatorschenkeln flankiert.

Zur Fixierung trägt der *M. puboprostaticus* bei, der im *Lig. puboprostaticum* von der Symphyse zur Prostata zieht. Der Abstand zur Symphyse beträgt 1–1,5 cm, vom Rectum aus ist die Prostata unterhalb der mittleren Plica transversalis (Kohlrauschsche Falte) zu tasten.

Die Prostata wird von einer bindegewebigen *Organkapsel* umgeben und zusätzlich vom Eingeweideblatt der *Beckenfaszie* eingehüllt, die hier die am hinteren Umfang des Organs derbe *Fascia prostatae* bildet. Zwischen beiden Bindegewebsblättern ist ein starker „periprostatischer Venenplexus", *Plexus venosus prostaticus,* ausgebildet.

An der *Prostata* unterscheidet man die nach oben gerichtete, mit dem Blasenfundus verwachsene *Basis prostatae,* die nach unten zum Diaphragma urogenitale zeigende Spitze, *Apex prostatae,* sowie die *vordere,* die *untere seitliche* und die *hintere Fläche.* Rechter und linker *Prostatalappen,*

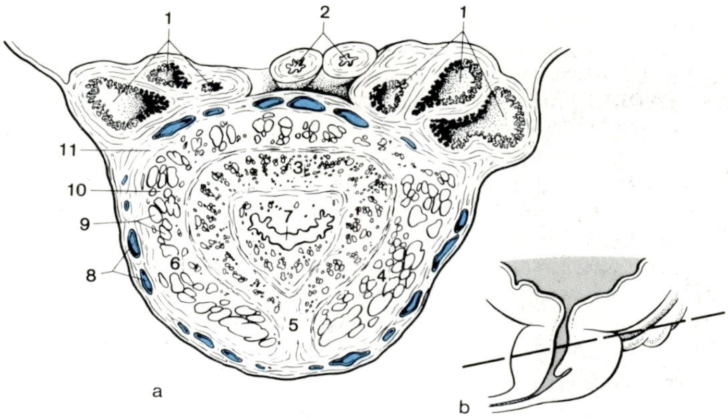

78 Ableitende männliche Geschlechtswege
a Schrägschnitt durch Ductus deferens, Vesicula seminalis und Prostata
b Lage der Schnittebene

1 Anschnitte der Vesicula seminalis
2 Anschnitte des paarigen Ductus deferens
3–6 *Prostata*
3 Lobus medius, Innenzone
4 Lobus sinister, Außenzone
5 Isthmus prostatae
6 Lobus dexter, Außenzone
7 Urethra masculina, Pars prostatica, umgeben von der periurethralen Zone
8 Plexus venosus prostaticus
9 tubuloalveoläre Drüsen der Prostata
10 Stroma der Prostata, vornehmlich Bindegewebe und glatte Muskelzüge
11 Bindegewebskapsel der Prostata

Lobus dexter und *Lobus sinister,* werden vor der Harnröhre durch den (drüsenärmeren) *Isthmus prostatae* verbunden. Ein kleiner mittlerer Drüsenlappen, *Lobus medius,* füllt hinten oben keilförmig den Winkel zwischen Harnblasenfundus, Harnröhre und Ductus ejaculatorii aus.

In die Basis prostatae dringt der Blasenhals vor, in vertikaler Richtung wird die Prostata von der Pars prostatica der Harnröhre durchzogen. Hinten oben treten die beiden *Ductus ejaculatorii* in die Prostata ein. Sie münden, nach unten konvergierend, auf dem *Colliculus seminalis* der Pars prostatica der Harnröhre.

d) Feinbau und Funktion der Prostata

Die **Prostata** (Abb. **78**) besteht aus etwa 40 *tubuloalveolären Einzeldrüsen,* die durch stark entwickelte glatte Muskelzüge, durch Bindegewebsfasern und elastische Netze verbunden sind. Die Ausführungsgänge der Drüsen, *Ductuli prostatici,* münden – z. T. gemeinsam – in der Umgebung des Colliculus seminalis in die Pars prostatica der Harnröhre. Die Einzeldrüsen sind in drei Zonen angeordnet und zu *Drüsenlappen* zusammengefaßt.

In der *periurethralen Zone,* die der Tunica mucosa der Harnröhre zuzurechnen ist, liegen die Glandulae urethrales (→S. 244). Die anschließende *Innenzone* entspricht der Submukosaschicht. Die folgende *Außenzone,* der eigentliche Drüsenkörper der Prostata, ist bevorzugter Sitz der Prostatakarzinome. In der unterschiedlichen Höhe des Drüsenepithels drückt sich die sekretorische Aktivität aus, die vom endokrinen Status abhängt und von Dihydrotestosteron stimuliert wird. Die frühere Auffassung, daß periurethrale Zone und Innenzone östrogenabhängig seien (und deshalb bei der altersbedingten Änderung der Relation Testosteron zu Östrogen zur Hypertrophie neigten), hat sich nicht bestätigt. Als Ursache der Hypertrophie dieser Zone wird heute ein Nachlassen der Fähigkeit gesehen, überschüssige Androgene abzubauen; sie stimulieren auch die Prostatakarzinome in der Außenzone.

Die Prostata sondert ein dünnflüssiges, schwach saures Sekret (pH-Wert 6,45) ab, das etwa ein Viertel der Flüssigkeitsmenge des Ejakulats ausmacht und u. a. Proteasen (zur Verflüssigung des Ejakulats) und Zitronensäure (mit Pufferwirkung) enthält.

e) Gefäße und Nerven von Samenbläschen und Prostata

Die **Arterien** sind Zweige der *A. vesicalis inferior.*

Die **Venen** der Drüsen münden in den *Plexus venosus prostaticus* zwischen Organkapsel und Fascia prostatae (Abb. **70,** S. 188, u. **72,** S. 194).

Die **Lymphgefäße** ziehen zu *Nodi lymphatici iliaci externi* (längs der Vasa iliaca externa) und *interni* (längs der Vasa iliaca interna).

Nerven. Parasympathische und sympathische Fasern verlaufen im *Plexus prostaticus,* einem Ausläufer des Plexus hypogastricus inferior, zu den Drüsen. Die *Parasympathikusfasern* entstammen den Segmenten $S_{2-4\ (5)}$ und verlaufen über die *Nn. pelvici splanchnici,* die *Symphatikusfasern* (Ejakulation!) über die *Nn. splanchnici lumbales* aus den Segmenten L_{1-3}.

5. Samen

Der **Samen,** *Sperma,* setzt sich aus den Sekreten der Nebenhoden, der Samenbläschen und der Prostata zusammen (das Sekret der Glandulae bulbourethrales wird unmittelbar vor der Ejakulation abgegeben). Das Ejakulat (nach fünftägiger Karenz im Mittel 5 ml) enthält 40–120 Millionen Spermatozoen pro ml *(Normospermie),* d. h. insgesamt 200–300 Millionen. Unter den Spermatozoen sind regelmäßig 10–20 % nicht voll entwickelt, mißgestaltet oder überaltert, 30 % nicht beweglich. Das Ejakulat ist durch die Beimengung des Sekrets der Samenbläschen schwach alkalisch (pH 6,9–7,4) und ermöglicht somit, gemeinsam mit dem alkalischen Zervixschleim der Frau, die Beweglichkeit der Spermatozoen, die im sauren Milieu (Nebenhodensekret pH 6,5, Vaginalmilieu pH um 4,0) bewegungslos bleiben. Die Spermatozoen wandern gegen den Flüssigkeitsstrom der Sekrete des weiblichen Genitaltrakts, sie sind positiv rheotaktisch. In der Minute legen sie eine Strecke von etwa 3 mm zurück, benötigen somit 1–3 Stunden für die Wanderung durch Uterus und Tube. Im weiblichen Geschlechtstrakt sind sie 24–72 Stunden befruchtungsfähig.

Spermatozoenzahl und Befruchtungsfähigkeit. Eine Verminderung der Spermatozoenzahl *(Hypozoospermie)* besteht bei weniger als 20 Millionen Spermatozoen/ml, damit sinkt die Chance der Befruchtung erheblich. Bei weniger als 5 Millionen Spermatozoen pro ml *(Oligozoospermie)* besteht in der Regel Unfruchtbarkeit. Als *Azoospermie* wird das völlige Fehlen beweglicher, reifer Spermatozoen bezeichnet.

E. Innere weibliche Geschlechtsorgane

Die **inneren weiblichen Geschlechtsorgane,** *Eierstock, Eileiter, Uterus* und *Scheide,* liegen im Becken. Der Eierstock macht, wie der Hoden, in der Fetalentwicklung einen Descensus durch, der aber im Beckenraum endet.

1. Eierstock

Im **Eierstock,** *Ovarium,* werden *Geschlechtshormone* produziert sowie *Eizellen* ausgebildet und bereitgestellt, in der Zeit zwischen Eintritt der Geschlechtsreife und Klimakterium auch monatlich ausgestoßen.

Das Ovar wird mit Abschluß des Descensus am Eingang in das kleine Becken in intraperitonealer Lage fixiert.

Ausnahmsweise kann der Descensus des Ovars das Ausmaß des Descensus testis erreichen, so daß das Ovar durch den Leistenkanal in die große Schamlippe (Homologon einer Skrotumhälfte) eintritt.

a) Form und Lage des Eierstocks

Das **Ovar** (Abb. **71,** S. 190, **79** u. **80**) ist mandelförmig, 2,5–5 cm lang und 0,5–1 cm dick. Es hängt meist schräg im Beckeneingang, so daß ein lateral-oberer Pol, *Extremitas tubaria,* und ein medial-unterer Pol, *Extremitas uterina,* unterschieden werden können.

An dem nach vorn gerichteten Rand, *Margo mesovaricus,* an dem das *Hilum ovarii* liegt, setzt das kurze *Mesovarium* an. Die grauweißliche Farbe des Ovars hebt sich mit scharfer Grenze von der roten Farbe des Mesovars ab. Der gegenüberliegende freie Rand, *Margo liber,* ist nach hinten unten gerichtet. Am lateral-oberen Pol ist das Ovar durch das *Lig. suspensorium ovarii* mit der seitlichen Beckenwand verbunden. Vom medial-unteren Pol aus zieht das *Lig. ovarii proprium* zum Uterus hinter den Tubenwinkel.

Das *Lig. ovarii proprium* enthält glatte Muskelzüge, durch die das Ovar, besonders um die Zeit des Follikelsprungs, als Folge von Seit- und Drehbewegungen seine Lage verändern kann.

Die *Oberfläche* des Ovars ändert sich im Laufe des Lebens. Beim Kind ist sie glatt, das geschlechtsreife Ovar hat eine durch Bläschenfollikel vorgebuckelte, durch Gelbkörper und Gelbkörpernarben zerklüftete Oberfläche. Im Greisenalter trägt das stark verkleinerte Organ zahlreiche Narben.

b) Feinbau und Funktion des Eierstocks

Das **Ovar** (Abb. **81**) wird von einer Bindegewebskapsel, *Tunica albuginea,* eingehüllt, die fest mit der oberflächlichen Grenzschicht aus modifiziertem Peritonealepithel verwachsen ist. Darunter liegt die *Rindenzone,* in der die

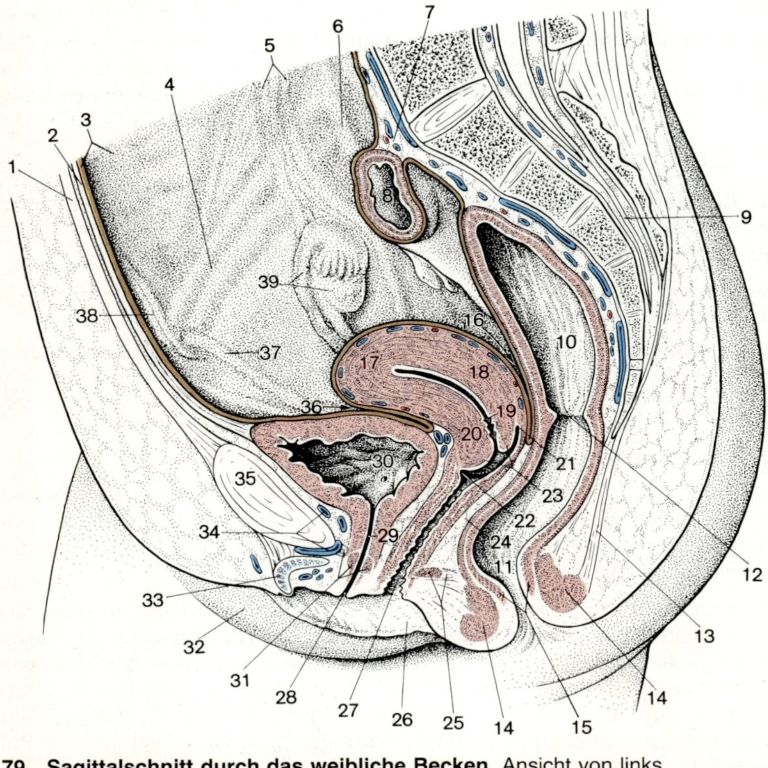

79 Sagittalschnitt durch das weibliche Becken, Ansicht von links

Follikel mit den Eizellen heranreifen. Sie ist unscharf gegen die *Markzone* abgegrenzt, die stark gewundene Blutgefäße, Lymphgefäße und Nerven enthält; sie dringen im Hilum in das Organ ein.

Eireifung und Follikelreifung. Bei der Eizellbildung und -reifung, *Oogenese (Ovogenese),* unterscheidet man, wie bei der Spermatogenese, eine *Vermehrungsperiode* und eine *Reifungsperiode,* eine besondere Differenzierungsperiode folgt jedoch nicht. Die Oogenese läuft im Rahmen der Follikelbildung und -reifung ab.

Die *Vermehrungsperiode* schließt an die Besiedlung der Ovarialanlage durch Urgeschlechtszellen während der Fetalentwicklung an, führt zur Ausbildung von *Oogonien* im Überschuß und ist mit der Geburt beendet. Von etwa 6 Millionen Oogonien im 5. Fetalmonat gehen die meisten zugrunde. 700000 bis 1 Millionen Oogonien beginnen noch vor der Geburt mit der *Reifungsperiode* und werden zu *primären Oozyten,* die in die Prophase der 1. Reifeteilung (Diktyotänstadium) eintreten. In diesem 1. Ruhestadium verharren die primären Oozyten bis zum Beginn der Pubertät (oder bis zu ihrem Untergang in der Atresie). Nach Eintritt der Geschlechtsreife setzen die primären Oozyten im Rahmen der Follikelreifung zu unterschiedlichen Zeiten die weitere Entwicklung fort.

Reift nach Eintritt der Pubertät ein Follikel heran, so beendet der primäre Oozyt kurz vor dem Follikelsprung, *Ovulation,* die 1. Reifeteilung. Von den daraus hervor-

---

◀ 1 Linea alba
2 Lig. umbilicale medianum (= obliterierter Urachus) in der Plica umbilicalis mediana
3 Peritoneum parietale, Schnittrand (farbig) und Aufsicht
4 Vorwulstung des parietalen Peritoneum durch die Vasa iliaca externa dextra
5 Vorwulstung des parietalen Peritoneum durch die Vasa ovarica dextra und den rechten Ureter
6 Vorwulstung des parietalen Peritoneum durch die Vasa iliaca interna dextra
7 Mesocolon sigmoideum
8 Colon sigmoideum
9 Filum terminale externum
10, 11 *Rectum*
10 Flexura sacralis
11 Flexura perinealis am Übergang in den Canalis analis
12 Plica transversalis recti
13 Lig. anococcygeum
14 M. sphincter ani externus
15 M. sphincter ani internus
16 Pfeil zeigt in die Excavatio rectouterina
17–20 *Uterus*
17 Fundus uteri
18 Corpus uteri
19 Isthmus uteri
20 Cervix uteri
21, 22 *Fornix vaginae*
21 hinteres Scheidengewölbe
22 vorderes Scheidengewölbe
23 vordere und hintere Muttermundslippe, vor bzw. hinter dem Ostium uteri
24 Septum rectovaginale
25 M. transversus perinei profundus und Centrum tendineum perinei
26 Labium minus pudendi
27 Vagina
28 Ostium urethrae externum
29 Urethra feminina
30 Vesica urinaria
31 M. sphincter urethrae und Lig. transversum perinei
32 Labium majus pudendi
33 Clitoris
34 Plexus venosus vesicalis und V. dorsalis profunda clitoridis
35 Symphysis pubica
36 Pfeil zeigt in die Excavatio vesicouterina
37 Peritonealfalte, aufgeworfen durch das Lig. teres uteri
38 Plica umbilicalis lateralis, aufgeworfen durch die Vasa epigastrica inferiora
39 Tuba uterina und Ovar

gehenden Zellen wird die eine, versehen fast mit dem gesamten paraplastischen Dottermaterial, zum *sekundären Oozyten,* die andere, dotterarme, zum kleinen Polkörperchen, *Polozyt.* Der sekundäre Oozyt beginnt während der Ovulation die 2. Reifeteilung, die er bis zur Metaphase durchläuft. Er beendet die 2. Reifeteilung (unter Ausbildung eines weiteren Polkörperchens) nur bei Imprägnation, d. h. bei Eindringen eines Spermatozoon, und wird erst dann zum *Reifei.* Der nunmehr haploide Zellkern der Eizelle verschmilzt mit dem haploiden Kern der Samenzelle und tritt in die 1. Mitose des Keims ein. Unterbleibt die Imprägnation, so geht die Eizelle innerhalb von 6–24 Stunden zugrunde.

Der *Primordialfollikel* ist der ruhende Follikel, sein primärer Oozyt wird von einer einfachen Lage flacher Epithelzellen umgeben. Der *Primärfollikel* ist geringgradig vergrößert, der primäre Oozyt nunmehr von einem einschichtigen Kranz kubischer Epithelzellen bedeckt und von einer Bindegewebsschicht umschlossen. Der *Sekun-*

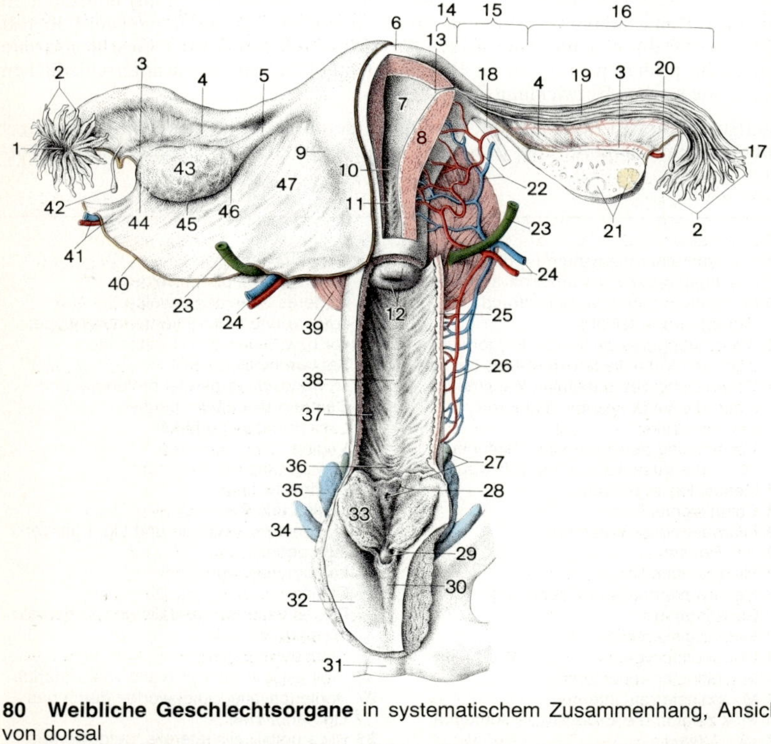

80 Weibliche Geschlechtsorgane in systematischem Zusammenhang, Ansicht von dorsal
(Präparat in einer Ebene ausgebreitet, Tuben gestreckt; rechts: Parametrium entfernt, Ovar und Tube aufgeschnitten, Uterus- und Vaginalwand zum Teil entfernt, Vasa uterina schematisch eingezeichnet, Schambeinfuge und -äste angedeutet)

därfollikel wächst weiter heran, das Follikelepithel wird mehrschichtig. Im *Tertiärfollikel* treten in dem vielschichtigen Follikelepithel Spalträume auf, die sich zu dem mit Liquor folliculi gefüllten Antrum folliculi vereinigen. Im Sekundär- und im Tertiärfollikel wird die Eizelle zum *sekundären Oozyten*. Der Tertiärfollikel kann schließlich perforieren und die Eizelle freisetzen oder uneröffnet, atretisch, bleiben. Als *sprungreifer (Graafscher) Follikel* entläßt er beim Follikelsprung, *Ovulation,* die Eizelle in die freie Bauchhöhle, wo sie vom anliegenden abdominalen Tubenende aufgenommen wird. Er selbst entwickelt sich zum endokrin tätigen *Gelbkörper, Corpus luteum*. Zur Ovulation kommen im Laufe der geschlechtsreifen Lebensjahre einer Frau ungefähr 400 Tertiärfollikel. Alle übrigen (Sekundär- und Tertiär-)Follikel werden nicht durch Ovulation eröffnet und fallen fortwährend der *Atresie* anheim. Die *atretischen Follikel* wandeln sich in endokrin wirksame *Thekaorgane* um, die den Hormonstatus aufrecht halten.

Follikelsprung. Unmittelbar vor der *Ovulation* werden die zur Oberfläche des Ovars gerichtete Wand des Follikels und das angrenzende Gewebe enzymatisch perforiert. Der Liquor folliculi entweicht und reißt den sekundären Oozyten und ihm anhängende Follikelepithelien des *Cumulus oopho-*

◀ 1 Ostium abdominale tubae uterinae
2 Fimbriae tubae
3 Mesovarium
4 Mesosalpinx
5 Lig. ovarii proprium
6–12 *Uterus*
6 Fundus uteri
7 Cavitas uteri
8 Corpus uteri, Schnittfläche
9 Margo uteri sinister
10 Isthmus uteri, künstlich erweitert
11 Plicae palmatae im Canalis cervicis uteri
12 Portio vaginalis cervicis, Labium anterius als vordere, Labium posterius als hintere Begrenzung des Ostium uteri
13–17 *Tuba uterina*
13 Ostium uterinum tubae
14 Pars uterina
15 Isthmus tubae uterinae
16 Ampulla tubae uterinae
17 Infundibulum tubae uterinae
18 Lig. teres uteri, durchtrennt
19 Plicae tubariae
20 A. ovarica dextra
21 Corpus luteum und Tertiärfollikel in der Schnittfläche des Ovars
22 Hauptast der A. uterina dextra, der den R. tubarius (in der Mesosalpinx längs der Tube) sowie den R. ovaricus (längs des Lig. ovarii proprium und im Mesovarium) abgibt, und Hauptast der V. uterina dextra
23 Ureter
24 A. und V. uterina
25 Vaginalwand mit Tunica mucosa und Tunica muscularis
26 A. und V. vaginalis dextra
27 Glandula vestibularis major und Mündung des Ausführungsgangs
28 Ostium urethrae externum und (seitwärts davon) Mündung der Ductus paraurethrales
29 Glans clitoridis und Frenulum clitoridis
30 Praeputium clitoridis
31 Symphysis pubica
32 Labium majus pudendi
33 Labium minus pudendi
34 Crus clitoridis
35 Bulbus vestibuli
36 Carina urethralis vaginae
37 Rugae vaginales
38 Columna rugarum anterior
39 Vesica urinaria
40 Schnittrand des Lig. latum uteri (Peritoneum nur am Schnittrand farbig dargestellt)
41 Vasa ovarica sinistra im Lig. suspensorium ovarii
42 Appendix vesiculosa
43 Ovarium sinistrum
44 Extremitas tubaria ovarii
45 Margo liber ovarii
46 Extremitas uterina ovarii
47 Lig. latum uteri

rus, die *Corona radiata,* mit sich. In den allermeisten Fällen hat sich die Öffnung des Eileiters über die Stelle des Follikelsprungs gelegt. Die Eizelle folgt dem Sog des Eileiters, hervorgerufen durch einen Flimmerstrom und durch Peristaltik; sie tritt unmittelbar in die Eileiteröffnung ein. Die Ovulation dauert 3–5 Minuten.

Gelegentlich empfinden Frauen die Ovulation als kurzen Schmerz, Mittelschmerz (weil etwa in der Mitte des Ovulationszyklus auftretend).

Ausnahmsweise kann der *Ei-Abnahmemechanismus* versagen. Die Eizelle kann dann in die Bauchhöhle gelangen; bei Befruchtung entsteht eine *Bauchhöhlenschwangerschaft.*

Hormone werden im Ovar – nach Eintritt der Geschlechtsreife bis zum Beginn des Klimakterium – in den *Theka-Organen* in wechselndem Ausmaß, in *Gelbkörpern* intermittierend gebildet.

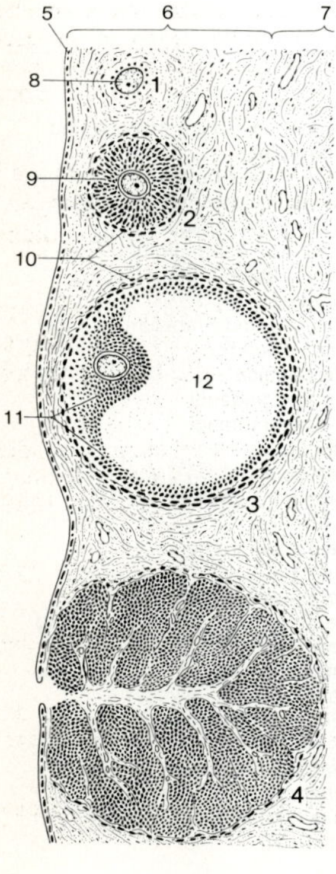

81 Stadien des Ovarialzyklus,
Follikelreifung und Gelbkörperbildung, Schema

1 Primärfollikel
2 Sekundärfollikel
3 Tertiärfollikel (Graafscher Follikel)
4 Corpus luteum
5 modifiziertes Peritonealepithel an der Oberfläche des Ovars
6 Rindenzone } des Ovars
7 Markzone } des Ovars
8 Oozyte
9 Follikelepithel
10 Theca interna folliculi
11 Cumulus oophorus und Stratum granulosum
12 Liquor folliculi im Antrum folliculi

Theka-Organe. Die den Follikel umgebenden epithelähnlichen endokrinen Zellen, die Theca interna (= Tunica interna der Theca folliculi), produzieren weibliche Geschlechtshormone, *Follikelhormone* (Östrogene). Durch das alternierende Aufblühen dieser Theka-Organe – stimuliert von Hormonen des Hypothalamus und der Hypophyse – entstehen ständig neue Follikelhormonquellen. Hierin liegt die biologische Bedeutung der Heranbildung von Sekundärfollikeln im Überschuß, die dann der Atresie anheimfallen.

Der *Gelbkörper, Corpus luteum,* produziert das *Gelbkörperhormon* (Progesteron). Unter seinem Einfluß tritt die Uterusschleimhaut in die für die Einbettung einer befruchteten Eizelle unerläßliche *Sekretionsphase* ein. Der Gelbkörper entsteht nach dem Follikelsprung, angeregt durch Hormone des Hypothalamus und der Hypophyse, aus den Follikelepithelien des entleerten Follikels und aus Thekazellen.

Wird die bei der Ovulation freigesetzte Eizelle befruchtet, so übernimmt der junge *Keim* bereits nach wenigen Tagen durch die Bildung von *Choriongonadotropinen* die Aufgabe der hormonellen Stimulation des Gelbkörpers. Der Gelbkörper wird zum *Corpus luteum graviditatis* und erfüllt seine Aufgabe bis etwa zum 4. Schwangerschaftsmonat, bis die *Placenta* die Gelbkörperfunktion fortsetzt.

Unterbleibt die Befruchtung, so geht der Gelbkörper mangels hormoneller Stütze zugrunde. Die unter dem Progesteroneinfluß in der Sekretionsphase umgewandelte Uterusschleimhaut wird während der Menstruation (großenteils) abgestoßen. Dieser kurzlebige Gelbkörper, *Corpus luteum menstruationis,* wandelt sich rasch in einen Narbenkörper, *Corpus albicans,* um, das nach weiteren 6–8 Wochen nur noch schwer nachzuweisen ist.

Ovarialzyklus. Solange ein Gelbkörper besteht, sind Hypothalamus und Hypophyse gehindert, die Ausbildung neuer Sekundärfollikel anzuregen. Mit der Involution des Corpus luteum menstruationis aber entfällt diese hormonelle Hemmung, ein (neuer) ovarieller Zyklus setzt ein.

Der *ovarielle Zyklus,* ein zweiphasischer (meist) 28-Tage-Zyklus, wird vom *Hypothalamus* durch *Steuerhormone* ausgelöst und von der *Hypophyse* durch *gonadotrope Hormone* – bei Gegensteuerung durch die Hormone des Ovars – in Gang gesetzt (→ Menstruationszyklus, S. 225 f).

Östrogene Phase: In der Hypophyse gleichbleibende Höhe des LH (*l*uteinisierendes *H*ormon) und zunächst geringer Abfall des FSH (*F*ollikel *s*timulierendes *H*ormon). Um den 15. Tag kurzdauernder Gipfel der LH-Produktion und (niedrigerer) FSH-Gipfel. Die Hormone wirken auf das Ovar.

Im *Ovar* wachsen Theka-Organe, die Follikelhormone, Östrogene, produzieren. Der LH-Gipfel in der Zyklusmitte stimuliert den *Follikelsprung.*

Gestagene Phase: In der Hypophyse Abfall des LH- (und FSH-)Gipfels, gegen den 28. Tag geringer Anstieg von LH und FSH. Die Hormone wirken auf das Ovar.

Im *Ovar* stimuliert das LH in der zweiten Zyklusphase die Umwandlung des entleerten Follikels zum *Corpus luteum.* Es produziert Gelbkörperhormone, Progesteron.

Inhibin, in den Granulosazellen des Ovars auf FSH-Reiz hin gebildet, vermittelt eine Gegensteuerung zur FSH-, nicht aber zur LH-Produktion.

Der *ovarielle Zyklus* hat den *Menstruationszyklus* zur Folge.

Hilumzellen des Ovars, große epitheloide Zellen in Gefäßnähe im Hilum, die den Leydigschen Zellen des Hodens gleichen, treten während der Gravidität und in der Menopause deutlich in Erscheinung; sie bilden *Androgene.*

Das *senile Ovar* besitzt keine Follikel mehr, sie sind durch Follikelatresien und Ovulationen aufgebraucht. Es können deshalb auch keine Theka-Organe oder Gelbkörper mehr entstehen.

Gefäße und **Nerven** des Eierstocks → S. 229 ff.

2. Eileiter

Der **Eileiter,** *Tuba uterina,* ist Transportschlauch sowohl für die uteruswärts wandernde Eizelle als auch für die zum abdominalen Tubenende aufsteigenden Spermatozoen. Beide Prozesse werden duch zyklische Veränderungen der Tubenschleimhaut unterstützt.

a) Form und Lage des Eileiters

Der **Eileiter** (Abb. **80**), 8–20 cm lang, liegt intraperitoneal, angeheftet an die *Mesosalpinx.* Man unterscheidet die *Ampulla tubae uterinae,* die erweiterten lateralen zwei Drittel, und das zum *Isthmus tubae uterinae* verengte mediale Drittel. Die letzte, durch die Uteruswand verlaufende kurze Strecke wird *Pars uterina* genannt.

Bei extrem langem Eileiter oder verlangsamtem Transport kann die Entwicklung des Keims bereits während der Tubenwanderung soweit voranschreiten, daß er sich in der Tube einnistet; eine *Tubenschwangerschaft* entsteht.

Die *Ampulla tubae* beginnt trichterförmig als *Infundibulum tubae uterinae.* Es öffnet sich mit dem *Ostium abdominale* in die Peritonealhöhle. Die abdominale Tubenöffnung ist von fransenförmigen Anhängseln, den *Fimbriae tubae,* umgeben. Die am Ovar befestigte lange *Fimbria ovarica* sichert den – im übrigen wechselnden – Kontakt des stark beweglichen abdominalen Tubenendes mit dem Ovar.

Der *Isthmus tubae* tritt am Tubenwinkel in die Uteruswand ein. Die anschließende *Pars uterina,* die engste und kürzeste Strecke, öffnet sich am *Ostium uterinum tubae* in das Uteruslumen.

Durch die abdominale Tubenöffnung stehen die weiblichen Geschlechtswege zwar in anatomisch ununterbrochener Verbindung mit der Peritonealhöhle. Der Uterusschleimpfropf hindert aber Krankheitserreger daran, von der Körperoberfläche bis in die Peritonealhöhle aufzusteigen.

Als *Epoophoron* bezeichnet man ein kammförmiges Kanälchensystem, einen entwicklungsgeschichtlichen Rest der Urniere, in der Mesosalpinx nahe der abdominalen Tubenöffnung. Es besteht aus 10–20 queren Kanälchen, die in einen längsverlaufenden Kanal, einen Rest des Urnierengangs, einmünden. *Appendices vesiculosae* sind bläschenförmig umgestaltete Urnierenkanälchen.

Das *Paroophoron,* restliche Kanälchen aus dem kaudalen Urnierenanteil, liegt uterusnah in der Mesosalpinx.

Der längsverlaufende Urnierenkanal kann ausnahmsweise in ganzer ursprünglicher Länge entwickelt und erhalten sein. Er mündet dann als *Gartnerscher Gang* seitlich der Scheidenmündung. In dem Gang können sich Infektionen festsetzen.

b) Feinbau und Funktion des Eileiters

Die **Tubenwand** (Abb. **80** u. **82**) ist aus *Tunica mucosa, Tunica muscularis, Tela subserosa* und *Tunica serosa* aufgebaut.

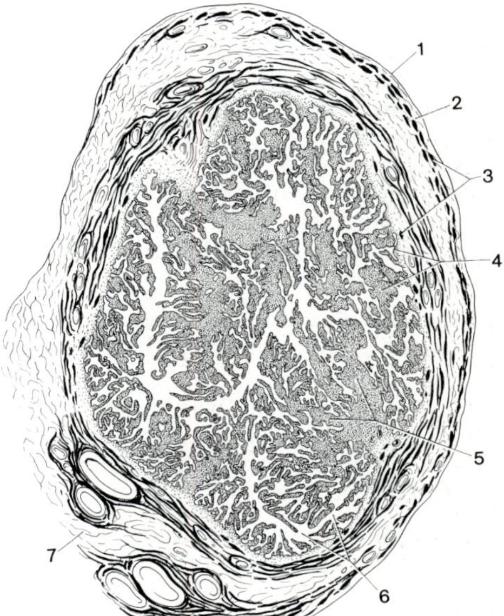

82 Querschnitt durch die Tuba uterina im Bereich des Infundibulum, Lupenvergrößerung

1 Tunica serosa
2 Tela subserosa
3 Tunica muscularis mit inneren (tubeneigenen), mittleren (gefäßbegleitenden) und äußeren (subperitonealen) Muskelzügen
4 Tunica mucosa mit Lamina propria mucosae und einschichtigen kubisch-prismatischen Flimmerzellen sowie Drüsenzellen
5 Plicae tubariae
6 Lumen des Eileiters
7 Mesosalpinx

Die Oberfläche der **Schleimhaut** wird durch mehrere längsverlaufende Falten, *Plicae tubariae,* stark vergrößert, denen – gleichfalls längsgerichtete – sekundäre und tertiäre Falten aufsitzen. Die Falten füllen in der Ampulla tubae das Tubenlumen nahezu vollständig aus, im Isthmusgebiet werden sie niedriger. Zwischen den Schleimhautfalten senken sich zahlreiche längsgerichtete Spalten ein, „Gleitrinnen" für die befruchtete Eizelle.

Durch Verklebungen und Verwachsungen als Folge von Entzündungen kann das spaltförmige Lumen der Tube für Spermatozoen und Eizelle undurchgängig werden.

Das einschichtige *Schleimhautepithel* besteht aus hohen *Flimmerzellen* und aus *Drüsenzellen.* Die Flimmerepithelien bewegen die Flüssigkeit im Tubenlumen uteruswärts. Die positiv rheotaktischen Spermatozoen wandern *gegen* den Flüssigkeitsstrom zum abdominalen Tubenende. Die Drüsenzellen sondern vor allem in der zweiten Zyklusphase ein schleimiges Sekret ab, das die Epitheloberfläche anfeuchtet, die Tubenwanderung des Keims erleichtert und ihm wohl auch Nährstoffe zuführt.

Die **Muskelschicht** besteht aus drei unscharf getrennten Anteilen. *Zuinnerst* unter der Schleimhaut bilden longitudinal und zirkulär angeordnete Muskelzüge die (tubeneigene) Muskellage, die eine uteruswärts gerichtete Peristaltik erzeugt. Im *mittleren,* gefäßreichen Bezirk scheren aus den Gefäßwänden Muskelzüge aus, die quer zur Längsachse der Tube verlaufen, das Tubenlumen einschnüren und in Kammern unterteilen können. *Äußere,* subperitoneale Muskelzüge, die in der Oberkante der Tube längs, sonst schräg ausgerichtet sind und in die Fimbrien einstrahlen, bewegen die Tube insgesamt sowie die Fimbrien.

Die **Tela subserosa** verbindet die Muskelschicht mit dem Peritoneum, der **Tunica serosa,** und enthält Gefäße, Nerven und glatte Muskelzellen der subperitonealen Muskulatur.

Der **Eileiter** nimmt die Eizelle vom Ovar ab und transportiert sie durch peristaltisch erzeugte Sogwirkung. Er ermöglicht die gerichtete Wanderung der Spermatozoen durch eine Flüssigkeitsströmung sowie die Durchmischung von Spermatozoen und Eizelle.

Da die Tubenwanderung der befruchteten Eizelle wenigstens 4 Tage dauert, die Eizelle aber nur 6 bis höchstens 24 Stunden befruchtungsfähig bleibt, muß die Befruchtung im Anfangsteil der Tube stattfinden. Die Spermatozoen bleiben in der Tube 2–4 Tage befruchtungsfähig.

Gefäße und **Nerven** des Eileiters → S. 229 ff.

3. Gebärmutter

Die **Gebärmutter,** *Uterus,* dient in der Schwangerschaft als Fruchthalter. Die Uterusschleimhaut bereitet sich zyklisch auf die Einnistung einer befruchteten Eizelle (Blastozyste) vor und hat Anteil am Aufbau der Placenta, dient also dazu, den Keim zu ernähren. Die Uterusmuskulatur paßt sich der Vergrößerung des wachsenden Feten an und ist am Ende der Schwangerschaft der wichtigste Motor der Geburt.

a) Form und Lage der Gebärmutter

Am **Uterus** (Abb. **71,** S. 190, **79,** S. 212, u. **80**), der bei der Erwachsenen 7–9 cm lang und birnenförmig ist, unterscheidet man *Körper* und *Hals*.

Der *Uteruskörper, Corpus uteri,* der dicke (und verbreiterte) Teil der „Birne", steht nach vorn oben. Er setzt sich in den kuppenförmigen *Fundus uteri* fort, der bei der geschlechtsreifen Frau über die Tubenmündungen hinausragt.

Der *Uterushals, Cervix uteri,* der dünnere Teil der „Birne", nimmt beim nichtschwangeren Uterus etwa das untere Drittel der Gesamtlänge ein, ist drehrund und nach hinten unten in das Scheidengewölbe eingesenkt.

Die *Portio vaginalis cervicis,* vom Gynäkologen „Portio" genannt, ist der in die Scheide vorragende und von Scheidenepithel umkleidete, etwa 1 cm lange Zervixteil. Die *Portio supravaginalis cervicis* dagegen ist rings von subperitonealem Bindegewebe eingeschlossen und in diesem verankert.

Die *Uterusenge, Isthmus uteri,* bildet den Übergang zwischen Uteruskörper und Uterushals. Der in der Schwangerschaft entfaltete Isthmus uteri wird vom Geburtshelfer „unteres Uterinsegment" genannt.

Uteruskörper und *-fundus* sowie *Isthmus* bilden den eigentlichen *Fruchthalter,* der *Uterushals* ist nach Bau und biologischem Verhalten eine *Verschluß-* und *Schutzeinrichtung.*

Die vordere untere Fläche des Uterus, *Facies vesicalis,* liegt der Harnblase auf, die *Facies intestinalis* ist nach hinten oben gerichtet. An den beiden abgerundeten seitlichen Kanten gehen die Peritonealblätter des Lig. latum in die Peritonealbedekkung des Uterus über.

Die *Uterushöhle, Cavitas uteri,* ist spaltförmig und hat in Fundus und Corpus die Gestalt eines auf die Spitze gestellten, frontal ausgerichteten Dreiecks. An den beiden oberen „Ecken" münden die Tuben. Die untere „Ecke" leitet über zum Lumen der Uterusenge, *Canalis isthmi,* dem „inneren Muttermund" der Gynäkologen. Der abwärts folgende Zervixkanal, *Canalis cervicis uteri,* ist spindelförmig erweitert. Er wird von einem *Schleimpfropf* ausgefüllt, der den Uterus vor aufsteigenden Krankheitskeimen schützt und durch seine alkalische Beschaffenheit den Spermatozoen den Weg in das Uteruslumen erleichtert. Der Canalis cervicis öffnet sich mit dem *Ostium uteri,* dem „äußeren Muttermund", am Ende der Portio vaginalis cervicis in das Scheidengewölbe.

Der *äußere Muttermund* ist bei Frauen, die nicht geboren haben, ein rundes Grübchen. Man unterscheidet *vordere* und *hintere Muttermundslippe, Labium anterius* und *Labium posterius.* Nach der ersten Geburt wird der äußere Muttermund zu einem quergestellten Spalt, vordere und hintere Muttermundslippe können deutlicher abgegrenzt werden.

Die *Schleimhaut der Portio vaginalis cervicis* ist in der Kindheit, auch in der Umgebung des Ostium uteri, von mehrschichtigem Plattenepithel bedeckt und schimmert weißlich. Mit Eintritt der Geschlechtsreife bildet die *Schleimhaut des Canalis cervicis* ein zerklüftetes Drüsenfeld, das sich zumeist auf die Oberfläche der Portio vaginalis vorschiebt (*Ektropionierung* des Drüsenfelds), wobei seine Gesamtausdehnung konstant bleibt – ein Vorgang, der den Eintritt von Spermatozoen in den Zervixkanal erleichtert. Als Folge der Ektropionierung ist die Schleimhaut am äußeren Muttermund makroskopisch sichtbar zirkulär gerötet. In späteren Jahren wird durch Metaplasie das Drüsenfeld von der Peripherie her fortschreitend wieder mit Plattenepithel bedeckt. Die Überwachsung schreitet in der Menopause bis in den äußeren Muttermund hinein voran.

Befestigung (Abb. **83**). Der Uterus wird hauptsächlich durch das Lig. cardinale sowie durch Bänder von der Symphyse und vom Kreuzbein befestigt.

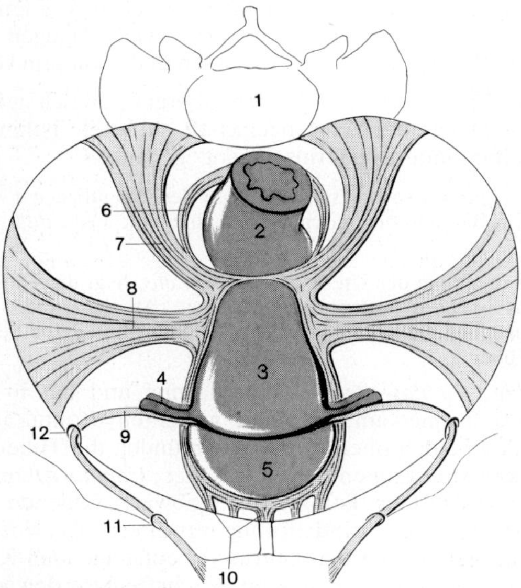

83 Halteapparat der Gebärmutter

1 Os sacrum
2 Rectum
3 Uterus
4 Tuba uterina und Lig. ovarii proprium
5 Vesica urinaria
6 Bindegewebszüge an die Hinterwand des Rectum (Lig. rectouterinum)
7 Bindegewebszüge zum Os sacrum (Lig. sacrouterinum)
8 Lig. cardinale uteri
9 Lig. teres uteri
10 Lig. pubovesicale
11 Anulus inguinalis superficialis
12 Anulus inguinalis profundus

Als **Lig. cardinale** bezeichnet man die Summe aller im subperitonealen Bindegewebe zu beiden Seiten des Uterus, im Parametrium, als Halteplatte ausgebildeten Kollagenfasern, elastischen Netze und Muskelzüge.

Sie strahlen von der Portio supravaginalis cervicis fächerförmig zur Faszie der Wand des kleinen Beckens aus. Das Lig. cardinale hält den Uterus in einer Schwebelage, die durch den Beckenboden abgesichert wird, und ermöglicht seine reversible Verstellung bei Füllung von Harnblase und Rectum.

Durch den Zug der Strukturen des Lig. cardinale an Gefäßwänden werden die Gefäße des Uterus stets offen gehalten. Die Muskelzüge der Halteplatte reichen aufwärts bis in das Lig. latum und erhalten hier Zuzug von Muskelbündelchen aus der Muskelwand des Uterus.

Lig. pubovesicale und *M. pubovesicalis* (von der Rückseite der Symphyse zum Hals von Harnblase und Uterus), *Lig. rectouterinum* und *M. rectouterinus* (in der Plica rectouterina) sowie das *Lig. sacrouterinum,* das Kreuzbein und Rectum mit dem Uterushals verbindet, sind stärker ausgebildete, umschriebene Band- und Muskelzüge, die ventral und dorsal das Lig. cardinale ergänzen.

Als weiterer, der Befestigung dienender Zügel gilt das *Lig. teres uteri.*

Lage und Beweglichkeit (Abb. **84**). Die Lage des Uterus wird u. a. durch zwei Möglichkeiten der Bewegung des Uterus bestimmt. Der Uteruskörper ist einerseits gegenüber dem (stärker befestigten) Uterushals geringgradig beweglich, andererseits kann der Uterus insgesamt bewegt werden. Zur Bezeichnung der Uteruslage müssen also die Stellung von Uteruskörper und -hals zueinander und die Stellung des Uterus insgesamt im Beckenraum unterschieden werden.

Flexio bedeutet eine Abknickung der Längsachse des Organs zwischen Corpus und Cervix. *Versio* bezeichnet die Stellung des Organs im ganzen zur Längsachse des Körpers; Zervixachse und Körperlängsachse bilden einen nach oben offenen Winkel. Unter *Positio* versteht man die Beziehung der Uterusachse zur Medianebene (Rechts-links-Verlagerung).

Das Corpus uteri ist normalerweise (bei leerer Harnblase und bei leerem Rectum) im Isthmusbereich gegen die Cervix uteri nach vorn abgeknickt, *Anteflexio uteri.* Die Zervixachse ist gegen die Vertikale (Körperlängsachse) nach vorn geneigt, so daß sich der Uterus über die Harnblase legt, *Anteversio uteri.* Eine geringfügige Abwinklung des Uterus aus der Medianebene nach der Seite, *Dextro-* oder *Sinistropositio,* kommt häufig vor.

Die Lage des Uteruskörpers über der Harnblase führt zur besseren Verteilung des Bauchraum-Innendrucks auf den Beckenboden und bewahrt den Uterus davor, in die Genitalöffnung gepreßt zu werden.

Der Halteapparat des Uterus ermöglicht eine *physiologische Beweglichkeit* des Organs. Bei gefüllter Harnblase wird der Uterus aufgerichtet, bei

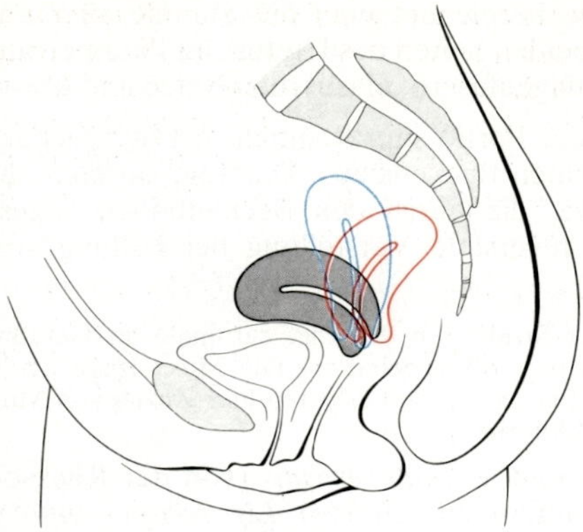

84 Lagevariabilität der Gebärmutter, Ansicht von links
- ■ physiologische Lage und Abwinklung des Uterus: Anteversio und Anteflexio
- ■ Uterus aufgerichtet und gestreckt bei gefüllter Harnblase
- ■ unphysiologische Lage und Abwinklung des Uterus: Retroversio und Retroflexio

gefülltem Rectum nach vorn gedrängt. Sind beide Organe gefüllt, so wird der Uterus angehoben *(Elevatio)*.

Abknickung bzw. Neigung des Uterus nach hinten, *Retroflexio* bzw. *Retroversio uteri,* können zu Beschwerden und krankhaften Erscheinungen führen.

Erschlafft der Halteapparat des Uterus (z. B. nach mehreren Geburten oder bei einer Bindegewebsschwäche etwa im höheren Alter), so kann der Uterus tiefertreten und die Scheidenwand vorstülpen, *Descensus uteri.* Beim Vorfall der Gebärmutter, *Uterusprolaps,* tritt die Portio vaginalis cervicis aus der Scheidenöffnung hervor.

Altersabhängige Größenunterschiede. Der Uterus des Neugeborenen ist etwa 3,5 cm lang und walzenförmig. Bei Kindern ist der Uteruskörper kürzer als der Uterushals, der Fundus uteri nicht ausgebildet. Die typische Uterusgestalt entsteht in der Pubertät. Der geschlechtsreife Uterus ist etwa 7,5 cm lang und wiegt 80–120 g. Die Cavitas uteri mißt vom äußeren Muttermund bis zum Fundus etwa 5,5 cm. Im Alter atrophiert der Uterus, der Uterushals stärker als der Körper.

b) Feinbau und Funktion der Gebärmutter

Die **Wand** des Uterus (Abb. **80,** S. 214, u. **85 a**) besteht aus der *Tunica mucosa, Endometrium,* der *Tunica muscularis, Myometrium,* und der *Tunica serosa, Perimetrium,* die durch eine *Tela subserosa* fest mit dem Myometrium verbunden ist.

Endometrium. Die *Schleimhautoberfläche* der *Uterushöhle* zeigt eine durch seichte Vertiefungen begrenzte, unregelmäßige Felderung. Im *Canalis cervicis* wirft die Schleimhaut palmblattförmige, nach unten zur Mitte konvergierende Falten, *Plicae palmatae,* auf. Das Endometrium sitzt dem Myometrium unmittelbar auf. Die Schleimhaut trägt einschichtiges Flimmerepithel und enthält zahlreiche verzweigte tubulöse Drüsen, *Glandulae uterinae,* die bis an das Myometrium heranreichen.

Am Endometrium der Uterushöhle werden zwei Schichten unterschieden, eine basale, etwa 1 mm hohe Lamina basalis, die mit Ausläufern zwischen die inneren Muskelzüge des Myometrium hineinreicht und bei der Menstruation erhalten bleibt, und eine – bis 8 mm hohe – Lamina functionalis, die im Menstruationszyklus aufgebaut und abgestoßen wird.

Menstruationszyklus (Abb. **85b–d**). In der Zeit der Geschlechtsreife werden durch den ovariellen Zyklus zyklische Veränderungen der Uterusschleimhaut ausgelöst, die periodisch zu einer Schleimhautabstoßung, Blutung, führen. Die *Menstruationszyklen* beginnen im 10.–15. Jahr (Menarche) – häufig als zunächst unvollständige, *anovulatorische Zyklen,* bei denen zwar ein Menstruationszyklus abläuft, aber keine Ovulation stattfindet. Die Menstruationszyklen enden mit dem Versiegen der ovariellen Zyklen im Klimakterium ab dem 45. Jahr. Der Menstruationszyklus wird vom 1. Tag der Blutung an gerechnet. Am häufigsten ist der 28-Tage-Zyklus.

Die Länge der Menstruationszyklen ist variabel. Auf die Zyklusdauer wirken u. a. auch – über den Hypothalamus – psychische Faktoren (Erwartung, Angst) ein.

Der Menstruationszyklus wird in die *Desquamations-Regenerationsphase,* die *Proliferationsphase* und die *Sekretionsphase* eingeteilt. Die in diesen Phasen ablaufenden Veränderungen betreffen die Lamina functionalis der *Fundus-Corpus-Schleimhaut,* nicht die des Zervixkanals.

Desquamations-Regenerationsphase, 1.–4. Tag. Die *Desquamation* (als Ursache der Menstruation) wird in den letzten Tagen des vorhergehenden Zyklus über eine Minderdurchblutung (Ischämiephase) und Schädigung der Schleimhautgefäße (Involution des Gelbkörpers und Versiegen der Progesteronbildung) vorbereitet. Bei der folgenden, wieder stärkeren Durchblutung (Anstieg der Östrogene am Zyklusende) treten in der Schleimhaut Blutungen auf, die zur Abstoßung der „Functionalis" führen. Enzyme und die vorübergehende Verringerung der Thrombozytenzahl wirken der Blutgerinnung entgegen. Die *Regeneration* (Epithelialisierung) der Schleimhaut aus der verbliebenen „Basalis" setzt unmittelbar danach ein, Bindegewebszellen und Epithelzellen schließen die Schleimhautwunde.

In der *Proliferationsphase,* 5.–15. Tag, – in der östrogenen Phase – wächst die „Functionalis" rasch zu einer Höhe von etwa 8 mm heran, Drüsen werden neu gebildet und vergrößert. Die Proliferationsphase endet am 15. Tag zum Zeitpunkt der *Ovulation.*

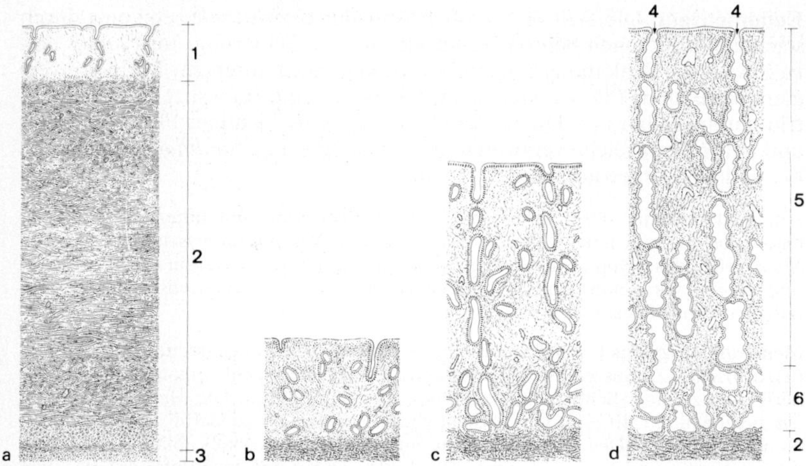

85 Feinbau der Gebärmutter
a Schnitt durch Uteruswand, schematische Übersicht
b–d Stadien des Menstruationszyklus der Uterusschleimhaut
b Desquamations-Regenerationsphase
c Proliferationsphase
d Sekretionsphase
1 Endometrium
2 Myometrium
3 Perimetrium
4 Glandulae uterinae
5 Lamina functionalis
6 Lamina basalis

In der *Sekretionsphase,* 15.–28. Tag, – gestagene Phase, hauptsächlich durch Progesteron verursacht – steigt anfänglich die Körpertemperatur (Basaltemperatur, am Morgen vor dem Aufstehen gemessen) um 0,5–1° C. Während der Sekretionsphase werden die Uterusdrüsen geschlängelt und erweitert, sie bilden ein schleimiges Sekret. Gleichzeitig entsteht ein Stromaödem. Die gestagene Phase hat eine weitgehend *konstante Länge.* Auch bei Zyklen anderer Zeitdauer liegt die Ovulation 13–14 Tage vor dem 1. Tag der folgenden Menstruation.

Die zyklischen Veränderungen der Schleimhaut des *Canalis cervicis uteri* machen sich hauptsächlich in einer Veränderung der Konsistenz des *Schleims der Zervixdrüsen* bemerkbar. Dieser wird um die Zeit der Ovulation dünnflüssiger (Östrogenwirkung) und für Spermatozoen durchgängig, er wird „spinnbar“ (fadenziehend).

Das **Myometrium,** die etwa 1 cm dicke *Muskelwand* des Uterus, besteht aus glatten Muskelzügen, Gefäßen und Bindegewebe. Das Muskelgewebe macht im Uteruskörper etwa 28 Vol% aus, in Isthmus und Cervix ist es schwächer entwickelt. Man unterscheidet in *Uteruskörper* und *-fundus* eine dicke *mittlere,* und eine dünne *innere* und *äußere Schicht* des Myometrium. Die Schichten sind unscharf abgegrenzt.

Die *mittlere,* weitaus dickste *Schicht* ist besonders gefäßreich (Stratum vasculosum). Ihre Muskelzüge bilden im Corpus ein dreidimensionales Netzwerk, das vorwiegend parallel zur Uterusoberfläche ausgerichtet und an den Blutgefäßen verankert ist. Die mittlere Schicht des Myometrium ist der hauptsächliche Motor bei der Geburt. *Innere* und *äußere Muskelschicht* sind nur als dünne, zirkuläre und longitudinale Lamellen ausgebildet.

Im *Uterushals* sind – anders als in Körper und Fundus – die Muskel- und Bindegewebszüge vorwiegend zirkulär schleimhautnah angeordnet, aber sowohl in längsverlaufenden Muskelzügen des Uteruskörpers als auch in solchen der Scheidenwand verankert.

In der *Schwangerschaft* wächst der Uterus rasch durch Vergrößerung, *Hypertrophie,* der glatten Muskelzellen auf das 7- bis 10fache der ursprünglichen Größe an. In das Bindegewebe eingelagerte Flüssigkeit ermöglicht Verschiebungen im inneren Gefüge der Uteruswand. Der Isthmus uteri wird stark verlängert und in den „Fruchthalter" einbezogen.

Das Uteruswachstum in der Schwangerschaft wird durch Östrogene und Progesteron sowie durch den Dehnungsreiz stimuliert. Beim nichtschwangeren Uterus wird die Inaktivitätsatrophie durch Hormone verhindert.

Während der *Geburt* zieht sich die Uterusmuskulatur in Minutenintervallen zum Fundusbereich hin zusammen, Wehen treten auf. Sie pressen den Uterus vom Fundus her aus. Punctum fixum der Muskelkuppe im Fundus ist u. a. die distale Verankerung des Lig. teres uteri beiderseits.

Die in der Schwangerschaft durch Flüssigkeitseinlagerung bewirkte Auflockerung der Uteruswand im Isthmusbereich kann bei bimanueller Untersuchung getastet und zur Sicherung der Schwangerschaftsdiagnose verwertet werden (Hegarsches Schwangerschaftszeichen).

Der *Zervikalkanal* bleibt in der *Schwangerschaft* zunächst bis zur Geburt verschlossen. Unter der *Geburt* muß der Kanal dann in kurzer Zeit bis zur Weite des kindlichen Kopfes eröffnet werden. Das Zusammenspiel mehrerer Mechanismen ermöglicht die rasche Erweiterung des Zervikalkanals zum Geburtskanal.

Eine *aktive* Erweiterungsmöglichkeit wird durch den Umbau der Muskel- und Bindegewebszüge der Cervix während der Schwangerschaft vorbereitet. Die zirkulären Züge werden durch Umorientierung in eine mehr longitudinale Richtung gebracht. Durch Zug dieser – nun vom Uteruskörper absteigenden und von der Scheidenwand aufsteigenden – Muskelbündel an der Zervixwand wird der Zervikalkanal weitergestellt.

Die *passive* Erweiterung unter der Geburt ermöglichen Flüssigkeitsräume, die sich während der Schwangerschaft auffüllen und zunächst im Sinne eines Verschlusses wirken. Unter der Geburt werden sie durch den vordringenden kindlichen Kopf ausgepreßt. Die Flüssigkeitsräume entstehen in dem Bindegewebe der Cervix sowie durch Vergrößerung und Füllung der Zervixdrüsen und der Venenplexus im Parametrium.

Das **Perimetrium,** der Peritonealüberzug des Uterus, ist fest mit dem Myometrium verwachsen und ermöglicht – wie der Peritonealüberzug der übrigen Bauch- und Beckenorgane – Verschiebungen gegenüber der Umgebung.

Gefäße und **Nerven** der Gebärmutter → S. 229 ff.

4. Scheide

Die **Scheide,** *Vagina,* dient der Aufnahme des Spermas, sie wird unter der Geburt Teil des Geburtskanals. Die Spermatozoen können aus dem im hinteren Scheidengewölbe deponierten Ejakulat unmittelbar in den Zervikalkanal eintreten. Die Cervix taucht – gegen die Hinterwand der Scheide gerichtet – in das Sperma ein. Das saure Scheidensekret schützt vor aufsteigenden Krankheitskeimen.

Form und Lage (Abb. **71,** S. 190, **79,** S. 212, u. **80**). Die Scheide ist ein 8–10 cm langer platter, dünnwandiger, häutig-muskulärer Schlauch, der etwa im unteren Verlauf der Beckenachse liegt.

Die *Scheidenöffnung, Ostium vaginae,* am Scheidenvorhof wird vor der Defloration durch eine – meist von der hinteren Scheidenwand vorspringende, häufig halbmondförmige – Hautfalte, das *Jungfernhäutchen, Hymen,* unvollständig verschlossen. Nach Zerstörung des Hymen verbleiben an der Scheidenöffnung wärzchenförmige Hautreste, *Carunculae hymenales.*

Die Scheide ist frontal abgeplattet und besitzt eine *vordere,* 6–8 cm lange, und eine *hintere,* 8–10 cm lange *Wand.* Beide Wände berühren einander, sie begrenzen einen im Querschnitt H-förmigen Spalt. Jede Wand trägt Querfalten, *Rugae vaginales,* sowie einen Längswulst, *Columna rugarum (anterior* bzw. *posterior),* der mit Venengeflechten ausgepolstert ist. Als *Carina urethralis vaginae* zeichnet sich in der Scheidenvorderwand, in Verlängerung der Columna rugarum anterior nahe der Scheidenöffnung, die Harnröhre wulstförmig ab.

Das *Scheidengewölbe, Fornix vaginae,* das blinde Ende der Scheide, umgibt die Portio vaginalis cervicis ringförmig. Die Schrägstellung der gegen die hintere Scheidenwand gerichteten Portio vaginalis bedingt, daß der Fornix vaginae hinter der „Portio" ausgedehnter ist, *hinteres Scheidengewölbe,* als vor ihr, *vorderes Scheidengewölbe.*

Einbau der Scheide. Die Scheide durchquert oberhalb der Scheidenöffnung das Levatortor. Die Levatorschenkel bilden einen Scheidenschließmuskel. Im weiteren Verlauf ist die Scheide vom subperitonealen Bindegewebe, dem Paracolpium, locker umgeben, das in dem unmittelbar an die Muskelhaut der Vagina anschließenden Bindegewebsmantel, von manchen Autoren auch als *Tunica adventitia* der Vagina bezeichnet, starke, kompressible

Venenplexus enthält. Das hintere Scheidengewölbe grenzt an die Excavatio rectouterina und ist von dieser nur durch eine millimeterdicke, muskelschwache Bindegewebsmembran getrennt.

Bei instrumenteller Manipulation besteht die Gefahr der Perforation des hinteren Scheidengewölbes in die Peritonealhöhle.

Feinbau. Die Scheidenwand ist aus der *Tunica mucosa* und der dünnen *Tunica muscularis* aufgebaut.

Die **Schleimhaut** ist meist völlig drüsenfrei. Sie besitzt ein glykogenreiches mehrschichtiges unverhorntes Plattenepithel. Aus dem Glykogen von abgeschilferten Zellen erzeugen die Milchsäurebakterien, die zur physiologischen Scheidenflora gehören, Milchsäure, die das saure Scheidenmilieu (pH 4–4,5) verursacht.

Das *Scheidensekret* setzt sich zusammen aus dem Sekret der Zervixdrüsen, aus einem Transsudat der Vaginalwand sowie aus abgeschilferten Epithelien. Die Beschaffenheit des Epithels und des Scheidensekrets ändert sich zyklisch.

Scheidenspülungen können die physiologische Scheidenflora schädigen und den Schutz gegen aufsteigende Krankheitskeime vermindern. Der Vaginalabstrich erlaubt Rückschlüsse auf den ovariellen Zyklus und den Hormonhaushalt.

Die schwache **Muskelhaut** besteht aus sich überkreuzenden Zügen glatter Muskulatur, die – z. T. an elastischen Netzen verankert – zusammen mit Kollagenfaserbündeln ein Gitterwerk bilden. Seine Maschen sind in der vorderen Scheidenwand dichter angeordnet, quer gestellt und durch schleimhautnahe Längszüge verbunden, in der Scheidenhinterwand viel lockerer und mehr längsgerichtet.

Bei der *Geburt* können die – durch Flüssigkeitseinlagerung während der Schwangerschaft aufgelockerten – Muskelschlingen in der hinteren Scheidenwand deshalb auseinanderrücken, so daß sich die Hinterwand entfaltet.

5. Gefäße und Nerven der inneren weiblichen Geschlechtsorgane

Gefäß- und Nervenversorgung der inneren weiblichen Geschlechtsorgane erfolgen jeweils weitgehend aus denselben Quellen und werden deshalb gemeinsam besprochen.

Die **Arterien** (Abb. **80,** S. 214) der inneren weiblichen Geschlechtsorgane anastomosieren untereinander und mit denen der Gegenseite. Das zusammenhängende Arteriennetz wird vor allem aus der *A. ovarica* und aus der *A. uterina* gespeist.

Die **A. ovarica** (→ S. 170) tritt vom Rand des kleinen Beckens im Lig. suspensorium ovarii zum Ovar. Sie anastomosiert mit dem R. ovaricus und dem R. tubarius der A. uterina.

Die **A. uterina** entspringt (meist selbständig) aus der A. iliaca interna und verläuft von der seitlichen Beckenwand aus in der Basis des Lig. latum zur Cervix uteri.

Von hier ziehen *Rr. vaginales* an der Scheidenwand abwärts und versorgen – zusammen mit der *A. vaginalis* aus der A. vesicalis inferior oder der A. iliaca interna und mit Ästen der Aa. rectales media und inferior – die Vagina. Die Vaginalarterien können in Vorder- und/oder Hinterwand der Scheide unpaare Längsanastomosen bilden, *Aa. azygoi vaginae.*

Der Hauptstamm der A. uterina verläuft stark geschlängelt zum Tubenwinkel und gibt Äste zum Corpus uteri ab. Der *R. ovaricus* gelangt im Lig. ovarii proprium und durch das Mesovarium zum Eierstock. Der *R. tubarius* erreicht die Tube über die Mesosalpinx. Beide Äste stehen, wie zuvor erwähnt, mit Zweigen der A. ovarica in Verbindung.

Die **Venen** (Abb. **80,** S. 214) aus den Versorgungsgebieten von A. ovarica und A. uterina entspringen aus zusammenhängenden *venösen Plexus* um die inneren weiblichen Geschlechtsorgane. Die Venen begleiten die gleichnamigen Arterien.

Die *V. ovarica sinistra* mündet in die linke V. renalis, die *V. ovarica dextra* in die V. cava inferior. Die *Vv. uterinae* leiten das Blut in die V. iliaca interna.

Die *Vv. uterinae* führen Blut aus dem *Plexus venosus uterinus,* der sich hauptsächlich um die Cervix uteri ausbreitet, und aus dem *Plexus venosus vaginalis,* der im subperitonealen Bindegewebe die Vagina umgibt und mit den benachbarten Venenplexus anastomosiert.

Die **Lymphgefäße** (Abb. **86**) folgen den Blutgefäßen in divergierende Richtungen.

Lymphgefäße aus *Ovar* und *Tuba uterina,* aus *Fundus* und *Corpus uteri* ziehen mit den Vasa ovarica zu *Nodi lymphatici lumbales* längs der V. cava inferior und der Pars abdominalis aortae.

Aus *Fundus* und *Corpus uteri* im Bereich des Tubenwinkels sowie aus der uterusnahen Tubenwand gelangt Lymphe im Lig. teres uteri zu den *Nodi lymphatici inguinales superficiales* in der Leistenbeuge.

Lymphbahnen aus der *Cervix uteri* erreichen über das Lig. latum *Nodi lymphatici iliaci externi* an der medialen Seite der A. iliaca externa, längs der A. uterina *Nodi lymphatici iliaci interni* an der A. iliaca interna und – dem Plexus hypogastricus inferior folgend – *Nodi lymphatici sacrales* am seitlichen Rand der Facies pelvica des Kreuzbeins.

Die Lymphabflüsse aus der *oberen* Hälfte der *Vagina* folgen zunächst den Aa. vaginalis und uterina, führen aber vor allem zu medialen und intermediären *Nodi lymphatici iliaci externi.* Aus dem *unteren* Anteil der *Vagina* fließt Lymphe den *Nodi lymphatici iliaci interni* zu. Sie können aber auch Lymphe aus dem *Fornix vaginae* aufnehmen, da die beiden Drainagewege nicht scharf getrennt sind. Schließlich können Lymphgefäße aus dem *unteren* Bereich der *Vagina* zusammen mit Lymphbahnen der Vulva zu den *Nodi lymphatici inguinales superficiales* treten.

Nerven. *Parasympathikus-* und *Sympathikusfasern* verlaufen mit efferenten und afferenten Nervenfasern im *Plexus ovaricus* und im *Plexus hypogastri-*

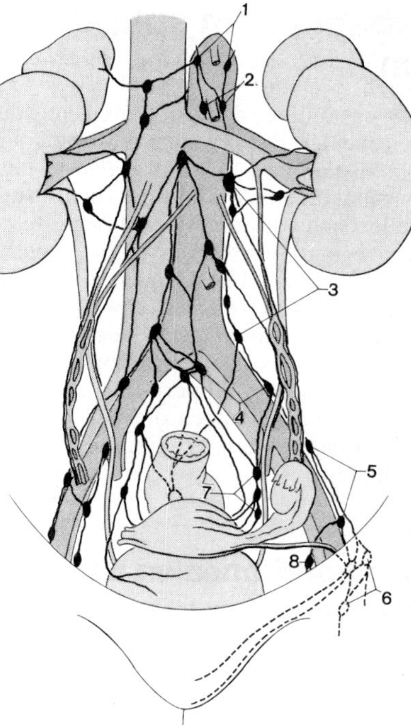

86 Lymphabflußwege der weiblichen Geschlechtsorgane, Ansicht von ventral

1 Nodi lymphatici coeliaci
2 Nodi lymphatici mesenterici superiores
3 Nodi lymphatici lumbales
4 Nodi lymphatici iliaci communes
5 Nodi lymphatici iliaci externi
6 Nodi lymphatici inguinales superficiales
7 Nodi lymphatici iliaci interni
8 Nodus lymphaticus inguinalis profundus

cus inferior, der auch Fasern aus dem Plexus hypogastricus superior enthält, zu den inneren weiblichen Geschlechtsorganen.

Der *Plexus ovaricus* begleitet die A. ovarica zum Ovar. Der *Plexus hypogastricus inferior* breitet sich, durchsetzt von zahlreichen *Ganglia pelvica,* im subperitonealen Bindegewebe neben Rectum, Cervix uteri und Harnblasengrund aus. Zu Tube, Uterus und Vagina zieht der *Plexus uterovaginalis,* der sich im Parametrium aufzweigt, Ausläufer zu den einzelnen Organen und *Nn. vaginales* zur Vaginalwand entsendet.

F. Leitungsbahnen im subperitonealen Beckenraum

Die Gefäß- und Nervenstämme, die größtenteils aus dem Retroperitonealraum in den subperitonealen Beckenraum eintreten, sind hier wandständig angeordnet. Die Gefäßstämme – *A.* und *V. iliaca interna* – ziehen beiderseits nahe dem Sakroiliakalgelenk über die Linea terminalis hinweg in den Beckenraum und teilen sich vor dem M. piriformis an der hinteren Beckenwand auf. Auch die vegetativen Nerven – *Nn. pelvici splanchnici* aus den Rr. anteriores der Nn. sacrales II–IV und der *sakrale Sympathikusgrenzstrang* – liegen zunächst der hinteren Beckenwand an. Aus den wandständigen Leitungsbahnen werden die *Beckeneingeweide* und die *Beckenwand* versorgt. Die zu den Beckenorganen tretenden Eingeweidegefäße und -nerven durchqueren dabei den subperitonealen Bindegewebsraum. Zur Beckenwand sind ihrer Herkunft nach die äußeren Geschlechtsorgane zu rechnen, die ihre Leitungsbahnen größtenteils über die (wandständige) Fossa ischioanalis erhalten.

1. Gefäße im subperitonealen Beckenraum

Arterien. Die **A. iliaca interna** (Abb. **87**), der arterielle Hauptzufluß zum subperitonealen Beckenraum, geht aus der Gabelung der *A. iliaca communis* oberhalb der Linea terminalis hervor. Nachdem sie die Linea terminalis überquert hat, teilt sich die Arterie im subperitonealen Bindegewebslager – vor dem M. piriformis – häufig in einen stärkeren *vorderen* und in einen schwächeren *hinteren Hauptast* auf.

Der *vordere Hauptast* versorgt mit *Rumpfwandästen* – Aa. obturatoria, pudenda interna und glutaealis inferior – Teile der Beckenwand, die Adduktorengruppe der Hüftmuskulatur, den Beckenboden, die äußeren Geschlechtsorgane und die Gesäßgegend, mit *Eingeweideästen* – Aa. umbilicalis, vesicalis inferior, uterina und rectalis media – die Beckeneingeweide.

Der *hintere Hauptast* gibt *nur Rumpfwandäste* – Aa. iliolumbalis, sacralis lateralis und glutaealis superior – zur seitlichen und hinteren Beckenwand und zur Gesäßgegend ab.

Die Zuordnung der Arterien zu den Hauptästen wie auch die Ausbildung von Hauptästen variieren. Zwei Hauptäste sind in etwa 60 % der Fälle ausgebildet. In 10 % entspringen alle Arterien von einem Hauptast, in 20 % von drei, in 10 % von vier oder mehr Hauptästen.

Von den *Rumpfwandästen der A. iliaca interna* kreuzt die **A. iliolumbalis** hinter der A. iliaca interna unter dem M. psoas major lateralwärts in die Fossa iliaca und versorgt die ihr benachbarten Muskeln.

Der *R. lumbalis* dringt mit Zweigen in die Mm. psoas und quadratus lumborum ein und gibt in das unterste Foramen intervertebrale (zwischen 5. Lendenwirbel und Os sacrum) den *R. spinalis* zum Wirbelkanal ab. Der *R. iliacus* tritt zum M. iliacus und bildet in der Fossa iliaca mit der A. circumflexa iliaca profunda eine Anastomose.

Die **A. sacralis lateralis,** häufig doppelt ausgebildet, verläuft seitlich auf der Vorderfläche des Kreuzbeins abwärts. Sie entsendet dorsale Äste, die durch die Foramina sacralia anteriora und posteriora die Dorsalfläche des Os sacrum erreichen, wo sie Muskeln und Bänder versorgen. Über den „Fuß"teil der T-förmigen Knochenkanäle im Kreuzbein tritt als medial gerichtete Aufzweigung jeweils ein *R. spinalis* in den Sakralkanal.

Die **A. obturatoria** zieht an der Seitenwand des kleinen Beckens zum Canalis obturatorius und gibt vor Eintritt in den Kanal außer dem *R. pubicus* Zweige an die Mm. obturator internus und iliopsoas ab (→Bd. 1, S. 348).

Die **A. glutaealis superior** tritt – nach Abgabe von Ästchen an die Mm. levator ani und piriformis – durch die suprapiriforme Abteilung des Foramen ischiadicum majus aus dem Beckenraum und teilt sich meist noch im Foramen in die *Rr. superficialis* und *profundus* auf (→Bd. 1, S. 351).

Die **A. glutaealis inferior** gelangt mit dem N. ischiadicus unter dem M. piriformis durch die infrapiriforme Abteilung des Foramen ischiadicum majus aus dem Beckenraum, verzweigt sich im subglutäalen Bindegewebslager und bildet Anastomosen mit den Aa. glutaealis superior, obturatoria und circumflexae femoris (→Bd. 1, S. 351).

Die **A. pudenda interna** verläßt den Beckenraum durch die infrapiriforme Abteilung des Foramen ischiadicum majus, zieht um die Spina ischiadica herum und durch das Foramen ischiadicum minus in den Canalis pudendalis an der Seitenwand der Fossa ischioanalis und verläuft entlang dem Sitzbeinast unter die Symphyse.

Die *A. pudenda interna* entsendet die bei den Organen beschriebenen Arterien zum Analbereich, zu den Mm. ischiocavernosus und bulbospongiosus, zur Harnröhre, beim Mann zum Penis, bei der Frau zur Vagina, zum Bulbus vestibuli und zur Clitoris.

Von den *Eingeweideästen der A. iliaca interna* führt die **A. umbilicalis** im Fetalkreislauf desoxygeniertes Blut durch den Nabelstrang zur Placenta. Nachgeburtlich verödet der distale, an der vorderen Bauchwand zum Nabel ziehende Anteil und wird zu einem Bindegewebsstrang, Lig. umbilicale mediale. Aus dem proximalen Anteil geht (beim Mann) die **A. ductus deferentis** zum Samenleiter hervor, die – am Blasengrund aufsteigende – *Rr. ureterici* an den Harnleiter abgibt und dann den Ductus deferens in den Leistenkanal begleitet. Als weitere Äste treten **Aa. vesicales superiores** zur Harnblase.

Die **A. vesicalis inferior** zieht in langem Verlauf zum Harnblasengrund. Sie gibt beim Mann Zweige zu Prostata und Samenbläschen ab und entsendet bei der Frau die **A. vaginalis,** die auch eigenständig aus der A. iliaca interna entspringen kann, zur Vagina.

Die **A. uterina** entspricht der A. ductus deferentis des Mannes. Sie verläuft in der Basis des Lig. latum über den Ureter hinweg zur Cervix uteri, wo sie

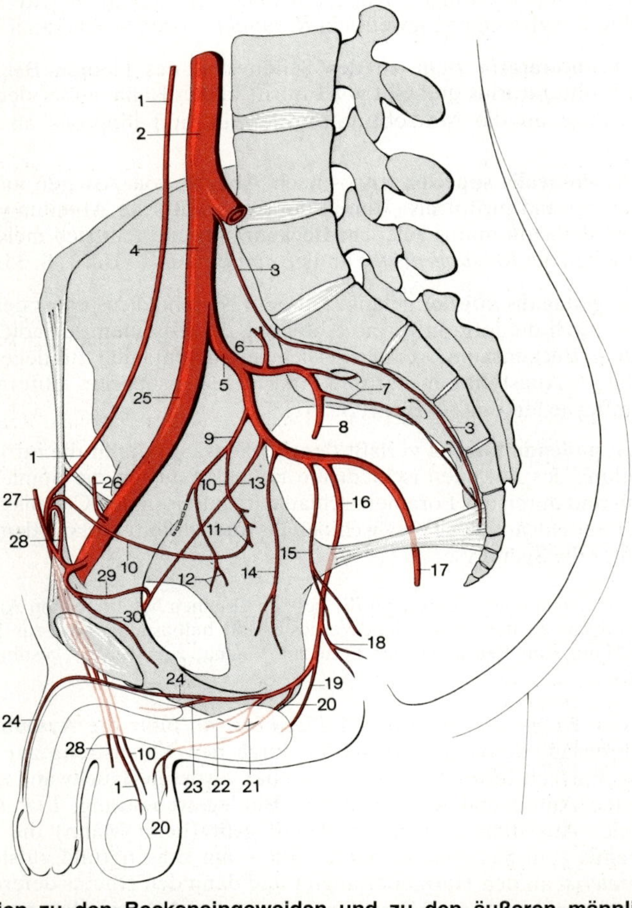

87 Arterien zu den Beckeneingeweiden und zu den äußeren männlichen Geschlechtsorganen, Ansicht von medial

sich in zur Scheide absteigende *Rr. vaginales* und in den Hauptstamm zum Uterus teilt, der auch Äste zu Ovar und Tube abgibt.

Die **A. rectalis media** tritt oberhalb des Beckenbodens zur Ampulla recti und zum M. levator ani. Sie anastomosiert mit den Aa. rectalis inferior und rectalis superior und gibt Zweige beim Mann zu Prostata und Samenbläschen, bei der Frau an den unteren Anteil der Scheide.

Venen. Die **V. iliaca interna,** die Beckenvene, vereinigt sich an der Hinterwand des kleinen Beckens vor dem Sakroiliakalgelenk mit der V. iliaca externa zur V. iliaca communis. Die V. iliaca interna nimmt *Rumpfwand-* und *Eingeweidezuflüsse* auf.

Die *Rumpfwandzuflüsse* entsprechen in Verlauf und Bezeichnung weitgehend den Rumpfwandästen der A. iliaca interna, sind aber, als Begleitvenen, in der Regel doppelt oder mehrfach ausgebildet.

Aus der Glutäalregion treten *Vv. glutaeales superiores* durch die suprapiriforme Abteilung des Foramen ischiadicum majus in den Beckenraum ein und vereinigen sich (meist) vor ihrer Einmündung in die V. iliaca interna zu einem Gefäßstamm. Die *Vv. glutaeales inferiores* ziehen durch die infrapiriforme Abteilung des Foramen ischiadicum majus zur V. iliaca interna.

Die *Vv. obturatoriae* führen Blut aus den Adduktoren und aus der Wand des kleinen Beckens durch den Canalis obturatorius. Sie stehen durch den *R. pubicus (V. obturatoria accessoria),* der gelegentlich den einzigen Abfluß bildet, mit der V. iliaca externa in Verbindung.

Die *Vv. sacrales laterales* leiten zur V. iliaca interna (oder V. glutaealis superior) Blut aus dem *Plexus venosus sacralis* ab, einem Venengeflecht vor dem Keuzbein, das u. a. auch Abflüsse in die Vv. rectales mediae besitzt. Die unpaare *V. sacralis mediana* (vor der Facies pelvica des Kreuzbeins) mündet meist in die linke V. iliaca communis.

Die *V. pudenda interna* nimmt Blut aus den äußeren Geschlechtsorganen, aus der Dammregion und aus der Analgegend auf. Ihr fließen *Vv. scrotales posteriores* (vom

---

◀ 1 A. testicularis
2 Pars abdominalis aortae
3 A. sacralis mediana
4 A. iliaca communis
5 A. iliaca interna
6 A. iliolumbalis
7 Aa. sacrales laterales
8 A. glutaealis superior
9 A. umbilicalis
10 A. ductus deferentis
11 Rr. ureterici
12 Aa. vesicales superiores
13 A. obturatoria
14 A. vesicalis inferior
15 A. rectalis media
16 A. pudenda interna
17 A. glutaealis inferior
18 A. rectalis inferior
19 A. perinealis
20 Rr. scrotales posteriores
21 A. bulbi penis
22 A. urethralis
23 A. profunda penis
24 A. dorsalis penis
25 A. iliaca externa
26 A. circumflexa iliaca profunda
27 A. epigastrica inferior
28 A. cremasterica
29 R. obturatorius } der A. epigastrica
30 R. pubicus } inferior

Scrotum) bzw. *Vv. labiales posteriores* (von der großen Schamlippe), die *V. bulbi penis* (vom Bulbus penis) bzw. die *V. bulbi vestibuli* (aus dem Bulbus vestibuli) sowie die *Vv. rectales inferiores* (vom Damm und aus der Analgegend) zu. Beim Mann erhält die V. pudenda interna Blut aus den *Vv. profundae penis* und über Anastomosen aus der *V. dorsalis profunda penis* zugeführt. Sie steht auch mit dem Plexus venosus prostaticus in Verbindung, in den diese Vene großenteils ableitet. Bei der Frau münden in die V. pudenda interna die *Vv. profundae clitoridis* und Zweige aus der *V. dorsalis profunda clitoridis,* die ihr Blut vor allem in den Plexus venosus vesicalis entsendet.

Die *Eingeweidevenen* im subperitonealen Beckenraum sind Abflußwege von ausgedehnten, miteinander anastomosierenden Venengeflechten, *venösen Plexus des Beckenraums,* die zwischen Peritoneum und Diaphragma pelvis die Beckenorgane mit einem Gefäßmantel umschließen. Jeder Plexus besitzt außer dem Hauptabfluß in die V. iliaca interna (seltener in die V. iliaca communis) zusätzliche Abflußwege.

Der *Plexus venosus rectalis* liegt in der Tela submucosa von Rectum und Analkanal. Die Ableitung des Blutes erfolgt vor allem über die Vv. rectalis superior und mesenterica inferior in die Pfortader. Das Geflecht steht außerdem durch die *Vv. rectales mediae* direkt und durch die Vv. rectales inferiores (über die V. pudenda interna) indirekt mit der V. iliaca interna in Verbindung.

Der *Plexus venosus vesicalis* umgibt den Blasengrund, bei der Frau auch die Urethra, und entsendet die *Vv. vesicales* zur V. iliaca interna. Beim weiblichen Geschlecht münden die *V. dorsalis profunda clitoridis* und *Vv. profundae clitoridis* in den Plexus venosus vesicalis.

Der *Plexus venosus prostaticus* umschließt beim Mann die Prostata. Er nimmt die *V. dorsalis profunda penis* und *Vv. profundae penis* auf und führt das Blut zum Plexus vesicalis, komuniziert aber auch mit der V. pudenda interna.

Aus dem ausgedehnten *Plexus venosus uterinus* an der Außenfläche, vor allem Seitenkante, des Uterus und dem *Plexus venosus vaginalis* in der Wand der Vagina gehen bei der Frau die *Vv. uterinae* hervor, die in die V. iliaca interna münden. Ein Teil des Blutes wird auch über die V. ovarica (rechts in die V. cava inferior, links in die V. renalis) abgeleitet.

Lymphstämme. Der **Truncus lumbaris dexter** bzw. **sinister** (S. 173) begleitet im subperitonealen Beckenraum die Vasa iliaca. Seine Zuflüsse folgen im wesentlichen den entsprechenden Blutgefäßen. Zum *Truncus intestinalis* gelangt aus diesem Bereich nur Lymphe aus der oberen Hälfte des Rectum. Aus Hoden, Nebenhoden, Ovar, Tube und Fundus uteri wird Lymphe direkt *Nodi lymphatici lumbales dextri* (vornehmlich den *Nodi lymphatici cavales laterales*) und *sinistri* (hauptsächlich den *Nodi lymphatici aortici laterales*) zugeführt.

Lymphknoten. Die (8–10) **Nodi lymphatici iliaci externi** liegen in Gruppen (medial, intermediär und lateral) längs der Vasa iliaca externa. Sie empfangen als *Sammellymphknoten* Lymphe aus den Nodi lymphatici inguinales profundi und sind *regionäre Lymphknoten* für Lymphgefäße aus den tiefen Schichten der Bauchwand unterhalb des Nabels, aus der Adduktorengruppe der Hüftmuskulatur, vom Ductus deferens und aus der Glans penis bzw. clitoridis. Sie sind auch regionäre Lymphknoten für Lymphbahnen von den Partes prostatica und membranacea der männlichen sowie von der weiblichen Urethra, der Prostata und Vesicula seminalis, für Lymphgefäße vom mittleren Teil des Ureters und aus der Wand der Harnblase, aus (Tube, Fundus sowie) Corpus und Cervix uteri und auch aus dem Fornix vaginae. Als peripher gelagerte äußere iliakale Lymphknoten sind die *Nodi lymphatici epigastrici inferiores* (längs der gleichnamigen Gefäße) anzusehen. Die efferenten Lymphbahnen der Nodi lymphatici iliaci externi führen zu den Lymphknoten längs der A. iliaca communis, *Nodi lymphatici iliaci communes,* und zum Truncus lumbaris.

Die **Nodi lymphatici iliaci interni** lagern sich den Vasa iliaca interna und deren Ästen an. Sie sind vornehmlich *regionäre Lymphknoten* und erhalten Zuflüsse aus der Beckenwand und der Glutäalmuskulatur, aus den tiefen Schichten des Perineum sowie aus den Beckenorganen (Zuflüsse vom pelvinen Teil des Ureters, von den Partes prostatica und membranacea der männlichen und von der weiblichen Urethra, aus Prostata und Vesicula seminalis sowie von Cervix uteri, Vagina und Rectum). Die *Nodi lymphatici sacrales* und die inkonstanten *Nodi lymphatici obturatorii* (längs der A. obturatoria) können als ausgelagerte innere iliakale Lymphknoten interpretiert werden. Der Lymphabfluß aus den Nodi lymphatici iliaci interni erfolgt in die *Nodi lymphatici iliaci communes* und den Truncus lumbaris.

Zu den **Nodi lymphatici inguinales superficiales** gelangt Lymphe aus dem Bereich des Tubenwinkels (über das Lig. teres uteri), aus der Haut des männlichen Genitale sowie aus dem Bereich der Vulva, auch der Pars spongiosa urethrae und aus dem distalen Teil des Analkanals. Von der Pars spongiosa der männlichen Harnröhre und aus der Glans penis bzw. clitoridis ausgehende Lymphbahnen können auch *tiefe Leistenlymphknoten* erreichen.

Die (4–6) **Nodi lymphatici iliaci communes** längs der A. und V. iliaca communis sind im wesentlichen *Sammellymphknoten.* Sie erhalten jedoch auch direkte Zuflüsse, z. B. aus der Wand des Ureters. Ihre Efferenzen leiten zum Truncus lumbaris und zu *Nodi lymphatici lumbales* ab.

2. Nerven und Nervengeflechte im subperitonealen Beckenraum

Die **Nerven** in der Hinterwand des subperitonealen Beckenraums, der *Plexus sacralis* und seine Äste sowie der *N. coccygeus,* sind von der Fascia pelvis parietalis bedeckt.

Aus dem **Plexus sacralis** (Abb. **202,** S. 595, u. **204,** S. 604) gehen mit den *Nn. musculi piriformis* (im kleinen Becken zum M. piriformis), *musculi obturatoris interni* (durch die infrapiriforme Abteilung des Foramen ischiadicum majus zu den Mm. obturator internus und gemellus superior) und mit dem *N. musculi quadrati femoris* (durch die infrapiriforme Abteilung des Foramen ischiadicum majus zu den Mm. quadratus femoris und gemellus inferior) drei Muskelnerven hervor, die ihr Erfolgsorgan nach relativ kurzem Verlauf erreichen. Als längere Äste des Plexus sacralis mit mehr oder weniger ausgedehntem Verbreitungsgebiet entstehen die *Nn. glutaeus superior, glutaeus inferior, cutaneus femoralis posterior, ischiadicus* und *pudendus.* Mit Ausnahme des N. glutaeus superior verlaufen sie abwärts und verlassen den subperitonealen Beckenraum durch die infrapiriforme Abteilung des Foramen ischiadicum majus. Sie sind – im Gegensatz zu den Ästen des Plexus lumbalis – zur Hinterseite der unteren Extremität gerichtet.

Der **N. glutaeus superior** ($L_{4,\ 5}$, S_1) zieht als einziger Nerv durch die suprapiriforme Abteilung des Foramen ischiadicum majus und versorgt die Mm. glutaeus medius, glutaeus minimus und tensor fasciae latae (→ Bd. 1, S. 351).

Der **N. glutaeus inferior** (L_5, $S_{1,\ 2}$) innerviert den M. glutaeus maximus und gibt Zweige zur Kapsel des Hüftgelenks ab (→ Bd. 1, S. 353).

Der **N. cutaneus femoralis posterior** (S_{1-3}) entsendet u. a. *Rr. perineales* zu einem Hautbereich an Damm und Scrotum bzw. Labium majus (Verlauf und Äste → Bd. 1, S. 353).

Der **N. ischiadicus** ($L_{4,\ 5}$, S_{1-3}), der stärkste Nerv des Körpers, zieht zwischen den ischiokruralen Muskeln, die er innerviert, zur Kniekehle und teilt sich dort in seine beiden Hauptäste, *N. fibularis communis* und *N. tibialis,* auf (→ Bd. 1, S. 353).

Der **N. pudendus** (S_{2-4}) verläuft als unterster Nerv des Plexus sacralis über die Dorsalseite der Spina ischiadica hinweg in das Foramen ischiadicum minus. In der lateralen Wand der Fossa ischioanalis zieht er, von einer Duplikatur der Fascia obturatoria bedeckt, im Canalis pudendalis symphysenwärts, durchbohrt den M. transversus perinei profundus und endet beim Mann als *N. dorsalis penis,* bei der Frau als wesentlich schwächerer *N. dorsalis clitoridis.*

Der Endast gibt feine Zweige zu den Mm. transversus perinei profundus und sphincter urethrae ab, innerviert beim Mann das Corpus cavernosum und die Glans penis, bei der Frau die Clitoris.

Auf dem Weg durch die Fossa ischioanalis entsendet der N. pudendus *Nn. rectales inferiores* zum M. sphincter ani externus und zur Analhaut, *Nn. perineales* zu den Muskeln und zur Haut des Dammes (nicht zum M. levator ani) sowie beim Mann *Nn. scrotales posteriores* zum hinteren Hautareal des Scrotum, bei der Frau *Nn. labiales posteriores* zur Haut im hinteren Teil des Labium majus.

Die *Nn. perineales* und die *Nn. scrotales (labiales) posteriores* können gemeinsam entspringen, gelegentlich sogar mit den *Nn. rectales inferiores* zusammen als einheitlicher Ast den *N. pudendus* nach kurzem Verlauf im Canalis pudendalis verlassen.

Der **N. coccygeus,** der letzte Spinalnerv, tritt zwischen Kreuzbein und Steißbein aus. Sein ventraler Ast bildet auf der Vorderfläche des M. coccygeus mit Fasern der ventralen Äste des 4. und 5. Sakralnervs den *Plexus coccygeus.* Aus ihm geht der *N. anococcygeus* hervor, dessen dünne Ästchen durch das Lig. anococcygeum zur Haut zwischen Steißbeinspitze und Anus ziehen.

Vegetative Nerven und Nervengeflechte. Die *Pars parasympathica* des vegetativen Nervensystems ist durch die *Nn. pelvici splanchnici,* die *Pars sympathica* durch Fasern aus dem *Lumbal-* und dem *Sakralteil des Sympathikusgrenzstrangs* vertreten. Die vegetativen *Plexus* sind im subperitonealen Bindegewebe ausgebreitet, sie enthalten *prävertebrale Ganglien.*

Die **Nn. pelvici splanchnici** zweigen sich, bedeckt vom M. piriformis und vom Oberrand des M. coccygeus, etwa 10–30 mm lateral der Foramina sacralia anteriora von den ventralen Ästen der *Nn. sacrales II–IV (V)* ab. Sie bilden eine variable Zahl (im Mittel 5–6) Nerven, die in der Plica rectovesicalis bzw. rectouterina an die Seite des Rectum gelangen und in den *Plexus hypogastricus inferior* treten.

Der **Sympathikusgrenzstrang** (Abb. **204,** S. 604) bildet im *Sakralteil* meist drei paarige *Ganglia sacralia* aus, die vor dem Kreuzbein, medial der Foramina sacralia anteriora, liegen. Beide Grenzstrangketten endigen in dem kleinen unpaaren *Ganglion impar* vor dem Steißbein. Den sakralen Truncus sympathicus verlassen die *Nn. splanchnici sacrales,* beiderseits zwei oder drei Nerven, die mit efferenten Fasern in den *Plexus hypogastricus inferior* ziehen.

Der **Plexus hypogastricus inferior,** zentrales vegetatives Geflecht des Beckenraums, breitet sich mit *parasympathischen* und *sympathischen Fasern* im subperitonealen Bindegewebe an beiden Seiten und vor dem Rectum aus. In den Plexus sind *Ganglia pelvica* eingebettet. Der *Plexus hypogastricus inferior* steht mit dem *Plexus aorticus abdominalis* über den vor dem 5. Lendenwirbelkörper gelegenen *Plexus hypogastricus superior* in Verbindung. Dieses Geflecht teilt sich kaudalwärts in zwei Stränge, *Nn. hypogastrici dexter* und *sinister,* die über das Promontorium hinweg hinter dem Rectum absteigen und in den Plexus hypogastricus inferior eintreten.

Aus dem *Plexus hypogastricus inferior* zweigen die Geflechte für die Beckenorgane ab. *Plexus rectales medii* und *inferiores* folgen den Aa. rectales media und inferior zur Wand des Rectum. Beim Mann umgibt der *Plexus prostaticus* die Prostata hinten und unten. Der *Plexus deferentialis* bildet ein Geflecht an der Wand des Ductus deferens. Bei der Frau zieht der *Plexus uterovaginalis* in der Plica rectouterina in das subperitoneale Bindegewebe um die Cervix uteri. Er enthält zahlreiche kleine Ganglien, die (von manchen Gynäkologen zusammen mit den Ganglia pelvica) insgesamt als Frankenhäusersches Ganglion bezeichnet werden. Der Plexus uterovaginalis zweigt sich auf in Äste für Uterus, Vagina *(Nn. vaginales)*, Tube und Ovar. *Plexus vesicales* breiten sich beiderseits vom Fundus der Harnblase aus und entlassen die *Nn. cavernosi penis* (beim Mann), die *Nn. cavernosi clitoridis* (bei der Frau) zu den Schwellkörpern des Penis bzw. der Clitoris.

16. Äußere Geschlechtsorgane

Die *äußeren Geschlechtsorgane* sind *Bildungen der Leibeswand.* Sie wurzeln im subfaszialen Raum des Beckenbodens und an den Schambeinästen. Beim Mann nehmen sie auch den längsten Teil der Harnröhre, bei der Frau die Harnröhrenmündung auf. Entsprechend ihrem Aufbau aus Derivaten der Bauchwand ziehen die *Leitungsbahnen* teils *subkutan* (Äste der Vasa femoralia und des Plexus lumbalis), teils *subfaszial in der Fossa ischioanalis* (Äste der Vasa pudenda interna und des N. pudendus) zu den äußeren Geschlechtsorganen.

Die **Fossa ischioanalis** (→ S. 180 u. Abb. **67,** S. 179), der Bindegewebsraum unterhalb des Diaphragma pelvis, erstreckt sich beiderseits des Anus und der Ausmündung des Urogenitaltrakts im Beckenausgang in sagittaler Richtung von der Steißbeinspitze bis zur Symphyse.

Das *vordere* Dreieck der *Regio perinealis* (→ S. 180), die *Regio urogenitalis,* enthält beim Mann die Peniswurzel und den Ursprung des Scrotum, bei der Frau die äußeren Geschlechtsorgane mit den Öffnungen des Urogenitaltrakts.

Im *hinteren* Dreieck der *Dammregion,* der *Regio analis,* tritt der Anus zur Oberfläche. Hier liegt die Fossa ischioanalis subfaszial unter der Fascia lata. Der Zugang erfolgt von hinten, die Grenzmarke bilden der mediale Rand des M. glutaeus maximus und das Lig. sacrotuberale. Der *Fettkörper* der Fossa ischioanalis steht mit dem subfaszialen Bindegewebe der Regio analis in Verbindung.

In der *Regio urogenitalis* dagegen ist die Fossa ischioanalis unten durch das Diaphragma urogenitale abgeschlossen, ihr Fettkörper besitzt hier keinen Ausgang. Auch das Spatium perinei superficiale steht nicht mit der Fossa ischioanalis in Verbindung. Es ist am Hinterrand des M. transversus perinei profundus, wo Fascia perinei superficialis und Membrana perinei miteinander verschmelzen, verschlossen.

Der *Fettkörper* der Fossa ischioanalis, *Corpus adiposum fossae ischioanalis,* dient als Verschiebepolster. Bei der Defäkation und bei der Geburt kann er nach hinten unten ausweichen und seinen Raum dem Becken freigeben.

A. Äußere männliche Geschlechtsorgane

Die **äußeren männlichen Geschlechtsorgane** bestehen aus dem *Penis* und aus dem *Hodensack*.

1. Penis und männliche Harnröhre

Der **Penis** (männliches Glied), der die – zugleich als Samenröhre dienende – Harnröhre einschließt, besitzt Schwellkörper. Sie ermöglichen die Erektion des Penis.

a) Form und Lage von Penis und männlicher Harnröhre

Am **Penis** (Abb. **72,** S. 194, **75,** S. 202, u. **88**), unterscheidet man die fest an Beckenboden und Beckenskelett verankerte Peniswurzel und den frei beweglichen Penisschaft. Die paarige *Peniswurzel, Radix penis,* wird von Muskeln, dem *M. bulbospongiosus* und den *Mm. ischiocavernosi,* bedeckt. Am *Penisschaft, Corpus penis,* werden Rücken und Unterseite unterschieden. Der Penis endigt mit der *Eichel, Glans penis,* auf der die Harnröhre mündet.

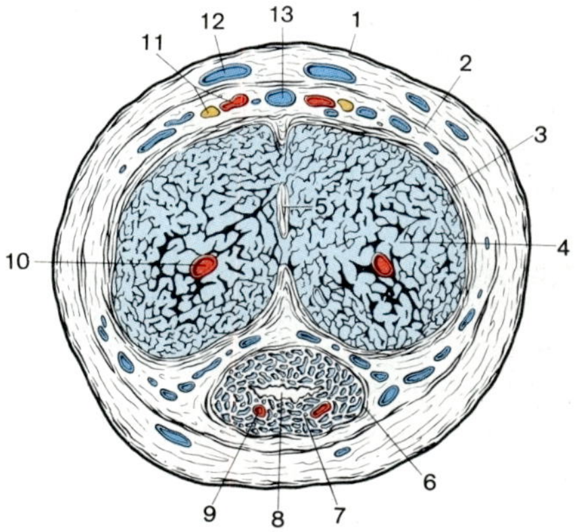

88 Querschnitt durch das Corpus penis

1 Fascia penis superficialis
2 Fascia penis profunda
3 Tunica albuginea corporum cavernosorum
4 Corpus cavernosum penis mit Cavernae und Trabeculae corporum cavernosorum
5 Septum penis
6 Tunica albuginea corporis spongiosi
7 Corpus spongiosum penis mit Cavernae und Trabeculae corporis spongiosi
8 Urethra masculina
9 A. urethralis
10 A. profunda penis
11 A. und N. dorsalis penis
12 V. dorsalis superficialis penis
13 V. dorsalis profunda penis

Der Penis ist aus zwei verschiedenartigen Schwellkörpern aufgebaut, aus dem paarigen *Penisschwellkörper, Corpus cavernosum penis,* und dem unpaaren *Harnröhrenschwellkörper, Corpus spongiosum penis,* in den die Harnröhre eingebettet ist. Die tiefe Penisfaszie, *Fascia penis profunda,* vereinigt die Schwellkörper zum Penisschaft. Er wird von der – oberflächlich unter der Haut liegenden – *Fascia penis superficialis* umschlossen und von der Penishaut bedeckt.

Die *Penishaut* ist dünn, fettgewebsfrei und verschieblich. Sie trägt auf der Unterseite eine (entwicklungsgeschichtlich bedingte) Naht, *Raphe penis.* Über der Glans penis bildet die Haut eine Duplikatur, die *Vorhaut, Praeputium penis.* Die Vorhaut ist eine Reservefalte, die durch ein Bändchen, *Frenulum praeputii,* an die Unterseite der Glans penis angeheftet ist. Im inneren Blatt des Praeputium kommen kleine Talgdrüsen, *Glandulae praeputiales,* vor. Dort ist auch, besonders am Frenulum praeputii, die spezifische Sensibilität des Penis lokalisiert.

Der *Vorhauttalg, Smegma praeputii,* entsteht hauptsächlich aus abgeschilferten Zellen des mehrschichtigen unverhornten Plattenepithels, das die Glans penis und das innere Blatt des Praeputium überkleidet.

Eine Verklebung zwischen Praeputium und Glans kommt bei Neugeborenen regelmäßig vor. Noch bei 20 % der Zweijährigen kann das Praeputium nicht zurückgestreift werden. Die Verklebung löst sich im Laufe der Kindheit. Eine regelwidrige Verengung der Vorhaut dagegen, eine *Phimose,* erfordert ärztliches Eingreifen.

Das *Lig. suspensorium penis* fesselt den Penisschaft an die Symphyse (→Bd. 1, S. 538). Das Band, von der Sehne des M. rectus abdominis kommend, strahlt von oben in die tiefe Penisfaszie ein. Das mit elastischen Netzen durchsetzte *Lig. fundiforme penis* dagegen, das von der Bauchfaszie und der Linea alba kommt, schlingt sich unter dem Penisschaft hindurch und hebt diesen zur Bauchwand an.

Der **Penisschwellkörper,** *Corpus cavernosum penis,* verjüngt sich proximal konisch zum *Schwellkörperschenkel, Crus penis.* Jedes Crus penis ist mit der *Radix penis* am unteren Schambeinast seiner Seite angeheftet und von einem *M. ischiocavernosus* bedeckt.

Das *Corpus cavernosum penis* wird in der Medianebene durch eine lückenhafte Wand, *Septum penis,* nur unvollständig vom Schwellkörper der Gegenseite geschieden und von einer derben kollagenfaserigen Hülle, *Tunica albuginea corporum cavernosorum,* umgeben. Beide Schwellkörper begrenzen an ihrer Unterseite eine Rinne für das Corpus spongiosum penis. Das distale Ende des Penisschwellkörpers verjüngt sich zu einer abgerundeten Spitze, die unter dem „Dach" der Corona glandis endigt.

Der **M. ischiocavernosus** (Abb. **70,** S. 188, u. **89**) entspringt vom Sitzbeinast, legt sich über das Crus penis und inseriert in der Tunica albuginea. Obere Faserbündel ziehen auf den Penisrücken unter der Symphyse und vereinigen sich mit Faserbündeln der Gegenseite. Der M. ischiocavernosus kann willkürlich oder reflektorisch Blut aus dem Crus penis in den Penisschwellkörper pressen und damit die Erektion verstärken.

Innervation: Nn. perineales des N. pudendus.

Der **Harnröhrenschwellkörper,** *Corpus spongiosum penis* (Abb. **70,** S. 188, **72,** S. 194, u. **88**), beginnt proximal unter dem Diaphragma urogenitale im Spatium perinei superficiale mit einer Anschwellung, *Bulbus penis.* Der Bulbus nimmt die *Harnröhre* und die Ausführungsgänge der beiden in die Harnröhre mündenden kleinen Drüsen, *Glandulae bulbourethrales,* auf und wird vom *M. bulbospongiosus* bedeckt. Der folgende, im Penisschaft gelegene Teil des Corpus spongiosum ist schlank. Auch der Harnröhrenschwellkörper wird von einer derben Bindegewebshülle, *Tunica albuginea corporis spongiosi,* umgeben.

Die **Eichel,** *Glans penis,* bildet das distale Ende des Harnröhrenschwellkörpers. Ihr hinterer Rand ist dachartig zur *Corona glandis* verbreitert, unter der die Corpora cavernosa penis endigen. Hinter der Corona glandis liegt als ringförmige Furche der Hals, *Collum glandis.*

Der **M. bulbospongiosus** (Abb. **70** u. **72**), der als unpaarer Muskel den Bulbus penis umgreift, entspringt vom Centrum tendineum des Dammes und von einer medianen Raphe an der Unterseite des Corpus spongiosum. Er zieht, nach vorn divergierend, um den Schwellkörper herum zur Membrana perinei, zum Corpus spongiosum penis, mit vorderen Muskelfasern auch auf den Penisrücken. Der Muskel kann willkürlich und reflektorisch den Bulbus penis komprimieren und dabei den Harnröhreninhalt austreiben.

Innervation: Nn. perineales des N. pudendus.

Die **männliche Harnröhre,** *Urethra masculina* (Abb. **72, 73,** S. 197, u. **88**), ist 20–25 cm lang und unterschiedlich weit, Engen und Weiten wechseln ab. Man unterscheidet *Pars prostatica, Pars membranacea* und *Pars spongiosa urethrae.*

Die *innere Harnröhrenöffnung, Ostium urethrae internum,* an der unteren Spitze des Trigonum vesicae bildet die erste Engstelle, sie führt in den kurzen, engen Anfangsteil in der Muskelwand der Harnblase (Pars intramuralis urethrae).

Die *Pars prostatica urethrae* – der durch die Prostata ziehende 3–3,5 cm lange Harnröhrenteil – ist spindelförmig erweitert und mißt im Querschnitt etwa 1 cm. Die Hinterwand der Pars prostatica wird von einer längsgestellten Schleimhautfalte, *Crista urethralis,* die sich an die Uvula vesicae anschließt, in das Lumen vorgewölbt. In der Mitte der Schleimhautfalte buckelt sich der längsovale *Samenhügel, Colliculus seminalis,* vor, auf dem die beiden Spritzkanälchen, *Ductus ejaculatorii,* münden. Der Samenhügel wird von einer Rinne, *Sinus prostaticus,* flankiert, in die sich die Ausführungsgänge der Prostatadrüsen öffnen.

Der *Utriculus prostaticus,* ein bis 8 mm langer, schlauchförmiger Blindsack, der entwicklungsgeschichtliche Rest der Müllerschen Gänge, mündet zwischen den beiden Ductus ejaculatorii auf dem Samenhügel.

Als *Pars membranacea urethrae* bezeichnet man die kurze, das Diaphragma urogenitale durchquerende, engste Strecke der Harnröhre, etwa 2 cm vom Schambeinwinkel entfernt. Ihr Umfang mißt 1,2–1,5 cm, ihr Lumen kann aber passiv erweitert werden. An die Pars membranacea treten Muskelfasern aus dem M. transversus perinei profundus, sie bilden den *willkürlichen Harnröhrenschließmuskel, M. sphincter urethrae* (Abb. **70,** S. 188).

Die *Pars spongiosa urethrae* beginnt unterhalb des Diaphragma urogenitale. Sie tritt in den Bulbus penis des Harnröhrenschwellkörpers ein. In den geringfügig erweiterten Anfangsteil der Pars spongiosa münden die beiden *Glandulae bulbourethrales.* Im weiteren Verlauf wirft die Harnröhrenschleimhaut längsgerichtete Reservefalten auf. In die Harnröhre öffnen sich distalwärts zahlreiche Schleimhautbuchten, *Lacunae urethrales,* in die kleine Harnröhrendrüsen, *Glandulae urethrales,* ihr Schleimsekret entleeren.

Die *Fossa navicularis,* eine etwa 2 cm lange, spindelförmige Erweiterung, liegt in der Glans penis kurz vor der äußeren Öffnung der Harnröhre. Von der oberen Wand der Fossa navicularis hebt sich häufig eine Falte ab, *Valvula fossae navicularis,* die proximalwärts in eine Schleimhauttasche führt.

Die *äußere Harnröhrenöffnung, Ostium urethrae externum,* ein sagittal gestellter Spalt, bildet erneut eine Engstelle der Harnröhre.

Als *Hypospadie* bezeichnet man eine entwicklungsgeschichtlich bedingte Öffnung der Urethra an der Unterseite des Penis. Bei der *Epispadie* liegt die Harnröhrenmündung auf dem Penisrücken.

Die **Glandula bulbourethralis** (Abb. **70, 73,** S. 197, u. **75,** S. 202), die erbsengroße Cowpersche Drüse, liegt, eingebettet in den M. transversus perinei profundus, beiderseits am hinteren Ende des Bulbus penis. Die verzweigte tubuloalveoläre Drüse bildet ein schleimiges, schwach alkalisches Sekret. Der Drüsenausführungsgang ist etwa 5 cm lang.

Zur Katheterisierung werden die S-förmigen Krümmungen der Harnröhre aufgehoben – die Krümmung unter der Symphyse durch Anheben des Penisschafts, die zwischen Pars membranacea und Pars spongiosa durch Senken des Penisschafts und Rückführen der Peniswurzel. Die Katheterspitze kann beim Einführen in die Fossa navicularis irrtümlich in die – durch die Valvula fossae navicularis bedeckte – Schleimhauttasche geraten.

Beim *Pseudohermaphroditismus* stimmt das genotypische Geschlecht nicht mit dem Phänotyp überein. Beim männlichen Pseudohermaphroditen sind Hoden ausgebildet, die äußeren Geschlechtsorgane ähneln aber den weiblichen. Beim (sehr viel selteneren) weiblichen Pseudohermaphroditen sind Ovarien vergesellschaftet mit äußeren Geschlechtsorganen, die denen des Mannes ähneln. Häufig handelt es sich dabei aber um ein adrenogenitales Syndrom (Überfunktion der Nebennierenrinde).

Der *echte Hermaphrodit* besitzt Keimdrüsen oder Keimdrüsenanteile beider Geschlechter und indifferente, den weiblichen ähnliche äußere Geschlechtsorgane. Echte Hermaphroditen sind sehr selten.

b) Feinbau von Penis und männlicher Harnröhre

Der **Feinbau** des Penis (Abb. **88**), wird hauptsächlich durch die Architektur der Blutgefäße bestimmt.

Das **Corpus cavernosum penis** besteht aus einem Schwammwerk, dessen Bälkchen, *Trabeculae,* aus Kollagenfasern, elastischen Netzen und glatten Muskelzellen zusammengesetzt sind, dessen Hohlräume, *Cavernae corporum cavernosorum,* von Endothel ausgekleidet werden. Die in leerem Zustand spaltförmigen Kavernen vergrößern sich durch Blutfüllung auf Durchmesser von mehreren Millimetern.

Architektur der Blutgefäße. In der Längsachse jeder der beiden Schwellkörper verläuft zentral die Endstrecke der *A. profunda penis.* Ihre Äste sind bei erschlafftem Penis rankenförmig gewellt, *Aa. helicinae,* und münden in die Kavernen. Die meisten Arterienenden sind durch Intimapolster reversibel verschlossen (Sperrarterien). Aus den oberflächlich gelegenen Kavernen dringen *Venen* durch die Tunica albuginea des Schwellkörpers und münden in subfasziale Venen. Auch *Drosselvenen* und *arteriovenöse Anastomosen* sind ausgebildet.

Das **Corpus spongiosum penis** besteht – im Unterschied zum Corpus cavernosum – größtenteils aus einem dichten, als *Cavernae corporis spongiosi* bezeichneten Venengeflecht, das auch die Glans penis ausfüllt.

Die **Harnröhre** besitzt eine dünne Wand. Die *Harnröhrenschleimhaut* trägt am Beginn der Pars prostatica noch Übergangsepithel; es wird von mehrreihigem prismatischem Epithel fortgesetzt, das in der Fossa navicularis von mehrschichtigem, unverhorntem Plattenepithel abgelöst wird. Das *Schleimhautbindegewebe* ist von Venenplexus erfüllt. Die *Muskelwand* ist schwach ausgebildet.

Die **Erektion** des Penis wird hauptsächlich durch die Blutfüllung der *Corpora cavernosa penis* verursacht, sie wird nervös gesteuert. Impulse, die über parasympathische Nn. pelvici splanchnici aus den Segmenten $S_{2-4\,(5)}$ geleitet werden, bewirken, daß sich die Endstrecken der Aa. helicinae öffnen. Das ausströmende Blut füllt die Kavernen und spannt damit die Tunica albuginea an, die die durchtretenden Venen komprimiert. Gleichzeitig werden Drosselvenen und arteriovenöse Anastomosen verschlossen. Da die Tunica albuginea nur begrenzt dehnungsfähig ist, führt die Blutfülle zur Zunahme der Peniskonsistenz. Die Erektion des Penis kommt also durch vermehrte Blutzufuhr in die Penisschwellkörper bei gedrosseltem Abfluß zustande.

Im *Corpus spongiosum penis* wird bei der Erektion das Venengeflecht vermehrt mit Blut gefüllt. Die Anschwellung bleibt weich und kompressibel und erlaubt den Transport des Ejakulats durch die Urethra.

Die *Erschlaffung* des Penis setzt mit dem Verschluß der Aa. helicinae ein. Die Drosselung des Blutstroms führt zur Entspannung der Tunica albuginea und zu vermehrtem Blutabfluß.

2. Hodensack

Der **Hodensack,** *Scrotum,* ermöglicht eine Temperaturdifferenz im Dienste der Spermatozoenbildung. Voraussetzung für die Spermatogenese ist u. a., daß die Temperatur in der Umgebung des Hodens etwa 3° C unter der in der Peritonealhöhle liegt.

Leistenhoden, d. h. beim Descensus testis im Leistenkanal liegengebliebene Hoden (Kryptorchismus), für die diese Temperaturdifferenz nicht besteht, bilden keine Spermatozoen.

Das **Scrotum** (Abb. **70,** S. 188) ist eine beutelförmige Bildung der Bauchhaut, die Hoden und Nebenhoden sowie Hodenhüllen einschließt. Die Skrotumwurzel geht unterhalb und seitlich der Peniswurzel vorn in die Haut der Leistenregion, hinten in die Haut des Dammes über.

Das Scrotum entsteht aus zwei Wülsten, die sich in der Medianebene vereinigen. Die Verschmelzungsstelle ist durch eine Hautnaht, *Raphe scroti,* markiert.

Eine mediane Scheidewand, *Septum scroti,* teilt den vom Scrotum umgebenen Raum bindegewebig in zwei Kammern für beide Hoden und Nebenhoden.

Die *Skrotalhaut* ist dünn und frei von Fettgewebe, das Epithel pigmentiert. Sie besitzt Talgdrüsen und Haare, deren Bälge meist kleine Erhebungen bilden.

Als *Fleischhaut, Tunica dartos,* bezeichnet man das mit einem stark entwikkelten, dichten Geflecht glatter Muskelzellen (Myofibroblasten), *M. dartos,* durchsetzte Corium des Scrotum. Die Muskelzellen sind über elastische Sehnen mit dem Papillarkörper der Haut und mit der Adventitia von Hautgefäßen verbunden.

Bei *Kontraktionen* des M. dartos wird das Scrotum gerunzelt, seine Oberfläche verringert. Dabei sollen die Blutgefäße enger gestellt werden; die Wärmeabgabe sinkt. Bei *Entspannung* des M. dartos steigt die Wärmeabgabe dagegen an.

3. Gefäße und Nerven von Penis und Hodensack

Die **Blutgefäße** von Penis und Scrotum stammen aus zwei Quellen. Die (subfaszialen) Penisgefäße und die Gefäße für die Dorsalseite des Scrotum sind Äste der *Vasa pudenda interna,* die (epifaszialen) Gefäße für Penis und Skrotumvorderwand modifizierte *Bauchwandgefäße.*

Die **A. pudenda interna** (Abb. **87,** S. 234, u. **89**) tritt – nach Abgabe der A. rectalis inferior zum Anus – am Hinterrand des Diaphragma urogenitale aus der Fossa ischioanalis und durch den M. transversus perinei profundus hindurch in das Spatium perinei superficiale. Sie entsendet hier die *A. perinealis,* die am Hinterrand des Diaphragma urogenitale abgeht und die Mm. bulbospongiosus und ischiocavernosus sowie – mit *Rr. scrotales posteriores* – die Dorsalseite des Scrotum versorgt. An der Stelle der Vereinigung der Crura penis tritt die *A. urethralis* in das Corpus spongiosum penis ein. Sie versorgt den Bulbus penis und die Urethra bis zur Glans penis und anastomosiert mit der A. dorsalis penis und der A. profunda penis. Die *A. bulbi penis* zieht als weiterer Ast der A. pudenda interna zum Bulbus penis, zum M. transversus perinei profundus und zur Glandula bulbourethralis.

Die *A. profunda penis,* eine der beiden Endarterien, verläuft als Schwellkörperarterie in ganzer Länge durch das Corpus cavernosum penis. Die *A. dorsalis penis,* die andere Endarterie, gelangt unter der Symphyse seitlich auf den Penisrücken und zieht zwischen Fascia penis profunda und Tunica albuginea des Penisschwellkörpers bis zur Glans penis, wobei sie Äste an das Corpus cavernosum penis abgibt und hierdurch mit der A. profunda penis anastomosiert.

Die A. pudenda interna endet beim Mann in etwa 10% mit dem Eintritt in den Bulbus penis und wird dann durch eine akzessorische Arterie aus der A. iliaca interna oder der A. obturatoria ergänzt.

Die *Aa. pudendae externae* (Bd. 1, Abb. **204,** S. 536), meist zwei Äste der A. femoralis, verlaufen epifaszial zur Wurzel des Scrotum und entsenden Äste zur Ventralseite des Scrotum und zur Haut der Leistengegend.

Die **Venen** des Penis – ausgenommen die Vv. dorsales superficiales penis – und die Venen der Dorsalseite des Scrotum ziehen hauptsächlich zur **V. pudenda interna.** Sie nimmt, außer den *Vv. rectales inferiores* vom Anus, Venen von der Dorsalseite des Scrotum und aus dem Bulbus penis sowie die *Vv. profundae penis* aus den Corpora cavernosa und dem Corpus spongiosum penis auf. Die *V. dorsalis profunda penis* verläuft – meist unpaar – subfaszial auf dem Penisrücken (Abb. **88,** S. 241) und zieht zwischen den Ligg. arcuatum pubis und transversum perinei hinter die Symphyse. Hier teilt sie sich in Zweige zur V. pudenda interna jeder Seite und in den Hauptabfluß zum *Plexus venosus prostaticus.*

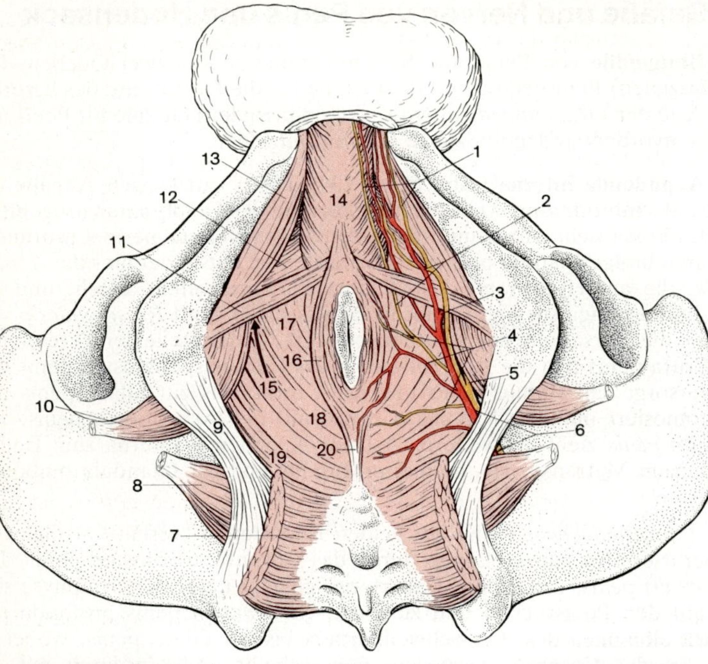

89 Männlicher Beckenboden, Arterien und Nerven des Dammes (linke Körperseite), Ansicht von kaudal

1 Rr. und Nn. scrotales posteriores
2 A. perinealis und Nn. perineales
3 A. dorsalis penis
4 A. rectalis inferior und Nn. rectales inferiores
5 N. dorsalis penis
6 A. pudenda interna und N. pudendus
7 M. glutaeus maximus, durchtrennt
8 M. piriformis
9 Lig. sacrotuberale
10 M. obturatorius internus
11 M. transversus perinei superficialis
12 M. transversus perinei profundus
13 M. ischiocavernosus
14 M. bulbospongiosus
15 Pfeil zeigt in die Fossa ischioanalis
16 M. sphincter ani externus
17–19 *M. levator ani*
17 M. pubococcygeus
18 M. puborectalis
19 M. iliococcygeus
20 Lig. anococcygeum

Die *Vv. pudendae externae* (Bd. 1, Abb. **166,** S. 446, u. **204,** S. 536), mehrere Zuflüsse zur V. saphena magna oder zur V. femoralis, verlaufen epifaszial und nehmen die *Vv. dorsales superficiales penis,* die auf dem Penisrücken zwischen Fascia penis superficialis und profunda liegen, sowie Venen von der Ventralseite des Scrotum auf.

Die **Lymphgefäße** von Penis und Scrotum ziehen zu den *oberflächlichen Leistenlymphknoten.* Von Corpus und Glans penis erreichen Lymphbahnen auch die *tiefen Leistenlymphknoten* und die *Nodi lymphatici iliaci externi.*

Die **Nerven** für Penis und Dorsalseite des Scrotum sind Äste des *N. pudendus,* die Nerven für die Ventralseite des Scrotum stammen aus dem *Plexus lumbalis.*

Der **N. pudendus** (Abb. **89**) zieht – nach Abgabe der *Nn. rectales inferiores* zum M. sphincter ani externus und zur Haut des Anus – aus der Fossa ischioanalis in das Spatium perinei superficiale und gibt die *Nn. perineales* mit Ästen zur Dorsalseite des Scrotum sowie als Endast den *N. dorsalis penis* ab, der unter der Symphyse hindurch auf den Penisrücken verläuft (Abb. **88,** S. 241) und den M. transversus perinei profundus, das Corpus cavernosum penis und die Penishaut versorgt.

Vom **Plexus lumbalis** ziehen im *N. ilioinguinalis* Äste zur Haut des Scrotum, im *R. genitalis* des *N. genitofemoralis* sensible Zweige zur Haut der Ventralseite des Scrotum.

B. Äußere weibliche Geschlechtsorgane

Als **äußere weibliche Geschlechtsorgane,** *Pudendum femininum* – in der Klinik kurz *Vulva* genannt –, faßt man zusammen: den *Schamberg* und die *großen Schamlippen,* die *Clitoris* und die *kleinen Schamlippen,* den von ihnen eingeschlossenen *Scheidenvorhof* mit seinen *Drüsen* und die *weibliche Harnröhre.*

Die entwicklungsgeschichtliche Homologie der äußeren weiblichen und männlichen Geschlechtsorgane zeigt sich im Feinbau der Teile.

1. Schamberg und große Schamlippe

Als **Schamberg,** *Mons pubis,* bezeichnet man das vor und oberhalb der Schamspalte gelegene, behaarte Hautareal, das sich durch die reichliche Einlagerung von subkutanem Fettgewebe verwölbt.

Die **großen Schamlippen,** *Labia majora pudendi* (Abb. **71,** S. 190, **79,** S. 212, u. **80**), pigmentierte paarige Hautwülste, deren Subcutis mit Fettgewebe ausgepolstert ist, schließen sich dorsal- und kaudalwärts an den Mons pubis an und begrenzen die *Schamspalte, Rima pudendi.* Die Wülste sind außen von behaarter Haut, innen von haarloser Haut bedeckt.

Die großen Schamlippen bilden mit dem Schamberg ein Dreieck, dem etwa die – kranial waagrecht abgegrenzte – Terminalbehaarung der äußeren weiblichen Geschlechtsorgane entspricht.

Die großen Schamlippen sind vorn und hinten durch je eine Gewebebrücke, *Commissurae labiorum anterior* und *posterior,* verbunden. Vor der hinteren Kommissur bildet die Haut der großen Schamlippen eine dünne Falte, *Frenulum labiorum pudendi,* deren scharfer konkaver Rand nach vorn gerichtet ist und die eine – zwischen ihr und den kleinen Schamlippen gelegene – Hautnische, *Fossa vestibuli vaginae,* bedeckt.

Im **Feinbau** entsprechen die großen Schamlippen dem Scrotum. Sie besitzen Talg-, Schweiß- und Duftdrüsen. Im Corium ist ein Geflecht von glatten Muskelzellzügen ausgebildet.

2. Scheidenvorhof

Der **Scheidenvorhof,** *Vestibulum vaginae* (Abb. **71,** S. 190, **79,** S. 212, u. **80**), wird lateral von den kleinen Schamlippen, vorn von der Clitoris, hinten auch von den großen Schamlippen und dem Frenulum labiorum pudendi begrenzt. In den Scheidenvorhof münden die Harnröhre, die Scheide sowie große und kleine Vorhofdrüsen.

Die **Clitoris** (Kitzler), ein Homologon der Corpora cavernosa penis, entspringt jederseits mit einem Schenkel, *Crus clitoridis,* vom unteren Schambeinast. Die beiden Crura clitoridis schließen sich unter der Symphyse zum kurzen, nach unten gerichteten Klitorisschaft, *Corpus clitoridis,* zusammen, der mit einer Anschwellung, *Glans clitoridis,* endigt. Das Corpus clitoridis wird durch das *Lig. suspensorium clitoridis* an der Symphyse fixiert. Die Clitoris enthält die *Corpora cavernosa clitoridis,* sie sind, wie die Corpora cavernosa penis, erigierbar.

Der **M. ischiocavernosus** (Abb. **69,** S. 185) ist bei der Frau wesentlich schwächer ausgebildet als beim Mann. Er entspringt am Ramus ossis ischii, bedeckt das Crus clitoridis, wo sich seine Sehnenfasern an Seiten- und Unterfläche anheften. Der Muskel kann den Klitorisschwellkörper komprimieren, Blut hineindrängen und den Abstrom erschweren, so daß er zur Erektion der Clitoris beiträgt.

Innervation: Nn. perineales des N. pudendus

Die **kleinen Schamlippen,** *Labia minora pudendi,* sind paarige unbehaarte dünne Hautfalten, die kein Fettgewebe enthalten. Sie begrenzen mit ihrer Innenfläche den Scheidenvorhof und stehen mit der Clitoris in Verbindung. Die kleinen Schamlippen sind im hinteren Umfang des Scheidenvorhofs niedriger und miteinander verbunden. Vorn läuft jede Lippe in zwei Falten aus. Die vorderen Falten beider Seiten vereinigen sich vor (kranial) der Glans clitoridis zur Vorhaut der Clitoris, *Praeputium clitoridis.* Die beiden hinteren Falten setzen gemeinsam an der Unterseite der Glans clitoridis als Bändchen, *Frenulum clitoridis,* an. An der Innenseite der kleinen Schamlippen und an der Clitoris ist die spezifische Sensibilität der Geschlechtsorgane lokalisiert.

Die kleinen Schamlippen sind der Pars spongiosa der männlichen Harnröhre homolog. Die Außenfläche der kleinen Labien ist mit nur schwach verhorntem, die Innenfläche mit unverhorntem mehrschichtigem Plattenepithel überkleidet, an beiden Seiten münden zahlreiche freie Talgdrüsen; Haare und Schweißdrüsen fehlen.

Der **Schwellkörper des Vorhofs,** *Bulbus vestibuli,* ein dichtes, schwellfähiges Venengeflecht, entspricht entwicklungsgeschichtlich dem Corpus spongiosum penis. Der Schwellkörper liegt beiderseits kaudal vom Diaphragma urogenitale im Bereich der großen Schamlippen. Die beiden Bulbi vestibuli sind hinten keulenförmig verdickt und kommunizieren miteinander durch dünne Venen vor der Clitoris. Jeder Bulbus vestibuli wird von einem *M. bulbospongiosus* umhüllt.

Die **Mm. bulbospongiosi** (Abb. **69,** S. 185) sind nicht – wie beim Mann – in ganzer Länge zu einem unpaaren Muskel vereinigt. Beide Muskeln entspringen zwar gemeinsam hinten vom Centrum tendineum des Dammes, jeder Muskel bedeckt aber anschließend den Bulbus vestibuli und die Glandula vestibularis major seiner Seite. Die Muskelbündel inserieren am Bulbus vestibuli, am Corpus cavernosum clitoridis und durchflechten sich am Rücken des Corpus clitoridis mit Fasern der Gegenseite. Der Muskel kann reflektorisch die Glandula vestibularis major entleeren, das Blut aus dem hinteren, verbreiterten Teil des Bulbus nach vorn pressen und außerdem beim Orgasmus den Scheideneingang verengen.

Innervation: Nn. perineales des N. pudendus

Die paarige **große Vorhofdrüse,** *Glandula vestibularis major* (Bartholinsche Drüse), liegt, eingebettet in den M. transversus perinei profundus, beiderseits am hinteren Ende des Bulbus vestibuli. Ihr zentimeterlanger Ausführungsgang mündet mit einer stecknadelkopfgroßen Öffnung im Vestibulum vaginae zwischen den kleinen Schamlippen und der äußeren Scheidenöffnung. Das schleimige Sekret feuchtet das Epithel des Vestibulum vaginae an.

Bei Entzündung der Drüsen können ihre Mündungen als stark gerötete Punkte sichtbar werden.

Die großen Vorhofdrüsen entsprechen in ihrem Aufbau völlig den Glandulae bulbourethrales des Mannes.

Die **kleinen Vorhofdrüsen,** *Glandulae vestibulares minores,* mehrere tubulöse Schleimdrüsen, umgeben hauptsächlich die Mündung der Harnröhre.

3. Weibliche Harnröhre

Die **weibliche Harnröhre,** *Urethra feminina* (Abb. **71,** S. 190, **79,** S. 212, u. **80**), ist 2,5–4 cm lang. Sie beginnt an der unteren Spitze des Trigonum vesicae, unmittelbar über dem Diaphragma urogenitale, mit der *inneren Harnröhrenöffnung, Ostium urethrae internum,* durchquert das Diaphragma urogenitale in nach vorn konkavem Bogen zwischen Symphyse und vorderer Scheidenwand (→ Carina urethralis, S. 228) und endet mit der *äußeren Harnröhrenöffnung, Ostium urethrae externum.*

Die *Lichtung der Harnröhre* wird durch Längsfalten eingeengt. Sie werden von kompressiblen Venennetzen im Bindegewebe der Harnröhrenschleimhaut ausgepolstert; die Harnröhre kann auf 7–8 mm Durchmesser gedehnt werden. In Schleimhautbuchten, *Lacunae urethrales,* münden kleine Schleimdrüsen, *Glandulae urethrales.*

Die *äußere Harnröhrenöffnung* liegt 2–3 cm hinter der Glans clitoridis, ist schlitz- oder sternförmig und gelegentlich papillenartig erhaben. In ihrer Umgebung münden häufig 1–2 cm lange Epithelschläuche, *Ductus paraurethrales* (Homologa der Anlage der Prostata beim Mann).

Die *weibliche Harnröhre* ist aus *Tunica mucosa* und *Tunica muscularis* aufgebaut. Das Schleimhautbindegewebe ist nahe der Muskelschicht reich an elastischen Netzen und dünnwandigen Venen. Sie bilden die erektile *Tunica spongiosa* und verschließen, gemeinsam mit zirkulär verlaufenden Bündeln glatten Muskelgewebes in der mittleren Schicht der Tunica muscularis und dem willkürlichen M. sphincter urethrae, Harnblase und Harnröhre (→S. 198f).

4. Gefäße und Nerven der äußeren weiblichen Geschlechtsorgane

Die **Blutgefäße** der äußeren weiblichen Geschlechtsorgane stammen – wie die der männlichen – hauptsächlich aus den *Vasa pudenda interna.* Hinzu kommen Äste der *Vasa femoralia* für den vorderen Anteil der großen Schamlippe.

Die **A. pudenda interna** (Abb. **69**) entsendet bei der Frau – wie beim Mann – die *A. perinealis,* die Äste an die Mm. bulbospongiosus und ischiocavernosus gibt und den dorsalen Anteil der großen Schamlippe versorgt. Die *A. urethralis,* ein kurzes Gefäß, verzweigt sich an der Urethra und am Bulbus vestibuli, die *A. bulbi vestibuli* am Bulbus vestibuli, am M. transversus perinei profundus und an der Glandula vestibularis major.

Die *Aa. profunda* und *dorsalis clitoridis* treten in das Corpus cavernosum clitoridis ein.

Die *Aa. pudendae externae* aus der A. femoralis ziehen epifaszial zur seitlichen Begrenzung der großen Schamlippe und entsenden Äste zum vorderen Anteil der großen Schamlippe und zur Haut der Leistengegend.

Die **Venen** der äußeren weiblichen Geschlechtsorgane münden größtenteils in die *V. pudenda interna,* aus dem vorderen Anteil der großen Schamlippe auch in die *V. femoralis.* Die **V. pudenda interna** nimmt, außer den *Vv. rectales inferiores* aus dem Analbereich, Venen vom hinteren Anteil des Labium majus pudendi sowie die *Vv. profundae clitoridis* aus den Corpora cavernosa der Clitoris auf. Die *V. dorsalis profunda clitoridis* aus Corpus und Glans clitoridis leitet ebenfalls zur V. pudenda interna ab, führt den größten Teil ihres Blutes jedoch dem Plexus venosus vesicalis zu.

Zu den *Vv. pudendae externae,* epifaszialen Zuflüssen der V. saphena magna oder der V. femoralis, treten die *Vv. dorsales superficiales clitoridis,* kleine epifasziale Venen von der Clitoris, sowie Venen vom vorderen Anteil der großen Schamlippe.

Die **Lymphe** aus den äußeren weiblichen Geschlechtsorganen und aus dem unteren Scheidenanteil gelangt zu den *Nodi lymphatici inguinales superficiales* in der Leistenbeuge, aus Corpus und Glans clitoridis zu den *tiefen Leistenlymphknoten* und den *Nodi lymphatici iliaci externi.*

Die **Nerven** stammen größtenteils aus dem *N. pudendus,* zum vorderen Anteil der großen Schamlippe ziehen Äste aus dem Plexus lumbalis.

Der **N. pudendus** verläuft – nach Abgabe der *Nn. rectales inferiores* zum M. sphincter ani externus und zur Haut des Anus – aus der Fossa ischioanalis unter das Diaphragma urogenitale und entsendet die *Nn. perineales* mit Ästen zur Haut des hinteren Anteils der Schamlippe sowie den dünnen *N. dorsalis clitoridis* zum Rücken der Clitoris.

Vom *Plexus lumbalis* stammen Äste zur Haut des vorderen Anteils der großen Schamlippe und des Mons pubis aus dem *N. ilioinguinalis* (Bd. 1, Abb. **209,** S. 554) sowie der *R. genitalis* des *N. genitofemoralis* zur Haut der Außenseite des vorderen Anteils des Labium majus pudendi.

17. Zentralnervensystem

Als **Zentralnervensystem,** *Systema nervosum centrale,* abgekürzt ZNS, bezeichnet man den Teil des Nervensystems, in dem die Integration der einlaufenden Erregungen und ihre Auswertung erfolgt. Hier entstehen neue Erregungen, die über das periphere Nervensystem an die Körperperipherie weitergegeben werden können. Das Zentralnervensystem ist zugleich ein Steuerungs- und Regulationsorgan. Darüber hinaus sind die „höheren“ Leistungen des Nervensystems, die psychischen und geistigen Leistungen des Menschen (Gedächtnis, Lernfähigkeit, Denkvermögen, Urteilsfähigkeit, Sprache), an die Tätigkeit des ZNS gebunden; die Zusammenhänge zwischen der Struktur und diesen Leistungen sind im einzelnen aber wenig bekannt (→ Bd. 1, S. 117 u. S. 131).

In diesem Kapitel werden die drei Teile des ZNS – Rückenmark, Rautenhirn und Vorderhirn – jeweils zunächst in ihrer Gestalt und Giederung beschrieben (→ dazu auch Bd. 1, S. 124 ff: *Bauplan des Nervensystems*) und anschließend die funktionellen Zusammenhänge dargestellt, die sich in der Anordnung von grauer und weißer Substanz ausdrücken. Zwischen den Teilen des ZNS bestehen keine scharfen Strukturgrenzen.

A. Rückenmark

Das **Rückenmark,** *Medulla spinalis,* ist der am einfachsten gebaute Teil des ZNS – ein Reflexorgan, das über Rückenmarksnerven mit der Rumpfwand und den Extremitäten sowie mit den Rumpfeingeweiden verbunden ist.

1. Gestalt und Gliederung des Rückenmarks

Das **Rückenmark** (Abb. **90**) ist ein etwa kleinfingerdicker, im dorsoventralen Durchmesser abgeflachter, in Abhängigkeit von der Körpergröße beim Erwachsenen im Mittel bis zu 45 cm langer Strang, der im Wirbelkanal vom Atlas bis in die Höhe des 1.–2. Lumbalwirbels reicht (→ Bd. 1, S. 483). Das untere Ende spitzt sich zum *Conus medullaris* zu. Sein 20–25 cm langer Endfaden, *Filum terminale [spinale],* läßt sich bis an das Kaudalende des Wirbelkanals verfolgen, er enthält keine neuronalen Elemente.

Zwei Anschwellungen, *Intumescentiae,* kennzeichnen die beiden Rückenmarksabschnitte, denen die Innervation eines gegenüber der Rumpfwand stark vergrößerten Gebiets obliegt, die Innervation der oberen und der unteren Extremitäten. Die hierfür erforderliche vermehrte Anzahl von Neuronen führt zu lokalen Verdickungen des Rückenmarks. Die *Intumescentia cervicalis* für Hals und obere Extremität *(Plexus cervicalis* und

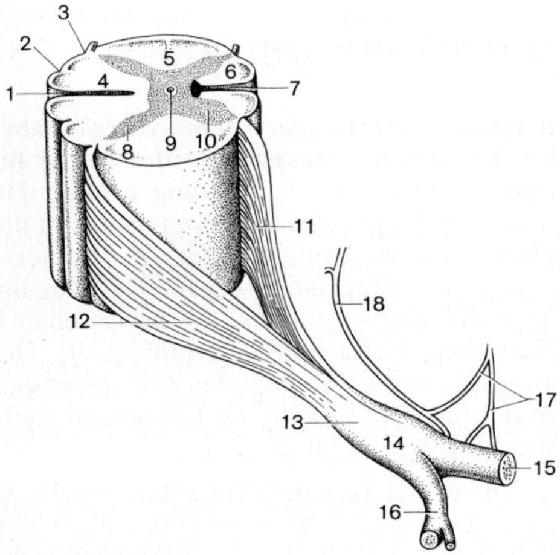

90 Rückenmarksabschnitt (Brustmark) mit Spinalnervenwurzeln, Spinalnerv und Spinalnervenästen

1 Sulcus medianus posterior
2 Sulcus intermedius posterior
3 Sulcus posterolateralis
4 Funiculus posterior
5 Funiculus lateralis
6 Funiculus anterior
7 Fissura mediana anterior
8 Cornu posterius
9 Canalis centralis
10 Cornu anterius
11 Radix anterior } nervi spinalis
12 Radix posterior } nervi spinalis
13 Ganglion spinale
14 N. spinalis
15 R. anterior } nervi spinalis
16 R. posterior } nervi spinalis
17 Rr. communicantes } nervi spinalis
18 R. meningeus } nervi spinalis

brachialis) reicht vom 3. Zervikal- bis zum 2. Thorakalwirbel, die *Intumescentia lumbosacralis* für die untere Extremität *(Plexus lumbosacralis)* vom 9. (10.) Thorakal- bis zum 1. (2.) Lumbalwirbel.

Das Rückenmark ist von der Oberfläche her durch längsverlaufende Furchen gegliedert.

Die *Fissura mediana anterior* schneidet vorn in der Medianebene breit und tief ein, sie teilt die ventrale Hälfte des Rückenmarks nahezu vollständig. In der Fissura mediana anterior verlaufen Blutgefäße.

Der *Sulcus medianus posterior* dringt als Furche hinten in der Medianebene in das Rückenmark ein. Er setzt sich als (leptomeningeales) *Septum medianum posterius* fort, das tief in das Rückenmark hineinreicht und die dorsale Hälfte weitgehend teilt.

Der *Sulcus intermedius posterior,* beiderseits paramedian als seichte Rinne ausgebildet, markiert die Grenze zwischen den Fasciculi gracilis und cuneatus des Hinterstrangs.

Im *Sulcus posterolateralis,* einer flachen Rinne seitlich des Sulcus intermedius posterior, treten die hinteren Wurzelfasern der Spinalnerven in das Rückenmark ein. Der Sulcus markiert äußerlich die Grenze zwischen Seitenstrang und Hinterstrang.

Als *Sulcus anterolateralis* wird eine gelegentlich ausgebildete flache Rinne bezeichnet, in der die vorderen Wurzelfasern der Spinalnerven aus dem Rückenmark austreten.

Spinalnerven. Vom Rückenmark gehen jederseits 31 Spinalnerven*wurzeln, Radices posteriores [sensoriae]* und *anteriores [motoriae],* ab. Die sensible dorsale und die motorische ventrale Wurzel eines jeden Spinalnervs vereinigen sich im Foramen intervertebrale zum (gemischten) *N. spinalis (Truncus nervi spinalis).* In der dorsalen Wurzel liegt das sensible *Spinalganglion, Ganglion spinale.* Der N. spinalis teilt sich nach kurzem Verlauf in seine vier Hauptäste auf, in die starken *Rr. anterior* und *posterior* sowie in die schwächeren *Rr. communicantes* und *meningeus.*

Die im kaudalen Anteil des Wirbelkanals liegenden *Wurzeln* der unteren Spinalnerven bilden, gemeinsam mit dem Filum terminale, die **Cauda equina.**

Der **Zentralkanal,** *Canalis centralis,* beginnt im unteren Winkel der Rautengrube, durchzieht das Rückenmark in ganzer Länge und kann am kaudalen Ende, am Übergang des Rückenmarks in das Filum terminale, eine kleine Erweiterung, *Ventriculus terminalis,* aufweisen. Der Zentralkanal ist etwa 0,1 mm weit und beim Menschen häufig stellenweise obliteriert.

2. Graue und weiße Substanz des Rückenmarks

Die **graue Substanz,** *Substantia grisea* (Abb. **90** u. **91**), liegt im Rückenmark zentral in der Umgebung des Zentralkanals. Im Rückenmarksquerschnitt hat die graue Substanz die Form eines H oder eines Schmetterlings, so daß man *Vorder-* und *Hinterhorn, Cornu anterius* und *Cornu posterius,* und zwischen ihnen die *Substantia (grisea) intermedia* unterscheiden kann, die im Bereich des Thorakalmarks auch ein *Seitenhorn, Cornu laterale,* ausbildet.

Die *Substantia (grisea) intermedia centralis* umgibt den Zentralkanal, seitlich schließt sich ihr die *Substantia (grisea) intermedia lateralis* an. Im Winkel zwischen Seitenhorn und Hinterhorn liegt die *Formatio reticularis (medullae spinalis),* ein durch Fasern aus der weißen Substanz aufgelockertes Feld grauer Substanz. Sie ist funktionell nicht mit der Formatio reticularis des Rautenhirns vergleichbar.

Die „Hörner" im Bild des Rückenmarksquerschnitts sind Schnittbilder von Zellsäulen, *Columnae griseae,* aus denen die graue Substanz zusammengesetzt ist – *Columna anterior, Columna lateralis* und *Columna posterior.* Die schlanke Columna lateralis ist nur im unteren Hals- und im oberen Brustmark deutlich abgrenzbar.

Die **weiße Substanz,** *Substantia alba,* die aus markhaltigen und marklosen Nervenfasern sowie aus Glia besteht, umschließt die graue Substanz vollständig. Sie wird durch die grauen Säulen und durch die von außen einschneidenden Furchen unscharf in Stränge, *Funiculi,* unterteilt.

Der *Vorderstrang, Funiculus anterior,* liegt zwischen der Fissura mediana anterior und den Nervenfasern der vorderen Wurzel. Der *Seitenstrang, Funiculus lateralis,* ist von Vorder- und Hinterhorn und den Nervenfasern der vorderen und der hinteren Wurzel begrenzt. Der *Hinterstrang, Funiculus posterior,* verläuft zwischen Hinterhorn und Sulcus medianus posterior.

Grundbündel, Fasciculi proprii, liegen im Bereich der Funiculi der grauen Substanz unmittelbar an.

Die *Commissura alba* ist eine aus weißer Substanz bestehende Verbindung beider Rückenmarkshälften, sie verläuft vor dem Zentralkanal zwischen Substantia intermedia centralis und Fissura mediana anterior.

a) Kerngebiete (Kernsäulen) des Rückenmarks

Im *embryonalen Rückenmark* ist die graue Substanz (Perikaryen der sensiblen und motorischen Systeme) durch eine seitliche Rinne, *Sulcus limitans,* noch deutlich in einen dorsalen sensiblen und einen ventralen motorischen Anteil gegliedert. Innerhalb der beiden Gebiete liegen die Perikaryen der – der Leibeswand zugeordneten – somatischen Neurone mehr peripher, die der – zu den Eingeweiden in Beziehung stehenden – viszeralen Neurone mehr zentral, so daß auf einem Querschnitt folgende Schichtung der Säulen erkennbar wird:

– dorsal: Somatosensibilität
Viszerosensibilität
Sulcus limitans
Viszeromotorik
– ventral: Somatomotorik

Die graue Substanz des Rückenmarks enthält die Perikaryen von *Binnenzellen* und von *Wurzelzellen.*

Binnenzellen besitzen Axone, die das ZNS nicht verlassen. Man unterscheidet *Strangzellen* und *Zellen des Eigenapparats* (Interneurone). Die *Strangzellen,* Nervenzellen mit langem Axon (Golgi Typ I-Neurone), sind das 2. Neuron der afferenten, mit der hinteren Wurzel in das Rückenmark eintretenden Leitung, ihre Perikaryen bilden Kernsäulen. Ihre Axone verlaufen in den Strängen der weißen Substanz zu den Kerngebieten des 3. Neuron der afferenten Leitung bzw. zur Kleinhirnrinde (→aufsteigende Projektionsbahnen, S. 260).

Die *Zellen des Eigenapparats* (→S. 260), Nervenzellen mit kurzem Axon (Golgi Typ II-Neurone), sind *Schalt-, Kommissuren-* oder *Assoziationszellen,* die lokal eng begrenzte Verbindungen herstellen. Ihre Perikaryen bilden keine Kernsäulen, sondern liegen verstreut in der grauen Substanz.

Wurzelzellen sind efferente Nervenzellen mit langem Axon (Golgi Typ I-Neurone). Die Perikaryen der Wurzelzellen bilden gleichfalls Kernsäulen, *Columnae griseae* (Abb. **91** u. **92**), die Axone verlassen das Rückenmark in der vorderen Wurzel. *Somatomotorische Wurzelzellen* entsenden ihre Axone zu den Muskeln des Bewegungsapparats, *viszeromotorische Wurzelzellen* zu den Eingeweiden.

In der Basis des **Hinterhorns,** *Cornu posterius (Columna posterior),* bildet eine große Ansammlung von *Strangzellperikaryen* die *Columna thoracica* (*[Nucleus thoracicus],* Stilling-Clarkesche Zellsäule). Die Kernsäule erhält Afferenzen aus den Nervenfasern der hinteren Wurzel. Ihre Axone ziehen im Seitenstrang derselben Seite zum Kleinhirn *(Tractus spinocerebellaris posterior).*

Dorsal schließt sich im Hinterhorn als *Nucleus proprius columnae posterioris* eine Kernsäule von Strangzellen-Perikaryen an. Ihr folgt an der Spitze des Hinterhorns die *Substantia gelatinosa,* ein im gefärbten Präparat helles, schmales Feld, an das dorsal die gleichfalls schmale *Zona marginalis* (Lissauersche Randzone) grenzt.

Im **Vorderhorn,** *Cornu anterius (Columna anterior),* liegen als *Wurzelzellen* die großen *motorischen Vorderhornzellen,* die α-Motoneurone (Neurone, die Aα-Fasern entsenden), sowie die γ-Neurone (Neurone, von denen Aγ-Fasern ausgehen). Ihre Perikaryen bilden 5–6 Zellgruppen, die sich Muskelgruppen zuordnen lassen. Das Vorderhorn enthält außerdem spezielle Schaltzellen, *„Renshaw-Zellen“,* die, von rückläufigen Kollateralen der

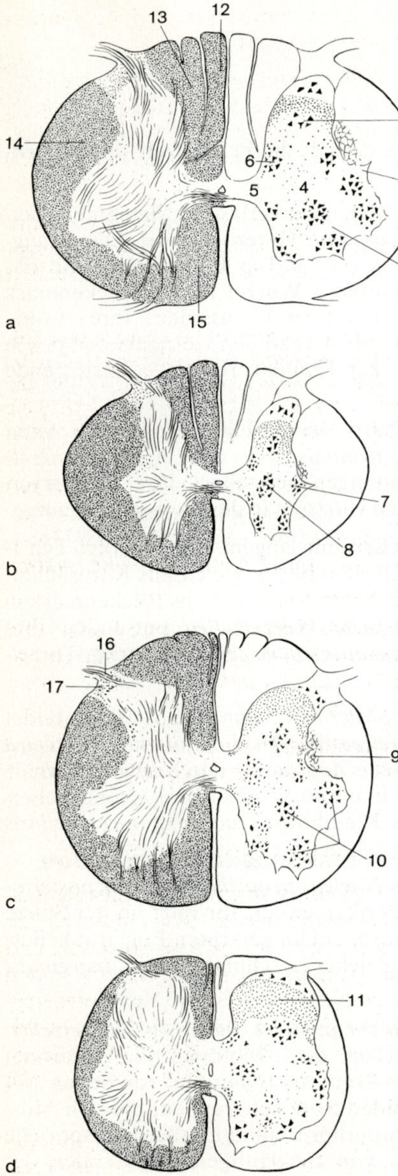

91 Rückenmarksquerschnitte
(rechte Bildhälfte: Kerngebiete in der grauen Substanz des Rückenmarks; linke Bildhälfte: Markscheidenfärbung zur Unterscheidung von grauer Substanz [hell] und weißer Substanz [dunkel]; Areale der grauen und der weißen Substanz aus Gründen der Übersichtlichkeit jeweils nur auf einem Querschnitt beschriftet)

a Zervikalmark
b Thorakalmark
c Lumbalmark
d Sakralmark

1 Cornu posterius (Columna posterior)
2 Cornu laterale (Columna lateralis)
3 Cornu anterius (Columna anterior)
4 Substantia (grisea) intermedia lateralis
5 Substantia (grisea) intermedia centralis
6 Columna thoracica
7 Columna intermediolateralis
8 Columna intermediomedialis
9 Formatio reticularis
10 Kerngruppen im Vorderhorn
11 Substantia gelatinosa, dorsal anschließend Zona marginalis
12, 13 *Funiculus posterior*
12 Fasciculus gracilis
13 Fasciculus cuneatus
14 Funiculus lateralis
15 Funiculus anterior
16 Einstrahlungszone der Radix posterior
17 Tractus dorsolateralis

Motoneurone innerviert, hemmend auf deren Perikaryen und auf Perikaryen anderer Motoneurone (z. B. Antagonisten) einwirken.

Die Vorderhornzellen vermitteln die auf mehreren Wegen (Pyramidenbahn, extrapyramidal-motorische Bahnen) einlaufenden Erregungen übergeordneter Hirnteile als *„gemeinsame motorische Endstrecke“* an die Muskeln. Sie sind auch als efferenter Schenkel in Reflexe auf Rückenmarksebene eingeschaltet (→Bd. 1, S. 134).

Die Axone der Vorderhornzellen verlassen in der vorderen Wurzel das Rückenmark. Die α-Motoneurone bilden mit Skelettmuskelfasern „neuromuskuläre Einheiten“ (→Bd. 1, S. 134). Die Axone der γ-Neurone ziehen zu Muskelspindeln (→Bd. 1, S. 141f).

Allgemein gilt, daß Perikaryen für die Innervation der Muskeln des Stamms medial, die für die proximalen Gliedmaßenabschnitte anschließend lateral und die für die distalen Teile (Hand und Fuß) am weitesten lateral angeordnet sind. Perikaryen, die Antagonisten innervieren, liegen gewöhnlich in der Weise dicht beieinander, daß die Perikaryen der Flexorenneurone weiter dorsal, die der Extensorenneurone weiter ventral lokalisiert sind.

Das **Seitenhorn,** *Cornu laterale (Columna lateralis),* der Substantia (grisea) intermedia lateralis enthält eine Gruppe von viszeromotorischen *Wurzelzellen, Columna intermediolateralis [autonomica],* die – vorwiegend im Brustmark ausgebildet – dem *Sympathicus* zugerechnet werden. Die Axone ziehen durch vordere Wurzeln zu Spinalnerven.

Medial von der Columna intermediolateralis liegt eine weitere Längssäule efferenter Perikaryen, *Columna intermediomedialis.* Sie enthält im Thorakalmark gleichfalls die Perikaryen von *Sympathikusneuronen,* deren Axone das Rückenmark über vordere Wurzeln verlassen.

In den Columnae intermediomedialis und intermediolateralis des *Sakralmarks* liegen dagegen Perikaryen von *Parasympathikusneuronen, Nuclei parasympathici sacrales.*

b) Bahnen des Rückenmarks und funktionelle Organisation

Die Stränge der weißen Substanz des Rückenmarks enthalten aufsteigende und absteigende, vorwiegend markscheidenführende Nervenfasern. Sie verlaufen teils gleichsinnig, teils haben sie unterschiedliche Herkunft und unterschiedliche Zielorte. Gleichsinnig verlaufende Nervenfasern bilden *Neuronensysteme.* Fasern, die demselben Neuronensystem (Nervenfasersystem) angehören, liegen häufig als **Bahnen,** *Tractus,* zusammen. Die einzelnen Tractus können mit Hilfe experimenteller Kunstgriffe – wenn auch häufig nur unscharf – abgegrenzt werden. In einigen Fällen können sich verschiedene Neuronensysteme auch durchflechten.

Die Lokalisation von Bahnen ist u. a. mit der Methode der retrograden und der absteigenden Degeneration, des retrograden Transports von radioaktiv markierten

Stoffen oder von Meerrettichperoxidase, durch Transmitterdarstellung, durch Beobachtung der Myelogenese oder durch Analyse pathologischer Befunde anhand klinischer Daten möglich.

Bei einer kleineren Anzahl von Neuronensystemen verbleiben die Axone im Rückenmark, verbinden verschiedene Teile miteinander und ermöglichen die Eigenaktivität des Rückenmarks (Reflexe und Automatismen). Diese Neuronensysteme werden als *Eigenapparat* zusammengefaßt.

Bei den meisten Bahnen im Rückenmark treten die Axone der Neuronensysteme entweder in das Rückenmark ein (absteigende Bahnen aus übergeordneten Hirnteilen, aufsteigende Bahnen aus den Hinterwurzeln der Spinalnerven) oder ziehen aus dem Rückenmark zu übergeordneten Hirnteilen (aufsteigende Bahnen aus Strangzellen-Kernen, z. B. aus der Columna thoracica zum Kleinhirn). Diese Bahnen sind *Projektions-* oder *Verbindungsbahnen.* Sie weisen eine übersichtliche, gesetzmäßige neuronale Gliederung auf. Die Fasern einer Projektionsbahn kreuzen in ihrem Verlauf entweder in den jeweiligen Rückenmarkssegmenten oder an anderer umschriebener Stelle, *Decussatio,* gemeinsam.

Im **Eigenapparat** des Rückenmarks wirken die *Schaltzellen,* die Neurone ein- und derselben Seite eines Segments innerhalb der grauen Substanz verbinden, als Einzelzellelemente, z. B. bei der Vermittlung im Fremdreflex zwischen afferenten und efferenten Neuronen. Die Axone der Schaltzellen bilden keine mikroskopisch-anatomisch abgrenzbare Bahnen.

Durch *Kommissurenzellen,* die Neurone zwischen beiden Hälften des Rückenmarks verknüpfen, entsteht als Bahn die *Commissura alba.*

Assoziationszellen, die Neurone verschiedener Segmente derselben Seite mit gebündelten auf- und absteigenden Kollateralen zu größeren funktionellen Einheiten zusammenfassen (intersegmentaler Korrelationsapparat), bilden als Bahnen des Eigenapparats die Grundbündel, *Fasciculi proprii;* sie grenzen unmittelbar an die graue Substanz.

Zum Eigenapparat rechnet man herkömmlicherweise auch absteigende *Kollateralen* von Axonen, die aufsteigenden Projektionsbahnen zugehören. Diese absteigenden Kollateralen sind an mehreren Stellen gebündelt und im mikroskopischen Schnitt nachweisbar. Sie bilden u. a. das *ovale Bündel* zwischen den beiden Hintersträngen und das *Schultzesche Komma* in jedem Hinterstrang zwischen Fasciculus gracilis und Fasciculus cuneatus. Diese Bahnen des Eigenapparats werden – als Kollateralen von Projektionsneuronen – nicht von Zellen des Eigenapparats gebildet.

Zellen des Eigenapparats sollen in einer gängigen Interpretation des Phänomens der „Headschen Zonen" auch beim Zustandekommen des *fortgeleiteten (übertragenen) Schmerzes* eine Rolle spielen (→ Bd. 1, S. 158).

Projektionsbahnen: Aufsteigende Bahnen (Abb. **92**), Nervenfasern von Strangzellen des Rückenmarks, erreichen vor allem das Kleinhirn sowie

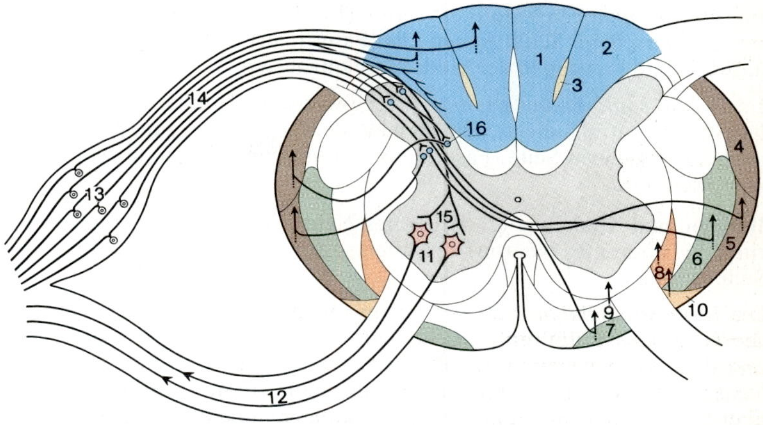

92 Aufsteigende Bahnen im Rückenmarksquerschnitt (auf der linken Bildseite beispielhaft Hinterwurzelfasern und Möglichkeiten ihrer neuronalen Verknüpfung dargestellt)

1 Fasciculus gracilis
2 Fasciculus cuneatus
3 Schultzesches Komma, absteigende Kollateralen von Axonen aufsteigender Projektionsbahnen
4 Tractus spinocerebellaris posterior
5 Tractus spinocerebellaris anterior
6 Tractus spinothalamicus lateralis
7 Tractus spinothalamicus anterior
8 Tractus spinovestibularis
9 Tractus spinotectalis
10 Tractus spinoolivaris
11 motorische Vorderhornzellen
12 Axone motorischer Vorderhornzellen in der Radix anterior
13 Perikaryen afferenter Neurone im Spinalganglion
14 Axone afferenter Neurone in der Radix posterior
15 Axon oder Kollaterale eines afferenten Neuron zur motorischen Vorderhornzelle
16 Columna thoracica

den Thalamus und über diesen die Großhirnrinde. Die aus der Körperperipherie, aus den Rezeptoren der Haut und des Körperinneren einlaufenden Erregungen, die durch die hinteren Wurzeln zum Rückenmark gelangen, werden entweder über den Hinterstrang derselben Seite direkt bis zum Gehirn (Hinterstrangkerne in der Medulla oblongata) weitergeleitet oder im Rückenmark auf ein zweites Neuron (Strangzellen) übertragen und in Vorder- oder Seitenstrang derselben Seite oder der Gegenseite an das Gehirn weitergegeben. Phylogenetisch alte, beim Menschen schwach entwickelte Bahnen steigen zum Mittelhirn auf.

Bahnen zur Kleinhirnrinde leiten propriozeptive Erregungen mit Informationen über Muskeltonus und -dehnung aus den Sinnesorganen der Tiefensensibilität, den Muskelspindeln und den Rezeptoren in Sehnen und Gelenkkapseln. Auf ihrem Weg zur Kleinhirnrinde geben die Axone Kollateralen an Kleinhirnkerne ab.

Im *Tractus spinocerebellaris posterior* (Flechsigsches Bündel) des Seitenstrangs derselben Seite ziehen die Fasern aus der Columna thoracica aufwärts und kreuzen in der Medulla oblongata zur Gegenseite.

Im *Tractus spinocerebellaris anterior* (Gowerssches Bündel), der dem dorsalen Strang ventral anliegt, verlaufen auf der Gegenseite, zum kleineren Teil auch auf derselben Seite, Fasern aus den übrigen Kernen des Hinterhorns zum Kleinhirn.

Bahnen zum Thalamus (2. afferentes Neuron) und weiter zur Großhirnrinde (3. afferentes Neuron) verlaufen sowohl im Hinterstrang als auch im Seitenstrang.

Die *Hinterstrangbahnen* leiten Erregungen des Druck- und Tastsinns sowie der Tiefensensibilität (epikritische Sensibilität) über die Hinterstrangkerne und den Thalamus zur Großhirnrinde. Die Axone des ersten afferenten Neuron, die mit der Hinterwurzel eintreten, verlaufen (ohne Schaltung über Strangzellen) im Hinterstrang derselben Seite aufwärts zu den Hinterstrangkernen in der Medulla oblongata, *Nucleus gracilis* und *Nucleus cuneatus,* in denen das 1. Neuron endet. Da kranialwärts immer weitere afferente Fasern hinzutreten, nimmt der Querschnitt der Hinterstränge nach kranial zu. Die aus den Hinterstrangkernen kommenden Axone des 2. afferenten Neuron lagern sich zur medialen Schleife, *Lemniscus medialis,* zusammen, kreuzen in der Medulla oblongata zur Gegenseite *(Decussatio lemniscorum medialium)* und enden im Thalamus (ventrales Territorium). Von dort ziehen die Axone des 3. afferenten Neuron zur Großhirnrinde.

Der *Fasciculus gracilis* (Gollscher Strang), die mediale Abteilung des Hinterstrangs, enthält die Fasern aus der unteren Körperhälfte.

Der *Fasciculus cuneatus* (Burdachscher Strang), die laterale Abteilung des Hinterstrangs, enthält die Fasern aus der oberen Körperhälfte. Oberflächlich sind beide Fasciculi durch den Sulcus intermedius posterior abgegrenzt.

Die *Vorder-Seitenstrangbahnen* (2. afferentes Neuron) leiten Erregungen von Schmerz- und Temperaturrezeptoren sowie durch grobe Druck- und Berührungsreize ausgelöste Erregungen (protopathische Sensibilität) zentralwärts. Die Erregungen der im Thalamus endigenden Fasern können über ein 3. afferentes Neuron der Großhirnrinde zugeleitet werden.

Der *Tractus spinothalamicus lateralis* (2. afferentes Neuron der Schmerzbahn) besteht aus Axonen von Strangzellen, die in der Commissura alba jeweils segmental zur Gegenseite kreuzen, ihre Perikaryen liegen in der Basis des Hinterhorns. Die Fasern des Tractus spinothalamicus lateralis ziehen dorsolateral vom Tractus spinothalamicus anterior, von der Oberfläche des Rückenmarks durch den Tractus spinocerebellaris anterior abgedrängt, im Seitenstrang zum Thalamus (Abb. **101–103,** S. 287–292). Am Oberrand der Brücke schließen sie sich der medialen Schleife an.

Die Perikaryen des ersten Neuron der Schmerz- und Temperaturbahn liegen in den Spinalganglien. Ihre Axone treten mit der Hinterwurzel in das Rückenmark ein. Sie teilen sich in (ein bis drei Segmente) auf- und absteigende Äste, die als *Tractus dorsolateralis* (Lissauersche Randzone, Abb. **91**) unmittelbar lateral der hinteren Wurzeleintrittszone – zwischen Substantia gelatinosa und Rückenmarksoberfläche – verlaufen und an den Strangzellen in der Basis des Hinterhorns enden.

Der *Tractus spinothalamicus anterior* (2. afferentes Neuron der Bahn für Druck- und Berührungsempfindung) verläuft im Vorderstrang zum Thalamus, zum Teil auch in die Formatio reticularis des Hirnstamms. Die zum Thalamus ziehenden Fasern treten im Bereich der Brücke gleichfalls zur medialen Schleife.

Bahn zum Mittelhirn. In einer dem lateralen und dem vorderen Tractus spinothalamicus angeschlossenen Bahn, im *Tractus spinotectalis,* verlaufen Fasern zum Colliculus superior. Sie ist Teil einer phylogenetisch alten Reflexbahn.

Die unterschiedliche Verteilung der Bahnen für verschiedene Sinnesqualitäten auf dem Rückenmarksquerschnitt und die unterschiedliche Höhe, in der diese zur Gegenseite kreuzen, erklärt u. a. die bei Halbseitenläsion des Rückenmarks entstehende Kombination von Sensibilitätsstörungen, die man als „dissoziierte Empfindungslähmung" bezeichnet. Von der Halbseitenläsion werden sowohl die unterhalb der Verletzung zur erkrankten Seite kreuzenden Bahnen als auch die auf der kranken Seite ungekreuzt zur Medulla oblongata ziehenden Bahnen betroffen. *Schmerz- und Temperaturempfindung* sind auf der Gegenseite der Verletzung gestört, *Berührungs- und Tiefensensibilität* fallen auf der *erkrankten Seite* aus.

Absteigende Bahnen (Abb. **93**) verlaufen vorwiegend im Seiten- und im Vorderstrang des Rückenmarks. Sie übermitteln Impulse aus übergeordneten motorischen Hirnteilen an die gemeinsame motorische Endstrecke, d. h. an die motorischen Vorderhornzellen, deren Axone das Rückenmark über die vordere Wurzel verlassen. Die Bahnen kommen teils aus dem Endhirn (aus der Großhirnrinde und aus subkortikalen Kernen), teils aus dem Hirnstamm (aus der Formatio reticularis und – als Reflexbahnen – aus dem Tectum mesencephalicum und den Vestibulariskernen), teils auch aus dem Zwischenhirn (aus vegetativen Kernen).

Von der *Großhirnrinde* steigt die *Pyramidenbahn* ab. Die aus *subkortikalen Kernen* und aus dem unteren *Hirnstamm* entspringenden Bahnen werden im Unterschied dazu als *extrapyramidal-motorische* (oder extrapyramidale) *Bahnen* zusammengefaßt.

Die **Pyramidenbahn,** *Fasciculus pyramidalis,* vermittelt Erregungen der Willkürmotorik sowohl an motorische Kerne der Hirnnerven (über *Fibrae corticonucleares)* als auch an die motorischen Vorderhornzellen des Rükkenmarks (über *Fibrae corticospinales,* →S. 296). Die Fibrae corticospinales bilden im Rückenmark die *Tractus corticospinales.*

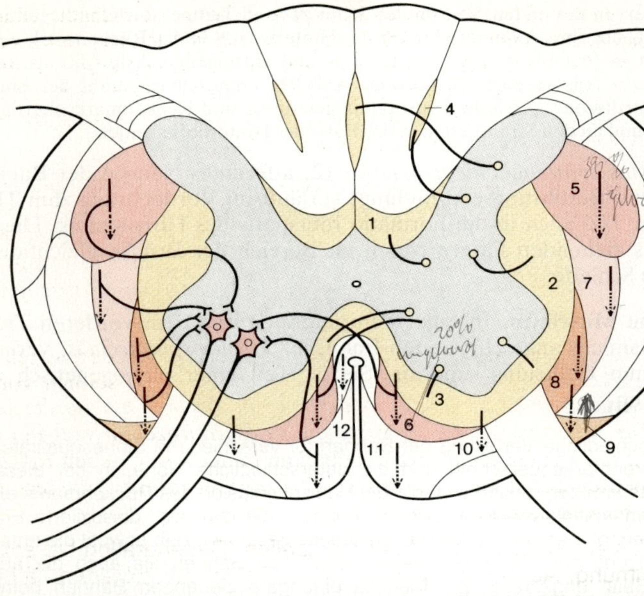

93 Neuronensysteme des Eigenapparats und absteigende Bahnen im Rükkenmarksquerschnitt (Möglichkeiten der neuronalen Verknüpfung beispielhaft dargestellt)

1–3 *Fasciculi proprii*
1 Hinterstranggrundbündel
2 Seitenstranggrundbündel
3 Vorderstranggrundbündel
4 Schultzesches Komma
5, 6 *Tractus pyramidales*
5 Tractus corticospinalis lateralis
6 Tractus corticospinalis anterior
7 Tractus rubrospinalis
8 Tractus vestibulospinalis
9 Tractus olivospinalis
10 Tractus reticulospinalis
11 Tractus tectospinalis
12 Fasciculus longitudinalis medialis

Die Pyramidenbahn ist stammesgeschichtlich jung, sie tritt erst bei den Säugern auf und weist beim Menschen mit 1,2 Millionen die höchste (bisher bekannte) Faserzahl auf. Zugleich hat beim Menschen die Zahl der Pyramidenbahnneurone beträchtlich zugenommen, die direkt, ohne Vermittlung eines Schaltneuron, Synapsen mit motorischen Vorderhornzellen bilden (Präzisionsbewegungen von Hand und Fingern).

Die Pyramidenbahn kommt von der Großhirnrinde des Stirnhirns, dem *Gyrus praecentralis,* sowie mit einem beträchtlichen Faseranteil aus angrenzenden Regionen des Stirn- und des Scheitellappens (→ präzentrale Region und supplementäre Felder, S. 366f). Die Fasern konvergieren fächerförmig nach medial unten und ziehen durch Knie und hinteren Schenkel der inneren Kapsel zur Hirnbasis (→ S. 373ff). Sie verlaufen im Hirnschenkel zur Brücke (→S. 277 u. 301) und durchqueren diese in einzelnen Bündeln, die sich am Unterrand der Brücke zur *Pyramide* wieder zusammenschließen. Auf die Pyramide folgt noch in der Medulla oblongata die *Pyramidenkreuzung.* In ihr kreuzt der größte Teil der Fasern zur Gegenseite, ein kleinerer Teil zieht ungekreuzt weiter abwärts. In das Rückenmark treten mithin beiderseits zwei Anteile der Pyramidenbahn ein.

Der *Tractus corticospinalis [pyramidalis] lateralis* enthält die gekreuzten Fasern. Er liegt im Seitenstrang *(Pyramiden-Seitenstrangbahn)* vor dem Hinterhorn. Die Fasern zum Lumbalmark verlaufen außen, die zum Zervikalmark am weitesten innen. Über die Hälfte der Pyramidenbahnfasern endet im Halsmark (Innervation von Arm und Hand), der Querschnitt der Pyramidenbahn wird folglich lumbalwärts kleiner.

Der *Tractus corticospinalis [pyramidalis] anterior,* der aus den ungekreuzten Fasern zusammengesetzt ist, nimmt ein kleines Feld seitlich von der Fissura mediana anterior im Vorderstrang ein *(Pyramiden-Vorderstrangbahn).* Zur Innervation der motorischen Vorderhornzellen kreuzen auch die Fasern der Pyramiden-Vorderstrangbahn bündelweise in den betreffenden Segmenten durch die Commissura alba zur Gegenseite – die letzten im mittleren Thorakalmark.

Der Ausfall der motorischen Vorderhornzellen (Degeneration bei spinaler Kinderlähmung, Abriß der vorderen Wurzel) führt zur schlaffen Lähmung des betroffenen Körperteils.

Der Ausfall der Pyramidenbahn dagegen (Läsion im Gyrus praecentralis, Blutung in die innere Kapsel) hat eine starke Störung der Willkürmotorik, eine spastische Lähmung, zur Folge. Die spastische Komponente wird damit erklärt, daß gleichzeitig auch – die Eigenaktivität der motorischen Vorderhornzellen hemmende – extrapyramidalmotorische Fasern betroffen sind, die sich in der inneren Kapsel und im Rückenmark der Pyramidenbahn eng anschließen.

Extrapyramidal-motorische Bahnen sind Teil des *extrapyramidal-motorischen Systems* (→S. 347 ff) und gehen von subkortikalen Kernen und Kerngebieten im Hirnstamm aus (Corpus striatum, Globus pallidus, Nucleus subthalamicus, Nucleus ruber, Substantia nigra), die miteinander in mehrfachen Neuronenkreisen verbunden und für eine Reihe von unbewußt ablaufenden motorischen Funktionen verantwortlich sind (Mit- und Ausdrucksbewegungen, Koordination von Bewegungen, Muskeltonus). Diese Kerngebiete erhalten ihrerseits Impulse von der Großhirnrinde und vom Kleinhirn (Abb. **131,** S. 350). Die Erregungen gelangen über verschiedene extrapyramidal-motorische Bahnen zu den motorischen Vorderhornzellen.

Zahlreiche *extrapyramidal-motorische Bahnen* sammeln sich im Nucleus ruber des Mittelhirns. Von hier ausgehende Neuronenketten ziehen durch das Tegmentum von Mittel- und Rautenhirn zur Formatio reticularis der Medulla oblongata und zum Nucleus olivaris inferior. Von dort verlaufen die Bahnen als verstreute Fasergruppen im Seitenstrang und im Vorderstrang des Rückenmarks zu Schaltzellen in der grauen Substanz der Rükkenmarkssegmente. Nucleus ruber und Nucleus olivaris inferior sind ihrerseits Glieder von Neuronenkreisen, in die das Kleinhirn eingeschlossen ist.

Der *Tractus rubrospinalis* (Monakowsches Bündel), ein scharf begrenztes Faserbündel aus einem phylogenetisch alten Anteil des *Nucleus ruber,* ist beim Menschen schwach ausgebildet, liegt im Seitenstrang vor der Pyramidenbahn und reicht bis in das Halsmark.

Der *Tractus olivospinalis* zieht vom *Nucleus olivaris inferior* an der Grenze von Vorder- und Seitenstrang lateral der vorderen Wurzelfasern abwärts. Ihm sind aufsteigende *spinoolivare Fasern* angeschlossen.

Tractus reticulospinales entspringen, wie nach Befunden an der Katze auch für den Menschen anzunehmen ist, in der *Formatio reticularis* des Hirnstamms (verlängertes Mark und Brücke) und steigen im Vorderstrang im Gebiet der vorderen Wurzelfasern in das Rückenmark ab. Retikulospinale Faserbündel werden auch im Seitenstrang medial von den Tractus rubro- und corticospinalis vermutet. Die als *Tractus bulboreticulospinalis* und *pontoreticulospinalis* bezeichneten Faserzüge sind, da mit Retikularisfasern vermengt, schwer abgrenzbar. Sie enthalten bei Affen u. a. Serotoninfasern. Klinische Beobachtungen sprechen dafür, daß diese Tractus auch beim Menschen vorkommen.

Aus den *subkortikalen Zentren des optischen Sinns (Tectum mesencephalicum)* und des *Gleichgewichtssinns (Vestibulariskerne)* ziehen die *Tractus tectospinalis* und *vestibulospinalis* als Reflexbahnen abwärts in das Rückenmark.

Der *Tractus vestibulospinalis* mit Fasern aus dem *Nucleus vestibularis lateralis* vermittelt Erregungen, die durch das Gleichgewichtsorgan ausgelöst werden, an das Rückenmark. Er ist im Vorder-Seitenstrang in dem Gebiet der vorderen Wurzelfasern nachweisbar. Im gleichen Areal leiten aufsteigende Fasern als *Tractus spinovestibularis* propriozeptive Erregungen den Vestibulariskernen zu.

Der *Fasciculus longitudinalis medialis* ist eine Reflexbahn der Medulla oblongata, die wechselseitige Verbindungen zwischen den *motorischen Kernen der Augenmuskeln* und dem medialen *Vestibulariskern* herstellt. Sie reicht im Vorderstrang bis in das Halsmark und schließt die Kerngebiete des *N. accessorius* und der Halsmuskeln innervierenden Spinalnerven in Reflexbögen ein (Koordination von Erregungen aus dem Gleichgewichtsorgan mit Augen- und Kopfbewegungen).

3. Gefäße des Rückenmarks

Dem Rückenmark werden, wie dem gesamten ZNS, Blutgefäße durch die weiche Hirnhaut zugeführt (→Bd. 1, S. 162). Die *Arterien* des Rückenmarks sind Äste von Segmentalarterien. Im Grenzbereich von Rückenmark und Rautenhirn greifen Hirnstammgefäße auf das Rückenmark über. Die *Venen* münden größtenteils in die Venengeflechte der Wirbelsäule.

Lymphgefäße kommen im ZNS nicht vor. Interzellularspalten und Ventrikelsystem bilden gemeinsam den Interzellularraum, der Liquor ist „Interzellularflüssigkeit" (→Bd. 1, S. 162).

a) Arterien

Das Rückenmark wird arteriell aus den *Aa. vertebrales* und über Äste der *Pars descendens aortae* versorgt. Die A. vertebralis entsendet, kurz vor ihrer Vereinigung mit der Arterie der Gegenseite zur A. basilaris, die längsverlaufenden, absteigenden *A. spinalis anterior* und *A. spinalis posterior* (die A. spinalis posterior kann auch aus der A. inferior posterior cerebelli hervorgehen). Die *Aa. spinales anteriores* beider Seiten vereinigen sich in Höhe des unteren Endes der Oliven zu einem kräftigen, oberflächlich in der Fissura mediana anterior gelegenen Längsgefäß. Die paarigen *Aa. spinales posteriores* bleiben getrennt, teilen sich aber jeweils in einen vor und einen hinter den dorsalen Spinalnervenwurzeln abwärts ziehenden Längsstamm.

Die Longitudinalarterien werden in ganzer Länge des Rückenmarks zusätzlich mit Blut versorgt und kaudalwärts fortgesetzt durch miteinander in Längsrichtung anastomosierende Äste segmentaler *Rr. spinales* unterschiedlicher Herkunft. Sie stammen im Hals- und im zervikothorakalen Übergangsbereich in variabler Weise aus den Aa. vertebrales, cervicalis ascendens und cervicalis profunda, in der Brust- und am Anfang der Lendenregion von Rr. dorsales der Aa. intercostales posteriores bzw. lumbalis I, die durch das jeweilige Foramen intervertebrale in den Wirbelkanal gelangen. Die Längsstämme speisen ein ausgedehntes Gefäßnetz, aus dem Arterien in das Rückenmark eintreten. Aus dem kaudalen Teilstück der A. spinalis anterior ziehen Äste zur Cauda equina.

Etwa zwei Drittel der Querschnittsfläche des Rückenmarks werden von der A. spinalis anterior versorgt, die neben oberflächlichen Ästen *innere, zentrale* Arterien zu Vorder- und Seitensäule, zur Basis der Hintersäule und zur umgebenden weißen Substanz entsendet. Sie treten in der Tiefe der Fissura mediana anterior abwechselnd nach rechts oder links in das Rückenmark ein. Das restliche Drittel (Hintersäule, Hinterstrang und Peripherie von Vorder- und Seitenstrang) erhält Blut über *radiäre* Zweige, die aus den Längsstämmen der Aa. spinales posteriores gespeist werden, zu einem geringen Teil auch durch Äste aus dem Arteriennetz der Pia, der *„Vasocorona medullaris"*.

Aus jedem segmentalen *R. spinalis* geht – nach Abgabe eines *R. anterior* und eines *R. posterior* zur Wand des Wirbelkanals – die *A. nervomedullaris* hervor, die sich in einen vorderen und einen hinteren *Wurzelast* teilt. Diese *Rr. radiculares* ziehen längs der vorderen und der hinteren Spinalnervenwurzel zum Rückenmark und folgen dabei dem durch den Ascensus des Rückenmarks verursachten Wurzelverlauf. Im

Prinzip teilen sich die *Rr. radiculares anteriores* in Höhe der Fissura mediana anterior, die *Rr. radiculares posteriores* im Sulcus posterolateralis T-förmig jeweils in einen auf- und einen absteigenden Ast, die in ihrem längsgerichteten Verlauf auf einen entgegengesetzt ziehenden Ast der vorherigen oder der folgenden Wurzelarterie treffen. So entstehen als kaudale Fortsetzung der Aa. spinales die zuvor beschriebenen Längsanastomosen.

Von den embryonal angelegten Verbindungen der segmentalen Rr. radiculares zu den Längsstämmen der Aa. spinales bleibt postnatal nur eine begrenzte, variable Anzahl erhalten. Sie persistieren vor allem im Bereich der beiden Intumeszenzen des Rückenmarks. Die durchschnittlich 8 Äste zur (zunächst paarigen, dann unpaaren) *A. spinalis anterior* stammen hauptsächlich von *linken Rr. radiculares anteriores.* Die im Mittel 12 Anastomosen (von ungleichem Kaliber, oft sehr dünn) zu den Längsstämmen der Aa. spinales posteriores kommen meist von *rechten hinteren Wurzelästen.* Zahlreiche (vor allem vordere) Rr. radiculares enden in den Spinalnervenwurzeln und im Arteriengeflecht der Pia mater.

Auf Grund der unterschiedlichen Gefäßverteilung können am Rückenmark drei arterielle Territorien unterschieden werden. Das *Halsterritorium* umfaßt die Intumescentia cervicalis, ist gut durchblutet und hat eine Länge von etwa 10 cm. Das *Brustterritorium,* etwa 20 cm lang, weist am wenigsten Anastomosen mit Segmentalgefäßen auf und ist am schlechtesten durchblutet. Das *Lenden-Sakralterritorium* ist mit etwa 15 cm etwas kürzer, jedoch mit zahlreichen Anastomosen versehen und am besten mit Blut versorgt.

Hier findet man das stärkste Wurzelgefäß, die sogenannte *A. radicularis magna* (Adamkiewicz), die sowohl mit der A. spinalis anterior als auch mit den Längsstämmen der Aa. spinales posteriores in Verbindung steht. Sie kann nahezu die gesamte Blutversorgung der kaudalen zwei Drittel des Rückenmarks übernehmen und ist immer einseitig ausgebildet. Meist kommt sie von einer linken Segmentalarterie und begleitet in 75 % der Fälle die vordere Wurzel eines der unteren vier Thorakalnerven. In 10 % der Fälle gelangt sie mit dem 1. oder 2. Lumbalnerv, seltener mit einem höheren Thorakalnerv, in den Durasack.

b) Venen

Der venöse Blutabfluß aus dem Rückenmark beginnt mit *inneren, intramedullären* Venen, die weitgehend unabhängig von den Aufzweigungen der Spinalarterienäste verlaufen und (in der Regel) in 6 miteinander anastomosierende Längsvenen, *Vv. spinales anteriores* und *posteriores,* in der Pia mater münden.

Von den Spinalvenen verläuft die *V. longitudinalis mediana anterior* ventral, nahe der Fissura mediana anterior des Rückenmarks, und nimmt *innere, zentrale* Rückenmarksvenen aus den ventralen zwei Dritteln der grauen Substanz auf. Über den ganzen Rückenmarksquerschnitt verteilte, *radiäre* intramedulläre Venen drainieren aus der Hintersäule und dem Markmantel zu den *Vv. longitudinales posteriores* (parallel zum Sulcus medianus posterior) sowie zu den *Vv. longitudinales laterales anterior* und *posterior* (jederseits vor der Austrittsstelle der vorderen bzw. hinter der Eintrittsstelle der hinteren Wurzelfasern).

Aus den Vv. spinales fließt das Blut über *Wurzelvenen,* die im Hals- und Lendenbereich am stärksten ausgebildet sind, in die *Plexus venosi vertebrales interni.* Sie erstrecken sich von der Schädelbasis bis zum Steißbein und bestehen aus weiten klappenlosen Venen, die im Fettgewebe des Spatium epidurale eingebettet sind (→ Bd. 1, S. 480).

Vv. intervertebrales leiten das Blut aus den inneren Wirbelvenengeflechten in segmentale Venen des Halses, in Interkostal-, Lumbal- und Sakralvenen, die ihrerseits in die Vv. azygos, hemiazygos, lumbalis ascendens und iliaca interna münden.

B. Gehirn: Rautenhirn und Mittelhirn

In der Ontogenese geht das Gehirn aus zwei rostralen Auftreibungen des Neuralrohrs hervor, aus dem *Rautenhirn, Rhombencephalon,* und dem *Vorderhirn, Prosencephalon.* Beide Anteile der Hirnanlage werden während der pränatalen Entwicklung weiter untergliedert. Im Grenzgebiet überlappen sich die Anlagen beider Hirnteile und es entwickelt sich das *Mittelhirn, Mesencephalon.*

Die Einheit von Rautenhirn und Mittelhirn ergibt sich aus der einheitlichen Anlage der grauen Substanz, die als Tegmentum des Rautenhirns die graue Substanz des Rückenmarks fortsetzt und rostral in das Tegmentum mesencephalicum übergeht; sie erstreckt sich bis in das Zwischenhirn (→ Bd. 1, S. 126 u. 128).

In der Phylogenese werden neue Hirnteile (Neopallium und große Teile des Kleinhirns) auf alte Systeme aufgebaut. Die primäre Anordnung der Hirnteile erfährt Veränderungen durch das Auswachsen neuer Bahnen und durch Verlagerung von Zellgebieten. Das Einwachsen „neuer" Bahnen in „alte" Hirnteile führt dazu, daß diese von „neuen" Teilen durchsetzt werden. Im Querschnitt des „alten" Rückenmarks treten z. B. neue Hirnanteile (Pyramidenbahn) auf. Ein weiteres Beispiel ist die Einschaltung neu auswachsender Großhirnbahnen als innere Kapsel zwischen die Basalganglien. Da die verbindenden Bahnen jeweils aus Neuroblasten von Hirnteilen auswachsen und sekundär in andere Teile des Zentralnervensystems eindringen, besitzt dieses eine „Durchdringungsstruktur". Das bedeutet, daß durch eine Zerlegung des Gehirns nach äußeren Formmerkmalen zusammengehörige Einheiten, Perikaryen und Fasern, getrennt werden. Um so mehr Bedeutung gewinnt die genetische Gliederung des Gehirns.

Die Analyse der phylogenetischen Entwicklung ermöglicht es, am Gehirn einen alten Anteil, *Palae-encephalon,* und einen neuen Anteil, *Ne-encephalon,* zu unterscheiden. Diese Einteilung ist zweckmäßig, doch bleibt zu beachten, daß die Hirnentfaltung nicht in zwei Etappen, sondern vielphasig abläuft.

1. Gestalt und Gliederung von Rautenhirn und Mittelhirn

Bei der systematischen Gliederung unterscheidet man am Rautenhirn das an das Rückenmark anschließende *verlängerte Mark, Medulla oblongata,* und kranial davon die *Brücke, Pons*. Das *Rautenhirn* und das rostral der Brücke folgende *Mittelhirn* werden in der systematischen Anatomie als *Hirnstamm, Truncus encephali,* zusammengefaßt, während in der Klinik üblicherweise auch noch das Zwischenhirn zum Hirnstamm gerechnet wird.

Der zentralen grauen Substanz des Hirnstamms, dem *Tegmentum,* sind oberflächlich weitere Hirnteile angelagert. Auf der ventralen (basalen) Seite bilden neenzephale Bahnen am Mittelhirn die *Pars anterior* der *Pedunculi cerebri,* an der Brücke die *Pars*

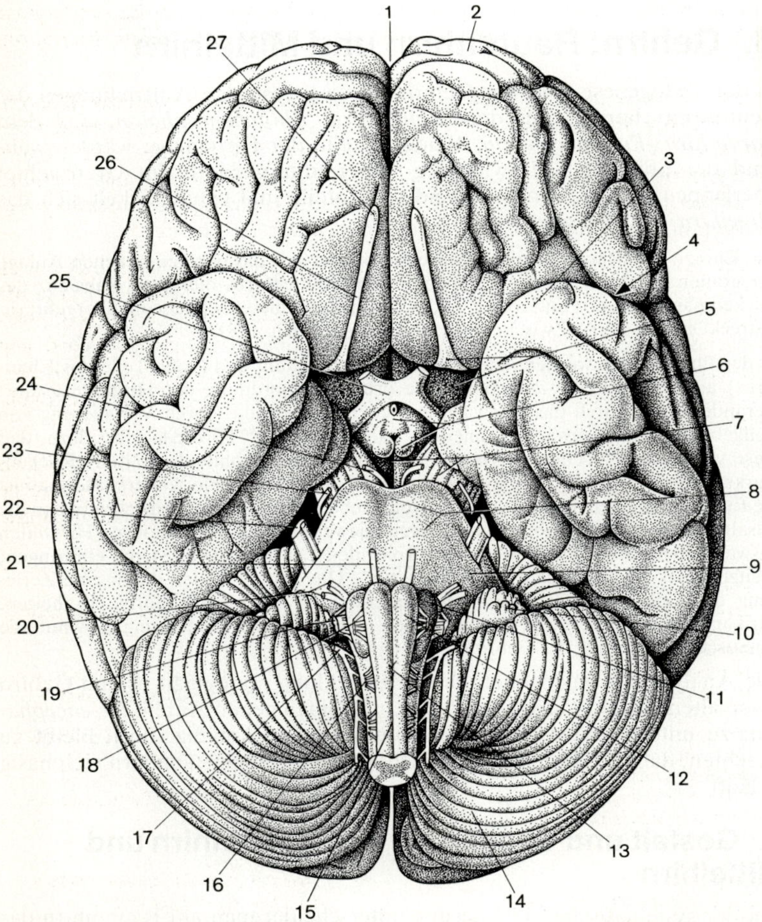

94 Gehirn, Ansicht von basal

anterior pontis, am verlängerten Mark die paarige *Pyramide, Pyramis.* Dorsal hat sich dem Tegmentum mesencephalicum das *Tectum mesencephalicum* und der *Pars posterior pontis* das *Kleinhirn, Cerebellum,* aufgelagert.

a) Verlängertes Mark

Das **verlängerte Mark,** *Medulla oblongata [Bulbus, Myelencephalon]* (Abb. **94–96**), setzt das Rückenmark rostralwärts fort. Seine kaudale Grenze wurde willkürlich auf eine Ebene unmittelbar oberhalb der Austrittsstelle des 1. Spinalnervenpaars festgelegt, kranial endet das verlängerte Mark am Hinterrand der Brücke an einer Grenzrinne, *Sulcus bulbopontinus.*

Auf der *Vorderfläche* setzt sich die *Fissura mediana anterior* vom Rückenmark auf die Medulla oblongata fort. Sie endet am Hinterrand der Brücke mit einer Vertiefung, dem *Foramen caecum.* Dicht neben der Fissura mediana tritt beiderseits die Pyramidenbahn als dicker Strang, *Pyramis (medullae oblongatae),* hervor. Die Pyramidenkreuzung, *Decussatio pyramidum,* ist in der Tiefe der Fissura mediana anterior sichtbar.

In der *Seitenansicht* ist die *Oliva* als deutlich begrenzte Erhabenheit gut zu erkennen, die den *Nucleus olivaris inferior* umschließt. Zwischen Pyramide und Olive liegt der *Sulcus anterolateralis,* eine Rinne, in der die Wurzelfasern des *N. hypoglossus* austreten. Das Kaudalende der Olive wird von querverlaufenden Faserzügen bedeckt, *Fibrae arcuatae externae anteriores,* die aus einer schmalen, vor der Pyramidenbahn kaudal verlagerten Brükkenbahnkerngruppe, *Nuclei arcuati,* zum Kleinhirn ziehen.

Dorsal der Olive wölbt sich die laterale Partie des verlängerten Marks als *Pedunculus cerebellaris inferior* vor. Zwischen diesem und der Oliva treten seitlich die Wurzelfasern von Branchialnerven *(N. accessorius, N. vagus* und

---

◀ 1 Fissura longitudinalis cerebralis
2 Lobus frontalis: Polus frontalis
3 Lobus temporalis: Polus temporalis
4 Sulcus lateralis
5 Trigonum olfactorium (rostral) und Substantia perforata anterior
6 Infundibulum (rostral) und Corpus mamillare
7 Fossa interpeduncularis (mit Substantia perforata interpeduncularis) und Crus cerebri
8 Pons und Sulcus basilaris
9 Pedunculus cerebellaris medius
10 Flocculus
11 Oliva
12 Pyramis (medullae oblongatae)
13 Decussatio pyramidum
14 Hemisphaerium cerebelli
15 Fissura mediana anterior
16 Fila radicularia der Radix anterior des N. cervicalis I
17 N. accessorius
18 Fila radicularia des N. hypoglossus
19 N. glossopharyngeus (rostral) und N. vagus
20 N. facialis mit N. intermedius (rostral) und N. vestibulocochlearis
21 N. abducens
22 Radix sensoria und Radix motoria des N. trigeminus
23 N. trochlearis
24 N. oculomotorius
25 Chiasma opticum, N. opticus (rostral) und Tractus opticus (okzipital)
26 Tractus olfactorius
27 Bulbus olfactorius

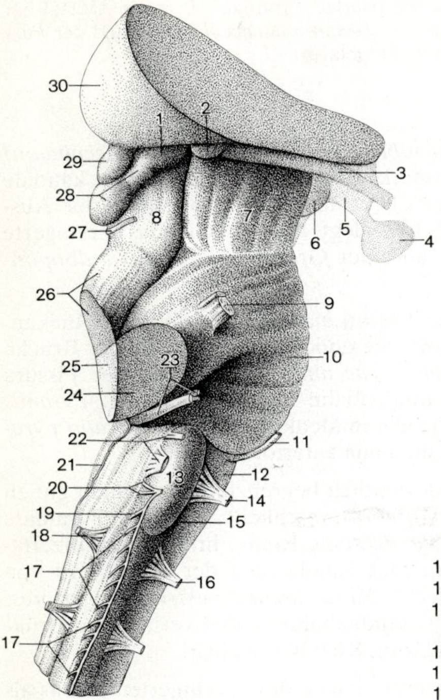

95 Hirnstamm (Kleinhirn an den Kleinhirnstielen abgetragen)

1 Corpus geniculatum mediale
2 Corpus geniculatum laterale
3 Tractus opticus
4 Hypophysis
5 Infundibulum
6 Corpus mamillare
7, 8 *Pedunculus cerebri*
7 Pars anterior (Crus cerebri)
8 Pars posterior (Tegmentum mesencephalicum)
9 N. trigeminus
10 Pons
11 N. abducens
12 Pyramis (medullae oblongatae)
13 Oliva
14 N. hypoglossus
15 Sulcus anterolateralis (medullae oblongatae)
16 Radix anterior nervi cervicalis I
17 Radices spinales nervi accessorii
18 Radix posterior nervi cervicalis, zurückgeschlagen
19 Sulcus posterolateralis (medullae oblongatae)
20 Radices craniales nervi accessorii und N. accessorius
21 Taenia ventriculi quarti
22 N. glossopharyngeus und N. vagus
23 N. facialis mit N. intermedius und N. vestibulocochlearis
24 Pedunculus cerebellaris medius
25 Pedunculus cerebellaris inferior
26 Pedunculus cerebellaris superior
27 N. trochlearis
28 Colliculus inferior und Brachium colliculi inferioris
29 Colliculus superior
30 Pulvinar

N. glossopharyngeus) aus. Diese Nerven entsprechen nicht dorsalen Spinalnervenwurzeln (→ Bd. 1, S. 148), ihre Austrittsstelle, der *Sulcus posterolateralis*, ist *nicht* die Fortsetzung des gleichnamigen Sulcus am Rückenmark.

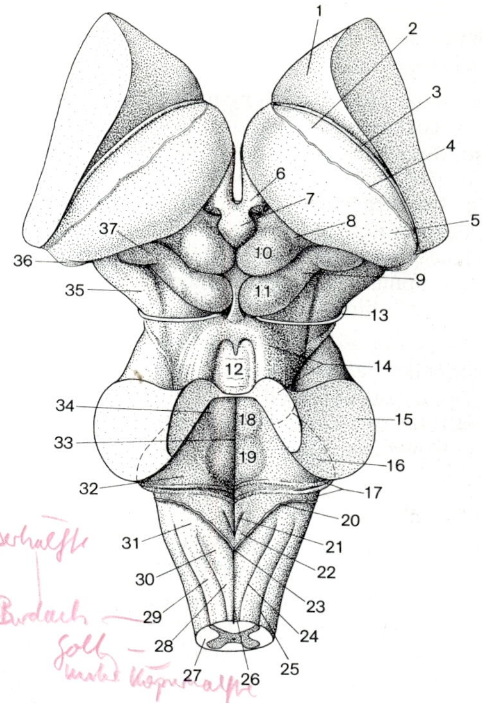

96 Hirnstamm, Ansicht von dorsal
Blick in die Rautengrube (Kleinhirn und Plexus choroideus des IV. Ventrikels entfernt, Wurzelfasern der Hirnnerven IX–XI nicht eingetragen)

1 Nucleus caudatus
2 Lamina affixa
3 Stria terminalis und V. thalamostriata superior im Sulcus terminalis
4 Taenia choroidea
5 Pulvinar
6 Trigonum habenulae
7 Corpus pineale
8 Brachium colliculi superioris
9 Brachium colliculi inferioris
10, 11 *Lamina tectalis*
10 Colliculus superior
11 Colliculus inferior
12 Velum medullare superius
13 N. trochlearis
14 Pedunculus cerebellaris superior
15 Pedunculus cerebellaris medius
16 Pedunculus cerebellaris inferior
17 Striae medullares (ventriculi quarti) und Recessus lateralis (ventriculi quarti)
18 Eminentia medialis
19 Colliculus facialis
20 Taenia ventriculi quarti
21 Trigonum nervi hypoglossi
22 Trigonum nervi vagi
23 Obex
24 Sulcus intermedius posterior
25 Sulcus posterolateralis (medullae oblongatae)
26 Sulcus medianus posterior
27 Funiculus lateralis
28 Fasciculus gracilis
29 Fasciculus cuneatus
30 Tuberculum gracile
31 Tuberculum cuneatum
32 Area vestibularis
33 Sulcus medianus (fossae rhomboideae)
34 Sulcus limitans
35 Pedunculus cerebri
36 Corpus geniculatum laterale
37 Corpus geniculatum mediale

Im *Kleinhirn-Brückenwinkel,* in dem Medulla oblongata, Brücke, unterer und mittlerer Kleinhirnstiel zusammenstoßen, treten der *N. facialis* und der *N. vestibulocochlearis* aus dem Gehirn aus bzw. in dieses ein.

In der *Dorsalansicht* der Medulla oblongata sind kaudal die Fortsetzung der Hinterstränge des Rückenmarks und der *Sulcus medianus posterior* sichtbar. Die Hinterstränge enden mit Anschwellungen, *Tuberculum gracile* und *Tuberculum cuneatum.* Beide Tubercula werden durch die gleichnamigen Hinterstrangkerne hervorgerufen. Seitlich des Tuberculum cuneatum entspricht ein schmaler Streifen, *Tuberculum trigeminale,* der Fortsetzung der Hintersäule des Rückenmarks in die Medulla oblongata. Die Vorwölbung entsteht durch den spinalen Trigeminuskern, der bis in die Substantia gelatinosa des Halsmarks hinabreicht.

Die *kaudale Hälfte der Medulla oblongata* endet rostral mit einer querverlaufenden Marklamelle, *Obex,* die auch den Sulcus medianus posterior beschließt. Der Obex liegt unmittelbar am Übergang des Zentralkanals in den IV. Ventrikel. Die *rostrale Hälfte der Medulla oblongata* ist gekennzeichnet durch die Erweiterung des Zentralkanals zum IV. Ventrikel.

b) Vierter Ventrikel

Der **IV. Ventrikel,** *Ventriculus quartus* (Abb. **96** u. **97**), beginnt – als Erweiterung des Zentralkanals – an der Grenze von unterem und mittlerem Drittel der Medulla oblongata und geht an seinem rostralen Ende in den Aquaeductus mesencephali über. Die kaudale Hälfte des Ventrikels liegt exzentrisch im dorsalen Bereich der Medulla oblongata, die rostrale, zum Pons gerechnete Hälfte wird dorsal vom Kleinhirn bedeckt. In der Seitenansicht erscheint der Ventrikel zeltförmig, in der Aufsicht (nach Entfernung des Kleinhirns) rautenförmig. Die Rautengrube bildet den Boden des „Zelts".

Das *Dach* des IV. Ventrikels, *Tegmen ventriculi quarti,* wird rostral vom *Velum medullare superius* gebildet. Diese Marklamelle spannt sich zwischen den beiden oberen Kleinhirnstielen aus, steigt zum Kleinhirnwurm auf und wird großenteils von der Lingula des Kleinhirnwurms überlagert. Im quergestellten First des Daches, *Fastigium,* schließt sich an die vordere Marklamelle das kurze, paarige *Velum medullare inferius,* ein rudimentärer Kleinhirnteil, kaudalwärts an. Die hintere Hälfte des Ventrikeldachs wird in der Mitte – im Anschluß an das Fastigium – für eine sehr kurze Strecke vom Nodulus des Kleinhirnwurms gebildet, der beiderseits mit dem Velum medullare inferius in Verbindung steht.

Dem Velum medullare inferius folgt kaudalwärts in einer queren Grenzlinie die *Lamina epithelialis,* die mit der von der Pia mater gebildeten *Tela choroidea* zum paarig ausgebildeten *Plexus choroideus ventriculi quarti* verschmolzen ist. Der Plexus choroideus liefert über der kaudalen Hälfte der Rautengrube den größten Teil des Ventrikeldaches.

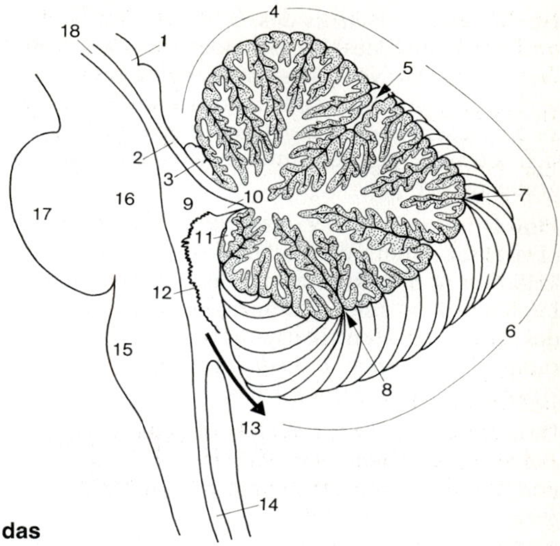

97 Medianschnitt durch das Rautenhirn, Ansicht von links

1 Lamina tectalis
2 Velum medullare superius
3 Lingula cerebelli
4 Lobus anterior cerebelli
5 Fissura prima
6 Lobus posterior cerebelli
7 Fissura horizontalis
8 Fissura secunda
9 Ventriculus quartus
10 Fastigium
11 Nodulus, dahinter Fissura posterolateralis
12 Plexus choroideus ventriculi quarti
13 Pfeil in der Apertura mediana ventriculi quarti
14 Canalis centralis
15 Medulla oblongata
16 Pars posterior pontis
17 Pars anterior pontis
18 Aquaeductus mesencephali

Zwischen den paarigen Vela medullaria inferiora reicht die Lamina epithelialis etwas weiter rostralwärts und geht einige Millimeter hinter dem Fastigium in den Nodulus über.

Die **Plexus choroidei** aller Ventrikel bestehen aus einer einschichtigen Epithellage, *Lamina epithelialis,* die aus der embryonalen Hirnwand hervorgeht, aber keine neuronalen Gewebselemente enthält. Mit dieser Platte verbindet sich von außen her eine gefäßführende Bindegewebsschicht, *Tela choroidea,* ein Derivat der weichen Hirnhaut. Das einschichtige kubisch-prismatische Epithel der Lamina epithelialis sezerniert in die Ventrikellumina etwa die Hälfte des Liquor cerebrospinalis, die andere Hälfte tritt an Ventrikelwand und Hirnoberfläche aus (→Bd. 1, S. 163). Der Plexus hängt mit zottenartigen Bildungen in das Ventrikellumen hinein. Die Übergangsbezirke von der epithelialen zur nervösen Hirnwand werden Tänien, *Taeniae,* genannt.

Der *Plexus choroideus* des *IV. Ventrikels* liegt annähernd T-förmig in der unteren Hälfte des Ventrikeldaches; zwei sagittal gestellte Zottenwülste biegen kaudal vom Fastigium beiderseits lateralwärts um. Die Tänien verlaufen vom Obex an beiderseits am Rand der Rautengrube aufwärts bis zu deren seitlicher Ausziehung, *Recessus lateralis* (Abb. **96**), und schlingen sich teilweise um den unteren Kleinhirnstiel, der dem Rand der Rautengrube anliegt.

Drei Öffnungen des IV. Ventrikels, *Aperturae,* sind embryonal entstandene „Defekte" in der unteren Hälfte des Ventrikeldaches, durch die der Ventrikelliquor in den Subarachnoidealraum abfließen kann. Die Öffnungen des IV. Ventrikels sind die einzigen makroskopischen Kommunikationswege des gesamten Ventrikelsystems zwischen innerem und äußerem Liquorraum. Die *Apertura mediana* liegt unmittelbar rostral vom Obex, die *Apertura lateralis* öffnet sich beiderseits an der Spitze des Recessus lateralis.

Den *Boden* (ventrale Wand) des IV. Ventrikels bildet die **Rautengrube,** *Fossa rhomboidea* (Abb. **96**). Sie wird erst nach Entfernung von Kleinhirn und Ventrikeldach sichtbar. Eine sagittale Mittelfurche, *Sulcus medianus,* grenzt die beiden Hälften der Rautengrube ab. Kaudal geht der Sulcus medianus mit schreibfederförmiger Zuspitzung, „Calamus scriptorius", in den Zentralkanal über. Die seitlichen Winkel der Rautengrube sind als *Recessus laterales* ausgezogen. In diesem Gebiet wird der Boden der Rautengrube durch querverlaufende markhaltige Faserzüge, *Striae medullares (ventriculi quarti),* gekreuzt. Rostral verjüngt sich die Rautengrube zum Eingang in den Aquaeductus mesencephali des Mittelhirns.

In der Rautengrube liegen die aus dem Tegmentum rhombencephali hervorgegangenen *Hirnnervenkerne* oberflächennah und bestimmen weitgehend das Relief der Rautengrube. Die *Eminentia medialis* erhebt sich als flacher Hügel beiderseits der Mittelfurche. In ihrer Mitte tritt als stärkere Vorwölbung der *Colliculus facialis* hervor, verursacht durch den Kern des *N. abducens* und das *innere Fazialisknie.* Kaudal läuft die Eminentia in ein kleines dreieckiges Feld, *Trigonum nervi hypoglossi,* aus. Durch den *Sulcus limitans* getrennt liegt seitlich davon das Kerngebiet der Nn. glossopharyngeus und vagus als kleines graues Dreieck, *Trigonum nervi vagi* (Ala cinerea). Es wird durch einen verdickten Ependymstreifen, *Funiculus separans,* von der *Area postrema* (→S. 338) abgegrenzt. Lateral und rostral davon erhebt sich die *Area vestibularis,* bedingt durch die Vestibularis- und die Kochleariskerne. Im oberen Drittel der Rautengrube schimmert lateral der längliche *Locus coeruleus* bläulich durch die Oberfläche (pigmentierte Nervenzellen, vorwiegend noradrenerge Neurone).

c) Brücke und Kleinhirn

Die *Brücke* schließt rostral an das verlängerte Mark an, ihr ist dorsal das *Kleinhirn* aufgelagert. Brücke und Kleinhirn werden auch als *Nachhirn,*

Metencephalon, zusammengefaßt. Die begriffliche Unterscheidung von Brücke und verlängertem Mark ist weitgehend willkürlich; beide Teile gehen morphologisch ineinander über und sind funktionell eng verbunden.

Die **Brücke,** *Pons* (Abb. **94,** S. 270, u. **95**), unterlagert mit der *Pars posterior pontis* die rostrale Hälfte der Rautengrube. Der dorsale Brückenteil besteht aus grauer Substanz, das Synonym *Tegmentum pontis* charakterisiert ihn als Mittelstück des einheitlichen Tegmentum des Hirnstammes. Die *Pars anterior [basilaris] pontis* ist, abgesehen von den Brückenkernen, weiße Substanz. Sie umgurtet die Pars posterior basal und an beiden Seiten. Quer verlaufende, großenteils neenzephale Bahnen ziehen jederseits lateral als *Pedunculus cerebellaris medius* zum Kleinhirn. Durch diese quere Brükkenfaserung steigen die Bündel der Pyramidenbahn ab und wölben die Pars anterior pontis beiderseits etwas vor. Zwischen beiden Wölbungen liegt eine sagittale seichte Furche, *Sulcus basilaris,* in der die A. basilaris verläuft. Am Übergang der Brücke in den Pedunculus cerebellaris medius tritt der *N. trigeminus,* am Unterrand der Brücke nahe der Medianebene der *N. abducens* aus.

Das **Kleinhirn** ist ein dorsaler Abkömmling des Rautenhirns, der aus einem zunächst paarigen Wulst am rostralen Rand der Rautengrube primär als übergeordnetes Korrelationszentrum für Afferenzen der allgemeinen Hautsensibilität (Spinalnerven, N. trigeminus) und des Gleichgewichtssinnes (Vestibularissystem) entsteht. Hinzu kommen in der aufsteigenden Wirbeltierreihe Afferenzen aus der Tiefensensibilität und – im Nebenschluß – zunehmend Afferenzen aus den neenzephalen Gebieten des Großhirns. Die efferenten Erregungen aus dem Kleinhirn gelangen über das extrapyramidal-motorische System an den motorischen Endapparat. Das menschliche Kleinhirn ist wegen der starken Beteiligung neenzephaler Anteile relativ voluminös.

Das **Kleinhirn,** *Cerebellum* (Abb. **97, 98** u. **105,** S. 302), liegt dorsal der Rautengrube, vom Hinterhauptslappen des Großhirns durch das Tentorium cerebelli getrennt, in der hinteren Schädelgrube. Es ist beiderseits durch drei Kleinhirnstiele mit dem übrigen Hirnstamm verbunden.

Der *untere Kleinhirnstiel, Pedunculus cerebellaris inferior* (Corpus restiforme), zieht mit Fasern aus dem Rückenmark, aus der Olive und aus den Vestibulariskernen zum Kleinhirn. Er biegt rostral von der Apertura lateralis des IV. Ventrikels dorsalwärts um und legt sich dem mittleren Kleinhirnstiel eng an. Unterer und mittlerer Kleinhirnstiel bilden bei der präparatorischen Abtrennung des Kleinhirns eine gemeinsame Schnittfläche.

Der *mittlere Kleinhirnstiel, Pedunculus cerebellaris medius [pontinus]* (Brachium pontis), ist kräftig ausgebildet, er setzt die Querfaserung der Brücke in das Kleinhirn fort.

Der *obere Kleinhirnstiel, Pedunculus cerebellaris superior* (Brachium conjunctivum), verbindet das Kleinhirn rostralwärts mit dem Mittelhirn, er führt Fasern aus dem Kleinhirn zum oberen Hirnstamm. Die beiden oberen Kleinhirnstiele fassen das Velum medullare superius zwischen sich.

In der frühen Stammesgeschichte besitzt das Kleinhirn jederseits nur einen Stiel. Er wird durch die sekundär entstehenden neenzephalen Bahnen, den mittleren Kleinhirnstiel, in den oberen und den unteren Stiel auseinander gedrängt.

Das etwa gänseeigroße Kleinhirn besteht aus dem unpaaren Mittelstück, dem *Wurm* (gleicht einer gekrümmten Raupe), und aus zwei *Hemisphären,* die beiderseits den Hirnstamm umgreifen. In der Ansicht von hinten oben sind beide Teile unscharf abgegrenzt; von hinten unten gesehen liegt der

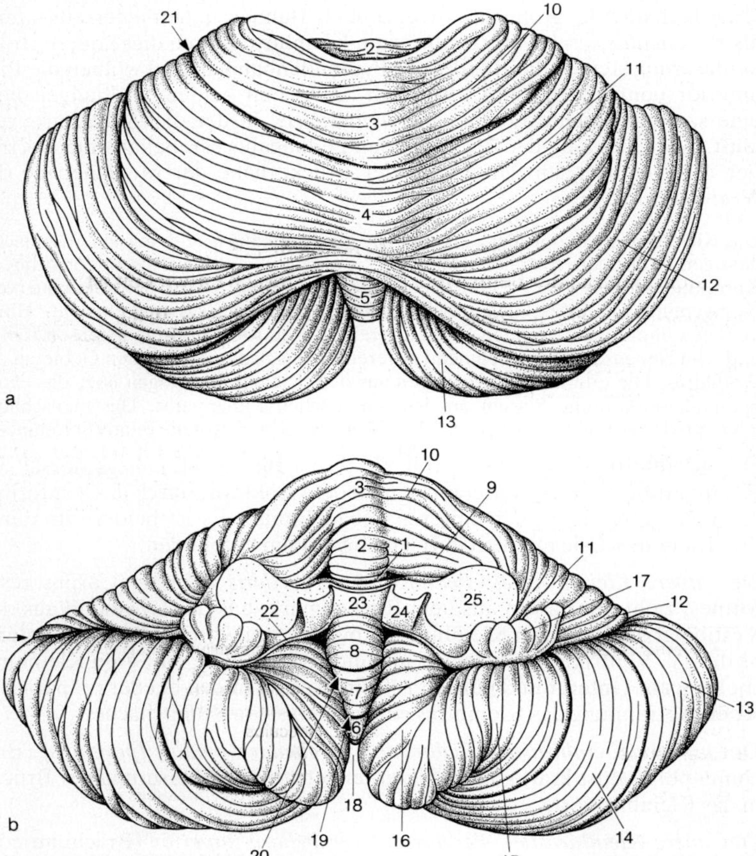

98 Kleinhirn
a Ansicht von oben
b Ansicht von vorn (Kleinhirnstiele durchtrennt)

Wurm zwischen den Hemisphären am Grunde einer tiefen Furche, *Vallecula.*

Der *Wurm, Vermis cerebelli,* ist an seinem zungenförmigen rostralen Ende, *Lingula,* mit dem Velum medullare superius verwachsen. Sein unteres Ende, *Nodulus,* schiebt sich zwischen rechtes und linkes Velum medullare inferius ein. Die *Kleinhirnhemisphären, Hemisphaeria cerebelli,* sind auf der oberen, dem Tentorium cerebelli zugewandten Seite flach, auf der unteren Seite stark gewölbt.

Die *Oberfläche von Hemisphären und Wurm* wird durch zahlreiche, unterschiedlich tief einschneidende Furchen, *Fissurae cerebelli,* die sich in der Tiefe verzweigen, in dünne Windungen, *Folia cerebelli,* zerklüftet. Die Furchen verlaufen nahezu parallel quer über Hemisphären und Wurm und biegen beiderseits in die Einsenkung um, in die die Kleinhirnstiele eintreten. Tief einschneidende Hauptfurchen grenzen die Hauptlappen ab (genetische Einteilung).

Die *Fissura prima* trennt Lobus anterior und Lobus posterior, die gemeinsam das *Corpus cerebelli* bilden.

Die *Fissura posterolateralis* verläuft zwischen Lobus posterior und Lobus flocculonodularis, der beim Menschen nur schwach entwickelt ist.

Phylogenetisch gehören Lobus anterior (Endigung spinaler Bahnen) und Lobus flocculonodularis (Endigung vestibulärer Bahnen) zu den alten Teilen des Cerebellum (Palaeocerebellum), während im Lobus posterior vorwiegend neenzephale Bahnen endigen (Neocerebellum).

Die *genetische Einteilung* stimmt mit der *funktionellen Gliederung* des Kleinhirns überein. Die *deskriptiv-anatomische Einteilung,* bei der korrespondierende Abschnitte von Wurm und Hemisphäre gesondert benannt werden, entspricht nicht völlig der genetischen. Tab. 1 stellt die entsprechenden Abschnitte einander gegenüber.

◄ 1–8 *Vermis cerebelli*
1 Lingula
2 Lobulus centralis
3 Culmen
4 Declive
5 Tuber vermis
6 Pyramis vermis
7 Uvula vermis
8 Nodulus
9–17 *Hemisphaerium cerebelli*
9 Ala lobuli centralis
10 Lobulus quadrangularis
11 Lobulus simplex
12 Lobulus semilunaris superior
13 Lobulus semilunaris inferior
14 Lobulus gracilis
15 Lobulus biventer
16 Tonsilla cerebelli
17 Flocculus
18 Vallecula
19 Fissura secunda
20 Fissura posterolateralis
21 Fissura prima
22 Velum medullare inferius
23 Velum medullare superius
24 Pedunculus cerebellaris superior
25 Pedunculus cerebellaris medius und Pedunculus cerebellaris inferior

Tabelle **1.** Deskriptive Einteilung und genetische Gliederung des Kleinhirns (Abb. **97, 98** u. **105,** S. 302)

	Wurm	Hemisphäre	genetische Gliederung
Corpus cerebelli	Lingula		Lobus anterior cerebelli (vorwiegend paläozerebellar)
	Lobulus centralis	Ala lobuli centralis	
	Culmen	Lobulus quadrangularis	
	Fissura prima		
	Declive	Lobulus simplex	Lobus posterior cerebelli (neozerebellarer Anteil)
	Folium vermis	Lobulus semilunaris superior	
	Fissura horizontalis cerebelli		
	Tuber vermis	Lobulus semilunaris inferior Lobulus gracilis [paramedianus]	
	Pyramis vermis	Lobulus biventer	Lobus posterior cerebelli (paläozerebellarer Anteil)
	Fissura secunda		
	Uvula vermis	Tonsilla cerebelli	
	Fissura posterolateralis		
	Nodulus	Flocculus	Lobus flocculonodularis (paläozerebellar)

d) Mittelhirn

Während sich in der Ontogenese des Gehirns rostral das Großhirn, kaudal das Kleinhirn massenmäßig stark entfalten und nach dorsal vorwölben, bleibt der *Übergangsteil des Rhombencephalon zum Prosencephalon* „in der Mitte" des Gehirns relativ klein. Dieser Abschnitt wird wegen seiner Lage, seiner Vermittlerrolle zwischen kranialen und kaudalen Hirnteilen und seiner geringen Ausdehnung als eigener Hirnabschnitt, *Mittelhirn,* abgegrenzt. Das Mittelhirn liegt in der Öffnung des Kleinhirnzelts, *Incisura tentorii,* die aus der hinteren Schädelgrube (Kleinhirn) zur mittleren und vorderen Schädelgrube (Großhirn) führt.

Das **Mittelhirn,** *Mesencephalon* (Abb. **94–97,** S. 270–275, u. **104,** S. 296), besteht aus den *Hirnstielen, Pedunculi cerebri,* und dem *Mittelhirndach,*

Tectum mesencephalicum. Es reicht vom Oberrand der Brücke bis zur vorderen (oberen) Begrenzung der Vierhügelplatte und ist in drei Etagen gegliedert. Die Hauptmasse des Mittelhirns bilden als *mittlere* Etage die *Partes posteriores* der Hirnstiele mit dem *Tegmentum mesencephalicum,* die *dorsal* vom *Mittelhirndach* bedeckt werden. Die *basale* Etage des Mittelhirns wird von den *Partes anteriores* der Hirnstiele, *Basis pedunculi cerebri,* gebildet, in denen neenzephale Bahnen absteigen. Das Ventrikelsystem ist im Mittelhirn zum *Aquädukt* (Wasserleitung), *Aquaeductus mesencephali [cerebri],* eingeengt, der im Grenzbereich von Tegmentum und Tectum verläuft und den III. mit dem IV. Ventrikel verbindet.

Das *Tegmentum mesencephalicum,* die *Haube,* ist der rostrale Teil des Tegmentum des Hirnstammes, die Fortsetzung der grauen Substanz im Boden der Rautengrube. Unmittelbar unter dem Aquädukt liegen die *Kerngebiete der äußeren und der inneren Augenmuskeln,* im zentralen Bereich des Tegmentum die *Formatio reticularis,* aus der sich eigene Kerngebiete (Nucleus ruber, Substantia nigra) differenziert haben, sowie durchlaufende aufsteigende Faserbahnen.

Die *Pars anterior pedunculi cerebri,* üblicherweise *Hirnschenkel, Crus cerebri,* genannt, liegt dem Tegmentum basal an und führt neenzephale absteigende Großhirnbahnen zu Brücke und Rückenmark. Jeder Hirnschenkel wird oberflächlich beiderseits durch eine Furche abgegrenzt, die mediale Furche ist der *Sulcus oculomotorius.* (Von manchen Autoren werden die Furchen auch als *Sulci medialis* und *lateralis mesencephali* bezeichnet.) Beide Hirnschenkel divergieren vom Oberrand der Brücke zum Zwischenhirn und fassen die *Fossa interpeduncularis* zwischen sich. Ihr Boden weist zahlreiche Öffnungen auf, *Substantia perforata interpeduncularis,* durch die Gefäße in Zwischen- und Mittelhirn eindringen. Der *N. oculomotorius* tritt vor der Brücke im Sulcus oculomotorius aus dem Boden der Fossa interpeduncularis.

Das *Mittelhirndach, Tectum mesencephalicum,* das aus dem Zwischenhirn auf das Tegmentum auswächst, besteht aus der *Vierhügelplatte, Lamina tectalis,* und den *Bindearmen.* Die beiden oberen Hügel, *Colliculi superiores,* sind mit ihrer grauen Substanz an die Sehbahn angeschlossen, die beiden unteren Hügel, *Colliculi inferiores,* mit ihren Kerngebieten Teil der Hörbahn. Jeder obere Hügel wird seitlich durch den *oberen Bindearm, Brachium colliculi superioris,* mit dem *Corpus geniculatum laterale,* jeder untere Hügel durch den *unteren Bindearm, Brachium colliculi inferioris,* mit dem *Corpus geniculatum mediale* verbunden.

In der *Seitenansicht* des Mittelhirns ist zwischen äußerer Grenzfurche an der Basis pedunculi cerebri, Pedunculus cerebellaris superior und Brachium colliculi inferioris ein dreieckiges Feld, *Trigonum lemnisci,* sichtbar. Hier liegen der *Lemniscus lateralis* (Hörbahn) und der laterale Abschnitt des *Lemniscus medialis* (Schmerzbahn) unmittelbar unter der Oberfläche des Mittelhirns.

Die Schmerzbahn kann im Bereich des Trigonum lemnisci operativ unterbrochen werden.

Im *kaudalen Grenzbereich* des Mittelhirns zur Brücke treten hinter den unteren Hügeln die oberen Kleinhirnstiele, die durch das Velum medullare superius verbunden sind, in das Mittelhirn über. Unmittelbar hinter den unteren Hügeln verläßt der *N. trochlearis* das Mittelhirn. Er tritt als einziger Hirnnerv *dorsal* aus, schlingt sich seitlich um das Mittelhirn nach ventral und zieht vorn, medial am Rand des Tentorium, durch die Dura.

Im *kranialen Grenzbereich* des Mittelhirns zum Zwischenhirn grenzen rostrale Teile des Mittelhirndaches und der Hirnschenkel an Zwischenhirnbildungen oder gehen in diese über.

An die Vierhügelplatte schließt sich vorn der *Epithalamus* des Zwischenhirns an. Hier kreuzt die Commissura epithalamica. Das Corpus pineale, die Epiphyse, legt sich von rostral her auf die Vierhügelplatte.

Unmittelbar vor der Fossa interpeduncularis ragen bereits Teile des *Zwischenhirns* (Infundibulum, Corpora mamillaria) an der Basis vor. Den Pedunculi liegt am rostralen Ende der gleichfalls dem Zwischenhirn zugeordnete *Tractus opticus* an.

Der **Aquädukt,** *Aquaeductus mesencephali* (Abb. **97,** S. 275, u. **104,** S. 296), verbindet III. und IV. Ventrikel. Er durchzieht das Mittelhirn in der Ebene zwischen Tectum und Tegmentum, umgeben von grauer Substanz (zentrales Höhlengrau). Der Aquädukt ist etwa 15 mm lang, sein Lumen in der Mitte bis auf etwa 1,8 mm^2 erweitert, davor und dahinter aber auf etwa 0,8 mm^2 verengt.

2. Graue und weiße Substanz von Rautenhirn und Mittelhirn

Die **graue Substanz** liegt im Hirnstamm, ähnlich wie im Rückenmark, zentral als *periventrikuläres Grau, Substantia grisea centralis,* oder innerhalb der weißen Substanz in Form von *Kernen, Nuclei.* An manchen Stellen ist die graue Substanz diffus von weißen Faserbündeln durchzogen und als *Formatio reticularis* ausgebildet. Am Kleinhirn und am oberen Hügel des Mittelhirns bildet sie, wie am Großhirn, als Oberflächenschicht *Rinde, Cortex.*

Die **weiße Substanz** des Hirnstamms ist teils in Form starker *Projektionsbahnen,* teils in Form kurzer, schwacher *Assoziationsbündel* angeordnet.

a) Kerne und Bahnen des Rautenhirns

Die **graue Substanz** in verlängertem Mark und Brücke, das *Tegmentum des Rautenhirns,* ist in Ursprungs- und Endkerne der Hirnnerven V–XII gegliedert. Sie liegen aber, im Gegensatz zur konzentrisch um den Zentralkanal angeordneten grauen Substanz des Rückenmarks, exzentrisch am Boden der Rautengrube – eine Folge der Verlagerung des Zentralkanals nach dorsal und seiner Ausweitung zum IV. Ventrikel.

Die Ausbildung des IV. Ventrikels führt zur Umlagerung der grauen Säulen des Rückenmarks und zur Änderung ihrer Proportionen. Dorsale (somatosensible) Komponenten werden am Ventrikelboden weit nach lateral, ventrale (somatomotorische) nach medial verlagert, viszerale Komponenten sind intermediär (zwischen lateralen und medialen Komponenten) lokalisiert. Proportional nehmen die viszeralen Komponenten im Boden der Rautengrube (Kerne der Nn. V, VII, IX–XI) einen größeren Raum ein als im Rückenmark. An die Hirnnervenkern-Zone schließt sich basal (ventral) die Zone des Eigenapparats an, die im Rückenmark die graue Substanz konzentrisch umgibt.

Der *Sulcus limitans* (Abb. **96,** S. 273), der am Boden der Rautengrube intermediär sagittal bis zum rostralen Ende verläuft, markiert die Grenze zwischen viszeromotorischen und viszerosensiblen Komponenten. Der Sulcus entsteht infolge der Massenvermehrung in den beiden angrenzenden Arealen.

Die **weiße Substanz,** hauptsächlich neenzephale Projektionsbahnen, liegt als *Lemniscus medialis* ventromedial und als *Pyramidenbahn* basal von der Formatio reticularis.

Die *Hirnnerven* des Rhombencephalon sind hinsichtlich Entstehung, Zusammensetzung und Funktion (im Gegensatz zu den Spinalnerven) ungleichwertig (→ Grundzüge der Hirnnervengliederung, Bd. 1, S. 144 ff). Hirnnervenkerne oder Teile davon sind Glieder *funktioneller Systeme des Rautenhirns* (Systeme der allgemeinen und der speziellen Somato- und Viszerosensibilität sowie der allgemeinen und der speziellen Somato- und Viszeromotorik, Abb. **100**), die jeweils das Kernstück größerer neuronaler Systeme bilden. Die Hirnnervenkerne des Rhombencephalon sollen deshalb zusammen mit den funktionellen Systemen, denen sie angehören, besprochen werden.

Hautsensibilität (Systeme der allgemeinen Somatosensibilität). *Kerngebiete* der allgemeinen Somatosensibilität (Abb. **99–103,** S. 284–292) im Rautenhirn sind die *Hinterstrangkerne* und das ausgedehnte *sensible Trigeminuskern-Gebiet.* In diesen Kernen endet das erste Neuron der Leitungsbahnen des Druck- und Tastsinns sowie der Tiefensensibilität. Die Erregung wird über die vom zweiten Neuron gebildete mediale Schleife zum Thalamus und von dort im dritten Neuron zur hinteren Zentralwindung der Großhirnrinde weitergeleitet.

Die **Hinterstrangkerne,** *Nucleus gracilis* und *Nucleus cuneatus,* liegen im unteren Teil der Medulla oblongata und wölben an der dorsolateralen Fläche, dicht unterhalb der Rautengrube, die nach ihnen benannten Tubercula vor. Die Perikaryen des in beiden Kernen endigenden ersten Neuron liegen in den Spinalganglien der dorsalen Spinalnervenwurzeln. Nucleus

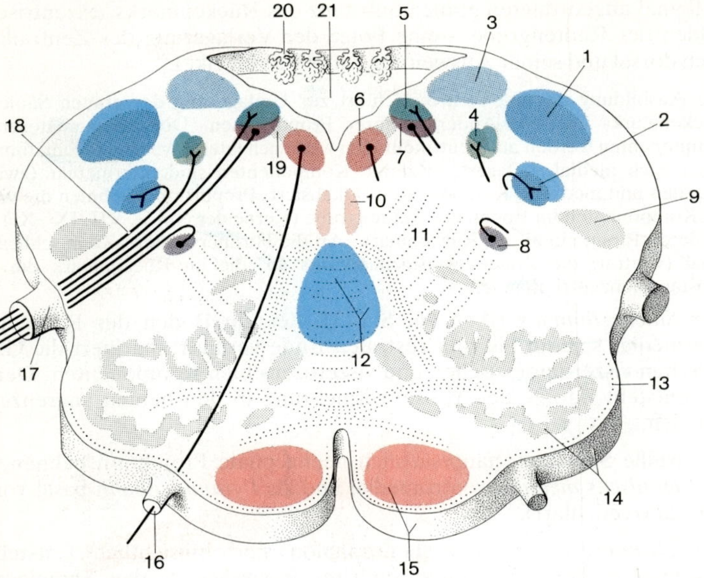

99 Anordnung der funktionellen Systeme im Rautenhirn
Schematischer Querschnitt in Höhe der Vaguskerne (Lage der Kerngebiete [gerastert] und der Faserbahnen exemplarisch dargestellt))

1, 2 *Kerngebiete für die allgemeine Somatosensibilität*
1 Nuclei gracilis und cuneatus
2 Nucleus spinalis nervi trigeminalis
3 Kerngebiet für die spezielle Somatosensibilität: Nuclei vestibulares
4, 5 *Kerngebiete für die allgemeine Viszerosensibilität*
4 Nucleus solitarius (gleichzeitig Kerngebiet für die spezielle Viszerosensibilität, Geschmacksfasern)
5 Nuclei dorsales nervi glossopharyngei (mehr lateral) und nervi vagi (mehr medial)
6 Kerngebiet der allgemeinen Somatomotorik: Nucleus nervi hypoglossi
7 Kerngebiet der allgemeinen Viszeromotorik: Nucleus dorsalis nervi vagi
8 Kerngebiet der speziellen Viszeromotorik: Nucleus ambiguus
9 Nucleus reticularis lateralis (Kern der Formatio reticularis)
10 Fasciculus longitudinalis medialis
11 Fibrae arcuatae internae
12 Lemniscus medialis und Decussatio lemniscorum medialium
13 Fibrae arcuatae externae anteriores
14 Oliva und Nucleus olivaris inferior
15 Pyramis (medullae oblongatae) und Fasciculus pyramidalis
16 N. hypoglossus
17 N. vagus
18 Fasern aus dem R. auricularis nervi vagi zum Kerngebiet für die allgemeine Somatosensibilität
19 Nucleus intercalatus (Funktion nicht sicher bekannt)
20 Plexus choroideus ventriculi quarti
21 Ventriculus quartus

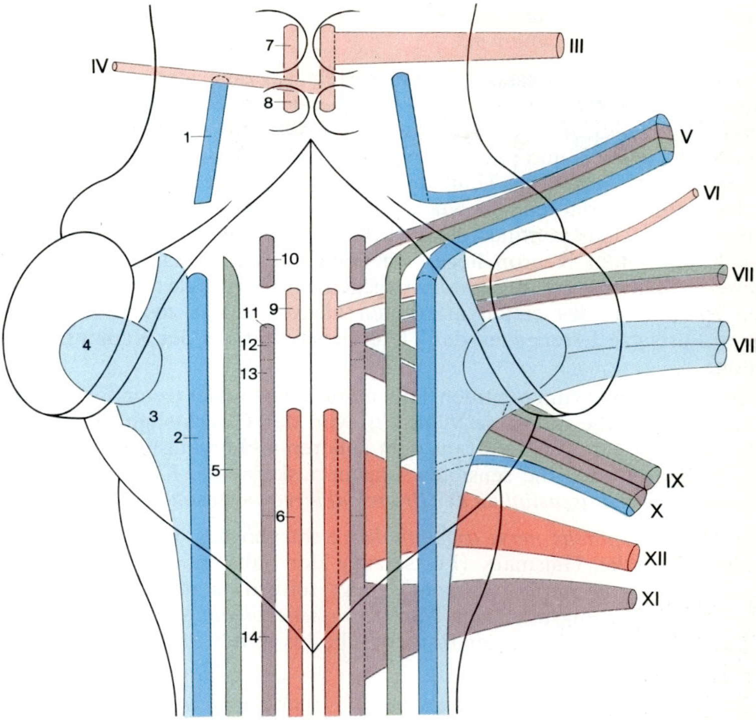

100 Funktionelle Systeme im Rautenhirn und Faserkomponenten der Hirnnerven III–XII, Schema (rechts Kerngebiete und Faserkomponenten, links nur Kerngebiete)

III–XII Nn. craniales III–XII
1, 2 *Kerngebiete für die allgemeine Somatosensibilität*
1 Nucleus mesencephalicus nervi trigeminalis
2 Nucleus pontinus nervi trigeminalis und Nucleus spinalis nervi trigeminalis
3, 4 *Kerngebiete für die spezielle Somatosensibilität*
3 Nuclei cochleares
4 Nuclei vestibulares
5 Kerngebiete für allgemeine und spezielle Viszerosensibilität: Nucleus solitarius und Teil der Nuclei dorsales nervi glossopharyngei und nervi vagi
6 Kerngebiet für die allgemeine Somatomotorik: Nucleus nervi hypoglossi
7–9 *Kerngebiete für die spezielle Somatomotorik*
7 Nucleus nervi oculomotorii
8 Nucleus nervi trochlearis
9 Nucleus nervi abducentis
10–14 *Kerngebiete für allgemeine und spezielle Viszeromotorik*
10 Nucleus motorius nervi trigeminalis
11 Nucleus nervi facialis
12 Nuclei salivatorii
13 Teil des Nucleus dorsalis nervi vagi
14 Nucleus ambiguus

gracilis und Nucleus cuneatus sind das *Kerngebiet für die allgemeine Somatosensibilität der Spinalnerven.*

Das *sensible* **Trigeminuskern-Gebiet** besteht aus einer dreigeteilten Kernsäule mit dem *Nucleus spinalis nervi trigeminalis,* dem *Nucleus pontinus nervi trigeminalis* und dem *Nucleus mesencephalicus nervi trigeminalis.* In den Nuclei spinalis und pontinus enden *allgemein somatosensible (somatoafferente) Fasern* aus der Haut der Stirn und des Gesichts, die über den N. trigeminus verlaufen, im Nucleus spinalis vorwiegend der protopathischen, im Nucleus pontinus der epikritischen Sensibilität. Die Perikaryen des 1. afferenten Neuron liegen im Ganglion trigeminale. Der *Nucleus mesencephalicus nervi trigeminalis* dagegen wird – einzigartig im ZNS – aus den Perikaryen des ersten afferenten Neuron selbst zusammengesetzt, deren Fortsätze Erregungen der Tiefensensibilität aus der Kaumuskulatur leiten.

Zum spinalen und zum pontinen Trigeminuskern-Gebiet treten jedoch auch einige Fasern, die mit dem *N. facialis* (von der Gesichtshaut hinter dem Ohr) und mit dem *N. vagus* (aus dem äußeren Gehörgang) in das Rautenhirn ziehen, so daß die sensiblen Trigeminuskerne als *Kerngebiet für die allgemeine Somatosensibilität der Branchialnerven* anzusehen sind.

Der *Nucleus spinalis nervi trigeminalis* reicht von der Mitte der Rautengrube bis in das Halsmark (Fortsetzung der Substantia gelatinosa), der *Nucleus pontinus nervi trigeminalis* liegt seitlich in mittlerer Höhe am Boden der Rautengrube. Der *Nucleus mesencephalicus nervi trigeminalis* dehnt sich von der Mitte der Rautengrube bis in das *Mittelhirn* (unter die Lamina tectalis) aus.

Die Fasern ziehen in Bahnen, *Tractus spinalis* und *Tractus mesencephalicus nervi trigeminalis,* zu den Kernen und treten gestaffelt in sie ein. Die Fasern aus dem N. mandibularis (N. V_3) enden am weitesten rostral, die aus dem N. ophthalmicus (N. V_1) am weitesten kaudal im Nucleus spinalis.

Gleichgewichts- und Hörsinn (Systeme der speziellen Somatosensibilität). *Speziell somatosensible (somato-afferente) Fasern* für die Afferenzen der hochdifferenzierten Rezeptoren des Gleichgewichts- und des Hörorgans führen im N. vestibulocochlearis den Vestibularis- und den Kochleariskernen Erregungen zu (Vestibularis- und Kochlearissystem). Die Kerne der beiden Systeme verhalten sich hinsichtlich ihrer weiteren Verbindungen grundsätzlich verschieden. Die *Vestibulariskerne* besitzen Verbindungen mit der grauen Substanz des Kleinhirns, der Medulla oblongata und des Rückenmarks, während Verbindungen zur Großhirnrinde weitgehend fehlen; die Erregungen aus dem Gleichgewichtssinn kommen nicht unmittelbar zu Bewußtsein, sie werden reflektorisch beantwortet. Aus den Kernen des *Kochlearissystems* geht dagegen die Hörbahn zur Großhirnrinde hervor.

Die *Nuclei vestibulares* und *cochleares* (Abb. **99** u. **103,** S. 292) liegen in mittlerer Höhe lateral (Nähe der Apertura lateralis) am Boden der Rauten-

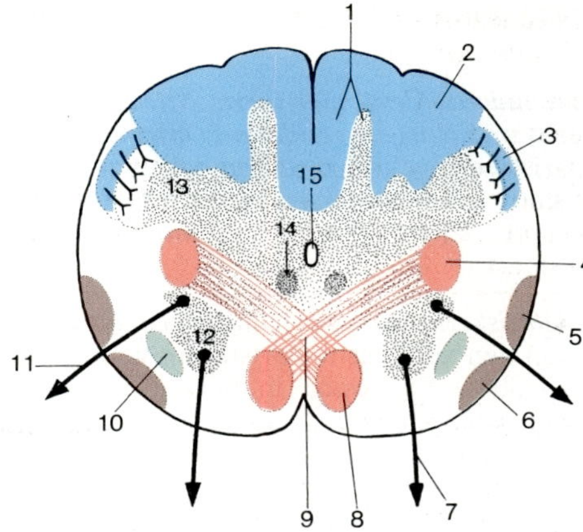

101 Querschnitt durch das Rautenhirn (I) in Höhe der Pyramidenkreuzung (Kerne und Faserbahnen nur exemplarisch dargestellt)

1 Fasciculus gracilis und Nucleus gracilis
2 Fasciculus cuneatus
3 Tractus spinalis nervi trigeminalis
4 Tractus corticospinalis lateralis
5 Tractus spinocerebellaris posterior
6 Tractus spinocerebellaris anterior
7 Radix anterior nervi cervicalis
8 Tractus corticospinalis anterior
9 Decussatio pyramidum
10 Tractus spinothalamicus lateralis (Tractus spinothalamicus anterior im Rautenhirn unscharf, weil mit Retikularisfasern vermengt)
11 kraniale Fasern der Radices spinales nervi accessorii
12 Columna anterior
13 Columna posterior
14 Fasciculus longitudinalis medialis
15 Canalis centralis

grube, die *Nuclei cochleares (anterior* und *posterior)* ventral und lateral von den *Vestibulariskernen* im Boden der Apertur.

Vestibularissystem. Die Perikaryen des ersten afferenten Neuron liegen im Ganglion vestibulare am Grunde des Porus acusticus internus des Felsenbeins. Die in das Myelencephalon eintretenden Fasern teilen sich in auf- und absteigende Zweige, die größtenteils an *vier Vestibulariskernen* (am oberen, medialen, lateralen und unteren Kern) enden. Der mediale und der untere Kern reichen weit in die kaudale Hälfte des Bodens der Rautengrube. In den Vestibulariskernen beginnt das zweite Neuron der Leitung.

Ein Teil der Vestibularisfasern zieht ohne Einschaltung eines Vestibulariskerns und ungekreuzt über den unteren Kleinhirnstiel direkt zur Kleinhirnrinde, „direkte sensorische Kleinhirnbahn".

Aus dem *oberen Vestibulariskern, Nucleus vestibularis superior* (Bechterewscher Kern), aber auch aus den anderen drei Kernen ziehen Fasern zur Rinde der alten Kleinhirnteile, zu *Vermis* und *Lobus flocculonodularis*. Die Fasern kreuzen größtenteils zur Gegenseite. Sekretorische Fasern (Sekretion der Endolymphe) sollen aus dem oberen Kern rückläufig zum Innenohr gelangen.

Am *medialen* und am *unteren Vestibulariskern, Nucleus vestibularis medialis* (Schwalbescher Kern) und *Nucleus vestibularis inferior* (Rollerscher Kern), enden die Vestibularisfasern gekreuzt und ungekreuzt. Aus dem medialen und dem unteren Kern leiten absteigende Fasern die Erregungen in die *Formatio reticularis* und über den *Tractus vestibulospinalis* zum motorischen Apparat des Rückenmarks.

Im *lateralen Vestibulariskern, Nucleus vestibularis lateralis* (Deitersscher Kern), enden Kollateralen von Vestibularisfasern und der Verknüpfungen zum Kleinhirn (→ S. 309). Er besitzt in beiden Richtungen zahlreiche Verbindungen zur *Formatio reticularis,* zum *Rückenmark* (über die Tractus reticulospinalis und vestibulospinalis), zu den *Augenmuskelkernen* (über den Fasciculus longitudinalis medialis) und zum *Nucleus ruber* im extrapyramidal-motorischen System. Der laterale Kern ist damit nicht nur sensorischer Endkern, sondern zugleich auch Koordinations- und Integrationszentrum im Verband der Formatio reticularis.

Die *Vestibulariskerne* verknüpfen somit die Erregungen aus dem Gleichgewichtsorgan unmittelbar und mittelbar über Kleinhirn und Nucleus ruber mit dem motorischen System und integrieren zugleich Afferenzen aus anderen Sinnessystemen. Die enge Verbindung zu den Kerngebieten der äußeren Augenmuskeln (Auslösung von kalorischem Nystagmus über das Gleichgewichtsorgan) sichert die Zusammenarbeit zwischen optischer und vestibulärer Raumorientierung.

Das **Kochlearissystem** ist in der Hörbahn vertreten (→ S. 425 ff u. Abb. **169,** S. 426).

Schleimhautsensibilität (Systeme der allgemeinen Viszerosensibilität). *Allgemeine viszerosensible (viszeroafferente) Fasern* stammen aus der Schleimhaut des Vorderdarms, der Atemwege und aus Baucheingeweiden. Sie verlaufen über den *N. trigeminus,* den *N. facialis,* den *N. glossopharyngeus* sowie den *N. vagus* und enden sowohl im *Nucleus solitarius* als auch in den *Nuclei dorsales nervi glossopharyngei* und *nervi vagi* (Abb. **99, 100** u. **102**).

Der **Nucleus solitarius** reicht von der Mitte der Rautengrube bis zur Höhe der Pyramidenkreuzung abwärts, die Fasern verlaufen absteigend im *Tractus solitarius* zu dieser Kernsäule. Der Nucleus solitarius ist nicht nur Kerngebiet der allgemeinen Viszerosensibilität, sondern in seinem rostralen Anteil als *Nucleus gustatorius* gleichzeitig Endkern von Geschmacksfasern.

Aus dem Nucleus solitarius ziehen Fasern zur Gegenseite in die Formatio reticularis. Sie vermitteln Reflexe aus Rachen, Speiseröhre und Kehlkopf. Eine aufsteigende Verbindung zu Thalamus und Großhirnrinde ist nicht bekannt.

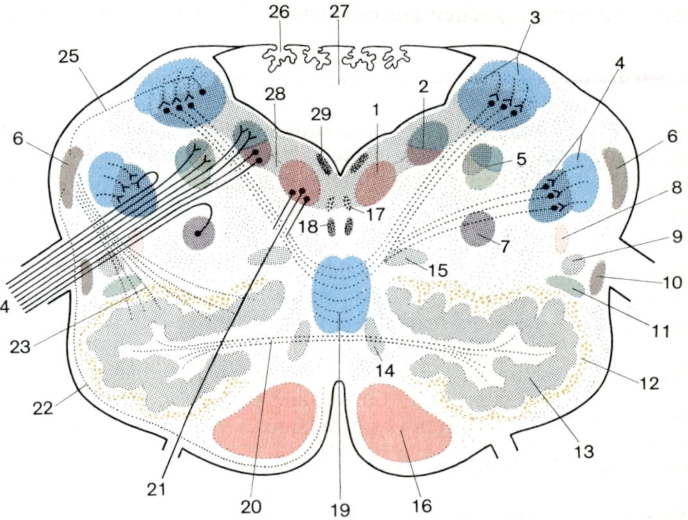

102 Schematisierter Querschnitt (II) durch das Rautenhirn in Höhe des N. vagus und des N. hypoglossus (→ auch Abb. 99)
(Faserbahnen und Wurzelfasern der Hirnnerven nicht vollständig und z. T. nur einseitig eingezeichnet)

1 Nucleus nervi hypoglossi
2 Nucleus dorsalis nervi vagi
3 Nuclei gracilis und cuneatus mit kranialem Rest des Funiculus posterior
4 Nucleus spinalis nervi trigeminalis und Tractus spinalis nervi trigeminalis
5 Nucleus solitarius und Tractus solitarius
6 Tractus spinocerebellaris posterior
7 Nucleus ambiguus
8 Tractus rubrospinalis
9 Nucleus reticularis lateralis
10 Tractus spinocerebellaris anterior
11 Tractus spinothalamicus lateralis
12 Tractus tegmentalis centralis
13 Nucleus olivaris inferior
14 Nucleus olivaris accessorius medialis
15 Nucleus olivaris accessorius posterior
16 Fasciculus pyramidalis
17 Nucleus vestibularis inferior (spinaler Endkern für Vestibularisfasern)
18 Fasciculus longitudinalis medialis
19 Decussatio lemniscorum medialium
20 Fibrae interolivares
21 N. hypoglossus
22 Fibrae arcuatae externae anteriores
23 Tractus olivocerebellaris
24 N. vagus
25 Fibrae arcuatae externae posteriores
26 Plexus choroideus ventriculi quarti
27 Ventriculus quartus
28 Nucleus intercalatus
29 Fasciculus longitudinalis posterior

Der **Nucleus dorsalis nervi glossopharyngei** (lateral) und der **Nucleus dorsalis nervi vagi** (medial) liegen – oftmals zu einem Kerngebiet verschmolzen – im Boden der Rautengrube, seitlich und kaudal vom Hypoglossuskern. In beiden Nuclei dorsales enden viszerosensible Fasern, im Nucleus dorsalis nervi vagi aus tieferen Anteilen des Magen-Darm-Kanals (parasympathische viszeroafferente Fasern). Der Nucleus dorsalis nervi vagi ist gleichzeitig Ursprungskern für Fasern der allgemeinen Viszeromotorik.

Geschmackssinn (Systeme der speziellen Viszerosensibilität). *Speziell viszerosensible (viszeroafferente) Fasern* aus den Geschmacksrezeptoren erreichen das Rautenhirn über den *N. facialis,* den *N. glossopharyngeus* und den *N. vagus,* sie enden im rostralen Anteil, **Nucleus gustatorius,** des *Nucleus solitarius.* Die Perikaryen des ersten afferenten Neuron liegen im *Ganglion geniculi* (N. VII) sowie im *Ganglion superius* und/oder *Ganglion inferius* (N. IX, N. X).

Die *zentrale Geschmacksleitung* beginnt mit dem 2. Neuron im *Nucleus solitarius.* Die Fasern schließen sich medial (größtenteils zur Gegenseite kreuzend) dem *Lemniscus medialis* an. Sie enden in der ventralen Kerngruppe des *Thalamus* (Nucleus ventralis posterior). Das hier beginnende 3. Neuron der Geschmacksleitung führt zur *Großhirnrinde* im Bereich des *Scheitellappens* (Unterfläche des Operculum frontoparietale). Ein Teil der Fasern des 2. Neuron zieht zum Hypothalamus.

Zungenmotorik (System der allgemeinen Somatomotorik). Als *allgemein somatomotorische (somatoefferente) Fasern* müssen die im *N. hypoglossus* verlaufenden, aus dem *Hypoglossuskern* stammenden Fasern bezeichnet werden. Der N. hypoglossus entspricht als einziger Hirnnerv einer vorderen Spinalnervenwurzel.

Der **Nucleus nervi hypoglossi** (Abb. **99,** S. 284, **100** u. **102**) nimmt im unteren Winkel der Rautengrube ein mediales, dreieckiges, leicht vorgewölbtes Feld ein, *Trigonum nervi hypoglossi.* Das Kerngebiet beginnt im geschlossenen unteren Teil der Medulla oblongata, ventral vom Zentralkanal (kraniale Fortsetzung der ventralen Zellsäule des Rückenmarks).

Die *einzigen am Kopf vorkommenden somatischen Muskeln* sind die vom N. hypoglossus innervierten Zungenmuskeln. Als ursprünglich vordere Spinalnervenwurzel tritt der N. XII ventral zwischen Pyramide und Olive aus; seine rückgebildete dorsale Wurzel ist embryonal gelegentlich noch nachweisbar.

Die Hypoglossuskerne beider Körperseiten stoßen in der Mittellinie zusammen. Daher kann dort eine geringe Läsion bereits zu einer totalen Lähmung der Zungenmuskulatur führen.

Augenmotorik (System der speziellen Somatomotorik). Als *speziell somatomotorische (somatoefferente) Fasern* können die aus den **Kernen der Augenmuskelnerven** hervorgehenden Fasern bezeichnet werden.

Die Kerne der Nn. oculomotorius und trochlearis liegen im Tegmentum mesencephalicum (→ S. 298 f).

Der *Nucleus nervi abducentis* (Abb. **100** u. **103 b**) liegt paramedian auf mittlerer Höhe im Boden der Rautengrube; er wölbt, gemeinsam mit den Fasern des inneren Fazialisknies, den *Colliculus facialis* auf.

Allgemeine Viszeromotorik (Systeme der vegetativ-motorischen Innervation glatter Muskulatur, des Herzens und von Schleimhautdrüsen). *Allgemein viszeromotorische (viszeroefferente) Fasern* im *N. facialis,* im *N. glossopharyngeus* und im *N. vagus* innervieren sekretorisch die Speicheldrüsen, die Drüsen der Schleimhaut, motorisch die glatte viszerale Muskulatur des Darms und der Atemwege sowie die Herzmuskulatur. Das Kerngebiet der Viszeromotorik (Abb. **100,** S. 285) erstreckt sich als Kernsäule am Boden der Rautengrube vom rostralen Bereich bis in das obere Halsmark, es liegt seitlich des Nucleus nervi hypoglossi, dicht unter dem IV. Ventrikel. Die Kernsäule ist in drei Kerne gegliedert, in zwei **Speichelkerne,** *Nuclei salivatorii (salivarii) superior* und *inferior* sowie in den *Nucleus dorsalis nervi vagi.* Die Kerne sind ihrer Funktion nach dem *Parasympathicus* zuzurechnen.

Der *Nucleus salivatorius superior* (Abb. **103 b**), der kaudal und etwas medial dem motorischen Fazialiskern folgt, entsendet Fasern über den N. VII *(N. intermedius)* zu den Glandulae lacrimalis, sublingualis und submandibularis.

Der *Nucleus salivatorius inferior,* der sich kaudal an den oberen Speichelkern anschließt, gibt Fasern über den N. IX zur Glandula parotidea.

Der kaudal folgende *Nucleus dorsalis nervi vagi* (Abb. **99,** S. 284, u. **102**) erstreckt sich über die ganze Längsausdehnung des Nucleus olivaris inferior. Vom dorsalen Vaguskern gelangen über den N. X Fasern zum Herzen, zur glatten Muskulatur und zu den Drüsen der Schleimhaut der Eingeweide.

Der *Nucleus dorsalis nervi vagi* ist zugleich Endkern für afferente Fasern aus den Nn. IX und X. Er enthält einen Rest der ursprünglichen sensiblen Kernsäule, der bei der phylogenetischen Abgliederung des Nucleus solitarius in seiner alten Lage zurückblieb.

Spezielle Viszeromotorik (Systeme der Innervation quergestreifter viszeraler Muskulatur). *Speziell viszeromotorische (viszeroefferente) Fasern* innervieren quergestreifte Muskulatur, die ihrer Herkunft nach viszerale Muskulatur ist.

Im Anfangsteil des Darmrohrs dient die viszerale Muskulatur der Darmwand nicht nur Transportfunktionen, sondern ermöglicht die Nahrungsaufnahme und Verarbeitung (Kaumuskulatur). Viszerale Muskulatur ist außerdem Mutterboden für die mimische Muskulatur, die neben der Beteiligung an der Nahrungsaufnahme bei Ausdrucksbewegungen und beim Sprechen mitwirkt. Diese Funktionen stehen unter der Kontrolle eines präzise arbeitenden und koordinierenden Zentralorgans. Die Muskeln bestehen aus quergestreiftem Muskelgewebe und sind, im Gegensatz zu der typischen Darmmuskulatur, z. T. an Skeletteilen angeheftet. In diesem funktionellen Zusammenhang sind die Ursprungskerne für diejenigen Neurone, die quergestreifte viszerale Muskulatur innervieren, verselbständigt. Sie haben sich aus der allgemeinen viszeroefferenten Kernsäule herausgelöst und nach ventral und lateral verlagert.

Die *speziell viszeromotorischen Fasern* verlaufen im *N. trigeminus* (zu Kaumuskeln, Gaumenmuskeln und zum M. tensor tympani), im *N. facialis* (zu Gesichtsmuskulatur, Muskeln des Hyalbogens und zum M. stapedius), im

N. glossopharyngeus (zur Pharynxmuskulatur), im *N. vagus* (zum oberen Teil des Oesophagus und zur Kehlkopfmuskulatur) und im *N. accessorius* (zu den Mm. sternocleidomastoideus und trapezius).

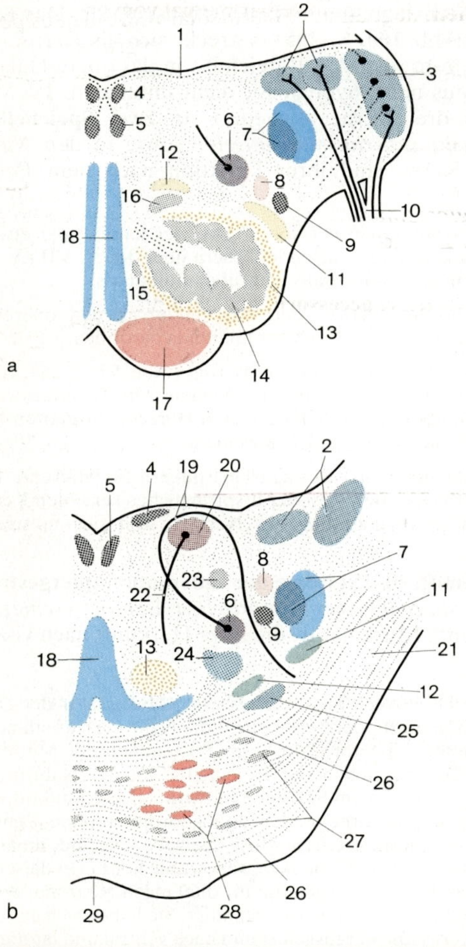

103 Schematisierte Querschnitte (III, IV) durch das Rautenhirn
(rechte Hälfte; Kerne und Faserbahnen nur exemplarisch dargestellt)
a Schnitt durch die Medulla oblongata unmittelbar hinter der Brücke
b Schnitt durch den unteren Teil der Brücke

Die Fasern entstammen einer besonderen Gruppe von Kernen, die tief im Boden der Rautengrube liegen (Abb. **100,** S. 285) und deren Fasern zunächst in einem mehr oder weniger dorsalwärts ausholenden Bogen verlaufen, ehe sie das Rautenhirn verlassen – am stärksten ausgeprägt im N. facialis.

Der **Nucleus motorius nervi trigeminalis,** aus dem die motorischen Fasern für den N. V kommen, liegt unmittelbar medial vom Nucleus pontinus nervi trigeminalis auf halber Höhe im Boden der Rautengrube.

Der **Nucleus nervi facialis** (Abb. **103**), der motorische Fazialiskern, liegt seitlich ventral unter dem Abduzenskern; seine Fasern bilden im Anfangsverlauf das *innere Fazialisknie, Genu nervi facialis,* das den Abduzenskern dorsalwärts als Schlinge umgibt.

Der **Nucleus ambiguus** (Abb. **99,** S. 284, u. **102**) entsendet die motorischen Fasern für den *N. glossopharyngeus,* den *N. vagus* und den kranialen Anteil des *N. accessorius*. Er bildet in der Tiefe der Ventrikelwand eine schlanke Kernsäule dorsal vom Olivenkern.

Der **Nucleus spinalis nervi accessorii,** aus dem die Fasern für den kaudalen Anteil des N. accessorius hervorgehen (Abb. **101,** S. 287), erstreckt sich im Rückenmark in der Basis des Vorderhorns bis zum 5. Zervikalsegment abwärts.

Der **Eigenapparat** des Rautenhirns, die *Formatio [Substantia] reticularis* (Abb. **99** u. **102**), ist – im Vergleich zum Eigenapparat des Rückenmarks – mächtig entfaltet und nimmt im Tegmentum des Rautenhirns einen ausgedehnten Bereich ein, der dorsal von den Hirnnervenkernen und ventromedial von den neenzephalen Bahnen (Lemniscus medialis, Pyramidenbahn) begrenzt wird. Kranialwärts geht er ohne scharfe Grenze in das Tegmentum mesencephalicum über.

◀ 1 Striae medullares (ventriculi quarti)
2 Nuclei vestibulares medialis und lateralis
3 Nuclei cochleares posterior und anterior
4 Fasciculus longitudinalis posterior
5 Fasciculus longitudinalis medialis
6 Nucleus nervi facialis
7 Nucleus spinalis nervi trigeminalis und Tractus spinalis nervi trigeminalis
8 Tractus rubrospinalis
9 Tractus tectospinalis
10 N. vestibulocochlearis
11 Tractus spinothalamicus lateralis
12 Tractus spinothalamicus anterior
13 Tractus tegmentalis centralis
14 Nucleus olivaris inferior
15 Nucleus olivaris accessorius medialis
16 Nucleus olivaris accessorius posterior
17 Fasciculus pyramidalis
18 Lemniscus medialis
19 Genu nervi facialis und Colliculus facialis
20 Nucleus nervi abducentis
21 Fibrae pontocerebellares (Pedunculus cerebellaris medius)
22 Fasern des N. abducens
23 Nucleus salivatorius superior
24 Nucleus corporis trapezoidei posterior (lateral) und Nucleus olivaris superior (medial)
25 Nucleus corporis trapezoidei anterior
26 Fibrae pontis transversae
27 Nuclei pontis
28 Faserbündel des Fasciculus pyramidalis (Fibrae pontis longitudinales)
29 Sulcus basilaris

Die *Formatio reticularis* besteht aus zahlreichen, verstreut liegenden Perikaryen, die nur an wenigen Stellen zu umschriebenen Kernen zusammengeschlossen sind, und ihren Faserverbindungen. Die Neurone sind Interneurone zwischen Afferenzen und Efferenzen verschiedenartiger Systeme. Die Formatio reticularis bildet hierdurch große *Assoziationsfelder* (Atem- und Kreislaufzentrum der Physiologen) und vermittelt *vitale Reflexe* (Atem-, Kreislauf-, Saugreflex).

Das nach seiner Funktion als Atemzentrum und Kreislaufzentrum bezeichnete Areal hat nicht den Charakter eines scharf begrenzten Kerns, sondern ist ein ausgedehntes Feld in der Formatio reticularis.

Bei niederen Wirbeltieren bildet die Formatio reticularis ein übergeordnetes Bewegungszentrum (Nucleus motorius tegmenti). In der aufsteigenden Wirbeltierreihe übernehmen übergeordnete Gebiete, zuletzt die Großhirnrinde, die Aufgaben des Bewegungszentrums. Die Formatio reticularis wird zum Assoziationsfeld.

Kerne entstehen in der Formatio reticularis an einigen Stellen durch den Zusammenschluß von Perikaryen. Die größten dieser Kerne sind der *Nucleus olivaris inferior,* der *Nucleus vestibularis lateralis* und – bereits im Mittelhirn – der *Nucleus ruber.*

Der **Nucleus olivaris inferior,** der im kaudalen Anteil der Medulla oblongata an der Oberfläche die Olive vorwölbt, ist ein ausgedehntes Kerngebiet, das im Querschnitt die Gestalt eines gefalteten Bandes zeigt. Der Kern ist in einen Fasermantel eingehüllt, der hauptsächlich aus absteigenden Axonen der *zentralen Haubenbahn, Tractus tegmentalis centralis,* besteht (Bahn des extrapyramidal-motorischen Systems → S. 349).

Zum Olivenkern (und den Nebenkernen) treten ferner Fasern aus dem Rückenmark (Tractus spinoolivaris) und aus retikulären Kerngebieten.

An der medialen Seite umfassen die beiden Enden des Kerngebiets das *Hilum nuclei olivaris inferioris,* an dem efferente *Fibrae interolivares* das Kerngebiet verlassen und eine Querverbindung zwischen beiden Oliven herstellen. Aus dem Hilum treten Faserverbindungen der Olive zum Kleinhirn, *Tractus olivocerebellaris;* sie ziehen, nach Überkreuzung der Medianebene, durch den *Pedunculus cerebellaris inferior* in die Rinde der Kleinhirnhemisphäre. Der Olivenkern spielt bei Präzisionsbewegungen der Hand eine Rolle (starke Ausbildung bei Primaten und Mensch).

Nebenoliven, Nucleus olivaris acccessorius medialis und *Nucleus olivaris accessorius posterior,* liegen an der medialen und der dorsalen Seite des Olivenkerns.

Die Nebenoliven stehen mit den alten Teilen des Kleinhirns in Verbindung, sie haben Bedeutung für die groben Massenbewegungen des Rumpfes.

Die enge Verknüpfung des Olivenkerns mit dem Kleinhirn bedingt, daß angeborene Kleinhirndefekte stets mit Olivendefekten verbunden sind.

Neenzephale Bahnen. Mit der Ausbildung der Großhirnhemisphären zu einem übergeordneten, integrierenden Zentralorgan entstehen entsprechende Verbindungen von und zum Neencephalon (Abb. **99,** S. 284, u. **102,** S. 289). Zur Großhirnrinde *steigen* im Rhombencephalon *auf* die *Schleifenbahnen,* von der Großhirnrinde *steigen* im Rhombencephalon *ab* die *Pyramidenbahn* und die *Großhirn-Brückenbahn.*

Schleifenbahnen (Abb. **104**). Afferente Erregungen von der Peripherie werden über Schleifenbahnen geleitet, allgemeine Hautsensibilität über die *mediale Schleife,* akustische Erregungen über die *laterale Schleife.*

Die *mediale Schleife, Lemniscus medialis,* vermittelt Erregungen der Hautsensibilität aus den Hintersträngen des Rückenmarks und aus dem Trigeminuskern-Gebiet des Rautenhirns. Das zweite Neuron beginnt mit den Hinterstrangkernen und den sensiblen Trigeminuskernen. Die aus den Hinterstrangkernen kommenden Fasern, *Fibrae arcuatae internae,* kreuzen größtenteils im Rautenhirn (Höhe der Olive) die Medianebene in der Schleifenkreuzung, *Decussatio lemniscorum medialium,* und biegen als mediale Schleife nach rostral um. Der Lemniscus medialis steigt durch den Hirnstamm zum Thalamus auf. Er liegt im Querschnitt der Medulla oblongata weit medial, dorsal der Pyramiden, und ragt in das Tegmentum vor. Der medialen Schleife haben sich am kranialen Ende des Rautenhirns die Fasern der spinothalamischen Bahnen angeschlossen. Auch die Fasern der zentralen Geschmacksleitung (aus dem Nucleus solitarius) ziehen mit der medialen Schleife.

Fibrae arcuatae externae. Einige Faserzüge aus dem Lemniscus medialis biegen nach der Schleifenkreuzung nicht rostralwärts um, sondern verlassen die Schleifenbahn. Sie folgen der Randkontur der Medulla oblongata als *Fibrae arcuatae externae anteriores* und erreichen über den *Pedunculus cerebellaris inferior* das Kleinhirn. Einige Axone von Perikaryen der Nuclei gracilis und cuneatus ziehen auch ungekreuzt direkt als *Fibrae arcuatae externae posteriores* in den unteren Kleinhirnstiel derselben Seite. Die Fibrae arcuatae externae leiten propriozeptive Erregungen aus den Hintersträngen des Halsmarks.

Die *laterale Schleife, Lemniscus lateralis,* gehört zur Hörbahn und stammt aus den Kochleariskernen. Nachdem die meisten Fasern des zweiten Neuron die Medianebene als *Striae medullares (ventriculi quarti)* und als *Corpus trapezoideum* überkreuzt haben, vereinigen sie sich mit den ungekreuzten Anteilen der Gegenseite und laufen als Lemniscus lateralis dicht unter der Oberfläche des Mittelhirns im seitlichen Bereich aufwärts bis zum Colliculus inferior. Die Bahn liegt im Schleifendreieck, Trigonum lemnisci (Dreieck zwischen oberem Kleinhirnstiel, Brücke und unterem Bindearm), unmittelbar unter der Oberfläche.

Pyramidenbahn und **Großhirn-Brückenbahn** erreichen als lange *efferente Projektionsbahnen* das Rautenhirn über den Hirnschenkel (→ S. 301). Sie splittern sich in der Brücke in einzelne Faserbündel, *Fibrae pontis longitudinales,* auf (Abb. **103 b**), die durch die Brückenfaserung hindurchziehen und in Kerngebieten der Brücke enden (Großhirn-Brückenbahn) oder zu verlängertem Mark und Rückenmark absteigen (Pyramidenbahn).

Aus der *Pyramidenbahn* (oberhalb der Decussatio pyramidum als *Fasciculus pyramidalis* bezeichnet) treten die *Fibrae corticonucleares* zu den motorischen Kernen der Hirnnerven. Diese Fasern verlassen die gemeinsame Bahn in Höhe der jeweiligen Kerngebiete.

Die *Fibrae corticospinales* sammeln sich am Unterrand der Brücke wieder zu einem einheitlichen Strang und bilden in der Medulla oblongata die *Pyramide, Pyramis (medullae oblongatae)* (Abb. **99,** S. 284). Sie treten in die Pyramidenkreuzung, *Decussatio pyramidum* (Abb. **101,** S. 287), ein und trennen sich in Pyramiden-Seitenstrang- und Pyramiden-Vorderstrangbahn (→ S. 265).

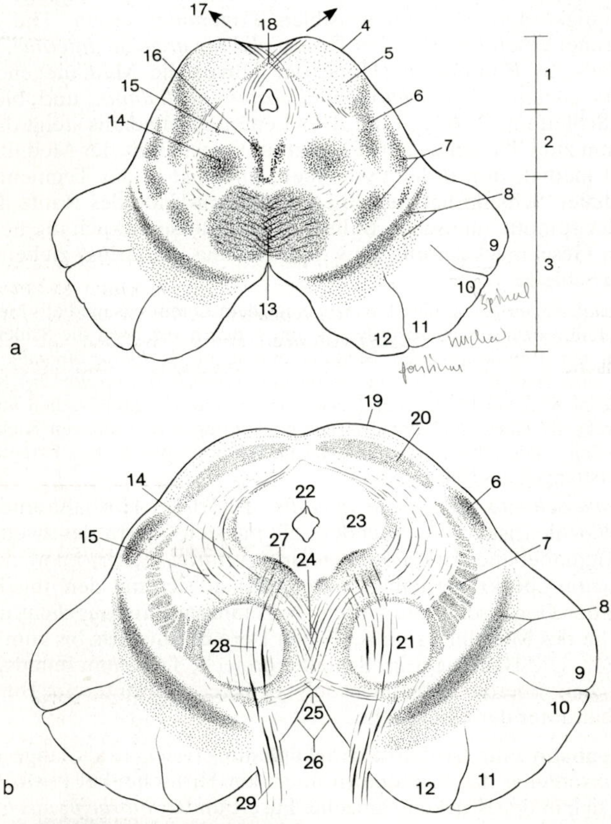

104 Querschnitte durch das Mittelhirn
a Schnitt in Höhe des unteren Hügelpaars
b Schnitt in Höhe des oberen Hügelpaars

Die *Großhirn-Brückenbahn, Tractus corticopontocerebellaris,* ist eine zweigliedrige Bahn von der Großhirn- zur Kleinhirnrinde. Das 1. Neuron besteht aus den *Fibrae corticopontinae,* das 2. Neuron beginnt in den *Brückenkernen.* Die Fibrae corticopontinae kommen von der Rinde des Frontalhirns, *Fibrae frontopontinae,* des Okzipitalhirns, *Fibrae occipitopontinae,* sowie des Parietal- und des Temporalhirns, *Fibrae parietotemporopontinae.* Die Fibrae corticopontinae begleiten die Fasern des Fasciculus pyramidalis durch innere Kapsel und Hirnschenkel.

Die Fibrae corticopontinae enden an den verstreut zwischen den Brückenfasern liegenden *Brückenkernen, Nuclei pontis* (Abb. **103 b**). Die Fasern des hier beginnenden 2. Neuron kreuzen als Brückenfasern, *Fibrae pontis transversae,* zur Gegenseite und steigen als *Fibrae pontocerebellares,* die Hauptmasse des *Pedunculus cerebellaris medius* bildend, nach Abgabe von Kollateralen an Kleinhirnkerne zur Kleinhirnrinde auf (→ S. 306). Die Fasern der Großhirn-Brückenbahn leiten Erregungen für die Koordination der Tätigkeit von Pallium und Cerebellum.

b) Kerne und Bahnen des Mittelhirns

Der zentrale Teil des Mittelhirns, die *Haube* (Abb. **104**), enthält u. a. die *Kerngebiete der Augenmuskelnerven III* und *IV,* den vermittelnden *Nucleus praetectalis* sowie zur *Formatio reticularis gehörende graue Substanz,* in ihr den großen *Nucleus ruber* und den *Nucleus interpeduncularis.* Die Haube wird durchsetzt und unterlagert von *neenzephalen Bahnen,* die großenteils im Hirnschenkel verlaufen. Zwischen Hirnschenkel und Haube ist die *Substantia nigra* ausgebildet. Dorsal wird die Haube überlagert von der *grauen Substanz der Vierhügelplatte.*

◀ 1 Tectum mesencephalicum
2, 3 *Pedunculus cerebri*
2 Tegmentum mesencephalicum
3 Pars anterior pedunculi cerebri
4 Colliculus inferior
5 Nucleus colliculi inferioris
6 Lemniscus lateralis
7 Lemniscus medialis
8 Substantia nigra
9 Fibrae corticopontinae: Fibrae occipito- und parietotemporopontinae
10, 11 *Fasciculus pyramidalis*
10 Fibrae corticospinales
11 Fibrae corticonucleares
12 Fibrae corticopontinae: Fibrae frontopontinae
13 Decussatio pedunculorum cerebellarium superiorum
14 Tractus tegmentalis centralis
15 Formatio reticularis
16 Fasciculus longitudinalis medialis
17 Pfeil in Verlaufsrichtung des N. trochlearis
18 Decussatio trochlearis
19 Colliculus superior
20 Stratum griseum colliculi superioris
21 Nucleus ruber
22 Aquaeductus mesencephali
23 Substantia grisea centralis
24, 25 *Decussationes tegmenti*
24 Decussatio tegmenti dorsalis
25 Decussatio tegmenti ventralis
26 Fossa interpeduncularis
27 Nucleus nervi oculomotorii
28 Fila radicularia nervi oculomotorii
29 N. oculomotorius

Die **Vierhügelplatte,** *Lamina tectalis* (Lamina quadrigemina), ist mit dem Kerngebiet im *unteren Hügel* beiderseits in die *Hörbahn* eingeschaltet, der *obere Hügel* ist ein *optisches Reflexzentrum.*

Vom *unteren Hügel, Colliculus inferior,* ziehen aufsteigende Fasern über das *Brachium colliculi inferioris* zum *Corpus geniculatum mediale* und von dort, nach erneuter Umschaltung, zur Großhirnrinde. Ein Teil der Kochlearisfasern läuft aber ohne Unterbrechung im unteren Hügel zum Corpus geniculatum mediale. Absteigende Fasern (akustische Reflexbahn) aus dem unteren Hügel mischen sich dem *Fasciculus longitudinalis medialis* und dem *Tractus tectospinalis* bei.

Der *obere Hügel, Colliculus superior* (Abb. **104 b**), enthält kein (subkortikales) Kerngebiet, sondern zeigt in 7 Schichten eine rindenähnliche Anordnung von grauer und weißer Substanz. Die graue Substanz des oberen Hügels wurde ursprünglich in der Tierreihe als wichtigstes primäres Sehzentrum ausgebildet, doch übernehmen beim Menschen übergeordnete Gebiete (Corpus geniculatum laterale, Rinde) diese Aufgaben. Der obere Hügel wurde zu einem reinen Reflexzentrum (Augenbewegungen, Pupillenreaktionen), das im Nebenschluß über das *Brachium colliculi superioris* Optikusfasern erhält. Außerdem enden hier spinotektale und bulbotektale Fasern aus den Schleifenbahnen.

Läsionen im Colliculus superior haben beim Menschen keinen Ausfall der Sehfunktion zur Folge. Die Pupillarreflexe können gestört sein.

In der **Haube,** *Tegmentum mesencephalicum* (Abb. **104**), umgibt eine Zone grauer Substanz, das *zentrale Höhlengrau, Substantia grisea centralis,* den Aquaeductus mesencephali. Sie ist markarm und geht nach kaudal in die graue Substanz am Boden des IV. Ventrikels über.

Der *Fasciculus longitudinalis posterior* liegt dorsal im Boden des Aquädukts (→ S. 338).

Das **mediale Längsbündel,** *Fasciculus longitudinalis medialis,* verläuft als *Koordinationsbahn* ventral unter dem zentralen Höhlengrau und stellt Verbindungen zwischen Augenmuskel-, Halsmuskel- und Vestibulariskernen her.

Der **Okulomotoriuskern,** *Nucleus nervi oculomotorii* (Abb. **100,** S. 285, u. **104 b**), liegt an der unteren Begrenzung des zentralen Höhlengraus und erstreckt sich als lange, in mehrere Kerne gegliederte Zellsäule vom rostralen Ende des Tectum bis unter den Colliculus inferior. Aus den Kernen des Nucleus nervi oculomotorii werden die äußeren und die parasympathisch innervierten inneren Augenmuskeln versorgt. Dementsprechend können der großzellige *motorische Hauptkern* und der *kleinzellige vegetative Kern – sowie ein unpaarer Kern,* dessen Funktion nicht hinreichend geklärt ist (Steuerung der Konvergenz?) – unterschieden werden.

Der *Hauptkern* (Lateralkern), eine Gruppe paarig angeordneter Kerne *(Nucleus dorsolateralis, Nucleus ventromedialis),* liegt lateral an der Innenseite des Fasciculus longitudinalis medialis. Die Hauptkerne beider Seiten bilden im Querschnitt zusammen eine V-Form. Die topographische Repräsentation der äußeren Augenmuskeln im Hauptkern ist weitgehend geklärt.

Beiderseits liegen Perikaryen für den M. rectus inferior dorsolateral, für den M. rectus superior dorsomedial. Darunter sind die Perikaryen für den M. obliquus inferior angeordnet, ventral die für den M. rectus medialis. Der variable *unpaare Kern (Nucleus caudalis centralis,* Perliascher Kern) ist dorsokaudal in den Winkel des „V" eingelagert und beherbergt die Zelleiber für die Neurone zum M. levator palpebrae superioris.

Der *vegetative Kern (Nucleus oculomotorius accessorius,* Edinger-Westphalscher Kern) liegt medial in der Öffnung des „V" des Hauptkerns und vorwiegend rostral.

Die *Wurzelfasern des N. III* durchsetzen Nucleus ruber und Substantia nigra, sie treten in der Fossa interpeduncularis aus. Die parasympathischen Fasern aus dem vegetativen Kern fügen sich in den N. oculomotorius ein und verlaufen als präganglionäre Fasern zum Ganglion ciliare. Die Mehrzahl aller Okulomotoriusfasern bleibt ungekreuzt.

Der **Trochleariskern,** *Nucleus nervi trochlearis* (Abb. **100,** S. 285), schließt sich kaudal, im Boden des Aquädukts, unmittelbar an den Okulomotoriushauptkern an. Die Trochlearisfasern ziehen aus dem Kern um das zentrale Höhlengrau herum dorsalwärts, kreuzen unmittelbar vor dem Austritt in der *Decussatio trochlearis* zur Gegenseite und treten, zwischen Velum medullare superius und Colliculus inferior, als einziger Hirnnerv dorsal aus dem Gehirn aus.

Der **Abduzenskern,** *Nucleus nervi abducentis* (Abb. **100** u. **103b,** S. 292), folgt in der Fortsetzung dieser Kernreihe, aber davon getrennt, im Boden der Rautengrube (→S. 290). Die drei Augenmuskelkerne bilden, miteinander verbunden durch das mediale Längsbündel, eine funktionelle Einheit und repräsentieren das System der speziellen Somatomotorik.

Der **Nucleus praetectalis** liegt als unscharf begrenzte Zellgruppe an der Genze von Zwischenhirn und Tectum dicht vor dem oberen Hügel. Der Kern erhält über das Brachium colliculi superioris Afferenzen aus der okzipitalen und präokzipitalen Großhirnrinde sowie aus dem Tractus opticus, schickt efferente Fasern zum vegetativen Okulomotoriuskern und gilt als Reflexzentrum für die Pupillenreflexe.

Die **Formatio reticularis** des Mittelhirns (Nucleus motorius tegmenti, Abb. **104**) schließt basal an das Feld der Augenmuskelkerne an. Sie setzt die Formatio reticularis im Boden der Rautengrube rostralwärts fort. Aus Zusammenlagerungen von Perikaryen entstehen der *Nucleus ruber* und der *Nucleus interpeduncularis.*

Der **Nucleus ruber** (Abb. **104** u. **131,** S. 350) liegt als großer, walzenförmiger Kern beiderseits zentral in der Haube und erstreckt sich aus der Gegend des Colliculus inferior bis in das Zwischenhirn. Die rötliche Farbe des *roten Kerns* am frischen Präparat beruht auf Einlagerung kolloidaler Eisenverbindungen in die Perikaryen.

Afferente Bahnen zum Nucleus ruber aus den Basalganglien (Globus pallidus) und aus dem Zwischenhirn bilden einen weißen Fasermantel. Weitere Afferenzen *(Fibrae dentatorubrales)* stammen aus den Kleinhirnkernen. Sie ziehen durch den *Pedunculus cerebellaris superior* von kaudal in das Tegmentum und kreuzen zur Gegenseite, bevor sie den Nucleus ruber erreichen *(Decussatio pedunculorum cerebellarium superiorum)*. Kollateralen aus der medialen Schleife, aus dem Vestibularissystem und in geringem Maße aus dem Stirnlappen des Großhirns erreichen gleichfalls den Nucleus ruber.

Efferente Fasern aus einem phylogenetisch alten Kernteil des Nucleus ruber kreuzen alsbald in der *ventralen Haubenkreuzung (Decussatio tegmenti ventralis,* Forelsche Kreuzung) und ziehen als *Tractus rubrospinalis* (Monakowsches Bündel, Abb. **102,** S. 289, u. **103**) im Seitenstrang zu den motorischen Vorderhornzellen bis in das untere Halsmark. Fasern aus dem größeren neuen Kernteil schließen sich der *zentralen Haubenbahn* an und erreichen den *Nucleus olivaris inferior*. Auch kurze Fasern zur *Formatio reticularis* entstammen dem Nucleus ruber und bilden retikuloretikuläre Verbindungen, die über die Olive oder über den Tractus reticulospinalis das Rückenmark erreichen.

Der Nucleus ruber bildet eine zentrale Schaltstelle zwischen dem Kleinhirn einerseits, den Basalganglien und dem Zwischenhirn andererseits. Die hier verarbeiteten Erregungen werden dem motorischen Endapparat zugeleitet. Funktionell kommt dem Nucleus ruber eine Schlüsselstellung im *extrapyramidal-motorischen System* zu.

Der **Nucleus interpeduncularis,** ein kleiner, unpaarer, phylogenetisch sehr alter Kern, liegt unmittelbar über der Fossa interpeduncularis. Der Kern empfängt Fasern (aus olfaktorischen Afferenzen zu den Habenulakernen) vom Epithalamus sowie aus dem limbischen System und vermittelt Erregungen in die Formatio reticularis.

Die **Substantia nigra** (Abb. **104**) ist ein ausgedehntes Kerngebiet, das nach rostral bis in das Zwischenhirn reicht und im ganzen Mittelhirn zwischen Tegmentum und Basis pedunculi cerebri eingeschoben ist.

Im *dorsalen Teil* enthalten die Perikaryen bei Menschenaffen und Mensch reichlich Einlagerungen von Melaninpigment. Die *ventrale Hälfte* des Kerngebiets besteht aus melaninfreien Perikaryen, die weit verstreut liegen. Diese Zellen geben eine positive Eisenreaktion (rote Zone).

Die Substantia nigra ist *Teilglied im extrapyramidal-motorischen System* (→ S. 347 ff). Mit dem Großhirn und mit dem Striatum ist sie doppelläufig durch starke Faserzüge verbunden.

Die **mediale Schleife,** *Lemniscus medialis* (Abb. **104**), zieht – dorsal von der Substantia nigra und lateralwärts verschoben – durch das Mittelhirn.

Die **laterale Schleife,** *Lemniscus lateralis* (Abb. **104**), durch einen Zwischenraum von der medialen Schleife getrennt, endet teilweise im Mittelhirn weit dorsal und lateral, indem Fasern der Hörbahn in den Colliculus inferior eintreten. Andere Fasern ziehen weiter über das Brachium colliculi inferioris zum Corpus geniculatum mediale.

Die **Hirnschenkel** (Abb. **104**) enthalten ausschließlich absteigende neenzephale Bahnen aus der Großhirnrinde. In der Mitte eines jeden Hirnschenkels verläuft die *Pyramidenbahn* mit den – unter der Bezeichnung *Tractus corticonuclearis* zusammengefaßten – *Fibrae corticonucleares* (innen) und den *Fibrae corticospinales* (außen). Lateral davon ziehen die *Fibrae occipitopontinae* und *parietotemporopontinae.* Nach medial schließen sich an die Fibrae corticonucleares die *Fibrae frontopontinae* an.

Kreuzungen von Bahnen. Im Tegmentum mesencephali kreuzen dicht benachbart drei wichtige Bahnen (Abb. **104**).

Die *Kreuzung der oberen Kleinhirnstiele (Decussatio pedunculorum cerebellarium superiorum)* liegt unter dem Nucleus ruber.

Die *dorsale Haubenkreuzung (Decussatio tegmenti dorsalis,* Meynertsche Kreuzung), Kreuzung des Tractus tectospinalis und weiterer tektonuklearer Fasern, liegt vor der Kreuzung der oberen Kleinhirnstiele unter den Okulomotoriuskernen.

Die *ventrale Haubenkreuzung (Decussatio tegmenti ventralis,* Forelsche Kreuzung), Kreuzung des Tractus rubrospinalis und weiterer rubroretikulärer Fasern, schließt sich ventral an.

c) Kleinhirnrinde und Kleinhirnkerne

Graue und weiße Substanz (Abb. **105** u. **106**) sind am Medianschnitt durch den Wurm zu beurteilen. Er zeigt zugleich die Anordnung der Furchen und der Windungen oder Blätter.

Jedes Blatt, *Folium,* besteht aus einer Lamelle weißer Substanz, *Lamina alba,* die aus dem zentralen Marklager, *Corpus medullare,* hervorgeht und von grauer Rinde, *Cortex cerebellaris,* überzogen wird. Die Kleinhirnrinde ist dünner (< 1 mm) als die Großhirnrinde, die Windungsgliederung feiner. Die Kleinhirnrinde wird hierdurch in der Fläche sehr ausgedehnt, die Kontaktfläche zwischen grauer und weißer Substanz stark vergrößert (Prinzip der Unterflächenvergrößerung).

„Lebensbaum", *Arbor vitae (cerebelli),* wird die im Medianschnitt sichtbare Aufzweigung der weißen Substanz genannt.

Die *graue Substanz* des Kleinhirns umfaßt die *Kleinhirnrinde* und die subkortikal gelegenen *Kleinhirnkerne.* Die zum Kleinhirn ziehenden Bahnen verlaufen größtenteils in den unteren und den mittleren Kleinhirnstie-

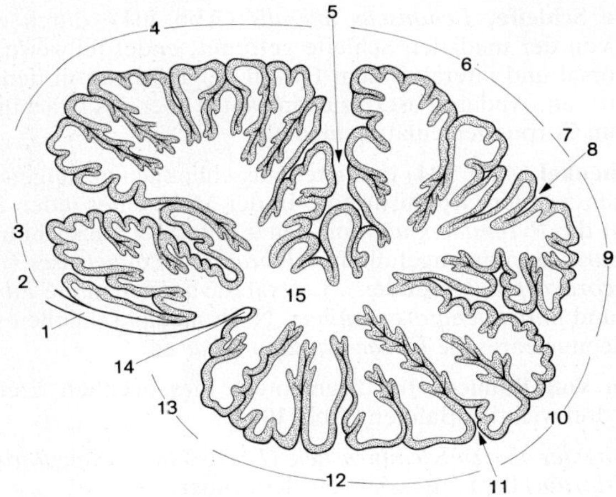

105 Medianschnitt durch den Wurm des Kleinhirns, Arbor vitae in der Ansicht von links

1 Velum medullare superius
2 Lingula
3 Lobulus centralis
4 Culmen
5 Fissura prima
6 Declive
7 Folium vermis
8 Fissura horizontalis
9 Tuber vermis
10 Pyramis vermis
11 Fissura secunda
12 Uvula vermis, vom Nodulus durch die Fissura posterolateralis getrennt
13 Nodulus
14 Fastigium
15 Corpus medullare

len, die oberen Kleinhirnstiele führen die aus dem Kleinhirn austretenden Bahnen.

Prinzip der neuronalen Verschaltung (Abb. **106** u. **107**). Die Kleinhirnrinde erhält Erregungen über *zwei exzitatorische* afferente *Eingangssysteme,* die *Moosfasern* (fortgesetzt durch die exzitatorischen *Parallelfasern* der Körnerzellen) und die *Kletterfasern* (→ S. 305). Moosfasern und Kletterfasern geben vor ihrem Eintritt in die Rinde exzitatorische Kollateralen an die Kleinhirnkerne ab. Die Kleinhirnrinde besitzt *ein* einziges *inhibitorisches Ausgangssystem,* die Axone der *Purkinje-Zellen.* Sie sind auf die Kleinhirnkerne gerichtet (ausgenommen direkte Fasern zu Vestibulariskernen). Der von ihnen vermittelte inhibitorische Ausgang ergibt sich aus den exzitatorischen Eingängen und den inhibitorischen Einflüssen der Interneurone, der *Korb-, Stern-* und *Golgi-Zellen,* in der Rinde. Die Intensität der Erregung der Kleinhirnkerne resultiert aus den exzitatorischen Einflüssen der Kollateralen des Eingangssystems und den inhibitorischen Impulsen aus der

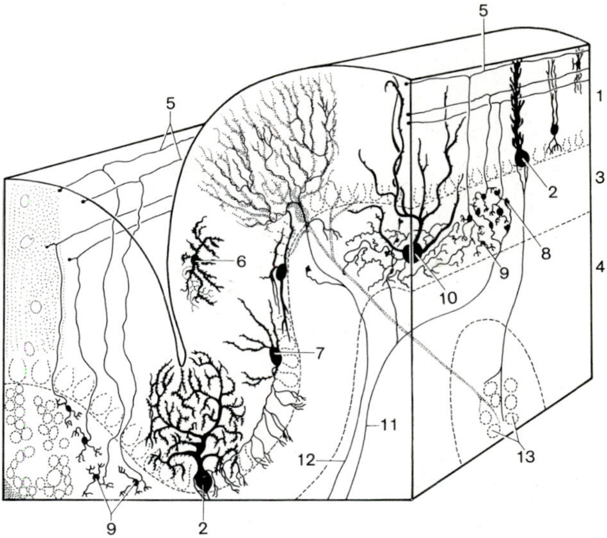

106 Neuronentypen und Faserverknüpfungen in der Kleinhirnrinde
(nach *Palay* und *Chan-Palay*)

1–3 *Cortex cerebellaris*
1 Stratum moleculare
2 Purkinje-Zelle (Stratum neurium piriformium)
3 Stratum granulosum
4 Lamina alba des Corpus medullare
5 Parallelfaser
6 Sternzelle
7 Korbzelle
8 Glomeruli cerebellares
9 Körnerzelle
10 Golgi-Zelle
11 Moosfaser
12 Kletterfaser
13 Kleinhirnkerne

Rinde. Insgesamt bewirkt das Ausgangssystem der Kleinhirnrinde eine inhibitorische Modulation des Erregungsmusters der Kleinhirnkerne.

Die Projektionen der Kleinhirnkerne stellen die efferenten Verbindungen des Kleinhirns mit dem übrigen Gehirn her. In diese Verschaltungen sind die verschiedenen Neurone der Kleinhirnrinde einzuordnen.

Die **Kleinhirnrinde,** *Cortex cerebellaris* (Abb. **107**), bildet die gesamte, in Folia cerebelli gefaltete Oberfläche des Kleinhirns. Sie ist in allen Teilbezirken im Prinzip gleich gebaut und läßt drei Schichten erkennen.

Oberflächlich liegt das zellarme und faserreiche *Stratum moleculare [plexiforme].* Auf dieses folgt die Schicht der *Purkinje-*(Purkyne-)*Zellen, Stratum neurium piriformium,* eine Lage etwa 30 μm großer Perikaryen mit Abständen von 50–100 μm, die das Bild beherrschen. Markwärts schließt die *Körnerschicht* an, *Stratum granulosum,*

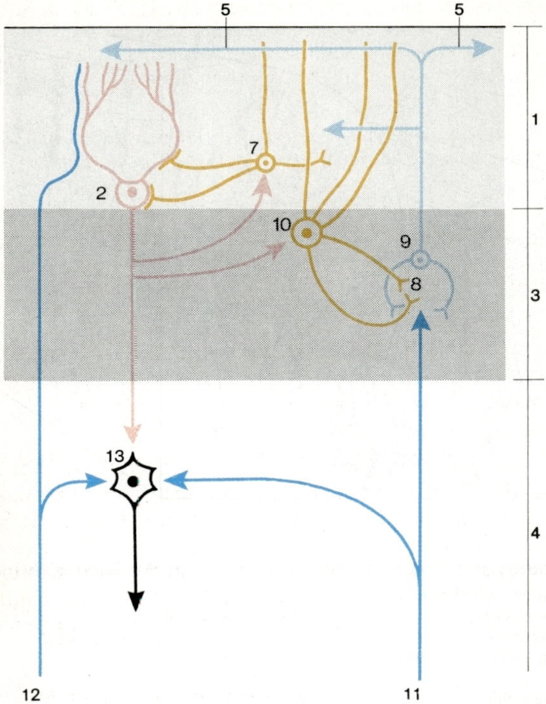

107 Neuronenschaltung in der Kleinhirnrinde
- zuleitende Fasern (Moos- und Kletterfasern)
- Körnerzell-Neuron
- Assoziationsneurone (Golgi- und Korbzellen)
- kortikofugale Neurone (Purkinje-Zellen)

Erklärung der Hinweise → Abb. 106

die aus vielen kleinen, dicht gelagerten Nervenzellen besteht und etwa die Hälfte der Rindendicke ausmacht. Die *Purkinje-Zellen* durchsetzen mit ihren Axonen die Körnerschicht, ihre stark verzweigten Dendriten erreichen die Molekularschicht. Der Dendritenbaum breitet sich in einer Ebene aus, die genau quer zur Längsachse der Windung steht, und hat eine Breite von etwa 200 μm.

Das *Stratum moleculare* ist hauptsächlich ein riesiges Synapsenfeld. In diese Schicht treten senkrecht aufsteigende Axone der *Körnerzellen* aus dem Stratum granulosum ein, die sich unter der Oberfläche T-förmig verzweigen und als *Parallelfasern* in der Längsrichtung der Windung, senkrecht zur Ebene der Dendritenbäume der Purkinje-Zellen, verlaufen.

Das Stratum moleculare enthält selbst wenige Neurone, ihre Fasern überschreiten die Grenzen der Schicht nicht. Die inhibitorischen *Sternzellen* liegen in den äußeren Bereichen der Rinde. Nahe der Purkinje-Zellschicht sind die inhibitorischen *Korbzellen* angeordnet, die jeweils mit Kollateralen ihres Axons Faserkörbe an den Perikaryen der Purkinje-Zellen bilden.

Das *Stratum granulosum* enthält die zahlreichen kleinen exzitatorischen *Körnerzellen.* Ihre Dendriten enden in Zellnähe an stark verzweigten synaptischen Endformationen, *Glomeruli cerebellares,* an die *afferente Moosfasern* herantreten. Die Axone der Körnerzellen steigen zur Oberfläche auf und bilden die Parallelfasern.

Vereinzelte große inhibitorische *Golgi-Zellen* der Körnerschicht enden mit ihren Axonen an den Glomeruli. Ihre Zuleitung erhalten die Golgi-Zellen aus *Parallelfasern* und direkt von *Moosfasern.* Sie bewirken eine hemmende Rückkopplung für die Körnerzellen.

Die exzitatorischen *Moosfasern,* Axone der vestibulo-, spino- und pontozerebellaren Bahnen, enden in den Glomeruli der Körnerschicht und übertragen ihre Erregungen auf Körnerzellen und Golgi-Zellen. Die Moosfasern sind bis dicht an die Körnerschicht heran markhaltig.

Die exzitatorischen *Kletterfasern* kommen von Axonen des kontralateralen unteren Olivenkerns. Sie steigen bis zur Molekularschicht auf und enden an primären und sekundären Dendriten der Purkinje-Zellen mit Parallelkontakten, wobei jede Kletterfaser nur mit einer oder mit wenigen Purkinje-Zellen Beziehung aufnimmt (topische Zuordnung von Olivenkern- und Rindengebiet). An tertiären und folgenden Dendritenverzweigungen enden dagegen Parallelfasern mit über 100 000 Dornsynapsen an jeder Purkinje-Zelle.

Die in allen Teilbezirken prinzipiell gleich gebaute Kleinhirnrinde zeigt insofern *regionale Unterschiede,* als die Zahl der Golgi-Zellen pro Volumeneinheit im Wurm etwa doppelt so groß ist wie in den Hemisphären; die Purkinje-Zellen und die Körnerzellen sind in den phylogenetisch alten Kleinhirnteilen deutlich größer als im Corpus cerebelli. Hieraus ergibt sich aber keine Feldergliederung wie in der Großhirnrinde.

Die *somatotope Gliederung* im Kleinhirn ist nur aus Tierversuchen bekannt. Die Projektion der einzelnen Körperregionen erfolgt im Prinzip derart, daß die Beine rostral, der Kopf kaudal lokalisiert sind.

Die *Efferenzen* der inhibitorischen Purkinje-Zellen ziehen als markhaltige Fasern hauptsächlich zu den zentralen Kleinhirnkernen, zum kleinen Teil auch zu den Vestibulariskernen. Zuvor geben sie Kollateralen an Korb- und Golgi-Zellen ab.

Die **Kleinhirnkerne** (Abb. **109**), beiderseits vier, liegen als graue Substanz im zentralen Marklager des Kleinhirns. Der große *Nucleus dentatus* ist ähnlich wie der Olivenkern gefältelt und besitzt ein *Hilum.* Diesem benachbart liegen die kleinen Kerne *Nucleus globosus, Nucleus emboliformis* und *Nucleus fastigii.* In die Kleinhirnkerne treten die gebündelten Axone der

Purkinje-Zellen ein. Die *efferenten* Fasern der Kleinhirnkerne verlassen das Kleinhirn durch den oberen Kleinhirnstiel.

Die Neurone der Kleinhirnkerne befinden sich, erregt durch die Kollateralen der Moosfasern und der Kletterfasern, in einem Dauertonus. Die hemmenden Purkinje-Zellen unterdrücken die Weitergabe der Impulse. Da die Purkinje-Zellen selbst aber durch Korbzellen gehemmt werden, auf die die Körnerzellen erregend wirken, kann wiederum die durch Purkinje-Zellen hervorgerufene aktive Hemmung der Kleinhirnkerne unterdrückt werden.

Da die Neurone der Kleinhirnrinde mit Ausnahme der Körnerzellen vorwiegend hemmende Funktionen haben, sind lang anhaltende Erregungen ausgeschlossen. Einlaufende Impulse werden in der Kleinhirnrinde unmittelbar verarbeitet, beantwortet und sofort getilgt, so daß das ganze System wieder für neue Informationsverarbeitung bereit steht.

d) Bahnen des Kleinhirns

Das Kleinhirn bezieht Afferenzen hauptsächlich aus der Tiefensensibilität und vom Gleichgewichtsorgan, es ist doppelläufig mit der Großhirnrinde verbunden. Die absteigenden Efferenzen des Kleinhirns erreichen den motorischen Endapparat im Rückenmark indirekt über das extrapyramidalmotorische System.

Die **afferenten Bahnen** (Abb. **108**) stammen aus alten (Vestibulariskerne) und neuen Hirnteilen (Großhirn). Hinzu kommen Bahnen vom Rückenmark (Tiefensensibilität) und von den Oliven, die alte und neue Anteile enthalten. Diese Bahnen endigen in bestimmten Regionen des Kleinhirns, die allerdings nicht scharf gegeneinander abgegrenzt und nicht zytoarchitektonisch verschieden sind. Die Gliederung des Kleinhirns in ein *Altkleinhirn* und ein *Neukleinhirn* spiegelt sich in dieser Regionen-Gliederung wider. Die *Vestibularisbahn* endet in der Kleinhirnrinde von Pyramis, Uvula, Nodulus und Flocculus. *Olivenfasern* erreichen alle Teile des Kleinhirns. Die *spinozerebellaren Bahnen* ziehen zum Lobus anterior. *Pontozerebellare Bahnen* aus dem Großhirn enden im neozerebellaren Teil des Lobus posterior.

Durch den *Pedunculus cerebellaris inferior* verlaufen der *Tractus vestibulocerebellaris,* der *Tractus olivocerebellaris,* der *Tractus reticulocerebellaris* und der *Tractus spinocerebellaris posterior*. Durch den *Pedunculus cerebellaris superior* treten der *Tractus spinocerebellaris anterior* und der *Tractus tectocerebellaris* ein. Der beim Menschen kräftig ausgebildete *Pedunculus cerebellaris medius* besteht aus Fasern des 2. Neuron der Großhirn-Brükken-Kleinhirnbahn, *Fibrae pontocerebellares*.

Als *Tractus vestibulocerebellaris* ziehen aus dem Gleichgewichtsorgan (Ganglion vestibulare) und seinen Kernen Bahnen im medialen Anteil des Pedunculus cerebellaris inferior zur Kleinhirnrinde. Die direkten Fasern aus dem N. vestibularis gelangen zum Lobus flocculonodularis derselben Seite. Die Fasern aus Vestibulariskernen kreuzen zum großen Teil zu Uvula, Nodulus und Flocculus der Gegenseite.

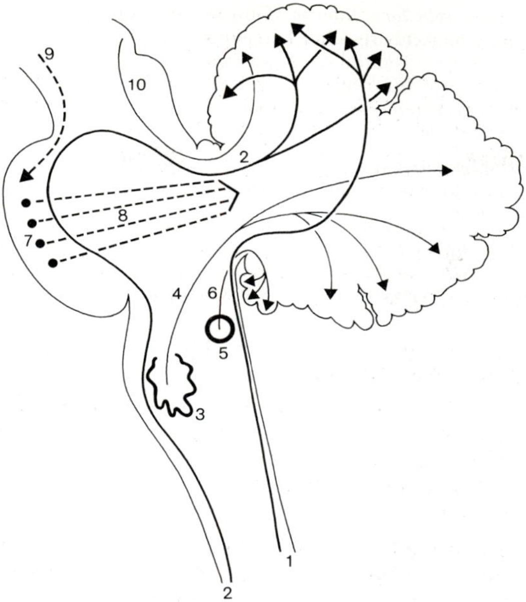

108 Afferenzen zum Kleinhirn, Umriß in der Ansicht von links

1 Tractus spinocerebellaris posterior
2 Tractus spinocerebellaris anterior
3 Nucleus olivaris inferior
4 Tractus olivocerebellaris
5 Nuclei vestibulares
6 Tractus vestibulocerebellaris
7 Nuclei pontis
8 Fibrae pontocerebellares
9 Fibrae corticopontinae
10 Tractus tectocerebellaris

Der *Tractus olivocerebellaris* zieht von der Olive durch den Pedunculus cerebellaris inferior zum Kleinhirn der Gegenseite. Er vermittelt Erregungen, die dem Nucleus olivaris inferior über die zentrale Haubenbahn zufließen, zur Kleinhirnhemisphäre. Die Fasern aus den Nebenoliven enden im Wurm und im Lobus anterior. Sie leiten Erregungen, die aus dem Rückenmark stammen.

Der *Tractus reticulocerebellaris* aus retikulären Kernen (u. a. *Nucleus reticularis lateralis*) zieht gemeinsam mit Bahnen aus den sensiblen Hirnnervenkernen zur gleichseitigen Kleinhirnrinde.

Der *Tractus spinocerebellaris posterior* (Flechsigsches Bündel) stammt aus Rezeptoren der Tiefensensibilität. Die Bahn beginnt an den Zellen der Columna thoracica, zieht im Seitenstrang derselben Seite aufwärts und kreuzt in der Medulla oblongata zur Gegenseite. Sie führt Fasern aus der unteren Körperhälfte, erreicht das Kleinhirn über den Pedunculus cerebellaris inferior und endet im Bereich des Lobus anterior. Ihm angeschlossen verlaufen Fasern aus Arm und oberer Körperhälfte, *Tractus cuneocerebellaris,* die im Nucleus cuneatus ihren Ursprung nehmen.

Der *Tractus spinocerebellaris anterior* (Gowerssches Bündel), im Rückenmark dem vorgenannten eng benachbart, leitet Erregungen aus Sehnenrezeptoren der unteren Körperhälfte. Das erste Neuron endet an Strangzellen des Hinterhorns. Etwa 85 % der Fasern kreuzen im Eintrittsniveau zur Gegenseite, der Rest steigt ungekreuzt aufwärts. Die gekreuzten Fasern kehren allerdings im Kleinhirn rückläufig zur ipsilateralen Seite zurück.

Der Tractus spinocerebellaris anterior läuft bis zum Vorderrand der Brücke aufwärts, biegt dann dorsalwärts um und erreicht das Kleinhirn über den Pedunculus cerebellaris superior.

Bei der *Großhirn-Brücken-Kleinhirnbahn,* Tractus corticopontocerebellaris, beginnt das 2. Neuron in den Brückenkernen, *Nuclei pontis.* Ihre Fasern ziehen als *Fibrae pontocerebellares* zur Gegenseite und schließen sich zum mittleren Kleinhirnstiel zusammen.

Die **efferenten Bahnen** (Abb. **109** u. **131,** S. 350), die als Axone der Purkinje-Zellen (erstes Neuron) beginnen, ziehen als *kortikonukleäre*

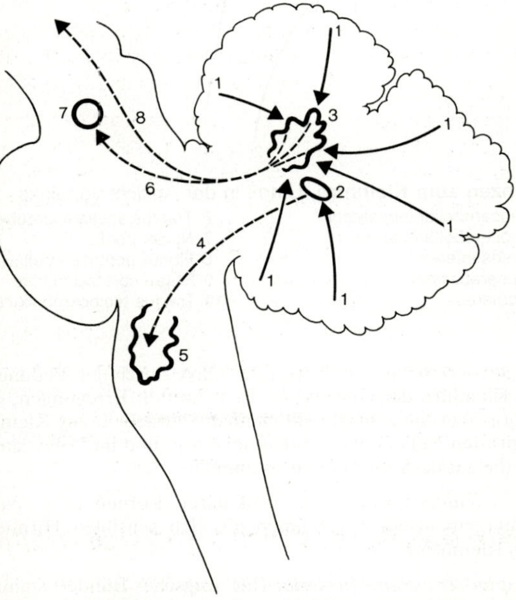

109 Efferenzen des Kleinhirns, Umriß in der Ansicht von links

1 Axone der Purkinje-Zellen (Fibrae corticonucleares cerebelli)
2 paläozerebellare Kleinhirnkerne
3 neozerebellarer Anteil der Kleinhirnkerne (Nucleus dentatus)
4 Tractus cerebelloolivaris
5 Nucleus olivaris inferior
6 Fibrae dentatorubrales
7 Nucleus ruber
8 Tractus dentatothalamicus

Fasern – abgesehen von direkten Fasern zu den Vestibulariskernen – zu den zentralen Kleinhirnkernen. Bestimmte Abschnitte der Rinde sind jeweils Bezirken der Zentralkerne streng zugeordnet.

Fasern aus dem *Wurm* enden im *Nucleus fastigii,* Axone aus den *Hemisphären* im *Nucleus dentatus. Nucleus globosus* und *Nucleus emboliformis* erhalten Fasern aus der *Zwischenzone* zwischen Wurm und Hemisphären.

Die *efferenten Fasern aus den zentralen Kleinhirnkernen* (zweites Neuron) bilden die Hauptmasse des Pedunculus cerebellaris superior. Nach Eintritt in das Tegmentum kreuzen die Fasern zur Gegenseite (Kreuzung der oberen Kleinhirnstiele) und enden am *Nucleus ruber (Fibrae dentatorubrales).* Vor der Kreuzung abgehende Kollateralen ziehen zu Kernen in der *Formatio reticularis.* Hier erfolgt die Umschaltung auf Neurone der *Tractus reticulospinales,* die zum Rückenmark ziehen. Mit dem Tractus olivocerebellaris ziehen gegenläufige Fasern als *Tractus cerebelloolivaris* durch den unteren Kleinhirnstiel. Das Kleinhirn besitzt also keine direkte absteigende Bahn zum motorischen Endapparat. Dieser wird indirekt über den Nucleus ruber und das extrapyramidal-motorische System, über *Tractus reticulospinalis* und *Tractus vestibulospinalis,* erreicht. Efferenzen aus den Kleinhirnkernen gelangen über den Nucleus ruber sowie direkt über den *Tractus dentatothalamicus* zum *Thalamus* und von dort zur *Großhirnrinde.*

Das *Kleinhirn ist ein Koordinationsorgan der Motorik.* Es erhält „Vorinformationen“ über Bewegungsabläufe, „vergleicht“ diese ständig mit den „Rückinformationen“ aus Bewegungsapparat und Gleichgewichtsorgan und greift korrigierend und anpassend, als stabilisierendes Regelsystem, in die Bewegungsabläufe ein. Das Kleinhirn hat Einfluß auf den Muskeltonus und auf die zeitliche Abfolge der Bewegungen. In Zusammenarbeit mit dem Labyrinthorgan sorgt es für die Erhaltung des Gleichgewichts. Diese Funktionen werden in einzelnen Teilen des Kleinhirns bevorzugt wahrgenommen. Bewegungen werden im Kleinhirn selbst nicht ausgelöst.

Schädigungen des Kleinhirns führen zu fehlender Koordination, *Dyssynergie,* der an einer Bewegung beteiligten Muskelgruppen; die Bewegungen „schießen über das Ziel hinaus“, *Dysmetrie*; rasch alternierende Bewegungen von Agonisten und Antagonisten werden nicht mehr flüssig durchgeführt, *Dysdiadochokinese,* Stand und Gang sind unsicher, die Sprache ist „abgehackt“ u. a. m.

3. Gefäße des Rautenhirns und des Mittelhirns

Die *Arterien* für den *Hirnstamm* – Rautenhirn und Mittelhirn – sind unmittelbar oder mittelbar Zweige der *Aa. vertebrales* und der *A. basilaris* (Abb. **148,** S. 378). Die *Venen* münden teils in basale Venen des Vorderhirns, teils in die venösen Plexus der Wirbelsäule.

Arterien. In die **Medulla oblongata** tritt dorsal beiderseits ein aufsteigender Ast der *A. spinalis posterior,* die oft aus der unteren hinteren Kleinhirnarterie entspringt. Er versorgt die Hinterstrangkerne und kaudale Anteile des Bodens der Rautengrube. Die *A. vertebralis* oder die *A. inferior posterior cerebelli* entsendet jederseits *Rr. medullares mediales et laterales* zur Medulla oblongata sowie den *R. choroideus ventriculi quarti* zum **Plexus choroideus** des IV. Ventrikels. Von basal beteiligen sich an der Blutversorgung der Medulla oblongata kleine intrakranielle Äste der *Aa. spinales anteriores* sowie Ästchen aus dem Vereinigungswinkel der beiden Aa. vertebrales. In die **Brücke** treten basal im ganzen Verlauf der A. basilaris zahlreiche kurze und lange *Aa. pontis* ein (Bd. 1, Abb. **239,** S. 628). Die langen Äste dringen bis zur Haube und zu den Kernen am Boden der Rautengrube vor. Zusätzliche Brückenarterien stammen aus der *A. inferior anterior cerebelli,* aus der *A. labyrinthi* und aus der *A. superior cerebelli.* Zum **Mittelhirn** ziehen *Aa. mesencephalicae* aus der A. basilaris, zu den **Hirnschenkeln** aus der *Pars postcommunicalis* der *A. cerebri posterior* die *Rr. pedunculares* und Äste der *Aa. centrales posterolaterales,* die auch das Tegmentum erreichen. Die **Vierhügelplatte** erhält Blut über Äste der *A. cerebri posterior* und der *A. superior cerebelli* zugeführt.

Das **Kleinhirn** wird aus drei Paar Kleinhirnarterien ernährt. Zur Kleinhirnrinde an der Unterseite hinten und zum unteren Kleinhirnstiel treten Äste der *A. inferior posterior cerebelli,* zur Kleinhirntonsille als spezieller Ast der *R. tonsillae cerebelli.* An der Unterseite vorn wird die Kleinhirnrinde durch die *A. inferior anterior cerebelli* versorgt, die auch die A. labyrinthi in das Innenohr entsenden kann. Die Oberseite der Kleinhirnrinde und die Kleinhirnkerne erhalten Blut über die *A. superior cerebelli* zugeleitet.

Venen. Aus dem **Hirnstamm** insgesamt wird das Blut über Hirnstammvenen, *Vv. trunci encephalici,* und über Kleinhirnvenen, *Vv. cerebelli,* abtransportiert. Aus dem rostralen Grenzgebiet des Mittelhirns ziehen Hirnschenkelvenen auch zur *V. basalis.* Im kaudalen Grenzgebiet der Medulla oblongata bestehen Verbindungen zu Rückenmarksvenen.

Das Venenblut aus der **Brücke** und aus dem Boden der Rautengrube wird über zahlreiche sagittal gerichtete Venen, *Vv. pontis,* zu der basal an der Brücke längs verlaufenden Hirnstammvene, *V. pontomesencephalica anterior,* geführt, die kranial bis in die Fossa interpeduncularis reicht. Kaudal setzt sie sich in die *V. medullae oblongatae* fort, die ihrerseits Äste aus der Medulla oblongata aufnimmt. Die *V. recessus lateralis ventriculi quarti* mündet in den Sinus petrosus inferior.

An der oberen Fläche des **Kleinhirnwurms** tritt die *V. superior vermis* in den Sinus rectus, zur V. magna cerebri oder zur V. interna cerebri, aus seiner Unterfläche erreicht die *V. inferior vermis* den Sinus rectus. Die *Vv. superiores cerebelli* von der oberen Fläche der **Kleinhirnhemisphäre** ziehen aufsteigend nach medial zum Sinus rectus, zur V. magna cerebri oder zur V. basalis, dorsalwärts zum Sinus transversus und nach lateral zum Sinus petrosus superior. Die *Vv. inferiores cerebelli* (Abb. **151,** S. 383) kommen von der Unterfläche der Kleinhirnhemisphäre und münden in die Sinus rectus, occipitalis, sigmoideus und petrosus inferior.

C. Gehirn: Vorderhirn

Vorderhirn, Prosencephalon, sind ursprünglich entwicklungsgeschichtliche Bezeichnungen, mit denen die rostrale Auftreibung der Neuralanlage benannt wird. Die Organisation der aus dem Prosencephalon hervorgehenden Hirnteile unterscheidet sich von Aufbau und Gliederung der rhombenzephalen Hirnteile. Die prosenzephalen Hirnteile besitzen weder ein einheitliches zentrales Tegmentum noch direkte Efferenzen in Form von (echten) Hirnnerven. Sie sind dem Rautenhirn und dem Rückenmark übergeordnet.

1. Gestalt und Gliederung des Vorderhirns

Das **Vorderhirn** besteht aus dem paarig angelegten *Endhirn, Telencephalon,* und dem kaudal anschließenden unpaaren *Zwischenhirn, Diencephalon,* das ohne scharfe Grenze nach hinten in das Mittelhirn übergeht. (Als *Großhirn, Cerebrum,* bezeichnet man im Telencephalon auch die Hirnrinde – Großhirnrinde – mit ihren Verbindungen; →Bd. 1, S. 130). Das Zwischenhirn umschließt den III. Ventrikel, der rostral – an den Foramina interventricularia – jederseits mit einem Seitenventrikel des Endhirns in Verbindung steht. Kaudal mündet der III. Ventrikel in den Aquaeductus mesencephali ein. Dieser Übergang bezeichnet grob die Grenze zwischen Mittel- und Zwischenhirn.

a) Zwischenhirn

Das **Zwischenhirn,** *Diencephalon,* (Abb. **110** u. **111**), hat postnatal eine sehr versteckte Lage, da es mit Ausnahme eines kleinen Teils seines Bodens vollständig vom Telencephalon umschlossen wird.

Die Umhüllung des Diencephalon durch das Telencephalon kommt ontogenetisch sekundär zustande. In der frühen Entwicklung liegt das Zwischenhirn frei und hat freie Seitenwände. Im Grenzbereich beider Hirnteile, dem Hemisphärenblasenstiel, stoßen der Colliculus ganglionaris, die große basale Ganglienmasse des Endhirns, und der Thalamus des Zwischenhirns aneinander. Durch dieses Grenzgebiet müssen alle Bahnen verlaufen, die vom Großhirn auswachsen und die zum Großhirn ziehen. Die Einlagerung dieser neenzephalen Großhirnbahnen dehnt den Hemisphärenblasenstiel derart aus, daß die ursprünglich sagittal gestellte Seitenfläche des Zwischenhirns um etwa 90° nach hinten gedreht wird und schließlich in einer frontalen Ebene steht. Damit wird das Zwischenhirn in der Ontogenese gleichsam in das Endhirn hineingezogen. Verwachsungsvorgänge spielen, entgegen früherer Annahme, beim Verschwinden der Seitenwand des Zwischenhirns keine Rolle.

Da im Zwischenhirn keine primären End- oder Ursprungskerne von Hirnnerven vorkommen, ist die noch im Rautenhirn deutliche Längszonengliederung nicht nachweisbar. Die Ordnung der Strukturen im Zwischenhirn beruht auf einem anderen Prinzip.

In der *Ontogenese* ist das Zwischenhirn in vier übereinander liegende Zonen gegliedert, die unterschiedliche Ausdehnung erlangen und auch im ausdifferenzierten Gehirn unterscheidbar bleiben. Von der Basis (ventral) zur oberen Fläche des Gehirns (dorsal) folgen aufeinander der *Hypothalamus,* der *Thalamus ventralis,* der *Thalamus dorsalis* und der *Epithalamus.* Der *Metathalamus* schließt sich okzipitalwärts an.

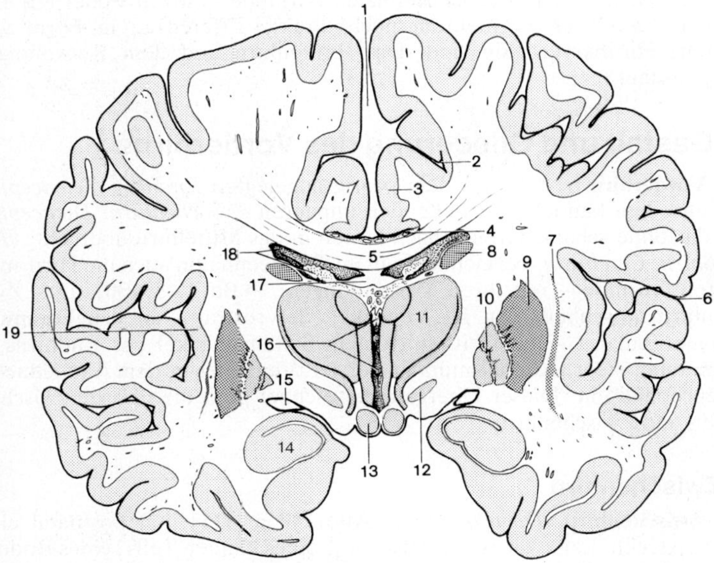

110 Frontalschnitt durch Zwischen- und Endhirn in Höhe der Corpora mamillaria

1 Fissura longitudinalis cerebralis
2 Sulcus cinguli
3 Gyrus cinguli
4 Sulcus corporis callosi
5 Corpus callosum
6 Sulcus lateralis
7 Claustrum
8, 9 *Corpus striatum*
8 Nucleus caudatus
9 Putamen
9, 10 *Nucleus lentiformis*
10 Globus pallidus
11 Thalamus
12 Nucleus subthalamicus
13 Corpus mamillare
14 Corpus amygdaloideum
15 Tractus opticus
16 Ventriculus tertius und Plexus choroideus ventriculi tertii
17 Corpus fornicis
18 Ventriculus lateralis und Plexus choroideus ventriculi lateralis
19 Cortex insulae

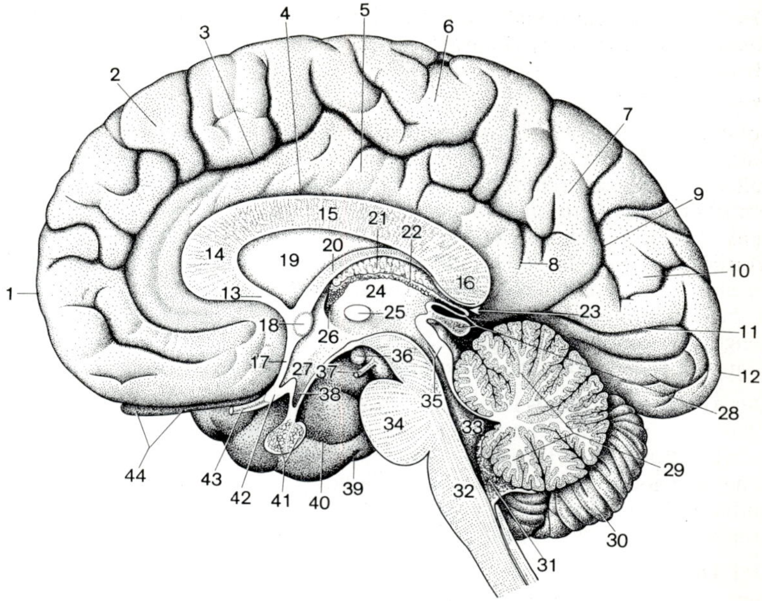

111 Medianschnitt durch das Gehirn, Ansicht der medialen Hemisphärenfläche von links

1 Lobus frontalis: Polus frontalis
2 Gyrus frontalis medialis
3 Sulcus cinguli
4 Sulcus corporis callosi
5 Gyrus cinguli
6 Lobulus paracentralis
7 Praecuneus
8 Sulcus subparietalis
9 Sulcus parietooccipitalis
10 Cuneus
11 Sulcus calcarinus
12 Lobus occipitalis: Polus occipitalis
13–16 *Corpus callosum,* Schnittfläche
13 Rostrum
14 Genu
15 Truncus
16 Splenium
17 Lamina terminalis, Schnittfläche
18 Commissura anterior, Schnittfläche
19 Septum pellucidum
20 Fornix
21 Tela choroidea ventriculi tertii
22 Plexus choroideus ventriculi tertii, Schnittrand
23 Fissura transversa cerebralis
24 Thalamus
25 Adhaesio interthalamica, Schnittfläche
26 Foramen interventriculare
27 Hypothalamus
28 Recessus suprapinealis und Corpus pineale, Schnittfläche Epiphyse = Epithalamus
29 Vermis cerebelli, Schnittfläche
30 Hemisphaerium cerebelli
31 Plexus choroideus ventriculi quarti
32 Medulla oblongata, Schnittfläche
33 Ventriculus quartus
34 Pons, Schnittfläche
35 Lamina tectalis (Schnittfläche) und Aquaeductus mesencephali
36 Corpus mamillare
37 N. oculomotorius
38 Recessus infundibuli
39 Lobus temporalis: Gyrus occipitotemporalis lateralis
40 Sulcus rhinalis
41 Hypophysis (Schnittfläche) mit Adenohypophyse (rostral) und Neurohypophyse
42 Chiasma opticum, Schnittfläche
43 N. opticus
44 Bulbus olfactorius und Tractus olfactorius

Der **Hypothalamus** umfaßt den Boden des III. Ventrikels; er ist als einziger Zwischenhirnteil im voll ausgebildeten Gehirn auch von außen, an der Hirnbasis, sichtbar.

Der *Boden des Zwischenhirns* wird nach rostral und lateral durch die Sehnervenkreuzung, *Chiasma opticum,* und die nachfolgende Teilstrecke der Sehbahn, *Tractus opticus,* begrenzt, der sich jederseits um den Pedunculus cerebri herumschlingt. Unmittelbar hinter dem Chiasma ist der Boden trichterförmig als *Infundibulum* ausgezogen, das sich in den Hypophysenstiel fortsetzt (Abb. **95,** S. 272). Eine durch graue Substanz verursachte Verdickung an der Rückseite des Trichters wird als *Tuber cinereum* bezeichnet, aus dem sich als mediane Erhabenheit die *Eminentia mediana* in das Trichterlumen vorwölbt. Kaudal des Infundibulum sind zwei halbkugelige, weißliche Erhebungen, *Corpora mamillaria,* sichtbar. Hinter diesen liegt bereits die Substantia perforata interpeduncularis des Mittelhirns.

Der **Thalamus ventralis** ist eine Mischzone, in die während der Ontogenese Elemente aus dem Tegmentum (von hinten), aus den Basalganglien (von vorn) und aus dem Hypothalamus (von unten) eindringen. Diese Mischzone wird gewöhnlich auch als **Subthalamus** bezeichnet und dem extrapyramidal-motorischen System zugeordnet. Nach kaudal geht der Subthalamus kontinuierlich in das Tegmentum des Mittelhirns über.

Der **Thalamus dorsalis** der ursprünglichen Anlage wird in der Ontogenese zum mächtigen, mit zahlreichen Verbindungen auch zur Großhirnrinde ausgestatteten *Thalamus im engeren Sinn.* Die starke Entwicklung des Thalamus vollzieht sich parallel zur Hirnrindenentfaltung. Das umfangreiche, stark gegliederte Kerngebiet in der Seitenwand des Zwischenhirns grenzt medial an den III. Ventrikel, lateral an die Basalganglien und die innere Kapsel. Die *Dorsalseite des Zwischenhirns* wird durch den *Thalamus* geprägt. Sein hinterer Pol, *Pulvinar,* springt als mächtiger Höcker beiderseits lateral der Habenularegion und des Tectum mesencephalicum, über dem Corpus geniculatum laterale, nach hinten vor. Thalamus und Basalganglien werden durch eine Furche, *Sulcus terminalis,* deutlich gegeneinander abgegrenzt, in der die V. thalamostriata superior verläuft (Abb. **96,** S. 273, u. **112**).

Am *Sulcus terminalis* beginnt die *mediale Hemisphärenwand,* die in diesem Bereich frei von Nervenzellen ist und ependymal bleibt. Die dünne Gewebslamelle schlägt sich ontogenetisch sekundär auf die Dorsalfläche des Thalamus um, verklebt und verwächst als *Lamina affixa* mit dieser (Abb. **113**) und geht erst an ihrem medialen Rand in den Plexus choroideus des Seitenventrikels über. So bleibt nur der mediale Anteil der dorsalen Thalamusoberfläche wirklich frei, die seitliche Partie wird von der Lamina affixa bedeckt. Der Anfang der medialen Hemisphärenwand wird nachträglich vom Sulcus terminalis auf die Thalamusoberfläche selbst verlagert.

Der **Epithalamus** mit dem *Corpus pineale ([Glandula pinealis], Epiphyse, Zirbeldrüse)* und den *Epiphysenstielen, Habenulae,* ist ein kleines spezielles Areal im dorsalen Zwischenhirnbereich (Abb. **96**). Die Zirbeldrüse, eine

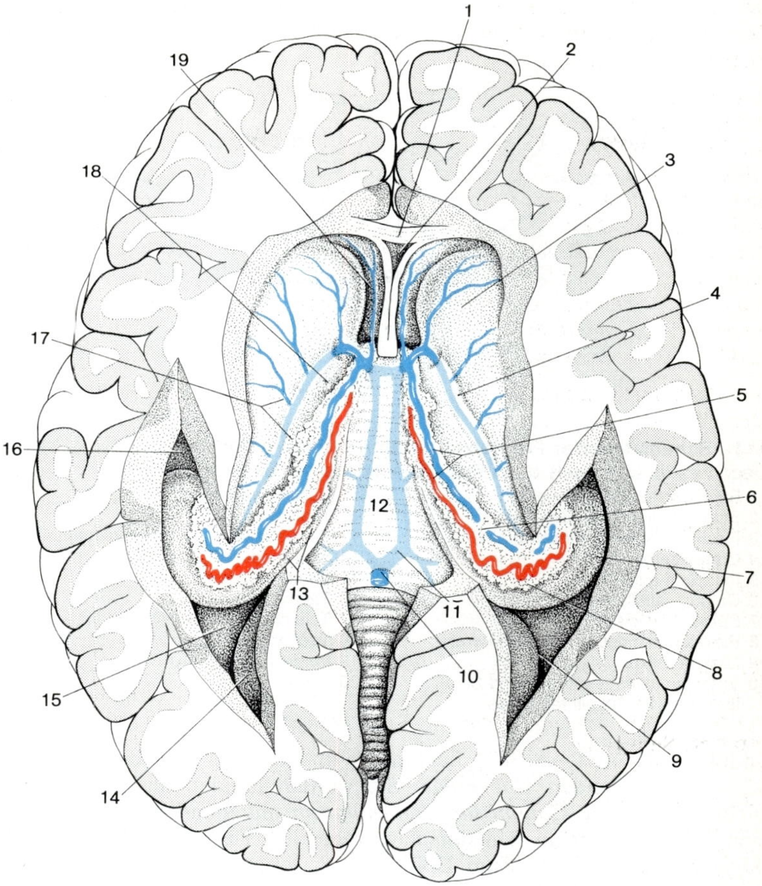

112 Horizontalschnitt durch das Großhirn, Ansicht von dorsal
Blick in die Seitenventrikel, auf den Nucleus caudatus und das Dach des dritten Ventrikels (Balken am Genu corporis callosi abgetragen und entfernt)

1 Genu corporis callosi, Schnittfläche
2 Cavum septi pellucidi, beiderseits begrenzt vom Septum pellucidum
3 Nucleus caudatus, Caput
4 Stria terminalis und V. thalamostriata superior im Sulcus terminalis
5 A. choroidea anterior und V. choroidea superior
6 Plexus choroideus ventriculi lateralis
7 Hippocampus
8 Glomus choroideum
9 Cornu occipitale ventriculi lateralis
10 V. magna cerebri
11 V. interna cerebri
12 Tela choroidea ventriculi tertii
13 Fornix, Crus und Corpus
14 Calcar avis
15 Trigonum collaterale und (rostral) Eminentia collateralis
16 Cornu temporale } ventriculi lateralis
17 Pars centralis } ventriculi lateralis
18 Lamina affixa
19 Cornu frontale ventriculi lateralis

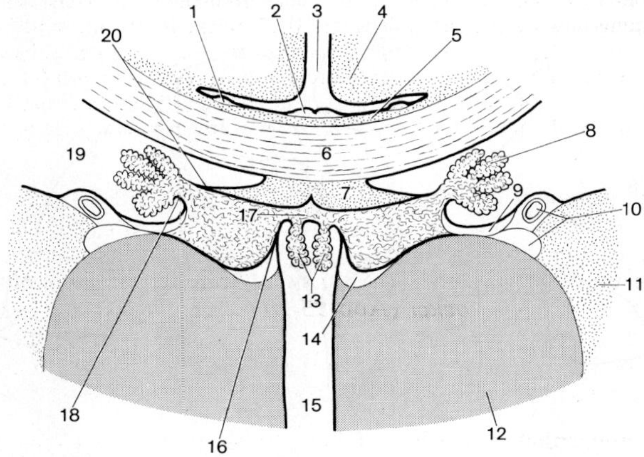

113 Schematisierter Frontalschnitt durch das Vorderhirn
Dach des III. Ventrikels und Plexus choroideus der Seitenventrikel

1 Stria longitudinalis lateralis
2 Stria longitudinalis medialis
3 Fissura longitudinalis cerebralis
4 Cortex cerebralis
5 Indusium griseum
6 Corpus callosum
7 Corpus fornicis
8 Plexus choroideus ventriculi lateralis
9 Lamina affixa
10 V. thalamostriata superior und Stria terminalis im Sulcus terminalis
11 Nucleus caudatus
12 Thalamus
13 Plexus choroideus ventriculi tertii
14 Stria medullaris thalamica
15 Ventriculus tertius
16 Taenia thalami
17 Tela choroidea ventriculi tertii
18 Taenia choroidea
19 Ventriculus lateralis
20 Taenia fornicis

endokrine Drüse (→S. 342), liegt hinten im Dach des III. Ventrikels, befestigt an den beiden *Habenulae.* Sie werden an der Basis des Corpus pineale durch die *Commissura habenularum* miteinander verbunden und sind am Übergang in den dorsal vorragenden Thalamus zum *Trigonum habenulae* verbreitert. Zum Epithalamus werden auch die *Commissura epithalamica* (→S. 318) und das *Subkommissuralorgan* (→S. 338) gerechnet.

Das *Dach des Zwischenhirns* wird vom *Plexus choroideus* des III. Ventrikels gebildet (Abb. **111** u. **113**), der vom Balken und einer bogenförmigen Faserbahn, *Fornix,* bedeckt und erst nach deren Entfernung sichtbar wird. Der nach hinten offene Spaltraum zwischen Balken und Zwischenhirndach, die *Fissura transversa cerebralis,* enthält einen Ausläufer der Leptomeninx, die direkt in die Tela choroidea des III. Ventrikels und der Seitenventrikel übergeht. Die *Lamina epithelialis* des Ventrikeldaches bildet am hinteren Ende eine säckchenförmige Ausfaltung, die den *Recessus suprapinealis* des III. Ventrikels enthält und die sich über das Corpus pineale legt.

Eine Abrißlinie, *Taenia thalami,* entsteht beiderseits an der Oberfläche des Thalamus bei Entfernung des Plexus choroideus des III. Ventrikels. Rechte und linke Tänie stehen hinten an der Commissura habenularum miteinander in Verbindung. Vorn biegt jede Tänie am Foramen interventriculare als *Taenia choroidea* des Plexus choroideus des Seitenventrikels auf die mediale Hemisphärenwand um. Die Taenia choroidea entspricht dem Übergang der Lamina affixa in den Plexus choroideus ventriculi lateralis.

Als **Metathalamus** bezeichnet man auf jeder Seite die beiden *Kniehöcker, Corpora geniculata,* die sich aus dem Thalamus nachträglich aussondern und als Zwischenstationen in der Sehbahn (Corpus geniculatum laterale) und Hörbahn (Corpus geniculatum mediale) eine funktionelle Sonderstellung erhalten. Die *Kniehöcker* (Abb. **95,** S. 272, u. **96**) liegen seitlich unter dem Pulvinar – das *Corpus geniculatum laterale* am Ende des Tractus opticus, das *Corpus geniculatum mediale* in Verlängerung des unteren Bindearms medial vom lateralen Höcker.

Als **Thalamencephalon** wurden früher Thalamus dorsalis, Sub-, Epi- und Metathalamus zusammengefaßt und dem *Hypothalamus* gegenübergestellt.

b) Dritter Ventrikel

Der unpaare **III. Ventrikel,** *Ventriculus tertius* (Abb. **110, 111** u. **120,** S. 329), wird durch einen Medianschnitt eröffnet, seine Wände werden dadurch freigelegt. Er geht kaudal in den Aquaeductus mesencephali über, doch ist seine Längsachse (Verbindung von Commissura anterior und Commissura epithalamica) entsprechend der kyphotischen Abknickung des Gehirns gegenüber der Längsachse des Aquädukts nach ventral abgewinkelt. Rostral ist der III. Ventrikel beiderseits durch je ein *Foramen interventriculare* mit dem linken und dem rechten Seitenventrikel verbunden. Das Foramen interventriculare wird rostral von der *Pars libera* der *Columna fornicis* begrenzt. Das Dach des III. Ventrikels ist der *Plexus choroideus ventriculi tertii.* Er setzt sich im Bereich der Foramina interventricularia in den Plexus choroideus der Seitenventrikel fort.

Die *Vorderwand* des III. Ventrikels wird von der dünnen, membranartigen *Lamina terminalis* gebildet, die zum Rostrum des Balkens aufsteigt und in deren oberen Abschnitt die Commissura anterior eingelagert ist.

Der Boden des III. Ventrikels fällt vom Eingang in den Aquädukt nach vorn als flacher Hügel ab, der durch das Tegmentum des Mittelhirns vorgebuckelt wird (→ S. 298).

Der III. Ventrikel ist spaltartig schmal (maximale Weite zwischen den Foramina interventricularia etwa 5 mm), aber in dorsoventraler Richtung ausgedehnt. Der Ventrikel besitzt am Boden (Hypothalamus) und hinten am Dach (Epithalamus) Ausweitungen, *Recessus.*

Im *Hypothalamus* liegt der *Recessus opticus* vor dem queren, durch das Chiasma opticum gebildeten Wulst, der tiefere *Recessus infundibuli* dahinter.

Im *Epithalamus* wölbt sich der *Recessus suprapinealis* oberhalb des Corpus pineale dorsalwärts vor. Am Übergang der Wand des Recessus suprapinealis in das Corpus pineale kreuzt die *Commissura habenularum*. In dieser Höhe zieht beiderseits als Fortsetzung der Habenula ein dünner, weißer Faserzug, *Stria medullaris thalamica* (Abb. **113**), auf der Thalamusoberfläche unter die Taenia thalami. Der *Recessus pinealis* dringt als seichte Tasche in das Corpus pineale ein. Unterhalb des Corpus pineale, unmittelbar vor und über dem Eingang in den Aquädukt, schnürt die *Commissura epithalamica [posterior]* die Ventrikelwand ein. Sie liegt an der Grenze zum Mittelhirn und führt u. a. Querverbindungen des zentralen Höhlengraus, der medialen Längsbündel, der prätektalen Kerne und der oberen Hügel. (Dach des III. Ventrikels → S. 316).

Die *Seitenwand* des III. Ventrikels wird gleichfalls vom Zwischenhirn gebildet. Im größeren oberen Anteil wölbt sich der *Thalamus* als flaches Oval vor. Die Thalami beider Seiten sind in etwa 75 % der Fälle in individuell unterschiedlichem Ausmaß an umschriebener Stelle, der *Adhaesio interthalamica* (Massa intermedia), durch das Ventrikellumen hindurch miteinander verwachsen. Die Thalamusvorwölbung wird unten durch den flachen *Sulcus hypothalamicus* von dem kleineren unteren Anteil der seitlichen Wand abgegrenzt, der zum *Hypothalamus* gehört. Der Sulcus hypothalamicus reicht vom Aquädukt bis zum Foramen interventriculare und ist etwa 23 mm lang.

c) Endhirn

Das **Endhirn,** *Telencephalon (Cerebrum,* Abb. **94,** S. 270, **110,** S. 312, **111** u. **117**), besteht aus rechter und linker Großhirnhemisphäre, *Hemisphaerium [cerebrale],* die durch die *Fissura longitudinalis cerebralis* getrennt werden, und unpaaren Gebilden, die beide Hemisphären median miteinander verbinden *(Lamina terminalis,* Kommissurenplatte mit *Commissura anterior* und *Corpus callosum*). An jeder Hemisphäre unterscheidet man außen den *Hirnmantel* und innen die *Basalganglien.* Rostral und basal liegen dem Hemisphaerium primäre Riechgebiete an, *Bulbus olfactorius* und *Tractus olfactorius.* Funktionell werden diese mit basalen Teilen des Hirnmantels (Palaeopallium) als *Riechhirn, Rhinencephalon,* zusammengefaßt (Tab. **2**).

Der *Hirnmantel, Pallium,* besteht, ausgenommen einige epithelial bleibende Wandbezirke, überall an seiner Oberfläche aus *Großhirnrinde, Cortex cerebralis.*

Die *Basalganglien, Nuclei basales,* liegen – vollständig vom Hirnmantel umhüllt (Abb. **114**) – im Innern jeder Hemisphäre unter dem Boden des

Tabelle **2.** Gliederung des Endhirns

lateral, paarig:				medial, unpaar:
rostral:	*Bulbus olfactorius*		Rhinencephalon	*Lamina terminalis*
	Tractus olfactorius		Rhinencephalon	*Commissura anterior*
kaudal:	*Hemisphaerium*		Rhinencephalon	*Corpus callosum*
		Palaeopallium	Rhinencephalon	
außen – *Pallium*		*Archipallium*		
		Neopallium		
innen – *Basalganglien*				

Seitenventrikels und grenzen kaudal und medial an das Diencephalon – ausgenommen der Globus pallidus, der aus dem Diencephalon hervorgeht.

Phylogenetische Gliederung des Endhirns. Das Endhirn besteht beim Menschen zu etwa 10 % aus phylogenetisch alten Teilen, *Palaeopallium* und *Archipallium,* und zu etwa 90 % aus phylogenetisch neuen Teilen, *Neopallium.*

Das *Palaeopallium,* der älteste Hirnmantelteil, liegt an der Basis des Hemisphaerium und bildet gemeinsam mit den primären Riechgebieten (Bulbus olfactorius und

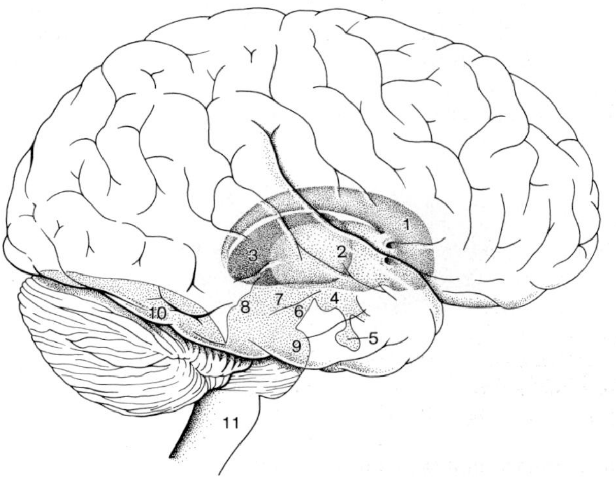

114 Corpus striatum und Hirnstamm, eingezeichnet in das Oberflächenbild des Gehirns

1 Nucleus caudatus
2 Putamen
3 Thalamus
4 Hypothalamus
5 Hypophysis
6 Pars anterior pedunculi cerebri
7 Tegmentum mesencephalicum
8 Tectum mesencephalicum
9 Pons
10 Cerebellum
11 Medulla oblongata

Tractus olfactorius) das *Rhinencephalon*. Das Palaeopallium besitzt oberflächlich eine Hirnrinde, *Palaeocortex*. Die Basalganglien liegen oberhalb des Palaeopallium im Innern der Hemisphären.

Das *Archipallium* differenziert sich in der medialen Hemisphärenwand zur teilweise einwärts verlagerten *Hippokampusformation*.

Das *Neopallium (Neencephalon)* bildet dorsale, laterale sowie größtenteils mediale und basale Hemisphärenwand. Es erfährt beim Menschen einen progressiven Ausbau zum Großhirn im engeren Sinn.

Die onto- und phylogenetisch zunächst scharfen Grenzen zwischen den drei Anteilen des Pallium werden weitgehend verändert, wobei besonders zwischen Archipallium und medialen Teilen des Neopallium eine *Neuorganisation* entsteht. Aus einem solchen Mischgebiet entwickelt sich das *limbische System*.

Das *Neopallium* erreicht beim Menschen eine überaus mächtige Entfaltung (Neenzephalisation). Seine oberflächlichen Schichten bestehen aus grauer Rinde, *Neocortex,* während die zu- und ableitenden Faserbahnen als weiße Marksubstanz, Marklager, das Innere bis an die Seitenventrikel ausfüllen.

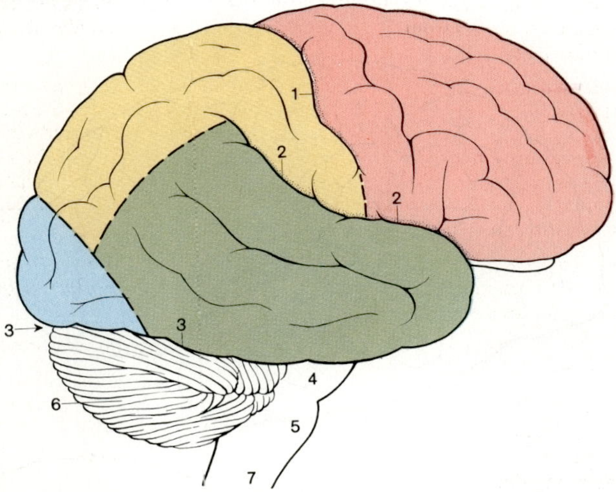

115 Lappengliederung des Großhirns

- Lobus frontalis
- Lobus parietalis
- Lobus occipitalis
- Lobus temporalis

1 Sulcus centralis
2 Sulcus lateralis, R. posterior
3 Margo inferior cerebri
4 Mesencephalon
5 Pons
6 Cerebellum
7 Medulla oblongata

Großhirnlappen (Abb. **115, 117** u. **118**). Die Oberfläche des Hirnmantels ist beiderseits in fünf *Großhirnlappen, Lobi cerebrales,* gegliedert, in *Stirnlappen, Scheitellappen, Hinterhauptslappen, Schläfenlappen* und *Insel.* Die Großhirnlappen sind durch *Furchen, Sulci,* mehr oder weniger deutlich voneinander abgegrenzt.

Gestalt des Endhirns und Gliederung seiner Oberfläche erklären sich am leichtesten aus der Ontogenese. Die starke Entfaltung des Neopallium führt zur Verlagerung von Palaeo- und Archipallium. Die beiden Hemisphären wachsen zu großen halbkugeligen Gebilden aus, die sich über das Zwischenhirn, den Hirnstamm und das Kleinhirn okzipitalwärts vorschieben und diese Hirnteile in der Ansicht von dorsal völlig überdecken. Zwischen beide Hemisphären schneidet bis auf den Balken, eine Faserverbindung beider Hemisphären, die vertikale *Fissura longitudinalis cerebralis* ein. Zwischen Balkenunterseite und Zwischenhirndach schiebt sich von okzipital eine tiefe, querverlaufende Furche, die *Fissura transversa cerebralis*, vor.

Die Hemisphären wachsen in der Ontogenese ungleichmäßig aus. Der mediale und der basale Teil der Hemisphärenwand wölben sich nur wenig vor, sie bleiben flach. Die lateralen und dorsalen Anteile dagegen, die vom Seitenventrikel unterlagert werden, wachsen frei nach frontal, dorsal und okzipital aus und bilden die konvexen Lappen des Großhirns.

Die *Insel* – im seitlichen Bereich des Endhirns – ist der Bezirk, um den herum sich die übrigen Lappen entfalten (Abb. **116**). Dabei wölben sich Teile von Stirn-, Scheitel- und Schläfenlappen als Deckel, *Opercula,* über das Inselgebiet vor und verdecken es in der als *Fossa lateralis cerebralis* bezeichneten Tiefe einer ausgedehnten Wachstumsspalte, des *Sulcus lateralis.* Die Insel verschwindet durch diese „Operkularisation" ganz und kann nur durch Auseinanderbiegen der Opercula oder durch deren Entfernung sichtbar gemacht werden.

Der *Stirnlappen* wächst rostralwärts nach oben aus und bildet den Stirnpol, *Polus frontalis,* der Hemisphäre. Ein Teil des Stirnlappens legt sich als *Operculum frontale* von oben über die Insel.

Der *Hinterhauptslappen* vergrößert sich in kaudaler Richtung bis zum Hinterhauptspol, *Polus occipitalis.*

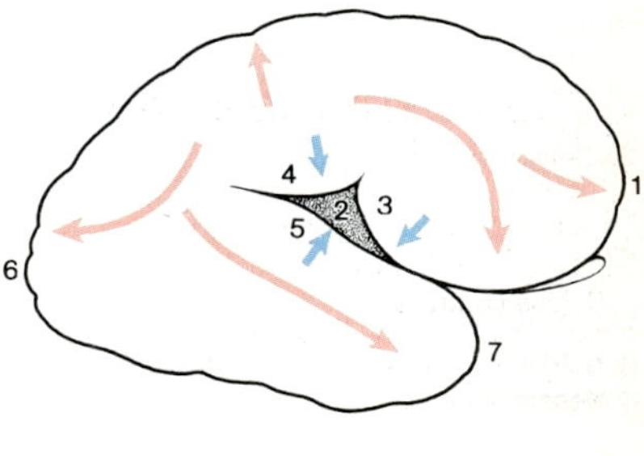

116 Auswachsen der Großhirnlappen

Operkularisierung des Inselfeldes und Bildung des Sulcus lateralis

1 Polus frontalis
2 Insula in der Fossa lateralis cerebralis
3 Operculum frontale
4 Operculum frontoparietale
5 Operculum temporale
6 Polus occipitalis
7 Polus temporalis

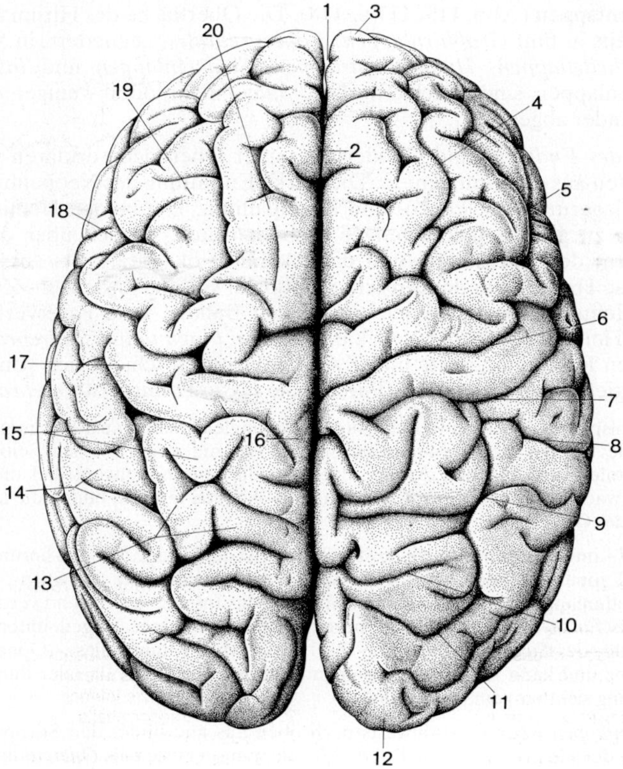

117 Gehirn, Ansicht der Facies superolateralis hemisphaerii von oben

1 Fissura longitudinalis cerebralis
2 Margo superior cerebri = Mantelkante
3 Polus frontalis
4 Sulcus frontalis superior
5 Sulcus frontalis inferior
6 Sulcus praecentralis
7 Sulcus centralis
8 Sulcus postcentralis
9 Sulcus intraparietalis
10 Sulcus parietooccipitalis
11 Sulcus occipitalis transversus
12 Polus occipitalis
13 Lobulus parietalis superior
14 Lobulus parietalis inferior
15 Gyrus postcentralis
16 Lobulus paracentralis
17 Gyrus praecentralis
18 Gyrus frontalis inferior
19 Gyrus frontalis medius
20 Gyrus frontalis superior

Der *Scheitellappen* entwickelt sich lateralwärts zwischen Stirn- und Hinterhauptslappen und beteiligt sich mit dem *Operculum frontoparietale* von oben an der Bedeckung der Insel.

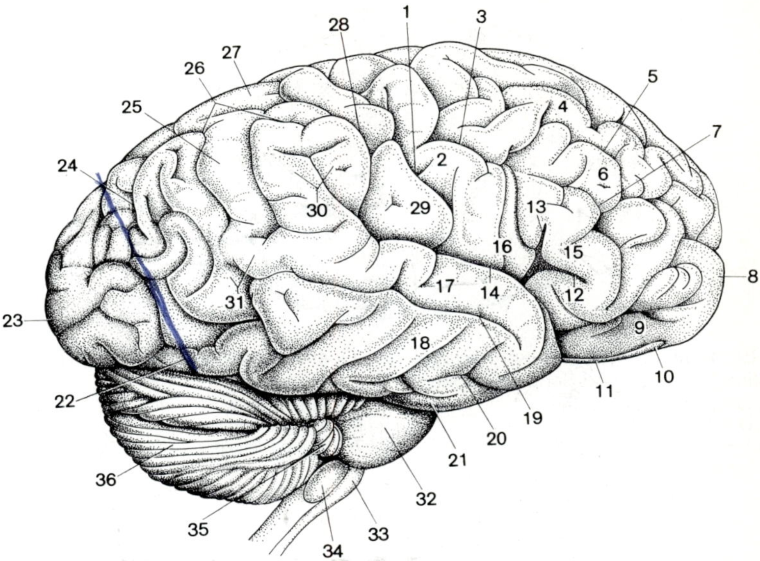

118 Gehirn, Ansicht der Facies superolateralis hemisphaerii von rechts (Hirnnervenaustritte nicht dargestellt)

1 Sulcus centralis
2 Gyrus praecentralis
3 Sulcus praecentralis
4 Gyrus frontalis superior
5 Sulcus frontalis superior
6 Gyrus frontalis medius
7 Sulcus frontalis inferior
8 Polus frontalis
9 Gyri orbitales
10 Bulbus olfactorius
11 Tractus olfactorius
12–14 *Sulcus lateralis* (in der Tiefe: Fossa lateralis cerebralis)
12 R. anterior
13 R. ascendens
14 R. posterior
15 Operculum frontale
16 Operculum frontoparietale
17 Gyrus temporalis superior
18 Gyrus temporalis medius
19 Sulcus temporalis superior
20 Sulcus temporalis inferior
21 Gyrus temporalis inferior
22 Incisura praeoccipitalis
23 Polus occipitalis
24 Sulcus occipitalis transversus
25 Lobulus parietalis inferior
26 Sulcus intraparietalis
27 Lobulus parietalis superior
28 Sulcus postcentralis
29 Gyrus postcentralis
30 Gyrus supramarginalis
31 Gyrus angularis
32 Pons
33 Pyramis (medullae oblongatae)
34 Oliva
35 Flocculus
36 Hemisphaerium cerebelli

Der *Schläfenlappen* wächst rostralwärts nach unten aus, sein vorderes Ende bildet den Schläfenpol einer Großhirnhälfte, *Polus temporalis*. Mit dem *Operculum temporale* legt er sich von unten her über die Insel.

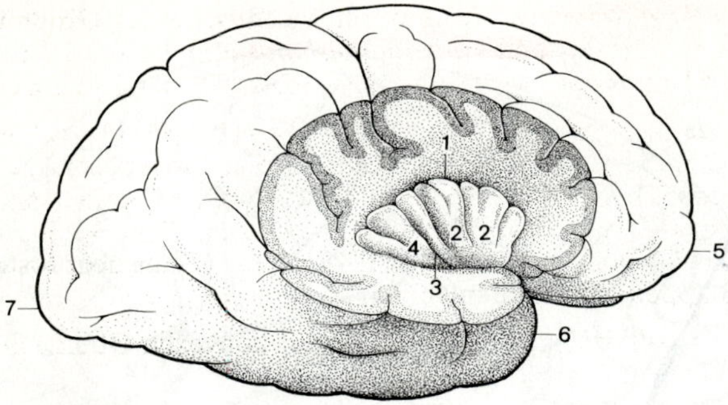

119 Insel, freigelegt durch Abtragen der Opercula und angrenzender Teile von Stirn-, Scheitel- und Schläfenlappen

1 Sulcus circularis insulae
2 Gyri breves insulae
3 Sulcus centralis insulae
4 Gyrus longus insulae
5 Polus frontalis
6 Polus temporalis
7 Polus occipitalis

Die *Lappen* einer Großhirnhemisphäre werden – deutlicher auf der konvexen als auf der medialen Oberfläche – durch *primäre,* in der Ontogenese zuerst entstehende und kaum variable *Furchen* gegeneinander abgegrenzt. *Sekundäre,* später entstehende und variablere sowie *tertiäre,* noch später auftretende und noch mehr variierende *Furchen* führen schließlich zur Ausbildung eines komplizierten Reliefs von Furchen, *Sulci cerebrales,* und Windungen, *Gyri cerebrales.*

Die **konvexe Oberfläche des Großhirns** wird durch primäre Furchen in Lappen unterteilt.

Der *Sulcus lateralis* (Fissura Sylvii), die tiefste seitliche Furche, bildet die Grenze zwischen *Stirn-* und *Schläfenlappen.* Der Sulcus lateralis teilt sich nach kurzem, dorsalwärts ansteigenden Verlauf in drei Äste auf. Die kürzeren ersten beiden Äste, der *R. anterior* und der *R. ascendens,* schneiden in die untere Stirnwindung, *Gyrus frontalis inferior,* ein und gliedern diese in *Pars opercularis [Operculum frontale], Pars orbitalis* und *Pars triangularis.* Der dritte, längste Ast, der *R. posterior,* setzt den Verlauf des Sulcus lateralis bis zum Gyrus supramarginalis fort. In der Tiefe des Sulcus lateralis wird die Insel durch den *Sulcus circularis insulae* gegen die Nachbarlappen abgegrenzt (Abb. **119**).

Der *Sulcus centralis,* eine stets deutliche Furche, die von der oberen Mantelkante steil abwärts bis dicht an den Sulcus lateralis verläuft, gilt als Grenze zwischen *Stirn-* und *Scheitellappen.*

Der *Sulcus parietooccipitalis,* der auf der Medialseite der Großhirnhemisphäre zwischen *Scheitel-* und *Hinterhauptslappen* eindringt, schneidet mit seinem oberen Ende meist noch in die Konvexität der Hemisphäre ein.

Die vordere Grenze des *Hinterhauptslappens* gegen *Scheitel-* und *Schläfenlappen* wird auf der konvexen Seite etwa durch eine Linie bezeichnet, die in Verlängerung des oberen Endes des Sulcus parietooccipitalis bis zur *Incisura praeoccipitalis,* einem seichten Einschnitt an der Unterkante der Hemisphäre, zu denken ist. Unterhalb des Sulcus lateralis liegt rostral vom Hinterhauptslappen der Schläfenlappen.

Die einzelnen Großhirnlappen werden auf der konvexen Oberfläche durch sekundäre und tertiäre Furchen weiter gegliedert.

Die *Insel, Lobus insularis [Insula]* (Abb. **119**), liegt in der Tiefe des Sulcus lateralis. Sie trägt auf ihrer Oberfläche *Gyri insulae,* unten den *Gyrus longus,* oben die *Gyri breves insulae.*

Der *Sulcus centralis insulae* teilt das Feld in eine vordere und eine hintere Hälfte. Nach abwärts geht die Insel am *Limen insulae* in den Palaeocortex über.

Der *Stirnlappen, Lobus frontalis,* ist durch den etwa parallel zum Sulcus centralis abwärts verlaufenden *Sulcus praecentralis* eingefurcht, der den *Gyrus praecentralis* nach rostral abgrenzt. Vom Sulcus praecentralis aus verlaufen annähernd horizontal nach vorn drei Gyri, begrenzt von zwei Sulci – in der Reihenfolge von oben nach unten: *Gyrus frontalis superior, Sulcus frontalis superior, Gyrus frontalis medius, Sulcus frontalis inferior* und *Gyrus frontalis inferior.*

Der *Scheitellappen, Lobus parietalis,* zeigt an seiner konvexen lateralen Fläche den *Gyrus postcentralis,* der nach hinten vom *Sulcus postcentralis* abgegrenzt wird. Das okzipitalwärts anschließende Rindenfeld wird durch den horizontalen *Sulcus intraparietalis* in *Lobulus parietalis superior* und *Lobulus parietalis inferior* unterteilt. Eine nach basal konkave Bogenwindung, *Gyrus supramarginalis,* umzieht das obere Ende des R. posterior des Sulcus lateralis. Der *Gyrus angularis* umfaßt das obere Ende des Sulcus temporalis superior.

Der *Hinterhauptslappen, Lobus occipitalis,* weist an seiner lateralen Konvexität unregelmäßige Furchen auf, unter denen der *Sulcus occipitalis transversus* (Fortsetzung des Sulcus intraparietalis) und der *Sulcus lunatus* (inkonstante vordere Begrenzung der Sehrinde) besonders benannt werden.

Der *Schläfenlappen, Lobus temporalis,* ist auf der konvexen Seite in drei horizontal verlaufende Schläfenwindungen gegliedert, die *Gyri temporales superior, medius* und *inferior;* sie werden durch die *Sulci temporales superior* und *inferior* getrennt. Auf der oberen, im Sulcus lateralis gelegenen, der Insel zugewandten Seite des Schläfenlappens verlaufen quer *Sulci* und *Gyri temporales transversi* (Heschlsche Querwindungen). Dieses Gebiet zeigt besonders auffällige Rechts-Links-Asymmetrien. Es ist an der dominanten (meist linken) Hemisphäre stets ausgedehnter als auf der Gegenseite.

Mediale und basale Oberfläche des Großhirns (Abb. **94,** S. 270, **111,** S. 313, u. **134,** S. 356) lassen die Lappengrenzen nur teilweise erkennen. Als weitere, nicht eindeutig den Großhirnlappen zuzuordnende Oberflächenteile kommen auf der medialen und der basalen Seite die Rindenbezirke des *limbischen Systems* hinzu. Primäre Furchen unterteilen auch die mediale Oberfläche, die ebenso wie die basale Fläche des Großhirns durch sekundäre und tertiäre Furchen untergliedert wird.

Sulcus cinguli und *Sulcus corporis callosi,* zwei primäre längsverlaufende Furchen, werden durch weitere Furchen zu zwei „Halbkreisfurchen" ergänzt, die vor dem Balken aufsteigen, über ihn hinweg nach hinten laufen, schließlich abwärts nach vorn in den Schläfenlappen ziehen und die mediale Oberfläche gliedern. Der *äußere Halbkreis* wird von *Sulcus cinguli* (Stirnlappen), *Sulcus subparietalis* (Scheitellappen), *Sulcus collateralis* und *Sulcus rhinalis* (Schläfenlappen) gebildet, der *innere Halbkreis* setzt sich aus *Sulcus corporis callosi* und *Sulcus hippocampi* zusammen. Die zwischen beiden Halbkreisen gelegene Rindenregion, *Gyrus cinguli* und *Gyrus hippocampi [parahippocampalis],* gehört zum *limbischen System.*

Der *Stirnlappen* zeigt auf der gegen das Orbitadach gerichteten Basalfläche ein unregelmäßiges Relief. Dem längs verlaufenden *Sulcus olfactorius* lagern sich der *Bulbus olfactorius* und der *Tractus olfactorius* auf. Dieser verbreitert sich hinten zum *Trigonum olfactorium,* das in die *Striae olfactoriae medialis et lateralis* ausläuft. Den Striae liegen die *Gyri olfactorii medialis* und *lateralis* jeweils als dünne Schicht grauer Substanz auf. Der *Gyrus rectus* schließt sich medial an den Sulcus olfactorius an und reicht bis zur Mantelkante. Unregelmäßige *Sulci orbitales* bilden eine H- oder X-Figur und fassen die *Gyri orbitales* zwischen sich.

Der *Sulcus centralis* schneidet in die Mantelkante ein und grenzt an der medialen Hemisphärenwand auf einer kurzen Strecke *Stirnlappen* und *Scheitellappen* gegeneinander ab. Basal davon verbindet der *Lobulus paracentralis* vordere und hintere Zentralwindung. Rostral von ihm liegt an der Facies medialis des Stirnlappens der *Gyrus frontalis medialis. Scheitellappen* und *Hinterhauptslappen* werden durch eine primäre Furche, den *Sulcus parietooccipitalis,* getrennt. Davor liegt im Scheitellappen der *Praecuneus.*

Der *Sulcus calcarinus* zieht als weitere primäre Furche spitzwinklig aus dem vorderen Abschnitt des Sulcus parietooccipitalis auf den Okzipitalpol zu und schneidet in den *Hinterhauptslappen* ein. Sulcus calcarinus und Sulcus parietooccipitalis begrenzen ein keilförmiges Rindenfeld, den *Cuneus.*

An der Unterseite des *Hinterhauptslappens* liegen der *Gyrus lingualis* und der *Gyrus occipitotemporalis medialis,* die durch die okzipitale Verlaufsstrecke des *Sulcus collateralis* voneinander abgegrenzt werden. Der *Sulcus occipitotemporalis* trennt den *Gyrus occipitotemporalis medialis* vom *Gyrus occipitotemporalis lateralis,* der an der Unterkante des Schläfenlappens in den *Gyrus temporalis inferior* übergeht.

Oberflächenstrukturen des limbischen Systems. An der medialen Hemisphärenfläche bildet das limbische System, einwärts vom Sulcus collateralis, eine bogenförmige Zone, die Hirnstamm und Balken umfaßt und bei der ein äußerer Bogen und ein innerer Bogen unterscheidbar sind.

Der *äußere Bogen* (Abb. **134,** S. 356) beginnt basal und rostral mit dem *Gyrus hippocampi,* der zwischen *Sulcus collateralis* und *Sulcus hippocampi* liegt. Sein Anfangsstück ist ein nach hinten umgebogener hakenförmiger Fortsatz, *Uncus,* am okzipitalen Ende geht er mit dem *Isthmus gyri cinguli* in den *Gyrus cinguli* über. Den oberhalb des Balkens gelegenen Anteil des äußeren Bogens bildet der *Gyrus cinguli,* der parallel zum Balken verläuft und gegen diesen durch den *Sulcus corporis callosi,* gegen das eigentliche Neopallium durch den *Sulcus cinguli* abgegrenzt wird.

Vom *inneren Bogen* (Abb. **137,** S. 359) ist – mehr oder weniger deutlich – an der medialen Fläche des Schläfenlappens sichtbar der *Gyrus dentatus,* der unter dem Balkenwulst verstreicht und vom *Gyrus fasciolaris,* einem Ausläufer des Alveus, von der Oberfläche verdrängt wird. Dieser strahlt oberhalb des Balkens in das *Indusium griseum* mit den *Striae longitudinales* ein, das sich nach vorn, unter das Rostrum des Balkens, in die *Area subcallosa* mit dem *Gyrus paraterminalis* (Gyrus subcallosus) fortsetzt.

Der *Gyrus dentatus* erscheint in der Tiefe des Sulcus hippocampi als rudimentäre, zurückgestauchte und gefältelte Windung. Er steht rostral mit dem Uncus des Gyrus hippocampi in Verbindung und erstreckt sich nach hinten bis unter den Balkenwulst. Der *Gyrus fasciolaris* besteht aus weißer Substanz (extraventrikulärer Alveus → S. 356), die sich an dieser Stelle an die Endhirnoberfläche vorschiebt. Das *Indusium griseum* ist eine rudimentäre Hirnwindung, Gyrus supracallosus (→ S. 355).

Furchenbildung und Zerebralisation. Die Furchenbildung vergrößert die Kontaktfläche zwischen grauer und weißer Substanz und ermöglicht so eine große Anzahl von Neuronen in der Rinde. Dagegen ist eine Verdickung der Rinde über ein gewisses Maß hinaus (etwa 3–4 mm) nicht möglich, ohne daß ihr struktureller Charakter als (z. B. sechsschichtige) Rinde aufgegeben wird.

Die starke Ausbildung von Furchen und Windungen der Großhirnoberfläche und die damit verbundene beträchtliche Entfaltung der grauen Substanz kann entweder Ausdruck einer bedeutenderen *Organisationshöhe des Gehirns* (höherer Zerebralisationsgrad) oder einer *Zunahme der zu innervierenden Körpermasse* (Körperoberfläche, Muskulatur) sein; der Reichtum an Windungen und Furchen hängt somit von zwei Faktoren ab, von der Organisationshöhe und von der absoluten Körpergröße.

Dementsprechend findet man bei großen Formen von Säugetieren eines Verwandtschaftskreises bei gleicher Organisationshöhe (gleichem Zerebralisationsgrad) eine Zunahme des Windungsreichtums gegenüber kleinen Formen. Dagegen besitzt von zwei Säugetierarten gleicher absoluter Körpergröße die höher organisierte Art ein stärker gefurchtes Pallium als die niedere Form.

Hirnmasse und *Körpermasse* stehen in einer deutlichen Beziehung, wenngleich in keiner linearen Proportionalität zueinander. Die Relation zwischen Hirngewicht und Körpergewicht kann durch die Formel $H = c \cdot K^r$ ausgedrückt werden. In dieser Formel bedeuten: H = Hirngewicht, K = Körpergewicht (ohne Ballast, z. B. Darminhalt), c = Faktor, der die Höhe des Zerebralisationsgrads angibt, r = Exponent, der den Anteil des Körpergewichts am Hirngewicht bestimmt. Vergleicht man Tierarten gleicher Entwicklungshöhe und gleichen Zerebralisationsgrads, so läßt sich der Faktor c eliminieren. Der Exponent r kann dann aus Hirn- und Körpergewicht berechnet werden. Ist r bekannt, so läßt sich der Zerebralisationsgrad mit annähernder Wahrscheinlichkeit betimmen. Generell zeigt sich, daß – den gleichen Zerebralisationsgrad vorausgesetzt – Formen mit geringer Körpergröße mehr Hirnmasse pro Einheit Körpermasse besitzen als große Formen.

Beim *Menschen* überlagern sich hinsichtlich des Windungsreichtums zwei Faktoren, seine *bedeutende Evolutionshöhe* und seine vergleichsweise *beträchtliche Körpergröße*. Er besitzt dementsprechend ein stark gefurchtes *gyrenzephales Gehirn*. Das *Hirngewicht* des Mannes beträgt 1379–1443 g, das der Frau 1230–1306 g (geringere Ausbildung der Muskulatur bei der Frau als beim Mann). Koordinationszentrum ~~[illegible]~~ weniger entwickelt

d) Seitenventrikel

Die beiden **Seitenventrikel,** *Ventriculi laterales* (I. und II. Ventrikel, Abb. **120–122**), bilden das Hohlraumsystem im Endhirn. Von den etwa 22,4 ml (7,4–56,6 ml) Gesamtvolumen des Ventrikelsystems entfallen ungefähr 75 % auf die beiden Seitenventrikel.

Die *Gestalt der Seitenventrikel* spiegelt die in der Embryonal- und der Fetalentwicklung ablaufenden Wachstumsbewegungen wider. Dem bogenförmigen Auswachsen des Hirnmantels und seiner Lappengliederung entsprechen die vier Abschnitte des Seitenventrikels: das *Vorderhorn* im Lobus frontalis, der *Mittelteil* im Lobus parietalis, das *Hinterhorn* im Lobus occipitalis und das *Unterhorn* im Lobus temporalis.

Am *Foramen interventriculare,* das vorn von der Columna fornicis, oben vom Plexus choroideus und hinten seitlich vom Thalamus begrenzt wird, stehen die beiden Seitenventrikel miteinander und mit dem III. Ventrikel in Verbindung. Die Seitenventrikel werden von Hirnsubstanz umgeben, ausgenommen der Teil der Ventrikelwand, der die Lamina epithelialis des Plexus choroideus bildet.

Der *Plexus choroideus ventriculi lateralis* erstreckt sich bogenförmig (Wachstumsbewegung des Hirnmantels!) vom Foramen interventriculare über den Mittelteil des Seitenventrikels in das Unterhorn. In dieser Aus-

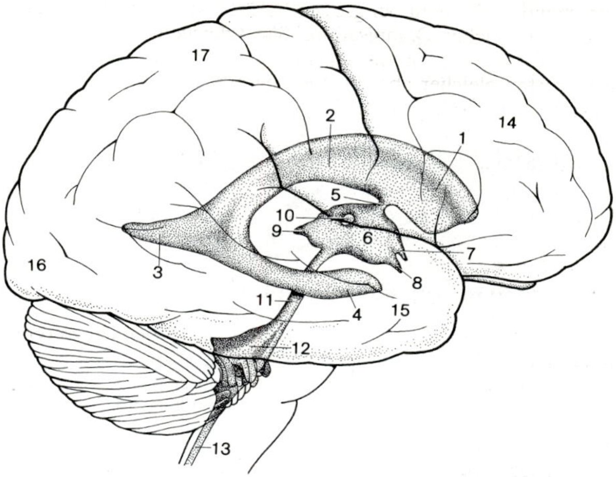

120 Ventrikelsystem, eingezeichnet in das Oberflächenbild des Gehirns

1–4 *Ventriculus lateralis*
1 Cornu frontale
2 Pars centralis
3 Cornu occipitale
4 Cornu temporale
5 Foramen interventriculare
6 Ventriculus tertius
7 Recessus opticus
8 Recessus infundibuli
9 Recessus suprapinealis
10 Aussparung im III. Ventrikel durch die Adhaesio interthalamica
11 Aquaeductus mesencephali
12 Ventriculus quartus
13 Canalis centralis
14 Lobus frontalis
15 Lobus temporalis
16 Lobus occipitalis
17 Lobus parietalis

dehnung ist der Plexus einerseits am *Fornix* angeheftet (bei Abriß bleibt die *Taenia fornicis* zurück), andererseits am *Thalamus befestigt* (bei Abriß entsteht die *Taenia choroidea,* Abb. **113,** S. 316, u. **135,** S. 357). Durch den schmalen Spalt zwischen den beiden Anheftungslinien, *Fissura choroidea,* tritt die Tela choroidea mit den Gefäßen ein und wölbt den Plexus in den Ventrikel vor.

Das *Vorderhorn, Cornu frontale [anterius],* erstreckt sich vom Foramen interventriculare aus nach vorn lateralwärts in das Stirnhirn. Die mediale Wand wird an der Stelle des kleinsten Abstands beider Vorderhörner vom *Septum pellucidum* gebildet (Abb. **112,** S. 315), weiter vorn drängt der Forceps minor des Balkens die Spitzen der Vorderhörner V-förmig auseinander. Das Dach entsteht durch den *Balken.* Der Kopf des *Nucleus caudatus* wölbt Seitenwand und Boden in das Ventrikellumen vor. Das Vorderhorn ist frei von Plexus choroideus.

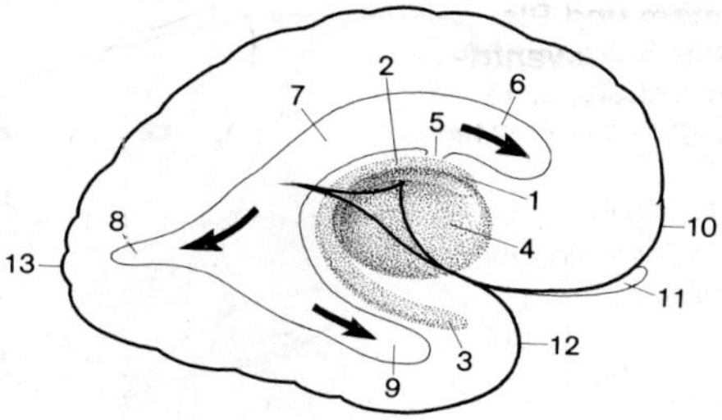

121 Corpus striatum und Seitenventrikel, eingezeichnet in die Kontur des Großhirns

1–4 *Corpus striatum*
1–3 *Nucleus caudatus*
1 Caput
2 Corpus
3 Cauda
4 Putamen
5 Foramen interventriculare
6–9 *Ventriculus lateralis*
6 Cornu frontale
7 Pars centralis
8 Cornu occipitale
9 Cornu temporale
10 Polus frontalis
11 Bulbus olfactorius
12 Polus temporalis
13 Polus occipitalis

Der *Mittelteil, Pars centralis,* wird ebenfalls von Balkenfasern bedeckt. Den Boden bilden der *Nucleus caudatus* und – medial von der Grenzrinne gegen den Thalamus – die *Lamina affixa.* Mit ihr beginnt epitheliale Hirnwand, die sich zunächst der Thalamusoberfläche auflegt. Sie biegt an der *Taenia choroidea* in die mediale Hemisphärenwand um und bildet die Lamina epithelialis des Plexus choroideus. Die Gefäße erreichen den Plexus über die Fissura transversa cerebralis. Am Eingang in das Hinterhorn schwillt der Plexus zum *Glomus choroideum* an.

Im *Hinterhorn, Cornu occipitale [posterius],* wird die laterale Wand von weißer Substanz, *Tapetum,* ausgekleidet, die in den Boden einstrahlt. Medial oben drängt der Forceps major des Balkens den *Bulbus cornus occipitalis [posterioris],* medial unten der Sulcus calcarinus den *Calcar avis* vor. Das Hinterhorn ist frei von Plexus choroideus.

Das Cornu occipitale ist der variabelste Teil des Ventrikelsystems, es kann mehr oder weniger vom übrigen Seitenventrikel abgeschnürt sein, ausnahmsweise auch einmal fehlen. Nicht selten sind die Hinterhörner asymmetrisch ausgebildet.

Das *Unterhorn, Cornu temporale [inferius],* weist am Boden hinten eine dreieckige Vorwölbung, *Trigonum collaterale,* auf. Sie läuft, nach vorn unten schmäler werdend, in lateralwärts gerichtetem Bogen – weiteste Distanz zwischen beiden Seiten etwa 7,3 cm – in die *Eminentia collateralis* aus, beide hervorgerufen durch den Sulcus collateralis.

In dem Winkel zwischen Trigonum collaterale und Calcar avis tritt, vorgewölbt durch den Sulcus hippocampi, der *Hippocampus* bogenförmig an das

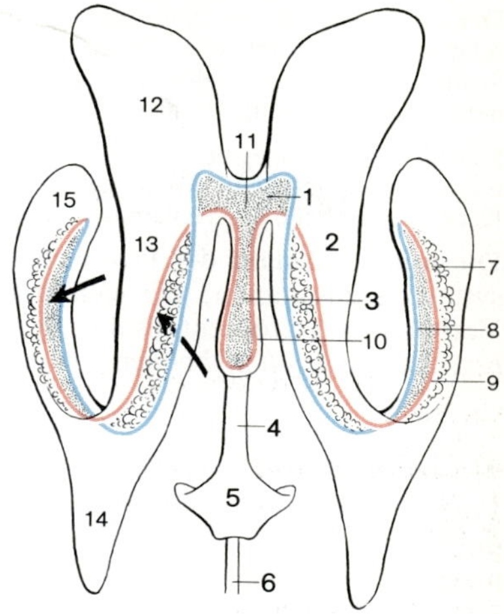

122 Ventrikelsystem und Plexus choroideus der Seitenventrikel und des III. Ventrikels, schematische Darstellung in der Ansicht von dorsal

Die Pfeile geben die Richtung an, in der die Tela choroidea eindringt

1 Foramen interventriculare
2 Ventriculus lateralis
3 Ventriculus tertius
4 Aquaeductus mesencephali
5 Ventriculus quartus
6 Canalis centralis
7 Plexus choroideus ventriculi lateralis
8 Taenia fornicis
9 Taenia choroidea
10 Taenia thalami
11 Tela choroidea
12 Cornu frontale } ventriculi lateralis
13 Pars centralis } ventriculi lateralis
14 Cornu occipitale } ventriculi lateralis
15 Cornu temporale } ventriculi lateralis

Unterhorn heran, er bildet die mediale untere Wand. Der Hippocampus wird von einer dünnen Schicht weißer Substanz, *Alveus hippocampi,* bedeckt (Abb. **135,** S. 357). Das distale, verdickte Ende des Hippocampus, *Pes hippocampi,* besitzt an der Oberfläche einige Vorwölbungen, *Digitationes hippocampi* (Abb. **137,** S. 359). Dem Hippocampus liegt die *Fimbria hippocampi* auf, die Fortsetzung des Crus fornicis; die Fimbrie geht unmittelbar in den Alveus über. Oberhalb davon wird der Plexus choroideus auch in das Unterhorn vorgedrängt. Seitlich liegt der Schwanz des *Nucleus caudatus* im Dach des Unterhorns.

Das Lumen der Seitenventrikel kann individuell verschieden weit sein. Eine röntgenologische Darstellung der Ventrikel ist im Computertomogramm oder nach Entleerung des Liquor und Luftfüllung (Subokzipitalstich) im Röntgenbild möglich. Der Nachweis von Asymmetrien, Verdrängungen und Verformungen des Ventrikelsystems durch bildgebende Verfahren kann wichtige Hinweise zur Diagnostik intrakranieller Erkrankungen (Tumoren) geben. Auch Variabilitäten der Hirn- (und Schädel-)form (Dolichozephalie, Brachyzephalie) machen sich in der Form der Seitenventrikel bemerkbar.

2. Graue und weiße Substanz des Vorderhirns

Die **graue Substanz** des Prosencephalon umfaßt im Zwischenhirn die Kerngebiete des *Hypothalamus* und des *Thalamencephalon,* im Endhirn die *Basalganglien* und die *Großhirnrinde* einschließlich der zum *limbischen System zu zählenden Grisea.*

Der *Hypothalamus,* in dem übergeordnete vegetative Kerngebiete liegen, besitzt relative Selbständigkeit („autonomes“ Nervensystem). Er ist hauptsächlich mit Strukturen des Palaeopallium und des Archipallium (limbisches System) und – über neuroendokrine Bahnen – mit der Hypophyse verbunden.

Der *Thalamus* dagegen steht als „Tor zur Hirnrinde“ über gegenläufige Bahnen hauptsächlich mit den Basalganglien und dem Neopallium in enger Verbindung, Kerne und Bahnen des Thalamus werden deshalb am besten gemeinsam besprochen.

Die **weiße Substanz** des Prosencephalon setzt sich aus Bahnen und Fasersystemen zusammen, die sich hinsichtlich der von ihnen hergestellten Verbindungen größtenteils drei Systemen zuordnen lassen, den *Kommissuren,* den *Assoziationsbahnen* und den *Projektionsbahnen.*

a) Zwischenhirn: Hypothalamus

Vorderer und *mittlerer Hypothalamus* bestehen hauptsächlich, makroskopisch sichtbar, aus grauer Substanz, markscheidenhaltige Bahnen treten hier in den Hintergrund (markarmer Hypothalamus).

Im *hinteren Hypothalamus* dagegen sind Kerngebiete eingelagert, die durch auf- und absteigende, teilweise markscheidenführende Bahnen enger mit anderen Hirnteilen verbunden sind (markreicher Hypothalamus).

Kerngebiete. Der Hypothalamus vereinigt mehrere, dem *vegetativen Nervensystem übergeordnete Kerngebiete,* die als *zentrales Höhlengrau* im Boden und in basalen Seitenteilen des III. Ventrikels angeordnet sind. Die zahlreichen Kerne lassen sich in *vier Gruppen* zusammenfassen, in hintere *mamilläre Kerne,* mittlere *Tuberkerne* sowie vordere *supraoptische* und *präoptische Kerne* (Abb. **123**).

Die hinteren **mamillären Hypothalamuskerne,** *Regio hypothalamica posterior,* die *Nuclei corporis mamillaris* und der *Nucleus hypothalamicus posterior,* liegen in der Wand des III. Ventrikels im und oberhalb des Corpus mamillare. Die Kerne stehen durch Faserbündel (Fibrae periventriculares, Fasciculus longitudinalis posterior), die bis in das Rückenmark reichen, in Verbindung mit der Formatio reticularis des Tegmentum und mit den vegetativen Kernen von Mittelhirn, Rautenhirn und Rückenmark.

Von den hinteren Hypothalamuskernen werden lebenswichtige viszeromotorische („vegetative“) Funktionen im Zusammenhang mit Nahrungsaufnahme, Ausscheidung, Fortpflanzung und affektiver Abwehr mit somatomotorischen („animalen“) Leistungen funktionell gekoppelt (→Bahnen des Hypothalamus).

Von den meisten *mittleren* und *vorderen Hypothalamuskernen* gehen *hormonelle Efferenzen* aus.

Von den vorderen **supraoptischen** großzelligen **Hypothalamuskernen** der *Regio hypothalamica anterior* überlagert der *Nucleus supraopticus* den

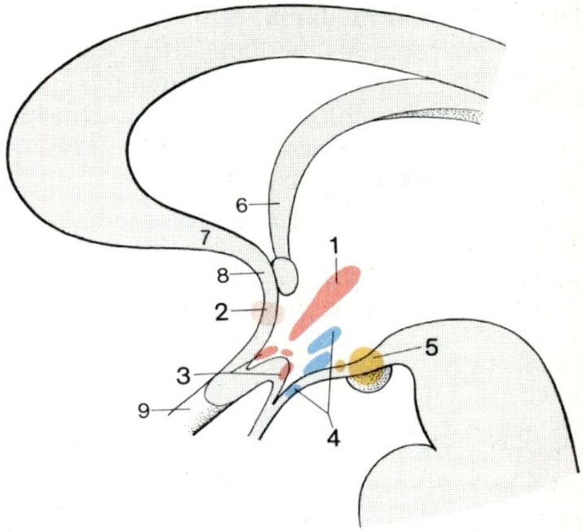

123 Hypothalamuskerne, schematische Projektion auf die Wand des III. Ventrikels, Ansicht von links
- supraoptische Kerne
- präoptische Kerne
- Tuberkerne
- mamilläre Kerne

1 Nuclei paraventriculares
2 Nuclei praeoptici
3 Nucleus supraopticus
4 Tuberkerne
5 Nuclei corporis mamillaris
6 Columna fornicis
7 Rostrum corporis callosi
8 Lamina terminalis
9 N. opticus

Tractus opticus. Die *Nuclei paraventriculares* liegen ventrikelnah und hinter dem Nucleus supraopticus, ihre Nervenzellen sezernieren die Effektorhormone *Vasopressin* und *Oxytocin*. Sie werden in den zum *Tractus hypothalamohypophysialis* gebündelten Axonen in der Wand des Infundibulum ihrer neurohämalen Region im Hypophysenhinterlappen (= distaler Teil der Neurohypophyse) zugeführt, wo sie in die Blutkapillaren und damit an den Körperkreislauf abgegeben werden (→ S. 336).

Eine **präoptische** kleinzellige **Kerngruppe** der vorderen Hypothalamusregion, *Nuclei praeoptici,* erstreckt sich vor dem Chiasma opticum rostralwärts bis an die Basis des Telencephalon, erhält vorwiegend olfaktorische Afferenzen und entsendet Fasern zu den Kernen des Tuber cinereum und zum Epithalamus. Hinter dieser Kerngruppe liegt der *Nucleus hypothalamicus anterior,* der mit der Stria terminalis und dem Thalamus verbunden ist. Er beeinflußt Kreislauf, Wärmeregulation und Drüsenfunktionen.

Periventrikuläre neuroendokrine Neurone des Hypothalamus, die Produzenten der *Steuerhormone* (Releasing factors, Release inhibiting factors), sind teils verstreut subependymal, teils gemeinsam in schlecht abgegrenzten Kernen gelegen. Die Steuerhormone werden aus den Perikaryen in den Axonen des *Tractus tuberoinfundibularis* zu ihrer neurohämalen Region, zur *Eminentia mediana* (= proximaler Teil der Neurohypophyse), transportiert.

Die **Tuberkerne** *(Nuclei tuberales)* der *Regio hypothalamica intermedia* und die *Nuclei hypothalamici ventromedialis, dorsomedialis* und *infundibularis (arcuatus)* liegen im hinteren Anteil des Tuber cinereum. Sie bilden Transmittersubstanzen und kontrollieren die Freisetzung von Steuerhormonen.

Die **Eminentia mediana,** durch zahlreiche „Spezialgefäße" im Bereich des Tuber cinereum als mediane Erhabenheit in das Lumen des Infundibulum vorgewölbt, ist eine neurohämale Region (→S. 337), in der die Blut-Hirnschranke nicht ausgebildet ist. Die hier abgegebenen Steuerhormone regulieren die Freisetzung der Hypophysenvorderlappenhormone und können in die Portalgefäße eintreten.

Die *Hormone* in der Eminentia mediana, die aus periventrikulären neuroendokrinen Perikaryen stammen, stimulieren (als Liberine) oder inhibieren (als Statine) steuernd die Freisetzung der Hormone der Adenohypophyse, sie korrespondieren mit diesen.

Dementsprechend werden in der Eminentia mediana u. a. freigesetzt: Folliberin, Luliberin, Corticoliberin, Thyroliberin, Somatoliberin, Somatostatin. Hinzukommen die deren Freisetzung kontrollierenden Hormone aus den Tuberkernen und aus entfernteren Kerngebieten, über die das ZNS Einfluß auf das Endokrinium nimmt.

Die *Portalgefäße* (Abb. **124**) vermitteln zwischen zwei Kapillargebieten (wie die V. portae hepatis, daher der Name), zwischen dem Kapillargebiet der Eminentia mediana („Spezialgefäße") und dem der Adenohypophyse.

Die *Arterien* treten teils oberhalb des Diaphragma sellae vom Circulus arteriosus zur suprasellären Hypophyse, teils kommen sie unterhalb des Diaphragma aus der A. carotis interna. Der *venöse Abfluß* erfolgt hauptsächlich in die Sinus cavernosi.

Die **Hirnanhangsdrüse,** *Hypophysis [Glandula pituitaria]* Abb. **111,** S. 313, **124** u. **125**), liegt als kleines, walzenförmiges, 0,6 g schweres Organ in der Sella turcica über der Keilbeinhöhle, zwischen den Sinus cavernosi und den in ihnen verlaufenden Aa. carotides internae, hinter – oder, häufiger noch, unter – dem Chiasma opticum sowie unter dem Boden des Zwischenhirns. Mit ihm ist die Hypophyse durch das Infundibulum verbunden, das durch ein (im Alter erweitertes) Loch im Diaphragma sellae tritt. An der Hypophyse unterscheidet man den Vorderlappen und den Hinterlappen.

Bei Hypophysentumoren können – u. a. durch Druck auf die Rückseite des Chiasma opticum – im Chiasma kreuzende Nervenfasern aus der nasalen Netzhauthälfte beider Augen geschädigt werden (→ S. 399f).

Der **Hypophysenvorderlappen,** *Lobus anterior [Adenohypophysis],* ist eine Bildung des fetalen Rachendaches. Er umgreift mit der *Pars tuberalis* den Hypophysenstiel von rostral und ist mit der Eminentia mediana der Neurohypophyse durch die Portalgefäße eng verbunden. Mit der – beim Menschen schwach entwickelten – *Pars intermedia* grenzt er an den Hinterlappen, der übrige Teil ist *Pars distalis*. Die in Strängen angeordneten epithelialen Drüsenzellen, zwischen denen sinusoide Kapillaren verlaufen, sind die Empfänger der über die Portalgefäße herangeführten Steuerhormone aus der Eminentia mediana.

Hormone. Die Hypophysenhormone aus den verschiedenartigen Drüsenzellen sind größtenteils glandotrop, d. h. sie bewirken Produktion und Freisetzung der Hormone nachgeordneter endokriner Drüsen (→Bd. 1, S. 98f).

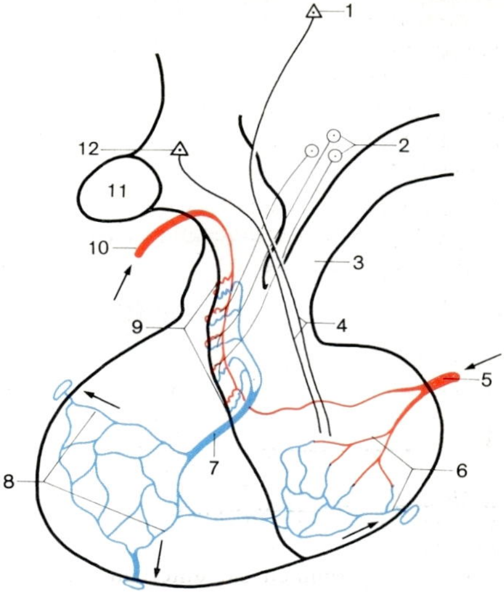

124 Blutkreislauf der Hypophyse, schematisierte Gefäßanordnung, eingezeichnet in einen Medianschnitt durch Infundibulum und Hypophyse, Ansicht der Schnittfläche von links

1 Nuclei paraventriculares
2 Tuberkerne
3 Infundibulum
4 Tractus hypothalamohypophysialis
5 A. hypophysialis inferior
6 Kapillarplexus des Neurallappens
7 Portalgefäß
8 Kapillarplexus der Adenohypophyse
9 Spezialgefäße der Eminentia mediana
10 A. hypophysialis superior
11 N. opticus
12 Nucleus supraopticus

Die Zellen können immunhistochemisch identifiziert werden. Die Drüsenzellen streuen in der Anordnung, zeigen aber lokale Anhäufungen. Die Somatostatin (und Prolactin) bildenden Zellen liegen hinten und seitlich, die corticotropin- und melanotropinhaltigen Zellen kommen hauptsächlich im zentralen und vorderen Drüsenteil vor. Die Thyrothropin produzierenden Zellen sind häufig in der vorderen zentralen Partie der Pars distalis lokalisiert, die Gonadotropin liefernden Zellen mehr in seitlichen Anteilen zu finden. Stammzellen und degranulierte Zellen sind weit verstreut, granulafreie Sternzellen durchziehen mit Ausläufern die ganze Drüse.

Der **Hypophysenhinterlappen,** *Lobus posterior [Neurohypophysis],* aus dem Hypothalamus hervorgegangen, ist Hormonspeicher und -abgabeort, neurohämale Region für die Effektorhormone Vasopressin und Oxytocin.

Hormone. Vasopressin steigert den Blutdruck und fördert die Rückresorption von Wasser aus den Nierenkanälchen. Unterfunktion führt zu Diabetes insipidus („Wasserharnruhr"). *Oxytocin* regt die (sensibilisierte) glatte Muskulatur des Uterus zu Wehen an und bewirkt Milchabgabe durch

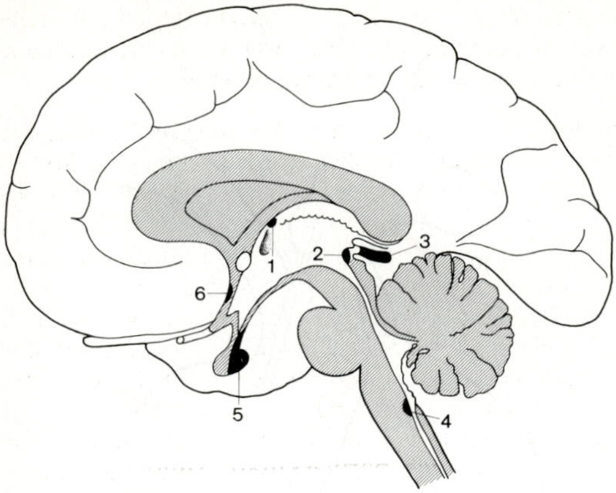

125 Zirkumventrikuläre Organe (■), eingezeichnet in einen Medianschnitt durch das Gehirn, Ansicht der Schnittfläche (▨) von links

1 Organum subfornicale
2 Organum subcommissurale
3 Corpus pineale
4 Area postrema (paramedian und mehr dorsal gelegen)
5 Neurohypophysis
6 Organum vasculosum laminae terminalis

Kontraktion der Myoepithelzellen der Brustdrüsenendstücke. Bei Unterfunktion resultiert Wehenschwäche.

Vasopressin und Oxytocin gelangen in den Axonen des Tractus hypothalamohypophysialis (ohne Vermittlung von Kapillaren) in den Hinterlappen (→S. 333). Die Neurohormone verlassen hier die Axonenden und treten in Blutgefäße ein. Das gliöse Gewebe des Hinterlappens wird von Pituizyten gebildet.

Als **zirkumventrikuläre Organe** (*CVO,* Abb. **125**) bezeichnet man einige scharf begrenzte Wandareale des Ventrikelsystems. Sie liegen unpaar in der Medianebene oder sind, wie die Plexus choroidei der Seitenventrikel, während der Ontogenese aus einer unpaaren Anlage lateralwärts ausgewachsen. Einige zirkumventrikuläre Organe, besonders auffallend die Neurohypophyse, stehen in funktioneller Beziehung zum endokrinen Hypothalamus.

Zu den zirkumventrikulären Organen zählt man bei den Mammaliern, den Menschen eingeschlossen, in allen Ventrikeln die *Plexus choroidei,* am III. Ventrikel die *Neurohypophyse* mit Eminentia mediana und Hypophysenhinterlappen, das *Gefäßorgan der Lamina terminalis,* das *Subfornikalorgan,* die *Zirbeldrüse* und das *Subkommissuralorgan,* am IV. Ventrikel die *Area postrema.* Da einerseits die meisten periventrikulären Organe in der Wand des III. Ventrikels liegen, da andererseits die Organe aber wegen gemeinsamer Eigenschaften auch gemeinsam besprochen werden sollen, sind sie hier zusammengefaßt.

Die *Wand der vier Hirnventrikel,* des *Aquaeductus mesencephali* und des *Zentralkanals* im Rückenmark, die insgesamt das Hohlraumsystem des ZNS bilden und den (inneren) Liquor cerebrospinalis enthalten, wird von *Ependym* ausgekleidet – einer dünnen Gewebsschicht aus einer einschichtigen Lage von Ependymzellen und einer subependymalen Gewebsplatte, die Glia, Blutgefäße und stellenweise auch neuronale Elemente enthält. In den zirkumventrikulären Organen sind dagegen andersartige Epithelzellen (meist gestreckte Tanyzyten) ausgebildet. Blutkapillaren und perivaskuläre Strukturen lassen einen besonderen, für jedes Organ typischen Aufbau erkennen. Funktionell wichtig ist, daß in diesen Organen (ausgenommen das Subkommissuralorgan) die Blutkapillaren keine Blut-Hirn-Schranke bilden (→Bd. 1, S. 164), das perivaskuläre Bindegewebe deshalb vom „Blutmilieu" dominiert und zur *„neurohämalen Region"* wird. Diese kann das ganze zirkumventrikuläre Organ einnehmen (z. B. in der Eminentia mediana) oder lokal begrenzt sein (z. B. im Subfornikalorgan). Bei lokaler Begrenzung verbleiben zwischen den neurohämalen Regionen noch Bezirke, in denen – wie im übrigen Gehirn – ein „Liquormilieu" herrscht (Voraussetzung für die Funktionstüchtigkeit von Perikaryen in den CVO). Schrankenpflichtige Stoffe, sonst von der Blut-Hirn-Schranke zurückgehalten, können in neurohämalen Regionen die Blutgefäße verlassen und z. B zu Rezeptoren an Nervenzellfortsätzen treten. Auf diese Weise bilden zirkumventrikuläre Organe „Fenster" zwischen Liquor- und Blutmilieu.

Die zirkumventrikulären Organe grenzen, ausgenommen das Subkommissuralorgan und die Area postrema, sowohl an den äußeren als auch an den inneren Liquorraum, d. h. die Ventrikelwand besteht im Bereich der zirkumventrikulären Organe nur aus dem jeweiligen Organ. Offenbar gibt es im Wirbeltiergehirn eine weitgehend auf die Medianebene beschränkte Organisation, deren Leistungen anderer Art sind als die des gesamten übrigen Gehirns.

Plexus choroidei → S. 275.
Neurohypophyse mit **Eminentia mediana** und **Hypophysenhinterlappen** → S. 335.
Corpus pineale → S. 342.

Im **Gefäßorgan der Lamina terminalis,** *Organum vasculosum laminae terminalis,* wölben Gefäßschlingen von außen den unteren Anteil der dünnen Lamina terminalis in den III. Ventrikel vor. Das Organ ist nach Untersuchungen an Säugetieren eine *neurohämale Region* für die Abgabe von Steuerhormonen.

Das **Subfornikalorgan,** *Organum subfornicale,* liegt unter den Fornices zwischen den Foramina interventricularia. Es gleicht im Feinbau einer neurohämalen Region, in der sich bei Säugetieren Nervenzellfortsätze mit *Angiotensin-II-Rezeptoren,* die in neuronaler Verbindung mit neurosekretorischen Kernen des Hypothalamus stehen, sowie *Neuropeptide* enthaltende Nervenfasern nachweisen lassen.

Das **Subkommissuralorgan,** *Organum subcommissurale,* liegt hinter dem Corpus pineale, unmittelbar vor dem Tectum mesencephalicum, am Übergang des III. Ventrikels in den Aquaeductus cerebri. Die Ependymzellen sezernieren bei den meisten Wirbeltieren einen strukturlosen Faden aus Glykoproteinen, den „Reissnerschen Faden". Dieser erstreckt sich durch Aquädukt und IV. Ventrikel in den Zentralkanal des Rückenmarks und ist bis in dessen kaudales Ende zu verfolgen. Das Organ ist bei Neugeborenen nachweisbar, spielt aber im Laufe der weiteren Entwicklung beim Menschen offenbar keine Rolle.

Die **Area postrema,** im kaudalen Winkel des IV. Ventrikels zwischen Funiculus separans und Tuberculum gracile gelegen, gleicht im Feinbau dem Subfornikalorgan. Es bestehen Nervenfaserverbindungen zwischen den „Parenchymzellen", modifizierten Neuronen des Organs, und dem Nucleus solitarius. Rezeptoren in der neurohämalen Region können den Brechreflex vermitteln.

Bahnen. Zahlreiche neuronale Verbindungen verknüpfen, außer den bereits besprochenen neurohormonalen hypothalamohypophysären Bahnen, Kerne des markarmen Hypothalamus mit anderen Hirnteilen.

Das **basale Vorderhirnbündel,** *Fasciculus prosencephalicus medialis,* stammt aus den Riechzentren in *Bulbus olfactorius* und *Palaeocortex* (Area paraolfactoria) und zieht durch das seitliche Feld des Hypothalamus. Olfaktorische und kortikale Afferenzen erreichen auf diesem Weg die meisten Kerngebiete des Hypothalamus, besonders die Tuberkerne. Das Bündel endet in der Formatio reticularis des Mittelhirns.

a) Die **Stria terminalis,** wichtigste efferente Bahn aus dem *Corpus amygdaloideum,* zieht in der Grenzfurche zwischen Thalamus und Nucleus caudatus unter der V. thalamostriata superior bogenförmig über den Thalamus rostralwärts (Abb. **112,** S. 315, u. **113**). Sie endet z. T. in den präoptischen Kernen sowie in den vorderen und den medialen Tuberkernen und führt ihnen Afferenzen aus dem *limbischen System* zu.

Im **Fornix** erreichen afferente Fasern aus dem *Hippocampus* (limbisches System) den markreichen Hypothalamus (Abb. **138,** S. 360), sie enden größtenteils in den Kernen des Corpus mamillare. Abzweigungen bestehen zu den Tuberkernen, ferner erreichen Afferenzen aus *sensiblen Hirnnervenkernen* und aus der *Formatio reticularis* das Corpus mamillare.

Das **dorsale Längsbündel,** *Fasciculus longitudinalis posterior (dorsalis),* ist eine wichtige vegetative Bahn des Hypothalamus. Sie führt vorwiegend aus medialen (periventrikulären) Hypothalamuskernen entspringende Fasern, die sich im Mittelhirn unter dem Ependym des Aquädukts zum Schützschen Bündel vereinigen und bis in die Formatio reticularis des Rautenhirns zu verfolgen sind (Abb. **102,** S. 289, u. **103**). Verbindungen zu den Parasympathikuskernen und anderen Kerngebieten kommen vor. Einzelne Faserzüge ziehen abwärts bis in das Rückenmark.

Der **Fasciculus mamillothalamicus,** ein starkes markhaltiges Bündel (Vicq d'Azyrsches Bündel), steigt aus dem Corpus mamillare in der Seitenwand des III. Ventrikels zu vorderen Thalamuskernen auf (Abb. **137,** S. 359). Diese sind mit der Rinde im Gyrus cinguli verbunden (Verknüpfung von Hypothalamus und limbischem System).

Der **Fasciculus mamillotegmentalis** zweigt aus dem mit dem Fasciculus mamillothalamicus gemeinsamen Stamm kaudalwärts ab und verbindet den Mamillarkörper mit dorsal im Tegmentum des Mittelhirns gelegenen Kernen.

Über die *nervalen Efferenzen* der zuletzt genannten Bahnen steuert der Hypothalamus sowohl Organleistungen (Atmung, Kreislauf, Darmtätigkeit u. a.) als auch komplexe Verhaltensweisen (Nahrungsaufnahme, Sexualverhalten, emotionale Reaktionen, Abwehr- und Aggressionsverhalten). Doch besteht keine punktuell-lokalisatorische Zuordnung der Leistungen zu bestimmten Kernen. Reizung eines eng umschriebenen Gebiets im Hypothalamus führt stets zu Effekten in vielen Funktionsbereichen.

Elektrische Reizversuche an Tieren ergaben, daß aus einem ventrorostralen, von der präoptischen Region bis an das Infundibulum heranreichenden Areal Reaktionen ausgelöst werden, die einer Ruhe- und Erholungsphase im Verhalten entsprechen (trophotrop-endophylaktische Reaktion: Pupillenverengerung, Verlangsamung von Kreislauf und Atmung, Defäkation). Aus einem anderen Feld, das vom vorderen Mittelhirn bis in die hintere Hypothalamusregion reicht, lassen sich durch Reizung Effekte erzielen, die einer allgemeinen Aktivierung entsprechen (ergotrope oder dynamogene Reaktion: Pupillenerweiterung, Blutdruckanstieg, Atmungsbeschleunigung, Steigerung der motorischen Erregbarkeit).

b) Zwischenhirn: Thalamus

Kerngebiete und Bahnen. Der Thalamus ist ein *Koordinationsgebiet,* in dem der größte Teil der afferenten (sensiblen) Bahnen zum Großhirn zunächst endet und von dem sekundäre Bahnen *zur Großhirnrinde* ausgehen. Der Thalamus entfaltet sich progressiv parallel zur phylogenetischen Ausgestaltung des Neopallium.

Efferente *Bahnen aus der Großhirnrinde,* die das extrapyramidal-motorische System beeinflussen, gelangen großenteils über den Thalamus zu den Basalganglien.

Herderkrankungen im Thalamus führen durch Reizung zu Symptomen im Bereich der bewußten Sensibilität (zentrale Schmerzen) und zu Antriebsstörungen der von den Basalganglien beeinflußten Psychomotorik (Zwangslachen, Zwangsweinen).

Die im *Thalamus vereinigten Kerne* (Abb. **126**) wurden bisher in *Kerne mit Verbindungen zur Großhirnrinde,* insgesamt *Palliothalamus,* und in *Kerne ohne solche Verbindungen,* den allein dem Hirnstamm zugewandten *Truncothalamus,* eingeteilt. Nach neueren Beobachtungen ist auch die letztgenannte Gruppe nicht rindenunabhängig.

Die dem **Palliothalamus** zugerechneten Thalamuskerne können in *sechs* größere *Territorien* gegliedert werden, in je ein *vorderes, mediales, ventra-*

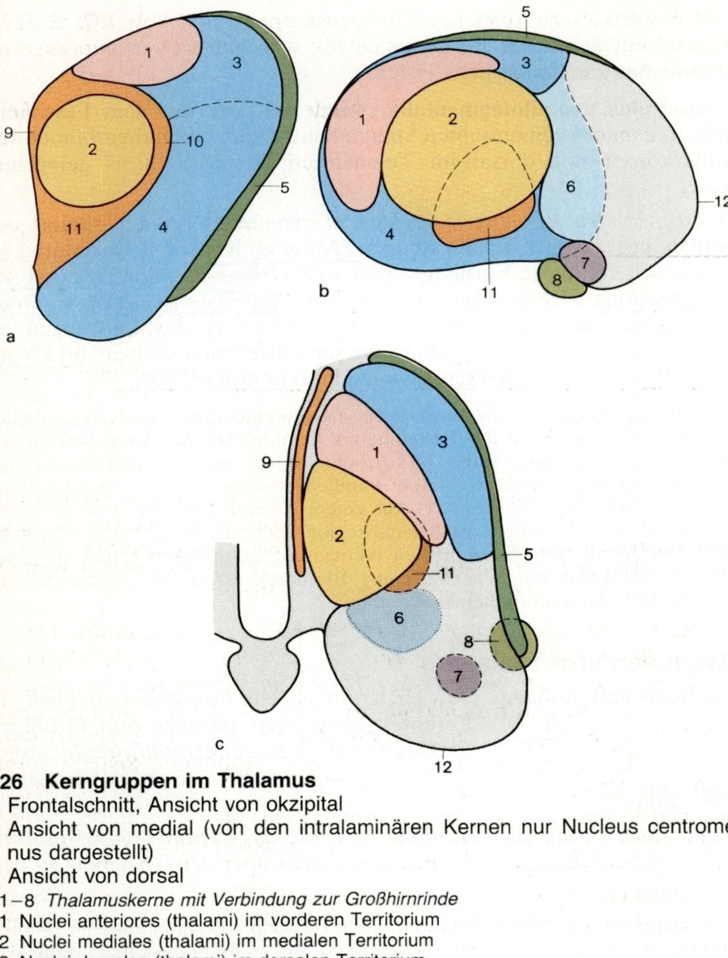

126 Kerngruppen im Thalamus

a Frontalschnitt, Ansicht von okzipital

b Ansicht von medial (von den intralaminären Kernen nur Nucleus centromedianus dargestellt)

c Ansicht von dorsal

1–8 *Thalamuskerne mit Verbindung zur Großhirnrinde*
1 Nuclei anteriores (thalami) im vorderen Territorium
2 Nuclei mediales (thalami) im medialen Territorium
3 Nuclei dorsales (thalami) im dorsalen Territorium
4 Nuclei ventrales (thalami) im ventralen Territorium
5 Nuclei reticulares (intralaminares thalami) des Palliothalamus im retikulären Territorium
6 Nuclei pulvinares im dorsalen Territorium
7 Nucleus geniculatus medialis im Metathalamus
8 Nucleus geniculatus lateralis im Metathalamus
9–11 *Thalamuskerne ohne (?) Verbindung zur Großhirnrinde*
9 Nuclei mediani (periventrikuläre Kerne des thalamischen Höhlengraus)
10 Nuclei reticulares (intralaminares thalami) des Truncothalamus
11 Nucleus centromedianus (größter intralaminärer Kern)
12 Pulvinar

les, dorsales (einschließlich Pulvinar) und *retikuläres* (intralaminäres) Territorium sowie in das *Territorium* des *Metathalamus*. Die Territorien sind teilweise durch Lamellen weißer Substanz voneinander abgegrenzt.

Die *Faserbahnen* zwischen Großhirnrinde und Thalamus und die *Fibrae corticothalamicae. Fibrae thalamocorticales* (insgesamt Stabkranzfaserung, *Radiationes thalamicae,* genannt) laufen aus dem Thalamus schräg aufwärts divergierend durch die innere Kapsel zur Rinde.

Als *Thalamusstiele, Pedunculi thalamici* (Abb. **146,** S. 374), werden gröbere Faserzüge bezeichnet, die als *Radiationes thalamicae anteriores* zum Frontallappen, als *Radiationes thalamicae centrales* zur Gegend des Gyrus postcentralis, als *Radiationes thalamicae posteriores* zum Okzipitallappen und als *Pedunculus thalamicus inferior* zum Temporallappen ziehen.

Die **Nuclei anteriores (thalami)** im *vorderen Territorium* sind im rostralen und im dorsalen Thalamusbereich angeordnet. Sie erhalten *afferente* Fasern über den *Fasciculus mamillothalamicus* aus dem Corpus mamillare und besitzen *doppelläufige* Verbindungen zum *Gyrus cinguli;* die vordere Kerngruppe ist eine wichtige Schaltstelle zwischen Hypothalamus und limbischem System.

Die **Nuclei mediales (thalami)** im *medialen Territorium* liegen zwischen dem vorderen Territorium und dem Pulvinar medial im Thalamus. Die mediale Kerngruppe erhält *Afferenzen* aus dem Corpus amygdaloideum, vom Allocortex sowie vom prämotorischen und präfrontalen Isocortex, sie entsendet Faserbündel zu Nucleus caudatus, Corpus amygdaloideum und präfrontaler Rinde.

Die **Nuclei ventrales** und **dorsales (thalami)** sind im *ventralen* bzw. im *dorsalen Territorium* in zwei übereinander gelegenen Etagen lokalisiert, die seitlich bis zum rostralen Pol des Thalamus reichen und sich von der „Höhe“ des Fasciculus mamillothalamicus bis zur „Höhe“ der Commissura epithalamica ausdehnen. Das *ventrale Kerngebiet* erhält u. a. *Afferenzen* über den Lemniscus medialis (Berührungssensibilität, Schmerzempfindung), aus Kleinhirn *(Tractus dentatothalamicus)* und Pallidum *(Tractus thalamicus)* sowie aus frontaler, parietaler und insulärer Rinde. *Efferente Fasern* ziehen zum Globus pallidus, zu Gyrus postcentralis und Parietallappen, zu Gyrus praecentralis, Frontallappen und Inselrinde. Den *dorsalen Kernen* werden *Afferenzen* über die mediale Schleife, vom retrosplenialen Cortex und vom Hippocampus zugeleitet, bestimmte Areale ohne extrathalamische Afferenzen wirken als Integrationskerne. Die *Efferenzen* erreichen – soweit bekannt – den retrosplenialen Cortex, die parietale Rinde und die Hippokampusformation.

Das *Pulvinar* bildet den dorsokaudal frei vorragenden und von außen sichtbaren, kaudalen Pol des Thalamus. In den *Nuclei pulvinares,* einer zum *Nucleus dorsalis posterior* gerechneten Kerngruppe, *enden* Kollateralen von Fasern des Tractus opticus und Fasern aus dem Corpus geniculatum laterale. *Zusätzliche Afferenzen* kommen aus dem Neocortex und dem Colliculus superior. *Efferente* Fasern ziehen aus kaudalen Anteilen zum Gyrus postcentralis und zum Parietallappen, aus mittleren und rostralen Anteilen zu Gyrus praecentralis und Frontallappen, ferner zu Nuclei reticulares und zur Formatio reticularis.

Die **Nuclei reticulares (intralaminares thalami)** des *Palliothalamus* formen das schmale *retikuläre Territorium,* das den Thalamus lateral in ganzer Ausdehnung umfaßt. *Afferenzen* kommen aus Rückenmark, Formatio reticularis, Sub- und Hypothalamus, aus anderen Thalamuskernen sowie aus der gesamten Großhirnrinde. *Efferente* Verbindungen bestehen zu Nucleus caudatus, benachbarten Thalamuskernen und zur Formatio reticularis.

Die **Nuclei metathalami** sind als **Nucleus geniculatus lateralis** im Corpus geniculatum laterale (→ S. 401), als **Nucleus geniculatus medialis** im Corpus geniculatum mediale (→ S. 427) lokalisiert.

Zum **Truncothalamus** rechnet man eine weitere Gruppe von *Nuclei reticulares (intralaminares thalami)* sowie Kerne des thalamischen Höhlengraus, *Nuclei mediani,* in der Wand des III. Ventrikels.

Die **Nuclei retriculares (intralaminares thalami)** des *Truncothalamus* liegen zwischen der medialen und der ventralen bzw. dorsalen Kerngruppe. Der größte intralaminare Kern ist der *Nucleus centromedianus* (Centrum medianum Luys). Sie empfangen insgesamt hauptsächlich *Afferenzen* aus Rückenmark und Kleinhirn, sie entsenden *Efferenzen* zum Corpus striatum und zum vorderen Teil des Gyrus cinguli.

Die **Nuclei mediani (thalami)** sind periventrikuläre Kerne der Ventrikelwand (Kerne des thalamischen Höhlengraus) mit *Afferenzen* von Riechhirn, Hippocampus und Corpus amygdaloideum. *Efferenzen* ziehen zum zentralen Höhlengrau des Aquädukts und des IV. Ventrikels, zu Corpus amygdaloideum und Gyrus subcallosus.

c) Zwischenhirn: Epithalamus

Im **Epithalamus** wird das an den beiden Epiphysenstielen verankerte *Corpus pineale* oben von der Commissura habenularum, unten von der Commissura epithalamica in seiner Lage auf den beiden vorderen Hügeln des Tectum mesencephalicum gehalten (→ S. 316). Der Recessus pinealis dringt vom III. Ventrikel in die Zirbeldrüse ein.

Ein Tumor der Zirbeldrüse kann durch Druck auf den Aquaeductus mesencephali die Liquorzirkulation blockieren und zu einem *Hydrocephalus occlusus* führen.

Das **Corpus pineale,** ein 1 cm langes Organ, ist aus dem Dach des Zwischenhirns nach dorsal ausgewachsen. Eine Ependymevagination des III. Ventrikels wird von dem anliegenden leptomeningealen Bindegewebe zunächst in Follikel gegliedert und dann in ein solides leptomeninxreiches Organ umgewandelt. Knollenartige Konkremente bilden als *Hirnsand, Acervulus,* eine röntgenologische Marke bei Schädelaufnahmen. Er ist aus konzentrisch geschichteten organischen Gebilden, *Corpora arenacea,* hervorgegangen, die Kalksalze einlagerten und zu Millimetergröße heranwuchsen.

Die Zirbeldrüse entstand in der Frühphase der Wirbeltierevolution als medianes Lichtsinnesorgan (Parietalorgan) – zusammen mit dem Parietalauge (Parapinealorgan) der Eidechsen – und entwickelte sich zu einer endokrinen Drüse. Die stammesgeschichtliche Umwandlung von Rezeptorzellen in sekretorische Zellen stand offenbar in Beziehung zu dem Einfluß von Licht- und Dunkelheit auf den Serotoningehalt der Epiphyse (Höhepunkt am Mittag) und den Melatoningehalt (Höhepunkt um Mitternacht) der Drüsenzellen, *Pinealozyten,* sowie auf ihren Gehalt an Noradrenalin und Enzymen. Marklose Nervenfasern aus den Commissurae habenularum und epithalamica, die teils Adrenalin, teils Serotonin enthalten, ziehen in die Zirbeldrüse. Parasympathicusfasern stammen aus dem Nucleus salivatorius superior.

Hormone. *Melatonin,* das in der Epiphyse enzymatisch aus Serotonin gebildet wird, hemmt – in Abhängigkeit von der Phasenlage der „inneren Uhr" – die Freisetzung gonadotroper Hormone und die Gonadenentwicklung.

Zahlreiche Befunde sprechen dafür, daß die Zirbeldrüse – wie bei vielen Mammaliern – auch beim Menschen durch Einwirkung auf die Hormonbildung im Hypothalamus die Geschlechtsentwicklung verlangsamt. Ob Melatonin direkt die antigonadale Wirkung hervorruft oder ob diese auf einem weiteren Weg vermittelt wird, ist noch nicht hinreichend klar. Bei Zerstörung des Corpus pineale wird eine extrem rasche Geschlechtsentwicklung beobachtet.

Die Zirbeldrüse wird wegen ihrer Lage in der Ventrikelwand zwischen äußerem und innerem Liquor sowie wegen der mangelhaft ausgebildeten Blut-Hirnschranke zu den zirkumventrikulären Organen gerechnet.

Die **Habenulakerne,** *Nuclei habenulares lateralis et medialis,* beiderseits im Trigonum habenulae gelegen, sind mehrfach mit anderen Hirnteilen verbunden (→S. 358), *Afferenzen* mit unterschiedlichen Transmittern kommen größtenteils über die Stria medullaris thalami mit Fasern aus den Septumkernen und aus der Regio praeoptica. Aus der Stria terminalis treten Fasern vom Corpus amygdaloideum hinzu, andere Afferenzen stammen unmittelbar aus der Epiphyse. Verbindungen zwischen den Habenulakernen beider Seiten vermittelt die *Commissura habenularum,* doch kreuzen in ihr auch Projektionsfasern aus der Stria medullaris thalamica. *Efferente* Fasern führen u. a. über den *Tractus habenulotegmentalis* in das dorsale Längsbündel zu Speichelkernen und Kernen der Schluckmuskulatur (Einflüsse von Riechreizen auf Speichelsekretion, Schlucken und subjektive Befindlichkeit unter Beteiligung des limbischen Systems). Der *Tractus habenulointerpeduncularis,* die andere efferente Bahn, führt zum Nucleus interpeduncularis und über diesen in die Formatio reticularis.

d) Endhirn: Basalganglien

Als **Basalganglien** bezeichnet man gemeinsam den *Nucleus caudatus,* das *Putamen* und den *Globus pallidus.* Die Kerne liegen im Innern des Telencephalon unter dem Boden des Seitenventrikels. Die Basalganglien sind Teile eines subkortikalen Regulationssystems der Motorik, des *extrapyramidalmotorischen Systems,* und stehen durch Bahnen mit anderen, nachgeordneten Teilen dieses Systems in Verbindung.

Kerngebiete. Die Basalganglien, denen sich dorsokaudal der Thalamus eng anlegt, werden durch die *innere Kapsel* in eine *lateral* von der inneren Kapsel *gelegene Kerngruppe* (Putamen, Globus pallidus) und in eine *mediale Gruppe* (Nucleus caudatus) unterteilt. Eine Vorstellung über die räumlichen Beziehungen der Kerne zueinander und zur inneren Kapsel gewinnt man aus Frontal- und Horizontalschnitten durch das Endhirn.

Der **Nucleus caudatus** (kurz: Caudatum) hat die Gestalt eines C, das rostral oben mit einer Verdickung, dem Kopf, *Caput,* beginnt und dessen Körper, *Corpus,* nach unten in einen dünnen Strang, den Schwanz, *Cauda,* ausläuft. Der Nucleus caudatus liegt, als Endhirnabkömmling, im ganzen Verlauf der seitlichen Wand des Seitenventrikels an. Das C des Nucleus caudatus umgibt den ovalen, blassen, mehrteiligen **Globus pallidus** (kurz: Pallidum). Diesem liegt seitlich schalenförmig das **Putamen** eng auf.

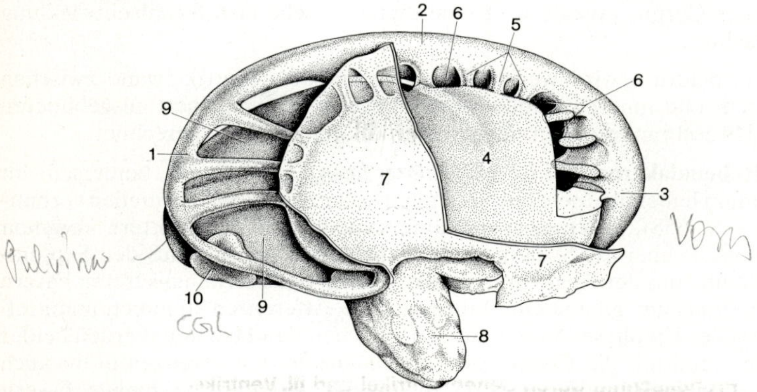

127 Basalganglien (nach *Ludwig* und *Klingler*), Ansicht von lateral (Kernmassen aus der weißen Substanz herausgeschält)

1–4 *Corpus striatum*
1–3 *Nucleus caudatus*
1 Cauda
2 Corpus
3 Caput
4 Putamen (vorderes oberes Teilstück entfernt)
5 Zellstränge des Corpus striatum, die Nucleus caudatus und Putamen verbinden
6 Raum der Capsula interna
7 Claustrum (vorderes Teilstück großenteils entfernt)
8 Corpus amygdaloideum
9 Thalamus
10 Corpus geniculatum laterale

Die *innere Kapsel,* **Capsula interna** (Abb. **127** u. **143,** S. 370), eine starke Lamelle weißer Substanz, trennt Nucleus caudatus und Thalamus einerseits von Globus pallidus und Putamen andererseits (Abb. **128**). Im vorderen Umfang von Putamen und Kopf des Nucleus caudatus allerdings liegen die Bahnen der inneren Kapsel lückenhaft zusammen, so daß die beiden Kerngebiete in diesen Lücken streifenförmig ihren ursprünglichen Zusammenhang aufrechterhalten können; es entsteht das Bild des *Streifenkörpers,* **Corpus striatum** (kurz: Striatum).

In der *Ontogenese* gehen Nucleus caudatus und Putamen aus einer einheitlichen Kernmasse, dem *Ganglienhügel,* hervor, der medial-basal im Telencephalon entsteht (Abb. **129**). Auf- und absteigende Bahnen des Hirnmantels teilen als *innere Kapsel* den Ganglienhügel sekundär in die beiden Kerne. Die im rostralen Bereich des Ganglienhügels erhaltenen Streifen grauer Substanz zwischen Nucleus caudatus und Putamen zeigen die gemeinsame Entstehung beider Kerne in einem Gebiet an, in

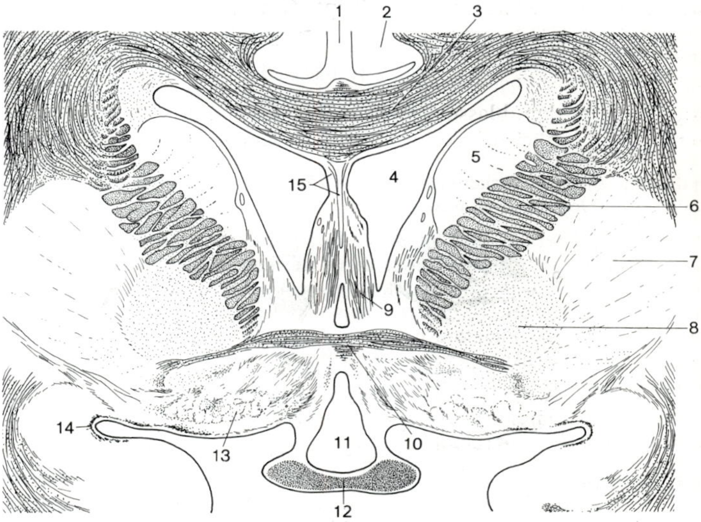

128 Frontalschnitt durch Seitenventrikel und III. Ventrikel
in Höhe von Chiasma opticum und Commissura anterior (nach *Villiger* und *Ludwig*)
(Kerne und Rinde bei Markscheidenfärbung hell, weiße Substanz schwarz)

1 Fissura longitudinalis cerebralis
2 Cortex cerebralis
3 Corpus callosum
4 Cornu frontale (ventriculi lateralis)
5 Nucleus caudatus
6 Capsula interna
7 Putamen
8 Globus pallidus
9 Columna fornicis
10 Commissura anterior
11 Recessus opticus (ventriculi tertii)
12 Chiasma opticum
13 Substantia perforata anterior
14 Stria olfactoria lateralis
15 Septum pellucidum und Cavum septi pellucidi

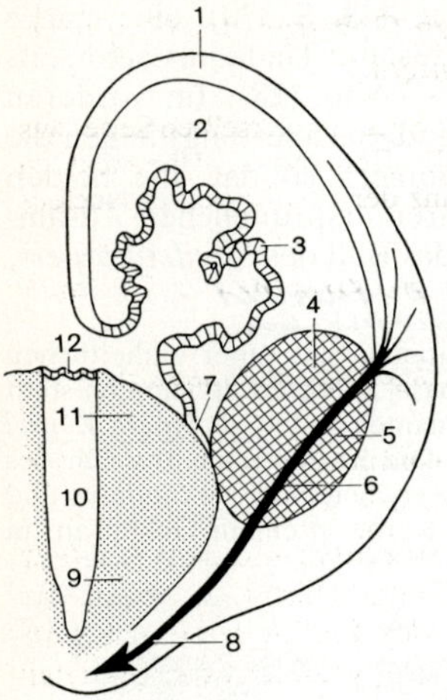

129 Frontalschnitt durch ein embryonales Gehirn im Grenzbereich von Zwischen- und Endhirn, Ansicht von okzipital

Entstehung der inneren Kapsel durch Eindringen von Rinden-Neuronen in den Ganglienhügel

▩ Derivate des Ganglienhügels
▤ Derivate des Diencephalon

1 Wand der Hemisphärenblase (Pallium)
2 Ventriculus lateralis
3 Lamina epithelialis des Plexus choroideus ventriculi lateralis
4 Nucleus caudatus
5 Putamen
6 kortikofugale Bahnen, die zwischen Nucleus caudatus und Putamen als Capsula interna durchtreten
7 Lamina affixa
8 Faserbahnen zum Hirnschenkel
9 Hypothalamus
10 Ventriculus tertius
11 Thalamus
12 Lamina epithelialis des Plexus choroideus ventriculi tertii

dem die innere Kapsel lückenhaft bleibt. Nucleus caudatus und Putamen bilden eine genetische, zytologische und funktionelle Einheit.

Der *Globus pallidus* ist, im Unterschied zu Nucleus caudatus und Putamen, ein *Abkömmling des Zwischenhirns,* der durch die innere Kapsel gegen das Putamen gedrängt wird und mit diesem, so scheint es, ein gemeinsames, insgesamt linsenförmiges Kerngebiet bildet. In der anatomischen Terminologie werden die beiden – ihrer Entstehung und Funktion nach verschiedenwertigen – Gebilde deshalb auch gemeinsam als Linsenkern, *Nucleus lentiformis,* bezeichnet. Der Ausdruck ist in funktioneller Hinsicht entbehrlich.

Zu den Basalganglien im weiteren Sinn werden häufig noch das *Claustrum* und der *Mandelkern* gerechnet.

Das **Claustrum,** eine schmale Zone grauer Substanz, liegt als Derivat der Basalganglien seitlich dem Putamen an. Das Claustrum wird durch zwei Lamellen weißer Substanz abgegrenzt, vom Putamen durch die *Capsula externa,* von der Inselrinde durch die *Capsula extrema.*

Der **Mandelkern,** *Corpus amygdaloideum* (Nucleus amygdalae), liegt rostral im Anschluß an das Ende der Cauda (nuclei caudati) im Innern des Schläfenlappens vor dem Unterhorn des Seitenventrikels; der Mandelkern ist mit der Rinde des Palaeopallium verbunden und teilweise dem Palaeocortex zuzurechnen (→ S. 352).

Bahnen. Die Basalganglien sind hinsichtlich ihrer Afferenzen und Efferenzen unterschiedlich orientiert (Abb. **130** u. **131**).

Das **Striatum** erhält starke *Afferenzen* aus weiten Gebieten der *Großhirnrinde,* aus dem *Thalamus* und aus der *Substantia nigra.*

Fibrae corticostriatales führen aus allen *Hirnlappen* dem Striatum derselben Seite, aus der Gegend des Sulcus centralis auch dem Striatum der Gegenseite, *Afferenzen* zu (keine gegenläufige Verbindung; topische Repräsentanz der Hirnlappen in Nucleus caudatus und Putamen).

Fibrae centrostriatales leiten *Afferenzen* aus dem zentralen Territorium des *Thalamus* zum Striatum.

Fibrae nigrostriatales, dopaminerge Nervenfasern, gelangen aus der *Substantia nigra* (durch das Pallidum hindurch) zum Striatum.

Die *efferenten Fasern* des Striatum ziehen größtenteils zum *Pallidum* (striatopallidäre Faserung), ferner zur *Substantia nigra.*

Das **Pallidum** empfängt *Afferenzen* nur aus dem *Striatum* (und dem *Nucleus subthalamicus*); das Striatum ist dem Pallidum übergeordnet, es zügelt die Erregungsabläufe im Pallidum. Die *Efferenzen* des Pallidum ziehen zum Thalamus und streuen in weite Gebiete tieferer extrapyramidal-motorischer Kerne und Bahnen.

Doppelläufige Verbindungen bestehen zwischen *Pallidum* und *Nucleus subthalamicus* (Kern zwischen Thalamus und Substantia nigra).

Die aus dem *Striatum* kommenden *afferenten Fasern* ziehen sowohl zum äußeren als auch zum inneren Anteil des Pallidum.

In der *Ansa lenticularis* sammeln sich *efferente* Faserbündel aus dem Pallidum, die ventral um die Capsula interna ziehen, im *Fasciculus lenticularis* Fasern, die durch den hinteren Schenkel der Capsula interna treten. Vereinigt erreichen beide Faserzüge als *Fasciculus thalamicus* die ventralen Thalamuskerne.

Der *Fasciculus pallidohypothalamicus* führt *efferente* Fasern in den Hypothalamus.

Der *Fasciculus pallidothalamicus* führt rückläufige Fasern zum *Thalamus,* die Verbindung ist nicht doppelläufig.

Pallidum und *Nucleus subthalamicus* sind, wie die rote Zone der *Substantia nigra,* durch hohen Eisengehalt ausgezeichnet. Das Eisen liegt vorwiegend in kolloidal gelöster, nicht in granulärer Form vor. Seine Bedeutung ist unbekannt.

Extrapyramidal-motorisches System. Die *Motorik* wird einerseits aus dem Gyrus praecentralis über die *Pyramidenbahn* gesteuert, andererseits aus zahlreichen anderen Grisea über weitere Bahnen beeinflußt. Die nicht über die Pyramidenbahn geleiteten Einflüsse stammen aus dem *extrapyramidal-motorischen System* (Abb. **130** u. **131**).

Als ursprüngliche *Kerne* des extrapyramidal-motorischen Systems (extrapyramidales System) sind *Striatum, Pallidum, Nucleus subthalamicus, Nucleus ruber* und *Substantia nigra* anzusehen (extrapyramidal-motorisches System im engeren Sinn). Als *Integrationszentren* im Dienste der Motorik wirken

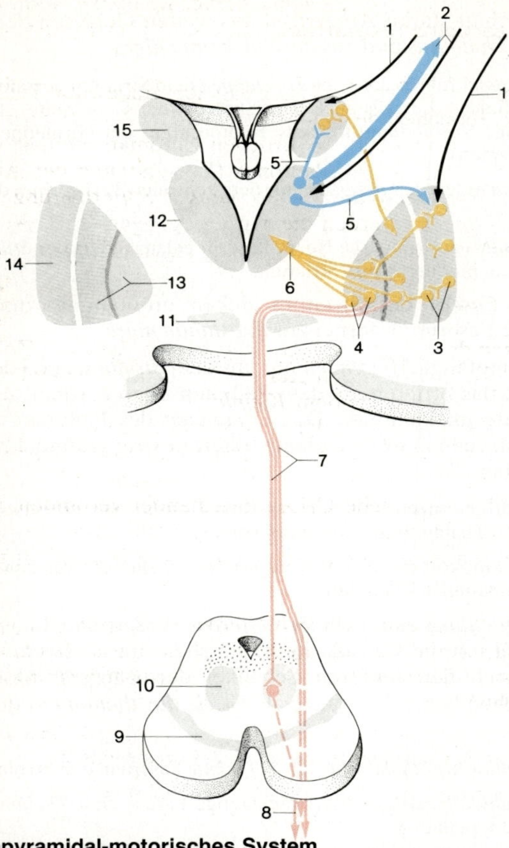

130 Extrapyramidal-motorisches System

Schema der neuronalen Verknüpfung von Corpus striatum, Globus pallidus und Nucleus ruber, eingezeichnet in die linke Seite von Schnitten durch Vorderhirn und Rautenhirn, Ansicht von rostral

1 Fibrae corticostriatales vom Cortex zu Nucleus caudatus und Putamen
2 Fibrae thalamocorticales und corticothalamicae
3 Perikaryen kurzer Neurone des Striatum und striatopallidärer Neurone
4 Perikaryen langer efferenter Neurone des Globus pallidus
5 Fibrae centrostriatales vom Thalamus zu Nucleus caudatus und Putamen
6 Fasciculus pallidohypothalamicus und Fasciculus pallidothalamicus
7 Tractus tegmentalis centralis mit pallidorubralen und pallidoolivaren Fasern
8 Tractus rubrospinalis
9 Substantia nigra
10 Nucleus ruber
11 Nucleus subthalamicus
12 Thalamus
13 Globus pallidus
14, 15 *Corpus striatum*
14 Putamen
15 Nucleus caudatus

darüber hinaus *Rindenfelder, Thalamuskerne, Kleinhirn, Vestibulariskerne* und *Formatio reticularis* (extrapyramidal-motorisches System im weiteren Sinn).

Das extrapyramidal-motorische System steuert unbewußt Teilkomponenten der Motorik. Es sichert den geordneten Ablauf der Willkürbewegungen sowie der angeborenen und der erworbenen Automatismen, ist verantwortlich für die Einstellung des Muskeltonus (Entspannung der Antagonisten bei Aktivität der Agonisten) und sichert die Aufrechterhaltung des Körpergleichgewichts. Von ihm werden die Mitbewegungen (z. B. Armbewegungen beim Gehen) und die Ausdrucksbewegungen (Mimik) gesteuert. *Das extrapyramidal-motorische System ist ein unwillkürlich arbeitendes Hilfssystem der Willkürmotorik.*

Afferente Bahnen des extrapyramidal-motorischen Systems. Zu den bereits besprochenen Afferenzen zu den Kernen des extrapyramidal-motorischen Systems (afferente Fasern aus dem *Kleinhirn* zum *Nucleus ruber* und zum *Thalamus,* afferente Fasern aus der *Großhirnrinde* zum *Striatum,* afferente *vestibuläre* Fasern zur *Substantia nigra*) kommen Afferenzen aus der *Großhirnrinde* zum *Nucleus ruber* und zur *Substantia nigra.* In *Neuronenkreisen,* die extrapyramidal-motorische Grisea miteinander verbinden, werden die *Afferenzen verarbeitet.* Hier übt das extrapyramidal-motorische System seine regulative Funktion bei der Abstimmung der Motorik aus. Derartige Neuronenkreise bestehen in großer Zahl.

Die im Olivenkern aus der zentralen Haubenbahn eintreffenden Impulse gelangen z. B. zum Kleinhirn und werden von hier aus in einem großen Neuronenkreis über den Thalamus dem Striatum und weiter dem Pallidum, dem Nucleus ruber und dem Olivenkern zugeleitet.

Afferenzen des Striatum aus der Großhirnrinde können z. B. über Pallidum und Thalamus wieder zu Rückmeldungen an die Großhirnrinde führen.

Doppelläufige Verbindungen zwischen Striatum und Substantia nigra sowie zwischen Pallidum und Nucleus subthalamicus bilden z. B. kleine Neuronenkreise.

Wichtigste **efferente Bahn** des extrapyramidal-motorischen Systems ist die **zentrale Haubenbahn,** *Tractus tegmentalis centralis.* Sie zieht vom Mittelhirn bis zum Olivenkern, an dem der Hauptteil endet. Weitere, zum Teil durch kurze, hintereinander geschaltete Neurone repräsentierte Anteile reichen bis in das Halsmark. Die zentrale Haubenbahn liegt im kaudalen Bereich des Mittelhirns dorsolateral von der Kreuzung der oberen Kleinhirnschenkel. In der Brücke ist sie, unscharf abgegrenzt, nahe der Medianebene in die graue Substanz eingelagert. Die zentrale Haubenbahn führt *efferente Fasern* aus den *Basalganglien,* dem *Nucleus ruber* und aus der *Formatio reticularis* zum (unteren) Olivenkern.

Die Beteiligung der einzelnen Kerne am System wird in der Symptomatik bei den verschiedenen Erkrankungen des extrapyramidal-motorischen Systems erkennbar.

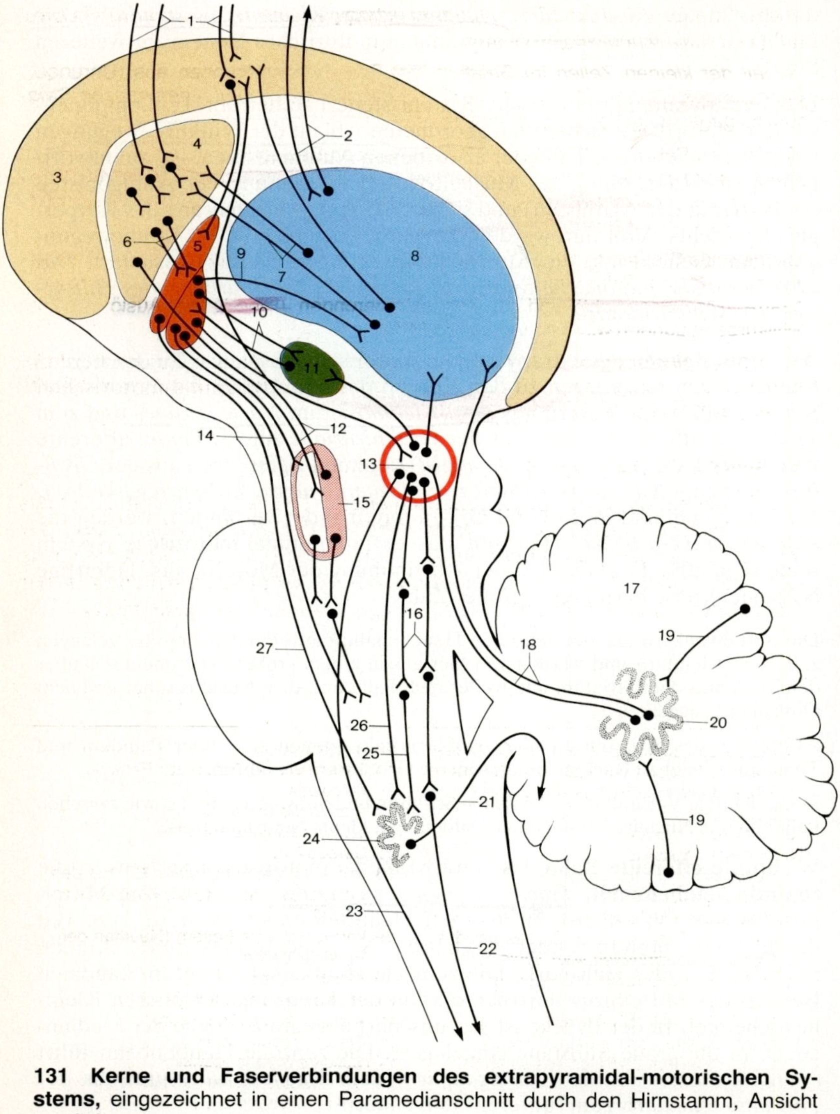

131 Kerne und Faserverbindungen des extrapyramidal-motorischen Systems, eingezeichnet in einen Paramedianschnitt durch den Hirnstamm, Ansicht von links

Wegfall der Zuflüsse vom Thalamus zum extrapyramidalen System bewirkt Bewegungsverarmung und Negativismen.

Ausfall der kleinen Zellen im Striatum löst Bewegungsstörungen aus (Unruheerscheinungen, Zittern, Chorea, Wegfall von Hemmungen), Ausfall des ganzen Striatum hingegen zeigt keine Hyperkinesen.

Ausfall des Pallidum einer Seite läßt keine groben Bewegungsstörungen erkennen. Die Ausschaltung des Pallidum einer Seite bei Schüttellähmung (Parkinsonismus) beseitigt den Tremor und die Tonusveränderungen auf der Gegenseite. Die doppelseitige Ausschaltung dagegen ruft psychische Störungen hervor.

Die zentrale Steuerung der Mitbewegungen und der Mimik erfolgt über die *Substantia nigra.* Deren Schädigung führt zu Ausfall der Mitbewegungen, zu mimischer Starre (Maskengesicht) und zu Tonussteigerungen (Rigor); die Auslösung von Willkürbewegungen wird verzögert.

Ausfall des Nucleus ruber unterbricht die Weitergabe koordinierender und zügelnder Impulse zum motorischen Endapparat weitgehend, Hyperkinesen (choreatische Bewegungen) und Tonusänderungen sind die Folge.

e) Endhirn: Palaeopallium und Archipallium

Das **Palaeopallium,** der phylogenetisch älteste Teil des Hirnmantels, ist das *Riechhirn* im engeren Sinn. Dazu gehören der *Bulbus olfactorius,* der *Tractus olfactorius* mit *Trigonum olfactorium* und *Striae olfactoriae* sowie der *Palaeocortex* (→S. 352). Die Teile des Palaeopallium behalten in der Ontogenese ihre ursprüngliche basale Lage im Gehirn weitgehend bei.

◄ 1 Fibrae corticostriatales von der Großhirnrinde zu Nucleus caudatus und Putamen
2 Fibrae thalamocorticales und corticothalamicae
3, 4 *Corpus striatum*
3 Nucleus caudatus
4 Putamen
5 Globus pallidus
6 striatopallidäre Fasern von Nucleus caudatus und Putamen zum Globus pallidus
7 Fibrae centrostriatales vom Thalamus zu Nucleus caudatus und Putamen
8 Thalamus
9 Fasciculus pallidothalamicus
10 doppelläufige Verbindung zwischen Globus pallidus und Nucleus subthalamicus
11 Nucleus subthalamicus
12 doppelläufige Verbindung zwischen Substantia nigra und Nucleus caudatus bzw. Putamen
13 Nucleus ruber
14 Fasern vom Pallidum zur Formatio reticularis
15 Substantia nigra
16 retikuloretikuläre Fasern
17 Cerebellum
18 efferente Kleinhirnbahnen (Fibrae dentatorubrales und Tractus dentatothalamicus)
19 kortikonukleäre Fasern (Neuriten der Purkinje-Zellen)
20 Kleinhirnkerne
21 Tractus olivocerebellaris
22 Tractus bulboreticulospinalis
23 Tractus rubrospinalis
24 Nucleus olivaris inferior
25–27 *Tractus tegmentalis centralis*
25 retikuloolivare Fasern
26 rubroolivare Fasern
27 pallidoolivare Fasern

Das **Archipallium,** ein gleichfalls stammesgeschichtlich alter Teil des Hirnmantels, umfaßt beim Menschen die *Hippokampusformation* einschließlich *Indusium griseum, Striae longitudinales, Fimbria hippocampi, Fornix* und *Gyrus dentatus.* Es wird an der medialen Hemisphärenwand angelegt und bildet das Kernstück des limbischen Systems.

Das Archipallium nimmt, wie das Neopallium mit Seitenventrikel und Nucleus caudatus, in der Ontogenese an der „Rotation" des Endhirns teil. Man findet die Glieder des limbischen Systems deshalb in charakteristischer Weise C-förmig über und unter dem Balken im Pallium angeordnet.

Kerngebiete. Der **Bulbus olfactorius** (Abb. **132** u. **133**), an der Basis des Stirnhirns gelegen, ist primäres Riechzentrum. In ihn treten die *Nn. olfactorii,* die gebündelten marklosen Axone der primären Sinneszellen der Riechschleimhaut, ein.

Der Bulbus olfactorius zeigt im Schnitt drei Schichten, von außen nach innen folgen einander: Lamina glomerulosa, Lamina mitralis und Lamina granulosa. Die *Lamina glomerulosa* besteht aus Riechglomeruli, deutlich abgegrenzten, kugelförmigen Synapsenformationen, in denen die Axone der Riechnerven Synapsen mit den Dendriten der Mitralzellen (2. Neuron) der *Lamina mitralis* bilden. Die *Lamina granulosa* enthält Assoziationszellen.

Der **Tractus olfactorius** schließt an den Bulbus an. In dieser oberflächlich liegenden zentralen Bahn verlaufen die gebündelten Axone der Mitralzellen zu den sekundären Riechzentren im Palaeocortex. Der Tractus olfactorius verbreitert sich nach hinten zum *Trigonum olfactorium* und spaltet sich dann in die *Striae olfactoriae medialis et lateralis* auf, welche die *Substantia perforata anterior* umfassen und jeweils von einer dünnen Zellage, den *Gyri olfactorii medialis et lateralis,* bedeckt sind.

Während bei makrosmatischen Säugetieren der Bulbus olfactorius als großer Lappen vor dem Stirnpol des Endhirns liegt, wird er beim *mikrosmatischen Menschen* vom Stirnlappen des Großhirns bedeckt (subzerebrale Lage). Durch die mächtige Entfaltung des Neopallium beim Menschen werden auch die basalen Rindenanteile des Riechhirns, Palaeocortex, an die Basis und teilweise an die Medialseite des Schläfenlappens verdrängt.

Zum **Palaeocortex** zählen *Substantia perforata anterior* (Tuberculum olfactorium), *Gyrus ambiens* und *Gyrus semilunaris* (Lobus piriformis) auf der Medialseite des Schläfenlappens (Abb. **132**). Gyrus olfactorius lateralis und Gyrus ambiens werden auch als *Area praepiriformis* zusammengefaßt. Kaudal und medial wird die Riechrinde durch das *diagonale Band* von Broca begrenzt, das sich auf die mediale Seite des Stirnlappens fortsetzt, dann aber im *Indusium griseum,* dem dünnen Belag grauer Substanz des *Archicortex* auf dem Balken, verstreicht. Teilweise ist zum Palaeocortex der *Mandelkern* zu rechnen (→ S. 346).

Die *Substantia perforata anterior* ist beim Menschen etwas eingesunken und durch den Eintritt zahlreicher Gefäße „perforiert".

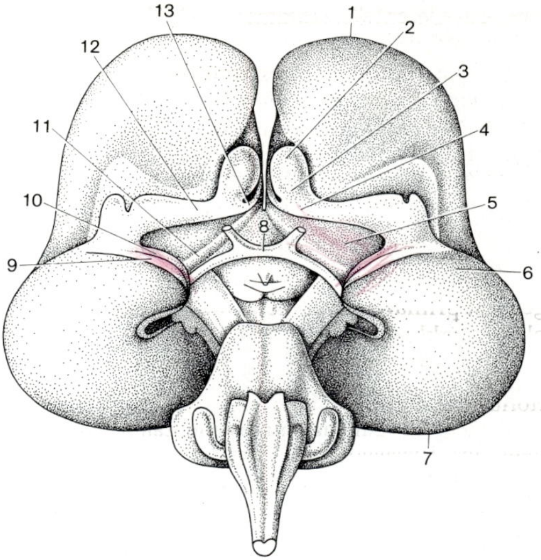

132 Fetales Gehirn (mens V), Ansicht von basal
Teile des Riechhirns beim Feten – im Vergleich zum adulten Gehirn (→ Abb. 133) – relativ ausgedehnter und deutlicher ausgeprägt

1 Polus frontalis
2 Bulbus olfactorius
3 Tractus olfactorius
4 Trigonum olfactorium
5 Substantia perforata anterior
6 Polus temporalis
7 Polus occipitalis
8 Chiasma opticum
9, 10 *Lobus piriformis*
9 Gyrus ambiens
10 Gyrus semilunaris
11 diagonales Band von *Broca*
12 Stria olfactoria lateralis
13 Stria olfactoria medialis

Der *Palaeocortex* der Substantia perforata anterior besitzt einen primitiven, zweischichtigen Bau. Außen liegen kleine Pyramidenzellen. Die innere Schicht besteht aus locker angeordneten, kleinen Ganglienzellen mit einzelnen Inseln dunkler Zellen.

Am *Mandelkern, Corpus amygdaloideum,* unterscheidet man stammesgeschichtlich ältere und jüngere Anteile. Die *älteren* Anteile, *Area amygdaloidea anterior* und *Pars corticomedialis (olfactoria) (Nucleus corticalis, Nucleus centralis),* empfangen *olfaktorische* Afferenzen. Die *jüngeren* Anteile bilden die *Pars basolateralis (Nucleus basalis* mit einem kleinzelligen medialen und einem großzelligen lateralen Abschnitt, *Nucleus lateralis).* Das laterale Kerngebiet erhält *optische* und *akustische* Zuleitungen.

Als **Hippokampusformation** werden *Hippocampus, Fimbria hippocampi, Gyrus dentatus* und *angrenzende Rindengebiete* im Bereich des *Gyrus hippocampi* zusammengefaßt. Der dem Gyrus dentatus anliegende Teil der

Hippocampusrinde ist das Subiculum. Die Hippokampusformation bildet einen wesentlichen Bestandteil des limbischen Systems.

Die Hippokampusformation des Menschen ist am besten aus ihrer *Phylogenese* zu verstehen, sie nimmt bei niederen Wirbeltieren die ganze mediale Wand der Hemisphäre ein. Bei Säugetieren wird sie durch die Ausdehnung des Balkens in okzipitaler Richtung zersprengt. Der Hauptteil mit dem *Hippocampus* im engeren Sinne wird gleichzeitig mit dem Auswachsen des Temporallappens vollständig in die mediale Wand des Schläfenlappens einbezogen. Der *Fornix* bleibt unter dem Balken. Teile

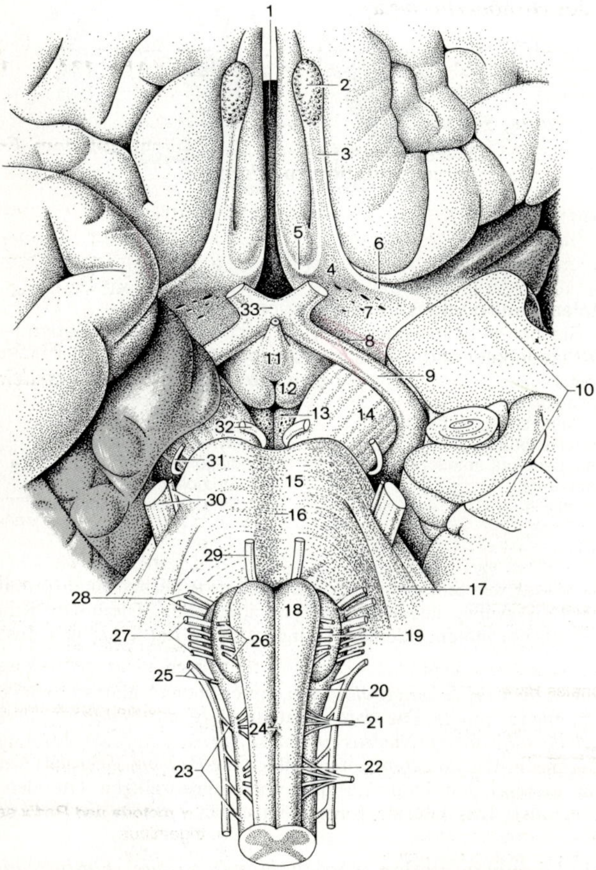

133 Riechhirn und Hirnstamm, Ansicht von basal
(linker Schläfenpol abgetragen)

der Hippokampusformation gelangen auf die Dorsalseite des Corpus callosum und bilden hier als *Indusium griseum* einen dünnen grauen Belag, der bis zum Rostrum reicht (Abb. **113,** S. 316).

Ihm sind jederseits längsverlaufende Faserzüge, *Striae longitudinales medialis* und *lateralis,* angelagert, efferente Fasern aus dem Hippocampus. Die Stria longitudinalis lateralis ist beiderseits unter dem Gyrus cinguli verdeckt.

Der **Hippocampus** und die **Fimbria hippocampi** (Abb. **134–137**) sind *vom Ventrikel her sichtbar,* die Fimbria hippocampi erreicht auch die Oberfläche des Temporalhirns. Die übrigen Teile der Hippokampusformation bilden sich an der *Hirnoberfläche* ab.

In der *Ansicht auf den Schläfenlappen* von medial her folgen in der Richtung von basal nach dorsal aufeinander (Abb. **134** u. **135**): *Gyrus hippocampi* (mit Praesubiculum und Subiculum), *Sulcus hippocampi, Gyrus dentatus, Sulcus fimbriodentatus, Fimbria hippocampi, Plexus choroideus.* Die Abfolge der Strukturen ist auch leicht auf dem *Frontalschnitt* durch die Hippokampusformation zu erkennen.

Der *Hippocampus* wird auf seiner ventrikulären Seite von einer Schicht weißer Fasern, *Alveus hippocampi* (intraventrikulärer Alveus), bedeckt. Der Alveus besteht aus efferenten Fasern der Pyramidenzellen des Hippocampus und setzt sich in die *Fimbria hippocampi* und damit in den Fornix fort.

Die *Fimbria hippocampi* wird an der äußeren (medialen) Fläche des Schläfenlappens durch den *Sulcus fimbriodentatus* vom *Gyrus dentatus* abgegrenzt.

◄ 1 Corpus callosum in der Tiefe der Fissura longitudinalis cerebralis
2 Bulbus olfactorius
3 Tractus olfactorius
4 Trigonum olfactorium
5 Stria olfactoria medialis
6 Stria olfactoria lateralis
7 Substantia perforata anterior
8 diagonales Band von *Broca*
9 Tractus opticus
10 Schnittfläche des linken Schläfenlappens
11 Infundibulum mit Hypophysenstiel
12 Corpus mamillare
13 Fossa interpeduncularis mit Substantia perforata interpeduncularis
14 Pars anterior pedunculi cerebri
15 Pons
16 Sulcus basilaris
17 Pedunculus cerebellaris medius
18 Pyramis (medullae oblongatae)
19 Oliva
20 Sulcus anterolateralis
21 Radix anterior nervi cervicalis I
22 Fissura mediana anterior
23 Radices spinales nervi accessorii
24 Decussatio pyramidum
25 N. accessorius und Radices craniales
26 Fila radicularia des N. hypoglossus
27 N. glossopharnygeus und Fila radicularia des N. vagus
28 N. facialis mit N. intermedius, N. vestibulocochlearis
29 N. abducens
30 Radix motoria und Radix sensoria des N. trigeminus
31 N. trochlearis
32 N. oculomotorius
33 Chiasma opticum

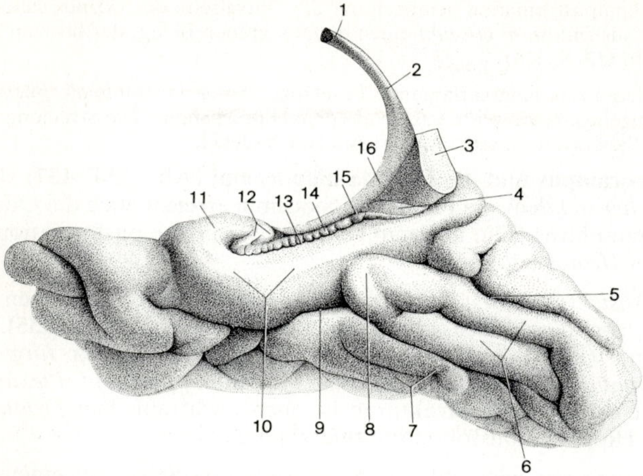

134 Gyrus dentatus und Gyrus hippocampi, Ansicht des Schläfenlappens von medial (nach *Rauber-Kopsch*)

1 Corpus fornicis
2 Crus fornicis
3 Splenium (corporis callosi), durchtrennt
4 Gyrus fasciolaris
5 Sulcus calcarinus
6 Gyrus lingualis
7 Gyrus occipitotemporalis medialis
8 Übergang des Gyrus hippocampi in den Gyrus lingualis
9 Sulcus collateralis
10 Gyrus hippocampi
11 Uncus
12 Unkusbändchen mit (okzipitalwärts) Gyri digitati posteriores
13 Sulcus hippocampi
14 Gyrus dentatus
15 Sulcus fimbriodentatus
16 Fimbria hippocampi

Der *Gyrus dentatus* ist an seiner Oberfläche gezähnelt; warzenförmige Erhebungen werden durch seichte Einschnitte abgegrenzt, eine Folge der Zurückdrängung des Gyrus dentatus durch angrenzende Strukturen. Unter dem Balkenwulst läuft der Gyrus dentatus in ein zipfelförmiges Endstück aus. An dieser Stelle löst sich die Fimbrie vom Gyrus dentatus ab, der Sulcus fimbriodentatus verstreicht und der Alveus drängt als *Gyrus fasciolaris* (*Area fimbriodentata,* extraventrikulärer Alveus) an die Oberfläche. Basalwärts wird der Gyrus dentatus durch den *Sulcus hippocampi* gegen den *Gyrus hippocampi* abgegrenzt, der mit dem hakenförmigen *Uncus* endet.

Das untere Ende des Gyrus dentatus setzt sich als schmaler Streifen, Unkusbändchen *(Limbus Giacomini),* auf den Uncus fort. Zwischen diesem und der Fimbria hippocampi tritt nochmals extraventrikulärer Alveus an die äußere Oberfläche *(Gyri digitati posteriores).*

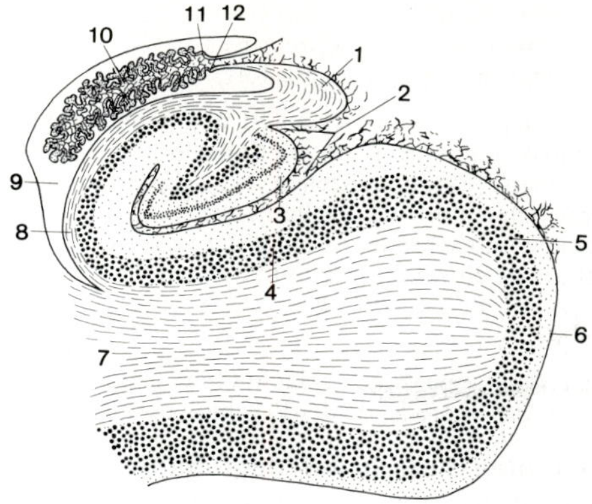

135 Schematisierter Frontalschnitt durch die Hippokampusformation,
Ansicht der Schnittfläche von vorn

1 Fimbria hippocampi
2 Sulcus fimbriodentatus und leptomeningeales Bindegewebe im Sulcus hippocampi
3 Gyrus dentatus
4 Praesubiculum
5 Subiculum
6 Gyrus hippocampi
7 Substantia alba
8 Alveus hippocampi
9 Cornu temporale } ventriculi lateralis
10 Plexus choroideus } ventriculi lateralis
11 Taenia choroidea
12 Taenia fornicis

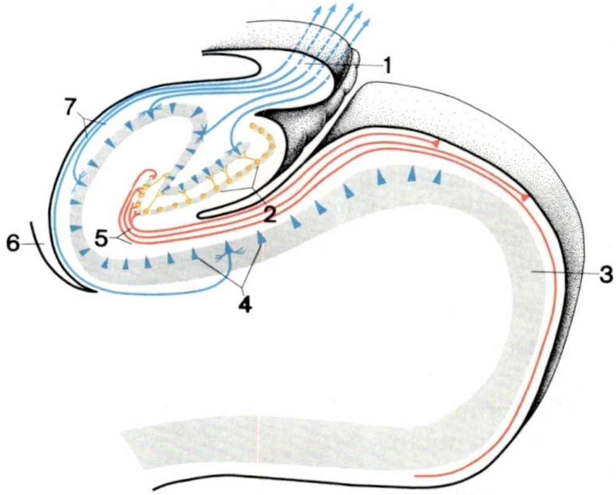

136 Neuronaler Aufbau der Hippokampusformation
(Orientierung des Schnitts → Abb. 135)

1 Fimbria hippocampi mit efferenten Fasern aus dem Alveus hippocampi
2 Körnerzellen im Gyrus dentatus
3 Hippokampusrinde
4 Pyramidenzellen des Hippocampus
5 afferente Fasern zum Gyrus dentatus
6 Cornu temporale ventriculi lateralis
7 Alveus hippocampi

Die *Rindenstruktur* wechselt im Bereich des Gyrus hippocampi vom Neocortex zum Allocortex; die *Übergangszone* vom Neocortex, das *Subiculum,* setzt sich in den dreischichtigen Allocortex des Hippocampus fort.

Im *Hippocampus* werden folgende Schichten abgegrenzt: Der Alveus bildet die innerste Schicht (ventrikuläre Oberfläche), er besteht aus den efferenten Fasern der Ammonspyramidenzellen (Pyramidenzellen des Hippocampus). An den Alveus schließt eine zellarme Schicht mit Korbzellen an (hemmende Neurone, deren Axone an den Pyramidenzellen enden). Hierauf folgt die Schicht der großen Ammonspyramidenzellen; ihre Basis ist einwärts, ihre Spitze gegen den Gyrus dentatus gerichtet. Die Spitzendendriten der Pyramidenzellen bilden schließlich die äußerste Schicht, das Stratum moleculare.

Der *Gyrus dentatus* enthält eine dichte Schicht kleiner, rezeptorischer Körnerzellen. Diese Zellage umgreift das obere Ende der Pyramidenschicht des Hippocampus.

Bahnen. Die **efferenten Fasern aus dem Bulbus olfactorius** (Abb. **138**) enden zum geringen Teil in der *Substantia perforata anterior.* Ein wesentlicher Teil der Fasern wird über die *Striae olfactoriae* weitergeleitet.

In der *Stria olfactoria lateralis* verlaufen Fasern, die Riechempfindungen vermitteln (tierexperimentelle Untersuchungen), zu den medialen Kerngebieten des *Mandelkerns* und der benachbarten Rinde.

Fasern der *Stria olfactoria medialis* ziehen dagegen zum *Gyrus paraterminalis,* einer Hirnwindung unter dem Balkenrostrum und vor der Lamina terminalis, und in die angrenzenden Regionen der medialen Hemisphärenwand, in die *Septumkerne.*

Aus den *Septumkernen* entspringen das *basale Vorderhirnbündel, Fasciculus prosencephalicus medialis,* und die *Stria medullaris thalamica.*

Das *basale Vorderhirnbündel* (→ S. 338) verläuft zum Hypothalamus und zu anschließenden Teilen des Tegmentum.

Die *Stria medullaris thalamica* (Abb. **113,** S. 316) gelangt oben in der Wand des III. Ventrikels über den Thalamus hinweg zu den *Nuclei habenulares* in der Habenula (Trigonum habenulae, Epithalamus), die ihrerseits durch den *Tractus habenulointerpeduncularis* und den *Tractus habenulotegmentalis* mit dem Nucleus interpeduncularis und der Formatio reticularis (mesencephali) verbunden sind.

Als *Stria terminalis* (Abb. **113** u. **138**) zieht die wichtigste efferente Bahn des *Mandelkerns* im Sulcus terminalis zwischen Caudatum und Thalamus zum *Hypothalamus,* zur *Regio praeoptica* und zum *Septum.* Einige Faserzüge treten aus der Stria terminalis in die Stria medullaris thalamica über und erreichen die Nuclei habenulares.

Direkte efferente Fasern ziehen unter dem Mandelkern zum Hypothalamus und zu den Nuclei mediales des Thalamus.

Die Bahnen des olfaktorischen Systems bleiben zum größten Teil ungekreuzt. Einige Fasern aus den paläokortikalen Zentren kreuzen in der Commissura anterior, die auch neokortikale Kommissurenfasern zwischen den beiden Temporallappen führt.

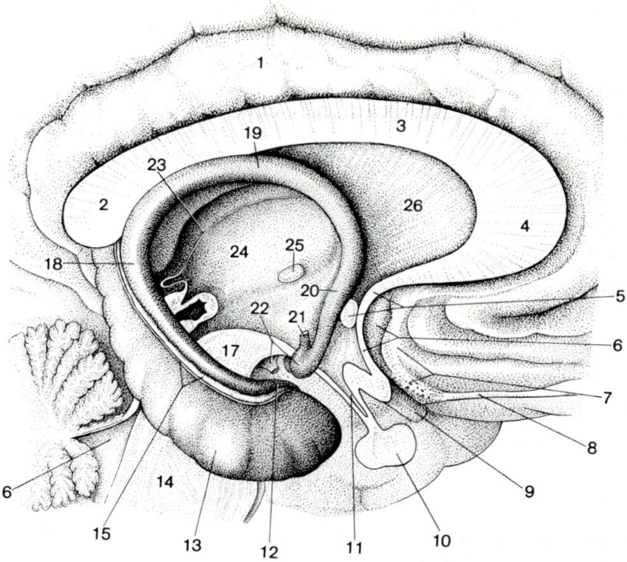

137 Fornix und Hippokampusformation der rechten Großhirnhemisphäre, dargestellt an einem Medianschnitt durch den Hirnstamm

1 Gyrus cinguli
2–5 *Corpus callosum*
2 Splenium
3 Truncus
4 Genu
5 Rostrum und Commissura anterior
6 Gyrus paraterminalis und Lamina terminalis
7 Area subcallosa und (basal davon) Trigonum olfactorium
8 Tractus olfactorius
9 N. opticus, durchtrennt
10 Hypophysis
11 Recessus infundibuli
12 Fimbria hippocampi
13 Pes hippocampi
14 Pons
15 Alveus hippocampi, Aufsicht und Schnittrand
16 Ventriculus quartus
17 Basis pedunculi cerebri
18–20 *Fornix* (Taenia fornicis nicht dargestellt)
18 Crus
19 Corpus
20 Columna
21 Fasciculus mamillothalamicus
22 Corpus mamillare und N. oculomotorius, durchtrennt
23 Taenia thalami
24 Thalamus
25 Adhaesio interthalamica
26 Septum pellucidum

Die **afferenten Bahnen zum Hippocampus** (Abb. **137** u. **138**) stammen zum größten Teil aus dem *Mandelkern,* aus dem *Palaeocortex (Lobus piriformis, Regio entorhinalis)* und aus den *Grenzbereichen* zwischen Archicortex und Neocortex (Cingulum). Im *Fornix* laufen einzelne afferente Fasern aus dem Septum zum Hippocampus.

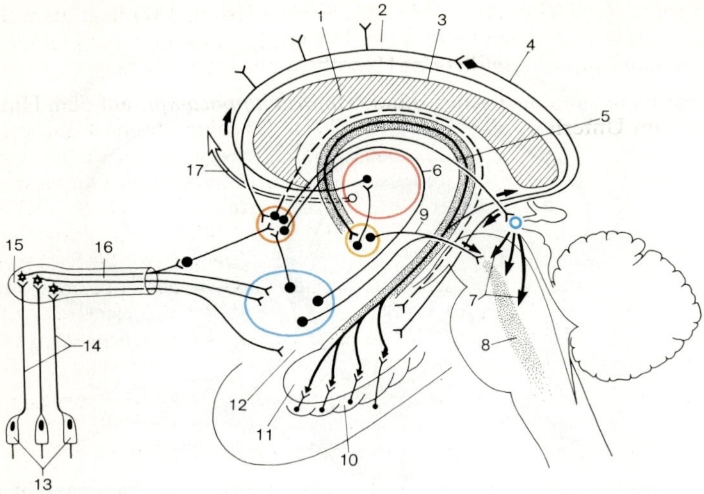

138 Riechzentren und limbisches System,
eingezeichnet in Konturen der rechten Hirnhälfte, Ansicht von medial

- Corpus amygdaloideum
- Thalamuskerne (Nuclei anteriores)
- Septumkerne
- Hypothalamuskerne (Nuclei corporis mamillaris)
- Nuclei habenulares medialis et lateralis

1 Corpus callosum
2 Gyrus cinguli
3 Indusium griseum
4 Cingulum
5 Fornix
6 Stria terminalis
7 Tractus habenulointerpeduncularis und habenulotegmentalis
8 Formatio reticularis
9 Fasciculus mamillotegmentalis
10 Gyrus dentatus
11 Hippocampus
12 Area praepiriformis
13 Riechzellen
14 Nn. olfactorii
15 Bulbus olfactorius
16 Tractus olfactorius
17 Fibrae thalamocorticales

Im Hippocampus sind alle Sinnesmodalitäten vertreten, er ist für das Frischgedächtnis und die Bildung von Programmen (Lernvorgänge) wichtig.

Die **efferenten Fasern** verlassen die **Hippokampusformation** größtenteils über den *Fornix*. Sie erreichen fast vollständig die *Corpora mamillaria* im Hypothalamus. Die weitere Leitung führt über den Tractus mamillothalamicus zu den Nuclei anteriores (thalami) und von dort in den Gyrus cinguli. Mit rückläufigen Bahnen aus diesem Bereich zur Hippokampusformation wird ein großer Neuronenkreis geschlossen.

Der **Fornix** (Gewölbe, Abb. **111–113,** S. 313–316, u. **137**) liegt als weißer Faserzug in der medialen Hemisphärenwand. Er verbindet den *Hippocampus* mit dem *Corpus mamillare* im Hypothalamus gegenläufig.

Der Fornix beginnt als flaches Band, *Fimbria hippocampi,* auf dem Hippocampus am Unterhorn des Seitenventrikels. An seinen freien Rand grenzt an der *Taenia fornicis* der Plexus choroideus des Seitenventrikels. Unter dem Splenium (corporis callosi) löst sich die Fimbrie vom Hippocampus und zieht als freier, isolierter Faserzug bogenförmig nach medial und rostral, *Crus fornicis.* Bevor die Crura sich in der Mittelebene zum *Corpus fornicis* vereinigen, werden sie durch querverlaufende Faserzüge, *Commissura fornicis,* miteinander verbunden. Über und vor dem Foramen interventriculare biegen die Fornixfasern als *Columnae fornicis* nach unten um, werden in den Hypothalamus eingeschlossen, *Pars tecta fornicis,* und erreichen die Corpora mamillaria.

Im *Fasciculus mamillothalamicus* (Vicq d'Azyrsches Bündel) werden die Faserzüge aus dem Mamillarkern in den Thalamus geleitet; die Bahn zieht lateralwärts ansteigend durch die graue Substanz des Thalamus.

Als **Riechhirn,** *Rhinencephalon* (Abb. **138**), werden zusammengefaßt das *primäre Riechzentrum im Bulbus olfactorius* und die *sekundären Riechzentren im Palaeocortex* mit den medialen Anteilen des *Corpus amygdaloideum.* In nur beschränktem Umfang erreichen olfaktorische Afferenzen den Archicortex.

Limbisches System (Abb. **138**). Unter dem Begriff „limbisches System" werden funktionell eng verknüpfte Rindenbezirke und Kerne zusammengefaßt. Das limbische System greift in die Regulierung unbewußter vitaler Reaktionen und Verhaltensweisen ein, spielt aber auch bei der Integration angeborener (Nahrungsaufnahme, emotionales Verhalten, Sexualverhalten) und erlernter Verhaltensmuster eine Rolle. Das limbische System wird als *funktionelles System* verstanden und ist nicht durch ein geschlossenes anatomisches Kern- und Bahnensystem definiert. Doch ist sicher, daß im limbischen System das *Archipallium* im Zusammenwirken mit anderen Hirnteilen eine entscheidende Rolle spielt.

Die *Rindenanteile des limbischen Systems,* hauptsächlich *Archicortex* (unter Beteiligung von Randgebieten, *Periarchicortex,* und von *Palaeocortex*), sind an der medialen Hemisphärenfläche in Form eines äußeren und eines inneren Bogens angeordnet.

Der *äußere Bogen* besteht aus periarchikortikalen Gyri, *Gyrus hippocampi* und *Gyrus cinguli.* Zum *inneren Bogen* gehören archikortikale und paläokortikale Bezirke, *Hippocampus, Gyrus dentatus, Gyrus fasciolaris, Indusium griseum* mit *Striae longitudinales, Gyrus paraterminalis* und *diagonales Band* von Broca *(Bandaletta diagonalis)* sowie *Septumregion* und *Fornix.* In das limbische System sind außerdem einbezogen: der *Mandelkern, subkortikale Kerne* im *Hypothalamus* (Corpus mamillare), im *Thalamus* (Nuclei anteriores) und in der *Habenula* sowie im Mittelhirn *Kerne der Formatio reticularis* (Nuclei tegmenti) und der *Nucleus interpeduncularis.*

Rinden- und Kerngebiete sind durch *Bahnen* zu vielgliedrigen, in sich rückläufigen *Neuronenkreisen* zusammengeschlossen (*Papez-Kreis:* Efferente Fasern des Hippocampus ziehen im Fornix zum Corpus mamillare, Weiterleitung über den Tractus mamillothalamicus zu den Nuclei anteriores (thalami), Projektion zur Rinde des Gyrus cinguli, Schluß des Kreises durch Faserbündel des Cingulum zum Hippocampus).

Afferenzen treten an vielen Stellen in die Neuronenkreise ein, Efferenzen können an mehreren Stellen austreten.

In den Neuronenkreisen können Affektzustände durch Selbstinduktion gesteigert werden (Angstgefühle), zu abnormen Affektentladungen führen und Erregungen auf vegetative Funktionsbereiche (Atmung, Kreislauf) oder auf motorische Systeme (Krämpfe) übertragen werden.

f) Endhirn: Neopallium

Die graue Substanz („Kerngebiet") des Neopallium liegt in der *Hirnrinde.* Sie ist nach der Tiefe in *Schichten* und flächenhaft in *Felder* gegliedert, die unterschiedlichen funktionellen Systemen zugeordnet sind. Innerhalb der flächenhaften Rindenfelder sind Gruppen von *Neuronen* in *vertikalen Säulen,* Funktionseinheiten (∅ 300–500 µm), zusammengefaßt. Die Hirnrinde steht über afferente und efferente Bahnen mit Hirnrindenarealen derselben Seite und der Gegenseite sowie mit tiefer – unter der Rinde, subkortikal – gelegenen Kerngebieten, vor allem mit dem Thalamus, in Verbindung.

Die **Hirnrinde,** *Cortex cerebralis,* umschließt – ganz überwiegend in Form des *Neocortex* – die Großhirnhemisphären. Etwa 90% des Hirnmantels sind als Neopallium ausgebildet. Die Schichtengliederung des Neocortex läßt sich, trotz erheblicher lokaler Unterschiede (Feldergliederung), in allen Bereichen auf das Schema einer *sechsschichtigen Rinde* zurückführen. Die sechsschichtige Rinde wird als *Isocortex* dem primitiven *Allocortex* (Rinde des *Palaeocortex* und des *Archicortex*) gegenübergestellt, der eine geringere Anzahl von Schichten erkennen läßt.

Schichtengliederung. Am typischen Isocortex unterscheidet man von außen nach innen (Abb. **139**):

1. *Lamina molecularis [plexiformis],* Molekularschicht, zellarm,
2. *Lamina granularis externa,* äußere Körnerzellschicht (Sternzellenschicht),
3. *Lamina pyramidalis externa,* Schicht der äußeren, kleinen Pyramidenzellen,
4. *Lamina granularis interna,* innere Körnerzellschicht (Sternzellenschicht),
5. *Lamina pyramidalis interna [ganglionaris],* Schicht der inneren, großen Pyramidenzellen,
6. *Lamina multiformis,* Schicht der vielgestaltigen Zellen.

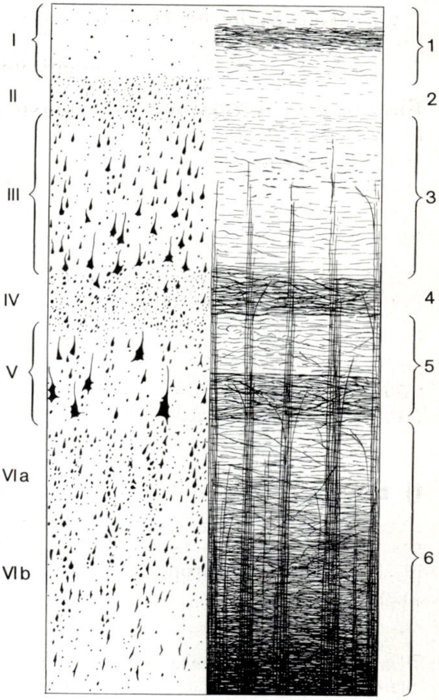

139 Zell- und Faserschichten des motorischen Primärgebietes (Gyrus praecentralis) (aus *Economo* nach *Brodmann* und *Vogt*) (rechts: Markscheidenbild; links: Zellbild)
I–VI Zellschichten
I–III äußere Hauptzone
IV–VI innere Hauptzone
1–6 Markschichten

Ontogenese. Die Hirnrinde entsteht aus der periventrikulären Matrixschicht. Aus ihr wandern Zellen peripherwärts durch die anfänglich oberflächliche weiße Substanz (Schwärmschicht) und sammeln sich dicht unter der Endhirnoberfläche als Rindenplatte an. Innerhalb dieser zunächst einheitlichen Schicht – daher Isocortex – differenziert sich die Rinde in verschiedenen Regionen nach Zellzahl, Zelldichte, Zelltypen unterschiedlich, so daß sich auf Grund des zellulären Aufbaus, der *Zytoarchitektonik,* über 100 *Rindenfelder* abgrenzen lassen. Die Grenzen benachbarter Rindenfelder sind gegeneinander scharf abgegrenzt.

Die *Zahl der Rindenneurone* beim Erwachsenen wird auf größenordnungsmäßig 10 Milliarden geschätzt, sie liegen in etwa 450 g Großhirnrinde. Die Rindendicke wechselt in den verschiedenen Regionen (2–5 mm).

Säulengliederung (Abb. **140**). Die beiden wichtigsten Zelltypen des Isocortex sind Pyramidenzellen und Sternzellen. Über ihre lokal verschiedenartige Anordnung läßt sich, stark vereinfachend, sagen:

Die (efferenten) *Pyramidenzellen* steigen mit einem langen Spitzendendriten in die Molekularschicht auf und breiten sich hier tangential aus. Basal gehen vom Perika-

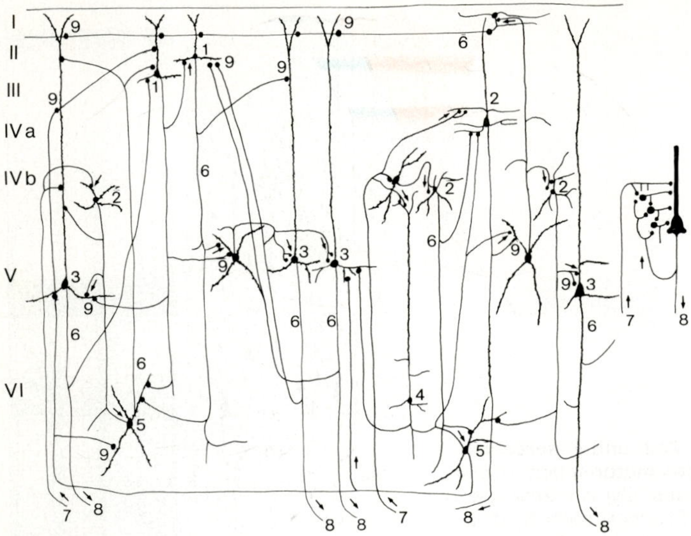

140 Intrakortikale Neuronenverbindungen im Neocortex,
Schema (nach *Fulton*)
I–VI Rindenschichten
1–5 *Neuronentypen*
1 Pyramidenzellen in Schicht III
2 Sternzellen
3 große Pyramidenzellen
4 Spindelzellen
5 tiefe Sternzellen
6 Axone der Rindenzellen
7 afferente Fasern
8 efferente Fasern
9 Synapsen

ryon horizontal verlaufende Dendriten aus. Das Axon entspringt von der Basis und zieht in das Mark. Die Axone der Betzschen Riesenpyramidenzellen der 5. Schicht (motorische Region im Gyrus praecentralis) bilden das erste Neuron (eines Teils) der Pyramidenbahn, die übrigen Fasern stammen von kleineren Pyramidenzellen und aus anderen Regionen. Die Dendriten der Pyramidenzellen und ihre Perikaryen sind mit zahlreichen (jeweils etwa 10000) Synapsen besetzt.

Afferenzen zur Hirnrinde enden an kleinen Zwischenneuronen, den *Sternzellen,* in der 2. und 4. Schicht. Diese breiten sich mit kurzen, stark verzweigten Axonen im Umkreis von etwa 0,5 mm aus. Die Sternzellen fassen Gruppen von Pyramidenzellen zusammen. Die Rinde erhält hierdurch eine vertikale Gliederung in Rindensäulen, die als Funktionseinheiten isoliert erregt werden können.

Hemmende Neurone sind große Sternzellen. Sie senden aus erregten Zellsäulen über horizontale Axone hemmende Erregungen an benachbarte Zellsäulen. Cajalsche Tangentialzellen in der Molekularschicht verbinden benachbarte Rindenabschnitte.

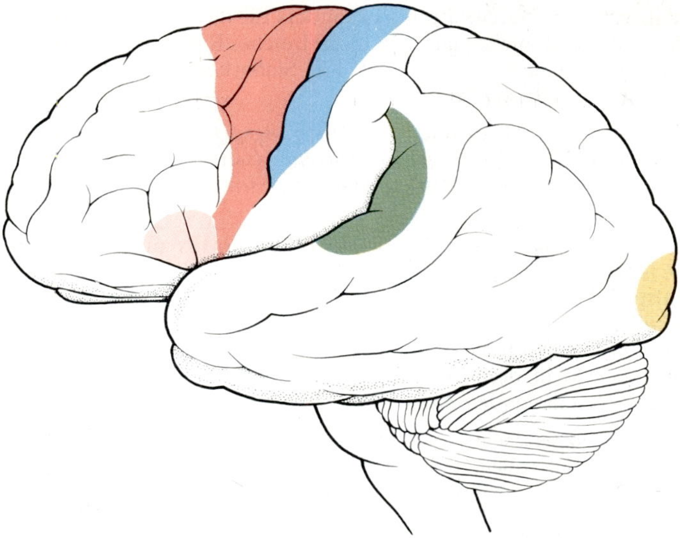

141 Primärgebiete der Hirnrinde der linken Großhirnhemisphäre
motorisches Primärgebiet (motorischer Cortex): präzentrale Region (Gyrus praecentralis, hinteres Ende der Gyri frontales superior und medius) ■
motorisches Sprachzentrum: Gyrus frontalis inferior (Pars opercularis, Pars triangularis) ■
sensibles Primärgebiet (somatosensorischer Cortex, Körperfühlsphäre): postzentrale Region (Gyrus postcentralis) ■
akustisches Primärgebiet: Gyri temporales transversi (Heschlsche Querwindungen, in der Abb. nicht dargestellt, da in der Tiefe des Sulcus lateralis gelegen) und
Feld für Klangerinnerungsbilder im hinteren Anteil des Gyrus temporalis superior (Wernickesches Zentrum, sekundäres Hörzentrum) ■
optisches Primärgebiet (Sehzentrum): Umgebung des Sulcus calcarinus (auf der Medialseite des Okzipitallappens) und (individuell wechselnd ausgedehnt) auf der Außenseite des Okzipitallappens ■

Horizontal und vertikal verlaufende *Markfasern* durchdringen sich nicht gleichmäßig. Vertikal aufsteigende Fasern sind zu Bündeln zusammengeschlossen. Tangentialfasern treten vor allem in der 1. und 4. Schicht auf.

Feldergliederung (Abb. **141**). Seit es 1870 zum ersten Mal gelang, durch elektrische Reizung umschriebener Rindenbezirke motorische Reaktionen auszulösen, war der Nachweis erbracht, daß verschiedene Bezirke der Großhirnrinde funktionell ungleichwertig sind *(funktionelle Feldergliederung)*. Eine funktionelle Feldergliederung läßt sich aber nicht für alle

Rindenfunktionen durchführen – besonders für die höheren, geistig-psychischen Leistungen nicht, an denen zahlreiche Regionen der Rinde und subkortikale Gebiete beteiligt sind. Mit Sicherheit gilt das Lokalisationsprinzip nur für *Primärgebiete.*

Primärgebiete der Hirnrinde sind *Ursprungsgebiete motorischer Projektionsbahnen* und *Endigungsgebiete sensibler (sensorischer) Projektionsbahnen.* Als *Sekundärgebiete* werden dagegen *Assoziationsfelder* der Hirnrinde bezeichnet.

Jedem *Hirnlappen* ist das *Primärgebiet eines Systems* zugeordnet, im *Stirnlappen* ist die *Körpermotorik,* im *Scheitellappen* die *Körpersensibilität* (Körperfühlsphäre) lokalisiert, das Primärgebiet des *akustischen Systems* ist im *Schläfenlappen,* das des *optischen Systems* im *Hinterhauptslappen* untergebracht. Die Primärgebiete nehmen jeweils nur ein relativ kleines, gut definiertes Feld in dem betreffenden Hirnlappen ein. Die zwischen den Primärgebieten liegenden Areale sind Sekundärgebiete.

Mikroskopisch unterscheiden sich Rindenfelder hauptsächlich durch quantitative Unterschiede in der zellulären Zusammensetzung der sechs Rindenschichten. *Sensorische Felder* sind allgemein durch Rückbildung der 5. Schicht bei gleichzeitig guter Entwicklung der Körnerschichten 2 und 4 gekennzeichnet (granuläre Rinde). In *motorischen Feldern* sind dagegen die Schichten 3 und 5 gut entwickelt, die Schichten 2 und 4 weitgehend oder vollständig rückgebildet (agranuläre Rinde). Feldergrenzen können in Rindenkarten aufgezeichnet werden; die bekannteste Rindenkarte ist die von Brodmann.

Im **Stirnlappen** unterscheidet man die *präzentrale, prämotorische, polare* und die *orbitale* Region.

Die *präzentrale Region (Gyrus praecentralis* und *hinteres Ende* der *Gyri frontales superior* und *medius)* ist *motorisches Primärgebiet.* In ihm entspringt eine wesentliche Fasergruppe der motorischen Willkürbahn, der Pyramidenbahn. Das Gebiet entspricht den Rindenfeldern, die durch Riesenpyramidenzellen in der 5. Schicht gekennzeichnet sind (Feld 4 und 6 nach Brodmann; agranuläre Rinde).

Fasern der Pyramidenbahn gehen auch aus Feldern des Parietallappens (somatosensorischer Cortex, Felder 3, 1 und 2 im Gyrus postcentralis und aus Area 40 im Gyrus supramarginalis) hervor.

Reizung in der präzentralen Region ergibt Muskelkontraktionen in bestimmten Körperteilen; bei Reizung einer Stelle reagieren auf der kontralateralen Körperseite (→ Pyramidenkreuzung, S. 265) Muskeln, die sich um ein Gelenk gruppieren.

Somatotopische Gliederung. Das motorische Rindenfeld der präzentralen Region zeigt eine *somatotopische Gliederung* (Abb. **142**). Am weitesten unten liegt das Feld für Rachen-, Zungen-, Lippen- und Kopfmuskeln. Nach oben folgen die Felder für Hand, Arm, Rumpf, Bein und Fuß. Das Feld für Bein und Fuß reicht um die Mantelkante auf die mediale Hemisphärenfläche. Die Ausdehnung der einzelnen funktionellen Rindenfelder

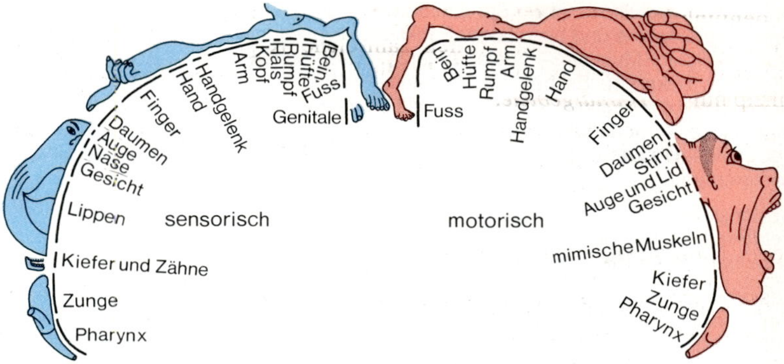

142 Somatotopische Gliederung der Präzentralregion (motorischer Cortex: rechts) **und der Postzentralregion** (somatosensorischer Cortex: links) (nach *Penfield* und *Rasmussen*)

entspricht nicht der Masse der zu innervierenden Muskeln. Felder, aus denen Präzisionsbewegungen gesteuert werden (Hand), sind ausgedehnter als solche, von denen aus grobe Massenbewegungen (Rumpf) ausgelöst werden.

Supplementäre Felder. Ergänzend zu dem motorischen Primärgebiet gibt es in der Präzentralregion *supplementäre motorische Felder,* über deren Bedeutung im Rahmen der Gesamtmotorik wenig bekannt ist. Ein Supplementärfeld liegt medial über dem Gyrus cinguli, ein zweites sensomotorisches (vorwiegend taktil-sensorisches) Feld unter dem Sulcus lateralis im Schläfenlappen. Eine somatotope Gliederung ist hier für den Menschen nicht sicher nachgewiesen.

Weitere, nicht den motorischen Primärgebieten zugerechnete *motorische Gebiete* liegen in der Stirnhirnrinde vor dem motorischen Primärgebiet. Die Reizung dieser Areale führt zu komplexen Bewegungsabläufen. Diese Felder sind nicht direkt, sondern nur über Zwischenneurone mit den Hirnnervenkernen oder den Vorderhornzellen verbunden.

Frontales Blickzentrum. Konjugierte Augenbewegungen (Blickwendung beider Augen zur Gegenseite) und gleichsinnige Kopfbewegungen können von einer Region (Feld 8) in den Gyri frontales superior und medius ausgelöst werden.

Das *motorische Sprachzentrum* (Brocasches Zentrum) liegt im Bereich der unteren Frontalwindung (*Pars opercularis, Pars triangularis,* Feld 44, 45) einseitig in der dominanten Hemisphäre, also meist links. Das Brocasche Zentrum ist nicht als primäres Zentralorgan der Sprache aufzufassen, wenn ihm auch in der Regel eine wichtige Rolle bei der Sprachfunktion zukommt; Sprache setzt die Beteiligung zahlreicher Rindenbezirke voraus und ist aufs engste an die Denkfähigkeit gebunden.

Bei Ausfall des Brocaschen Sprachzentrums ist der Betroffene – bei erhaltenem Sprachverständnis und bei intakter Funktionsfähigkeit aller einzelnen, beim Sprechakt beteiligten Muskeln – meist unfähig zu sprechen (einige Ausnahmen sind allerdings bekannt). Es besteht also keine Lähmung, sondern ausschließlich die Unfähigkeit, die Muskeln zur Sprachfunktion zu koordinieren *(motorische Aphasie).* Motorische Sprachstörungen können aber, in individuell wechselnder Weise, auch bei Läsionen in anderen Rindenbezirken (obere Präzentralregion, Parietallappen) vorkommen.

In der *prämotorischen,* der *polaren* und der *orbitalen Region* vor den motorischen Feldern besteht keine punktuelle Lokalisation definierter Einzelfunktionen. Die Hirnrinde dieser Regionen besitzt gut entwickelte Körnerschichten.

Läsionen der prämotorischen, der polaren oder der orbitalen Region haben schwere Veränderungen der Persönlichkeit im emotionalen Bereich und im Verhalten zur Folge. Entscheidend für Art und Schwere des Defekts ist die individuelle Persönlichkeitsstruktur vor der Läsion.

Im **Scheitellappen** ist die *postzentrale Region (Gyrus postcentralis) sensibles Primärgebiet, somatosensorische Region* für Tast-, Schmerz- und Temperatursinn (Körperfühlsphäre; Feld 3, 1, 2, granuläre Rinde). Die *somatotopische Gliederung* gleicht der im Gyrus praecentralis. Die zum Gyrus postcentralis aufsteigenden Fasern stammen aus den Nuclei dorsales (thalami).

Das *primäre Tastzentrum* im Gyrus postcentralis vermittelt die Empfindung, daß ein Gegenstand einen bestimmten Körperteil berührt. Bei der Beurteilung der Qualität eines getasteten Gegenstandes und bei richtigem Erkennen desselben, *Stereognosie,* sind noch zusätzliche Rindengebiete, besonders im Parietallappen, beteiligt.

Ausfall der Körperfühlsphäre hat Sensibilitätslähmung auf der Gegenseite, *Hemianästhesie,* zur Folge, doch kommt es häufig zu einer weitgehenden Rückkehr der Funktion, da offenbar diese von supplementären Feldern im unteren Scheitellappen und im Schläfenlappen übernommen wird.

Ein *Primärgebiet für Geschmacksempfindungen* liegt an der Unterfläche des Operculum frontoparietale im unteren Teil der postzentralen Region.

Im **Schläfenlappen** sind die *Gyri temporales transversi* (Heschlsche Querwindungen) der oberen Schläfenwindung *akustisches Primärgebiet* (Feld 41, 42, granuläre Rinde). Hier endet die Hörbahn aus dem Corpus geniculatum mediale. In der primären akustischen Rinde sind Tonfrequenzen topographisch verteilt.

Ausfall des akustischen Primärgebietes führt zur Rindentaubheit.

Im hinteren Bereich der oberen Schläfenwindung liegt einseitig in der dominanten Hemisphäre außen das *Feld für Klangerinnerungsbilder* (Wernickesches Zentrum).

Ausfall des Wernickeschen Zentrums hat Unfähigkeit zur Deutung akustischer Signale bei erhaltenem Wahrnehmungsvermögen zur Folge. Gesprochene Sprache kann gehört, aber (wie eine Fremdsprache) nicht verstanden werden. In der Folge leidet auch die gesprochene Sprache, *sensorische Aphasie.*

Im **Hinterhauptslappen** sind der *Sulcus calcarinus und seine Umgebung optisches Primärgebiet* (Feld 17, *Sehrinde;* granuläre Rinde, wegen eines makroskopisch sichtbaren Faserstreifens in der 4. Schicht, *Gennarischer Streifen,* Area striata genannt). In der *Area striata* endet das vom Corpus geniculatum laterale kommende 4. Neuron der Sehbahn. In individuell wechselnder Weise kann sich die Area striata auf die Außenseite des Okzipitallappens fortsetzen.

In der Area striata jeder Großhirnhälfte sind beide Augen mit den jeweils korrespondierenden Retinahälften repräsentiert (→ S. 403). Der Bezirk schärfsten Sehens, die *Fovea centralis,* die nur eine geringe Ausdehnung in der Retina besitzt, nimmt im Rindenzentrum den weitaus größten Flächenanteil ein.

In der weiteren Umgebung der Area striata liegt ein *Feld für optische Erinnerungsbilder,* das für das Erkennen optisch perzipierter Eindrücke unentbehrlich ist.

Ausfall des primären Sehzentrums führt zur Rindenblindheit. Die optischen Reflexe bleiben erhalten. Ausfall der übergeordneten optischen Gebiete dagegen führt zu Seelenblindheit, bei der zwar noch gesehen wird, das Gesehene aber nicht erkannt werden kann.

In der **Inselrinde** liegt in einem *Übergangsgebiet* zwischen Palaeocortex basal und sechsschichtigem Isocortex dorsal eine unvollkommen differenzierte sechsschichtige Zone, *Mesocortex.* Reizung führt zu sensiblen und motorischen *Effekten im Eingeweidebereich.* Ausfallserscheinungen nach Abtragung der Inselrinde sind nicht sicher bekannt.

Bahnen. Das Innere der Großhirnhemisphären wird von der mächtigen weißen *Marksubstanz* eingenommen. Sie enthält als (zumeist gegenläufige) Fasersysteme

- *Assoziationsfasern,* die Rindenregionen derselben Hemisphäre miteinander verbinden,
- *Kommissurenfasern,* die zwischen entsprechenden Rindenregionen der rechten und der linken Hemisphäre verlaufen,
- *Projektionsbahnen,* die zwischen Rindengebieten und tieferen Kerngebieten vermitteln.

Assoziationsfasern (Abb. **143** u. **144**) kommen als kurze und lange Faserbündel vor.

Kurze Assoziationsfasern, Fibrae arcuatae cerebri, verbinden nahe beieinander liegende Rindenbezirke und verlaufen unmittelbar unter dem Cortex.

Lange Assoziationsfasern zwischen entfernter gelegenen Rindenabschnitten bilden zum Teil geschlossene *Bahnen* und lassen sich präparatorisch darstellen.

Das *Cingulum* im Gyrus cinguli verbindet das Frontalhirn mit dem Okzipitallappen und entsendet eine Abspaltung, den *Fasciculus frontotemporalis,* in den Bereich des Hippocampus.

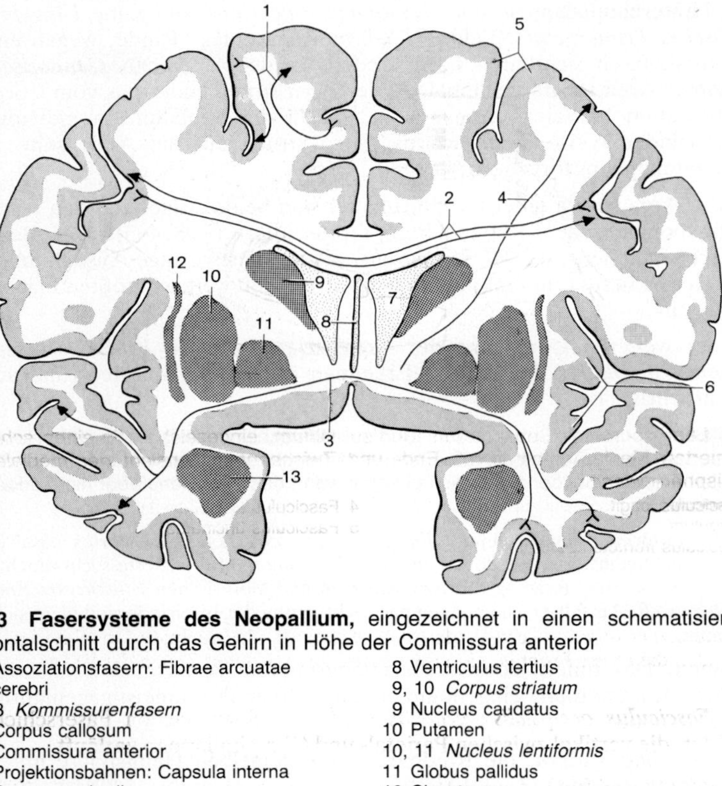

143 Fasersysteme des Neopallium, eingezeichnet in einen schematisierten Frontalschnitt durch das Gehirn in Höhe der Commissura anterior

1 Assoziationsfasern: Fibrae arcuatae cerebri
2, 3 *Kommissurenfasern*
2 Corpus callosum
3 Commissura anterior
4 Projektionsbahnen: Capsula interna
5 Cortex cerebralis
6 Cortex insulae
7 Ventriculus lateralis
8 Ventriculus tertius
9, 10 *Corpus striatum*
9 Nucleus caudatus
10 Putamen
10, 11 *Nucleus lentiformis*
11 Globus pallidus
12 Claustrum
13 Corpus amygdaloideum

Der *Fasciculus longitudinalis superior* (Fasciculus frontooccipitalis) liegt, lateral vom Cingulum, über dem Putamen, verbindet die oberen Teile des Stirnlappens mit der Okzipitalregion und sendet Abzweigungen zu Scheitel- und Temporallappen.

Der *Fasciculus longitudinalis inferior* (Fasciculus temporooccipitalis) verbindet Schläfen- und Hinterhauptslappen.

Der *Fasciculus uncinatus* zieht bogenförmig unter dem Limen insulae vom Stirn- zum Schläfenlappen und verbindet die orbitale Rinde des Frontallappens mit der entorhinalen Rinde an der Medialseite des Schläfenlappens und der Hippokampusformation.

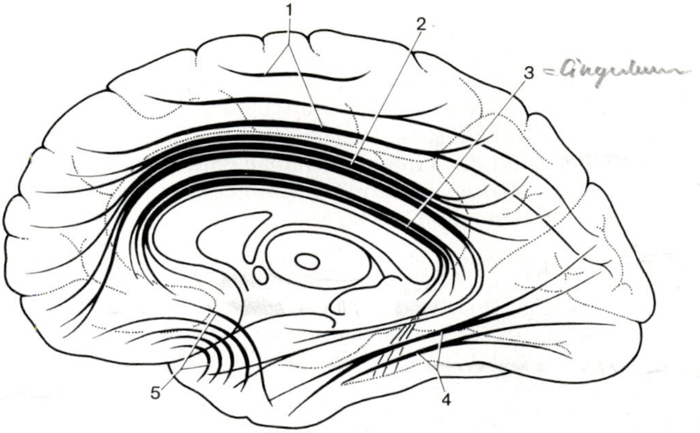

144 Lange Assoziationsbahnen im Neopallium, eingezeichnet in einen schematisierten Medianschnitt durch End- und Zwischenhirn, Ansicht der medialen Hemisphärenwand

1 Fasciculus longitudinalis superior
2 Cingulum
3 Fasciculus frontotemporalis
4 Fasciculus longitudinalis inferior
5 Fasciculus uncinatus

Der *Fasciculus arcuatus* schließt dorsal an den Fasciculus uncinatus an. Die Fasern verbinden die obere Frontalregion mit oberen und mittleren Teilen des Schläfenlappens.

Der *Fasciculus occipitalis verticalis* wird von einer flachen Faserschicht gebildet, die vertikal zwischen Parietal- und Okzipitallappen verläuft.

Kommissurenbahnen (Abb. **137,** S. 359, u. **143**) sind als eine spezielle Form von Assoziationsbahnen zu verstehen. Sie überschreiten die Medianebene und verbinden (in der Mehrzahl) korrespondierende Hemisphärenbezirke, *homoiotope Kommissurenfasern.*

Die verschiedenen Rindenareale sind keineswegs gleichmäßig mit der kontralateralen Seite verknüpft. So bestehen z. B. zwischen beiden Sehzentren keine direkten interhemisphärischen Verbindungen. Im Balken zeigen die kreuzenden Fasern eine überaus komplexe Verflechtung.

Kommissurenfasersysteme sind von Kreuzungen, *Decussationes,* zu unterscheiden, die zwar auch die Mittellinie überkreuzen, aber nicht einander entsprechende Teile beider Hälften des Zentralnervensystems miteinander verbinden.

Die beiden großen Kommissuren des Endhirns sind der *Balken* und die *vordere Kommissur.* Beide nehmen ihren Weg durch den oberen Abschnitt der *Lamina terminalis,* die in der Embryonalentwicklung *Kommissurenplatte* ist.

Der **Balken,** *Corpus callosum,* verbindet als faserreichste, größte Kommissur die beiden Großhirnhemisphären miteinander in beiden Richtungen.

Der *Medianschnitt* zeigt die fächerförmig von Stirn-, Schläfen- und Hinterhauptslappen beider Hemisphären kommenden Fasern in ihrer stärksten Bündelung. In dieser Ansicht hat das Corpus callosum die Form eines Hakens, der oberhalb der Lamina terminalis mit dem Schnabel, *Rostrum,* beginnt, im Knie, *Genu,* nach hinten umbiegt, in den Stamm, *Truncus,* übergeht und hinten mit dem Wulst, *Splenium,* endet.

Die *obere Fläche* des Balkens ist von Strukturen des limbischen Systems bedeckt, einer dünnen Schicht grauer Substanz, *Indusium griseum,* in der beiderseits zwei dünne Längsfaserzüge, *Striae longitudinales medialis* und *lateralis,* verlaufen. An die *Unterfläche* des Balkens, die dem leptomeningealen Bindegewebe auf dem Dach des III. Ventrikels zugewandt ist, legt sich der Fornixkörper mit Assoziationsfasern des limbischen Systems an.

Die von Stirn- und Hinterhauptslappen zur Medianebene konvergierenden, im Balken zur Gegenseite kreuzenden Kommissurenfasern verlaufen U-förmig, beide Seiten bilden gemeinsam eine vordere und eine hintere Zange, *Forceps frontalis [minor]* und *Forceps occipitalis [major].*

Die **vordere Kommissur,** *Commissura anterior,* verbindet basale Teile der Schläfenlappen und des Riechhirns beider Hemisphären miteinander. Sie liegt verborgen als schmales Faserbündel in der Vorderwand des dritten Ventrikels, im oberen Teil der Lamina terminalis unter dem Rostrum corporis callosi.

Das **Septum pellucidum** ist ein rudimentärer Teil der embryonalen Kommissurenplatte, doch nehmen die Fasern im Septum pellucidum nicht den für Kommissuren bezeichnenden transversalen Verlauf; es sind vielmehr Assoziationsfasern des limbischen Systems.

Das **Septum pellucidum** (Abb. **111,** S. 313, u. **112**) liegt unterhalb des Balkenknies, es ist zwischen Rostrum corporis callosi, Commissura anterior und Columna fornicis als paariges Markfaserblatt, *Lamina septi pellucidi,* ausgespannt. Die beiden Lamellen umschließen ein unregelmäßiges Hohlraumsystem, *Cavum septi pellucidi,* das mit dem Ventrikelsystem nicht kommuniziert und sekundär als Spaltbildung entsteht. Das Septum pellucidum bildet einen Teil der medialen Wand des Vorderhorns der Seitenventrikel.

Projektionsbahnen (Abb. **145**). Die von der ausgedehnten Großhirnrinde *absteigenden* Projektionsbahnen treten in der schmalen Übergangszone vom Endhirn zum Zwischenhirn, im Engpaß zwischen den Basalganglien, fächerförmig zusammen, die *aufsteigenden* Projektionsbahnen entfalten sich aus der Engstelle zur weiten Großhirnrinde fächerförmig. Der Faserfächer oberhalb des Engpasses bildet den Strahlenkranz, *Corona radiata.* Im Engpaß zwischen den Basalganglien liegen die Projektionsbahnen dicht gedrängt und bilden die *innere Kapsel.*

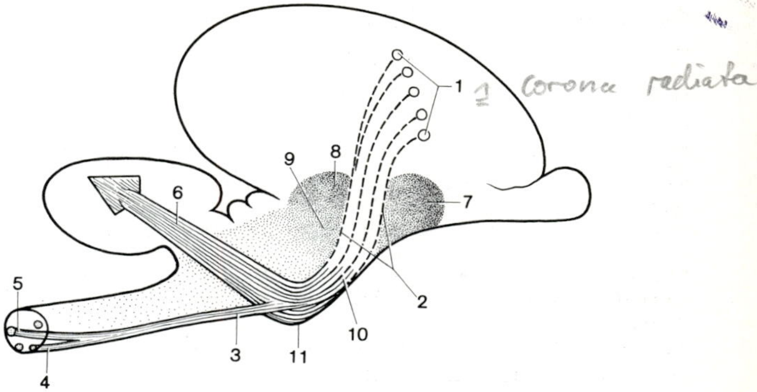

145 Absteigende Projektionsbahnen, eingezeichnet in die schematisierte Gehirnkontur

1 Perikaryen kortikofugaler Neurone
2 absteigende Faserbahnen der inneren Kapsel: u. a. Fibrae corticonucleares, Fibrae corticospinales, Fibrae corticopontinae, Fibrae corticoreticulares
3 Fasciculus pyramidalis
4 Tractus corticospinalis anterior
5 Tractus corticospinalis lateralis
6 Fibrae pontocerebellares
7 Putamen
8 Nucleus caudatus
9 Thalamus
10 Basis pedunculi cerebri
11 Pons

In der Corona radiata *aufsteigende* Projektionsbahnen verlaufen hauptsächlich in den *Thalamusstielen, Radiationes thalamicae,* in der *Sehstrahlung* und in der *Hörstrahlung. Absteigende* Projektionsbahnen sind im wesentlichen der *Tractus corticonuclearis* und die *Fibrae corticospinales,* die sich zur *Pyramidenbahn* zusammenschließen (→S. 295f u. 301), sowie die *Fibrae corticopontinae* (→S. 297), die *Fibrae corticorubrales* zum Nucleus ruber und die *Fibrae corticoreticulares* zu Kerngebieten der Formatio reticularis.

Die **innere Kapsel,** *Capsula interna* (Abb. **146**), besteht aus langen Projektionsbahnen, die zwischen Thalamus und Nucleus caudatus einerseits und Putamen und Pallidum andererseits hindurchtreten. Sie bildet auf dem Horizontalschnitt einen nach lateral offenen Winkel, an dem der vordere Schenkel zwischen Caput nuclei caudati und Nucleus lentiformis, das Knie am Scheitel des Winkels und der hintere Schenkel zwischen Thalamus und Nucleus lentiformis unterschieden werden. Jede Projektionsbahn hat in der inneren Kapsel ihren Platz.

Den vorderen Schenkel, *Crus anterius,* bilden medial der *Tractus frontopontinus* und lateral der *vordere Thalamusstiel.*

Im Knie, *Genu,* liegt der *Tractus corticonuclearis* mit Fasern der Pyramidenbahn, die zu den Hirnnervenkernen ziehen – zunächst die für die Augenmuskelnerven und den N. facialis, dann die für den N. hypoglossus.

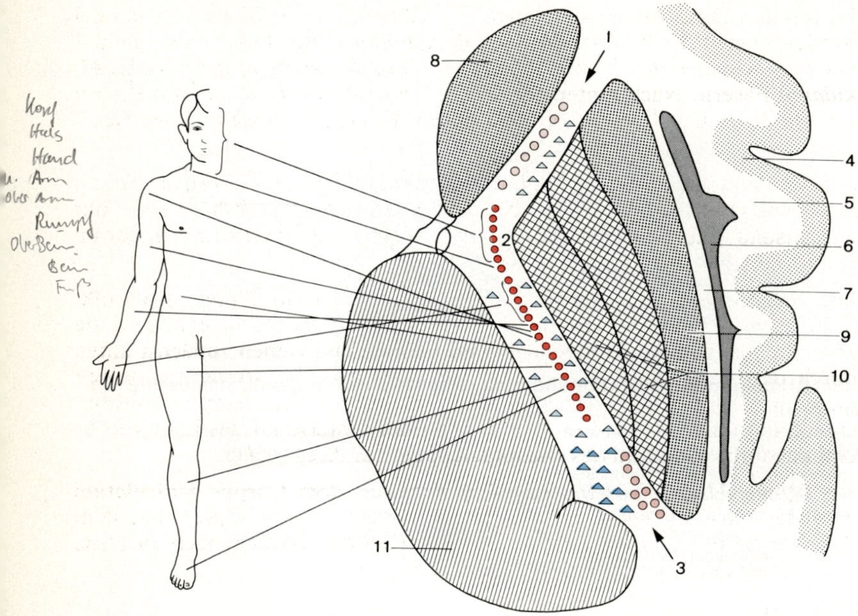

146 Somatotopische Gliederung der inneren Kapsel, Horizontalschnitt (Faserbahnen nicht vollständig eingetragen)

Somatotopik der Pyramidenbahn durch die Figur links verdeutlicht

- ○ Tractus frontopontinus } Radiationes thalamicae anteriores
- △ Fasern des vorderen Thalamusstiels } Radiationes thalamicae anteriores
- ● Tractus corticonuclearis (im Knie) und Fibrae corticospinales (im hinteren Schenkel)
- △ Fasern des zentralen Thalamusstiels, Radiationes thalamicae centrales
- ▲ Fasern des hinteren Thalamusstiels } Radiationes thalamicae posteriores
- ○ Fibrae temporopontinae } Radiationes thalamicae posteriores

1–3 *Capsula interna*
1 Crus anterius capsulae internae
2 Genu capsulae internae
3 Crus posterius capsulae internae
4 Cortex insulae
5 Capsula extrema
6 Claustrum
7 Capsula externa
8, 9 *Corpus striatum*
8 Nucleus caudatus, Caput
9 Putamen
9, 10 *Nucleus lentiformis*
10 Globus pallidus
11 Thalamus

Im hinteren Schenkel, *Crus posterius*, schließen sich in somatotopischer Ordnung die *Fibrae corticospinales* an, Fasern der Pyramidenbahn zu den motorischen Vorderhornzellen im Rückenmark, nahe dem Knie die für die obere Extremität, dann für den Rumpf und schließlich Fasern für die untere

Extremität. Die absteigenden kortikospinalen Fasern im hinteren Schenkel werden begleitet von aufsteigenden *thalamokortikalen* Fasern zum Feld 4 und von absteigenden *kortikotegmentalen, kortikorubralen* und *kortikoretikulären* Fasern. Nach hinten folgen der *zentrale Thalamusstiel* mit Fasern zur postzentralen Region sowie die *Fibrae temporopontinae* und der *Fasciculus parietooccipitopontinus*.

Eine Blutung in die innere Kapsel, *Apoplexie,* kann die auf engem Raum zusammengedrängten Pyramidenbahnfasern großer Körperteile der Gegenseite oder der gesamten kontralateralen Körperhälfte zerstören, Halbseitenlähmung.

Die **Sehstrahlung,** *Radiatio optica* (Gratioletsche Strahlung, Abb. **158,** S. 399), wird von den Fasern des 4. Neuron der Sehbahn gebildet. Sie kommen aus dem Corpus geniculatum laterale und ziehen zunächst unten durch den hintersten Abschnitt der inneren Kapsel rostralwärts, biegen dann im Mark des Temporallappens mit scharfem Knick, temporales Knie, nach hinten medial um und verlaufen an der Unterwand des Hinterhorns entlang durch das Mark des Okzipitallappens zur Area striata.

Die **Hörstrahlung,** *Radiatio acustica,* zieht aus dem Corpus geniculatum mediale, ohne in die innere Kapsel einzutreten, unter dieser und dem Putamen hindurch lateralwärts, biegt dann nahezu senkrecht nach oben um und gelangt zur Hörrinde im Schläfenlappen.

g) Endhirn: Hemisphärenasymmetrie und Hemisphärendominanz

Beide Endhirnhemisphären sind im Hinblick auf ihre Leistungen (Bewußtsein, Sprache und Denken) nicht gleichwertig. Bei der Mehrzahl der Menschen, meist auch bei Linkshändern (!), ist Sprach- und Denkvermögen an die linke „dominante" Hemisphäre gebunden. Aus der Feststellung der Händigkeit kann somit nicht auf die Seite der Hemisphärendominanz geschlossen werden.

Sprache und Denkvermögen sind aufs engste miteinander verknüpft. Denken beeinflußt nicht nur die Sprache, sondern wird auch von der Sprachfähigkeit bestimmt. Das Erlernen der Sprache in der Kindheit setzt Lernfähigkeit für Sprache und Motivation zum Sprechen voraus. Beides ist vorgegeben und an Hirnstrukturen gebunden. Die Leichtigkeit, mit der ein Kind die komplexen Grundlagen einer syntaktischen Sprachstruktur erlernt und gebraucht, insbesondere die kreative Fähigkeit zur Bildung nie zuvor gehörter Sätze, legt die Annahme einer angeborenen Sprachkompetenz nahe.

Das Wernickesche Sprachzentrum in der dominanten Hemisphäre ermöglicht die Integration der gehörten Sprache mit den Klangerinnerungsbildern und sichert deren ständige Verfügbarkeit.

Über das morphologische Substrat der Sprechfunktion ist wenig bekannt. Die Windungen im Bereich des Gyrus temporalis superior sind – deutlich asymmetrisch – auf der dominanten Seite bevorzugt ausgebildet. Diese Asymmetrie ist bereits im 5. Fetalmonat nachweisbar, hängt also nicht vom Erlernen einer Sprache ab.

Auch die Integration des erlernten optischen Buchstabenbildes mit dem akustischen Wortbild ist an bestimmter Stelle der Rinde, im Gyrus angularis am Oberende des Sulcus lateralis, lokalisiert.

Eine Schädigung im Bereich des Gyrus angularis kann eine Unfähigkeit zu Schreiben (Agraphie) oder zu Lesen (Alexie) herbeiführen.

Bei Patienten, denen aus therapeutischen Gründen der Balken sagittal durchtrennt wurde, sind die Ausfallserscheinungen – angesichts der Größe des Eingriffs – erstaunlich gering, insbesondere leiden Persönlichkeitsstruktur und Intelligenz nicht. Eine Funktionsanalyse des Seh- und des Tastsinns deckt aber wichtige Funktionsausfälle auf und macht das Prinzip der Hemisphärendominanz deutlich.

Tasterregungen aus der linken Hand werden zur rechten Hemisphäre geleitet. Nach Durchtrennung des Balkens – und bei Ausschaltung des Seheindrucks – können von der linken Hand umfaßte Gegenstände nicht mehr erkannt und benannt werden, da die rechte Hemisphäre zur Auswertung des Tasteindrucks nicht befähigt und ihre Verbindung zur dominanten, linken Hemisphäre unterbrochen ist.

Die Fasern aus den rechten Netzhauthälften leiten die Erregungen in die korrespondierende, rechte Hemisphäre. Nach Balkendurchtrennung können Gegenstände, die nur über die rechten Retinahälften wahrnehmbar sind, nicht mehr benannt, wohl aber durch Handbewegungen „beschrieben" werden. Nach Balkendurchtrennung lesen die Patienten nur „mit den linken Netzhauthälften", sofern die linke Hemisphäre dominant ist.

Die dominante Hemisphäre ist allein zuständig für alle an sprachliche und gedankliche Fähigkeiten gebundenen Leistungen und für das Bewußtsein. Die untergeordnete Hemisphäre ist auf bestimmte Leistungen spezialisiert, bei denen die dominante Hemisphäre weit unterlegen ist, z. B. Auffassung von Bildern und Mustern, Konstruktion räumlicher Strukturen (geometrisches Zeichnen, Sinn für Perspektive), Musikalität. Generell kann man der dominanten Hemisphäre eine mehr analytische Funktion, der untergeordneten mehr synthetisch ganzheitliche Aufgaben zumessen.

3. Gefäße des Vorderhirns

Die *Arterien* des Vorderhirns sind Äste der paarigen *A. carotis interna* und der unpaaren *A. basilaris*. Die *Venen* münden in die *Sinus durae matris*.

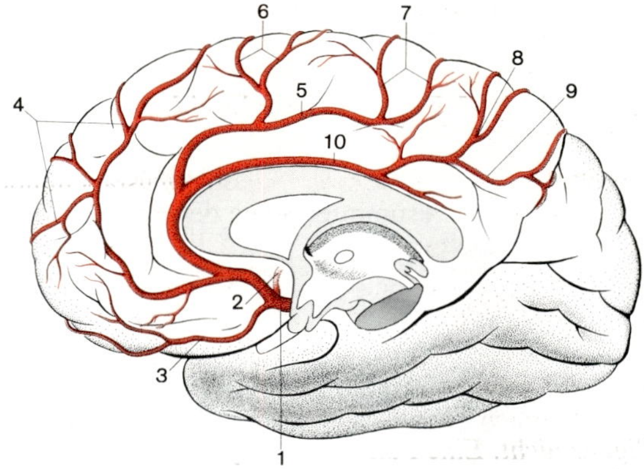

147 Äste der A. cerebri anterior an der medialen Seite der Großhirnhemisphäre

1 A. cerebri anterior, Pars praecommunicalis
2 Aa. centrales anteromediales
3 A. frontobasalis medialis
4 R. frontalis anteromedialis der A. callosomarginalis
5 A. callosomarginalis
6 Rr. frontales der A. callosomarginalis
7 A. paracentralis
8 A. praecunealis
9 A. parietooccipitalis
10 A. cerebri anterior, Pars postcommunicalis

Arterien. Die drei großen Hirnarterien, die beiden *Aa. carotides internae* und die *A. basilaris* sind im *Circulus arteriosus cerebri* miteinander verbunden (→Bd. 1, S. 628).

Großhirn und **Basalganglien** werden jederseits von Ästen der *A. cerebri anterior* (in der Fissura longitudinalis cerebralis, Abb. **147**), der *A. cerebri media* (im Sulcus lateralis, Abb. **148**) und der *A. cerebri posterior* (um den Hirnschenkel zum Okzipitalhirn und zur Basalfläche des Schläfenlappens, Abb. **149**) sowie von Ästen des *Circulus arteriosus cerebri* (Abb. **174,** S. 487) versorgt. Man unterscheidet *Rindenarterien, Aa. corticales,* und *Arterien für subkortikale und basale Kerngebiete, Aa. centrales.* Die Rindenarterien breiten sich an der Großhirnoberfläche aus und treten von außen in Rinde und Mark der Hemisphären ein. Die Arterien für subkortikale und basale Kerngebiete dringen von basal in das Gehirn ein und steigen zu den Kerngebieten auf.

Rindenarterien des Großhirns. Die *A. cerebri anterior,* die dicht vor dem Chiasma opticum durch die unpaare *A. communicans anterior* mit der Arterie der Gegenseite verbunden ist, zieht zwischen den Stirnlappen über das Balkenknie und auf der Dorsalfläche des Balkens fast bis zum Splenium nach hinten. Sie gibt Rindenäste zur Basalfläche des Stirnlappens, zur

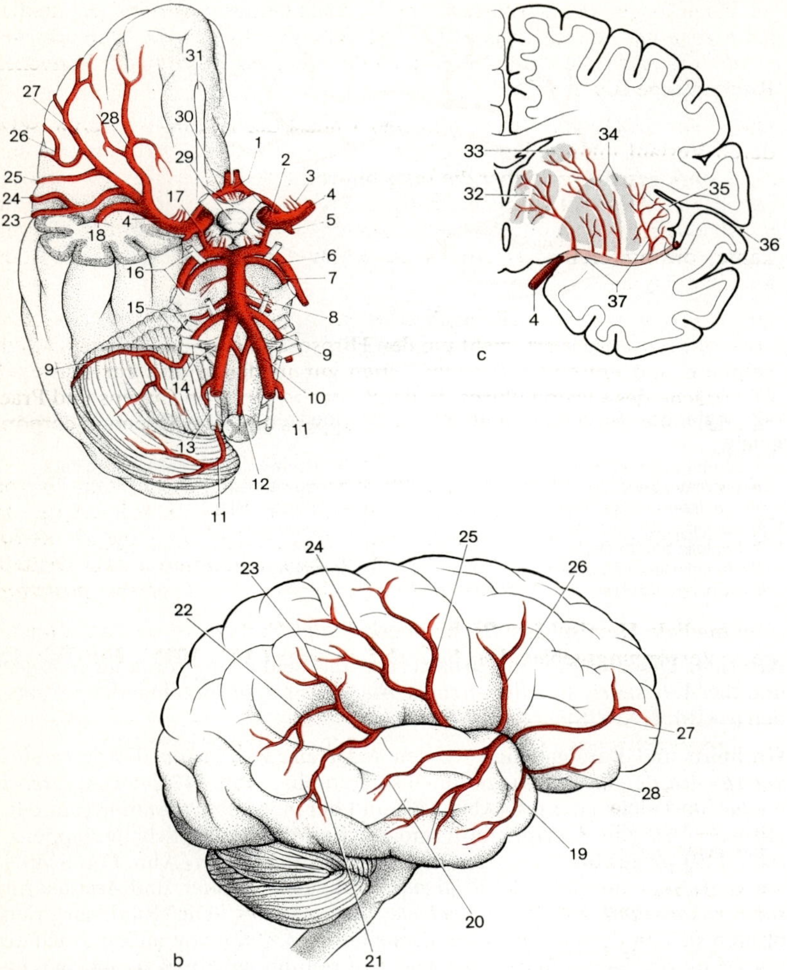

148 Äste der A. cerebri media und der A. vertebralis

a Äste der A. cerebri media und intrakranielle Äste der A. vertebralis, Ansicht von basal (rechter Schläfenlappen und linke Großhirnhemisphäre entfernt)

b Äste der A. cerebri media an der konvexen Seite der rechten Großhirnhemisphäre

c Aa. centrales anterolaterales und insulares aus der A. cerebri media, eingezeichnet in einen Frontalschnitt durch die rechte Hälfte des Gehirns (z. T. nach *Töndury*)

medialen Fläche des Stirnhirns, zum Lobulus paracentralis und zur medialen Fläche des Scheitellappens ab. Die Äste übersteigen die Mantelkante, so daß die A. cerebri anterior noch einem schmalen Streifen der konvexen Rindenfläche Blut zuführt.

Die *A. cerebri media,* starker seitlicher Endast der A. carotis interna, setzt deren Verlauf unmittelbar fort, tritt von unten in den Sulcus lateralis und zieht stark geschlängelt über die Insel hinweg. Ihre Rindenarterien verzweigen sich an der Insel, an den seitlichen Gyri orbitales und an der gesamten lateralen Hemisphärenfläche, ausgenommen die Randzone an der Mantelkante, die hinteren zwei Drittel des Gyrus temporalis inferior und den Okzipitallappen.

Die *A. cerebri posterior,* die nach kurzem Verlauf mit der A. communicans posterior anastomosiert, zieht um den Hirnschenkel herum auf die Vierhügelplatte und entsendet Rindenarterien zur medialen und zur konvexen Oberfläche des Okzipitalhirns, in den Grenzbereich von Cuneus und Praecuneus, zur basalen Fläche des Schläfenlappens und zum Splenium corporis callosi.

Die **konvexe Oberfläche** der Großhirnrinde wird somit größtenteils von Aa. corticales der *A. cerebri media* versorgt (Abb. **150a**). Der Randzone an der Mantelkante (bis zum Sulcus parietooccipitalis) führt die *A. cerebri anterior* Blut zu. Zum Okzipitallappen und zu den hinteren zwei Dritteln des Gyrus temporalis inferior treten Rindenäste der *A. cerebri posterior.*

Die **mediale Hemisphärenfläche** oberhalb des Balkens ist bis zum Praecuneus Versorgungsgebiet der *A. cerebri anterior* (Abb. **150b**). Ein Teil des

◀
1 A. communicans anterior
2 A. carotis interna
3 Aa. centrales anterolaterales
4 A. cerebri media
5 A. choroidea anterior
6 A. cerebri posterior
7 A. superior cerebelli
8 A. basilaris
9 A. inferior anterior cerebelli
10 A. vertebralis
11 A. inferior posterior cerebelli
12 A. spinalis anterior
13 N. accessorius und Radices spinales
14 Fila radicularia des N. hypoglossus (medial) und der Nn. glossopharyngeus und vagus (lateral)
15 N. abducens (rostral), Nn. facialis und vestibulocochlearis (okzipital)
16 N. oculomotorius (rostral) und N. trigeminus (okzipital)
17 A. communicans posterior
18 Stamm der Aa. temporales
19 A. temporalis anterior
20 A. temporalis intermedia
21 A. temporalis posterior
22 A. gyri angularis
23 Aa. parietales anterior und posterior
24 A. sulci postcentralis
25 A. sulci centralis
26 A. sulci praecentralis
27 A. triangularis
28 A. frontobasalis lateralis
29 Chiasma opticum und Hypophyse
30 A. cerebri anterior
31 Bulbus olfactorius
32 Thalamus
33 Nucleus caudatus
34 Nucleus lentiformis
35 Cortex insulae
36 Sulcus lateralis
37 Aa. centrales anterolaterales und Aa. insulares

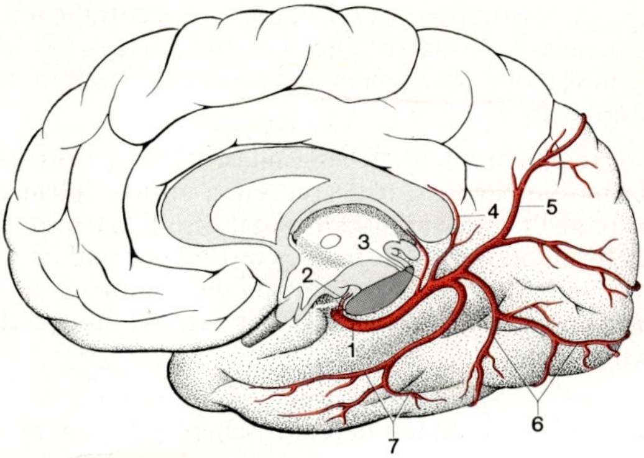

149 Äste der A. cerebri posterior an der medialen Wand und an der Basis der Großhirnhemisphäre

1 A. cerebri posterior
2 Aa. centrales posterolaterales
3 Rr. choroidei posteriores mediales
4–6 *Äste der A. occipitalis medialis*
4 R. corporis callosi dorsalis
5 R. parietooccipitalis und R. calcarinus
6 R. occipitotemporalis
7 Rr. temporales der A. occipitalis lateralis

Praecuneus und die gesamte mediale Rinde des Okzipitallappens erhalten Blut von der *A. cerebri posterior.* Ihre Rindenäste breiten sich auch an der **basalen Oberfläche** des Großhirns aus (vom Uncus und Gyrus hippocampi bis zum Gyrus temporalis inferior). Lediglich die seitlichen Gyri orbitales und die Rinde im Bereich des Temporalpols worden von Ästen der *A. cerebri media* versorgt.

Arterien für subkortikale und basale Kerngebiete des Vorderhirns. Die *Aa. centrales* zum Vorderhirn verlassen die Stämme der *Aa. cerebri anterior, media* und *posterior* ursprungsnäher als die Rindenarterien.

Die *A. cerebri anterior* versorgt vor ihrer Verbindung mit der A. communicans anterior (als *Pars praecommunicalis*) die vorderen Kerngebiete des Hypothalamus, den vorderen Anteil des Infundibulum sowie das Caput nuclei caudati, das Rostrum corporis callosi und rostrale Teile von Putamen, Globus pallidus und innerer Kapsel über lange *Aa. centrales.* Sie dringen in mehreren Gruppen durch die Substantia perforata anterior oder durch die Lamina terminalis in die Hirnbasis ein (und erzeugen dabei die Perforation der Substantia perforata anterior). Aa. centrales treten auch zu Bulbus und Tractus olfactorius und zum Trigonum olfactorium.

Die *A. cerebri media* hat auf ihrer ersten Verlaufsstrecke parallel zum kleinen Keilbeinflügel Anteil an der Versorgung der Capsula interna und

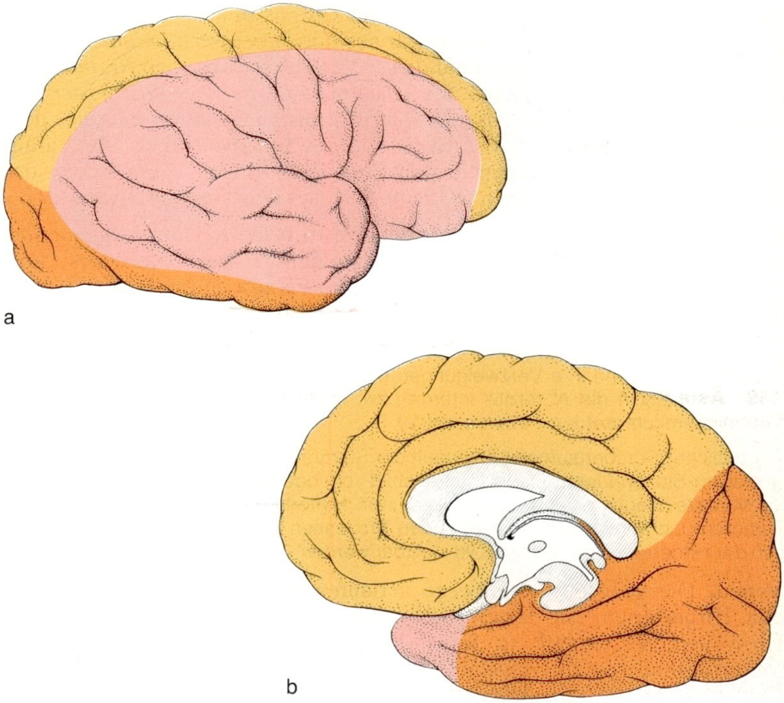

150 Versorgungsgebiete der Hirnarterien an der Großhirnrinde
a Konvexe Oberfläche der Hemisphäre
b Mediale und basale Oberfläche der Hemisphäre
Versorgungsgebiet der Aa. corticales der A. cerebri anterior
Versorgungsgebiet der Aa. corticales der A. cerebri media
Versorgungsgebiet der Aa. corticales der A. cerebri posterior

der benachbarten Basalganglien. Bis zu 20 lange, dünne *Aa. centrales anterolaterales* ziehen gleichfalls durch die Substantia perforata anterior und steigen nahezu senkrecht nach hinten aufwärts. Sie verzweigen sich an Capsula externa, Claustrum und Capsula extrema und durchbluten das Corpus striatum und Teile des Thalamus.

Als Äste der *Pars praecommunicalis* der *A. cerebri posterior* versorgen *Aa. centrales posteromediales* das vordere Thalamusgebiet, die Wand des III. Ventrikels und den Globus pallidus. Die Arterien dringen durch die Substantia perforata interpeduncularis ein. Im hinteren Teil des Thalamus, am Corpus geniculatum mediale und am Corpus pineale verzweigen sich Äste der *Aa. centrales posterolaterales* aus der *Pars postcommunicalis*. Die A. cerebri posterior entsendet auf dieser Verlaufsstrecke auch *Rr. thalamici* zu den hinteren Kerngebieten des Thalamus und *Rr. choroidei posteriores* zum Dach des III. Ventrikels, die dem Corpus geniculatum laterale, dem Plexus choroideus des III. Ventrikels und des Seitenventrikels Blut zuführen und mit feinen Zweigen in den Fornix eindringen. Zum Boden des Zwischenhirns ziehen zahlreiche kleine Äste aus dem Circulus arteriosus.

Zum *Plexus choroideus* des Seitenventrikels tritt die *A. choroidea anterior,* die entweder aus der A. cerebri media oder häufiger direkt aus der A. carotis interna entspringt. Sie gelangt durch die Fissura choroidea am Unterhorn in die Tela choroidea und stülpt den Plexus choroideus in das Lumen vor.

Die Hirnarterien und ihre Verzweigungen können am Lebenden nach Injektion von Kontrastmitteln in die A. carotis interna bzw. in die A. vertebralis röntgenologisch sichtbar gemacht werden *(Arteriographie).*

Bei seitlicher Röntgenaufnahme verläuft der Stamm der *A. cerebri media* etwa in der „Inzisiven-Siphon-Linie", die im Röntgenbild vom oberen 1. Schneidezahn aus über die vordere Biegung des Karotissiphon zum Hinterhauptsbein gezogen wird. Bei Tumoren und anderen raumbeengenden Prozessen können deutliche Verlagerungen der Hirnarterien im Röntgenbild sichtbar werden.

Venen. Die venösen Abflußwege verlaufen weitgehend unabhängig von den Hirnarterien. Sie lassen sich in drei Verlaufsstrecken gliedern, in Hirnvenen, *Vv. cerebri,* in *Sinus durae matris* und in – das Sinusblut weiterführende – *extrakranielle Venen.* Die für den venösen Abfluß aus dem Gehirn wichtigste extrakranielle Vene ist die *V. jugularis interna.* Doch bestehen zahlreiche weitere Abflußwege, die in die *Plexus venosi vertebrales interni,* in *Venen der Kopfschwarte,* in den *Plexus pterygoideus* und in die *Gesichtsvenen* führen. Die Wurzeln der Hirnvenen liegen in der Pia mater, die Hirnvenenstämme ziehen durch den Subarachnoidealraum zu den Sinus. Die Einzugsgebiete der einzelnen Hirnvenen sind weniger scharf gegeneinander abgegrenzt als die Versorgungsgebiete der Hirnarterien.

Das Vorderhirn wird von *oberflächlichen* und *tiefen* Hirnvenen, *Vv. superficiales cerebri* und *Vv. profundae cerebri,* drainiert (Abb. **151**).

Auf der **Hirnkonvexität** sammeln die *Vv. superiores cerebri* Blut aus Frontal- und Parietalhirn *(Vv. praefrontales, frontales, praecentralis, sulci centralis, parietales)* sowie aus Teilen des Okzipitalhirns *(Vv. occipitales).* Diese 12–15 unterschiedlich starken, zur Mantelkante aufsteigenden Venen münden in den Sinus sagittalis superior. Kleinere Venen vom Okzipitallappen treten auch in den Sinus transversus. *Vv. mediae superficiales cerebri* bilden eine Sammelvene, die im R. posterior und im Hauptteil des Sulcus lateralis zur Schädelbasis zieht und Zuflüsse aus benachbarten Regionen des Frontal-, Parietal-, Okzipital- und Temporalhirns erhält. Sie führt das Blut dem

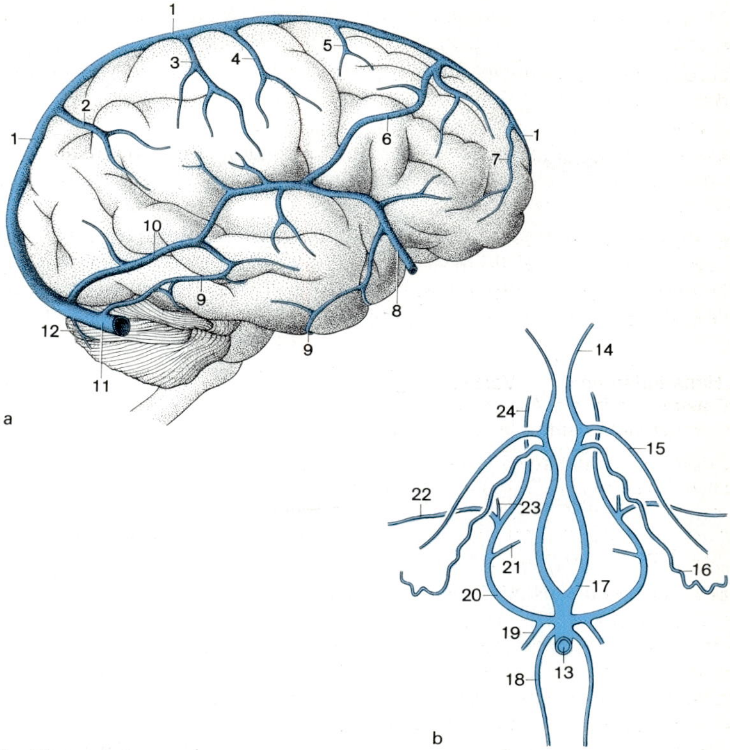

151 Hirnvenen

a oberflächliche Hirnvenen

b Zuflüsse der V. cerebri magna, Schema in der Ansicht von oben

1 Sinus sagittalis superior
2–10 *Vv. superficiales cerebri*
2 V. occipitalis
3 V. parietalis
4 V. sulci centralis
5 V. praecentralis
6 V. anastomotica superior
7 V. frontalis
8 V. media superficialis cerebri
9 Vv. inferiores cerebri
10 V. anastomotica inferior
11 Sinus transversus
12 Vv. inferiores cerebelli
13 V. magna cerebri
14–17 *Vv. profundae cerebri* zum Dach des III. Ventrikels
14 Vv. septi pellucidi
15 V. thalamostriata superior
16 V. choroidea superior
17 V. interna cerebri
18–24 *Vv. profundae cerebri* von der Hirnbasis und vom Kleinhirn
18 V. superior cerebelli
19 V. praecentralis cerebelli
20 V. basalis
21 V. peduncularis
22 V. media profunda cerebri
23 V. thalamostriata inferior
24 V. anterior cerebri

Sinus cavernosus, gelegentlich auch dem Sinus petrosus superior zu. Von der seitlichen und der basalen Fläche des Schläfenlappens leiten mehrere absteigende oberflächliche *Vv. inferiores cerebri* Blut in die Sinus cavernosus, transversus und petrosus superior.

Die *V. media superficialis cerebri* anastomosiert (meist) über die *V. anastomotica superior* – schräg über Parietal- oder Frontalhirn hinweg – mit dem Sinus sagittalis superior, über die *V. anastomotica inferior* auf dem Okzipital- oder Temporallappen mit dem Sinus transversus.

Aus den **Basalganglien** und anderen tiefen und **basalen Hirnteilen** leiten *Vv. profundae cerebri* Blut in den Sinus rectus. Sie formieren sich teils in der Tiefe unter Balken und Fornix auf dem Dach des III. Ventrikels, teils an der Hirnbasis und im Bereich der Incisura tentorii. Sie münden letztlich alle in die etwa 1 cm lange, unpaare *V. magna cerebri,* die – unter dem Balkenwulst, auf der Vierhügelplatte – aus der Vereinigung der beiden *Vv. internae cerebri* entsteht und in den Sinus rectus eintritt.

Die *V. basalis* führt Blut aus den basalen Teilen des Großhirns, aus Putamen, Globus pallidus und Tuber cinereum. Sie entsteht im Bereich der Substantia perforata anterior aus dem Zusammenfluß der *V. anterior cerebri,* der schwachen Begleitvene der A. cerebri anterior, und der *V. media profunda cerebri,* die aus *Vv. insulares* hervorgeht und die A. cerebri media eine kurze Strecke begleitet. Die V. basalis nimmt die *Vv. thalamostriatae inferiores* aus der Substantia perforata anterior und dem Corpus striatum auf und erhält Zuflüsse aus der Umgebung des Trigonum olfactorium, aus dem Hippocampus und aus dem Hirnschenkel. Sie unterkreuzt den Tractus opticus und zieht an dessen medialer Seite um den Hirnschenkel herum auf die Dorsalseite des Hirnstammes zur V. magna cerebri.

Die paarigen *Vv. internae cerebri,* die leicht gewellt auf dem Dach des III. Ventrikels verlaufen, führen Blut aus den Basalganglien und den Plexus choroidei der Seitenventrikel und des III. Ventrikels der V. magna cerebri zu. Sie entstehen jederseits in der Gegend des Foramen interventriculare aus der Vereinigung der *V. thalamostriata superior,* die im Winkel zwischen Nucleus caudatus und Thalamus, in der Stria terminalis, von dorsolateral nach rostral und medial verläuft, und der *V. choroidea superior,* die Blut aus dem Plexus choroideus des Seitenventrikels, aus Hippocampus, Fornix und Corpus callosum führt.

Aus dem rostralen Hirnbereich um das Septum pellucidum, aus dem Balkenknie und aus dem Caput nuclei caudati fließt Blut der V. thalamostriata superior über die *Vv. septi pellucidi (anterior* und *posterior)* zu, die am Septum pellucidum entlang ziehen und – den Fornix umgreifend – nahe dem Foramen interventriculare in die V. thalamostriata superior oder in die V. interna cerebri eintreten. Weitere Zuflüsse zur V. thalamostriata superior kommen aus dem Mark des Parietal- und des Okzipitallappens, aus Teilen des Nucleus caudatus, vom Corpus callosum sowie unmittelbar aus der Wand des Seitenventrikels.

18. Sehorgan und Augenhöhle

Zum **Sehorgan,** *Organum visus* (**Auge,** *Oculus*), rechnet man den *Augapfel* mit dem *Sehnerven* und – als Hilfseinrichtungen des Auges – die äußeren *Augenmuskeln,* den *Tränenapparat* und die *Augenlider* mit der *Augenbindehaut.* Das Sehorgan füllt die knöcherne Augenhöhle (→Bd. 1, S. 635 ff) nahezu vollständig aus.

Periorbita wird das *Periost* genannt, das die Orbita auskleidet. Die Periorbita geht vorn, im Aditus orbitae, in eine frontal gestellte Bindegewebsplatte über, die in beide Augenlider einstrahlt, *Septum orbitale* (Abb. **162,** S. 406). Es wird am Orbitarand von Nerven und Gefäßen durchbrochen, die aus der Orbita in das Gesicht eintreten. Vor dem Septum orbitale zieht der *M. orbicularis oculi* zu den Augenlidern (Abb. **161 b,** S. 404). Seine *Pars palpebralis* ist Bestandteil der Augenlider, die *Pars orbitalis* reicht über den Orbitarand hinaus in das Gesicht.

Als *M. orbitalis* bezeichnet man eine wechselnd ausgebildete, meist dünne Lage glatter Muskulatur in der Periorbita, speziell in der Gegend der Fissura orbitalis inferior.

1. Augapfel

a) Lage, Gestalt und Bauteile des Augapfels

Augapfel, *Bulbus oculi* (Abb. **152–154**), und *retrobulbärer Fettkörper, Corpus adiposum orbitae,* nehmen in der Orbita den größten Raum ein. Der Augapfel liegt normalerweise so in der Augenhöhle, daß die Vorderfläche der Cornea nicht vor die knöcherne Umrandung des Aditus orbitae tritt. Der *N. opticus* verläßt den Bulbus etwa 3 mm medial und etwas oberhalb von seinem hinteren Pol.

Der annähernd kugelförmige Augapfel (∅ etwa 24 mm) ist – ähnlich wie der Kopf eines Kugelgelenks – in der Orbita beweglich. Der S-förmig verlaufende N. opticus läßt Bewegungen des Augapfels zu. Die „Gelenkpfanne" wird vom retrobulbären Fettkörper gebildet, der den übrigen – vom Augapfel, seinen Muskeln und seinen Leitungsbahnen nicht beanspruchten – Raum der Orbita ausfüllt. „Gelenkspalt" ist ein lockerer Bindegewebsraum, *Spatium episclerale;* es wird gegen den Fettkörper durch eine derbe, bindegewebige Gleithülle, *Vagina bulbi* (Tenonsche Kapsel), abgegrenzt. Sie ist nur an der Austrittstelle des N. opticus und unmittelbar hinter dem Hornhautrand mit der Lederhaut des Augapfels verwachsen, im übrigen aber durch das Spatium episclerale von diesem getrennt. Die Vagina bulbi scheidet den „retrovaginalen" Raum vom „prävaginalen" Bereich.

Das Corpus adiposum orbitae wird als Baufett nur im extremsten Hungerzustand eingeschmolzen, dabei sinkt der Augapfel tief in die Augenhöhlen. Bei Enukleation (Herausnahme) des Auges wird die Vagina bulbi in der Orbita belassen.

Am Bulbus oculi unterscheidet man den *vorderen* und den *hinteren Augenpol, Polus anterior* und *Polus posterior.* Die (äußere) *Augenachse, Axis bulbi externus,* eine gedachte Linie zwischen beiden Polen, bildet einen spitzen, nach ventromedial offenen Winkel mit der *Sehachse, Axis opticus.* Sie führt vorn durch die Mitte der Pupille und trifft in der Hinterwand des Augapfels seitlich vom hinteren Pol die Stelle des schärfsten Sehens, die *Fovea centralis.*

Der *vordere Teil des Augapfels* enthält den *lichtbrechenden Apparat,* der auf der Netzhaut ein Bild erzeugt; der *hintere Abschnitt* beherbergt den *Wahrnehmungsapparat,* die Sinnesrezeptoren in der Netzhaut.

Die physikalische Grundkonstruktion des Auges wird häufig mit einer photographischen Kamera verglichen. Hornhaut und Linse entsprechen dem Objektiv, die Regenbogenhaut der Blende und der lichtempfindliche Teil der Netzhaut dem Film.

Die **vordere Augenkammer,** *Camera anterior bulbi,* liegt im Inneren der vorderen Bulbushälfte hinter der Hornhaut und enthält das *Kammerwasser, Humor aquosus.* Sie reicht nach hinten bis an das *Sehloch, Pupilla,* und an die Regenbogenhaut. Diese besteht aus dem vorderen Abschnitt der mittleren und der inneren Augenhaut, die gemeinsam mit der äußeren Augenhaut die Wand des Augapfels aufbauen.

Im *Kammerwinkel, Angulus iridocornealis,* begrenzen Hornhaut und Regenbogenhaut die vordere Augenkammer nach lateral. Er wird von einem bindegewebigen Maschenwerk, *Reticulum trabeculare [Lig. pectinatum],* ausgekleidet, durch dessen Spalträume das Kammerwasser in den *Schlemmschen Kanal, Sinus venosus sclerae,* gelangen kann. Diese ringförmige, an der Grenze von Hornhaut und Lederhaut verlaufende weite Vene ermöglicht den Abfluß des Kammerwassers in die Blutbahn.

Eine Abflußbehinderung des Kammerwassers führt zu einer Drucksteigerung im Augeninneren und schädigt schließlich die lichtempfindlichen Rezeptoren der Netzhaut bis zur Erblindung (grüner Star, Glaukom).

Die **Linse,** *Lens,* liegt hinter Pupille und Regenbogenhaut in der hinteren Augenkammer und ist unmittelbar vor und hinter dem Linsenrand, *Aequator lentis,* durch ein Fasersystem am Ziliarkörper befestigt. Die Vorderfläche der bikonvexen, kreisförmigen Linse ist schwächer gekrümmt als die Hinterfläche (Krümmungsradius vorn 8–10 mm, hinten 6 mm).

Die Linse ist glasklar durchsichtig. Die *Linsenkapsel,* eine 15 μm dicke Kutikularbildung, umschließt an der Vorderfläche der Linse das einschichtige, flachkubische *Linsenepithel,* hinten die *Linsensubstanz.* An der Linsensubstanz wird die weichere *Linsenrinde* (höherer Wassergehalt) von dem etwas härteren *Linsenkern* unterschieden. Die Linsensubstanz besteht aus langgestreckten *Linsenfasern,* die aus dem „hinteren Linsenepithel“ hervorgegangen sind. Sie legen sich schalenartig umeinander, ihre Enden stoßen an der vorderen und an der hinteren Linsenfläche jeweils am *Linsenstern* zusammen. Linsenfasern können während des ganzen Lebens vom Linsenepithel in der Äquatorzone aus neugebildet werden. Die Linse ist gefäß- und nervenfrei.

Eine (angeborene oder erworbene, im Alter nicht seltene) Linsentrübung bezeichnet man als grauen Star, Katarakt.

Die vordere Augenkammer steht an der Pupille mit der **hinteren Augenkammer,** *Camera posterior bulbi,* in Verbindung, die sich von der Hinterfläche der Regenbogenhaut und des Ziliarkörpers bis zur Vorderfläche des Glaskörpers ausdehnt.

Der **Glaskörper,** *Corpus vitreum,* nimmt den Hauptteil des Bulbus oculi, den zwischen Linse, Ziliarkörper und Netzhaut gelegenen Glaskörperraum, *Camera vitrea bulbi,* ein. Der Glaskörper wird von einer zarten, strukturlosen *Membrana vitrea* umgeben. Er besteht aus einer wasserklaren Gallerte, *Humor vitreus,* die Mukopolysaccharide enthält, aus sehr feinen Kollagenfibrillen, *Stroma vitreum,* und meist auch aus vereinzelten freien Zellen.

Der Glaskörper wird von Fibrozyten, die in der Embryonalzeit mit der A. hyaloidea in den Augenbecher gelangen, und wahrscheinlich auch – in den äußeren Schichten – von der Retina her gebildet.

Der **N. opticus,** die gebündelten Axone aus der Netzhaut, verläßt etwas medial von der Fovea centralis am *Discus nervi optici* den Augapfel.

b) Feinbau und Funktion des Augapfels

Die **Wand des Augapfels** (Abb. **152–155,** S. 388–394) wird von drei Häuten gebildet, von denen jede besondere Differenzierungen in der vorderen oder hinteren Bulbushälfte aufweist. Von außen nach innen folgen einander

- die äußere Augenhaut, *Tunica fibrosa bulbi,* mit der Cornea in der vorderen Hälfte,
- die mittlere Augenhaut, *Tunica vasculosa bulbi,* mit dem Corpus ciliare und der Iris in der vorderen Hälfte,
- die innere Augenhaut, *Tunica interna bulbi,* mit der Pars optica retinae in der hinteren Hälfte.

Der Schichtenbau des Augapfels läßt sich aus der Entwicklung verstehen. Der Augapfel geht aus einer neuralen Anlage, die zur Tunica interna wird, und aus einer mesenchymalen Anlage hervor, aus der Tunica fibrosa und Tunica vasculosa entstehen. Gestaltbestimmend ist die neurale Anlage.

Die **äußere Augenhaut,** *Tunica fibrosa bulbi* (Abb. **152**), besteht vorn aus der *Hornhaut,* hinten aus der weiß erscheinenden *Lederhaut.*

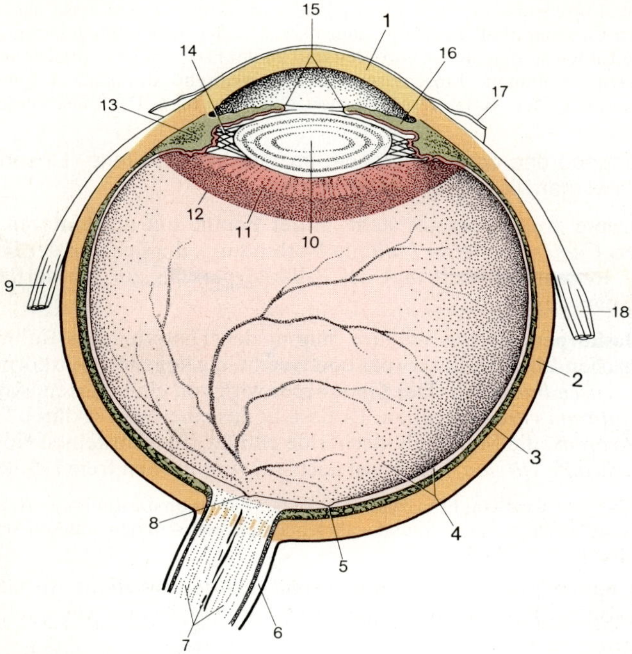

152 Schematischer Horizontalschnitt durch den Augapfel, Ansicht von oben (Glaskörper entfernt)

1, 2 *Tunica fibrosa bulbi*
1 Cornea
2 Sclera
3 Choroidea
4 Pars optica retinae, Schnittfläche und Aufsicht (vom Glaskörperraum aus betrachtet)
5 Fovea centralis
6 Durascheide des N. opticus
7 N. opticus mit A. und V. centralis retinae
8 Discus nervi optici mit Excavatio disci
9 M. rectus medialis
10 Lens
11 Pars ciliaris retinae auf der Dorsalfläche des Corpus ciliare
12 Ora serrata
13 Corpus ciliare
14 Zonula ciliaris
15 Pupilla
16 Iris
17 Tunica conjunctiva bulbaris
18 M. rectus lateralis

Die **Hornhaut,** *Cornea,* sitzt – entsprechend ihrer stärkeren Krümmung – als flache Vorwölbung auf der Kugel des Bulbus. Ihre Rückseite ist konkav. Am Scheitel, *Vertex corneae,* ist sie etwas dünner als am Rand, *Limbus corneae.* Sie ist gefäßfrei, glasklar durchsichtig, enthält aber im vorderen Hornhautepithel reichlich marklose sensible Nervenfasern.

Die Vorderfläche der Hornhaut wird von nicht verhorntem mehrschichtigem Plattenepithel, *Epithelium anterius,* gebildet, das sich am *Anulus conjunctivae* in das Epithel

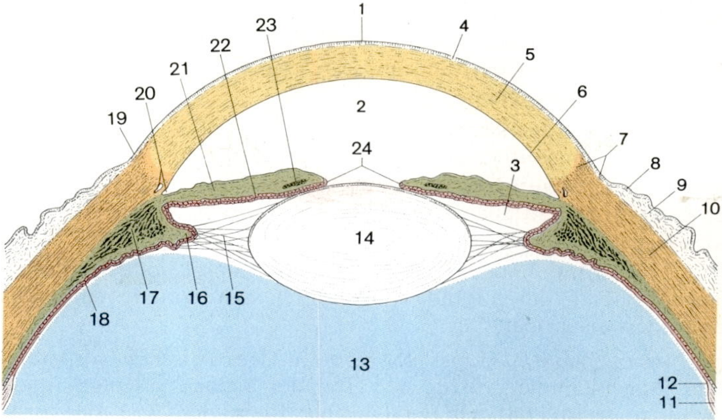

153 Horizontalschnitt durch die vordere Hälfe des Augapfels

1 Polus anterior des Bulbus oculi, Vertex corneae
2 Camera anterior bulbi
3 Camera posterior bulbi
4–6 *Cornea*
4 Epithelium anterius
5 Substantia propria
6 Epithelium posterius
7 Anulus conjunctivae und Limbus corneae
8, 9 *Tunica conjunctiva bulbaris*
8 Lamina epithelialis
9 Lamina propria
10 Sclera
11 Pars optica retinae
12 Ora serrata
13 Corpus vitreum
14 Lens
15 Zonula ciliaris
16, 17 *Corpus ciliare*
16 Proc. ciliaris
17 M. ciliaris
18 Pars ciliaris retinae
19 Sulcus sclerae
20 Sinus venosus sclerae und Angulus iridocornealis
21, 23, 24 *Iris*
21 Stroma iridis
22 Pars iridica retinae
23 M. sphincter pupillae
24 Margo pupillaris

der Augenbindehaut fortsetzt. Es hält mit Hilfe der salzreichen Tränenflüssigkeit durch Entquellen den Wassergehalt des Hornhautstromas konstant (die eingebürgerte Bezeichnung „Horn"haut ist irreführend). Durch eine deutliche Basalmembran, *Lamina limitans anterior* (Bowmansche Membran), wird das Epithel gegen das bindegewebige Stroma, *Substantia propria (corneae),* abgegrenzt. Dieses besteht zu etwa 90 % aus kollagenfaserigen Lamellen, deren spezifischer Quellungszustand die Durchsichtigkeit der Schichten bedingt. Zwischen den Lamellen liegen verzweigte Fibrozyten mit abgeplattetem Kern. Einwärts folgt auf die Substantia propria eine lichtmikroskopisch strukturlose Grenz-(Basal-)membran, *Lamina limitans posterior* (Descemetsche Membran), deren Grundbestandteile auf kollagenes Material zurückzuführen sind. Gegen die vordere Augenkammer wird die Cornea durch ein einschichtiges Plattenepithel, *Epithelium posterius,* abgegrenzt.

Die **Lederhaut,** *Sclera,* geht am Limbus corneae in das bindegewebige Stroma der Hornhaut, hinten in die Durascheide des N. opticus über. Die Sclera besteht aus sehnenartig straffen Bündeln kollagener Fasern, die in den drei Richtungen des Raums miteinander verflochten sind. Die Sehnen der äußeren Augenmuskeln strahlen in die Sclera ein. Sie leistet dem intraokularen Druck Widerstand und ist damit für die Aufrechterhaltung der Form des Bulbus wichtig.

In der **mittleren Augenhaut,** *Tunica vasculosa bulbi* (Uvea, Abb. **152**), folgen einander von vorn nach hinten drei Abschnitte:
- die Regenbogenhaut, *Iris,*
- der Ziliarkörper (Strahlenkörper), *Corpus ciliare,* und
- die Aderhaut, *Choroidea.*

Die Tunica vasculosa bildet keine geschlossene Kapsel, sondern öffnet sich vorn an der Pupille, deren Rand topographisch dem Rand des embryonalen Augenbechers entspricht.

Die **Regenbogenhaut,** *Iris,* ist der vordere, frei zwischen vorderer und hinterer Augenkammer vorragende Teil der Tunica vasculosa, der die Pupille umgrenzt und mit dem Pupillarrand, *Margo pupillaris,* der vorderen Linsenfläche aufliegt. Der Bindegewebskörper der Iris, *Stroma iridis,* wird zur vorderen Augenkammer hin von platten, modifizierten Bindegewebszellen überkleidet, die das *Endothelium camerae anterioris* bilden, und hinten von der *Pars iridica retinae* (→S. 393) bedeckt, die aus zwei Epithelschichten der Tunica interna bulbi besteht. Beide „Blätter" enthalten Pigment und liegen dicht aufeinander. Sie entsprechen dem vorderen Teil des doppelwandigen embryonalen Augenbechers und gehen am Margo pupillaris ineinander über.

Kleine Arterien im Irisstroma stabilisieren die Iris; an der Irisbasis, *Circulus arteriosus iridis major,* und nahe dem Pupillarrand, *Circulus arteriosus iridis minor,* ist jeweils ein Arterienring ausgebildet (Abb. **156,** S. 397), zwischen beiden verlaufen radiär arterielle Anastomosen.

Die *Farbe der Iris* ist individuell verschieden. Bei der dunkelbraunen Iris liegt Pigment nicht nur im Epithel, sondern in Form von Melanozyten auch reichlich im Stroma iridis. Bei „blauen" Augen ist das Stroma pigmentfrei. Die blaue Tönung kommt dadurch zustande, daß das Pigment der epithelialen Schichten durch das trübe Medium des Stroma durchscheint. In albinotischen Augen ist die Iris völlig pigmentfrei. Die dann rote Farbe der Iris beruht auf dem Durchscheinen der Blutgefäße.

Der **M. sphincter pupillae** und der **M. dilatator (dilator) pupillae** liegen als glatte Muskeln im Irisstroma und bewirken die Verengung bzw. Erweiterung der Pupille. Sie entstehen embryonal als Differenzierungen des Epithels (!) am Pupillarrand und liegen nahe den hinteren Epithelschichten.

Der *M. sphincter pupillae* besteht aus Spiralzügen um den Pupillenrand, der *M. dilatator pupillae* aus dünnen, radiär zur Öffnung gerichteten Muskelzellbündeln.

Innervation der Mm. sphincter pupillae und ciliaris: durch postganglionäre *parasympathische Fasern* aus dem *Ganglion ciliare* (die präganglionären Fasern erreichen das Ganglion über den N. oculomotorius), die über die *Nn. ciliares breves* verlaufen.

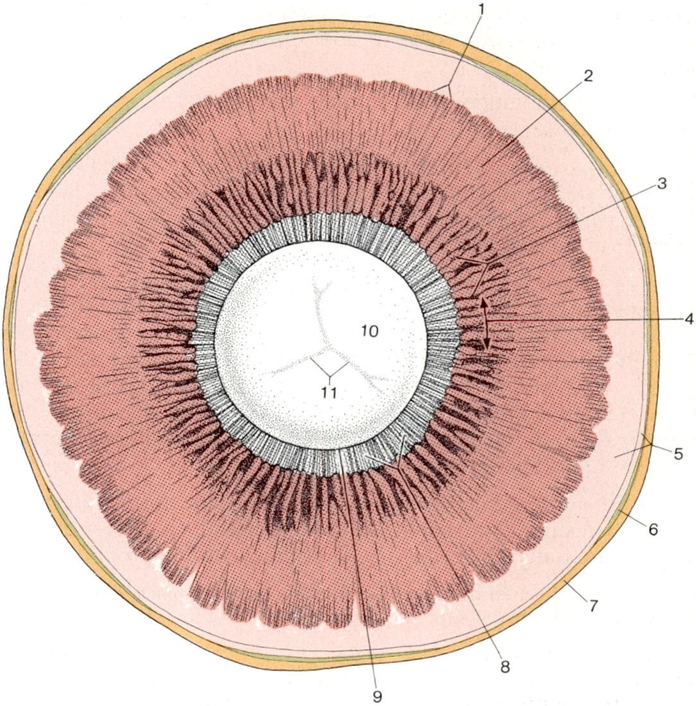

154 Vordere Hälfte des Augapfels, Ansicht von hinten

1 Ora serrata
2–4 *Corpus ciliare*
2 Orbiculus ciliaris
3 Procc. ciliares
4 Corona ciliaris
5 Pars optica retinae, Schnittfläche und Aufsicht
6 Tunica vasculosa bulbi
7 Sclera
8 Zonula ciliaris
9 Aequator lentis
10 Facies posterior lentis
11 hinterer Linsenstern

Innervation des M. dilatator pupillae: durch postganglionäre *sympathische Fasern* aus dem *Plexus caroticus internus* (Perikaryen im Ganglion cervicale superius), die am Ganglion ciliare vorbeiziehen. Sie erreichen den Muskel über die *Nn. ciliares breves* sowie über die *Nn. ciliares longi* (meist zwei Nerven), die hauptsächlich sensible Fasern des N. nasociliaris führen.

Bei einer vollständigen Okulomotoriuslähmung ist die Pupille weit und reaktionslos, *Mydriasis*, die Akkommodation aufgehoben (Ausfall der parasympathischen Innervation der Mm. sphincter pupillae und ciliaris). Pharmakologisch läßt sich eine Mydriasis durch Parasympathikuslähmung (z. B. durch die Gabe von Atropin) oder Sympathikusreizung (z. B. durch Adrenalin) auslösen.

Bei Sympathikuslähmung oder Parasympathikusreizung ist die Pupille enggestellt, *Miosis*.

Der **Ziliarkörper,** *Corpus ciliare,* schließt nach hinten an die Iris an und reicht bis zur *Ora serrata* (S. 393). Das Corpus ciliare enthält einen glatten Muskel, *M. ciliaris,* dient unmittelbar der Befestigung der Linse und beeinflußt mittelbar die Linsenkrümmung.

Am Corpus ciliare lassen sich zwei Zonen unterscheiden. Der *Orbiculus ciliaris,* eine etwa 4 mm breite Ringzone, schließt nach vorn direkt an die Ora serrata an. Er besteht aus flachen Wülsten, *Plicae ciliares,* die mit feinen meridionalen Falten besetzt sind. Die nach vorn auf den Orbiculus folgende, etwa 2 mm breite *Corona ciliaris* (innerer Ring) ist aus etwa 80 schmalen, radiären *Ziliarfortsätzen, Procc. ciliares,* kapillarreichen Falten, zusammengefügt, durch deren Epithelüberzug das Kammerwasser aus dem Ziliarkörper in die hintere Augenkammer tritt.

Die Linse ist an den Ziliarfortsätzen mittels strukturloser Fasern, *Fibrae zonulares,* befestigt. Die radiär zur Linse gerichteten Fasern bilden den Aufhängeapparat der Linse, das *Strahlenbändchen, Zonula ciliaris.*

Kurze Zonulafasern gehen von den Ziliarfortsätzen zum Äquator der Linse, längere Fasern aus der Gegend der Ora serrata zur vorderen Linsenfläche, wobei sie die kurzen Fasern kreuzen.

Die dem Glaskörper zugekehrte Innenfläche des Corpus ciliare wird von der zweischichtigen *Pars ciliaris retinae* (→ S. 393) überkleidet.

Der ringförmige **M. ciliaris** liegt, der Sclera zugewandt, an der Außenseite des Corpus ciliare und erscheint im Querschnitt dreieckig. Die glatten Muskelzellen sind hauptsächlich meridional angeordnet, dem Linsenäquator zu zirkulär orientiert.

Das Netzwerk der Muskelbündel des *M. ciliaris* entspringt von der Descemetschen Membran und der angrenzenden Sclera. Es setzt an der elastischen Bruchschen Membran an, die Aderhaut (Lamina choroidocapillaris) und Epithelschicht der Netzhaut trennt und als Antagonist des Muskels wirkt.

Innervation des M. ciliaris → S. 390.

Die *Akkommodation* (Anpassung an das Nahsehen) erfolgt durch Kontraktion des M. ciliaris, die eine Entspannung der Zonula ciliaris und damit auch der Linsenfasern ermöglicht. Die Linse nähert sich, ihrer eigenen Elastizität folgend, der Kugelform an, die Linsenkrümmung nimmt zu.

Die **Aderhaut,** *Choroidea*, liegt zwischen Lederhaut und Netzhaut. Sie ist jener Teil der Tunica vasculosa bulbi, der vom Discus nervi optici bis zur Ora serrata reicht, wo sie in das Corpus ciliare übergeht. Die Choroidea erscheint braunrot, enthält Pigmentzellen und reichlich Blutgefäße und läßt sich in drei Schichten gliedern.

Die innen gelegene *Lamina choroidocapillaris,* eine pigmentfreie Bindegewebsschicht, schließt unmittelbar an die Pigmentepithelschicht der Netzhaut an, von dieser nur durch eine 2 µm dicke Basalmembran, *Complexus [Lamina] basalis* (Bruchsche Membran), getrennt, und enthält ein dichtes Kapillarnetz. Die nach außen folgende *Lamina vasculosa* führt Arterien (Verzweigungen der Aa. ciliares posteriores) und ausgedehnte Venenplexus. Die äußerste Schicht, *Lamina suprachoroidea,* liegt unter der Sclera, ist gefäßarm und schließt in lockerem Bindegewebe Lymphräume ein, *Spatium perichoroideale.*

Die **innere Augenhaut,** *Tunica interna bulbi* (Abb. **152** u. **155**), ist die *Netzhaut, Retina.* An ihr unterscheidet man drei Regionen:

- die *Pars optica retinae,* die den Augenhintergrund auskleidet und der Choroidea innen anliegt,
- die *Pars ciliaris retinae* an der Innenfläche des Corpus ciliare,
- die *Pars iridica retinae* an der Hinterfläche der Iris.

Nur die Pars optica ist lichtempfindlich, die beiden nach vorn folgenden Regionen sind dagegen blind, *Pars caeca.* Die scharfe, gezackte Grenze zwischen lichtunempfindlichem und lichtempfindlichem Bereich der Netzhaut, *Ora serrata,* liegt in der vorderen Hälfte des Augapfels.

Alle drei Regionen der Retina sind aus zwei „Blättern", Abkömmlingen des doppelwandigen Augenbechers, zusammengesetzt. Das *äußere Blatt* ist in den drei Regionen durchgehend eine einschichtige *Pigmentzellage,* die vom Sehnerveneintritt bis zum Pupillarrand reicht. Die Regionen unterscheiden sich in der Ausgestaltung des *inneren Blattes:*

In der *Pars caeca retinae* ist das innere Blatt gleichfalls eine einschichtige Epithelzellage – über dem Ziliarkörper als *Pars ciliaris retinae* pigmentfrei, über der Iris als *Pars iridica retinae* stark pigmentiert.

In der *Pars optica retinae* ist dagegen das innere Blatt als *Pars nervosa* (im Unterschied zum äußeren Blatt, *Pars pigmentosa*) hoch aufgebaut. Es enthält die Photorezeptoren und zwei Schichten von Nervenzellen, in denen zwei an die Photorezeptoren anschließende Neurone der Sehbahn liegen.

Die *Pars nervosa,* manchmal allein mit dem Begriff Retina gemeint, ist durchsichtig und im Leben blaßrötlich. Sie bleicht nach dem Tode sehr rasch aus und wird trüb. Die Pars nervosa besteht aus drei Zellschichten, die drei hintereinandergeschaltete Neurone des in das Auge „vorgeschobenen Hirnteils" repräsentieren. Von außen nach innen folgen einander

- die Schicht der Photorezeptoren, *Stratum neuroepitheliale,*
- die Schicht der Retinaganglienzellen, *Stratum ganglionare retinae,*
- die Schicht der Optikusganglienzellen, *Stratum ganglionare nervi optici.*

Die Photorezeptoren, die außen in der Netzhaut liegen, sind dem Pigmentepithel zu- und dem Licht abgewandt (Inversion des Auges; das Licht muß die inneren Schichten der Retina durchdringen, bevor es die Stäbchen und Zapfen erreicht).

In der *Pars nervosa* (Abb. **155**) kommen zwei Arten von Rezeptorzellen vor, *Stäbchenzellen* (Hell-Dunkel-Sehen, Sehen in der Dämmerung) und

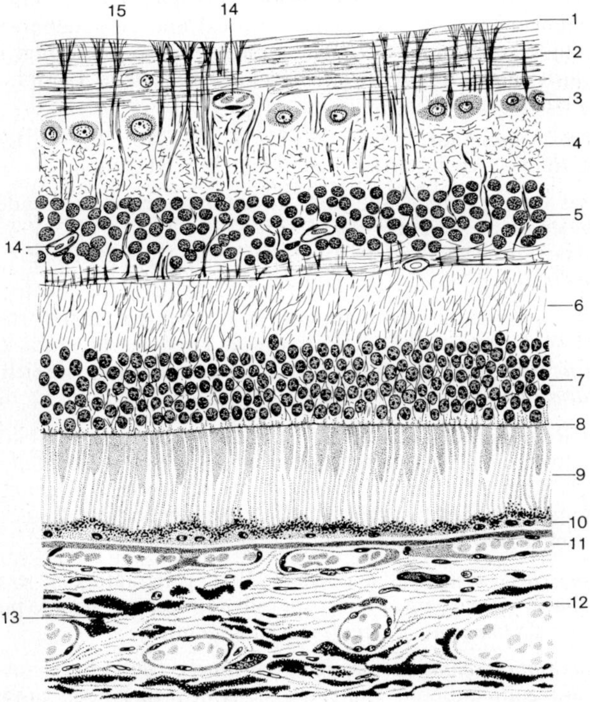

155 Schnitt durch die Pars optica der Netzhaut und durch die Aderhaut (nach *Bargmann*)

1–9 *Pars nervosa*
1–3 *Schicht der Optikusganglienzellen*
1 innere Glia-Grenzschicht
2 Optikus-Nervenfaserschicht
3 Optikus-Perikaryenschicht
4–6 *Schicht der Retinaganglienzellen*
4 innere plexiforme Schicht
5 innere Körnerschicht
6 äußere plexiforme Schicht
7–9 *Schicht der Photorezeptoren*
7 äußere Körnerschicht
8 äußere Glia-Grenzschicht
9 Schicht der Stäbchen und Zapfen
10 Pars pigmentosa
11, 12 *Choroidea*
11 Lamina choroidocapillaris
12 Lamina vasculosa
13 Pigmentzellen der Choroidea
14 Kapillaren aus dem Verzweigungsgebiet der A. centralis retinae
15 Stützzellen

Zapfenzellen (Farben-Sehen: je nach Farbpigment rot, grün, blau, Formen-Sehen, Sehen am hellen Tag). Beide Rezeptorzelltypen sind grundsätzlich gleichartig aufgebaut, unterscheiden sich aber geringfügig, besonders hinsichtlich ihrer Rezeptorstruktur.

Die folgenden beiden Schichten bilden schon das 2. und 3. Neuron der Sehbahn (neuronale Gliederung der Sehbahn → S. 398ff). In ihnen findet bereits unter Beteiligung weiterer, horizontal gegliederter Neurone eine erste „Auswertung“ der Lichtsinneseindrücke statt.

Die *Zahl der Sinneszellen* (Stäbchenzellen 75–120 Millionen, Zapfenzellen 4–6 Millionen) ist erheblich größer als die des 2. Neuron, deren Zahl ist größer als die des 3. Neuron (1 Million), es besteht eine Konvergenz der Erregungsleitung. Die Axone der Optikusganglienzellen schließen sich zum N. opticus zusammen. Die Retina ist zugleich Sinnesorgan und Zentralnervensystem, der N. opticus entspricht einem zentralen Tractus.

Im lichtmikroskopischen Bild führt die regelmäßige Anordnung der Pigmentepithelschicht, der 3 Zellschichten der Pars nervosa und der zwischen ihnen ausgebildeten Synapsen- und Faserschichten sowie der Glia-Grenzschichten zu einer typischen Retinaschichtenbildung, wobei schematisierend 10 Schichten unterschieden werden. Von diesem Aufbau weicht die Retina an zwei Stellen ab, in der Macula mit der Fovea centralis und im Discus nervi optici.

Die *Macula* (Abb. **152,** S. 388, u. **157**) ist ein gelblich gefärbter Fleck, der etwa 4 mm temporalwärts vom Discus nervi optici liegt. In ihrer Mitte befindet sich die Stelle des schärfsten Sehens, die *Fovea centralis.* Sie ist gefäßfrei und besteht ausschließlich aus Zapfenzellen. Alle übrigen Retinaschichten sind hier zur Seite gedrängt. Daher kann an der Fovea das Licht direkt auf die Sinneszellen fallen, ohne weitere Schichten durchdringen zu müssen. In der Fovea ist jede einzelne Sinneszelle mit nur einer bipolaren Zelle des 2. Neuron verbunden. Es besteht also, im Gegensatz zu den Randzonen der Pars optica retinae, keine Konvergenz. Die Fasern aus der Fovea ziehen als geschlossenes *papillomakuläres Bündel* zum N. opticus.

Am *Discus nervi optici* (Abb. **152, 156** u. **157**) tritt der Sehnerv aus dem Bulbus oculi aus. Die Austrittsstelle des N. opticus liegt exzentrisch nasalwärts vom hinteren Pol des Augapfels und erscheint am Augenhintergrund als kreisrunder, heller Fleck. In der Mitte ist der Discus leicht ausgehöhlt, *Excavatio disci.* Hier treten die Gefäße des Sehnerven zur Retina. Im Bereich des Discus nervi optici fehlen Sinnesrezeptoren *(blinder Fleck).*

Die Optikusfasern sammeln sich an der inneren Seite der Schicht der Optikusganglienzellen und verlaufen in der Optikus-Nervenfaserschicht tangential zum Discus. Sie sind zunächst marklos.

Am Optikusaustritt besitzt die Choroidea ein rundes Loch für den Durchtritt der Nervenfasern. Die Sclera ist hier zu einer siebartigen Platte, *Area cribrosa sclerae,* umgebildet.

c) Blutgefäße des Augapfels

Die **Arterien** des Augapfels stammen aus der *A. ophthalmica,* d.h. aus dem Stromgebiet der A. carotis interna, **Venen** befördern das Blut teils zum *Sinus cavernosus,* teils zum *Plexus pterygoideus.*

Die Gefäße des Augapfels bilden zwei getrennte Stromgebiete. Das eine wird von der *A. centralis retinae* versorgt und umfaßt nur die Retina, das andere Stromgebiet wird hauptsächlich von der Choroidea repräsentiert und von *Aa. ciliares* gespeist.

Die Gefäße der Retina liegen in der Optikus-Nervenfaserschicht der Netzhaut. Ihr Kapillarnetz reicht bis zur äußeren Grenze der Schicht der Retinaganglienzellen. Die Arterien der Netzhaut sind Endarterien. Die Schicht der Photorezeptoren bleibt frei von Blutgefäßen (anangische Schicht der Netzhaut). Ihre Ernährung erfolgt durch Diffusion von der Lamina choroidocapillaris her und von den äußersten Kapillargefäßen der Retina.

Die **A. centralis retinae** (Abb. **156** u. **157**) tritt im retrobulbären Raum, etwa 10 mm hinter dem Augapfel, von seitlich unten in den N. opticus ein und verläuft darin zentral bis zum Discus nervi optici. Hier bildet sie um den N. opticus einen Gefäßkranz, *Circulus vasculosus nervi optici,* und teilt sich anschließend auf in einen oberen und einen unteren Ast, der sich jeweils in einen nasalen und einen temporalen Zweig teilt. Aus den temporalen Zweigen wird die Umgebung der Macula versorgt.

Die *A. centralis retinae entsendet*

- aus dem oberen Ast die *Arteriolae nasalis retinae superior* und *temporalis retinae superior,* von der die *Arteriola macularis superior* zur Macula abzweigt,
- aus dem unteren Ast die *Arteriolae nasalis retinae inferior* und *temporalis retinae inferior,* die zur Macula die *Arteriola macularis inferior* abgibt,
- als direkten Zweig die *Arteriola medialis retinae* zur Retina unmittelbar medial vom Discus nervi optici.

Die **V. centralis retinae** (Abb. **156** u. **157**) erhält Zuflüsse aus den mit den Arteriolen verlaufenden gleichnamigen Venen.

Die **Gefäße für die Tunica vasculosa bulbi** (für Choroidea, Corpus ciliare und Iris) sind *Aa. ciliares* aus Ästen der A. ophthalmica und *Vv. vorticosae.* Arterien und Venen dieses Stromgebiets verlaufen auf getrennten Wegen, die meisten dringen hinter dem Aequator in den Augapfel ein.

Die **Vv. vorticosae,** Wirbelvenen, münden in die V. ophthalmica superior. Sie sammeln hinter dem Aequator des Augapfels in den vier Quadranten Zuflüsse aus der Choroidea, treten durch den perichoroidealen Spaltraum und durch die Sclera.

Der **Augenhintergrund** (Abb. **157**), die Retina in der hinteren Hälfte des Augapfels, kann im Augenspiegelbild direkt beobachtet werden. Er erscheint beim Lebenden rötlich, nasal vom Zentrum ist der blasse Discus nervi optici mit der Excavatio disci zu erkennen. Lateral vom Discus fällt die Macula mit der Fovea centralis meist durch die reichliche Gefäßversorgung ihrer unmittelbaren Umgebung auf. Die Äste der A. und der V. cen-

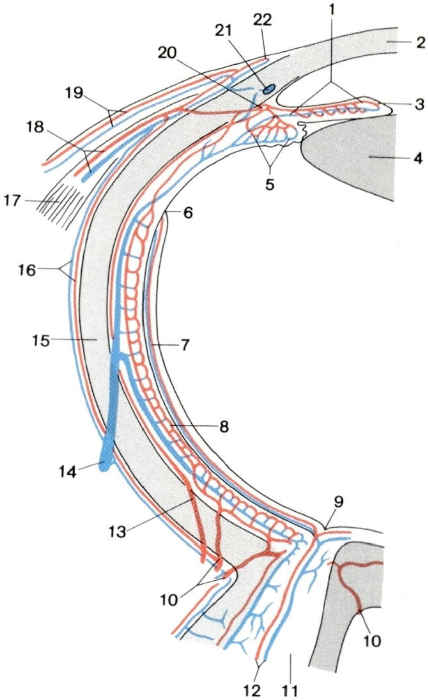

156 Blutgefäße des Auges in der nasalen Netzhauthälfte (nach *Leber*)

1 Blutgefäße der Iris
2 Cornea
3 Circulus arteriosus iridis minor
4 Lens
5 Blutgefäße des Corpus ciliare
6 Ora serrata
7 Stromgebiet der A. centralis retinae
8 Stromgebiet der Aa. ciliares posteriores breves
9 Excavatio disci
10 Aa. ciliares posteriores breves
11 N. opticus
12 A. und V. centralis retinae
13 A. ciliaris posterior longa
14 V. vorticosa
15 Sclera
16 A. und V. episcleralis
17 M. rectus medialis
18 A. und V. ciliaris anterior
19 A. und V. conjunctivalis anterior
20 Circulus arteriosus iridis major
21 Sinus venosus sclerae
22 Kapillarschlingennetz am Rand der Cornea

tralis retinae gehen vom Discus nervi optici aus. Die Venen sind in der Regel etwas stärker und dunkler als die Arterien. Das Augenspiegelbild gestattet eine direkte Beobachtung der Gefäße und gegebenenfalls ihrer pathologischen Veränderungen während des Lebens.

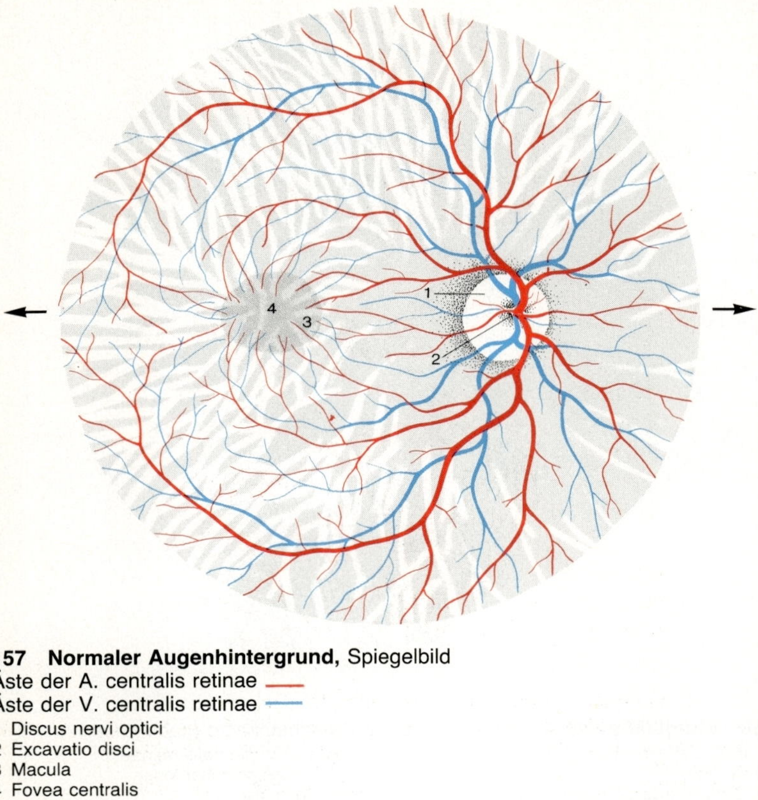

157 Normaler Augenhintergrund, Spiegelbild
Äste der A. centralis retinae ——
Äste der V. centralis retinae ——
1 Discus nervi optici
2 Excavatio disci
3 Macula
4 Fovea centralis
→ nasal
← temporal

2. Sehbahn

Die **Sehbahn** (Abb. **158–160**) beginnt in der Retina und ist ein in die Peripherie vorgeschobener Teil des ZNS. Sie läßt vom 1. Neuron in der Retina bis zur Sehrinde im Okzipitallappen des Großhirns eine präzise Ordnung der Fasern und Perikaryen erkennen; die Fasern aus den verschiedenen Bezirken der Retina behalten ihre regelmäßige Anordnung zueinander in N. und Tractus opticus und im Chiasma opticum bei.

N. opticus. Die ersten beiden Neurone und die Perikaryen des 3. Neuron der Sehbahn liegen in der Netzhaut. Die Axone des 3. Neuron (Optikusgan-

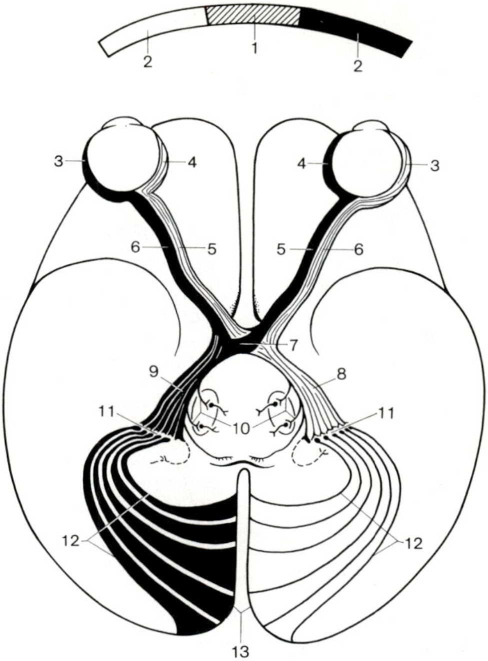

158 Schematische Darstellung der Sehbahn, Ansicht von basal

1 binokulares Gesichtsfeld
2 monokulares Gesichtsfeld
3 temporale Netzhauthälfte
4 nasale Netzhauthälfte
5 Optikusfasern aus der nasalen Netzhauthälfte
6 Optikusfasern aus der temporalen Netzhauthälfte
7 Chiasma opticum
8 Optikusfasern aus der nasalen Hälfte der rechten und aus der temporalen Hälfte der linken Netzhaut
9 Optikusfasern aus der temporalen Hälfte der rechten und aus der nasalen Hälfte der linken Netzhaut
10 Reflexbahnen zum Colliculus superior
11 Synapsen im Corpus geniculatum laterale
12 Radiatio optica
13 Sehrinde in der Umgebung des Sulcus calcarinus (Area striata)

glienzellen) sammeln sich am Discus nervi optici zum *N. opticus*. Sie ziehen weiter durch das *Chiasma opticum,* dann im *Tractus opticus* und enden im *Corpus geniculatum laterale*.

Chiasma opticum. Beim Menschen und bei Säugetieren, die binokular sehen können, kreuzt etwa die Hälfte der Optikusfasern im Chiasma opticum, das hinter dem Sulcus praechiasmaticus, meist auf dem Dia-

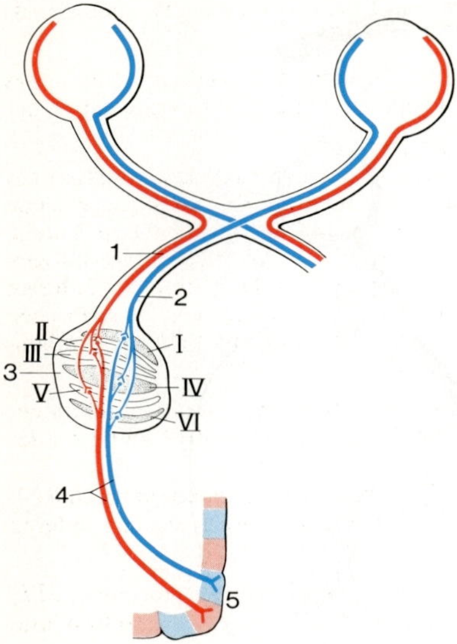

159 Faserverbindungen zwischen Corpus geniculatum laterale und Sehrinde (nach *W. B. Spatz*)

1 ungekreuzte Fasern aus der temporalen Netzhauthälfte des linken Auges
2 gekreuzte Fasern aus der nasalen Netzhauthälfte des rechten Auges
3 Corpus geniculatum laterale mit den Schichten I–VI und den Projektionskolumnen
4 Sehstrahlung
5 Sehrinde mit Kolumnen der okulären Dominanz

phragma sellae, liegt. Die kreuzenden Fasern stammen aus den nasalen (medialen) Netzhauthälften beider Augen, die ungekreuzten aus den temporalen Hälften. Auf diese Weise gelangen Fasern aus den Retinae beider Augen im **Tractus opticus** zum *Sehzentrum (Area striata)* jeder Seite. In jeder Area striata enden Bahnen aus funktionell korrespondierenden Netzhauthälften, in der linken Area striata Bahnen aus der linken Netzhauthälfte beider Augen (d. h. aus der temporalen Hälfte des linken und aus der nasalen Hälfte des rechten Auges), in der rechten Area striata entsprechend umgekehrt.

Die Unterbrechung eines N. opticus führt zur Erblindung des betreffenden Auges, der Ausfall des Tractus opticus hingegen zum Ausfall der korrespondierenden Gesichtsfeldhälften beider Augen *(homonyme Hemianopsie).* Eine Zerstörung der zentralen Anteile des Chiasma hat den Ausfall aller kreuzenden Fasern zur Folge *(bitemporale Hemianopsie:* der Ausfall beider nasaler Retinahälften entspricht dem Ausfall beider temporaler Gesichtsfeldhälften). Ursächlich kommen meist Hypophysentumoren in Frage. Die Zerstörung der seitlichen Teile des Chiasma kann durch übergreifende Prozesse von der Wand der A. carotis interna bewirkt werden, die Folge ist eine *binasale Hemianopsie:* Ausfall der ungekreuzten Fasern aus den temporalen Abschnitten beider Retinae, entsprechend den nasalen Gesichtsfeldhälften.

Besondere Beachtung erfordert der Verlauf der aus der Macula, der Stelle des schärfsten Sehens, stammenden Fasern. Sie verlaufen als geschlossenes *papillomaku-*

läres Bündel (Abb. **160**). Unmittelbar hinter dem Bulbus oculi liegt es, zunächst als keilförmiges Feld, an der lateralen Seite des N. opticus.

Im N. opticus findet man – in etwa 10 mm Abstand vom Bulbus oculi – das papillomakuläre Bündel zentral; die Anordnung der Fasern entspricht damit der Topographie in der Netzhaut.

Im Chiasma opticum verlaufen die Fasern aus den temporalen Netzhauthälften auf kürzestem Weg an der lateralen Seite. Die kreuzenden Fasern – aus den nasalen Netzhauthälften – ziehen im Bogen zur Gegenseite. Ihre medial liegenden Anteile treten zunächst rückläufig in den N. opticus der Gegenseite ein, biegen nach kurzem Verlauf in spitzem Winkel um und gelangen in den Tractus opticus. Laterale Faseranteile ziehen zunächst in den Tractus opticus der gleichen Seite, biegen nach kurzem Verlauf um und kreuzen zum Tractus opticus der Gegenseite. Die Makulafasern liegen im Chiasma opticum am hinteren Rand.

Im Tractus opticus, der medial die Fasern der beiden oberen Retinaquadranten, lateral die der unteren Quadranten führt, liegt das papillomakuläre Bündel wieder zentral.

Im Corpus geniculatum laterale bildet das papillomakuläre Bündel erneut einen Keil, der medial von den Fasern aus den oberen, lateral von den Fasern aus den unteren Quadranten begrenzt wird.

Das **Corpus geniculatum laterale** (Abb. **159,** Lagebeziehungen → S. 317) besteht aus einem dorsal gelegenen Hauptkern, der beim Menschen alle Optikusfasern erhält, und einem kleinen ventralen Nebenkern, der den subthalamischen Gebieten zuzuordnen ist. Da die Zahl der Perikaryen im lateralen Kniehöcker der Zahl der Fasern im Tractus opticus entspricht (etwa 1 Million), kann man auf eine Punkt zu Punkt-Verbindung von Netzhaut (3. Neuron) und Corpus geniculatum laterale schließen.

Das papillomakuläre Bündel mit den Projektionsbahnen aus der Macula endet im mittleren Bereich des Corpus geniculatum laterale. Der ihnen zugeordnete Bezirk umfaßt etwa die Hälfte des ganzen Kerngebiets.

Im Hauptkern unterscheidet man 6 Zellschichten, die zwiebelschalenartig übereinander liegen. Sie sind durch dünne Zonen weißer Substanz (Optikusfasern) getrennt. Schicht 1 und 2 sind großzellig, Schicht 3 und 6 enthalten vielgestaltige Neurone mittlerer und geringer Größe. Alle Optikusfasern enden im Corpus geniculatum laterale. Die Fasern aus korrespondierenden *Bezirken* der korrespondierenden Netzhauthälften beider Augen ziehen in unterschiedliche *Schichten* des lateralen Kniehöckers. Die ungekreuzten Fasern (aus der temporalen Netzhauthälfte) erreichen das 4. Neuron der Sehbahn in den Schichten 2, 3 und 5, die gekreuzten Fasern (aus der nasalen Retinahälfte) in den Schichten 1, 4 und 6. Die Perikaryen des 4. Neuron, an denen die Optikusfasern zweier korrespondierender Bezirke enden, liegen im Corpus geniculatum laterale in einer *Projektionskolumne* untereinander. Das 4. Neuron der Sehbahn projiziert in die Sehrinde. Auch in der Sehrinde enden diese Projektionen als Kolumnen. In ihnen sind die Projektionen aus korrespondierenden Bezirken aber nicht untereinander, sondern nebeneinander ausgerichtet, es sind 0,3–0,5 mm breite „Kolumnen der okulären Dominanz". Die efferenten Fasern der Schichten 3–6 bilden die Sehstrahlung, *Tractus geniculocalcarinus,* und geben Kollateralen zum Pulvinar ab. Aus Schicht 1 und 2 treten efferente Fasern gleichfalls in die

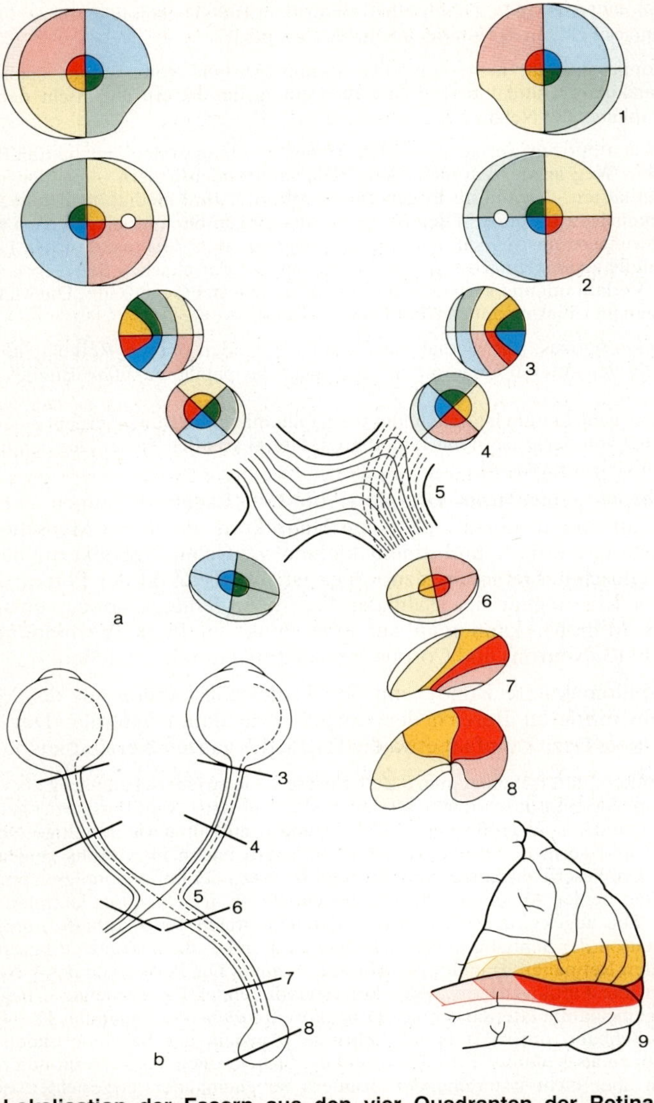

160 Lokalisation der Fasern aus den vier Quadranten der Retina in der Sehbahn (nach *Kahle*)

Sehstrahlung ein. Ihre Kollateralen ziehen zum Colliculus superior im Tectum mesencephalicum. Rückläufige kortikogenikuläre Fasern aus der Area striata erreichen das Corpus geniculatum laterale.

In der **Sehstrahlung** (Abb. **158** u. **160**) verlaufen die Neuriten des 4. Neuron der Sehbahn. In der Area striata (Feld 17) enden die Bahnen aus den oberen Quadranten der Netzhaut oberhalb, die aus den unteren Quadranten unterhalb des Sulcus calcarinus. Während die Stelle des schärfsten Sehens in der Netzhaut nur einen kleinen Bezirk (1/300 der Retinafläche) einnimmt, beansprucht ihre Repräsentation in der Sehrinde den größten Teil der Area striata. Die peripheren Teile der Retina projizieren dagegen nur in einen kleinen, rostral gelegenen Bezirk der Sehrinde.

Reflexkollateralen von efferenten Fasern aus dem Corpus geniculatum laterale und einige Kollateralen von Optikusfasern, die am lateralen Kniehöcker vorbeilaufen, erreichen den Colliculus superior des Tectum mesencephalicum, die rostral angrenzende Area praetectalis und das Tegmentum. Über die prätektalen Kerne und den Edinger-Westphalschen Kern wird der Pupillarreflex vermittelt. Der efferente Schenkel des Reflexwegs läuft über das Ganglion ciliare. Die Bahn des Akkommodationsreflexes ist nicht mit Sicherheit bekannt. Reflektorische Augenbewegungen sind nach klinischen Beobachtungen an eine Beteiligung der Großhirnrinde, die also auch die Rolle eines Reflexzentrums übernehmen kann, gebunden.

3. Augenlider und Tränenapparat

Augenlider und Tränenapparat bilden Schutzvorrichtungen für den Augapfel.

a) Augenlider

Die **Augenlider,** *Palpebrae* (Abb. **161** u. **162**), bedecken den Bulbus oculi vorn. Ihre Vorderseite ist von äußerer Haut überzogen, die Rückseite hat einen schleimhautähnlichen Überzug, *Bindehaut, Tunica conjunctiva palpebralis,* kurz: Conjunctiva. Diese schlägt am oberen und am unteren Gewölbe, *Fornix conjunctivae superior* und *Fornix conjunctivae inferior,* als *Tunica conjunctiva bulbaris* auf die Sclera über. Die Conjunctiva verbindet

◀ a Anordnung der Fasern aus den vier Quadranten in den verschiedenen Abschnitten der Sehbahn (Fasern aus dem gleichen Quadranten mit gleicher Farbe gekennzeichnet, papillomakuläres Bündel in den verschiedenen Abschnitten der Sehbahn durch kräftigere Farben hervorgehoben)
b Schema der Sehbahn mit Angabe der Schnittebenen
1 Gesichtsfeld
2 Retina
3, 4 Schnitte durch den N. opticus
5 Chiasma opticum
6, 7 Schnitte durch den Tractus opticus
8 Corpus geniculatum laterale
9 Anordnung der Faserendigungen in der Area striata im Okzipitallappen

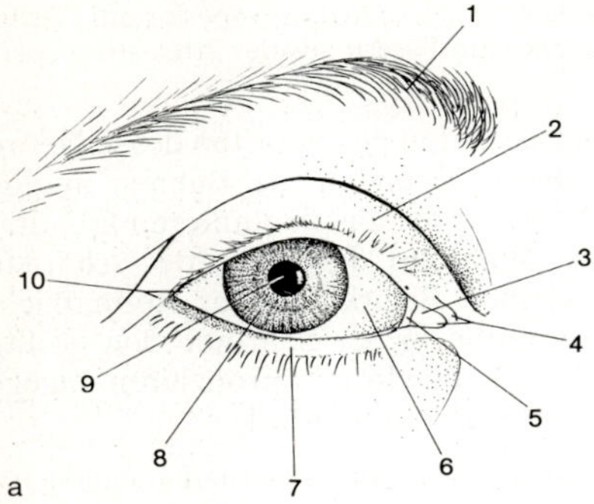

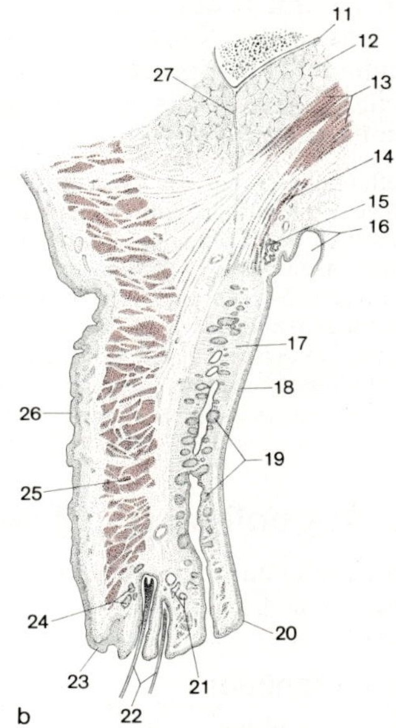

161 Auge

a Lidspalte

b Sagittalschnitt durch das Oberlid

1 Supercilium
2 Palpebra superior
3 Caruncula lacrimalis
4 Angulus oculi medialis und Commissura palpebralis medialis
5 Plica semilunaris conjunctivae
6 Sclera
7 Palpebra inferior
8 Iris
9 Pupilla
10 Angulus oculi lateralis und Commissura palpebralis lateralis
11 Periorbita
12 Corpus adiposum orbitae
13 M. levator palpebrae superioris, Lamina superficialis und Lamina profunda
14 M. tarsalis superior
15 Glandula lacrimalis accessoria
16 Fornix conjunctivae superior und Saccus conjunctivalis
17 Tarsus superior
18 Facies posterior palpebralis, begrenzt von der Tunica conjunctiva palpebralis
19 Glandula tarsalis
20 Limbus palpebralis posterior
21 Glandulae ciliares
22 Cilia
23 Limbus palpebralis anterior
24 Glandulae sebaceae
25 M. orbicularis oculi, Pars palpebralis
26 Facies anterior palpebralis, begrenzt von äußerer Haut
27 Septum orbitale

also das Augenlid mit dem Bulbus oculi (daher Bindehaut) und begrenzt den *Konjunktivalsack, Saccus conjunctivalis.*

Die Bindehaut besteht aus einem mehrschichtigen prismatischen Epithel mit vereinzelten Becherzellen und einer Lamina propria (Abb. **153,** S. 389).

Wegen der lockeren Beschaffenheit des Unterhautbindegewebes kommt es schon bei geringfügigen Verletzungen oder Entzündungen zu Flüssigkeitseinlagerung und Schwellung des Augenlids.

Tarsus superior und *Tarsus inferior,* derbe Bindegewebsplatten, verleihen den Augenlidern Festigkeit. Von beiden Faserplatten ziehen Bänder, *Ligg. palpebralia mediale* und *laterale,* zur knöchernen Umrahmung der Orbita. Die Haut über den Augenlidern ist äußerst zart. Im subkutanen Gewebe liegt die *Pars palpebralis* des *M. orbicularis oculi.* Hinter dieser Muskelschicht strahlt die Sehne des *M. levator palpebrae superioris* in das Oberlid ein.

Nahe der *vorderen Lidkante, Limbus palpebralis anterior,* sind 3–4 Reihen borstenartiger Haare, *Augenwimpern, Cilia,* eingepflanzt, die am medialen Augenwinkel fehlen. In den Lidern findet man verschiedene Formen von Drüsen.

Die *Glandulae tarsales, Meibomsche Drüsen,* sind sehr große alveoläre, modifizierte Talgdrüsen, die in das Gewebe der Tarsalplatte eingelassen sind. Jedes Lid besitzt etwa 20 Einzeldrüsen, die selbständig am Lidrand ausmünden.

Apokrine *Mollsche Drüsen, Glandulae ciliares,* münden in die Haarbälge der Wimpern oder am freien Lidrand, kleine Talgdrüsen, *Glandulae sebaceae* (Zeissche Drüsen), in die Haarbälge. In der Conjunctiva kommen neben Becherzellen häufig kleine akzessorische Tränendrüsen, *Glandulae lacrimales accessoriae,* vor.

Man kann die Größe des Tarsus, die Talgdrüsen sowie den Fornix conjunctivae am Lebenden durch Umklappen des Augenlids sichtbar machen. Zur Untersuchung am oberen Augenlid blickt der Patient nach unten. Über einen Glasstab (Streichholz), der in Höhe des Oberrandes des Tarsus quer über das Augenlid gelegt wird, läßt sich das Oberlid umstülpen (ektropionieren). Eine Entzündung der Mollschen (oder der Zeisschen) Drüsen ist als Gerstenkorn, Hordeolum, relativ häufig, eine Entzündung der Meibomschen Drüsen führt zum selteneren Hagelkorn, Chalazion.

b) Tränenapparat

Der **Tränenapparat** (Abb. **162**), besteht aus der *Tränendrüse* und den *Tränenwegen.*

Die **Tränendrüse,** *Glandula lacrimalis,* liegt in der Fossa glandulae lacrimalis des Os frontale im oberen, temporalen Teil der Orbita. Man unterscheidet die *Pars orbitalis* oberhalb der Sehne des M. levator palpebrae superioris und die *Pars palpebralis* unter der Sehne. Die Tränendrüse ist eine seröse, tubulo-alveoläre Drüse, die aus mehreren getrennten Drüsenlappen besteht. Etwa 6–10 feine Ausführungsgänge, *Ductuli excretorii,* münden in den Fornix conjunctivae superior.

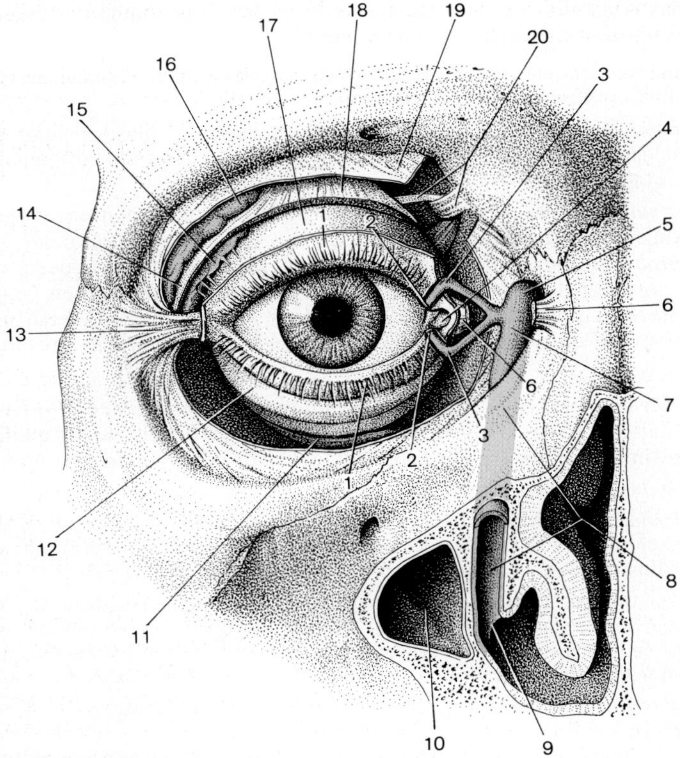

162 Tränenapparat

1 Palpebra superior, Palpebra inferior (lidrandferner Abschnitt abpräpariert)
2 Punctum lacrimale auf der Papilla lacrimalis in Ober- und Unterlid
3 Canaliculus lacrimalis
4 Caruncula lacrimalis
5 Fornix sacci lacrimalis
6 Lig. palpebrale mediale, durchtrennt
7 Saccus lacrimalis
8 Ductus nasolacrimalis, im mündungsnahen Bereich aufgeschnitten
9 Plica lacrimalis
10 Sinus maxillaris
11 M. obliquus inferior
12 Tarsus inferior
13 Lig. palpebrale laterale
14 Sehne des M. levator palpebrae superioris
15, 16 *Glandula lacrimalis*
15 Pars palpebralis
16 Pars orbitalis
17 Tarsus superior
18 M. levator palpebrae superioris, durchtrennt
19 Septum orbitale, zum Teil entfernt
20 Sehne des M. obliquus superior und Trochlea

Innervation: parasympathisch aus dem N. facialis (Intermediusanteil), sympathisch aus dem Plexus caroticus internus.

Die *präganglionären parasympathischen Fasern* verlassen den N. facialis nach dem Geniculum am Hiatus canalis nervi petrosi majoris. Als *N. petrosus major* treten sie durch den Canalis pterygoideus zum Ganglion pterygopalatinum in der Fossa pterygopalatina. Die *postganglionären parasympathischen Fasern* verlaufen mit dem N. zygomaticus zur lateralen Wand der Orbita, gelangen über eine Anastomose in den N. lacrimalis und mit diesem in die Tränendrüse.

Die postganglionären *sympathischen Fasern* verlassen den Plexus caroticus internus als *N. petrosus profundus* unterhalb der Synchondrosis sphenopetrosa. Sie ziehen gleichfalls durch den Canalis pterygoideus – gemeinsam mit dem N. petrosus major bilden sie hier den *N. canalis pterygoidei.* Die Fasern treten ohne Synapse durch die Bindegewebshülle des Ganglion pterygopalatinum und erreichen die Tränendrüse auf demselben Weg, den die parasympathischen Fasern nehmen.

Tränenwege. Das eiweißarme Sekret der Tränendrüse, die Tränenflüssigkeit, gelangt in den Konjunktivalsack, überspült die Cornea und sammelt sich nasal im *Tränensee, Lacus lacrimalis,* dem rundlich umgrenzten Teil der *Lidspalte, Rima palpebrarum.*

In den Tränensee wölbt sich eine kleine, warzenartige Erhebung, *Tränenwärzchen, Caruncula lacrimalis,* vor. Die Caruncula wird an ihrer temporalen Seite von einer zarten Falte der Conjunctiva, *Plica semilunaris conjunctivae,* begrenzt. Sie kann gelegentlich ein kleines Knorpelplättchen enthalten und ist ein Rudiment der Nickhaut („drittes Augenlid") auch vieler Säugetiere.

Jedes Augenlid besitzt im *medialen Lidwinkel, Angulus oculi medialis,* eine kleine *Tränenpapille, Papilla lacrimalis.* Auf der Papille beginnt jeweils am *Tränenpunkt, Punctum lacrimale,* offen das *Tränenröhrchen, Canaliculus lacrimalis.* Beide Tränenröhrchen ziehen nasenwärts und münden gemeinsam in den *Tränensack, Saccus lacrimalis,* wo der Tränen-Nasengang beginnt. Der Tränensack liegt in der Fossa sacci lacrimalis des Tränenbeins.

Der *Tränen-Nasengang, Ductus nasolacrimalis,* führt aus der Orbita durch den Canalis nasolacrimalis zwischen Maxilla und Os lacrimale in die Nasenhöhle. Er verläuft für eine kurze Strecke unter der Nasenschleimhaut und mündet unter der unteren Muschel, etwa 3 cm hinter der äußeren Nasenöffnung, in den unteren Nasengang. Der Tränen-Nasengang wird von einschichtigem prismatischem Epithel ausgekleidet.

4. Äußere Augenmuskeln

Der Augapfel wird durch die **äußeren Augenmuskeln,** *Musculi bulbi* (Abb. **163**), in seinem Lager in der Orbita wie ein Gelenkkopf in der Gelenkpfanne bewegt. Diese Beweglichkeit ist entscheidend für die Feineinstellung der Blickrichtung und die Sicherung der Koordination beider Bulbi. Beide Augäpfel sind funktionell zu einem einheitlichen System verkoppelt (konjugierte Augenbewegungen), dessen Regulation in den

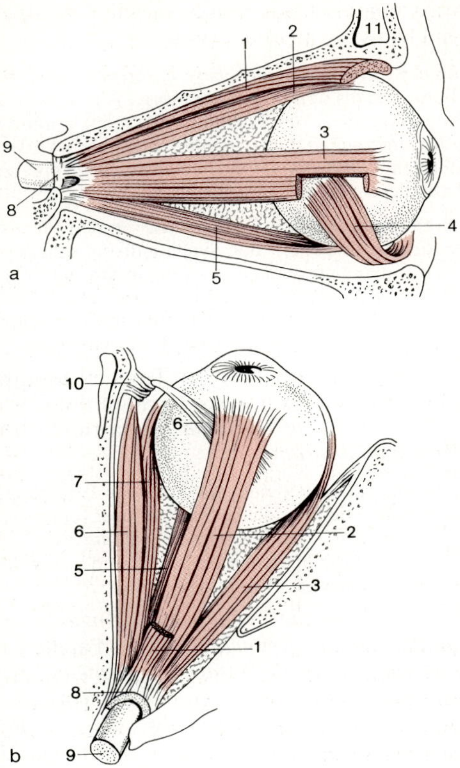

163 Äußere Muskeln des Auges (nach *Kahle*)
a Ansicht von lateral
b Ansicht von oben

1 M. levator palpebrae superioris, durchtrennt
2 M. rectus superior
3 M. rectus lateralis, gefenstert
4 M. obliquus inferior
5 M. rectus inferior
6 M. obliquus superior
7 M. rectus medialis
8 Anulus tendineus communis
9 N. opticus
10 Trochlea
11 Sinus frontalis

Augenmuskelkernen im Mittelhirn und im Colliculus superior des Tectum mesencephalicum gesteuert wird.

Die *Bewegungen des Augapfels* werden durch vier gerade und zwei schräge Augenmuskeln bewirkt. Die vier *geraden Augenmuskeln, Mm. recti,* entspringen von einem Sehnenring, *Anulus tendineus communis,* der – an der

Spitze der Orbitapyramide – den N. opticus dicht vor dessen Eintritt in den Canalis opticus umgibt, und inserieren vor dem Aequator des Augapfels. Die beiden *schrägen Augenmuskeln, Mm. obliqui,* heften sich hinter dem Aequator an.

Der **M. rectus superior** verläuft über den Bulbus oculi schräg nach lateral an den oberen Umfang des Augapfels. Seine Endsehne strahlt etwa 7–8 mm hinter dem Rand der Cornea in die Sclera ein, mit deren Gewebe sie verflochten ist.

Der **M. rectus inferior** zieht unter dem Bulbus in gleicher Richtung wie der M. rectus superior und heftet sich, etwa 6 mm vom Hornhautrand entfernt, am unteren Umfang des Bulbus oculi an.

M. rectus medialis und **M. rectus lateralis** verlaufen an nasaler bzw. temporaler Seite des Bulbus und strahlen mit ihren Endsehnen – knapp 6 mm hinter dem Hornhautrand – gleichfalls in die Sclera ein.

Der **M. obliquus superior** entspringt medial des Sehnenrings vom Bindegewebe der Periorbita, von der Durascheide des Sehnervs und (vor allem) am Keilbeinkörper. Er zieht an der medialen Seite der Orbitapyramide über dem M. rectus medialis nach vorn. Am Orbitarand tritt die rundliche Sehne durch eine bindegewebige Schlinge, *Trochlea,* und biegt in spitzem Winkel nach hinten um. Sie unterkreuzt den M. rectus superior und inseriert in der Sclera im hinteren, oberen, temporalen Quadranten des Augapfels.

Der **M. obliquus inferior** entspringt hinter dem medialen Orbitarand von der Maxilla in der Gegend der Crista lacrimalis anterior und verläuft parallel zum Unterrand der Orbita. Ansatznah strahlt der Muskel fächerartig nach hinten aus und heftet sich im hinteren, unteren, temporalen Quadranten in der Sclera an.

Innervation: Die Mm. rectus superior, rectus medialis, rectus inferior und der M. obliquus inferior werden vom N. oculomotorius, der M. rectus lateralis wird vom N. abducens, der M. obliquus superior vom N. trochlearis innerviert.

Wirkungen der äußeren Augenmuskeln. Die Augenmuskeln arbeiten in feinster Koordination zusammen und gewährleisten dadurch die Einstellung des Blicks auf einen fixierten Punkt. Beide Augen sind in ihrer Bewegung gekoppelt und ermöglichen so das binokuläre plastische Sehen. Beide Bulbi bilden eine funktionell-motorische Einheit.

Die Wirkung der einzelnen Augenmuskeln läßt sich an einem kugelförmigen Bulbusmodell mit drei Hauptachsen anschaulich beschreiben. Eine *Drehung um die transversale Achse* ergibt *Blickhebung* oder *Blicksenkung.* Eine *Drehung um die vertikale Achse* bedingt Adduktion (nasalwärts) oder *Abduktion* (temporalwärts). Eine *Drehung um die sagittale Achse* (Augenachse) führt zur *Innen-* oder *Außenrotation.*

Der Augapfel wird
- *abduziert* durch den M. rectus lateralis,
- *adduziert* durch den M. rectus medialis,
- *aufwärts bewegt* (Blickhebung) durch das Zusammenwirken der Mm. rectus superior und obliquus inferior,
- *abwärts bewegt* (Blicksenkung) durch den Synergismus der Mm. rectus inferior und obliquus superior,
- *einwärts rotiert* (im Uhrzeigersinn um die Augenachse) gemeinsam durch die Mm. rectus superior und obliquus superior,
- *auswärts rotiert* (entgegen dem Uhrzeigersinn um die Augenachse) gemeinsam durch die Mm. rectus inferior und obliquus inferior.

Die *Mm. recti superior* und *inferior* drehen das Auge um eine horizontale Achse nach oben bzw. nach unten. Da aber beide Muskeln schräg nach vorn außen verlaufen, müßten Blickhebung und -senkung mit Adduktion und Rotation kombiniert sein. Diese Bewegungskomponenten werden unter normalen Bedingungen durch den *M. obliquus inferior* bei der Blickhebung, durch den *M. obliquus superior* bei Blicksenkung ausgeglichen, so daß der Blick geradeaus nach vorn gerichtet bleibt.

Der nach hinten gerichtete Zug der vor dem Aequator des Augapfels inserierenden geraden Augenmuskeln wird durch die nach vorn gerichtete Wirkung der hinter dem Aequator ansetzenden schrägen Augenmuskeln ausgeglichen.

Die Stellung des Augapfels bei **Lähmung** eines Augenmuskelnervs läßt sich hauptsächlich aus dem Übergewicht der noch innervierten Muskeln erklären. Beim totalen Ausfall des *N. oculomotorius* ist das Auge nach unten temporal gerichtet (Übergewicht der Mm. obliquus superior und rectus lateralis), ferner bestehen eine Ptose (das Oberlid kann nicht gehoben werden) und eine weite, unbewegliche Pupille. Beim Ausfall des *N. trochlearis* blickt das Auge nach oben nasal, beim Ausfall des *N. abducens* nach kaudal (Übergewicht der vom N. oculomotorius innervierten Muskeln).

Lidmuskeln. Der **M. levator palpebrae superioris** (Abb. **163 a**) entspringt außerhalb des Anulus tendineus an der Umrandung des Canalis opticus und von der Sehnervenscheide. Er verläuft unter dem Orbitadach und unter dem N. frontalis zum Augenlid.

Seine Sehne spaltet sich in die *Lamina superficialis,* die im Oberlid bis zum Lidrand verläuft, und in die *Lamina profunda,* die am Tarsus des Oberlides ansetzt. Dieser Portion sind glatte Muskelzellen beigemischt, **M. tarsalis superior.**

Als **M. tarsalis inferior** bezeichnet man glattmuskuläre Züge im Unterlid zwischen Tarsus inferior und Fornix conjunctivae inferior.

Der **M. orbicularis oculi** umgibt annähernd ringförmig den Lidspalt und liegt mit der *Pars palpebralis* in Ober- und Unterlid (→ Bd. 1, S. 667).

Innervation: Der M. levator palpebrae superioris wird vom N. oculomotorius, der M. orbicularis oculi vom N. facialis, die glatte Muskulatur in der Orbita vom Sympathicus innerviert.

Wirkung der Lidmuskeln. Der *M. levator palpebrae superioris* hebt das Oberlid, der *M. orbicularis oculi* schließt die Lidspalte. Die Kontraktion der Pars lacrimalis des M. orbicularis oculi fördert den Tränenfluß.

5. Gefäße und Nerven in der Augenhöhle

Gefäße und Nerven in der Orbita treten durch den Canalis opticus und durch die beiden Fissurae orbitales in die Augenhöhle.

Durch den 5–10 mm langen *Canalis opticus* gelangen der *N. opticus* und, unter ihm, die *A. ophthalmica* in die Orbita, sie ziehen *durch den Anulus tendineus communis*. Der N. opticus beschreibt, je nach Augenstellung, einen leicht S-förmigen oder nach außen konvexen Bogen und ist von Hirnhäuten, *Vaginae externa* (Dura mater) und *interna* (Arachnoidea und Pia mater), umscheidet. Die Dura mater ist auch mit der Wand des Canalis opticus und (ebenso wie die Arachnoidea) mit der Sclera verwachsen. Die Bindegewebshülle schient den N. opticus bei Bewegungen des Augapfels. Die Pia mater entsendet Bindegewebssepten zwischen die Faserbündel des N. opticus.

An der lateralen Seite des N. opticus liegt hinten das *Ganglion ciliare,* nahe dem N. nasociliaris.

Die *A. ophthalamica* verläuft unter dem N. opticus zunächst an dessen lateraler Seite, gibt die *A. lacrimalis* ab und kreuzt anschließend über den N. opticus hinweg zur medialen Wand der Orbita.

Durch die Fissura orbitalis superior treten die in der Seitenwand des Sinus cavernosus verlaufenden Nerven ein – medial der *N. trochlearis,* lateral anschließend der *N. ophthalmicus* bzw. seine Äste, die *Nn. frontalis* und *lacrimalis;* beide bleiben *außerhalb des Anulus tendineus*. Der N. trochlearis zieht von oben in den M. obliquus superior, der N. frontalis teilt sich auf dem M. levator palpebrae superioris in seine divergierenden Endäste, der N. lacrimalis gelangt am Oberrand des M. rectus lateralis zur Gegend der Tränendrüse.

Die *V. ophthalmica superior* beginnt vorn medial über dem Augapfel mit der V. nasofrontalis und verläßt die Orbita oberhalb des Anulus tendineus communis.

In einer tieferen Schicht, die nach Durchtrennung des M. levator palpebrae superioris und des M. rectus superior freiliegt, werden die aus der Fissura orbitalis superior *durch den Anulus tendineus communis* eintretenden Nerven sichtbar. Der *N. nasociliaris* kreuzt – gemeinsam mit der A. ophthalmica – unter dem M. rectus superior über den N. opticus hinweg zur medialen Wand der Orbita. Der *N. oculomotorius* teilt sich in zwei Äste. Zweige des *R. superior* treten von unten her in die Mm. rectus superior und levator palpebrae superioris, Zweige des *R. inferior* gelangen zwischen

N. opticus und M. rectus inferior zu diesem Muskel und zu den Mm. obliquus inferior und rectus medialis. Der untere Ast gibt die *Radix parasympathica* zum Ganglion ciliare ab. Lateral vom N. oculomotorius zieht der *N. abducens* durch den Anulus tendineus zur Innenfläche des M. rectus lateralis.

Durch die Fissura orbitalis inferior treten der *N. infraorbitalis* und die *A. infraorbitalis* auf den Boden der Orbita und ziehen durch den Canalis infraorbitalis und das Foramen infraorbitale zum Weichteilmantel des Gesichts. Äste zu den oberen Frontzähnen zweigen bereits im Kanal ab. Die Fissura orbitalis inferior enthält ferner *Verbindungen der Orbitavenen* mit dem Plexus pterygoideus der tiefen Gesichtsregion.

Die **Arterien der Orbita,** Äste der A. ophthalmica, führen dem Augapfel, den äußeren Augenmuskeln sowie der Umgebung der Orbita Blut zu. Die *A. centralis retinae* dringt etwa 1 cm hinter dem Augapfel von seitlich unten in den N. opticus ein und versorgt die Netzhaut. *Zweige der A. ophthalmica* ziehen zur Schleimhaut der Siebbeinzellen und der Keilbeinhöhle sowie zur Schleimhaut des oberen vorderen Anteils der Nasenhöhle. Einer dieser Äste, die *A. ethmoidalis anterior,* gibt während des kurzen Verlaufs auf dem Siebbein den *R. meningeus anterior* zu Dura mater und Knochen der vorderen Schädelgrube ab. Weitere Äste der A. ophthalmica treten als *Aa. dorsalis nasi, supratrochlearis, palpebrales mediales, supraorbitalis* und *palpebrales laterales* über den medialen und den oberen Orbitarand hinweg zur Haut in der Umgebung der Orbita.

Die **Venen der Orbita** sammeln das Blut aus dem Ausbreitungsgebiet der A. ophthalmica und führen es über die *Vv. ophthalmicae superior* und *inferior* dem *Sinus cavernosus* zu. Die Venen haben *Verbindungen zum Plexus pterygoideus* und, über die V. angularis, *zu Gesichtsvenen.*

Die **regionären Lymphknoten** der *medialen* Anteile der *Augenlider* und der *Conjunctiva* sind die *Nodi lymphatici submandibulares* (Umgebung der Glandula submandibularis). Lymphe aus den *lateralen* Anteilen der Augenlider fließt zu den *Nodi lymphatici parotidei.* Der Augapfel hat keine eigenen regionären Lymphknoten; Lymphe aus dem Inneren der Orbita nimmt teilweise den Weg der vorgenannten Lymphbahnen.

Die **Nerven der Orbita** dienen, der N. opticus ausgenommen, der Versorgung der äußeren und der inneren Augenmuskeln sowie der Tränendrüse, der Innervation der Gesichtshaut in der Umgebung der Orbita und über dem Nasenrücken sowie der Versorgung der Schleimhaut von Siebbeinzellen, Keilbeinhöhle und oberem vorderen Anteil der Nasenhöhle.

19. Gleichgewichts- und Hörorgan

Das **Gleichgewichts- und Hörorgan,** *Organum vestibulocochleare* (statoakustisches Organ), repräsentiert funktionell zwei Sinnesorgane für unterschiedliche Reize, bildet aber anatomisch weitgehend eine Einheit, das *Innenohr.*

Das *Innenohr,* in der Felsenbeinpyramide gelegen, enthält ein kompliziertes, mit *Endolymphe* gefülltes und von *Perilymphe* umgebenes zusammenhängendes Gangsystem, das *häutige Labyrinth* (Abb. **165,** S. 420). In ihm liegen die Rezeptorfelder des Gleichgewichtsorgans und des Hörorgans. Das häutige Labyrinth wird von dem kapselartigen *knöchernen Labyrinth* eingeschlossen (Abb. **166,** S. 422).

Die anatomische Einheit beider Sinnesorgane ist entwicklungsgeschichtlich begründet; das häutige Labyrinth mit den Rezeptorfeldern beider Organe entsteht aus einer einzigen Anlage, der ektodermalen Hörplakode. Sie wird zum Ohrbläschen, das sich in einen oberen Anteil für das Gleichgewichtsorgan und in einen unteren für das Hörorgan gliedert.

Äußeres Ohr und Mittelohr. Dem Hörorgan sind, im Unterschied zum Gleichgewichtsorgan, noch Hilfseinrichtungen für die Zuleitung der Schallwellen zugeordnet, das *äußere Ohr* und das *Mittelohr.*

Die drei Teile des Hörorgans, Innenohr, Mittelohr und äußeres Ohr, entstehen aus unterschiedlichen Anlagen und werden durch Gefäße und Nerven unterschiedlicher Herkunft versorgt. Die drei Teile stehen durch Öffnungen mit unterschiedlichen Räumen in Beziehung, das Innenohr durch Meatus und Porus acusticus internus mit der hinteren Schädelgrube, das Mittelohr durch die Tuba auditoria mit der Pars nasalis des Pharynx; das äußere Ohr öffnet sich im äußeren Gehörgang zur seitlichen Gesichtsgegend.

Äußeres Ohr → Bd. 1, S. 674 ff.

1. Mittelohr

Mittelohr, *Auris media,* ist die von Schleimhaut ausgekleidete *Paukenhöhle* mit ihrem Inhalt, den *Gehörknöchelchen,* Muskeln und Leitungsbahnen.

a) Paukenhöhle

Die **Paukenhöhle,** *Cavitas tympanica [Cavum tympani]* (Abb. **164** u. Bd. 1, Abb. **260,** S. 676), ist im Schläfenbein zwischen Innenohr und äußerem Ohr eingelassen. Sie hat etwa die Gestalt einer Trommel („Tympanon"), die schräg auf ihrer Wand, der Zirkumferenz, steht. Die „Trommeloberfläche" (Trommelfell) ist nach außen und vorn geneigt, den „Trommelboden" bildet die mediale Wand der Paukenhöhle. Dach, Vorder- und Hinterwand sowie Boden der Paukenhöhle ergeben zusammen die Zirkumferenz der „Trommel", so daß man an der Cavitas tympanica insgesamt sechs

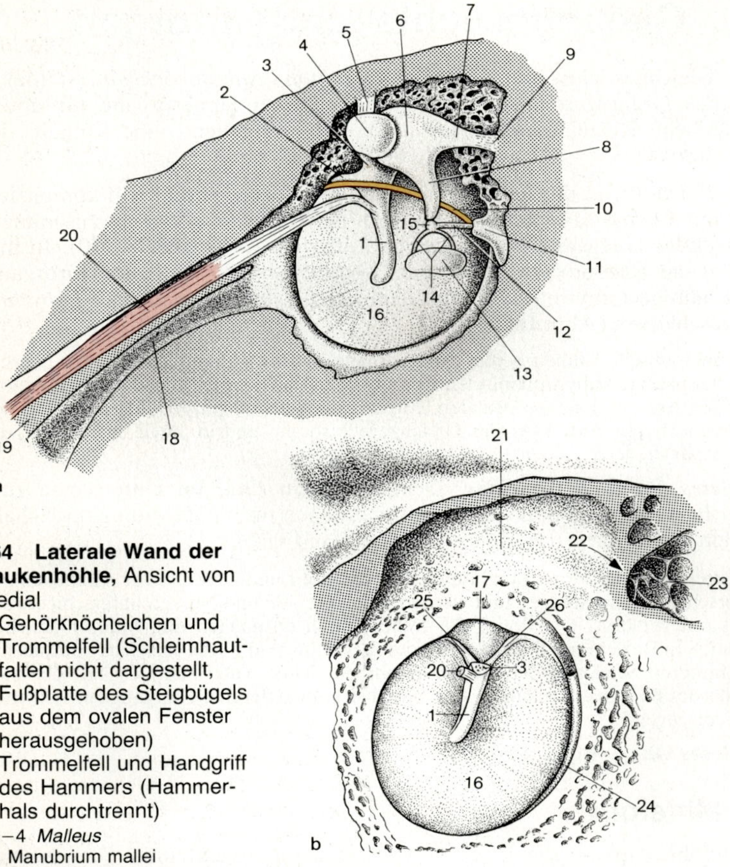

164 Laterale Wand der Paukenhöhle, Ansicht von medial

a Gehörknöchelchen und Trommelfell (Schleimhautfalten nicht dargestellt, Fußplatte des Steigbügels aus dem ovalen Fenster herausgehoben)

b Trommelfell und Handgriff des Hammers (Hammerhals durchtrennt)

1–4 *Malleus*
1 Manubrium mallei
2 Proc. anterior mallei
3 Collum mallei
4 Caput mallei
5 Lig. mallei superius
6–8 *Incus*
6 Corpus incudis
7 Crus breve incudis
8 Crus longum incudis
9 Lig. incudis posterius
10 Chorda tympani
11 Eminentia pyramidalis
12 Sehne des M. stapedius
13–15 *Stapes*
13 Basis stapedis
14 Crus anterius, Crus posterius stapedis
15 Caput stapedis
16, 17 *Membrana tympanica*
16 Pars tensa
17 Pars flaccida
18 Semicanalis tubae auditoriae
19 Septum canalis musculotubarii
20 M. tensor tympani bzw. Schnittfläche der durchtrennten Sehne
21 Recessus epitympanicus
22 Aditus ad antrum
23 Cellulae mastoideae
24 Anulus fibrocartilagineus
25 Plica mallearis anterior
26 Plica mallearis posterior

„Wände“ unterscheidet. Zwischen Trommelfell und medialer Wand der Paukenhöhle ist die Kette der schalleitenden Gehörknöchelchen (Hammer, Amboß und Steigbügel) eingelassen. Zu ihnen treten der M. stapedius und der M. tensor tympani in Beziehung. Durch die Tuba auditoria ist die luftgefüllte Paukenhöhle mit der Pars nasalis des Pharynx verbunden.

Die **laterale Wand** der Paukenhöhle, *Paries membranaceus,* wird von der Pars squamosa des Os temporale und vom Trommelfell gebildet.

An der **medialen Wand,** *Paries labyrinthicus,* wird das *Promontorium* durch die basale Schneckenwindung vorgewölbt. Unter dem Promontorium liegt hinten die *Fenestra cochleae* (Fenestra rotunda), die durch die *Membrana tympani secundaria* verschlossen ist (Abb. **166,** S. 422). Über dem Promontorium ist die *Fenestra vestibuli* (Fenestra ovalis) von der Steigbügelplatte ausgefüllt.

Vor dem Promontorium mündet der knöcherne *Semicanalis musculi tensoris tympani.* Seine untere Wand setzt sich in den löffelförmigen *Proc. cochleariformis* fort. Der Semicanalis musculi tensoris tympani wird unten durch das unvollständige knöcherne *Septum canalis musculotubarii* von dem parallel laufenden *Semicanalis tubae auditoriae* getrennt.

Unter der Schleimhaut des Promontorium breitet sich der sensible *Plexus tympanicus* aus, der auch sekretomotorische Fasern für die Glandula parotidea führt.

Das **Dach** der Paukenhöhle, *Paries tegmentalis* (obere Wand), wird vom Tegmen tympani, einer Knochenplatte der Pars petrosa, gebildet. Das Tegmen tympani wölbt sich lateral von der Eminentia arcuata in die mittlere Schädelgrube vor.

Die **Hinterwand,** *Paries mastoideus,* zeigt oben den Eingang zum Antrum mastoideum, *Aditus ad antrum.* Zwei längliche, übereinanderliegende Wülste begrenzen medial den Aditus ad antrum. Der obere Wulst, *Prominentia canalis semicircularis lateralis,* wird durch den seitlichen Bogengang verursacht, der untere, *Prominentia canalis facialis,* durch den Fazialiskanal hervorgerufen. Darunter liegt die *Eminentia pyramidalis,* ein Knochenvorsprung, der den M. stapedius umschließt und aus dem an der Spitze die Sehne des Muskels austritt und zum Steigbügel zieht.

Durch die dünne und oft lückenhafte Wand der Prominentia canalis facialis können Entzündungen aus der Paukenhöhle auf den N. facialis übergreifen.

Der **Boden** der Paukenhöhle, *Paries jugularis* (untere Wand), ist schmal und wird durch eine seichte, vom Proc. styloideus verursachte Vorwölbung, *Prominentia styloidea,* geprägt. Unmittelbar unter dem Boden liegt der Bulbus superior der V. jugularis interna.

Die **Vorderwand,** *Paries caroticus,* wird unten von der Wand des Karotiskanals gebildet. Oben ist die Vorderwand von der Mündung der Ohrtrompete und von dem im Semicanalis musculi tensoris tympani gelegenen M. tensor tympani durchbrochen. Seine Sehne biegt am Ende des Muskelkanals um den Proc. cochleariformis nahezu rechtwinklig nach lateral und zieht zum Hammerhals.

Der **Raum** der Paukenhöhle, den diese Wände begrenzen, läßt sich in drei Etagen gliedern. Die *untere Etage, Hypotympanon,* liegt unter dem Niveau von Promontorium und Trommelfell. Die *mittlere Etage, Mesotympanon,* nimmt den Raum zwischen Promontorium und Trommelfell ein. Darüber erhebt sich als *obere Etage* das *Epitympanon* mit dem Recessus epitympanicus.

Der *Recessus epitympanicus* wölbt sich kuppelförmig bis unter das Tegmen tympani, er nimmt Kopf und Hals des Hammers und den Amboß auf. Aus dem Recessus epitympanicus führt der Aditus ad antrum in das *Antrum mastoideum,* an das sich die mit Schleimhaut ausgekleideten Zellen des Warzenfortsatzes anschließen. Die lufthaltigen *Cellulae mastoideae* höhlen in individuell unterschiedlichem Ausmaß den Warzenfortsatz und das Felsenbein aus. Sie können bis zum Sinus sigmoideus, im Extremfall bis zur Felsenbeinspitze reichen.

Mittelohrentzündungen können auf die Schleimhaut der Cellulae mastoideae übergreifen und auf diesem Weg zur Entzündung der Sinuswand (Sinusthrombose) oder der Hirnhäute und anliegender Hirnteile führen.

Die drei **Gehörknöchelchen,** *Ossicula auditoria [auditus]* (Abb. **164**), dienen der Schallübertragung vom Trommelfell auf die Perilymphe des Innenohrs. Hammer, Amboß und Steigbügel sind gelenkig miteinander verbunden, an Bändern befestigt und von der Schleimhaut der Paukenhöhle überzogen. An den Gehörknöchelchen inserieren die beiden Muskeln des Mittelohrs, *M. tensor tympani* und *M. stapedius.* Durch die Paukenhöhle verläuft die *Chorda tympani,* ein Ast des N. facialis.

Der **Hammer,** *Malleus,* besteht aus dem *Kopf,* der durch den eingeschnürten *Hals, Collum mallei,* mit dem *Hammerstiel* verbunden wird. Das *Caput mallei* liegt im Recessus epitympanicus und trägt die überknorpelte Gelenkfläche für den Amboß. Der *Hammerstiel, Manubrium mallei,* zieht nach unten zum Nabel des Trommelfells. Der *Proc. anterior* ist nach vorn abwärts gerichtet und der *Proc. lateralis* bedingt die Prominentia mallearis des Trommelfells.

Bänder: Das *Lig. mallei superius* heftet den Hammerkopf an das Dach des Recessus epitympanicus, das *Lig. mallei anterius* den Proc. anterior an das Bindegewebe in der Fissura petrotympanica, das *Lig. mallei laterale* den Hammerhals an den Oberrand der Incisura tympanica.

Der **Amboß,** *Incus,* liegt im Recessus epitympanicus. Das *Corpus incudis* trägt die sattelförmige Gelenkfläche für den Hammerkopf. Vom Corpus geht das *Crus breve* fast horizontal nach hinten. Das *Crus longum* zieht senkrecht nach hinten unten und übernimmt die Verbindung zum Steigbügel.

Bänder: Das *Lig. incudis superius* verbindet den Amboßkörper mit dem Dach des Recessus epitympanicus, das *Lig. incudis posterius* heftet den kurzen Fortsatz an die seitliche Wand der Paukenhöhle.

Der **Steigbügel,** *Stapes,* besitzt einen mit dem Crus longum des Incus verbundenen Kopf, *Caput stapedis,* zwei Schenkel, *Crus anterius* und *Crus posterius,* und eine Fußplatte, *Basis stapedis.*

Bänder: Das *Lig. anulare stapediale* befestigt die Steigbügelplatte in der Fenestra vestibuli, die *Membrana stapedialis* spannt sich zwischen den Steigbügelschenkeln und der Steigbügelplatte aus.

Bei der Otosklerose verkalkt u. a. das Lig. anulare stapediale und behindert dadurch die Übertragung der Schwingungen der Steigbügelplatte auf den Perilymphraum.

Die Kette der Gehörknöchelchen wirkt als Winkelhebel. Langer Hebelarm ist das Manubrium mallei, kurzer Hebelarm das Crus longum incudis. Bei der Übertragung der Schallwellen wird die Amplitude verkleinert, die Kraft an der Steigbügelplatte vergrößert.

Der **M. tensor tympani,** der im Semicanalis musculi tensoris tympani entspringt und dessen Sehne um den Proc. cochleariformis herumzieht, inseriert an der Basis des Manubrium mallei. Er reguliert durch unterschiedlichen Zug am Hammerstiel die Spannung des Trommelfells.

Innervation: N. musculi tensoris tympani aus dem N. mandibularis.

Der **M. stapedius,** der im Hohlraum der Eminentia pyramidalis entspringt, setzt am Kopf des Steigbügels an und kann dessen Beweglichkeit in der Fenestra vestibuli dämpfen.

Innervation: N. stapedius aus dem N. facialis.

Bei einer *Lähmung* des M. stapedius (z. B. bei einer Durchtrennung des N. facialis proximal vom Abgang des N. stapedius bei einer Schädelbasis- oder Felsenbeinfraktur) tritt eine Hyperakusis (überlaute Gehörempfindung) auf.

Die *Chorda tympani,* die den N. facialis nahe am Foramen stylomastoideum verläßt, tritt rückläufig in die Paukenhöhle ein und zieht, eingehüllt in eine Schleimhautfalte, von hinten im Bogen zwischen langem Fortsatz des Amboß und Hammerhals nach vorn unten zur Fissura petrotympanica.

Teile des Hammers bilden sich auf dem Trommelfell ab und sind bei der Ohrspiegelung zu sehen. Die Mitte des Trommelfells wird von der Spitze des Hammergriffs nabelförmig eingezogen (Bd. 1, Abb. **260**, S. 676): der Hammergriff erscheint als *Stria mallearis* auf dem Trommelfell. Der kurze Hammerfortsatz hebt sich als *Prominentia mallearis* ab. Bei Einstichen in das Trommelfell (Parazentese) zur Entleerung von Eiter ist u. a. zu beachten, daß innen vom hinteren oberen Quadranten des Trommelfells der lange Fortsatz des Amboß und der Steigbügel liegen und daß die Chorda tympani „hinter" beiden oberen Quadranten vorbeizieht.

Die **Schleimhaut** der Paukenhöhle (einschichtiges plattes, stellenweise isoprismatisches Epithel, gefäßreiche Lamina propria) überkleidet die Gehörknöchelchen, deren Bänder und die Chorda tympani. Hierbei entstehen Falten und Schleimhautnischen. Die Chorda tympani wird durch eine bis in die Höhe der Basis des Hammerstiels herabreichende Schleimhautfalte umhüllt, *Plica chordae tympani,* an der sich ein hinteres und ein vorderes Teilstück, *Plica mallearis posterior* und *Plica mallearis anterior,* unterscheiden lassen. Zwischen diesen Schleimhautfalten und dem Trommelfell buchten sich der *vordere* und der *hintere Recessus membranae tympanicae* nach oben aus. Zwischen Pars flaccida des Trommelfells einerseits und Hammerkopf und -hals andererseits liegt der *Recessus membranae tympanicae superior,* der Prussaksche Raum.

Die *Plica incudialis* zieht vom Dach des Recessus epitympanicus zum Amboßkopf, die *Plica stapedialis* von der Hinterwand der Paukenhöhle zum Steigbügel. Sie hüllt die Sehne des M. stapedius und den Steigbügel ein.

Die Lage der schleimhautüberkleideten Gehörknöchelchen und Nerven in der Paukenhöhle erklärt sich aus der Ontogenese. Die Paukenhöhle entsteht aus der lateralwärts ausgeweiteten ersten Schlundtasche. Ihr medialer Abschnitt bleibt eng und vermittelt als Tuba auditoria die Kommunikation mit der Außenluft über Pharynx und Nase. Die Paukenhöhle ist also ihrer Entstehung nach eine Schleimhaut-Ausfaltung. Die Gehörknöchelchen mit ihren Muskeln, Gefäßen und Nerven werden sekundär in die Paukenhöhle hineinverlagert, indem die Schleimhaut diese in der späten Ontogenese mit Taschen umwächst und damit umhüllt. Die primär extratympanalen Gebilde treten auf diese Weise in Beziehung zur Paukenhöhlenschleimhaut. Die entsprechenden Schleimhautfalten der Paukenhöhle persistieren teilweise als Paukenhöhlenligamente.

b) Ohrtrompete

Die **Ohrtrompete,** *Tuba auditoria [auditiva]* (Bd. 1, Abb. **260,** S. 676), beginnt mit einer trichterförmigen, weiten Öffnung, *Ostium pharyngeum tubae auditoriae* (Bd. 1, Abb. **263,** S. 686), seitlich an der oberen Rachenwand in der Nähe der Choane. Die Ohrtrompete ist etwa 4 cm lang und verläuft schräg nach lateral hinten, wobei sie mit der Medianebene einen Winkel von 45° bildet. Die Wand der Tuba auditoria ist im medialen, längeren Anfangsteil knorpelig ausgesteift, *Pars cartilaginea tubae auditoriae*, der laterale Endteil der Tube liegt im Schläfenbein, *Pars ossea tubae auditoriae.*

In der *Pars cartilaginea* bildet der Knorpel, *Cartilago tubae auditoriae* (Bd. 1, Abb. **274,** S. 718), eine nach lateral und unten offene Rinne, in der das Schleimhautrohr liegt. Im Querschnitt ist der Knorpel hakenförmig, die Ränder sind aufgewulstet und verdickt. Die laterale Wand der Tube besteht aus Bindegewebe, *Lamina membranacea.*

Die *Pars ossea* hat einen engen, etwa dreieckigen Querschnitt. Sie liegt in der Pars petrosa des Schläfenbeins (Semicanalis tubae auditoriae), grenzt medial an den Canalis caroticus und mündet mit dem *Ostium tympanicum tubae auditoriae* in die Paukenhöhle.

Die **Schleimhaut** der Tube ist eine Fortsetzung der Rachenschleimhaut. Wie in der gesamten Pars ossea (knöcherne Wand) ist das Lumen der Pars cartilaginea im oberen Teil des Querschnitts stets offen (Sicherheitsröhre), im übrigen aber normalerweise zu einem schmalen Spalt zusammengedrängt. Es kann hier durch die Mm. tensor und levator veli palatini erweitert werden (Ventilation des Mittelohrs durch Schlucken).

Die Tuba auditoria kann vom unteren Nasengang aus sondiert werden.

c) Gefäße und Nerven des Mittelohrs

Die vier **Aa. tympanicae** stammen aus vier verschiedenen Ästen der A. carotis externa und erreichen die Paukenhöhle auf getrennten Wegen.

Zur Schleimhaut der Paukenhöhle treten
- die *A. tympanica anterior* aus der A. maxillaris durch die Fissura petrotympanica,
- die *A. tympanica superior* aus der A. meningea media durch den Sulcus nervi petrosi minoris,
- die *A. tympanica posterior* aus der A. stylomastoidea in Begleitung der Chorda tympani,
- die *A. tympanica inferior* aus der A. pharyngea ascendens durch den Canaliculus tympanicus.

Die **Vv. tympanicae** leiten Blut zu verschiedenen Venenstämmen, u. a. über den Plexus pterygoideus und den Plexus pharyngeus. Verbindungen zu den Sinus durae matris können bestehen.

Lymphe aus dem Bereich des Mittelohrs fließt mehreren Lymphknotengruppen (u. a. den Nodi lymphatici parotidei, mastoidei, retropharyngeales, cervicales laterales superficiales und profundi) zu.

Die **Nerven** für die Schleimhaut der Paukenhöhle stammen aus dem *Plexus tympanicus,* an dessen Bildung Zweige aus dem N. glossopharyngeus, dem N. facialis und dem Plexus caroticus internus beteiligt sind.

2. Innenohr

Das **Innenohr,** *Auris interna* (Abb. **165–167**), enthält im häutigen Labyrinth die Rezeptorfelder des Hörorgans und des Gleichgewichtsorgans.

Als **häutiges Labyrinth,** *Labyrinthus membranaceus,* bezeichnet man die Strukturen des endolymphatischen und des perilymphatischen Raums. Der *Endolymphraum* wird von einem zusammenhängenden, geschlossenen und mit Endolymphe gefüllten Gangsystem gebildet, das aus dem Ohrbläschen hervorgegangen ist. Der *Perilymphraum* umgibt dieses Gangsystem mit lockerem Bindegewebe von unterschiedlicher Maschenweite. Die Maschenräume dieses Bindegewebes im perilymphatischen Raum sind im Bereich

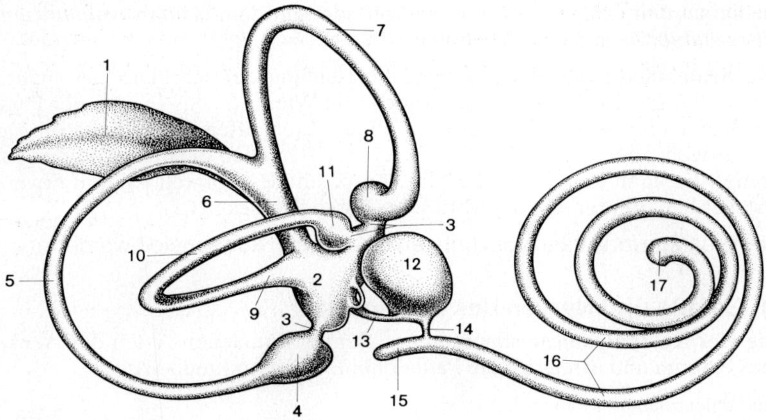

165 Häutiges Labyrinth eines menschlichen Feten von 220 mm Scheitel-Steiß-Länge (nach *Bast* und *Anson*)

1 Saccus endolymphaticus
2 Utriculus
3 Crura membranacea ampullaria
4 Ampulla membranacea posterior
5 Ductus semicircularis posterior
6 Crus membranaceum commune
7 Ductus semicircularis anterior
8 Ampulla membranacea anterior
9 Crus membranaceum simplex
10 Ductus semicircularis lateralis
11 Ampulla membranacea lateralis
12 Sacculus
13 Ductus utriculosaccularis
14 Ductus reuniens
15 Caecum vestibulare
16 Ductus cochlearis
17 Caecum cupulare

des Hörorgans zu durchgehenden Gängen, *Scalae,* zusammengeflossen und mit Perilymphe gefüllt. Das *häutige Labyrinth* läßt sich in zwei Abschnitte gliedern, in einen Anteil für das Gleichgewichtsorgan und einen für das Hörorgan. Die Rezeptorfelder beider Organe liegen in der Wand des endolymphatischen Gangsystems. Das *Gleichgewichtsorgan* wird durch die drei *Bogengänge,* deren *Ampullen* sowie durch zwei sackartige Erweiterungen, *Sacculus* und *Utriculus,* repräsentiert. Dem *Hörorgan* entspricht der in Form einer Spirale gestaltete *Schneckengang.* Die „Schneckenspirale" und die zum Gleichgewichtsorgan gehörenden Teile des Gangsystems kommunizieren durch den *Ductus reuniens;* er verbindet das blindsackartige basale „Ende" des Schneckengangs (Hörorgan) mit dem Sacculus (Gleichgewichtsorgan), ist beim Erwachsenen aber oft obliteriert.

Die *Rezeptorfelder* beider Organe enthalten sekundäre Sinneszellen, die mit Stützzellen assoziiert sind. Beide Organe besitzen charakteristische Deck- oder Kutikularbildungen, die bei der Reizübertragung auf die Sinneszellen eine Rolle spielen.

Das **knöcherne Labyrinth,** *Labyrinthus osseus,* ist eine dichte Knochenkapsel im Innern der Felsenbeinpyramide, ähnlich aufgebaut wie die Compacta der Röhrenknochen. Sie umgibt das häutige Labyrinth in Form einer vergröberten Nachbildung. Von den zum Gleichgewichtsorgan gehörenden Teilen des häutigen Labyrinths werden die Bogengänge von je einer eigenen Kapsel des knöchernen Labyrinths eingeschlossen, Utriculus und Sacculus liegen in einer gemeinsamen Kapsel, im *Vestibulum.* Für die Anordnung und Gestalt der „Schneckenspirale" hat das knöcherne Labyrinth als „Schneckenskelett" besondere Bedeutung. Mit dem knöchernen Labyrinth steht der innere Gehörgang in Verbindung, der Nerven und Gefäße enthält.

Da das zuvor beschriebene Mittelohr in enger funktioneller Beziehung zum Hörorgan steht, wird dieser Teil des Innenohrs anschließend – und vor dem Gleichgewichtsorgan – abgehandelt.

a) Hörorgan

Die **Gehörgangsschnecke,** *Cochlea* (Abb. **166** u. **167**), des knöchernen Labyrinths enthält den spiralförmigen knöchernen *Schneckenkanal, Canalis spiralis cochleae.* Er steigt von der Schneckenbasis (∅ etwa 9 mm) in zweieinhalb sich verengenden Windungen um die kegelförmige *Schneckenachse, Modiolus,* zur Schneckenspitze auf. Die Schneckenachse beginnt mit der *Basis modioli* und endet mit einer aufgerichteten Spitze, *Lamina modioli.* In den knöchernen Schneckenkanal ragt von der Schneckenachse aus eine Knochenleiste, *Lamina spiralis ossea,* hinein. Zwischen ihrem freien Rand und der seitlichen Wand des knöchernen Schneckenkanals, aus der in der basalen Hälfte eine Knochenleiste, *Lamina spiralis secundaria,* vorspringt, spannt sich die bindegewebige *Basilarmembran, Lamina basilaris,* aus, so daß eine vollständige, fast bis zur Schneckenspitze reichende Trennwand entsteht. Das Periost des Schneckenkanals bildet an der seitlichen Verankerungsstelle dieser Trennwand ein im Querschnitt dreieckiges Fasersystem, *Crista spiralis [Lig. spirale],* an dessen spitz auslaufender Kante, *Crista basilaris,* die Basilarmembran fixiert ist.

Der **Ductus cochlearis,** der mit Endolymphe gefüllte *häutige Schneckengang,* ist im Querschnitt dreieckig. Seinen Boden, *Paries tympanicus ductus cochlearis,* bildet die *Lamina basilaris,* sein Dach, *Paries vestibularis ductus cochlearis,* ist die dünne *Membrana vestibularis,* die Reissnersche Membran. Die Seitenwand, *Paries externus ductus cochlearis,* wird oberhalb der *Prominentia spiralis* (→S. 423) von der *Stria vascularis* gebildet, einem stellenweise vielschichtigen, Blutkapillaren führenden Epithel. Die Stria vascularis sondert die Endolymphe ab. Der Schneckengang beginnt blind an der Schneckenbasis mit dem *Caecum vestibulare* und endigt blind kurz unterhalb der Schneckenspitze mit dem *Caecum cupulare.*

Die Basilarmembran, die den Ductus cochlearis unterlagert, ist an der Schneckenbasis schmäler (kürzere radiäre Fasern) als an der Schneckenspitze, die Lamina spiralis ossea dementsprechend an der Schneckenbasis breiter als an der Spitze. Über der Basilarmembran liegt das Rezeptorfeld des Hörorgans, das *Cortische Organ.*

Das **Cortische Organ,** *Organum spirale* (Abb. **166–168**), erhebt sich als spiralförmiger Wulst in ganzer Länge der Basilarmembran, so daß außen (lateral) vom Cortischen Organ ein *Sulcus spiralis externus,* innen (medial) ein *Sulcus spiralis internus* entsteht. Der Sulcus spiralis internus wird innen von dem gleichfalls spiralförmig angeordneten, bindegewebigen *Limbus*

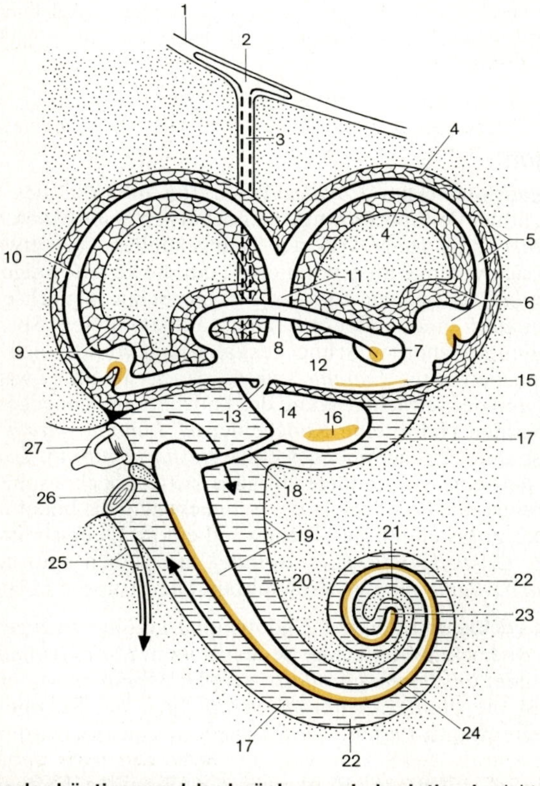

166 Schema des häutigen und des knöchernen Labyrinths, Ansicht von lateral
Peri- und Endolymphräume des Innenohrs
☐ Endolymphraum
■ Sinnesendstellen

laminae spiralis osseae begrenzt. Von der lippenförmigen Oberkante des Limbus, *Labium limbi vestibulare,* entspringt die gallertig-faserige *Membrana tectoria;* sie bedeckt den Sulcus spiralis internus und legt sich, in der Endolymphe schwebend, über das Cortische Organ. Der Sulcus spiralis externus wird durch eine gefäßführende Randleiste, *Prominentia spiralis,* abgegrenzt, die auf einer Periostverdickung basiert.

Das *Cortische Organ* ist aus *Sinneszellen (Haarzellen)* und *Stützzellen* aufgebaut, die in charakteristischer Anordnung Reihen bilden. Die Sinneshaare der Haarzellen sind gegen die Membrana tectoria gerichtet, ihre Spitzen tauchen in diese ein. Bewegungen der Membrana tectoria, hervorgerufen durch Druckwellen der Perilymphe, führen zur Reizung der Sinneszellen. Die hierdurch ausgelösten Erregungen werden synaptisch an das dendritische Ende des ersten afferenten Neuron des Hörnerven weitergegeben. Die bipolaren Perikaryen dieser Neurone sind in spiralförmiger Anordnung gemeinsam mit Nervenfasern des Hörnervs und Blutgefäßen in die Höhlung des Modiolus eingepaßt.

Die *Scala vestibuli,* ein perilymphatischer Gang, nimmt den vom Ductus cochlearis nicht beanspruchten Raum oberhalb der Trennwand ein, sie beginnt an der Steigbügelplatte in der Fenestra vestibuli.

Die *Scala tympani,* der perilymphatische Gang unterhalb der Trennwand, ist in der Schneckenspitze mit der Scala vestibuli durch das *Helicotrema* verbunden und reicht mit ihrem anderen Ende bis zur *Fenestra cochleae.*

Der *Aquaeductus cochleae* verbindet den perilymphatischen Raum mit einer Ausweitung des Subarachnoidealraums, die bis nahe an den Bulbus superior der V. jugularis interna herabreicht.

Bei der Reizbildung im Hörorgan erzeugen Schwingungen, die über das Trommelfell und die Kette der Gehörknöchelchen dem Steigbügel mitge-

◄
1 Dura mater cranialis
2 Saccus endolymphaticus
3 Ductus endolymphaticus
4 perilymphatisches Gewebe
5 Canalis und Ductus semicircularis anterior
6 Ampulla ossea anterior und Ampulla membranacea anterior
7 Ampulla membranacea lateralis
8 Ductus semicircularis lateralis
9 Ampulla ossea posterior und Ampulla membranacea posterior
10 Canalis und Ductus semicircularis posterior
11 Crus osseum commune und Crus membranaceum commune
12 Utriculus
13 Ductus utriculosaccularis im Vestibulum
14 Sacculus
15 Macula utriculi
16 Macula sacculi
17 Perilymphe
18 Ductus reuniens
19 Canalis spiralis cochleae und Ductus cochlearis
20 Scala vestibuli
21 Helicotrema
22 Scala tympani
23 Caecum cupulare
24 Cortisches Organ
25 Canaliculus cochleae und Aquaeductus cochleae
26 Membrana tympani secundaria in der Fenestra cochleae
27 Stapes, Basis stapedis in der Fenestra vestibuli

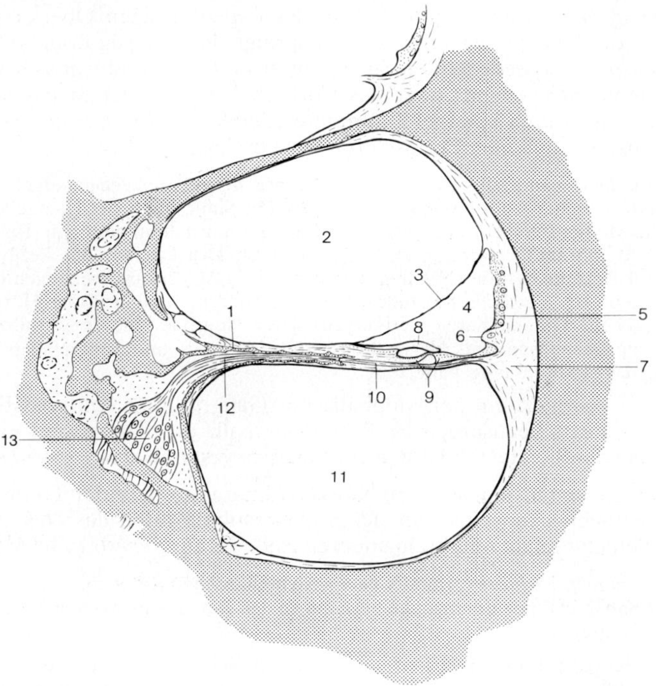

167 Querschnitt durch eine Schneckenwindung

1 Lamina spiralis ossea
2 Scala vestibuli
3 Membrana vestibularis
4 Ductus cochlearis
5 Stria vascularis
6 Prominentia spiralis
7 Crista spiralis
8 Membrana tectoria
9 Cortisches Organ
10 Lamina basilaris
11 Scala tympani
12 Dendriten der im Ganglion cochleare gelegenen Perikaryen, ziehen zu den Sinneszellen des Cortischen Organs
13 Ganglion cochleare, Axone bilden den N. cochlearis des N. vestibulocochlearis

teilt werden, in der Perilymphe fortlaufende Druckwellen. Die Geschwindigkeit der Druckwellen wird gegen das Helicotrema zu bei abnehmender Rückstellkraft der (breiter werdenden) Basilarmembran geringer. Hierbei entstehende Auslenkungen der Basilarmembran führen zu Bewegungen der Sinneshaare und dadurch zur Erregungsbildung (→ Physiologie).

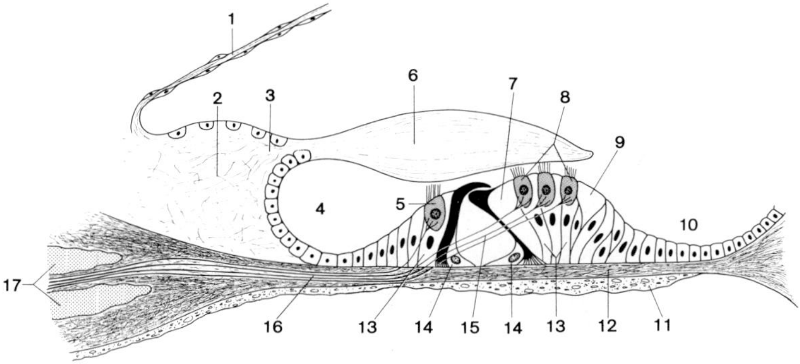

168 Cortisches Organ

1 Membrana vestibularis
2 Limbus laminae spiralis osseae
3 Labium limbi vestibulare
4 Sulcus spiralis internus
5 innere Sinneszelle (Haarzelle)
6 Membrana tectoria
7 Nuelscher Raum
8 äußere Sinneszellen (Haarzellen)
9 äußerer Tunnel
10 Sulcus spiralis externus
11 tympanale Belegschicht
12 Lamina basilaris
13 (Deiterssche) Stützzellen (Phalangenzellen)
14 Pfeilerzellen
15 Nervenfasern im inneren Tunnel
16 Dendriten der im Ganglion cochleare gelegenen Perikaryen
17 Lamina spiralis ossea

b) Hörbahn

Die **Hörbahn** (Abb. **169**) beginnt mit dem **Hörnerv,** *N. cochlearis* des *N. vestibulocochlearis.* Er entsteht im Modiolus der Schnecke durch den Zusammenschluß der Axone der im *Ganglion cochleare* vereinigten Perikaryen (1. Neuron der Hörbahn). Der Hörnerv verläßt das Felsenbein im Grund des Meatus acusticus internus (Area cochleae, →Bd. 1, S. 585), vereinigt sich mit dem aus dem Gleichgewichtsorgan kommenden N. vestibularis und tritt im Kleinhirn-Brückenwinkel in das Rautenhirn ein.

In den **Nuclei cochleares** (Höhe des Recessus lateralis des IV. Ventrikels) enden die Neurone aus dem basalen Teil der Schnecke im *Nucleus cochlearis posterior,* die Neurone aus dem apikalen Teil im *Nucleus cochlearis anterior.* Beide Kerne enthalten die Perikaryen des 2. Neuron der Hörbahn. Die Fasern aus dem *vorderen Kochleariskern* kreuzen großenteils im *Trapezkörper, Corpus trapezoideum,* zur Gegenseite und steigen als *laterale Schleife, Lemniscus lateralis,* zum *Colliculus inferior* im Tectum mesencephalicum auf. Ein geringer Faseranteil bleibt ungekreuzt und tritt in den Lemniscus lateralis derselben Seite ein.

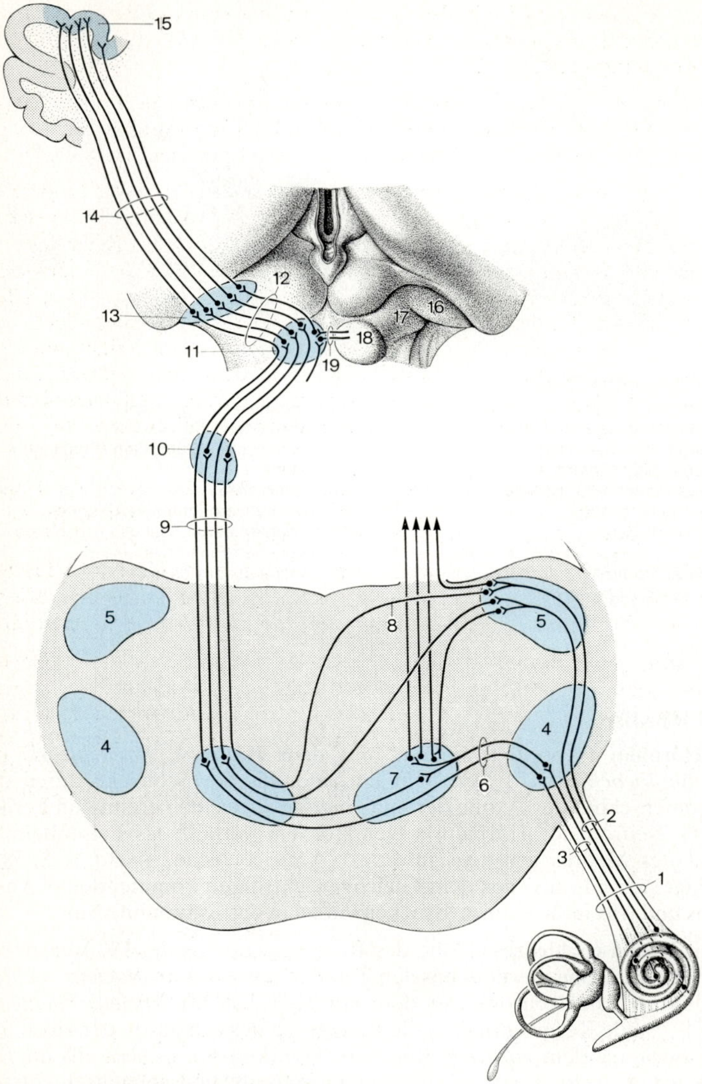

169 Schematische Darstellung der Hörbahn

gehören nicht zur Hörbahn (1993 Fr. Meyer, Prof. Fröhl)

Ein Teil der Neurone wird im Verlauf dieser Faserbahn in Zwischenkernen, *Nuclei corporis trapezoidei, Nucleus lemnisci lateralis,* bereits auf das 3. Neuron umgeschaltet.

Die Fasern des 2. Neuron aus dem *hinteren Kochleariskern* kreuzen (als *Striae medullares ventriculi quarti)* die Mittellinie unmittelbar unter dem Boden des IV. Ventrikels und schließen sich dem Lemniscus lateralis an.

In den *Trapezkörper* ist beiderseits ein *vorderer* und ein *hinterer Trapezkörperkern, Nucleus corporis trapezoidei anterior* bzw. *posterior,* eingelassen. Dorsal vom Trapezkörper und medial von seinem dorsalen Kern liegt der *Nucleus olivaris superior* (obere Olive). Ein Teil der Kochleariskern-Neurone endet in diesen Kernen. Von den Trapezkörperkernen und vor allem von der oberen Olive gehen Reflexbahnen zu den Augenmuskelkernen (Blickwendung bei akustischem Reiz), zum motorischen Trigeminuskern und zum Fazialiskern (Innervation der Mittelohrmuskeln). *Efferente* inhibitorische Nervenfasern aus den Trapezkörperkernen, die an Haarzellen des Cortischen Organs enden, dienen hauptsächlich der Frequenzdiskrimination.

Der *Nucleus corporis trapezoidei anterior* liegt an der lateralen Grenze des Trapezkörpers nahe den Brückenfasern. Der *Nucleus corporis tapezoidei posterior* ist weiter lateral und dorsal im Boden der Rautengrube lokalisiert.

Im **Colliculus inferior** beginnt das 3. oder 4. Neuron der Hörbahn, das zum *Corpus geniculatum mediale* zieht. Reflexbahnen gehen zu den oberen Hügeln des Tectum (akustisch-optische Verbindungen) und zum Kleinhirn.

Im **Corpus geniculatum mediale** beginnt mit dem letzten Neuron der Hörbahn die *Hörstrahlung,* sie verläuft basal am Thalamus vorbei und durch die innere Kapsel zur *Hörrinde* im *Schläfenlappen* (Heschlsche Querwindungen, Wernickesches Zentrum →S. 368). Der Hauptteil der Hörbahn eines Ohrs zieht also, wie die Faserverteilung aus den Kochleariskernen zeigt, zur Rinde der kontralateralen, ein geringer Teil zur Rinde der ipsilateralen Hemisphäre.

◄ 1 N. cochlearis des N. vestibulocochlearis
2 Axone aus dem basalen Teil des Ductus cochlearis (1. Neuron)
3 Axone aus dem apikalen Bereich des Ductus cochlearis (1. Neuron)
4 Nucleus cochlearis anterior
5 Nucleus cochlearis posterior
6 Fasern des 2. Neuron zum Corpus trapezoideum
7 Nuclei corporis trapezoidei posterior und anterior
8 Striae medullares ventriculi quarti
9 Lemniscus lateralis (2. und 3. Neuron)
10 Nucleus lemnisci lateralis
11 Nucleus colliculi inferioris
12 Axone des 3. oder 4. Neuron im Brachium colliculi inferioris
13 Nucleus geniculatus medialis
14 Hörstrahlung (Axone des 4. oder 5. Neuron)
15 akustisches Primärgebiet: Gyri temporales transversi
16 Corpus geniculatum mediale
17 Brachium colliculi inferioris
18 Colliculus inferior
19 Commissura colliculorum inferiorum

c) Gleichgewichtsorgan

Im **Gleichgewichtsorgan** (Abb. **165,** S. 420, u. **166**) ist das mit *Endolymphe gefüllte häutige Gangsystem* in zwei sackartige Erweiterungen, *Sacculus* und *Utriculus,* und in drei vom Utriculus abgehende *Bogengänge* gegliedert, von denen jeder mit einem ampullär erweiterten Schenkel beginnt. Die einzelnen Rezeptorfelder des Gleichgewichtsorgans sind auf die Wand der insgesamt fünf Erweiterungen verteilt, Sacculus und Utriculus besitzen je eine *Macula,* die drei Bogengangsampullen je eine *Crista ampullaris.*

Das endolymphatische Gangsystem liegt exzentrisch im *Perilymphraum,* der beim Gleichgewichtsorgan von sehr lockerem Bindegewebe ausgefüllt wird.

Der **Sacculus,** ein etwa 3 mm großes rundliches Bläschen, hängt mit dem Schneckengang durch den *Ductus reuniens* zusammen und ist mit dem Utriculus durch den *Ductus utriculosaccularis* verbunden.

Vom Ductus utriculosaccularis zweigt ein weiterer Gang ab, *Ductus endolymphaticus,* der mit einer blasenförmigen Erweiterung, *Saccus endolymphaticus,* unter der Dura an der Hinterfläche der Felsenbeinpyramide blind endet. Ductus und Saccus endolymphaticus dienen dem Druckausgleich im häutigen Labyrinth.

Vom **Utriculus,** einem ovalen, im Durchmesser etwa 3 mm großen Säckchen, gehen die Bogengänge ab.

Die drei **Bogengänge,** *Ductus semicirculares,* liegen in Knochenkanälen, *Canales semicirculares,* und bilden je etwa zwei Drittel eines Kreisbogens. Die Kreisbogen sind in den drei zueinander senkrechten Ebenen einer rechtwinkligen Raumecke angeordnet, deren Spitze zur Mitte zeigt und die nach der Seite zu offen ist.

Die Ebenen stimmen aber nicht mit den Hauptebenen des Körpers überein, vielmehr bilden vordere und hintere „Wand" der Raumecke jeweils einen Winkel von etwa 45° mit der Medianebene des Körpers, während der „Boden" annähernd in einer Transversalebene liegt.

Der vordere Bogengang steht vertikal in der Ebene der vorderen „Wand", der hintere Bogengang in der Ebene der hinteren „Wand", der seitliche Bogengang liegt horizontal in der Ebene des „Bodens" dieser Raumecke.

Der *vordere Bogengang, Ductus semicircularis anterior,* entspringt mit dem vorderen, am Abgang zur *Ampulla membranacea anterior* verdickten Schenkel, *Crus membranaceum ampullare,* direkt aus dem Utriculus. Sein hinterer Schenkel geht mit dem vorderen Schenkel des hinteren Bogengangs als *Crus membranaceum commune* gemeinsam aus dem Utriculus ab.

Am *hinteren Bogengang, Ductus semicircularis posterior,* ist der hintere Schenkel, *Crus membranaceum ampullare,* nahe am Abgang zur *Ampulla membranacea posterior* erweitert.

Am *seitlichen Bogengang, Ductus semicircularis lateralis,* liegt das erweiterte *Crus membranaceum ampullare* vorn und beginnt mit der *Ampulla membranacea lateralis,* der hintere Schenkel geht dagegen ohne Erweiterung als *Crus membranaceum simplex* allein aus dem Utriculus hervor.

Die Rezeptorfelder, *Maculae* und *Cristae ampullares,* repräsentieren unterschiedliche Qualitäten des Gleichgewichtssinns und sind entsprechend unterschiedlich gebaut. Über die *Maculae* wird *Linearbeschleunigung,* über die *Cristae Drehbeschleunigung* wahrgenommen.

Die *Macula* ist jeweils ein flaches, nur wenig über das Niveau der Wand erhabenes längliches Feld. Die *Macula sacculi* ist vertikal gerichtet und etwa 1,5 mm breit. Die *Macula utriculi* liegt horizontal im Boden des Utriculus und mißt etwa 2 × 3 mm.

Die *Maculae* sind aus einem Verband von Sinneszellen und Stützzellen aufgebaut und von einer gallertigen Membran bedeckt. Das Sinneshaar der Sinneszellen ragt in die Membran. Bis 15 µm große Kalkkonkremente, *Statoconia,* sind in die Statokonienmembran eingelagert und üben bei Verlagerung entsprechend der Schwerkraft einen Reiz auf die Sinneshärchen aus.

Jede *Crista ampullaris,* eine halbmondförmig in das Lumen der Ampullen vorspringende Leiste, besitzt einen bindegewebigen Kern. Dieser ist von einem Verband von Sinneszellen und Stützzellen bedeckt. Die Sinneshaare der Sinneszellen stecken in feinen Kanälchen einer Gallertmasse, der *Cupula ampullaris.* Die Cupula ragt wie eine Schwingtür in die Ampulla und wird bei Drehbewegungen in der Ebene des betreffenden Bogengangs mit der trägen Endolymphe bewegt. Die damit verbundene Ablenkung der Sinneshaare wird von den Sinneszellen als Reiz wahrgenommen.

Die Erregungen der Sinneszellen in Maculae und Cristae ampullares werden synaptisch auf den dendritischen Fortsatz des ersten afferenten Neuron übertragen. Die Perikaryen der bipolaren Neurone bilden das *Ganglion vestibulare,* das in zwei Portionen nahe dem Boden des Meatus acusticus internus liegt.

Der **Gleichgewichtsnerv,** *N. vestibularis* des *N. vestibulocochlearis,* entsteht aus den gebündelten Axonen der im Ganglion vestibulare vereinigten Perikaryen (1. Neuron der Vestibularisbahn) bei ihrem Austritt aus dem Felsenbein im Grunde des Meatus acusticus internus (Areae vestibulares superior und inferior, →Bd. 1, S. 585). Nach Vereinigung des N. vestibularis mit dem N. cochlearis treten die Vestibularisfasern im *N. vestibulocochlearis* in das Rautenhirn ein und enden an den *Vestibulariskernen, Nuclei vestibulares* (Abb. **103,** S. 292).

Die Rezeptorfelder des Gleichgewichtsorgans sind vorwiegend bestimmten Vestibulariskernen zugeordnet. Erregungen entsenden
- die *Cristae ampullares* zu den *Nuclei vestibulares superior* und *medialis,*
- die *Macula sacculi* zum *Nucleus vestibularis inferior,*
- die *Macula utriculi* zum *Nucleus vestibularis medialis* und zum medialen Anteil des *Nucleus vestibularis inferior.*

Weitere Afferenzen zu den Vestibulariskernen und Efferenzen aus diesen (Verbindungen zum Rückenmark, zum Kleinhirn und zu den Augenmuskelkernen) → S. 286 ff.

Afferenzen aus dem Gleichgewichtsorgan werden reflektorisch beantwortet, eine direkte „Bewußtseinsbahn" des Vestibularissystems zur Großhirnrinde besteht nicht.

d) Gefäße des Innenohrs

Die **A. labyrinthi(nae)** (Bd. 1, Abb. **239,** S. 628), ein dünner, langer Ast der A. basilaris, häufig auch der A. inferior anterior cerebelli, versorgt als einzige Arterie das gesamte Innenohr. Die Arterie tritt mit dem N. vestibulocochlearis durch Porus und Meatus acusticus internus in das Felsenbein und verzweigt sich in Äste für das Gleichgewichts- und das Hörorgan.

Durchblutungsstörungen der A. labyrinthi spielen in Pathologie und Klinik des Innenohrs eine wichtige Rolle.

Die **Vv. labyrinthales(-thinae)** erhalten Zuflüsse aus dem gesamten häutigen Labyrinth, verlassen das Felsenbein über den Meatus acusticus internus und münden in den Sinus petrosus inferior oder direkt in die V. jugularis interna.

Lymphbahnen und **regionäre Lymphknoten** des Innenohrs sind nicht sicher bekannt.

20. Systematik der Muskeln und Leitungsbahnen

A. Systematik der quergestreiften Muskeln

(Sofern nicht anders angegeben, beziehen sich alle Seitenverweise auf **Bd. 1.** Abkürzungen: *I* = Innervation [Segmentbezug, modifiziert nach *Hansen* und *Schliack*]; *o* = Origo = Ursprung; *i* = Insertio = Ansatz; *F* = Funktion in Stichworten)

1. Muskulatur der oberen Extremität
   a) Schultergürtelmuskulatur: Dorsal gelegene Muskeln
      M. trapezius (→ S. 192)
      - *I:* N. accessorius, Rr. anteriores der Nn. cervicales (II,) III und IV [$C_{(2)\,3,\,4}$]
      - *o:* Linea nuchalis suprema (oder superior), Protuberantia occipitalis externa, Lig. nuchae, Procc. spinosi des 1. – 11.(12.) Brustwirbels, Lig. supraspinale
      - *i:* Clavicula (laterales Drittel), Acromion, Spina scapulae
      - *F:* Gesamtmuskel (oder Pars descendens gemeinsam mit der Pars ascendens) dreht die Scapula so, daß der Angulus inferior nach lateral geschwenkt wird und die Cavitas glenoidalis nach lateral-kranial blickt

(Voraussetzung für die Erhebung des Arms über die Horizontale). Die Pars descendens zieht die Scapula nach kranial und etwas nach medial, dreht dabei den Angulus lateralis etwas nach medial-kranial, wirkt einem abwärts gerichteten Zug des Arms entgegen (Koffertragen). Bei fixiertem Schultergürtel dreht die Pars descendens Kopf und Halswirbelsäule nach der Gegenseite, bei beidseitiger Kontraktion wird die Halswirbelsäule gestreckt. Die Pars transversa adduziert die Scapula, die Pars ascendens zieht sie nach medial-kaudal

M. levator scapulae (→ S. 194)
- *I:* N. dorsalis scapulae, Rr. anteriores der Nn. cervicales III–V [C_{3-5}]
- *o:* Tubercula posteriora der Querfortsätze des 1.–4. Halswirbels
- *i:* Margo medialis scapulae (kranial der Spina scapulae)
- *F:* zieht die Scapula nach medial-kranial, streckt bei festgestelltem Schultergürtel die Halswirbelsäule

M. rhomboideus (→ S. 194)
- *I:* N. dorsalis scapulae [$C_{4,5}$]
- *o:* Procc. spinosi des 5.(6.) Hals- bis 4. Brustwirbels, Ligg. nuchae und supraspinale
- *i:* Margo medialis scapulae (kaudal der Spina scapulae)
- *F:* zieht die Scapula nach medial-kranial, dreht den Angulus inferior nach medial, fixiert gemeinsam mit dem M. serratus anterior die Scapula am Thorax

M. serratus anterior (→ S. 194)
- *I:* N. thoracicus longus [$C_{5-7(8)}$]
- *o:* 1.–8.(9.) Rippe
- *i:* Margo medialis scapulae (Unterfläche), Angulus superior und Angulus inferior scapulae
- *F:* Gesamtmuskel schiebt die Scapula auf dem Thorax lateral- und ventralwärts, hält sie gemeinsam mit dem M. rhomboideus an der Brustwand. Die Pars inferior dreht den Angulus inferior nach lateral-kranial, so daß die Cavitas glenoidalis schräg nach oben blickt (Voraussetzung für die Elevation des Arms). Bei festgestelltem Schultergürtel können die aufsteigenden kaudalen Zacken die Rippen heben (Inspiration)

Schultergürtelmuskulatur: Ventral gelegene Muskeln

M. subclavius (→ S. 196)
- *I:* N. subclavius [$C_{(4)5,6}$]
- *o:* 1. Rippe (Knochen-Knorpel-Grenze)
- *i:* Clavicula (laterales Drittel der Unterfläche)
- *F:* zieht die Clavicula gegen das Sternum, leistet somit Widerstand gegen einen am Schultergürtel angreifenden, nach außen gerichteten Zug, kann sie nur geringfügig senken. Schutzpolster für die Vasa subclavia

b) Schultermuskulatur: Dorsale Gruppe

M. supraspinatus (→ S. 205)
- *I:* N. suprascapularis [C_{4-6}]
- *o:* Fossa supraspinata, Fascia supraspinata
- *i:* Tuberculum majus humeri (vordere Facette), Kapsel des Schultergelenks
- *F:* unterstützt den M. deltoideus bei der Abduktion des Oberarms, rotiert aus der Normalstellung geringfügig auswärts, bei antevertiertem Arm etwas einwärts, wirkt als Kapselspanner

M. infraspinatus (→ S. 206)
I: N. suprascapularis [C_{4-6}]
o: Fossa infraspinata, Fascia infraspinata
i: Tuberculum majus humeri (mittlere Facette), Kapsel des Schultergelenks
F: wichtigster Außenrotator des Schultergelenks, spannt die Gelenkkapsel. Bei seitwärts erhobenem Arm kann sich der M. supraspinatus an der Abduktion beteiligen, bei herabhängendem Arm ist der M. infraspinatus ein schwacher Adduktor

M. teres minor (→ S. 206)
I: N. axillaris [$C_{5,6}$]
o: Margo lateralis scapulae
i: Tuberculum majus humeri (hintere Facette), Kapsel des Schultergelenks
F: rotiert im Schultergelenk auswärts, spannt die Gelenkkapsel, kann bei der Abduktion des Oberarms mitwirken

M. deltoideus (→ S. 206)
I: N. axillaris [C_{4-6}]
o: Clavicula (laterales Drittel), Acromion, Spina scapulae (Unterrand)
i: Tuberositas deltoidea
F: Die Pars acromialis abduziert den Oberarm, hilft in Normalstellung mit, die Last des Arms zu tragen. Bei herabhängendem Arm wirkt der Schlüsselbeinteil des M. deltoideus als schwacher Innenrotator, der Grätenteil als schwacher Außenkreisler, können beide Muskelteile bei der Adduktion des Arms mithelfen. Bei über 60° abduziertem Arm unterstützen sie die Pars acromialis bei der Abduktion. Gemeinsam mit der Pars acromialis führt der Schlüsselbeinteil den Arm nach vorn (Anteversion), der Grätenteil den Arm nach hinten (Retroversion)

M. subscapularis (→ S. 206)
I: N. subscapularis [$C_{5,6(7,8)}$]
o: Fossa subscapularis
i: Tuberculum minus humeri, Kapsel des Schultergelenks
F: wichtigster Innenrotator des Schultergelenks, spannt die Gelenkkapsel, hilft bei der Adduktion des Oberarms mit

M. teres major (→ S. 206)
I: N. subscapularis, gelegentlich auch N. thoracodorsalis [$C_{5-7(8)}$]
o: Angulus inferior scapulae
i: mediales Feld des Sulcus intertubercularis, angrenzend an die Crista tuberculi minoris humeri
F: adduziert den Arm, führt ihn nach hinten (Retroversion) und wirkt bei der Innenrotation mit

M. latissimus dorsi (→ S. 208)
I: N. thoracodorsalis [C_{6-8}]
o: Procc. spinosi des 7.–12. Brustwirbels und Lig. supraspinale, Procc. spinosi des 1.–5. Lendenwirbels und Fascia thoracolumbalis, Os sacrum (Facies dorsalis), Crista iliaca (dorsales Drittel), (9.)10.–12. Rippe, häufig auch Ursprungszacke vom Angulus inferior scapulae
i: Boden des Sulcus intertubercularis (angrenzend an das Insertionsareal des M. teres major)

F: adduziert den Arm, rotiert einwärts und beteiligt sich an der Retroversion. Bei fixiertem Arm kann der Muskel den Rumpf an den Arm heranziehen (Treppensteigen, Klettern) sowie mit der lateralen Randpartie die Brustkyphose verstärken, d. h. als zusätzlicher Exspirationsmuskel wirken

Schultermuskulatur: Ventrale Gruppe

M. pectoralis major (→ S. 208)

I: Nn. pectorales medialis und lateralis [C_{5-8}]

o: *Pars clavicularis:* Clavicula (sternale Hälfte); *Pars sternocostalis:* Sternum, (1.) 2.–7. Rippenknorpel; *Pars abdominalis:* vorderes Blatt der Rektusscheide

i: Crista tuberculi majoris humeri (Pars clavicularis distal, Pars abdominalis proximal)

F: adduziert den Arm (besonders kraftvoll aus der Elevationsstellung), rotiert ihn einwärts. Die Pars clavicularis wirkt bei der Anteversion mit, die Pars abdominalis kann die Schulter senken. Bei fixiertem Arm versucht der Gesamtmuskel, den Rumpf an den Arm heranzuziehen (Treppensteigen, Klettern), die Pars sternocostalis kann die Rippen heben (zusätzlicher Inspirationsmuskel)

M. sternalis (→ S. 209)

Bei Europäern in knapp 5 % der Fälle auftretender, in Form, Ausdehnung und Innervation variabler Muskel längs des Sternalrands (auf der Fascia pectoralis), der meist von Ästen der Nn. pectorales oder intercostales versorgt wird

M. pectoralis minor (→ S. 209)

I: Nn. pectorales medialis und lateralis [C_{6-8} (Th_1)]

o: (2.) 3.–5. Rippe (lateral der Knochen-Knorpel-Grenze)

i: Proc. coracoideus

F: kann die Scapula senken, nach vorn kippen und den nach ventrolateral gedrehten Angulus inferior zurückschwenken. Bei festgestelltem Schultergürtel wirkt der Muskel als Rippenheber (zusätzlicher Inspirationsmuskel)

M. coracobrachialis (→ S. 209)

I: N. musculocutaneus [$C_{6,7}$]

o: Proc. coracoideus

i: Humerus (Facies anterior medialis, etwas proximal von und in Höhe der Tuberositas deltoidea)

F: Haltemuskel, der den Kontakt der Gelenkflächen im Schultergelenk sichert und den Arm in die Normalstellung zurückzuführen hilft. Außerdem wirkt er bei der Anteversion mit

c) Oberarmmuskulatur: Extensorengruppe

M. triceps brachii (→ S. 224)

I: N. radialis [C_{6-8}]

o: *Caput longum:* Tuberculum infraglenoidale scapulae; *Caput mediale:* Facies posterior humeri (medial und distal vom Sulcus (nervi) radialis); *Caput laterale:* Facies posterior humeri (lateral und proximal vom Sulcus (nervi) radialis)

i: Olecranon, als **M. articularis cubiti** abgrenzbare tiefe Fasern an der Kapsel des Ellenbogengelenks

F: Gesamtmuskel streckt das Ellenbogengelenk. Das Caput longum kann den nach vorn erhobenen Arm nach hinten ziehen sowie bei der Adduktion im Schultergelenk mitwirken

M. anconaeus (→ S. 226)

I: N. radialis [$C_{7,8}$]

o: Epicondylus lateralis humeri, Kapsel des Ellenbogengelenks, Lig. collaterale radiale

i: Facies posterior ulnae (proximales Viertel)

F: hilft bei der Streckung im Ellenbogengelenk mit, wirkt Einklemmung der Gelenkkapsel entgegen

Oberarmmuskulatur: Flexorengruppe

M. biceps brachii (→ S. 226)

I: N. musculocutaneus [$C_{5,6}$]

o: *Caput longum:* Tuberculum supraglenoidale scapulae; *Caput breve:* Proc. coracoideus

i: Tuberositas radii, Fascia antebrachii (über die Aponeurosis musculi bicipitis brachii)

F: Gesamtmuskel supiniert den Unterarm und beugt im Ellenbogengelenk. Das Caput longum hilft bei der Abduktion, das Caput breve bei der Adduktion im Schultergelenk mit

M. brachialis (→ S. 226)

I: N. musculocutaneus [$C_{5,6}$]

o: Facies anteriores medialis und lateralis humeri (distal der Tuberositas deltoidea)

i: Tuberositas ulnae

F: beugt im Ellenbogengelenk

d) Unterarmmuskulatur: Radiale Muskelgruppe

M. brachioradialis (→ S. 246)

I: N. radialis [$C_{5,6\,(7)}$]

o: Margo lateralis humeri (proximal vom Epicondylus lateralis), Septum intermusculare brachii laterale

i: Proc. styloideus radii

F: beugt im Ellenbogengelenk, kann (bei möglichst gestrecktem Unterarm) aus der Pronationsstellung geringgradig supinieren, (bei gebeugtem Arm) aus der Supinationsstellung bis zur Mittelstellung pronieren

M. extensor carpi radialis longus (→ S. 246)

I: N. radialis [$C_{(5)\,6,7}$]

o: Margo lateralis humeri (distal vom Ursprung des M. brachioradialis), Septum intermusculare brachii laterale

i: Os metacarpale II (Basis)

F: wirkt bei der Beugung des Ellenbogengelenks und bei der Dorsalflexion (Extension) der Hand mit, abduziert die Hand (gemeinsam mit dem M. flexor carpi radialis) nach radial. Bei gebeugtem Unterarm kann er aus äußerster Supinationsstellung etwas pronieren

M. extensor carpi radialis brevis (→ S. 246)

I: R. profundus nervi radialis [$C_{(5)\,6,7}$]

o: Epicondylus lateralis humeri, Lig. anulare radii

i: Os metacarpale III (Proc. styloideus)

F: flektiert die Hand dorsalwärts (Extension). Die Mitwirkung an der Beugung im Ellenbogengelenk ist unerheblich, an der Radialabduktion der Hand gering

Unterarmmuskulatur: Extensorengruppe im engeren Sinne

M. extensor carpi ulnaris (→ S. 246)
- *I:* R. profundus nervi radialis [$C_{(6)\,7,\,8}$]
- *o:* *Caput humerale:* Epicondylus lateralis humeri, Lig. collaterale radiale; *Caput ulnare:* Facies posterior ulnae, Fascia antebrachii
- *i:* Os metacarpale V (Basis)
- *F:* wirkt bei der Dorsalflexion (Extension), vor allem bei der Ulnarabduktion der Hand mit, spannt sich bei der Radialabduktion des Daumens reflektorisch an und verhindert die Radialabduktion der Hand

M. extensor digitorum (→ S. 248)
- *I:* R. profundus nervi radialis [C_{6-8}]
- *o:* Epicondylus lateralis humeri, Ligg. collaterale radiale und anulare radii, Fascia antebrachii
- *i:* Dorsalaponeurosen des 2.–5. Fingers
- *F:* streckt Hand- und Fingergelenke, spreizt die geschlossenen und adduziert die gespreizten Finger auf eine Mittelstellung

M. extensor digiti minimi (→ S. 248)
- *I:* R. profundus nervi radialis [$C_{(6)\,7,\,8}$]
- *o:* gleicher Ursprung wie der M. extensor digitorum, nur durch ein Sehnenblatt getrennt
- *i:* Dorsalaponeurose des 5. Fingers
- *F:* streckt den 5. Finger

M. supinator (→ S. 248)
- *I:* R. profundus nervi radialis [$C_{5,\,6\,(7)}$]
- *o:* Epicondylus lateralis humeri, Ligg. collaterale radiale und anulare radii, Crista musculi supinatoris ulnae
- *i:* Facies anterior radii (zwischen Tuberositas radii und Insertionsfeld des M. pronator teres)
- *F:* supiniert – unabhängig von der Stellung des Ellenbogengelenks – in den Radioulnargelenken

M. abductor pollicis longus (→ S. 248)
- *I:* R. profundus nervi radialis [C_{6-8}]
- *o:* Facies posterior radii, Membrana interossea antebrachii (jeweils 2. und 3. Viertel), Facies posterior ulnae (nahe Margo interosseus)
- *i:* Os metacarpale I (Basis)
- *F:* abduziert die Hand und den Daumen nach radial, reponiert den opponierten Daumen, beugt etwas in den Handgelenken

M. extensor pollicis brevis (→ S. 248)
- *I:* R. profundus nervi radialis [C_{6-8}]
- *o:* Facies posterior radii, Membrana interossea antebrachii (distal an den M. abductor pollicis longus anschließend)
- *i:* Grundphalanx des Daumens (Basis)
- *F:* abduziert radialwärts in den Handgelenken und im Karpometakarpalgelenk I, wirkt bei der Reposition des Daumens mit, streckt im Daumengrundgelenk

M. extensor pollicis longus (→ S. 249)
I: R. profundus nervi radialis [C_{6-8}]
o: Facies posterior ulnae (distal vom M. abductor pollicis longus), Membrana interossea antebrachii (distales Viertel)
i: Endphalanx des Daumens
F: streckt den Daumen und adduziert ihn zum Zeigefinger, wirkt bei der Reposition des opponierten Daumens mit. Sein Beitrag zu Dorsalflexion und Radialabduktion der Hand ist gering

M. extensor indicis (→ S. 249)
I: R. profundus nervi radialis [C_{6-8}]
o: Facies posterior ulnae (distales Viertel)
i: Dorsalaponeurose des Zeigefingers
F: streckt den Zeigefinger und hilft bei der Dorsalflexion (Extension) der Hand mit

Unterarmmuskulatur: Flexorengruppe

M. pronator teres (→ S. 250)
I: N. medianus, gelegentlich zusätzlich über den N. musculocutaneus [$C_{6,7}$]
o: *Caput humerale:* Epicondylus medialis humeri, Septum intermusculare brachii mediale; *Caput ulnare:* Facies medialis ulnae (zwischen Proc. coronoideus und Tuberositas ulnae)
i: Facies lateralis radii (mittleres Drittel)
F: beugt im Ellenbogengelenk und wirkt (bei gebeugtem Unterarm) als kräftiger Pronator

M. flexor carpi radialis (→ S. 250)
I: N. medianus [C_{6-8}]
o: Epicondylus medialis humeri, Fascia antebrachii
i: Os metacarpale II (und oft auch III) (Basis)
F: beugt die Hand und abduziert sie (zusammen mit dem M. extensor carpi radialis longus) radialwärts, proniert den Unterarm (besonders wirkungsvoll bei gestrecktem Ellenbogengelenk)

M. flexor carpi ulnaris (→ S. 252)
I: N. ulnaris [$C_{7,8}$, Th_1]
o: *Caput humerale:* Epicondylus medialis humeri, Septum intermusculare brachii mediale; *Caput ulnare:* Olecranon, Margo posterior ulnae (1. und 2. Drittel), Fascia antebrachii
i: Os pisiforme, mittels Lig. pisohamatum am Os hamatum, mittels Lig. pisometacarpale am Os metacarpale V
F: beugt die Hand und abduziert sie (gemeinsam mit dem M. extensor carpi ulnaris) ulnarwärts

M. palmaris longus (→ S. 253)
I: N. medianus [$C_{7,8}$ (Th_1)]
o: Epicondylus medialis humeri, Fascia antebrachii
i: Palmaraponeurose
F: der (in etwa 20 % der Fälle fehlende) Muskel spannt die Palmaraponeurose und hilft bei der Palmarflexion der Hand mit

M. flexor digitorum superficialis (→ S. 253)
I: N. medianus [$C_{7,8}$, Th_1]
o: *Caput humeroulnare:* Epicondylus medialis humeri, Proc. coronoideus ulnae; *Caput radiale:* Facies anterior radii (distal vom Ansatz des M. pronator teres)

i: Mittelphalangen des 2.–5. Fingers (Basis)
F: beugt in den Handgelenken sowie in Grund- und Mittelgelenken des 2.–5. Fingers. Die Beugewirkung im Ellenbogengelenk ist nur unbedeutend

M. flexor digitorum profundus (→S. 254)
I: N. interosseus [antebrachii] anterior (N. medianus) (radialer Anteil des Muskels), N. ulnaris (ulnarer Anteil) [$C_{7,8}$, Th_1]
o: Facies anterior und medialis ulnae (1. und 2. Drittel), Membrana interossea antebrachii (proximale Hälfte), Fascia antebrachii
i: Endphalangen des 2.–5. Fingers (Basis)
F: beugt in den Handgelenken und allen Gelenken des 2.–5. Fingers

M. flexor pollicis longus (→S. 254)
I: N. interosseus [antebrachii] anterior (N. medianus) [C_{6-8}]
o: Facies anterior radii (von der Tuberositas radii bis zum proximalen Rand des M. pronator quadratus)
i: Endphalanx des Daumens (Basis)
F: beugt die Hand und beide Daumenglieder, kann die Hand geringgradig nach radial abduzieren und wirkt bei der Opposition des Daumens mit

M. pronator quadratus (→S. 254)
I: N. interosseus [antebrachii] anterior (N. medianus) [C_{6-8} (Th_1)]
o: Facies anterior ulnae (distales Viertel)
i: Facies anterior radii (distales Viertel)
F: proniert den Unterarm, unabhängig von der Stellung des Ellenbogengelenks

e) Handmuskulatur: Muskeln des Daumenballens

M. abductor pollicis brevis (→S. 279)
I: N. medianus [$C_{(6)\,7}$]
o: Retinaculum flexorum, Tuberculum ossis scaphoidei
i: radiales Sesambein in der Kapsel des Daumengrundgelenks, Grundphalanx (radialer Rand der Basis) und Dorsalaponeurose des Daumens
F: abduziert und beugt im Karpometakarpalgelenk I, dreht dabei das Os metacarpale I radialwärts, kann (über die Dorsalaponeurose) im Grundgelenk beugen und im Endgelenk strecken

M. opponens pollicis (→S. 279)
I: N. medianus [$C_{6,7}$]
o: Retinaculum flexorum, Tuberculum ossis trapezii
i: Os metacarpale I (Radialseite)
F: adduziert und opponiert den Daumen, wobei das Os metacarpale I ulnarwärts gekreiselt wird

M. flexor pollicis brevis (→S. 279)
I: N. medianus (Caput superficiale), R. profundus nervi ulnaris (Caput profundum) [$C_{6,7}$]
o: *Caput superficiale:* Retinaculum flexorum; *Caput profundum:* Ossa trapezium, trapezoideum, capitatum und metacarpale I (Basis)
i: radiales Sesambein in der Kapsel des Daumengrundgelenks, Grundphalanx (radialer Rand der Basis) und Dorsalaponeurose des Daumens
F: opponiert im Karpometakarpalgelenk I, beugt im Grundgelenk des Daumens und hilft bei der Streckung der Endphalanx mit. Je nach Ausgangsstellung kann der oberflächliche Kopf den Daumen abduzieren, der tiefe Kopf adduzieren

M. adductor pollicis (→ S. 279)
- *I:* R. profundus nervi ulnaris [C_8, Th_1]
- *o:* *Caput obliquum:* Ossa capitatum und metacarpale II (Basis), Lig. carpi radiatum; *Caput transversum:* Os metacarpale III (Plantarfläche)
- *i:* ulnares Sesambein in der Kapsel des Daumengrundgelenks, Grundphalanx (ulnarer Rand der Basis) und Dorsalaponeurose des Daumens
- *F:* adduziert den Daumen an den Zeigefinger, opponiert ihn und hilft bei der Beugung im Grundgelenk, (über die Dorsalaponeurose) bei der Streckung im Endgelenk des Daumens mit

Handmuskulatur: Muskeln des Kleinfingerballens

M. palmaris brevis (→ S. 281)
- *I:* R. superficialis nervi ulnaris [C_8, Th_1]
- *o:* Palmaraponeurose (Ulnarrand)
- *i:* Haut des Kleinfingerballens
- *F:* festigt den Fettkörper des Kleinfingerballens und schützt Vasa ulnaria und N. ulnaris

M. abductor digiti minimi (→ S. 281)
- *I:* R. profundus nervi ulnaris [$C_{(7)\,8}$, Th_1]
- *o:* Os pisiforme, Lig. pisohamatum, Retinaculum flexorum
- *i:* Grundphalanx (Ulnarrand der Basis) und Dorsalaponeurose des 5. Fingers
- *F:* abduziert den 5. Finger (bei gestrecktem Grundgelenk), beugt die Grundphalanx, hilft (über die Dorsalaponeurose) bei der Streckung von Mittel- und Endgelenk des 5. Fingers

M. flexor digiti minimi brevis (→ S. 281)
- *I:* R. profundus nervi ulnaris [$C_{(7)\,8}$, Th_1]
- *o:* Hamulus ossis hamati, Retinaculum flexorum
- *i:* Grundphalanx (Palmarfläche der Basis) und Dorsalaponeurose des 5. Fingers
- *F:* beugt 5. Finger im Grundgelenk, streckt (über die Dorsalaponeurose) Mittel- und Endphalanx

M. opponens digiti minimi (→ S. 281)
- *I:* R. profundus nervi ulnaris [$C_{(7)\,8}$ (Th_1)]
- *o:* Hamulus ossis hamati, Retinaculum flexorum
- *i:* Os metacarpale V (Ulnarrand)
- *F:* hebt den 5. Mittelhandknochen palmarwärts an und vertieft so die Wölbung der Hohlhand (Wasserschöpfen)

Handmuskulatur: Muskeln der mittleren Kammer

Mm. lumbricales (→ S. 281)
- *I:* N. medianus (I, II), N. ulnaris (III, IV) [C_8, Th_1]
- *o:* Sehnen des M. flexor digitorum profundus (radiale Seite)
- *i:* Dorsalaponeurosen des 2.–5. Fingers
- *F:* beugen die Grundphalangen, strecken in Mittel- und Endgelenken des 2.–5. Fingers

Mm. interossei palmares (→ S. 283)
- *I:* R. profundus nervi ulnaris [C_8, Th_1]
- *o:* Os metacarpale II (Ulnarseite), Ossa metacarpi IV und V (Radialseite)
- *i:* Dorsalaponeurosen des 2., 4. und 5. Fingers (I: von radial; II, III: von ulnar)

F: beugen den 2., 4. und 5. Finger jeweils im Grundgelenk, strecken in den Mittel- und Endgelenken, adduzieren den betreffenden Finger zur Mittelfingerachse hin (schließen die gespreizten Finger)

Mm. interossei dorsales (→ S. 284)

I: R. profundus nervi ulnaris [C_8, Th_1]

o: zweiköpfig, jeweils an den einander zugewandten Seitenflächen der Ossa metacarpi I/II, II/III, III/IV und IV/V

i: Dorsalaponeurosen des 2.–4. Fingers (I, II: von radial; III, IV: von ulnar)

F: beugen den 2.–4. Finger jeweils im Grundgelenk, strecken in den Mittel- und Endgelenken, spreizen den 2.–4. Finger von der Mittelfingerachse weg

2. Muskulatur der unteren Extremität

a) Hüftmuskulatur: Innere Hüftmuskeln

M. iliopsoas (→ S. 327)

I: Rr. anteriores der Nn. lumbales I–IV, zum M. iliacus auch der N. femoralis [L_{1-4}]

o: *M. psoas major:* Seitenflächen des 12. Brust- und des 1.–4. Lendenwirbels, Procc. costales aller Lendenwirbel; *M. iliacus:* Fossa iliaca, Kapsel des Hüftgelenks (extrapelviner Kopf)

i: Trochanter minor

F: beugt kraftvoll im Hüftgelenk, beteiligt sich an der Adduktion des Oberschenkels und (je nach Ausgangsstellung, Grad der Femurtorsion und des Kollodiaphysenwinkels) an Außen- oder Innenrotation. Bei fixiertem Bein zieht der Muskel die Lendenwirbelsäule seitwärts (einseitige Kontraktion) oder neigt Becken und Lendenwirbelsäule nach vorn (beidseitige Kontraktion)

M. psoas minor (→ S. 329)

I: Rr. anteriores der Nn. lumbales I–III [L_{1-3}]

o: Seitenflächen des 12. Brust- und des 1. Lendenwirbels

i: Iliopsoasfaszie, Arcus iliopectineus, Eminentia iliopubica

F: Mitwirkung bei der Vorwärtsbeugung des Rumpfes unerheblich, Muskel fehlt in etwa der Hälfte der Fälle

Hüftmuskulatur: Äußere Hüftmuskeln

M. glutaeus maximus (→ S. 329)

I: N. glutaeus inferior [L_5, $S_{1,2}$]

o: Ala ossis ilii (hinter der Linea glutaealis posterior), Ossa sacrum und coccygis (jeweils Randbereich der Facies dorsalis), Lig. sacrotuberale, Fascia thoracolumbalis

i: Fascia lata, Tractus iliotibialis (kraniale Muskelportion); Tuberositas glutaealis, Septum intermusculare femoris laterale (kaudaler Muskelteil)

F: streckt im Hüftgelenk, verhindert bei festgestelltem Oberschenkel, daß das Becken nach vorn kippt. Der Muskel rotiert im Hüftgelenk auswärts und kann mit der kranialen Portion abduzieren, mit den kaudalen Faserbündeln adduzieren

M. glutaeus medius (→ S. 331)

I: N. glutaeus superior [$L_{4,5}$, S_1]

o: Ala ossis ilii (zwischen Crista iliaca, Linea glutaealis anterior und Linea glutaealis posterior)

i: Trochanter major (Außenfläche der Spitze)
F: abduziert den Oberschenkel und bewahrt – was bedeutsamer ist – zusammen mit dem M. glutaeus minimus das Becken in der Standbeinphase vor dem Absinken nach der Spielbeinseite. Vorderer Muskelteil beugt im Hüftgelenk und rotiert einwärts, hintere Faserbündel strecken (Ausbalancierung des Beckens auf den Schenkelköpfen) und drehen das Femur nach außen

M. glutaeus minimus (→ S. 331)
I: N. glutaeus superior [$L_{4,5}$, S_1]
o: Ala ossis ilii (zwischen Linea glutaealis anterior und Linea glutaealis inferior)
i: Trochanter major (laterale Kante der Vorderfläche)
F: abduziert den Oberschenkel und bewahrt (zusammen mit dem M. glutaeus medius) das Becken in der Standbeinphase vor dem Absinken zur Spielbeinseite. Vordere Faserzüge beugen im Hüftgelenk und rotieren einwärts, hintere Faserbündel strecken und kreiseln auswärts

M. tensor fasciae latae (→ S. 331)
I: N. glutaeus superior [$L_{4,5}$, S_1]
o: Spina iliaca anterior superior
i: Fascia lata, Condylus lateralis tibiae (über den Tractus iliotibialis)
F: spannt die Fascia lata, rotiert den Oberschenkel einwärts, abduziert bei gestrecktem Hüftgelenk, kann bei der Beugung mitwirken. Bei gestrecktem Kniegelenk hilft er, die Streckstellung zu fixieren, bei gebeugtem Knie wirkt er als schwacher Außenkreisler der Tibia

M. piriformis (→ S. 332)
I: N. musculi piriformis [L_5, $S_{1,2}$]
o: Facies pelvica ossis sacri (lateral und zwischen den Foramina sacralia anteriora)
i: Trochanter major (Innenfläche der Spitze)
F: kann (in Normalstellung) den Oberschenkel auswärts kreiseln, hilft bei der Abduktion und geringgradig bei der Retroversion. Bei festgestelltem Bein dreht er das Becken, so daß die Hüfte der Gegenseite nach hinten geführt wird

M. obturator internus und **Mm. gemelli** (→ S. 333)
I: N. musculi obturatoris interni (M. gemellus inferior vom N. musculi quadrati femoris), gelegentlich auch (seltener ausschließlich) über N. pudendus oder N. ischiadicus [L_5, $S_{1,2}$]
o: *M. obturator internus:* Membrana obturatoria (Innenfläche) und knöcherner Rahmen des Foramen obturatum; *M. gemellus superior:* Spina ischiadica; *M. gemellus inferior:* Tuber ischiadicum
i: Fossa trochanterica
F: rotieren das Femur auswärts, wirken in Normalstellung als schwache Strecker und Adduktoren, bei gebeugtem Oberschenkel als Abduktoren

M. quadratus femoris (→ S. 334)
I: N. musculi quadrati femoris, gelegentlich zusätzlich oder ausschließlich über den Tibialisanteil des N. ischiadicus [L_5, $S_{1,2}$]
o: Tuber ischiadicum (lateraler Rand)
i: Crista intertrochanterica
F: rotiert im Hüftgelenk auswärts und hilft bei der Adduktion mit

Hüftmuskulatur: Muskeln der Adduktorengruppe und M. pectineus

M. obturator externus (→ S. 335)

I: R. posterior des N. obturatorius [L_{2-4}]

o: Membrana obturatoria (Außenfläche), knöcherner Rahmen des Foramen obturatum (mediokaudaler Umfang)

i: Fossa trochanterica

F: rotiert den Oberschenkel auswärts, kann bei der Adduktion mitwirken sowie den gebeugten oder gestreckten Oberschenkel in die Normalstellung führen helfen

M. adductor longus (→ S. 336)

I: R. anterior des N. obturatorius [L_{2-4}]

o: Os pubis (unterhalb der Crista pubica bis zur Symphyse)

i: Labium mediale der Linea aspera (mittleres Drittel)

F: adduziert den Oberschenkel, hilft beugen und außenkreiseln. Die zur Membrana vastoadductoria tretenden Faserzüge können einwärts rotieren

M. adductor brevis (→ S. 336)

I: R. anterior des N. obturatorius [L_{2-4}]

o: Ramus inferior ossis pubis (Vorderfläche)

i: Labium mediale der Linea aspera (proximales Drittel)

F: adduziert im Hüftgelenk, rotiert auswärts und hilft bei der Beugung mit

M. adductor magnus (→ S. 336)

I: R. posterior des N. obturatorius, am Tuberculum adductorium ansetzende Muskelportion zusätzlich vom Tibialisanteil des N. ischiadicus [L_{3-5}]

o: Ramus inferior ossis pubis, Ramus ossis ischii (Vorderfläche), Tuber ischiadicum

i: Labium mediale der Linea aspera, Tuberculum adductorium femoris. **M. adductor minimus** (oberste Muskelportion): Tuberositas glutaealis

F: adduziert den Oberschenkel, kann – je nach Ursprung vor oder hinter der Beugeachse – im Hüftgelenk beugen oder strecken bzw. das Becken nach vorn oder nach hinten neigen. Die zur Linea aspera ziehenden Faserbündel rotieren auswärts, die in die Membrana vastoadductoria einstrahlenden Fasern und (in den meisten Stellungen) die am Tuberculum adductorium ansetzende Muskelportion kreiseln einwärts

M. gracilis (→ S. 337)

I: R. anterior des N. obturatorius [L_{2-4}]

o: Ramus inferior ossis pubis (mediale Kante, distal der Symphyse)

i: Corpus tibiae (über den Pes anserinus, medial der Tuberositas tibiae), Fascia cruris

F: adduziert (bei gestrecktem Knie) im Hüftgelenk und hilft bei der Beugung mit. Im Kniegelenk kann der Muskel den Unterschenkel beugen und bei der Innenkreiselung mitwirken

M. pectineus (→ S. 337)

I: N. femoralis, zusätzlich durch einen variablen Ast des R. anterior des N. obturatorius [$L_{2,\,3\,(4)}$]

o: Ramus superior ossis pubis (zwischen Eminentia iliopubica und Tuberculum pubicum)

i: Linea pectinea femoris

F: adduziert im Hüftgelenk, hilft bei Beugung und Außenrotation des Oberschenkels mit

b) Oberschenkelmuskulatur: Extensorengruppe

M. quadriceps femoris (→ S. 356)

I: N. femoralis [L_{2-4}]

o: *M. rectus femoris:* Spina iliaca anterior inferior, Oberrand der Hüftpfanne, Kapsel des Hüftgelenks; *M. vastus medialis:* Labium mediale der Linea aspera (2. und 3. Drittel), Endsehnen der Mm. adductores longus und magnus; *M. vastus lateralis:* Basis des Trochanter major, Labium laterale der Linea aspera; *M. vastus intermedius:* Femur (Vorderfläche, von der Linea intertrochanterica bis zur Grenze von mittlerem und distalem Drittel des Femurschafts)

i: Patella (als Sesambein in die gemeinsame Endsehne eingelagert), mittels Lig. patellae an der Tuberositas tibiae, über Retinacula patellae beiderseits der Tuberositas tibiae. **M. articularis genus** (distale Muskelbündel des M. vastus intermedius): Kapsel des Kniegelenks

F: Streckmuskel des Kniegelenks, bei dessen Ausfall eine aktive Streckung unmöglich wird. Haltefunktion bei der Kniebeuge. Der M. rectus femoris kann im Hüftgelenk beugen, bei festgestelltem Oberschenkel mithelfen, das Becken nach vorn zu neigen. M. articularis genus verhindert eine Einklemmung der Kapsel bei Streckung des Kniegelenks

M. sartorius (→ S. 358)

I: N. femoralis [$L_{2,3}$]

o: Spina iliaca anterior superior

i: Corpus tibiae (über den Pes anserinus, medial der Tuberositas tibiae), Fascia cruris

F: beugt im Hüftgelenk, abduziert den Oberschenkel und rotiert ihn geringgradig nach außen. Bei gebeugtem Knie rollt er den Unterschenkel einwärts

Oberschenkelmuskulatur: Flexorengruppe

M. biceps femoris (→ S. 358)

I: N. ischiadicus (Tibialisanteil: Caput longum, Fibularisanteil: Caput breve) [L_5, $S_{1,2}$]

o: *Caput longum:* Tuber ischiadicum (Hinterfläche); *Caput breve:* Labium laterale der Linea aspera (mittleres Drittel)

i: Caput fibulae, Sehnenfasern zum Condylus lateralis tibiae und zur Fascia cruris

F: beugt im Kniegelenk und rotiert die Tibia auswärts. Der lange Bizepskopf hilft bei der Streckung im Hüftgelenk mit

M. semitendinosus (→ S. 359)

I: Tibialisanteil des N. ischiadicus [L_5, $S_{1,2}$]

o: Tuber ischiadicum (Hinterfläche, medial vom Ursprung des langen Bizepskopfes)

i: Corpus tibiae (über den Pes anserinus, medial der Tuberositas tibiae)

F: streckt im Hüftgelenk, beugt im Kniegelenk und wirkt bei der Innenrotation der Tibia mit

M. semimembranosus (→ S. 359)

I: Tibialisanteil des N. ischiadicus [L_5, $S_{1,2}$]

o: Tuber ischiadicum (Hinterfläche, lateral vom Ursprung des langen Bizepskopfes)

i: Condylus medialis tibiae, hintere Kapselwand des Kniegelenks, Lig. popliteum obliquum, Faszie des M. popliteus

F: streckt im Hüftgelenk, beugt im Kniegelenk und rotiert die Tibia einwärts

c) Unterschenkelmuskulatur: Vordere Muskelgruppe

M. tibialis anterior (→ S. 387)

I: N. fibularis profundus [$L_{4,5}$]

o: Condylus lateralis tibiae, Facies lateralis tibiae (1. und 2. Drittel), Fascia cruris

i: Ossa cuneiforme I und metatarsale I

F: wirkt bei der Dorsalflexion (Extension) des Fußes mit, hilft bei der Supination (und Adduktion), vermag bei fest aufgesetztem Fuß den Unterschenkel gegen den Fußrücken zu ziehen

M. extensor digitorum longus (→ S. 388)

I: N. fibularis profundus [L_5, S_1]

o: Condylus lateralis tibiae, Margo anterior fibulae, Membrana interossea cruris (proximales Viertel), Septum intermusculare anterius cruris, Fascia cruris

i: Dorsalaponeurosen der 2.–5. Zehe. **M. fibularis [peronaeus] tertius** (variable, mehr oder minder abgegliederte distale Muskelportion): Os metatarsale V (auch IV) (Basis)

F: flektiert den Fuß dorsalwärts (Extension), proniert im unteren Sprunggelenk, beteiligt sich an der Streckung der 2.–5. Zehe. Bei aufgesetztem Fuß nähert er den Unterschenkel dem Fußrücken

M. extensor hallucis longus (→ S. 389)

I: N. fibularis profundus[L_5, S_1]

o: Facies medialis fibulae, Membrana interossea cruris (jeweils 2. und 3. Viertel)

i: Endphalanx der Großzehe (Sehnenzipfel zur Grundphalanx)

F: unterstützt die Dorsalflexion (Extension) des Fußes, streckt die Großzehe in Grund- und Endgelenk, wirkt kaum auf das untere Sprunggelenk. Bei aufgesetztem Fuß zieht der Muskel den Unterschenkel gegen den Fußrücken.

Unterschenkelmuskulatur: Laterale Muskelgruppe

M. fibularis [peronaeus] longus (→ S. 390)

I: N. fibularis superficialis [L_5, $S_{1\,(2)}$]

o: Caput fibulae, Facies lateralis fibulae (proximale Hälfte), Septa intermuscularia anterius und posterius cruris, Fascia cruris

i: Tuberositas ossis metatarsalis I (und II), Os cuneiforme II (Plantarfläche)

F: senkt die Fußspitze (Plantarflexion) oder zieht bei aufgesetztem Fuß den Unterschenkel nach hinten. Hauptfunktion ist die Pronation (Senken des medialen Fußrands und damit gekoppelt Abduktion der Fußspitze). Gemeinsam mit dem M. tibialis posterior sichert der Muskel die Querwölbung im Bereich des Mittelfußes

M. fibularis [peronaeus] brevis (→ S. 390)

I: N. fibularis superficialis [S_1]

o: Facies lateralis fibulae (distale Hälfte), Septa intermuscularia anterius und posterius cruris

i: Tuberositas ossis metatarsalis V

F: proniert (und abduziert) den Fuß, hilft bei der Plantarflexion mit

Unterschenkelmuskulatur: Flexorengruppe

M. gastrocnemius (→ S. 392)

I: N. tibialis [(L_5), $S_{1,2}$]

o: Facies poplitea femoris (proximal des Condylus lateralis: *Caput laterale,* proximal des Condylus medialis: *Caput mediale*)

i: Tuber calcanei (Hinterfläche, über die Achillessehne gemeinsam mit der Sehne des M. soleus)

F: flektiert (bei gestrecktem Kniegelenk) den Fuß kraftvoll plantarwärts, supiniert (und adduziert) ihn. Die Beugewirkung im Kniegelenk ist gering

M. soleus (→ S. 392)

I: N. tibialis [$S_{1,2}$]

o: Caput fibulae, Facies posterior fibulae (proximales Drittel), Arcus tendineus musculi solei, Facies posterior tibiae (Linea musculi solei)

i: Tuber calcanei (Hinterfläche, über die Achillessehne gemeinsam mit der Sehne des M. gastrocnemius)

F: flektiert den Fuß kraftvoll plantarwärts, supiniert (und adduziert) ihn, sichert beim aufrechten Stand die Streckung des Kniegelenks, indem er den Unterschenkel nach hinten zieht

M. plantaris (→ S. 392)

I: N. tibialis [$S_{1,2}$]

o: Facies poplitea femoris (proximal vom Condylus lateralis)

i: Tuber calcanei (über die Achillessehne), seltener Plantaraponeurose

F: bildet einen Schutzbügel über den Vasa tibialia posteriora, die er bei der Beugung im Kniegelenk vor der Einklemmung bewahrt

M. tibialis posterior (→ S. 394)

I: N. tibialis [$L_{(4)\,5}$, S_1]

o: Membrana interossea cruris (Hinterfläche, bis an die Grenze zum distalen Viertel), angrenzende schmale Areale von Tibia und Fibula, Bindegewebsblatt zwischen oberflächlichen und tiefen Flexoren

i: Tuberositas ossis navicularis, Ossa cuneiformia I–III (Plantarfläche), Basen der Ossa metatarsi II–IV

F: supiniert (und adduziert) den Fuß, wirkt bei der Plantarflexion mit. Gemeinsam mit dem M. fibularis longus verspannt er die Querwölbung des Fußes im Mittelfußbereich

M. flexor hallucis longus (→ S. 394)

I: N. tibialis [L_5, $S_{1,2}$]

o: Facies posterior fibulae (2. und 3. Drittel), Membrana interossea cruris, Septum intermusculare posterius cruris

i: Endphalanx der Großzehe, Sehnenzipfel zu den Endphalangen der 2. und 3. (seltener 4.) Zehe

F: senkt die Fußspitze (Plantarflexion), supiniert (und adduziert) den Fuß, ermöglicht beim Gehen das Abwickeln des Fußes über die Großzehe. Beim Stand verspannt er die Längswölbung des Fußes und verhindert das Absinken des Sustentaculum tali nach medial und plantar

M. flexor digitorum longus (→ S. 394)

I: N. tibialis [L_5, $S_{1,2}$]

o: Facies posterior tibiae (distal der Linea musculi solei), Sehnenarkade zur Fibula in der Faszie des M. tibialis posterior (proximal des Chiasma crurale)

i: Endphalangen der 2.–5. Zehe
F: beteiligt sich an der Plantarflexion, supiniert (und adduziert) den Fuß und beugt die Zehen II–V, die beim Abwickeln an den Boden gepreßt werden. Als Haltemuskel verspannt der M. flexor digitorum longus die Längswölbung des Fußes

M. popliteus (→ S. 396)
I: N. tibialis [L_5, S_1]
o: Condylus lateralis femoris (Außenfläche), Kapsel des Kniegelenks
i: Facies posterior tibiae (proximal der Linea musculi solei)
F: rotiert (bei gebeugtem Knie) den Unterschenkel einwärts, im Kniegelenk ist er ein wenig effektiver Strecker(!)

d) Fußmuskulatur: Muskeln am Fußrücken

M. extensor hallucis brevis (→ S. 421)
I: N. fibularis profundus [L_5, S_1]
o: Calcaneus (Dorsalfläche), Lig. talocalcaneum interosseum
i: Grundphalanx der Großzehe
F: flektiert die Grundphalanx der Großzehe dorsalwärts (Extension)

M. extensor digitorum brevis (→ S. 421)
I: N. fibularis profundus [L_5, S_1]
o: Calcaneus (dorsolaterale Fläche)
i: Dorsalaponeurosen der 2.–4.(5.) Zehe
F: flektiert die Grundphalangen der 2.–4.(5.) Zehe dorsalwärts (Extension)

Fußmuskulatur: Muskeln der Fußsohle im Großzehenfach

M. abductor hallucis (→ S. 423)
I: N. plantaris medialis [$S_{1,2}$]
o: Tuber calcanei (Proc. medialis), Retinaculum musculorum flexorum, Plantaraponeurose
i: mediales Sesambein in der Kapsel des Grundgelenks der Großzehe, Gundphalanx der Großzehe (Basis)
F: abduziert die Grundphalanx der Großzehe nach medial, beugt sie und hilft mit, die Längswölbung des Fußes zu verspannen

M. flexor hallucis brevis (→ S. 425)
I: N. plantaris medialis (Caput mediale), N. plantaris lateralis (Caput laterale) [$S_{(1)\,2,3}$]
o: Ossa cuneiformia I–III, Lig. calcaneocuboideum plantare, Sehne des M. tibialis posterior
i: *Caput mediale:* mediales Sesambein in der Kapsel des Grundgelenks der Großzehe, Grundphalanx der Großzehe (Basis); *Caput laterale:* laterales Sesambein in der Kapsel des Grundgelenks der Großzehe, Grundphalanx der Großzehe (Basis)
F: beugt die Grundphalanx der Großzehe, verspannt die Längswölbung des Fußes

M. adductor hallucis (→ S. 425)
I: N. plantaris lateralis [$S_{(1)\,2,3}$]
o: *Caput obliquum:* Ossa cuboideum und cuneiforme III, Ligg. plantare longum und calcaneocuboideum plantare, Ossa metatarsi II–V (Basis); *Caput transversum:* Zehengrundgelenke III–V, Lig. metatarsale transversum profundum

i: laterales Sesambein in der Kapsel des Grundgelenks der Großzehe, Grundphalanx der Großzehe (Basis)
F: adduziert die Großzehe an die 2. Zehe, hilft mit, die Grundphalanx der Großzehe zu beugen. Bedeutsamer ist die Beteiligung an der Längsverspannung des Fußes (Caput obliquum) und an der Querverspannung im Bereich des Vorderfußes (Caput transversum)

Fußmuskulatur: Muskeln der Fußsohle im Kleinzehenfach
M. abductor digiti minimi (→ S. 425)
I: N. plantaris lateralis [$S_{(1)\,2,\,3}$]
o: Tuber calcanei (Proc. lateralis), Plantaraponeurose, Tuberositas ossis metatarsalis V
i: Grundphalanx der 5. Zehe
F: kann die Grundphalanx der 5. Zehe plantarflektieren und – vor allem bei Kindern (noch) – abspreizen. Der Muskel verspannt den Fuß an der Lateralseite in Längsrichtung
M. flexor digiti minimi brevis (→ S. 425)
I: N. plantaris lateralis [$S_{(1)\,2,\,3}$]
o: Os metatarsale V (Basis), Lig. plantare longum, Sehnenscheide des M. fibularis longus
i: Grundphalanx der 5. Zehe
F: beugt die Grundphalanx der 5. Zehe, wirkt durch den Zug am Lig. plantare longum an der Längsverspannung des Fußes mit
M. opponens digiti minimi (→ S. 425)
I: N. plantaris lateralis [$S_{(1)\,2,\,3}$]
o: Lig. plantare longum, Sehnenscheide des M. fibularis longus
i: Os metatarsale V (lateraler Rand)
F: zieht den 5. Mittelfußknochen plantarwärts, wirkt einer Verbreiterung des belasteten Vorderfußes entgegen

Fußmuskulatur: Muskeln der Fußsohle im Mittelfach
M. flexor digitorum brevis (→ S. 426)
I: N. plantaris medialis [$S_{1,\,2\,(3)}$]
o: Tuber calcanei (Plantarfläche), Plantaraponeurose
i: Mittelphalangen der 2.–5. Zehe
F: beugt Grund- und Mittelgelenke der 2.–5. Zehe, verspannt die Längswölbung des Fußes
M. quadratus plantae [M. flexor accessorius] (→ S. 427)
I: N. plantaris lateralis [$S_{(1)\,2,\,3}$]
o: Calcaneus (Plantarfläche)
i: Sehne(n) des M. flexor digitorum longus
F: korrigiert die Zugrichtung der Endsehnen des langen Zehenbeugers jeweils mehr in Achsenrichtung des betreffenden Zehenstrahls
Mm. lumbricales (→ S. 427)
I: N. plantaris medialis (I(II)), N. plantaris lateralis (II–IV) [S_{1-3}]
o: Sehnen des M. flexor digitorum longus (M. lumbricalis I: einköpfig, vom medialen Rand der Sehne für die 2. Zehe, Mm. lumbricales II–IV: zweiköpfig, jeweils von den einander zugekehrten Rändern der Sehnen zur 3.–5. Zehe)
i: Grundphalangen der 2.–5. Zehe. Einstrahlung in die jeweilige Dorsalaponeurose nicht regelmäßig

F: beugen die Grundphalangen der 2.–5. Zehe. Eine Streckung in den Mittel- und Endgelenken ist nur möglich, wenn sich Sehnenfasern in gut ausgebildete Dorsalaponeurosen fortsetzen

Mm. interossei plantares (→ S. 427)

I: N. plantaris lateralis [S_{1-3}]

o: Ossa metatarsi III–V (Plantarfläche), Lig. plantare longum

i: Grundphalangen der 3.–5. Zehe (Medialseite der Basis)

F: beugen die 3.–5. Zehe jeweils im Grundgelenk, führen diese Zehen an die 2. Zehe heran

Mm. interossei dorsales (→ S. 427)

I: N. plantaris lateralis [S_{1-3}]

o: zweiköpfig, an den einander zugewandten Seitenflächen der Ossa metatarsi I/II, II/III, III/IV und IV/V, Lig. plantare longum

i: Grundphalangen der 2.–4. Zehe (Basis, I: mediale Seitenfläche, II–IV laterale Seitenflächen)

F: beugen jeweils im Grundgelenk der 2.–4. Zehe, können (beim Erwachsenen meist nur eingeschränkt) die Zehen von der 2. Zehe wegspreizen. Streckung der Mittel- und Endgelenke nur bei Einstrahlung der Sehnenfasern in die Dorsalaponeurosen möglich

3. Rückenmuskulatur

a) Autochthone Rückenmuskulatur: Medialer Trakt des M. erector spinae

Mm. interspinales (→ S. 485)

I: mediale Zweige der Rr. posteriores der entsprechenden Nn. spinales [unisegmentale Zuordnung zu den Rückenmarkssegmenten der betreffenden Spinalnerven]

o, i: Die (paarigen) Muskeln verbinden (regelhaft nur im Bereich der Hals- und der Lendenwirbelsäule) die Procc. spinosi von jeweils zwei einander folgenden Wirbeln. Sie ziehen von der Kaudalfläche der Dornfortsatzhälfte des kranialen Wirbels zur Kranialfläche der Dornfortsatzhälfte des kaudalen Wirbels

Mm. interspinales cervicis:

o: 2.–7. Halswirbel

i: 3. Hals- bis 1. Brustwirbel

Mm. interspinales thoracis (häufig nur schwach oder gar nicht ausgebildet):

o: 1., 2. und 11., 12. Brustwirbel

i: 2., 3. und 12. Brust- und 1. Lendenwirbel

Mm. interspinales lumborum:

o: 1.–5. Lendenwirbel

i: 2. Lendenwirbel – 1. Kreuzwirbeldorn

F: helfen mit, die Wirbelsäule zu strecken

M. spinalis (→ S. 487)

I: mediale Zweige der Rr. posteriores der entsprechenden Nn. spinales [Rückenmarkssegmente der betreffenden Spinalnerven]

o, i: Die Faserbündel verbinden (regelhaft zwischen 2. Lenden- und 2. Halswirbel) als dünner (paariger) Strang die Procc. spinosi, wobei sie mindestens einen Wirbel überspringen. Die Dornfortsätze des 9. Brust- und des 5. Halswirbels bleiben meist frei

M. spinalis thoracis:

o: (3.) 2. Lenden- bis (11.) 10. Brustwirbel

i: (10., 9.) 8.–2. Brustwirbel
M. spinalis cervicis:
o: (4., 3.) 2. Brust- bis 6. Halswirbel
i: (6., 5.) 4.–2. Halswirbel
M. spinalis capitis (selten, variabel):
o: obere Brustwirbel, Halswirbel
i: Os occipitale (nahe oder an der Protuberantia occipitalis externa)
F: neigt den betreffenden Abschnitt der Wirbelsäule seitwärts, streckt bei beidseitiger Kontraktion, sichert die normale Krümmung der Wirbelsäule

Mm. rotatores (→ S. 487)
I: mediale Zweige der Rr. posteriores der entsprechenden Nn. spinales [unisegmentale Zuordnung zu den Rückenmarkssegmenten der betreffenden Spinalnerven]
o, i: Die Muskeln ziehen (regelhaft im Bereich der Brustwirbelsäule) transversospinal von den (Wurzeln der) Procc. transversi zu den (Basen der) Procc. spinosi (und zu angrenzenden Wirbelbogenflächen). Als *Mm. rotatores breves* treten sie zum nächsthöheren, als *Mm. rotatores longi* (nicht regelmäßig ausgebildet) zum übernächsten Wirbel
Mm. rotatores thoracis:
o: 12.–2. Brustwirbel
i: 11.–1. Brust- und 7. Halswirbel
Mm. rotatores cervicis et lumborum (selten, unregelmäßig):
o: Gelenkfortsätze einzelner Halswirbel bzw. Procc. mamillares von Lendenwirbeln
i: Procc. spinosi von Hals- und Lendenwirbeln
F: drehen die Brust-(Hals-, Lenden-)wirbelsäule nach der Gegenseite

M. multifidus (→ S. 488)
I: mediale Zweige der Rr. posteriores der Nn. cervicales III–VIII, thoracici I–XII, lumbales I–V (und sacralis I) [C_{3-8}, Th_{1-12}, L_{1-5} (S_1)]
o, i: Die Muskelzüge verlaufen transversospinal von den Procc. transversi (Brustwirbel) bzw. ihren Homologa und benachbarten Ursprungsorten (Kreuzbein, Lenden-, Halswirbel) zu Procc. spinosi kranial gelegener Wirbel. Die tiefen Muskelbündel überspringen zwei Wirbel, die oberflächlichen 3–5 Wirbel. Das Ursprungsareal erstreckt sich vom 4. Kreuz- bis zum (5.) 4. Halswirbel, der Insertionsbereich vom 5. Lenden- bis zum 2. Halswirbel
o: Facies dorsalis ossis sacri, Ligg. sacroiliaca posteriora, Crista iliaca (dorsaler Abschnitt), Procc. mamillares der Lendenwirbel, Procc. transversi der Brustwirbel, kaudale Gelenkfortsätze des 7.–(5.) 4. Halswirbels
i: 5.–1. Lendenwirbel, 12.–1. Brustwirbel, 7.–2. Halswirbel
F: dreht die Wirbelsäule zur Gegenseite, streckt (bei beidseitiger Kontraktion) die entsprechende Region der Wirbelsäule

M. semispinalis (→ S. 488)
I: mediale (beim M. semispinalis capitis auch laterale) Zweige der Rr. posteriores der Nn. cervicales I–VI (VII) und thoracici (III) IV–VI [$C_{1-6\,(7)}$, $Th_{(3)\,4-6}$, $Th_{11,\,12}$]
o,i: Die Muskelzüge verlaufen transversospinal von den Procc. transversi zu Procc. spinosi bzw. dem homologen Ort am Os occipitale. Die

Muskelbündel überspringen mindestens 5, meist 6–7 Wirbel. Das Ursprungsareal erstreckt sich vom (12.) 11. Brust- bis zum 3. Halswirbel, der Insertionsbereich vom (4.) 3. Brust- bis zum 2. Halswirbel und zum Planum nuchale

M. semispinalis thoracis:

o: (12.) 11.–7. (6.) Brustwirbel

i: (4.) 3. Brust- bis 6. Halswirbel

M. semispinalis cervicis:

o: (7.) 6.– (3.) 2. Brustwirbel

i: 6.–2. Halswirbel

M. semispinalis capitis:

o: (8.) 6. Brust- bis 3. Halswirbel

i: Os occipitale (zwischen Linea nuchalis inferior und Linea nuchalis superior, mediale Hälfte)

F: Die Mm. semispinales thoracis und cervicis drehen Brust- und Halswirbelsäule zur Gegenseite, bei beidseitiger Kontraktion strecken sie. Der M. semispinalis capitis dreht den Kopf zur Gegenseite, beidseitige Kontraktion bewirkt eine kraftvolle Dorsalflexion (Streckung) des Kopfes

Autochthone Rückenmuskulatur: Lateraler Trakt des M. erector spinae

Mm. intertransversarii posteriores (→ S. 490)

I: laterale Zweige der Rr. posteriores der entsprechenden Nn. spinales [unisegmentale Zuordnung zu den Rückenmarkssegmenten der betreffenden Spinalnerven]

o, i: Die kleinen Muskeln verbinden die Procc. transversi einander folgender Wirbel bzw. angrenzende Areale im Wirbelbogenbereich. An der Brustwirbelsäule sind in der Regel nur drei Mm. intertransversarii ausgebildet

Mm. intertransversarii mediales lumborum:

o: Procc. accessorii des 1.–4. Lendenwirbels

i: Procc. mamillares des 2.–5. Lendenwirbels

Mm. intertransversarii thoracis:

o: Procc. transversi des 10.–12. Brustwirbels

i: Procc. transversi des 11. und 12. Brustwirbels, Procc. accessorius und mamillaris des 1. Lendenwirbels

Mm. intertransversarii posteriores, Pars medialis:

o: Tubercula posteriora der Querfortsätze des 1.–7. Halswirbels

i: Tubercula posteriora der Querfortsätze des 2.–7. Halswirbels, Proc. transversus des 1. Brustwirbels

F: wirken bei der Seitwärtsneigung der Wirbelsäule mit

Mm. levatores costarum (→ S. 492)

I: laterale Zweige der Rr. posteriores der Nn. cervicalis VIII und thoracici I–X (XI), zusätzlich Äste der Nn. intercostales für die Muskeln im unteren Thoraxbereich [C_7, $Th_{1-10\,(11)}$]

o, i: Die Muskeln ziehen von den Procc. transversi als *Mm. levatores costarum breves* jeweils zur kaudal folgenden, als *Mm. levatores costarum longi* (fehlen im mittleren Thorakalbereich) etwas steiler abwärts zur übernächsten Rippe

o: Procc. transversi des 7. Hals- und des 1.–10. (11.) Brustwirbels

i: 1.–12. Rippe (Dorsalfläche, medial vom Angulus costae), als seltene Variante Proc. costalis des 1. Lendenwirbels

F: Funktion nicht eindeutig bekannt, beteiligen sich (bei beidseitiger Kontraktion) an der Streckung der Wirbelsäule

M. iliocostalis (→ S. 491)

I: laterale Zweige der Rr. posteriores der Nn. cervicalis VIII (nicht regelmäßig), thoracici I–XII und lumbalis I [(C_8), Th_{1-12}, L_1]

o, i: Ursprungszacken kommen von medial (von der mit dem M. longissimus thoracis gemeinsamen Ursprungsaponeurose des sakrospinalen Systems und den Rippen), Ansatzsehnen ziehen nach lateral zu den Rippen bzw. den Rippenhomologa der Halswirbel

M. iliocostalis lumborum:

o: Crista iliaca (dorsales Drittel), Os sacrum (Facies dorsalis), Procc. spinosi der Lendenwirbel, Fascia thoracolumbalis

i: 12.–7. Rippe (Angulus costae)

M. iliocostalis thoracis:

o: 12.–7. Rippe (Dorsalfläche, medial des Angulus costae)

i: 7. (6.)–1. Rippe (Angulus costae)

M. iliocostalis cervicis:

o: 7.–(4.) 3. Rippe (Dorsalfläche, medial vom Angulus costae)

i: Tubercula posteriora der Querfortsätze des 6.–(4.) 3. Halswirbels

F: besitzt ein günstiges Drehmoment für die Seitwärtsneigung der Wirbelsäule in Brust- und Halsbereich. Lenden- und Brustteil können die Rippen senken (Exspiration) und mithelfen, den Thorax nach der gleichen Seite zu drehen. Bei fixierter Halswirbelsäule kann der M. iliocostalis cervicis bei der Rippenhebung (Inspiration) mitwirken. Eine beidseitige Kontraktion führt zu einer Streckung in den entsprechenden Wirbelregionen

M. longissimus (→ S. 491)

I: laterale Zweige der Rr. posteriores der Nn. cervicales, thoracici und lumbales [C_{1-8}, Th_{1-12}, L_{1-5}]

o, i: Der „Brust“teil des Muskels geht aus der mit dem M. iliocostalis lumborum gemeinsamen Ursprungsportion des sakrospinalen Systems hervor. Akzessorische Zacken kommen von den Procc. mamillares der beiden kranialen Lendenwirbel und den Procc. transversi der kaudalen Brustwirbel. Hals- und Kopfteil entspringen an den Procc. transversi aller Brustwirbel und der unteren Halswirbel. Die Insertion erfolgt für den „Brust“teil zweifach, medial in Brust- und Lendenregion an Querfortsätzen und deren Homologa, lateral an den Rippen und Rippenhomologa. Hals- und Kopfteil inserieren nur „lateral“, an den Tubercula posteriora der Halswirbelquerfortsätze bzw. am Warzenfortsatz

M. longissimus thoracis:

o: gemeinsam mit dem M. iliocostalis lumborum über die – an der Crista iliaca, dem Os sacrum, an den Procc. spinosi der Lendenwirbel und an der Fascia thoracolumbalis fixierte – Ursprungsaponeurose des sakrospinalen Systems, akzessorische Ursprünge an den Procc. mamillares des 2. und 1. Lendenwirbels und den Procc. transversi des 12.–6. Brustwirbels

i: mediale Insertion: Proc. mamillaris des 5. Lendenwirbels, Procc. accessorii des 4.–1. Lendenwirbels und Procc. transversi aller Brustwirbel; laterale Insertion: Procc. costarii des 4.–1. Lendenwirbels,

tiefes Blatt der Fascia thoracolumbalis, 12.–2. Rippe (Dorsalfläche, medial vom Angulus costae und vom M. iliocostalis)
M. longissimus cervicis:
o: Procc. transversi des 6.–1. Brustwirbels, zusätzliche Zacken von den Wurzeln der Querfortsätze des (7.) 6.–3. Halswirbels
i: Tubercula posteriora der Querfortsätze des 5.–2. Halswirbels
M. longissimus capitis:
o: Procc. transversi des 3. Brust- bis 3. Halswirbels
i: Proc. mastoideus
F: neigt den entsprechenden Wirbelsäulenbereich seitwärts und dreht zur gleichen Seite. Der M. longissimus thoracis senkt die Rippen, der M. longissimus capitis neigt und dreht den Kopf zur kontrahierten Seite. Bei beidseitiger Kontraktion wird die Wirbelsäule gestreckt, der Kopf dorsalflektiert

M. splenius (→ S. 492)
I: laterale Zweige der Rr. posteriores der Nn. cervicales (I) II–IV (V, VI) [$C_{(1)\,2-4\,(5,\,6)}$]
o, i: Die Muskelzüge verlaufen spinotransversal von den Procc. spinosi der Hals- und der oberen Brustwirbel zu den Querfortsätzen der oberen Halswirbel bzw. zum Warzenfortsatz. Sie umschlingen die autochthonen Nackenmuskeln
M. splenius capitis:
o: Lig. nuchae (ab 3. Halswirbel), Procc. spinosi des 7. Hals- bis 3. Brustwirbels
i: Proc. mastoideus
M. splenius cervicis:
o: Proc. spinosus des 3.–(5.)6. Halswirbels, Lig. supraspinale
i: Tubercula posteriora der Querfortsätze des 1., 2.(3.) Halswirbels
F: neigt und dreht den Kopf bzw. Hals nach der gleichen Seite, beugt sie (bei beidseitiger Kontraktion) dorsalwärts

Autochthone Rückenmuskulatur: Kurze Nackenmuskeln

M. rectus capitis posterior major (→ S. 495)
I: mediale Zweige der Rr. posteriores der Nn. cervicales I, II [$C_{1,\,2}$]
o: Proc. spinosus axis
i: Linea nuchalis inferior (mittleres Drittel)
F: dreht und neigt den Kopf nach der gleichen Seite, beugt ihn (bei beidseitiger Kontraktion) dorsalwärts

M. rectus capitis posterior minor (→ S. 495)
I: medialer Zweig des R. posterior nervi cervicalis I [C_1]
o: Tuberculum posterius atlantis
i: Linea nuchalis inferior (mediales Drittel)
F: dreht und neigt den Kopf geringgradig zur gleichen Seite, hilft (bei beidseitiger Kontraktion) bei der Dorsalflexion des Kopfes mit

M. obliquus capitis superior (→ S. 495)
I: laterale Zweige der Rr. posteriores der Nn. cervicales I, II [$C_{1,\,2}$]
o: Tuberculum posterius des Atlasquerfortsatzes
i: Linea nuchalis inferior (laterales Drittel)
F: neigt den Kopf zur gleichen Seite, hilft (bei beidseitiger Kontraktion) bei der Dorsalflexion des Kopfes mit

M. obliquus capitis inferior (→ S. 495)
I: mediale Zweige der Rr. posteriores der Nn. cervicales I, II [$C_{1,2}$]
o: Proc. spinosus axis
i: Proc. transversus atlantis (dorsale Spange)
F: dreht den Atlas (und damit den Kopf) nach der gleichen Seite.

b) Rückenmuskulatur ventraler Abkunft

Mm. intertransversarii anteriores (→ S. 494)
I: Rr. anteriores der entsprechenden Nn. spinales [unisegmentale Zuordnung zu den Rückenmarkssegmenten der betreffenden Spinalnerven]
o, i: Die Muskeln verbinden im Prinzip jeweils Rippenhomologa von zwei einander folgenden Wirbeln. Im Lendenbereich ziehen sie dorsal der Rr. anteriores der entsprechenden Lumbalnerven. Die Mm. intertransversarii anteriores cervicis verlaufen dagegen ventral der Rr. anteriores der Zervikalnerven, die Faserbündel der Pars lateralis der Mm. intertransversarii posteriores cervicis dorsal davon. Sie lassen sich präparatorisch nicht eindeutig von der jeweiligen Pars medialis der gleichnamigen Muskeln abgrenzen, die von Zweigen der Rr. posteriores innerviert wird
Mm. intertransversarii laterales lumborum:
o: Proc. transversus des 12. Brustwirbels, Procc. costales und accessorii des 1.–5. Lendenwirbels
i: Procc. costales des 1.–5. Lendenwirbels, Tuberositas iliaca
Mm. intertransversarii anteriores cervicis:
o: Tubercula anteriora der Querfortsätze des 1.–6. Halswirbels
i: Tubercula anteriora der Querfortsätze des 2.–7. Halswirbels
Mm. intertransversarii posteriores cervicis, Pars lateralis:
o: Tubercula posteriora der Querfortsätze des 1.–6. Halswirbels
i: Tubercula posteriora der Querfortsätze des 2.–7. Halswirbels
F: wirken bei der Seitwärtsneigung der Wirbelsäule mit

M. rectus capitis lateralis (→ S. 495)
I: Rr. anteriores der Nn. cervicales I, II [$C_{1,2}$]
o: Vorderrand des Proc. transversus atlantis
i: Proc. jugularis ossis occipitalis
F: neigt den Kopf nach der gleichen Seite

M. serratus posterior superior (→ S. 517)
I: Rr. anteriores der Nn. thoracici I–IV, gelegentlich auch des N. cervicalis VIII [(C_8), Th_{1-4}]
o: Procc. spinosi des 6., 7. Hals- und des 1., 2. Brustwirbels
i: 1.–4. Rippe (lateral vom Angulus costae)
F: hebt die Rippe, wirkt bei der Inspiration mit

M. serratus posterior inferior (→ S. 518)
I: Rr. anteriores der Nn. thoracici IX–XI (XII) [$Th_{9-11\,(12)}$]
o: Procc. spinosi des 11., 12. Brust- und des 1., 2. Lendenwirbels
F: wirkt einer Verengerung der unteren Thoraxapertur (Zug des Zwerchfells) entgegen, hilft somit bei der Inspiration mit

4. Ventrolaterale Rumpfmuskulatur
   a) Muskulatur des Brustkorbs
      Mm. intercostales externi (→ S. 515)
      I: Nn. intercostales I–XI [Th_{1-11}]
      o: 1.–11. Rippe (Unterrand, vom Tuberculum costae bis nahe Knochen-Knorpel-Grenze. Faserverlauf schräg abwärts von dorsal kranial nach ventral kaudal)
      i: 2.–12. Rippe (Oberrand der kaudal folgenden Rippe)
      F: verspannen die Zwischenrippenräume, können die Rippen heben und bei der Inspiration mitwirken

      Mm. intercostales interni (→ S. 515)
      I: Nn. intercostales I–XI [Th_{1-11}]
      o: 2.–12. Rippe (Oberrand, vom sternalen Ende des Rippenknorpels bis zum Angulus costae. Faserverlauf schräg aufwärts von dorsal kaudal nach ventral kranial)
      i: 1.–11. Rippe (Unterrand der nächsthöheren Rippe)
      Die Vasa intercostalia posteriora und der N. intercostalis grenzen – etwa zwischen Rippenwinkel und Knorpel-Knochen-Grenze der Rippen – als tiefe Schicht der Mm. intercostales interni die **Mm. intercostales intimi** ab.
      Als **Mm. subcostales** werden (vorwiegend) unisegmental innervierte Derivate der Mm. intercostales interni bezeichnet, die an der Innenfläche der dorsalen Thoraxwand (meist) im kaudalen Bereich ausgebildet sein können und 1–2 Rippen überspringen
      F: verspannen die Zwischenrippenräume, können die Rippen senken und somit exspiratorisch wirken

      M. transversus thoracis (→ S. 517)
      I: Nn. intercostales II–VI [Th_{2-6}]
      o: Corpus sterni und Proc. xiphoideus (Seitenrand der Dorsalfläche), 6.(7.) Rippenknorpel (sternales Ende)
      i: 2.–6. Rippenknorpel (Hinterfläche, nahe Knorpel-Knochen-Grenze)
      F: zieht die Rippenknorpel abwärts, wirkt exspiratorisch

      Diaphragma (→ S. 523)
      I: N. phrenicus [C_{3-5}]
      o: *Pars lumbalis:* Körper des 1.–3. (rechts 4.) Lendenwirbels, Ligg. arcuatum mediale und arcuatum laterale; *Pars costalis:* Knorpel der 6.–12. Rippe (Innenfläche); *Pars sternalis:* Proc. xiphoideus (Dorsalfläche), Aponeurose des M. transversus abdominis (hinteres Blatt der Rektusscheide)
      i: Centrum tendineum
      F: wichtigster Inspirationsmuskel, vergrößert den Längsdurchmesser des Thorax um anderthalb Wirbelhöhen

   b) Bauchmuskulatur: Seitliche Bauchmuskeln
      M. obliquus externus abdominis (→ S. 535)
      I: Rr. anteriores der Nn. thoracici V–XII, oft auch des N. lumbalis I [Th_{5-12} (L_1)]
      o: 5.–12. Rippe (Außenfläche)
      i: Crista iliaca (Labium externum), Lig. inguinale, Tuberculum pubicum, Crista pubica, Linea alba

F: dreht den Rumpf zur Gegenseite, neigt (zusammen mit dem M. obliquus internus abdominis) den Thorax seitwärts oder hebt den seitlichen Beckenrand an. Bei beidseitiger Kontraktion wirkt der Muskel bei der Vorwärtsbeugung des Rumpfes oder der Anhebung des vorderen Bekkenrands, bei der Exspiration und bei der Bauchpresse mit

M. obliquus internus abdominis (→ S. 535)

I: Rr. anteriores der Nn. thoracici VIII–XII, Äste der Nn. iliohypogastricus, ilioinguinalis, genitofemoralis [Th_{8-12}, $L_{1,2}$]

o: Fascia thoracolumbalis (oberflächliches Blatt), Crista iliaca (Linea intermedia), Lig. inguinale (laterale Hälfte)

i: (9.)10.–12. Rippe (Unterrand der Rippenknorpel), Linea alba. Unterste Bündel schließen sich beim Mann als **M. cremaster** dem Samenstrang an und vermögen den Hoden geringgradig anzuheben, bei der Frau ziehen sie mit dem Lig. teres uteri zum äußeren Leistenring

F: dreht den Rumpf zur gleichen Seite, neigt (zusammen mit dem M. obliquus externus abdominis) den Thorax seitwärts oder hebt den seitlichen Beckenrand an. Bei beidseitiger Kontraktion wirkt der Muskel bei der Vorwärtsbeugung des Rumpfes oder der Anhebung des vorderen Bekkenrands, bei der Exspiration und bei der Bauchpresse mit

M. transversus abdominis (→ S. 537)

I: Rr. anteriores der Nn. thoracici V–XII, Äste der Nn. iliohypogastricus, ilioinguinalis, genitofemoralis [Th_{5-12}, $L_{1,2}$]

o: (5., 6.) 7.–12. Rippe (Innenfläche der Rippenknorpel), Procc. costales der Lendenwirbel (über das tiefe Blatt der Fascia thoracolumbalis), Crista iliaca (Labium internum), Lig. inguinale (laterales Drittel)

i: Linea alba. Unterste Bündel schließen sich beim Mann als **M. cremaster** dem Samenstrang an und vermögen den Hoden geringgradig anzuheben, bei der Frau ziehen sie mit dem Lig. teres uteri zum äußeren Leistenring

F: dreht den Rumpf zur gleichen Seite, verengert die untere Thoraxapertur, wirkt (vor allem bei beidseitiger Kontraktion) bei der Exspiration und der Bauchpresse mit

Bauchmuskulatur: Vordere Bauchmuskeln

M. rectus abdominis (→ S. 537)

I: Rr. anteriores der Nn. thoracici (V, VI) VII–XII, gelegentlich auch des N. lumbalis I [$Th_{(5,6)\,7-12}$ (L_1)]

o: 5.–7. Rippe (Vorderfläche der Rippenknorpel), Proc, xiphoideus

i: Crista pubica, Symphysis pubica

F: beugt (vor allem bei beidseitiger Kontraktion) die Wirbelsäule, indem er den Thorax kaudalwärts zieht, oder nähert den vorderen Beckenrand der unteren Thoraxapertur. Der Muskel wirkt bei der Exspiration mit und kann bei der Seitwärtsneigung des Rumpfes mithelfen

M. pyramidalis (→ S. 538)

I: variabel, meist N. subcostalis [$Th_{(11)\,12}$ ($L_{1,2}$)]

o: Crista pubica, Symphysis pubica (ventral vom Ansatz des M. rectus abdominis)

i: Linea alba

F: der variable, in über 15 % der Fälle fehlende Muskel spannt die Linea alba an

Bauchmuskulatur: Tiefer Bauchmuskel

M. quadratus lumborum (→ S. 538)

I: N. subcostalis, Rr. anteriores der Nn. lumbales I–III [Th_{12}, L_{1-3}]

o: Crista iliaca (Labium externum), Lig. iliolumbale

i: ventrale Portion: 12. Rippe; dorsaler Muskelteil: Procc. costales des 4.–1. Lendenwirbels, 12. Rippe

F: zieht die 12. Rippe abwärts und wirkt bei der Lateralflexion des Rumpfes mit. Bei fixiertem Thorax hebt er den seitlichen Beckenrand an

5. Muskulatur im Kopfbereich

a) Augenmuskulatur: Muskeln des Augapfels

M. rectus superior (→ Bd. 2, S. 409)

I: R. superior des N. oculomotorius

o: Anulus tendineus communis

i: Bulbus oculi vor dem Aequator (oberer Umfang der Sclera, 7–8 mm hinter dem Rand der Cornea)

F: dreht den Augapfel (vor allem) nach oben (Blickhebung), adduziert ihn und rotiert die obere Bulbushälfte einwärts

M. rectus inferior (→ Bd. 2, S. 409)

I: R. inferior des N. oculomotorius

o: Anulus tendineus communis

i: Bulbus oculi vor dem Aequator (unterer Umfang der Sclera, etwa 6 mm hinter dem Rand der Cornea)

F: dreht den Augapfel (vor allem) nach unten (Blicksenkung), adduziert ihn und rotiert die obere Bulbushälfte auswärts

M. rectus medialis (→ Bd. 2, S. 409)

I: R. inferior des N. oculomotorius

o: Anulus tendineus communis

i: Bulbus oculi vor dem Aequator (medialer Umfang der Sclera, knapp 6 mm hinter dem Rand der Cornea)

F: adduziert den Augapfel

M. rectus lateralis (→ Bd. 2, S. 409)

I: N. abducens

o: Anulus tendineus communis und Ala minor (untere Wurzel)

i: Bulbus oculi vor dem Aequator (lateraler Umfang der Sclera, etwa 7 mm hinter dem Rand der Cornea)

F: abduziert den Augapfel

M. obliquus superior (→ Bd. 2, S. 409)

I: N. trochlearis

o: Corpus ossis sphenoidalis (medial vom Anulus tendineus communis), Periorbita und Durascheide des N. opticus
Hypomochlion: Trochlea, fixiert in der Fovea (oder an der Spina) trochlearis

i: Bulbus oculi hinter dem Aequator (hinterer, oberer, temporaler Quadrant der Sclera)

F: dreht den Augapfel (vor allem) nach unten (Blicksenkung), abduziert ihn und rotiert die obere Bulbushälfte einwärts

M. obliquus inferior (→ Bd. 2, S. 409)

I: R. inferior des N. oculomotorius

o: Lamina orbitalis maxillae (unmittelbar lateral der Incisura lacrimalis)

i: Bulbus oculi hinter dem Aequator (hinterer, unterer, temporaler Quadrant der Sclera)

F: dreht den Augapfel (vor allem) nach oben (Blickhebung), abduziert ihn und rotiert die obere Bulbushälfte auswärts

Augenmuskulatur: Muskeln der Augenlider

M. levator palpebrae superioris (→ Bd. 2, S. 410)
- *I:* R. superior des N. oculomotorius
- *o:* Ala minor ossis sphenoidalis (oberer Umfang des Canalis opticus, außerhalb des Anulus tendineus communis), Durascheide des N. opticus
- *i:* *Lamina superficialis:* Bindegewebe des Oberlids, nahe Lidrand; *Lamina profunda:* Tarsus des Oberlids
- *F:* hält und hebt das Oberlid

M. orbicularis oculi (→ Bd. 2, S. 457)

b) Muskulatur der Gehörknöchelchen

M. tensor tympani (→ Bd. 2, S. 417)
- *I:* N. musculi tensoris tympani (N. mandibularis)
- *o:* Semicanalis musculi tensoris tympani (vor allem obere Wand), Cartilago tubae auditoriae (nahe Pars ossea)
  Hypomochlion: Proc. cochleariformis
- *i:* Manubrium mallei (Basis)
- *F:* reguliert durch Zug am Hammerstiel die Spannung des Trommelfells

M. stapedius (→ Bd. 2, S. 417)
- *I:* N. stapedius (N. facialis)
- *o:* Hohlraum der Eminentia pyramidalis
- *i:* Caput stapedis
- *F:* dämpft die Schwingungen der Fußplatte des Steigbügels in der Fenestra vestibuli

c) Kaumuskulatur

M. temporalis (→ S. 644)
- *I:* Nn. temporales profundi (N. mandibularis)
- *o:* Fossa temporalis, Fascia temporalis
- *i:* Proc. coronoideus mandibulae
- *F:* hebt den Unterkiefer (Kieferschluß). Die Fasern des hinteren Drittels können den vorgeschobenen Kiefer zurückziehen

M. masseter (→ S. 644)
- *I:* N. massetericus (N. mandibularis)
- *o:* *Pars superficialis:* vordere zwei Drittel des Arcus zygomaticus (Unterrand); *Pars profunda:* hinteres Drittel des Arcus zygomaticus (Innenfläche)
- *i:* *Pars superficialis:* Angulus mandibulae (Außenfläche); *Pars profunda:* Ramus mandibulae (Außenfläche), Tuberositas masseterica
- *F:* hebt den Unterkiefer (Kieferschluß). Die Pars superficialis hilft auf der Balanceseite bei der Mahlbewegung mit, indem sie den Unterkiefer etwas schräg nach vorn führt

M. pterygoideus medialis (→ S. 645)
- *I:* N. pterygoideus medialis (N. mandibularis)
- *o:* Fossa pterygoidea des Os sphenoidale
- *i:* Angulus mandibulae (Innenfläche)
- *F:* hebt (bei beidseitiger Kontraktion) den Unterkiefer (Kieferschluß), hilft (bei einseitiger Kontraktion) auf der Balanceseite bei der Mahlbewegung mit, indem er den Unterkiefer etwas schräg nach vorn führt

M. pterygoideus lateralis (→ S. 646)
I: N. pterygoideus lateralis (N. mandibularis)
o: *oberer Kopf:* Ala major ossis sphenoidalis (Unterfläche bis zur Crista infratemporalis); *unterer Kopf:* Lamina lateralis des Proc. pterygoideus (Außenfläche)
i: Proc. condylaris mandibulae (Fovea pterygoidea), Sehnenfasern des oberen Kopfes zusätzlich an der Kapsel und am Discus articularis des Kiefergelenks
F: der untere Kopf zieht (bei beidseitiger Kontraktion) den Unterkiefer nach vorn und kann bei Lähmung der Mundbodenmuskulatur allein den Kiefer öffnen. Der obere Kopf kontrahiert sich zeitgleich mit den Schließmuskeln. Bei einseitiger Kontraktion führt der Muskel den Kiefer bei der Mahlbewegung auf der Balanceseite schräg nach vorn

d) Mimische Muskulatur: Muskeln der Kopfschwarte *(M. epicranius)*
M. occipitofrontalis (→ S. 664)
I: *Venter occipitalis:* R. occipitalis des N. auricularis posterior; *Venter frontalis:* Rr. temporales des N. facialis
o: *Venter occipitalis:* Linea nuchalis suprema: *Venter frontalis:* Haut einer Stirnhälfte (Gegend der Augenbraue), z. T. Durchflechtung der Muskelbündel mit Fasern der Mm. procerus, corrugator und depressor supercilii sowie lateralen Bündeln des M. orbicularis oculi
i: Galea aponeurotica
F: kann mit dem vorderen Bauch die Brauen hochziehen (Ausdruck der Aufmerksamkeit) und die Stirn runzeln, wobei der hintere Bauch die Kopfhaut fixiert. Manche Menschen können die Kopfhaut auch nach hinten verschieben

M. temporoparietalis (→ S. 664)
I: Rr. temporales des N. facialis
o: Haut der Schläfengegend, Fascia temporalis
i: Galea aponeurotica
F: der mehr oder minder rudimentäre Muskel kann die Kopfhaut fixieren helfen

Mimische Muskulatur: Muskeln um die Lidspalte
M. orbicularis oculi (→ S. 667)
I: Rr. temporales und Rr. zygomatici des N. facialis
Pars palpebralis:
o: Lig. palpebrale mediale, Wand des Tränensackes, angrenzende Knochenareale des Proc. frontalis maxillae und des Os lacrimale. Fasern bedecken die beiden Tarsi und den Konjunktivalsack
i: Lig. palpebrale laterale
Pars orbitalis:
o: Pars nasalis ossis frontalis, Os lacrimale, Wand des Tränensackes, Proc. frontalis maxillae, Lig. palpebrale mediale. Faserbündel schließen sich der Pars palpebralis peripher an
i: Lig. palpebrale laterale. Lateral davon vereinigen sich die Faserzüge der oberen und der unteren Hälfte zu einem Ringmuskel, Randmuskelzüge strahlen in benachbarte mimische Muskeln ein

Pars lacrimalis:
o: Os lacrimale (ein Teil der Fasern umgreift die Tränenröhrchen)
i: z. T. Wand der Tränenröhrchen, z. T. Rand von Ober- und Unterlid
F: die Pars palpebralis schließt die Lidspalte, verteilt beim Lidschlag die Tränenflüssigkeit. Die Pars orbitalis schiebt bei festem Lidschluß die Haut über die Augenlider, glättet die Stirnhaut, wirkt bei der Mimik mit. Die Pars lacrimalis fördert den Tränenfluß, indem sie die Tränenröhrchen erweitert oder verengert

M. corrugator supercilii (→ S. 668)
I: vorderer R. temporalis des N. facialis
o: Pars nasalis ossis frontalis (oberhalb der Sutura frontomaxillaris, bedeckt von der Pars orbitalis des M. orbicularis oculi)
i: Haut des mittleren Drittels der Augenbraue (oberflächliche, schräge Faserbündel, die den Venter frontalis des M. occipitofrontalis durchbrechen), Galea aponeurotica (tiefe, steile Faserzüge)
F: zieht bei der (beidseitigen) Kontraktion die Augenbrauen in Richtung Nasenwurzel, so daß senkrechte Hautfalten auf der Stirn (oft mit einer tiefen, medianen Furche) entstehen

M. depressor supercilii (→ S. 668)
I: vorderer R. temporalis des N. facialis
o: mediale Abspaltung der Pars orbitalis des M. orbicularis oculi
i: Haut des medialen Drittels der Augenbraue
F: erzeugt tiefe Querfalten über der Nasenwurzel zwischen den beiden Augenbrauen

Mimische Muskulatur: Muskeln um die Mundöffnung

M. orbicularis oris (→ S. 668)
I: Rr. buccales und R. marginalis mandibularis des N. facialis
o: senkrechter Bindegewebsstreifen in der Schleimhaut und „Muskelknoten" lateral des Angulus oris
i: Durchflechtungszone des Muskels (Faserfilz) und Haut im mittleren Drittel der Ober- und der Unterlippe
F: verengt und schließt die Mundspalte, bestimmt Form und Spannungszustand der Lippen

M. buccinator (→ S. 668)
I: Rr. buccales des N. facialis
o: Proc. alveolaris maxillae (Basis, Gegend des 1. Molaren), Sehnenbogen vom Proc. pyramidalis ossis palatini zum Hamulus pterygoideus, Raphe pterygomandibularis, Pars alveolaris mandibulae (Basis, Gegend des 2. bis 3. Molaren)
i: (nach Faserüberkreuzung) senkrechter Bindegewebsstreifen in der Schleimhaut und „Muskelknoten" lateral des Angulus oris, Randzonen des M. orbicularis oris der Ober- und der Unterlippe
F: verengt den Mundhöhlenvorhof, schiebt Nahrungsteile zwischen die Zahnreihen, preßt Luft oder Flüssigkeit durch die Mundspalte (Blasen, Pfeifen, Spucken)

M. depressor labii inferioris (→ S. 669)
I: R. marginalis mandibularis des N. facialis
o: Basis mandibulae (vom Tuberculum mentale lateralwärts bis auf Höhe der distalen Fläche des 1. Molaren, teilweise bedeckt vom M. depressor anguli oris), Faserverbindungen mit dem Platysma

i: Haut des Kinnwulstes und der Unterlippe, tiefe Bündel auch zur Schleimhaut der Unterlippe
F: zieht die Unterlippe abwärts und nach lateral (Ausdruck der Unlust)

M. depressor anguli oris (→ S. 669)
I: R. marginalis mandibularis des N. facialis
o: Basis mandibulae (nahe Unterrand, vom Tuberculum mentale lateralwärts bis auf Höhe der distalen Fläche des 1. Molaren)
i: „Muskelknoten" lateral des Angulus oris, Haut des Mundwinkels und der Oberlippe
F: zieht den Mundwinkel abwärts, streckt den oberen Teil der Nasolabialfurche (Ausdruck der Unzufriedenheit oder der Trauer)

M. transversus menti (→ S. 669)
Inkonstante, querverlaufende Muskelfaserbündel unter dem Kinn zwischen rechtem und linkem M. depressor anguli oris, vermögen die Kinnhaut zu runzeln. Innervation vermutlich durch den R. marginalis mandibularis des N. facialis

M. risorius (→ S. 669)
I: Rr. buccales des N. facialis
o: Fascia parotidea, Wangenhaut
i: Angulus oris („Muskelknoten"), Haut der Oberlippe
F: verbreitert die Mundspalte, erzeugt das „Lachgrübchen" der Wange

M. mentalis (→ S. 669)
I: R. marginalis mandibularis des N. facialis
o: Corpus mandibulae (Fossa mentalis an der Basis der Juga alveolaria vom 1. Schneidezahn bis zum Eckzahn)
i: Kinnhaut unterhalb des Sulcus mentolabialis. Ein Teil der Faserbündel kreuzt zur Gegenseite
F: hebt die Kinnhaut, verursacht das „Kinngrübchen", stülpt gemeinsam mit dem unteren Teil des M. orbicularis oris die Unterlippe vor („Flunsch" der Kinder)

M. levator anguli oris (→ S. 669)
I: Rr. zygomatici des N. facialis
o: Fossa canina
i: Angulus oris („Muskelknoten")
F: zieht den Mundwinkel nach oben und geringgradig medialwärts

M. levator labii superioris (→ S. 669)
I: Rr. zygomatici des N. facialis
o: Maxilla (Ursprungslinie beginnt dicht unter dem medialen Ende des Margo infraorbitalis und zieht – oberhalb des Foramen infraorbitale – nach lateral abwärts auf die Vorderfläche des Proc. zygomaticus)
i: Haut der Oberlippe
F: hebt die Oberlippe, vertieft – gemeinsam mit den Mm. levator labii superioris alaeque nasi und zygomaticus minor – die Nasolabialfurche („Weinen")

M. levator labii superioris alaeque nasi (→ S. 669)
I: Rr. zygomatici des N. facialis
o: Proc. frontalis maxillae
i: Haut des Nasenflügels und der Oberlippe, tiefe Bündel zum seitlichen und hinteren Umfang des Nasenlochs
F: hebt den Nasenflügel und die Oberlippe

M. zygomaticus major (→ S. 669)
I: Rr. zygomatici des N. facialis
o: Os zygomaticum (nahe Sutura zygomaticotemporalis)
i: Haut der Oberlippe, Angulus oris („Muskelknoten")
F: zieht den Mundwinkel nach außen und oben (eigentlicher „Lachmuskel")

M. zygomaticus minor (→ S. 669)
I: Rr. zygomatici des N. facialis
o: Os zygomaticum (Außenfläche, medial vom Ursprung des M. zygomaticus major)
i: Haut der Oberlippe, variable Faserzüge zum Nasenflügel
F: zieht die Oberlippe nach oben und hinten, vertieft die Nasolabialfurche

Mimische Muskulatur: Muskeln um die Nasenöffnung

M. nasalis (→ S. 669)
I: Rr. buccales des N. facialis
o: Jugum alveolare des seitlichen Schneidezahns und des Eckzahns des Oberkiefers
i: *Pars alaris:* Nasenflügel; *Pars transversa:* Cartilago nasi lateralis (Verbindung mit der Sehnenplatte des Muskels der Gegenseite, „Dorsalaponeurose" der Nase)
F: Die Pars alaris erweitert, die Pars transversa verengt das Nasenloch

M. depressor septi (→ S. 669)
I: Rr. buccales des N. facialis
o: Jugum alveolare des mittleren Schneidezahns des Oberkiefers
i: Cartilago alaris major (Übergang des medialen in den lateralen Schenkel), Haut der Nasenscheidewand und des hinteren Umfangs des Nasenlochs
F: zieht die Nasenspitze abwärts

M. procerus (→ S. 669)
I: Rr. buccales des N. facialis
o: Dorsum nasi (Os nasale und/oder Cartilago nasi lateralis)
i: Haut der Glabella
F: zieht die Stirnhaut zur Nasenwurzel, erzeugt eine Querfalte zwischen den beiden Augenbrauen

Mimische Muskulatur: Muskeln des äußeren Ohres

M. auricularis anterior (→ S. 670)
I: Rr. temporales des N. facialis
o: Fascia temporalis
i: Vorderrand der Cartilago auricularis (Spina helicis = nach vorn gerichtetes Höckerchen am Anfangsteil der Ohrleiste)
F: kann die Ohrmuschel nach vorn ziehen

M. auricularis superior (→ S. 670)
I: Rr. temporales des N. facialis (vorderer Teil) und R. auricularis des N. auricularis posterior
o: Galea aponeurotica
i: Hinterwand der Cartilago auricularis (an der durch Scapha und Fossa triangularis vorgewölbten Fläche)
F: kann die Ohrmuschel nach oben ziehen

M. auricularis posterior (→ S. 670)
I: R. auricularis des N. auricularis posterior
o: Proc. mastoideus, Seitenteil der Linea nuchalis superior
i: Hinterwand der Cartilago auricularis (an der durch die Cavitas conchalis vorgewölbten Fläche)
F: kann die Ohrmuschel nach hinten ziehen

e) Obere Zungenbeinmuskulatur
M. mylohyoideus (→ S. 706)
I: N. mylohyoideus
o: Linea mylohyoidea mandibulae
i: Corpus ossis hyoidei, mediane Raphe zwischen Mandibula und Os hyoideum
F: kann das Zungenbein heben oder den Unterkiefer abwärts ziehen, bildet ein muskulöses Widerlager für die Zunge
M. geniohyoideus (→ S. 706)
I: Rr. anteriores der Nn. cervicales I und II [$C_{1,2}$]
o: Spina mentalis mandibulae
i: Corpus ossis hyoidei
F: zieht das Zungenbein nach vorn
M. digastricus (→ S. 706)
I: *Venter posterior:* R. digastricus des N. facialis; *Venter anterior:* N. mylohyoideus
o: Incisura mastoidea (Venter posterior)
i: Fossa digastrica (Venter anterior). Zwischensehne durch sehnige Schleife an Corpus und Cornu majus ossis hyoidei gefesselt
F: kann das Zungenbein heben oder den Unterkiefer senken
M. stylohyoideus (→ S. 707)
I: R. stylohyoideus des N. facialis
o: Proc. styloideus ossis temporalis (Außenfläche des Basisteils)
i: Corpus und Cornu majus ossis hyoidei. Der Muskelbauch spaltet sich ansatznah, die beiden Teilzüge umfassen die Zwischensehne des M. digastricus
F: zieht das Zungenbein nach hinten oben

f) Zungenmuskulatur: Außenmuskeln der Zunge
M. genioglossus (→ S. 710)
I: N. hypoglossus
o: Spina mentalis mandibulae
i: Aponeurosis lingualis (von der Zungenspitze bis zum Zungengrund)
F: kann – je nach den an der Kontraktion beteiligten Faserbündeln – die Zunge nach vorn schieben, sie vom Munddach weg nach unten ziehen, zur Gegenseite führen oder die Zungenspitze senken
M. hyoglosus (→ S. 711)
I: N. hypoglosus
o: Cornu majus und angrenzendes Teilstück des Corpus ossis hyoidei
i: Aponeurosis lingualis (vom Zungengrund bis zur Zungenspitze, lateral von den Mm. genioglossus und longitudinalis inferior)
F: führt (bei fixiertem Zungenbein) die Zunge nach hinten, zieht den Zungenrücken abwärts und senkt (bei einseitiger Kontraktion) den Zungengrund

M. chondroglossus (→ S. 712)
I: N. hypoglossus
o: Cornu minus ossis hyoidei
i: Aponeurosis lingualis
F: hilft mit, die Zunge nach hinten zu ziehen, den Zungenrücken abzuplatten und (bei einseitiger Kontraktion) den Zungenrand zu senken

M. styloglossus (→ S. 712)
I: N. hypoglossus
o: Proc. styloideus ossis temporalis (Vorderkante), gelegentlich übergreifend auf das Lig. stylomandibulare oder auf das Lig. stylohyoideum
i: Seitenrand der Zunge (vom hinteren Gaumenbogen bis zur Zungenspitze), von wo jeweils Fasern nach medial umbiegen
F: biegt (bei einseitiger Kontraktion) die Zunge nach der gleichen Seite und hebt den Zungenrand an. Bei beidseitiger Kontraktion führt er die Zunge wie an einem Zügel nach hinten oben, er hilft ferner mit, die Zungenspitze zu heben

Zungenmuskulatur: Binnenmuskeln der Zunge

M. longitudinalis superior (→ S. 712)
I: N. hypoglossus
o, i: unpaare Muskelschicht unmittelbar unter der Aponeurosis lingualis (von der Zungenwurzel bis zur Zungenspitze)
F: hilft mit, die Zunge zu verkürzen und zu verbreitern, aber auch die Zungenspitze zu heben

M. longitudinalis inferior (→ S. 712)
I: N. hypoglossus
o, i: paariger Längsmuskel nahe der Zungenunterfläche (von der Zungenwurzel bis zur Zungenspitze, zwischen dem lateral verlaufenden M. hyoglossus und dem medial gelegenen M. genioglossus, spitzenwärts vom M. styloglossus bedeckt)
F: hilft mit, die Zunge zu verkürzen und den Zungenrücken in Längsrichtung zu wölben

M. transversus linguae (→ S. 712)
I: N. hypoglossus
o, i: querverlaufende, vom Septum linguae zur Aponeurosis lingualis am Zungenrand, z. T. auch ohne Unterbrechung von Seitenrand zu Seitenrand der Zunge ziehende Muskelfasern
F: verschmälert (und streckt dadurch) die Zunge

M. verticalis linguae (→ S. 712)
I: N. hypoglossus
o, i: von der Unterfläche der Zunge zur Aponeurosis lingualis verlaufende Fasern
F: plattet die Zunge ab, die zur Zungenmitte gelegenen Faserzüge erzeugen eine Längsrinne. Kombiniert mit dem M. transversus linguae verlängert er die Zunge, so daß die Zungenspitze aus der Mundspalte herausgestreckt werden kann

g) Muskulatur des Gaumensegels und der Gaumenbögen

M. tensor veli palatini (→ S. 719)
I: N. musculi tensoris veli palatini (N. mandibularis)
o: Fossa scaphoidea an der Wurzel der Lamina medialis des Proc. pterygo-

ideus, Ala major ossis sphenoidalis (Unterfläche), Tuba auditoria (membranöse Außenwand)

i: Aponeurosis palatina

F: spannt das Gaumensegel und hebt es bis in Höhe seines Hypomochlion, des Hamulus pterygoideus, erweitert das Lumen der Ohrtrompete durch Zug an der membranösen Wand

M. levator veli palatini (→ S. 720)

I: Plexus pharyngealis (Nn. glossopharyngeus und vagus), möglicherweise auch Beteiligung von Fasern des N. facialis

o: Pars petrosa ossis temporalis (Unterfläche vor dem Canalis caroticus), Cartilago tubae auditoriae (Unterrand)

i: Aponeurosis palatina

F: spannt und hebt das Gaumensegel, das er beim Schluckakt an die hintere Rachenwand andrückt, erweitert das Lumen der Ohrtrompete, indem er mit dem verdickten Muskelbauch den Tubenknorpel im Bereich des Torus tubarius abdrängt

M. uvulae (→ S. 720)

I: Plexus pharyngealis (N. vagus), nach anderen Angaben über den N. facialis

o: Aponeurosis palatina

i: Schleimhaut an der Spitze der Uvula palatina

F: verkürzt und verdickt (als paariger Muskel) das Zäpfchen

M. palatoglossus (→ S. 723)

I: N. glossopharyngeus

o: Aponeurosis palatina

i: M. transversus linguae

F: hebt den Zungengrund oder zieht das Gaumensegel abwärts. Die Mm. palatoglossi beider Seiten und der M. transversus linguae bilden einen Muskelring, der den Isthmus faucium verengern kann und beim Schluckakt den Bissen abkneift

M. palatopharyngeus (→ Bd. 2, S. 466)

6. Muskulatur im Halsbereich

a) Halsmuskulatur: Derivate der Branchialmuskeln

Platysma (→ S. 729)

I: R. colli des N. facialis

o: Basis mandibulae, Gesichtshaut, Fascia parotidea, „Muskelknoten" am Angulus oris

i: Haut im Brust- und Schulterbereich (Insertionslinie führt vom Knorpel der 2. Rippe oder vom 3. Interkostalraum zum Acromion)

F: vermag das Mienenspiel zu beeinflussen, bei plötzlicher (unwillkürlicher) Kontraktion die Halshaut zu stauchen oder den Unterkiefer abwärts zu ziehen

M. sternocleidomastoideus (→ S. 730)

I: N. accessorius, Rr. anteriores der Nn. cervicales II, III (IV) [$C_{2,3(4)}$]

o: Manubrium sterni (Oberrand), Extremitas sternalis claviculae

i: Proc. mastoideus, Seitenrand der Linea nuchalis superior

F: neigt den Kopf nach der gleichen Seite, dreht ihn nach der Gegenseite und kippt ihn (bei beidseitiger Kontraktion) nach hinten

Halsmuskulatur: Untere Zungenbeinmuskeln

M. sternohyoideus (→ S. 731)
- *I:* Ansa cervicalis [$C_{1-3\,(4)}$]
- *o:* Manubrium sterni (Dorsalfläche), Articulatio sternoclavicularis (Gelenkkapsel)
- *i:* Corpus ossis hyoidei (Unterrand)
- *F:* kann das Zungenbein abwärts ziehen

M. sternothyroideus (→ S. 731)
- *I:* Ansa cervicalis [$C_{1-3\,(4)}$]
- *o:* Manubrium sterni (Dorsalfläche)
- *i:* Linea obliqua der Cartilago thyroidea
- *F:* kann den Schildknorpel abwärts ziehen, bestimmt zusammen mit dem M. thyrohyoideus den Abstand des Schildknorpels vom Zungenbein

M. thyrohyoideus (→ S. 731)
- *I:* R. thyrohyoideus ansae cervicalis [$C_{1,2}$]
- *o:* Linea obliqua der Cartilago thyroidea
- *i:* Corpus ossis hyoidei (laterales Drittel) und Cornu majus (ventrale Hälfte)
- *F:* zieht (bei fixiertem Zungenbein) den Schildknorpel kranialwärts, regelt gemeinsam mit dem M. sternothyroideus die Stellung des Kehlkopfes zwischen Sternum und Zungenbein

M. levator glandulae thyroideae (→ S. 731)

Variable Abspaltung oberflächlicher Faserbündel des M. thyrohyoideus, die vom Kaudalteil des Muskels, vom Schildknorpel oder vom Zungenbein zum Isthmus der Glandula thyroidea oder zu einem Lobus pyramidalis treten

M. omohyoideus (→ S. 731)
- *I:* Ansa cervicalis [$C_{1-3\,(4)}$]
- *o:* Margo superior scapulae (medial der Incisura scapulae), Lig. transversum scapulae superius
- *i:* Corpus ossis hyoidei
- *F:* zieht das Zungenbein abwärts, spannt die Lamina praetrachealis der Halsfaszie und fördert damit den Abfluß des Blutes in der V. jugularis interna

Halsmuskulatur: Skalenusgruppe

M. scalenus anterior (→ S. 733)
- *I:* Rr. anteriores der Nn. cervicales (IV) V–VII (VIII) [$C_{(4)\,5-7\,(8)}$]
- *o:* Tubercula anteriora der Querfortsätze des 3.–6. Halswirbels
- *i:* Tuberculum musculi scaleni anterioris der 1. Rippe
- *F:* hebt (bei fixierter Halswirbelsäule) die 1. Rippe und erweitert somit den Thorax (Inspirationsmuskel), zieht (bei einseitiger Kontraktion) die Halswirbelsäule seitwärts und wirkt bei deren Beugung mit

M. scalenus medius (→ S. 733)
- *I:* Rr. anteriores der Nn. cervicales (III) IV–VIII, z. T. über den N. dorsalis scapulae [$C_{(3)\,4-8}$]
- *o:* Procc. transversi des 3.–7. Halswirbels, akzessorische Zacken von den Querfortsätzen von Atlas und Axis
- *i:* 1. Rippe (dorsal vom Sulcus arteriae subclaviae), gelegentlich auch 2. Rippe (Außenfläche)
- *F:* Rippenheber und -halter wie der M. scalenus anterior, kann die Halswirbelsäule seitwärts neigen

M. scalenus posterior (→ S. 734)
I: R. anterior des N. cervicalis VII oder VIII [$C_{7\ \text{oder}\ 8}$]
o: Tubercula posteriora der Querfortsätze des 5. und 6. Halswirbels
i: 2., manchmal auch 3. Rippe (Außenfläche)
F: Rippenheber und -halter, kann bei festgestellten Rippen die Halswirbelsäule etwas seitwärts neigen und geringgradig nach der gleichen Seite drehen

M. scalenus minimus (→ S. 733)
I: R. anterior des N. cervicalis VIII [C_8]
o: Tuberculum anterius des Querfortsatzes des (6. und) 7. Halswirbels
i: Innenrand der 1. Rippe (dorsal vom M. scalenus anterior, trennt die A. subclavia vom Plexus brachialis in der Skalenuslücke), Membrana suprapleuralis
F: der inkonstante Muskel kann den M. scalenus anterior unterstützen und hilft, die Pleurakuppel zu verspannen

Halsmuskulatur: Prävertebrale Halsmuskeln

M. rectus capitis anterior (→ S. 495)
I: R. anterior des N. cervicalis I (selten auch II) [$C_{1\,(2)}$]
o: Massa lateralis atlantis
i: Pars basilaris ossis occipitalis (vor dem Foramen magnum, medial vom vorderen Umfang des Condylus occipitalis)
F: hilft bei der Seitwärtsneigung des Kopfes mit, beteiligt sich (bei beidseitiger Kontraktion) an der Ventralflexion des Kopfes

M. longus capitis (→ S. 734)
I: Rr. anteriores der Nn. cervicales I–III [C_{1-3}]
o: Tubercula anteriora der Querfortsätze des 3.–6. Halswirbels
i: Pars basilaris ossis occipitalis (lateral vom Tuberculum pharyngeum)
F: beugt den Kopf nach vorn

M. longus colli (→ S. 734)
I: Rr. anteriores der Nn. cervicales II–VI [C_{2-6}]
o: Körper des 5. Hals- bis 3. Brustwirbels, Tubercula anteriora der Querfortsätze des 2.–5. Halswirbels
i: vordere Spangen der Querfortsätze des 5.–7. Halswirbels, Körper des 2.–4. Halswirbels, Tuberculum anterius atlantis
F: kann die Halswirbelsäule geringgradig nach der gleichen Seite drehen und (bei beidseitiger Kontraktion) ventralwärts beugen

b) Rachenmuskulatur: Schlundschnürer

M. constrictor pharyngis superior (→ S. 763)
I: Plexus pharyngealis (N. glossopharyngeus)
o: inkonstante *Pars petropharyngea:* Pars petrosa ossis temporalis; *Pars pterygopharyngea:* Lamina medialis des Proc. pterygoideus (Hinterrand), Hamulus pterygoideus; *Pars buccopharyngea:* Raphe pterygomandibularis; *Pars mylopharyngea:* Linea mylohyoidea der Mandibula; *Pars glossopharyngea:* M. transversus linguae, Mundschleimhaut
i: Raphe pharyngis (nahe Tuberculum pharyngeum beginnend, in Höhe des Unterrandes der Mandibula endend)
F: schnürt – gemeinsam mit dem horizontalen Faserzug des M. palatopharyngeus – die Rachenwand am unteren Ende des Nasenrachenraums zum Passavantschen Ringwulst ein, dem sich das Gaumensegel anlegt (Abschluß des Epipharynx beim Schluckakt)

M. constrictor pharyngis medius (→ S. 763)
- *I:* Plexus pharyngealis (Nn. glossopharyngeus und vagus)
- *o:* *Pars chondropharyngea:* Cornu minus ossis hyoidei; *Pars ceratopharyngea:* Cornu majus ossis hyoidei
- *i:* Raphe pharyngis (2. und 3. Viertel)
- *F:* schnürt den Rachenraum ein, so daß der Bissen durch die kaudalwärts fortschreitende Einengung des Lumens zur Speiseröhre gedrängt wird

M. constrictor pharyngis inferior (→ S. 763)
- *I:* Plexus pharyngealis (N. vagus), N. laryngeus superior
- *o:* *Pars thyropharyngea:* Cartilago thyroidea (Außenfläche, dorsal der Linea obliqua); *Pars cricopharyngea:* Cartilago cricoidea (Seitenfläche); inkonstante *Pars tracheopharyngea:* Cartilago trachealis I (Seitenfläche)
- *i:* Raphe pharyngis (mittleres und kaudales Drittel)
- *F:* führt die wellenförmig fortschreitende Einschnürung der mittleren und unteren Etage des Rachenraums – und damit den Transport des Bissens – zur Speiseröhre fort. Da die Raphe pharyngis Fixpunkt ist, bewirkt die Kontraktion der großenteils schräg zur Ansatzstelle aufsteigenden Fasern des Schlundschnürers auch eine Verkürzung des Verdauungsrohrs

Rachenmuskulatur: Schlundheber

M. palatopharyngeus (→ S. 763)
- *I:* Plexus pharyngealis (N. glossopharyngeus)
- *o:* Aponeurosis palatina, Hamulus pterygoideus
- *i:* Cartilago thyroidea (Hinterrand), dorsale Pharynxwand (annähernd zirkuläres Bündel lumenwärts vom M. constrictor pharyngis superior, schräg absteigende Züge in die Hinterwand der unteren Pharynxetage)
- *F:* engt den Isthmus faucium ein, indem er den hinteren Gaumenbogen zur Mitte hin vorschiebt, hebt den Pharynx an und verkürzt die Rachenwand. Das „Ringfaserbündel“ drängt die Pharynxwand dem gespannten und angehobenen Gaumensegel entgegen

M. salpingopharyngeus (→ S. 763)
- *I:* Plexus pharyngealis (N. glossopharyngeus)
- *o:* Cartilago tubae auditoriae (Unterfläche des freien Endes)
- *i:* seitliche Pharynxwand
- *F:* unterstützt die beiden anderen kräftigeren Schlundheber

M. stylopharyngeus (→ S. 764)
- *I:* R. musculi stylopharyngei des N. glossopharyngeus
- *o:* Proc. styloideus ossis temporalis (Hinterwand des basisnahen Anteils)
- *i:* Cartilago thyroidea (Ober- und Hinterrand), Tela submucosa des Mesopharynx. Der Muskel tritt zwischen oberem und mittlerem Schlundschnürer an die Innenfläche des Muskelrohrs
- *F:* hebt den Pharynx und zieht ihn über den Bissen hinweg. Die zur Tela submucosa der mittleren Pharynxetage tretenden Faserzüge verlaufen bei der Schlundhebung zunehmend flacher, fast transversal, so daß sie den Mesopharynx erweitern können (besonders ausgeprägt beim Würgen)

c) Kehlkopfmuskulatur: Äußerer Kehlkopfmuskel

M. cricothyroideus (→ S. 772)
- *I:* R. externus des N. laryngeus superior

o: Arcus cartilaginis cricoideae (Außenfläche, nahe Medianlinie)
i: Cartilago thyroidea (Unterrand der Lamina bis zum Vorderrand des Cornu inferius)
F: kippt bei festgestelltem Schildknorpel den Ringknorpel um die quere Gelenkachse und verändert so die Spannung der Stimmfalte

Kehlkopfmuskulatur: Innere Kehlkopfmuskeln

M. cricoarytaenoideus posterior (→ S. 772)
I: N. laryngeus inferior
o: Lamina cartilaginis cricoideae (Hinterfläche)
i: Proc. muscularis der Cartilago arytaenoidea
F: dreht den Stellknorpel um eine vertikale Achse nach außen und kippt ihn etwas seitwärts, so daß sich die Spitzen der Procc. vocales voneinander entfernen. Die Stimmritze wird erweitert

M. ceratocricoideus (→ S. 772)
Der Muskel ist in etwa 25 % der Fälle als laterale Abspaltung des M. cricoarytaenoideus posterior nachweisbar und verbindet die Ringknorpelplatte mit dem unteren Horn des Schildknorpels

M. cricoarytaenoideus lateralis (→ S. 772)
I: N. laryngeus inferior
o: Arcus cartilaginis cricoideae (Oberrand des Seitenteils)
i: Proc. muscularis der Cartilago arytaenoidea
F: dreht den Stellknorpel um eine vertikale Achse einwärts, so daß sich die Spitzen der Procc. vocales einander nähern. Die Pars intermembranacea der Stimmritze wird verengt bzw. geschlossen

M. vocalis (→ S. 772)
I: N. laryngeus inferior
o: Cartilago thyroidea (Rückfläche des Schildknorpelbugs)
i: Proc. vocalis (Spitze) und Fovea oblonga der Cartilago arytaenoidea
F: regelt (durch isometrische Kontraktion) die Spannung der Stimmfalte und damit deren Schwingungsfähigkeit

M. thyroarytaenoideus (→ S. 772)
I: N. laryngeus inferior
o: Cartilago thyroidea (Innenfläche der Lamina, nach lateral an den M. vocalis anschließend)
i: Cartilago arytaenoidea (Vorder-Seitenfläche)
F: unterstützt den M. cricoarytaenoideus lateralis bei der Einwärtsdrehung des Stellknorpels und damit beim Verschluß der Pars intermembranacea der Stimmritze

M. thyroepiglotticus (Pars thyroepiglottica des M. thyroarytaenoideus → S. 772)
I: N. laryngeus inferior
o: Cartilago thyroidea (Innenfläche der Lamina, anschließend an den M. thyroarytaenoideus)
i: Cartilago epiglottica, Membrana quadrangularis
F: nicht bekannt, Verschluß des Kehlkopfeingangs durch die Mm. thyro- und aryepiglotticus nicht möglich

M. arytaenoideus obliquus (→ S. 772)
I: N. laryngeus inferior
o: Cartilago arytaenoidea (Hinterfläche)
i: Cartilago arytaenoidea der Gegenseite (Hinterfläche, nahe der Spitze)

F: verengt die Pars intercartilaginea der Stimmritze, indem er die beiden Knorpel einander nähert und gegeneinander kippt

M. aryepiglotticus (Pars aryepiglottica des M. arytaenoideus obliquus → S. 772)

I: N. laryngeus inferior

o: Apex cartilaginis arytaenoideae (oder Fortsetzung von Faserzügen aus dem M. arytaenoideus obliquus)

i: Cartilago epiglottica, Plica aryepiglottica

F: nicht bekannt

M. arytaenoideus transversus (→ S. 772)

I: N. laryngeus inferior

o: Cartilago arytaenoidea (basales und mittleres Drittel der Hinterfläche)

i: Cartilago arytaenoidea der Gegenseite (entsprechende Fläche)

F: nähert die Stellknorpel einander und verengt dadurch die Pars intercartilaginea der Stimmritze

7. Muskulatur des Beckenbodens

a) Muskeln im Diaphragma pelvis

M. levator ani (→ Bd. 2, S. 181)

I: Rr. anteriores der Nn. sacrales (II) III, IV, gelegentlich zusätzliche Zweige der Nn. rectales inferiores [$S_{(2)\,3,\,4}$]

M. pubococcygeus:

o: Os pubis (Innenfläche, vordere zwei Drittel einer Linie, die nahe der Symphysis pubica beginnt und zur Spina ischiadica führt), Arcus tendineus musculi levatoris ani

i: Centrum tendineum perinei (prärektales Faserbündel), Faszie der Prostata *(M. levator prostatae)* bzw. Wand der Vagina *(M. pubovaginalis),* M. sphincter ani externus, Durchflechtung mit Faserzügen der Gegenseite hinter der Flexura perinealis recti *(M. puborectalis),* Os coccygis (Seitenrand)

M. iliococcygeus:

o: hinteres Drittel der für den M. pubococcygeus beschriebenen Ursprungslinie, Arcus tendineus musculi levatoris ani

i: Lig. anococcygeum, Os coccygis (Seitenrand)

Als *Mm. sacrococcygeus ventralis* und *dorsalis* werden rudimentäre Muskelzüge bezeichnet, die vor bzw. hinter der Sakrokokzygealverbindung vom Kreuzbein zum Steißbein ziehen

F: verspannt den Beckenboden, trägt und hält die Eingeweide, trägt entscheidend zum Analverschluß bei (M. puborectalis). Durch die Kontraktion der Levatorschenkel kann beim Mann die Prostata angehoben, bei der Frau die Vagina verengt werden

M. coccygeus (→ Bd. 2, S. 183)

I: Rr. anteriores der Nn. sacrales III, IV (V) [$S_{3,\,4\,(5)}$]

o: Spina ischiadica (Innenfläche)

i: Os sacrum (kaudaler Teil), Os coccygis (jeweils Innenfläche)

F: der rudimentäre, oft weitgehend sehnige Muskel kann das Lig. sacrospinale entlasten

M. sphincter ani externus (→ Bd. 2, S. 121)

I: Nn. rectales inferiores des N. pudendus [$S_{(3)\,4}$]

Pars subcutanea:

o, i: oberflächlich im Bindegewebe der Dermis und Subcutis vor und hinter dem Anus

Pars superficialis:
o: Centrum tendineum perinei
i: Lig. anococcygeum
Pars profunda:
o, i: 3–4 cm hohe Muskelschlinge, die vom Centrum tendineum perinei um den Canalis analis zum Centrum tendineum zieht und am kranialen Rand mit dem M. levator ani in Verbindung steht
F: verengt den Analkanal mit willkürlich wechselndem Tonus zu einem sagittal gerichteten Spalt und wirkt wesentlich an seinem Verschluß mit

b) Muskeln im Spatium perinei profundum
M. transversus perinei profundus (→ Bd. 2, S. 183)
I: N. dorsalis penis (clitoridis) oder Nn. perineales des N. pudendus [$S_{(2)\,3\,(4)}$]
o: Bindegewebshülle der Vasa pudenda interna, Ramus ossis ischii
i: Durchflechtung mit Faserbündeln der Gegenseite, Centrum tendineum perinei, Faszie der Prostata bzw. Wand der Vagina
F: verspannt den Beckenboden im Schambeinwinkel, wo er das Levatortor, die schwache Stelle des Diaphragma pelvis, zur Oberfläche hin abdeckt. Der (bei der Frau meist schwächer als beim Mann ausgebildete) Muskel unterstützt den M. sphincter urethrae beim Verschluß der Harnblase, der genaugenommen ein Verschluß der Harnröhre ist. Beide Muskeln werden auch unter der Bezeichnung *M. compressor urethrae* zusammengefaßt
M. sphincter urethrae (→ Bd. 2, S. 184)
I: N. dorsalis penis (clitoridis) oder Nn. perineales (N. pudendus) [$S_{(2)\,3\,(4)}$]
o, i: Oberflächliche Faserbündel gehen vom Lig. transversum perinei und den Faszienschichten des Diaphragma urogenitale aus, durchflechten sich vor der Urethra mit Fasern der Gegenseite oder ziehen seitlich an der Harnröhre vorbei zum Centrum tendineum perinei. Bei der Frau heften sie sich auch an der Wand der Vagina an, *M. sphincter urethrovaginalis*. Tiefe Züge entspringen von der Bindegewebsscheide der Vasa pudenda interna und umgreifen als ringförmige Muskelzüge die Pars membranacea urethrae
F: bewirkt – gemeinsam mit dem M. transversus perinei profundus – den Verschluß der Harnblase

c) Muskeln im Spatium perinei superficiale
M. transversus perinei superficialis (→ Bd. 2, S. 186)
I: Nn. perineales (N. pudendus) [$S_{(2)\,3\,(4)}$]
o: Tuber ischiadicum, Ramus ossis ischii (oft einheitlicher Ursprung mit dem M. ischiocavernosus)
i: Centrum tendineum perinei
F: spannt den Damm etwas an, ist bei der Frau meist rückgebildet, nach einer Geburt oft nicht mehr darstellbar
M. ischiocavernosus (→ Bd. 2, S. 242 u. 250)
I: Nn. perineales (N. pudendus) [$S_{(3)\,4}$]
o: Ramus ossis ischii
i: bedeckt das Crus penis (clitoridis), inseriert beim Mann an der Tunica albuginea des Corpus cavernosum penis (Seiten- und Unterfläche).

Einige Sehnenfaserbündel bilden mit Sehnenzügen des Muskels der Gegenseite am Dorsum penis eine Sehnenschlinge. Bei der Frau ist der Muskelbauch reduziert, die Sehnenfasern enden großenteils am Crus clitoridis (Seiten- und Unterfläche)

F: drängt Blut in den jeweiligen Schwellkörper und verstärkt die Erektion

M. bulbospongiosus (→ Bd. 2, S. 243 u. 251)

I: Nn. perineales (N. pudendus) [$S_{(3)\,4}$]

o: Centrum tendineum perinei, beim Mann zusätzlich von einer medianen Raphe an der Unterfläche des Corpus spongiosum penis

i: beim Mann umgreift der Muskel den Bulbus penis und inseriert an der Membrana perinei, am Corpus spongiosum penis und – weiter peripher als der M. ischiocavernosus – am Corpus cavernosum penis (Seitenfläche), wobei Sehnenfasern in den die Vasa dorsalia penis bedeckenden Teil der Fascia penis profunda einstrahlen. Bei der Frau bedeckt der durch den Scheidenvorhof von seinem Partner der Gegenseite getrennte Muskel den Bulbus vestibuli und die Glandula vestibularis major. Seine Sehnenfasern heften sich am Corpus cavernosum clitoridis an und durchflechten sich auf dem Rücken des Corpus clitoridis mit Fasern der Gegenseite

F: kann beim Mann den Bulbus komprimieren, Blut in das Corpus spongiosum penis drängen und den Inhalt der Harnröhre (Urin, Ejakulat) auspressen. Bei der Frau dürfte die Muskelkontraktion vermehrt Blut in den vorderen Teil des Bulbus vestibuli treiben und die Glandula vestibularis major entleeren. Außerdem verengt der Muskel beim Orgasmus den Scheideneingang

B. Systematik der Arterien

1. Truncus pulmonalis

Der Arterienstamm der Lunge, **Truncus pulmonalis** (Abb. **170**), entspringt – in Höhe der Sternalinsertion der 3. linken Rippe – aus dem Conus arteriosus des rechten Ventrikels. Er ist knapp 5 cm lang und zieht intraperikardial – etwas nach links gerichtet – kranial- und dorsalwärts zur T-förmigen *Bifurcatio trunci pulmonalis,* wo er sich in die beiden *Aa. pulmonales* teilt. Am Ursprung liegt der Truncus pulmonalis, flankiert von beiden Koronararterien, links vor dem Aortenostium, im Mittelstück an der linken Seite der aufsteigenden Aorta und an der Teilungsstelle in der Konkavität des Aortenbogens.

Die „Wurzel" des Lungenarterienstamms ist durch die im Bereich der Taschenklappen liegenden drei *Sinus trunci pulmonalis* ausgebuchtet.

Der Umschlag des Epikards in das Perikard erfolgt ventral in Höhe der Teilungsstelle, dorsal meist etwas tiefer noch im Bereich des Truncus pulmonalis, so daß das Lig. arteriosum in der Regel außerhalb des Herzbeutels liegt.

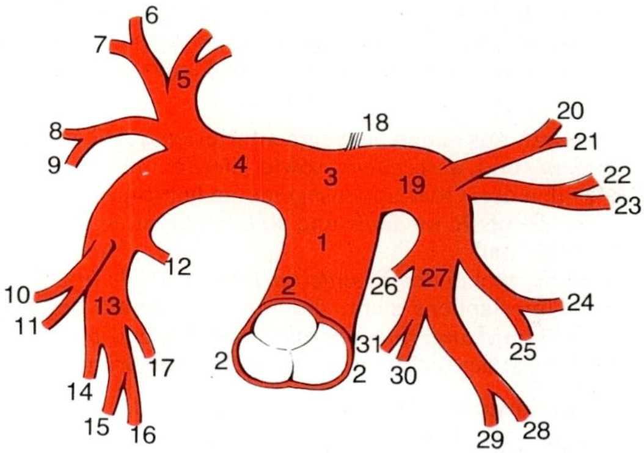

170 Truncus pulmonalis, Schema der Astfolge

1 Truncus pulmonalis
2 Sinus trunci pulmonalis
3 Bifurcatio trunci pulmonalis
4 A. pulmonalis dextra
5–17 *Äste der A. pulmonalis dextra*
5–9 *Rr. lobi superioris*
5 R. apicalis
6 R. posterior ascendens
7 R. anterior ascendens
8 R. posterior descendens
9 R. anterior descendens
10, 11 *Rr. lobi medii*
10 R. lateralis
11 R. medialis
12–17 *Rr. lobi inferioris*
12 R. superior
13 Pars basalis
14 R. basalis anterior
15 R. basalis lateralis
16 R. basalis posterior
17 R. basalis medialis
18 Lig. arteriosum
19 A. pulmonalis sinistra
20–31 *Äste der A. pulmonalis sinistra*
20–25 *Rr. lobi superioris*
20 R. apicalis
21 R. posterior
22 R. anterior ascendens
23 R. anterior descendens
24 R. lingularis superior
25 R. lingularis inferior
26–31 *Rr. lobi inferioris*
26 R. superior
27 Pars basalis
28 R. basalis anterior
29 R. basalis lateralis
30 R. basalis posterior
31 R. basalis medialis

Der akute Verschluß des Truncus pulmonalis durch einen Embolus (Gefäßpfropf), z. B. einen venösen Thrombus (Blutpfropf), führt zum Sekundenherztod, da der Lungenkreislauf akut unterbrochen und u. a. das Blut in der rechten Kammer rückgestaut wird. Verschlüsse kleinerer Lungenarterienäste können ohne nennenswerte Folgen bleiben, wenn das betroffene Lungenareal ausreichend über Bronchialarterien versorgt wird, die verbleibende Atmungsfläche der Lunge für den Gasaustausch ausreicht und die Embolien sich nicht – bedingt durch die Grundkrankheit – wiederholen.

Die beiden *Lungenarterien,* **Aa. pulmonales,** gehen in Höhe des 2. linken Interkostalraums (= Höhe des 4.–5. Brustwirbels) aus dem Truncus pulmonalis hervor.

1) Die **A. pulmonalis dextra** ist etwas länger und weitlumiger als die linke Lungenarterie. Sie zieht hinter der Pars ascendens aortae und der V. cava superior, vor dem

Oesophagus und dem Bronchus principalis dexter, zum Hilum der rechten Lunge und teilt sich zunächst in drei Äste zu den Lungenlappen oder in zwei Äste, von denen sich der untere zu Mittel- und Unterlappen aufzweigt.

Die *A. pulmonalis dextra* entsendet

- *Rr. lobi superioris,* aus denen als Segmentarterien der *R. apicalis,* die *Rr. anteriores ascendens* und *descendens* sowie die *Rr. posteriores ascendens* und *descendens* zu den drei Oberlappensegmenten hervorgehen,
- *Rr. lobi medii,* die als *R. medialis* und *R. lateralis* zu den beiden Mittellappensegmenten treten, und
- *Rr. lobi inferioris,* wobei der *R. superior [apicalis] lobi inferioris* zum apikalen Segment des Unterlappens zieht, die Segmentarterien der vier basalen Segmente (als *Rr. basales anterior, lateralis, medialis* und *posterior*) aus der *Pars basalis,* dem Endast der rechten Lungenarterie, entspringen.

2) Die **A. pulmonalis sinistra** verläuft vor der Pars descendens aortae und dem linken Hauptbronchus quer zum Hilum der linken Lunge und teilt sich meist in je einen Gefäßstamm zu Ober- und Unterlappen.
Von der linken Lungenarterie oder der Bifurcatio trunci pulmonalis zieht zum Kaudalende des Aortenbogens als derber Bindegewebsstrang das *Lig. arteriosum,* Rest des postnatal obliterierten, fetal relativ weitlumigen Ductus arteriosus.

Die *A. pulmonalis sinistra* zweigt sich auf in

- *Rr. lobi superioris,* aus denen als Segmentarterien die *Rr. apicalis, anteriores ascendens* und *descendens, posterior* und *lingulares superior* bzw. *inferior* zu den Oberlappensegmenten hervorgehen, und
- *Rr. lobi inferioris,* wobei der *R. superior* zum Spitzensegment des linken Unterlappens, die sich aus der *Pars basalis* abzweigenden *Rr. basales (anterior, lateralis, medialis* und *posterior)* zu den basalen Segmenten treten.

2. Aorta

Die *große Körperschlagader,* **Aorta** (Abb. **171**), geht aus dem linken Ventrikel als **Pars ascendens aortae** *(Aorta ascendens)* hervor. Sie entspringt innerhalb des Herzbeutels hinter dem linken Sternalrand in Höhe des 3. Interkostalraums und ist etwa 5 cm lang. Die Pars ascendens aortae zieht intraperikardial – leicht schräg nach rechts und vorn – kranialwärts bis in Höhe des 2. rechten Sternokostalgelenks. Sie liegt somit zunächst dorsal (und etwas rechts) vom Truncus pulmonalis, dann an dessen rechter Seite. Als einzige Äste gibt sie nahe ihrem Ursprung die paarigen *Aa. coronariae* ab. An der Perikardumschlagstelle setzt sich die aufsteigende Aorta in den Aortenbogen fort.

Der Aortenursprung ist im Bereich der Taschenklappen zum *Bulbus aortae* ausgeweitet, der durch drei Ausbuchtungen der Aortenwand, *Sinus aortae,* hervorgerufen wird. Eine vierte Ausbuchtung *(Sinus quartus)* kann an der rechten Aortenwand – am Übergang in den Aortenbogen – an der Stelle auftreten, gegen die der Hauptstoß des Blutes bei der Kammersystole gerichtet ist.

Der *Aortenbogen,* **Arcus aortae,** erreicht mit seinem Scheitel die Höhe der Sternalinsertion der 1. linken Rippe und ist 5–6 cm lang. Er kreuzt hinter dem Manubrium sterni und der V. brachiocephalica sinistra die Medianebene unter spitzem Winkel von rechts nach links, so daß er bei der Projektion auf die Brustwand (Röntgenauf-

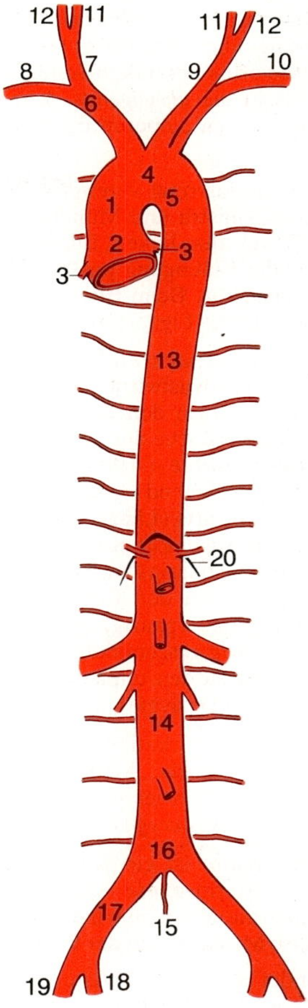

171 Aorta, Gliederung und Schema der Astfolge

1 Pars ascendens aortae
2 Bulbus aortae
3 Aa. coronariae
4 Arcus aortae
5 Isthmus aortae
6 Truncus brachiocephalicus
7 A. carotis communis dextra
8 A. subclavia dextra
9 A. carotis communis sinistra
10 A. subclavia sinistra
11 A. carotis interna
12 A. carotis externa
13, 14 *Pars descendens aortae*
13 Pars thoracica aortae
14 Pars abdominalis aortae
15 A. sacralis mediana
16 Bifurcatio aortae
17 A. iliaca communis
18 A. iliaca interna
19 A. iliaca externa
20 Lig. arcuatum medianum, Umrandung des Hiatus aorticus

nahme im sagittalen Strahlengang) verkürzt erscheint. Der Aortenbogen zieht über die Teilungsstelle der Trachea bzw. über den linken Hauptbronchus hinweg und an der linken Wand der Speiseröhre vorbei zur linken Seite der Brustwirbelsäule, wo er sich in Höhe des 4. Brustwirbels in die *absteigende Aorta* festsetzt. Die Äste des Arcus aortae versorgen Hals, Kopf, beide oberen Extremitäten und das Zwerchfell sowie Organe im Brustraum.

Als *Isthmus aortae* bezeichnet man das fetal verengte Teilstück des Aortenbogens zwischen Abgang der A. subclavia sinistra und Mündungsstelle des Ductus arteriosus, dem nach dem Blutzufluß aus der linken Lungenarterie eine Erweiterung, Aortenspindel, folgt. Persistiert die Einengung postnatal, liegt eine (infantile oder juvenile) präduktale Isthmusstenose vor. Beim Erwachsenen kann eine postduktale Isthmusstenose hinter der Anheftung des Lig. arteriosum auftreten.

Die **Pars descendens aortae** *(Aorta descendens)* folgt vom Unterrand des 4. Brustwirbels bis zum Hiatus aorticus (etwa 12. Brustwirbel) als **Pars thoracica aortae** *(Aorta thoracica)* mit einer Länge von 17–20 cm den Krümmungen der Brustwirbelsäule und verlagert sich dabei auf die Vorderfläche der Wirbelkörper. Ihre Fortsetzung im Bauchraum, die **Pars abdominalis aortae** *(Aorta abdominalis),* zieht – aus der Medianebene leicht nach links abweichend – bis in Höhe des 4. (beim alten Menschen auch 5.) Lendenwirbels abwärts (Länge etwa 13–14 cm) und teilt sich an der *Bifurcatio aortae* in die paarigen *Aa. iliacae communes.* Die *Brustaorta* entsendet *parietale* Äste (segmental angeordnet, paarig) zu Brustwand und Zwerchfell, viszerale Äste (z. T. paarig, z. T. unpaar) zu den Eingeweiden im Mediastinum. Die *Bauchaorta* gibt *parietale dorsale* Äste (paarig) zu Zwerchfell und Bauchwand, *viszerale laterale* Äste (paarig) zu paarig ausgebildeten Eingeweiden des Bauchraums und *viszerale ventrale* Äste (unpaar) zu den unpaaren Eingeweiden in Bauch- und Beckenraum (Magen-Darm-Trakt und Derivate) ab.

Aus dem dorsalen Wandbereich der Bifurkation geht als kaudale Fortsetzung der Bauchaorta die *Schwanz-* oder *Beckenaorta,* **A. sacralis mediana,** hervor. Sie zieht über das Promontorium hinweg an der Facies pelvica des Kreuzbeins abwärts und endet vor der Steißbeinspitze im *Corpus coccygeum.*

Das *Steißknötchen, Corpus coccygeum,* ist ein Knäuel dünnwandiger Gefäße mit epitheloiden Wandzellen (z. T. arteriovenöse Anastomosen) von knapp 3 mm Durchmesser. Das Blut wird über die V. sacralis mediana abgeleitet. Die epitheloiden Zellen sind modifizierte glatte Muskelzellen der Gefäßwand.

Die *A. sacralis mediana* entsendet als *parietale* Äste (paarig) die *A. lumbalis ima* (A. lumbalis V) und mit der A. sacralis lateralis anastomosierende *Rr. sacrales laterales,* als *viszerale* Äste mehrere kleine Zweige zur dorsalen Wand des Rectum.

a) Äste der Pars ascendens aortae

Die *Kranzarterien,* **Aa. coronariae** (Abb. **172**), entspringen aus dem rechten bzw. linken Sinus aortae in Höhe des freien Rands der Taschenklappen oder etwas kranial davon. Die linke Kranzarterie ist meist etwas kräftiger als die rechte. Verlaufsstrekken beider Gefäße können in oberflächliche Myokardlagen eingelassen sein. Die beiden Arterien versorgen im Prinzip Vorhof- und Kammerwand ihrer jeweiligen Seite und gemeinsam die Scheidewand. Doch führt selbst bei dem (annähernd ausgeglichenen) Normal-Versorgungstyp des Herzens (knapp 50 % der Fälle) die

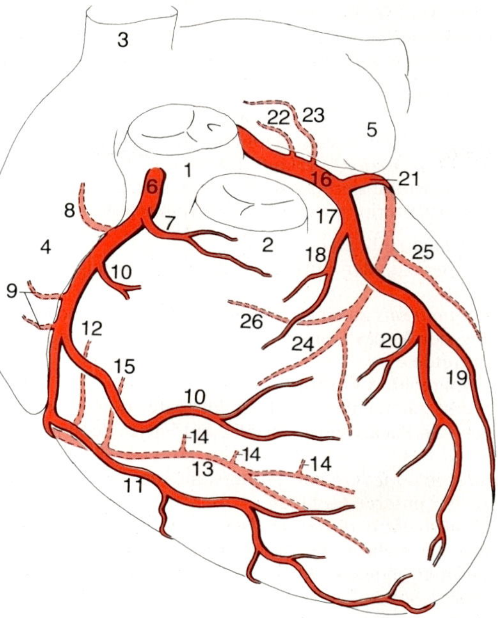

172 Aa. coronariae, Schema der Astfolge

1 Bulbus aortae
2 Truncus pulmonalis
3 V. cava superior
4 Auricula dextra
5 Auricula sinistra
6 A. coronaria dextra
7 R. coni arteriosi
8 R. nodi sinuatrialis
9 Rr. atriales
10 Rr. ventriculares
11 R. marginalis dexter
12 R. atrialis intermedius
13 R. interventricularis posterior
14 Rr. interventriculares septales
15 R. nodi atrioventricularis
16 A. coronaria sinistra
17 R. interventricularis anterior
18 R. coni arteriosi
19 R. lateralis
20 Rr. interventriculares septales
21 R. circumflexus
22 R. atrialis anastomoticus
23 R. nodi sinuatrialis
24 Rr. atrioventriculares
25 R. marginalis sinister
26 R. atrialis intermedius

rechte Kranzarterie einem Teil der linken Ventrikelhinterwand Blut zu, die A. coronaria sinistra einem Teil der Facies sternocostalis des rechten Ventrikels. Sinusknoten, Atrioventrikularknoten und Hissches Bündel werden in der Mehrzahl der Fälle von Ästen der A. coronaria dextra versorgt. Beide Kranzarterien entsenden Zweige zum Perikard und Vasa vasorum zur Pars ascendens aortae.

Varianten hinsichtlich Ursprung, Aufzweigung und Zuordnung der Versorgungsgebiete sind relativ häufig. Oft entspringt die A. coni arteriosi separat aus der Aorta, seltener ist ein einheitlicher Ursprung beider Koronararterien oder ein selbständiger

Ursprung der beiden Äste der A. coronaria sinistra. Der hier beschriebene Verzweigungsmodus ist in etwa 60 % der Fälle ausgebildet. Die Koronararterien sind trotz zahlreicher Anastomosen zwischen feinen Ästen funktionelle Endarterien.

1) Die **A. coronaria dextra** gelangt zwischen rechtem Herzohr und Truncus pulmonalis in das rechte Teilstück des Sulcus coronarius, zieht um den Margo dexter des Herzens und biegt auf der Facies diaphragmatica spitzenwärts um. Der Endast, *R. interventricularis posterior,* verläuft (meist) im gleichnamigen Sulcus. Seine Aufzweigungen anastomosieren an der Herzspitze mit feinen Zweigen des R. interventricularis anterior aus der linken Kranzarterie.

   Die *A. coronaria dextra* gibt ab
   - den *R. coni arteriosi,* der kurz nach ihrem Ursprung zur Wand des Conus arteriosus zieht,
   - den *R. nodi sinuatrialis* zu einem Gefäßgeflecht in der rechten Vorhofwand um die Mündung der V. cava superior, von dem in 55 % der Fälle Zweige zum Sinusknoten treten,
   - *Rr. atriales* zum rechten Vorhof,
   - *Rr. ventriculares* zur rechten Kammer, darunter den *R. marginalis dexter* zum Grenzbereich von Facies sternocostalis und Facies diaphragmatica des rechten Ventrikels,
   - den *R. atrialis intermedius* zur Hinterwand des rechten Vorhofs, nahe der Einmündung der unteren Hohlvene,
   - den *R. interventricularis posterior* als Endast, dessen Zweige beide Ventrikel versorgen und der mehrere kurze *Rr. interventriculares septales* in den hinteren Teil der Kammerscheidewand (ausgenommen den Bereich nahe der Herzspitze) entsendet, sowie
   - den *R. nodi atrioventricularis* (bei oder kurz nach dem Eintritt in den Sulcus interventricularis posterior) zum Atrioventrikularknoten.

   An der Umbiegungsstelle der A. coronaria dextra kann ein *R. circumflexus dexter* die Verlaufsrichtung im Sulcus coronarius fortsetzen und sich in den zuvor genannten *R. nodi atrioventricularis* sowie den *R. posterolateralis dexter* zur Hinterwand des rechten und linken Ventrikels aufzweigen. Über den Sulcus coronarius hinweg ziehen *Rr. atrioventriculares,* die von Rr. ventriculares zur rechten Kammer bzw. von Rr. atriales zum rechten Vorhof ausgehen.

2) Die **A. coronaria sinistra** gibt nach kurzem Verlauf zwischen Truncus pulmonalis und linkem Herzohr den *R. interventricularis anterior* ab, der im Sulcus interventricularis anterior die Incisura apicis cordis erreicht. Sie selbst biegt als *R. circumflexus (sinister)* in den linken Teil der Kranzfurche ein, umrundet den linken Herzrand und zieht zur Facies diaphragmatica. In etwa 20 % der Fälle geht der *R. interventricularis posterior* aus dem (linken) R. circumflexus hervor (Links-Versorgungstyp).

   Die *A. coronaria sinistra* entsendet
   über den *R. interventricularis anterior*
   - den *R. coni arteriosi* nach rechts zur Wand des Conus arteriosus,
   - den *R. lateralis* nach links zur Vorderwand des linken Ventrikels,
   - *Rr. interventriculares septales,* die in die vorderen Zweidrittel der Kammerscheidewand eintreten und auch den apikalen Teil des Septum versorgen;

über den *R. circumflexus*

- den *R. atrialis anastomoticus,* der – manchmal bereits vom Stamm der linken Kranzarterie – über linken Vorhof und Vorhofscheidewand mit der A. coronaria dextra oder einem ihrer Vorhofäste anastomosiert,
- *Rr. atrioventriculares* zu Vorhof und Kammer des linken Herzens,
- den *R. marginalis sinister* zur Facies pulmonalis des linken Ventrikels,
- den *R. atrialis intermedius* zur Hinterwand des linken Vorhofs,
- den variablen *R. posterior ventriculi sinistri* zur linken Kammerhinterwand,
- den *R. nodi sinuatrialis,* der in 45 % der Fälle den Sinusknoten mit Blut versorgt,
- den inkonstanten *R. nodi atrioventricularis,* der gelegentlich dem AV-Knoten Blut zuführt, und
- variable *Rr. atriales* zur Vorhofswand.

b) Äste des Arcus aortae

Der **Truncus brachiocephalicus** (Abb. **171**) entspringt am Anfang des Aortenbogens und teilt sich nach kurzem Verlauf hinter dem rechten Sternoklavikulargelenk in die **A. carotis communis dextra** und in die **A. subclavia dextra** (Astfolge der A. subclavia →S. 488).

Die (fast immer) unpaare **A. thyroidea ima,** in 10 % der Fälle ausgebildet, geht meist aus dem Truncus brachiocephalicus, seltener aus dem Aortenbogen, der rechten A. carotis communis, A. subclavia oder A. thoracica interna hervor. Sie zieht vor der Trachea zum Isthmus der Glandula thyroidea und gibt Äste an den kaudalen Teil beider Schilddrüsenlappen, an Trachea und Thymus ab.

Die **A. carotis communis sinistra** (Abb. **171**) entspringt im Mittelstück des Aortenbogens. Ursprung und thorakale Gefäßstrecke (bis in Höhe des jeweiligen Sternoklavikulargelenks) unterscheiden sich somit auf der rechten und der linken Seite, im Halsbereich stimmt der Gefäßverlauf überein.

Die **A. subclavia sinistra** (Abb. **171**) geht – etwa in Höhe der Bandscheibe zwischen 3. und 4. Brustwirbel – etwas lateral und dorsal (gelegentlich auch gemeinsam mit) der A. carotis communis sinistra aus dem Aortenbogen hervor. Sie differiert hinsichtlich Ursprung und erster Verlaufsstrecke (bis zum ventromedialen Rand des M. scalenus anterior) von der rechten Schlüsselbeinarterie (aus dem Truncus brachiocephalicus). Die linke A. subclavia beginnt weiter dorsal, ist etwas länger und zieht zunächst – von der linken Lunge bedeckt – intrathorakal steiler kranialwärts, ehe sie sich im Bogen zur Skalenuslücke wendet.

Aufzweigung der A. carotis communis (Abb. **171**). Die *A. carotis communis* zieht, vom M. sternocleidomastoideus bedeckt, lateral von Luftröhre und Schilddrüse kranialwärts und teilt sich in der *Bifurcatio carotidis,* in Höhe der Prominentia laryngea, in die **Aa. carotis externa** und **carotis interna.**

Im Regelfall gibt die A. carotis communis keine Äste ab, als seltene Varianten gehen am ehesten die A. thyroidea superior oder die A. laryngea superior aus ihr hervor.

Astfolge der A. carotis externa (Abb. **173**). Die *A. carotis externa* verzweigt sich am Hals, in der Zunge, an der Rachenwand sowie im Gesicht und versorgt den größten Teil des knöchernen Schädels und der Dura mater. Sie zieht, vom M. stylohyoideus und dem hinteren Bauch des M. digastricus überdeckt, aus dem Trigonum caroticum

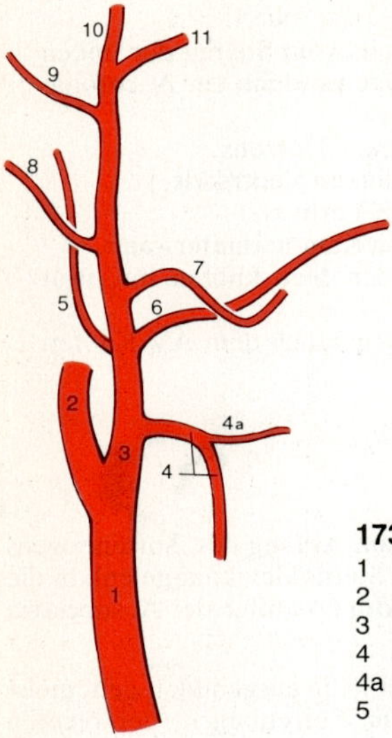

173 A. carotis externa, Schema der Astfolge

1 A. carotis communis
2 A. carotis interna
3 A. carotis externa
4 A. thyroidea superior
4a A. laryngea superior
5 A. pharyngea ascendens
6 A. lingualis
7 A. facialis
8 A. occipitalis
9 A. auricularis posterior
10 A. temporalis superficialis
11 A. maxillaris

in die Fossa retromandibularis, verläuft im Drüsengewebe der Glandula parotidea kranialwärts und teilt sich in Höhe des Collum mandibulae in die beiden Endäste, die *Aa. temporalis superficialis* und *maxillaris*. Kranial vom Zungenbein wird sie vom N. hypoglossus überkreuzt.

Außer den beiden Endästen (7, 8) unterscheidet man nach der Lage der Abgangsstelle am Arterienrohr vordere Äste (1, 3, 4), einen medialen Ast (2) und hintere Äste (5, 6):

1) Die **A. thyroidea superior** entspringt im allgemeinen als erster Ast aus der A. carotis externa und zieht im Bogen abwärts zum Schilddrüsenlappen. In etwa 20 % der Fälle kommt sie aus der Bifurcatio carotidis, in 10 % aus der A. carotis communis.

   Aus der *A. thyroidea superior* gehen hervor
   - der *R. infrahyoideus,* der sich vor dem Zungenbeinkörper mit dem Ast der Gegenseite vereinigt,
   - der *R. sternocleidomastoideus,* der in den gleichnamigen Muskel eintritt,
   - die *A. laryngea superior,* die durch die Membrana thyrohyoidea zur Kehlkopfschleimhaut (obere Hälfte) und zu den inneren Kehlkopfmuskeln gelangt,
   - der *R. cricothyroideus,* der zum M. cricothyroideus zieht, vor dem Lig. cricothyroideum medianum mit dem Ast der Gegenseite anastomosiert und 1–2 Zweige zur Schleimhaut im vorderen Bereich der Cavitas infraglottica entsendet,

- der *R. glandularis anterior* für den vorderen Anteil der Schilddrüse,
- der *R. glandularis lateralis* für den seitlichen Drüsenteil und
- der *R. glandularis posterior* für den oberen Drüsenpol (Vorder- und Hinterfläche).

2) Die **A. pharyngea ascendens** geht oberhalb der A. thyroidea superior nach medial aus der A. carotis externa hervor, in 20 % auch aus der A. occipitalis, und steigt an der seitlichen Pharynxwand, medial vom M. stylohyoideus, bis zur Schädelbasis auf.

   Die *A. pharyngea ascendens* entsendet
   - *Rr. pharyngeales,* häufig zwei, zur Rachenwand und in variablem Umfang zur Tuba auditoria und Tonsilla palatina,
   - die *A. tympanica inferior,* die – gemeinsam mit dem N. tympanicus – durch den Canaliculus tympanicus zur medialen Wand der Paukenhöhle zieht,
   - die *A. meningea posterior,* den Endast, der seitlich an der A. carotis interna vorbei durch das Foramen jugulare (gelegentlich auch durch das Foramen lacerum, den Canalis caroticus oder den Canalis hypoglossi) zu Dura und Diploe der hinteren Schädelgrube verläuft.

3) Die **A. lingualis** entspringt in Höhe der A. pharyngea ascendens vorn aus der A. carotis externa, in etwa 20 % der Fälle gemeinsam mit der A. facialis über den *Truncus linguofacialis,* dringt hinter der Spitze des großen Zungenbeinhorns, bedeckt vom M. hyoglossus, in die Zunge und läuft nahe der Zungenunterfläche stark geschlängelt zur Zungenspitze.

   Die *A. lingualis* gibt ab
   - den *R. suprahyoideus,* der vor dem Zungenbeinkörper mit dem R. infrahyoideus der A. thyroidea superior und mit dem Ast der Gegenseite anastomosiert,
   - die *A. sublingualis,* die am Vorderrand des M. hyoglossus entspringt, zwischen M. mylohyoideus und Glandula sublingualis nach vorn zieht und Drüse, benachbarte Schleimhaut, Muskeln und Zahnfleisch versorgt,
   - *Rr. dorsales linguae,* die zu Zungengrund und Zungenrücken ziehen, und
   - die *A. profunda linguae,* die als Endast zwischen den Mm. genioglossus und longitudinalis inferior zur Zungenspitze verläuft und mit der Arterie der Gegenseite nur durch kapilläre Anastomosen kommuniziert.

4) Die **A. facialis** hat ihren Ursprung unmittelbar über der A. lingualis (oder mit dieser gemeinsam aus dem *Truncus linguofacialis*). Sie wird vom hinteren Bauch des M. digastricus, vom M. stylohyoideus und von der Glandula submandibularis bedeckt und zieht vor dem Ansatz des M. masseter (und vor der V. facialis) über den Unterrand der Mandibula zum Gesicht, wo sie die mimische Muskulatur versorgt.

   Die *A. facialis* speist
   - die *A. palatina ascendens,* die in etwa 20 % der Fälle direkt aus der A. carotis externa, in 8 % aus der A. pharyngea ascendens kommt, zwischen M. styloglossus und M. stylopharyngeus an der Pharynxwand zu den Gaumenbögen, zur Gaumentonsille und zum Gaumensegel aufsteigt,
   - den *R. tonsillaris,* der auch aus der A. palatina ascendens abgehen kann und durch die Pharynxwand zu Tonsilla palatina und Zungengrund verläuft,

- *Rr. glandulares* zur Glandula submandibularis,
- die *A. submentalis,* die an der Unterfläche des M. mylohyoideus zum Kinn zieht, Zweige an benachbarte Muskeln abgibt und häufig durch den Mundboden hindurch mit der A. sublingualis anastomosiert,
- die *A. labialis inferior* zur Unterlippe, die – bedeckt vom M. orbicularis oris – mit der Arterie der Gegenseite anastomosiert und Verbindungen zu den Aa. submentalis und mentalis besitzt,
- die *A. labialis superior* zur Oberlippe, die schleimhautnah mit der Arterie der Gegenseite in Verbindung steht, mit den Aa. transversa faciei und infraorbitalis anastomosiert und den *R. septi nasi* zur Nasenscheidewand sowie einen Ast zum Nasenflügel abgibt,
- den *R. lateralis nasi* zur Seitenfläche der Nase und zum Nasenrücken, der mit Ästen der Aa. labialis superior und dorsalis nasi anastomosiert,
- die *A. angularis,* den Endast im medialen Augenwinkel, der über die A. dorsalis nasi mit der A. ophthalmica in der Orbita in Verbindung steht.

5) Die **A. occipitalis** geht aus der Hinterwand der A. carotis externa hervor, läuft unter dem hinteren Bauch des M. digastricus, medial vom Warzenfortsatz, bedeckt von den Mm. splenius capitis und longissimus capitis, zum Hinterhaupt. Sie durchbohrt dabei den Ursprung des M. trapezius und anastomosiert in der Kopfschwarte mit Zweigen der Aa. auricularis posterior und temporalis superficialis.

Die *A. occipitalis* zweigt ab
- den *R. mastoideus,* der durch das Foramen mastoideum zu Diploe und Dura der hinteren Schädelgrube sowie zu den Cellulae mastoideae gelangt,
- den *R. auricularis,* der zur Hinterfläche der Ohrmuschel zieht,
- (meist zwei) *Rr. sternocleidomastoidei* zum gleichnamigen Muskel,
- den inkonstanten *R. meningeus,* der durch das Foramen parietale zu Dura und Knochen der hinteren Schädelgrube tritt,
- den *R. descendens,* der unter dem M. splenius capitis abwärts zieht und benachbarte Muskeln versorgt,
- *Rr. occipitales,* die den M. trapezius durchbohren und sich stark geschlängelt in der Kopfschwarte des Hinterhaupts verzweigen.

6) Die **A. auricularis posterior** entspringt dorsal, zieht unter der Glandula parotidea – über den M. stylohyoideus hinweg – auf dem Warzenfortsatz hinter die Ohrmuschel.

Die *A. auricularis posterior* entsendet neben Ästen zu Muskeln, die sich an Warzen- und an Griffelfortsatz anheften,
- den *R. parotideus* zur Ohrspeicheldrüse,
- die *A. stylomastoidea,* die den N. facialis im Canalis facialis bis zum Hiatus canalis nervi petrosi majoris begleitet, dort die Dura mater versorgt und zuvor Äste zu Mittel- und Innenohr abgibt.
- die *A. tympanica posterior,* die aus dem Fazialiskanal mit der Chorda tympani zur Paukenhöhle zieht und *Rr. mastoidei* zu den Cellulae mastoideae sowie den *R. stapedialis* zum M. stapedius entsendet,
- den *R. auricularis,* der die Rückseite und – mit perforierenden Zweigen – z. T. auch die Vorderfläche der Ohrmuschel sowie die Muskeln des äußeren Ohrs versorgt,
- den *R. occipitalis,* der sich auf dem Warzenfortsatz mit Ästchen der A. occipitalis verbindet.

7) Die **A. temporalis superficialis,** der oberflächliche, schwächere Endast der A. carotis externa, zieht zwischen Kiefergelenk und äußerem Gehörgang – bedeckt von der Glandula parotidea – über die Wurzel des Jochbogens auf die Fascia temporalis und verzweigt sich in der Schläfenregion.

Die *A. temporalis superficialis* gibt ab

- *Rr. parotidei* zur Ohrspeicheldrüse,
- die *A. transversa faciei [facialis],* die – anfänglich noch von der Glandula parotidea bedeckt – unterhalb des Jochbogens horizontal über den M. masseter zur Wange zieht,
- *Rr. auriculares anteriores* zur Ohrmuschel und zum äußeren Gehörgang,
- die *A. zygomaticoorbitalis,* die oberhalb des Jochbogens auf der Fascia temporalis zum seitlichen Augenwinkel gelangt,
- die *A. temporalis media,* die dicht oberhalb des Jochbogens die Schläfenfaszie durchbohrt und in den M. temporalis eintritt,
- den *R. frontalis,* den vorderen Endast, der auf der Fascia temporalis schräg über die Schläfengegend nach vorn aufsteigt, die Kopfschwarte versorgt und mit der Arterie der Gegenseite sowie mit den Aa. supraorbitalis und supratrochlearis aus der A. carotis interna anastomosiert,
- den *R. parietalis,* der – nahezu rechtwinklig zum R. frontalis – nach hinten zur Schläfengegend aufwärts zieht, Zweige in die Kopfschwarte abgibt und sich mit der Arterie der Gegenseite sowie mit Ästchen der Aa. auricularis posterior und occipitalis verbindet.

8) Die **A. maxillaris,** der stärkere Endast der A. carotis externa, tritt hinter dem Unterkieferast und durch die Kaumuskeln in die Fossa infratemporalis. Man unterscheidet in ihrem Verlauf einen retromandibulären, einen intermuskulären und einen in der Fossa pterygopalatina gelegenen Abschnitt

Im *ersten,* retromandibulären *Abschnitt* zweigt die *A. maxillaris* ab

- die *A. auricularis profunda,* die aufwärts zum Kiefergelenk, zum äußeren Gehörgang und mit Zweigen zur Schleimhaut der Paukenhöhle und zum Trommelfell zieht,
- die *A. tympanica anterior,* die als Begleitarterie der Chorda tympani durch die Fissura petrotympanica in die Paukenhöhle gelangt,
- die *A. alveolaris inferior,* die – nach Abgabe des *R. mylohyoideus* in den Sulcus mylohyoideus unter den M. mylohyoideus – im Canalis mandibulae *Rr. dentales* und *Rr. peridentales* zu Zähnen und Zahnhalteapparat des Unterkiefers entsendet und mit ihrem Endast, der *A. mentalis* durch das Foramen mentale nach außen in den Weichteilmantel an Kinn und Unterlippe tritt,
- die *A. meningea media,* ein kräftiges Gefäß, das extrakranial den *R. meningeus accessorius* in das Versorgungsgebiet der A. pterygomeningea (→ S. 482) abgeben kann, durch das Foramen spinosum in die mittlere Schädelgrube zwischen Dura und Knochen gelangt, den dünnen *R. petrosus* zum Felsenbein und die schwache *A. tympanica superior* in die Paukenhöhle entsendet und sich anschließend an der Innenfläche der Schädelseitenwand in den starken *R. frontalis* für Dura und Knochen der vorderen Schädelgrube und in den *R. parietalis* für Dura und Knochen im Bereich von Scheitelbein und Hinterhauptsbein gabelt. Vom R. frontalis tritt ein *R. orbitalis* durch die Fissura orbitalis superior in die Augenhöhle. Er kann durch einen *R. anastomoticus [cum arteria lacrimali]* mit der A. lacrimalis in Verbindung stehen.

Die *A. pterygomeningea* kann – anstelle des R. meningeus accessorius aus der A. meningea media – aus dem ersten Abschnitt der A. maxillaris entspringen. Ihre extrakranialen Ästchen führen den Mm. pterygoidei und tensor veli palatini, dem großen Keilbeinflügel und dem Proc. pterygoideus sowie der Ohrtrompete Blut zu. Nach Eintritt in die Schädelhöhle durch das Foramen ovale gibt die A. pterygomeningea feine Zweige zum Ganglion trigeminale und zur benachbarten Dura ab.

Im *zweiten,* intermuskulären *Abschnitt* gehen aus der *A. maxillaris* hervor
- die *A. masseterica,* die durch die Incisura mandibulae zum M. masseter tritt,
- *Rr. pterygoidei* für die Mm. pterygoidei,
- die *Aa. temporales profundae anterior* und *posterior* aufwärts zur Fossa temporalis und zu den tiefen Teilen des M. temporalis,
- die *A. buccalis,* die auf dem M. buccinator nach vorn abwärts verläuft, sich am Muskel und an der Wangenschleimhaut verzweigt und mit Ästen der A. facialis anastomosiert.

Im *dritten,* hinter dem Tuber maxillae und der Fossa pterygopalatina gelegenen *Abschnitt* entsendet die *A. maxillaris*
- die *A. alveolaris superior posterior,* die am Tuber maxillare entspringt, häufig mit mehreren Zweigen lateralwärts zur Facies infratemporalis hinter den Proc. zygomaticus zieht, durch Foramina alveolaria in die Maxilla eintritt und mit *Rr. dentales* und *peridentales* Prämolaren und Molaren, Knochen und Zahnfleisch des Oberkiefers sowie die Schleimhaut der Kieferhöhle versorgt,
- die *A. infraorbitalis,* die durch die Fissura orbitalis inferior am Boden der Orbita in Sulcus und Canalis infraorbitalis eintritt und *Aa. alveolares superiores anteriores* mit *Rr. dentales* und *peridentales* zu Frontzähnen, Knochen und Zahnfleisch im Oberkiefer abgibt,
- die *A. palatina descendens,* die nach hinten in den Canalis palatovaginalis den feinen, in der Regel aus der A. canalis pterygoidei entspringenden *R. pharyngeus* zur Pharynxschleimhaut abgeben kann, im Canalis palatinus major gaumenwärts zieht und die *A. palatina major* durch die gleichnamige Öffnung nach vorn bis zum Zahnfleisch der Frontzähne sowie die *Aa. palatinae minores* an den weichen Gaumen entsendet,
- die *A. sphenopalatina,* die durch das Foramen sphenopalatinum in den hinteren Teil der Nasenhöhle eintritt und mit *Aa. nasales posteriores laterales* einen großen Teil der Schleimhaut der Nasenhöhle und der Nasennebenhöhlen, mit *Rr. septales posteriores* die Schleimhaut der Nasenscheidewand versorgt, wobei der lange untere Zweig *(A. nasopalatina)* durch den Canalis incisivus mit der A. palatina major anastomosiert,
- die *A. canalis pterygoidei,* die (gelegentlich auch aus der A. palatina descendens) dorsalwärts durch den Canalis pterygoideus zur Tube gelangt und mit dem *R. pharyngeus* zur Schleimhaut der oberen Pharynxetage zieht.

Astfolge der A. carotis interna. Die *A. carotis interna* versorgt den größten Teil des Gehirns, die Hypophyse, den Inhalt der Orbita, die Stirn, an die Orbita grenzende Teile des Gesichts sowie die Schleimhaut der Siebbeinzellen, der Stirnhöhle und von Teilen der Nasenhöhle. Sie beginnt an der Bifurcatio carotidis mit einer Erweiterung, *Sinus caroticus,* die auch die Karotisgabel mit einbeziehen kann. Als *Pars cervicalis* zieht die Arterie zunächst lateral, bald jedoch dorsal und medial von der A. carotis externa – ohne Äste abzugeben – neben der Rachenwand kranialwärts zur Unterseite der Schläfenbeinpyramide. Als *Pars petrosa* gelangt sie in einem nach vorn und medial gerichteten Bogen durch den Canalis caroticus zur Felsenbeinspitze und über das durch Faserknorpel verschlossene Foramen lacerum in die mittlere Schädelgrube. Als *Pars cavernosa* verläuft sie im Sulcus caroticus an der Seitenfläche des Keilbeinkörpers, umschlossen vom Sinus cavernosus, und bildet den S-förmig gekrümmten Karotissiphon. An der medialen Seite des Proc. clinoideus anterior tritt die A. carotis interna durch die Dura, entsendet als *Pars cerebralis* u. a. die *A. ophthalmica* (zur Orbita), wendet sich aufwärts zur Hirnbasis und liefert den Großteil der Zuflüsse des *Circulus arteriosus cerebri* (Abb. **174**). Sie teilt sich – nach Abgabe der *A. communicans posterior,* dem seitlichen Teilstück des Circulus arteriosus, und der *A. choroidea anterior* (zum Plexus choroideus des Unterhorns des Seitenventrikels) – in die *Aa. cerebri anterior* und *media* zum Endhirn.

Als Äste der *A. carotis interna* entspringen aus der *Pars petrosa*

1) **Aa. caroticotympanicae** zur Paukenhöhle, und

2) der inkonstante **R. pterygoideus,** der den N. canalis pterygoidei durch den Kanal an der Basis des Flügelfortsatzes begleitet und mit einem Ast der A. palatina major anastomosiert.

Aus der *Pars cavernosa* gehen hervor

3) der **R. basalis tentorii,** der über die Oberkante der Felsenbeinpyramide hinweg nach hinten zum Tentorium cerebelli zieht,

4) der **R. marginalis tentorii** zum Kleinhirnzelt nahe der Incisura tentorii,

5) ein **R. meningeus,** der über den kleinen Keilbeinflügel hinweg zur Dura der vorderen Schädelgrube tritt,

6) der **R. sinus cavernosi** zur Wand des Sinus cavernosus,

7) die **A. hypophysialis inferior,** deren Zweige einen Arterienring um die Neurohypophyse bilden und auch mit feinen Ästen der A. hypophysialis superior anastomosieren,

8) der **R. ganglionis trigeminalis** zum Ganglion trigeminale,

9) der **R.** (oder mehrere **Rr.**) **nervorum** zu den Nn. trigeminus und trochlearis,

Aus der *Pars cerebralis* zweigen vor Abgang der A. ophthalmica ab

10) die **A. hypophysialis superior** zum ventralen Teil des Hypothalamus, zu Infundibulum und Hypophysenstiel, wobei ein langer Ast (Trabekelarterie) vor dem Hypophysenstiel absteigt, durch die Adenohypophyse hindurchtritt und Kapillarschlingen im Zwischenstück der Neurohypophyse speist (die Blutzufuhr zur Adenohypophyse erfolgt über die Portalgefäße!),

11) der **R. clivi** in den Bereich des Clivus.

12) Die **A. ophthalmica** geht aus der nach vorn gerichteten Konvexität der letzten Krümmung des Karotissiphon hervor. Sie zieht unter dem N. opticus durch den Canalis opticus in die Orbita, wendet sich (in über 85% der Fälle in einer Spiraltour über den N. opticus hinweg) von lateral nach medial und läuft, begleitet vom N. nasociliaris, unter dem M. obliquus superior an der medialen Wand der Orbita entlang zum medialen Augenwinkel. Die Äste der A. ophthalmica versorgen teils die Wand und die Umgebung der Orbita sowie die Tränendrüse, teils den Augapfel und die äußeren Augenmuskeln.

Die *A. ophthalmica* gibt ab
zur *Wand und Umgebung der Orbita* und zur *Tränendrüse*

- die *A. lacrimalis,* die – begleitet vom N. lacrimalis – am Oberrand des M. rectus lateralis zur Tränendrüse zieht, den *R. meningeus recurrens* durch die Fissura orbitalis superior in die Schädelhöhle zurücksendet (wo er über den *R. anastomoticus [cum arteria meningea media]* mit deren R. frontalis anastomosieren kann), über *Rr. zygomatici* (durch die Foramina zygomaticotemporale und zygomaticofaciale) der Fossa temporalis und der Jochbeingegend Blut zuführt und mit Endästen, *Aa. palpebrales laterales,* den seitlichen Teil von Ober- und Unterlid versorgt,
- die *A. supraorbitalis,* die auf dem M. levator palpebrae superioris unter dem Orbitadach verläuft, durch die Incisura supraorbitalis zu Haut und Muskeln der Stirn tritt und am Oberrand der Orbita den *R. diploicus* zu Stirnbein und Schleimhaut der Stirnhöhle entsenden kann,
- die *A. ethmoidalis posterior,* die über den M. obliquus superior und durch das Foramen ethmoidale posterius zur Wand der hinteren Siebbeinzellen zieht und meist auch Zweige zu Nasenscheidewand und Dura abgibt,
- die *A. ethmoidalis anterior,* die – gemeinsam mit dem N. ethmoidalis anterior durch das Foramen ethmoidale anterius verläuft, Zweige zur Schleimhaut der vorderen und der mittleren Siebbeinzellen sowie der Stirnhöhle abgibt, unter die Dura der vorderen Schädelgrube aufsteigt, hier den *R. meningeus anterior* (für einen kleinen Bezirk der benachbarten Dura) abzweigt, anschließend durch die Lamina cribrosa in die Nasenhöhle gelangt und sich in *Rr. septales anteriores* zum vorderen Teil der Nasenscheidewand, *Rr. nasales anteriores laterales* zur Schleimhaut der vorderen Seitenwand der Nasenhöhle sowie in einen im Sulcus ethmoidalis des Os ethmoidale verlaufenden, meist an der Knorpel-Knochen-Grenze zum Nasenrücken tretenden *R. nasalis externus* aufzweigt.
- *Aa. palpebrales mediales,* die unter der Trochlea des M. obliquus superior entspringen, hinter dem Tränensack absteigen, in Ober- und Unterlid eintreten, mit Ästen der Aa. palpebrales laterales (aus der A. lacrimalis) Gefäßbögen, *Arcus palpebralis superior* und *Arcus palpebralis inferior,* bilden, mit Aufzweigungen benachbarter Arterien anastomosieren und *Aa. conjunctivales posteriores* zur Tunica conjunctiva palpebrarum abgeben,
- die *A. supratrochlearis,* die als aufsteigender Endast der A. ophthalmica medial von der A. supraorbitalis durch die Incisura frontalis zu Haut, Muskeln und Pericranium der Stirnregion zieht und mit dem Arteriennetz der Kopfschwarte in Verbindung steht,
- die *A. dorsalis nasi [A. nasi externa],* die als absteigender Endast zwischen Trochlea des M. obliquus superior und Lig. palpebrale mediale aus der Orbita tritt, einen Ast zum Tränensack abzweigt, den M. orbicularis oculi durchbohrt, mit der A. angularis (aus der A. facialis) anastomosiert und am Nasenrücken abwärts zieht;

zum *Augapfel* und zu den *äußeren Augenmuskeln*

- die *A. centralis retinae,* die als erster (und relativ dünner) Ast nach Eintritt in die Orbita die A. ophthalmica verläßt, etwa 10 mm vom Augapfel entfernt seitlich unten in den N. opticus eintritt und in diesem zur Netzhaut gelangt,
- *Aa. ciliares posteriores breves,* 10–15 Zweige, die in der Umgebung der Austrittsstelle des N. opticus aus dem Bulbus oculi durch die Sclera ziehen,

Choroidea und Corpus ciliare versorgen und den Circulus arteriosus iridis major erreichen,
- *Aa. ciliares posteriores longae,* eine laterale und eine mediale Arterie, die am hinteren Umfang des Augapfels durch die Sclera treten, zwischen Sclera und Choroidea zu Corpus ciliare und Circulus arteriosus iridis major verlaufen,
- *Aa. musculares* zu den äußeren Augenmuskeln. Sie gehen (häufig) über einen gemeinsamen Stamm direkt aus der A. ophthalmica und/oder aus ihren großen Ästen hervor. Aus den vorderen Muskelästen treten *Aa. ciliares anteriores* nahe dem Kornearand durch die Sclera zu Choroidea, Corpus ciliare und Circulus arteriosus iridis major. Sie versorgen mit *Aa. episclerales* die oberflächlichen Skleraschichten und mit *Aa. conjunctivales anteriores* die Bindehaut des Augapfels.

13) Die **A. communicans posterior** ist ein 10–15 mm langes Gefäß, das medial vom Proc. clinoideus anterior aus der Hinterwand der A. carotis interna entspringt, auf dem N. oculomotorius okzipitalwärts zieht, mit der A. cerebri posterior (aus der A. basilaris) anastomosiert und das seitliche Teilstück des Circulus arteriosus bildet. Die A. communicans posterior kann ein- oder beidseitig (jeweils in etwa 10 % der Fälle) sehr dünn sein oder fehlen. Sie kann aber auch so kräftig sein, daß die A. cerebri posterior als Ast der A. carotis interna erscheint.

Aus der *A. communicans posterior* gehen hervor
- der *R. chiasmaticus* zum Chiasma opticum,
- der *R. nervi oculomotorii* zum III. Hirnnerven,
- der *R. thalamicus,* der von basal an den Thalamus herantritt,
- der *R. hypothalamicus* zum Hypothalamus,
- der *R. caudae nuclei caudati* zum Schwanzteil des Nucleus caudatus.

14) Die **A. choroidea anterior,** manchmal doppelt ausgebildet, entspringt in 78 % der Fälle direkt aus der A. carotis interna, sonst aus der A. cerebri media. Sie unterkreuzt den Tractus opticus, zieht seitlich am Hirnschenkel vorbei an die laterale Seite des Corpus geniculatum laterale, gelangt durch die Fissura choroidea am Unterhorn des Seitenventrikels in die Tela choroidea und kann bis in die Nähe des Foramen interventriculare aufsteigen.

Die *A. choroidea anterior* entsendet
- *Rr. choroidei ventriculi lateralis* in den Plexus choroideus des Seitenventrikels,
- *Rr. choroidei ventriculi tertii* zum Plexus choroideus des dritten Ventrikels,
- *Rr. substantiae perforatae anterioris,* die durch die Substantia perforata anterior bis zur Capsula interna vordringen,
- *Rr. tractus optici* zum Tractus opticus,
- *Rr. corporis geniculati lateralis* an den seitlichen Kniehöcker,
- *Rr. capsulae internae* zum hinteren Schenkel der inneren Kapsel,
- *Rr. globi pallidi* zum Globus pallidus,
- *Rr. caudae nuclei caudati* zum Schwanzteil des Nucleus caudatus,
- *Rr. tuberis cinerei* zum Tuber cinereum (Hinterwand des Infundibulum),
- *Rr. nucleorum hypothalamicorum* von basal zu den Hypothalamuskernen,
- *Rr. substantiae nigrae* durch den Hirnschenkel in die Substantia nigra,
- *Rr. nuclei rubris* ebenfalls durch den Hirnschenkel zum Nucleus ruber,
- *Rr. corporis amygdaloidei* zum Mandelkern.

15) Die **A. cerebri anterior,** vorderer Endast der A. carotis interna, geht am medialen Ende des Sulcus lateralis cerebri aus deren Teilungsstelle – oberhalb und seitlich vom Proc. clinoideus anterior – hervor. Als *Pars praecommunicalis* zieht die Arterie über den Tractus opticus stirn- und medianwärts zum Interhemisphärenspalt. Sie steht dicht vor dem Chiasma opticum durch die unpaare *A. communicans anterior* mit der A. cerebri anterior der Gegenseite in Verbindung und verläuft danach als *Pars postcommunicalis [A. pericallosa]* zwischen den Stirnlappen über das Balkenknie und auf der Dorsalfläche des Balkens nach hinten. Dabei treten zentrale Äste in die Basis der Großhirnhemisphäre ein, kortikale Zweige an deren mediale Fläche. Rindenäste zu Stirn- und Scheitellappen greifen auch über die Mantelkante hinweg auf die obersten Windungen der seitlichen Hemisphärenfläche über.

Die *A. cerebri anterior* gibt ab
aus der *Pars praecommunicalis*
- (bis zu 12) *Aa. centrales,* die durch die Substantia perforata anterior zu den vorderen Kerngebieten des Hypothalamus und zum vorderen Anteil des Infundibulum treten (vor allem *Aa. centrales [thalamostriatae] anteromediales* und *A. centralis brevis*), Caput nuclei caudati, rostrale Teile von Putamen, Globus pallidus und innerer Kapsel versorgen (vor allem *A. centralis longa [A. recurrens]*) sowie variable Ästchen zum Rostrum corporis callosi, zu Bulbus und Tractus olfactorius und zum Trigonum olfactorium entsenden,
- die *A. communicans anterior,* unpaar, etwa 4 mm lang und in 10 % der Fälle doppelt, die über dem Sulcus praechiasmaticus des Keilbeins die Aa. cerebri anteriores beider Seiten verbindet und einige *Rr. centrales anteromediales* in die basale Fläche des Großhirns eintreten läßt;

aus der *Pars postcommunicalis [A. pericallosa]*
- die *A. frontobasalis [R. orbitofrontalis] medialis* zur Basalfläche des Stirnlappens,
- die *A. callosomarginalis* mit *Rr. frontales (anteromedialis, mediomedialis, posteromedialis)* zur medialen Fläche und zur Mantelkante des Stirnhirns und der als *R. cingularis* im Sulcus cinguli verlaufenden Gefäßstrecke,
- die *A. paracentralis* zum Lobulus paracentralis,
- die *A. praecunealis* zur medialer Fläche und Mantelkante des Scheitellappens,
- die *A. parietooccipitalis* zur Rinde in der Umgebung des gleichnamigen Sulcus.

16) Die **A. cerebri media,** der stärkere und seitwärts gerichtete Endast der A. carotis interna, setzt deren Verlauf unmittelbar fort. Die Arterie zieht zunächst parallel zum kleinen Keilbeinflügel 1–2 cm zur Seite, *Pars sphenoidalis,* tritt anschließend – häufig schon gedoppelt oder in drei Äste geteilt – von unten in den Sulcus lateralis cerebri und in starken Schlängelungen auf die Insel, *Pars insularis.* Die Äste biegen dann annähernd rechtwinklig ab und laufen um die Opercula herum auf die Großhirnkonvexität, wo sie sich in der weiteren Umgebung des Sulcus lateralis aufteilen, die Mantelkante jedoch nicht erreichen. Von der *Pars insularis* treten Äste zur Rinde der Insel, zu basalen Teilen des Stirnlappens und zum Schläfenlappen, von der nachfolgenden *Pars terminalis* zu Frontal- und Parietallappen.

Die *A. cerebri media* entsendet
aus der *Pars sphenoidalis*
- *Aa. centrales [thalamostriatae] anterolaterales,* (3–20) dünne Äste, die kurz hinter der Endgabelung der A. carotis interna die A. cerebri media verlassen,

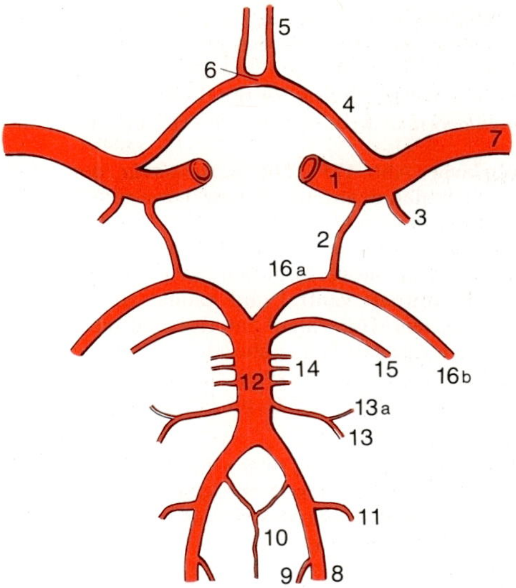

174 Circulus arteriosus cerebri, Schema der Bauteile, intrakranielle Astfolge der A. vertebralis

1 A. carotis interna
2 A. communicans posterior
3 A. choroidea anterior
4, 5 *A. cerebri anterior*
4 Pars praecommunicalis
5 Pars postcommunicalis
6 A. communicans anterior
7 A. cerebri media
8 A. vertebralis
9 A. spinalis posterior
10 A. spinalis anterior
11 A. inferior posterior cerebelli
12 A. basilaris
13 A. inferior anterior cerebelli
13a A. labyrinthi
14 Aa. pontis und mesencephalicae
15 A. superior cerebelli
16 *A. cerebri posterior*
16a Pars praecommunicalis
16b Pars postcommunicans

durch die Substantia perforata rostralis schräg nach hinten aufsteigen und mit *Rr. laterales* und *mediales* den Mittelteil der Capsula interna, die benachbarten Basalganglien, Capsula externa, Claustrum und Capsula extrema sowie das Corpus striatum und Teile des Thalamus versorgen:

aus der *Pars insularis*
- *Aa. insulares* zum Lobus insularis,
- die *A. frontobasalis [R. orbitofrontalis] lateralis* zu den seitlichen Gyri orbitales und zum Gyrus frontalis inferior,
- *Aa. temporales (anterior, intermedia, posterior)* zum Operculum temporale und zu den Gyri temporales;

aus der *Pars terminalis [corticalis]*
- die *A. sulci praecentralis* zur Pars opercularis des Gyrus frontalis inferior und zur Rinde des Stirnlappens in der Umgebung des Sulcus praecentralis, die zur Pars triangularis des Gyrus frontalis inferior die *A. triangularis* abgibt,

- die *A. sulci centralis* zu den Gyri praecentralis und postcentralis,
- die *A. sulci postcentralis* zum Gyrus postcentralis und zum angrenzenden Scheitellappen,
- die *Aa. parietales anterior et posterior* zum Lobulus parietalis inferior,
- die *A. gyri angularis* in den Rindenbereich des gleichnamigen Gyrus.

Astfolge der A. subclavia (Abb. **175**). Die *A. subclavia,* deren zweiter Verlaufsabschnitt (hinter dem M. scalenus anterior) ebenso wie der kurze dritte Streckenteil (vom dorsolateralen Skalenusrand bis zum lateralen Rand der 1. Rippe) seitengleich angeordnet ist, führt Blut zu einem Teil des Halses, zur vorderen Brustwand, zum Schultergürtel und zum Arm, sie versorgt den okzipitalen Teil des Gehirns und das Halsmark. Die Arterie verläuft ventral und kaudal von den Wurzeln des Plexus brachialis durch die von den Mm. scaleni anterior und medius begrenzte Skalenuslücke, zieht im Sulcus arteriae subclaviae über die 1. Rippe hinweg und gelangt unter der Clavicula hindurch, vom M. subclavius bedeckt, in die Tiefe des Trigonum clavipectorale. Jenseits des Schlüsselbeins, ab Außenrand der 1. Rippe, führt sie die Bezeichnung *A. axillaris.*

Von den Ästen der A. subclavia entspringen in der Regel die *Aa. vertebralis* und *thoracica interna* in der ersten Verlaufsstrecke, der *Truncus thyrocervicalis* nahe und der *Truncus costocervicalis* hinter dem M. scalenus anterior. Sie variieren hinsichtlich Ursprung und Verzweigung erheblich.

1) Die **A. vertebralis** zieht als *Pars praevertebralis* zwischen den Mm. scalenus anterior und longus colli kranialwärts zum 6. (ausnahmsweise 7. oder 5.) Halswirbel, steigt als *Pars transversaria [cervicalis]* durch die Foramina processus transversi VI (VII, V)–I zum Atlas auf, verläuft als *Pars atlantica* im Sulcus arteriae vertebralis hinter der Massa lateralis nach medial und dringt durch die Membrana atlantooccipitalis posterior in den Subarachnoidealraum ein. Sie tritt als *Pars intracranialis* durch das Foramen magnum in die hintere Schädelgrube und vereinigt sich auf dem Clivus, am Unterrand der Brücke, mit der A. vertebralis der Gegenseite zur unpaaren A. basilaris.

   Extrakranielle Äste der *A. vertebralis* sind
   - *Rr. spinales [radiculares],* die durch die Foramina intervertebralia und entlang der beiden Spinalnervenwurzeln zum Rückenmark ziehen, und
   - *Rr. musculares* zu den tiefen Halsmuskeln.

   Aus der *Pars intracranialis* der *A. vertebralis* (Abb. **174**) gehen hervor
   - *Rr. meningei (anterior* und *posterior)* am vorderen bzw. hinteren Umfang des Foramen magnum zur Dura mater der hinteren Schädelgrube, zum Knochen und zur Falx cerebelli,
   - die *A. spinalis posterior* zum Rückenmark, die allerdings häufiger aus der A. inferior posterior cerebelli abzweigt, je einen feinen Längsstamm vor und hinter der Reihe der dorsalen Spinalnervenwurzeln absteigen läßt, Zweige zur A. spinalis anterior abgibt und aus segmentalen Rr. spinales Blut aufnimmt,
   - die *A. spinalis anterior,* die sich in Höhe des Unterrandes der Oliven mit der Arterie der Gegenseite zu einem unpaaren, vor der Fissura mediana anterior abwärts verlaufenden Gefäß vereinigt, Zuflüsse von Rr. spinales der A. vertebralis, der A. cervicalis ascendens und der Segmentalarterien (bis zur A. lumbalis I) erhält, mit der paarigen A. spinalis posterior kommuniziert und Äste zu Medulla oblongata, Rückenmark und Cauda equina abgibt,

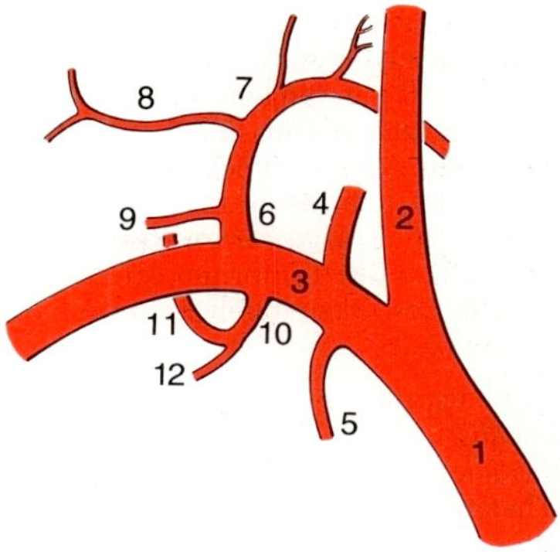

175 A. subclavia, Schema der Astfolge

1 Truncus brachiocephalicus
2 A. carotis communis
3 A. subclavia
4 A. vertebralis
5 A. thoracica interna
6 Truncus thyrocervicalis
7 A. thyroidea inferior
8 A. transversa cervicis
9 A. suprascapularis
10 Truncus costocervicalis
11 A. cervicalis profunda
12 A. intercostalis suprema

- die *A. inferior posterior cerebelli,* die sich nach dorsal um die Olive windet, häufig die *A. spinalis posterior* entläßt, zur Unterfläche des Kleinhirns zieht und sich am hinteren unteren Kleinhirnteil verzweigt,
- der *R. choroideus ventriculi quarti* zum Plexus choroideus des vierten Ventrikels und der *R. tonsillae cerebelli* zur Kleinhirntonsille und zum Nucleus dentatus, sofern diese Äste nicht aus der A. inferior posterior cerebelli entspringen, sowie
- *Rr. medullares mediales et laterales* zum verlängerten Mark.

2) Die **A. basilaris** ist aus der Vereinigung der beiden Aa. vertebrales entstanden, die gelegentlich streckenweise nur unvollständig verschmelzen (Inselbildung, partielle Septierung des Lumens). Sie verläuft im Sulcus basilaris vom Unterrand der Brücke bis zu deren Oberrand, wo sie sich in ihre beiden Endäste, die *Aa. cerebri posteriores,* teilt.

Die *A. basilaris* zweigt beiderseits ab
- die *A. inferior anterior cerebelli,* die sich an Unter- und Seitenfläche des Kleinhirns verzweigt und (meist) die dünne, lange *A. labyrinthi(na) (R. meatus acustici interni)* durch Porus und Meatus acusticus internus zum Innenohr entsendet,
- *Aa. pontis,* die mit zahlreichen Ästchen tief in die Brücke eindringen,
- *Aa. mesencephalicae* zum Mittelhirn,
- die *A. superior cerebelli,* die kurz vor der Endaufteilung der A. basilaris entspringt, unmittelbar unterhalb vom N. oculomotorius um den Pedunculus cerebri herum zieht und hinter dem N. trochlearis die vom Tentorium cerebelli bedeckte Kleinhirnoberfläche erreicht.

3) Die **A. cerebri posterior** geht als paariges Gefäß am Oberrand der Brücke vor dem N. oculomotorius aus der Endgabel der A. basilaris hervor *(Pars praecommunicalis)* und anastomosiert nach 5–10 mm langem Verlauf mit der *A. communicans posterior* (aus der A. carotis interna oder aus der A. cerebri media). Die anschließende *Pars postcommunicalis* der A. cerebri posterior zieht um den Hirnschenkel herum auf die Dorsalseite des Mittelhirns in die Furche zwischen vorderem und hinterem Hügel der Vierhügelplatte *(Mittelhirnstrecke)*. Die folgende *Pars terminalis [corticalis]* teilt sich oberhalb des Tentorium cerebelli in Äste zur medialen und zur konvexen Oberfläche des Okzipitalhirns sowie zur basalen Fläche des Schläfenlappens *(Großhirnstrecke)*.

Von der *A. cerebri posterior* entspringen
aus der *Pars praecommunicalis*
- *Aa. centrales posteromediales,* die durch die Substantia perforata interpeduncularis zum vorderen Thalamusgebiet, zur Wand des III. Ventrikels und zum Globus pallidus ziehen;

aus der *Pars postcommunicalis*
- *Aa. centrales posterolaterales,* die den Hirnschenkel, den hinteren Teil des Thalamus, die Lamina tectalis, das Corpus pineale und den medialen Kniehökker versorgen,
- *Rr. thalamici* zu hinteren Kerngebieten des Thalamus,
- *Rr. pedunculares* zum Hirnschenkel,
- *Rr. choroidei posteriores (mediales* und *laterales),* die dem Corpus geniculatum laterale Blut zuführen, auf das Dach des III. Ventrikels treten und sich in den Plexus choroidei des III. Ventrikels und des Seitenventrikels verzweigen sowie Äste an den Fornix abgeben;

aus der *Pars terminalis [corticalis]*
- die *A. occipitalis lateralis* mit *Rr. temporales (anteriores, intermedii mediales, posteriores)* zum Uncus sowie zu den Gyri hippocampi und occipitotemporales medialis und lateralis,
- die *A. occipitalis medialis* mit
  - dem *R. corporis callosi dorsalis* zum Splenium des Balkens,
  - dem *R. parietalis* an die mediale Fläche und zur Mantelkante des Schläfenhirns,
  - dem *R. parietooccipitalis* zu Praecuneus und Cuneus,
  - dem *R. calcarinus* zur Area striata und
  - dem *R. occipitotemporalis* vor allem zur medialen Fläche des Hinterhauptslappens.

4) Die **A. thoracica interna** entspringt aus der Konkavität der ersten Verlaufsstrecke der A. subclavia. Sie verläuft – etwa 1 cm vom Sternalrand entfernt – in der Fascia endothoracica zwerchfellwärts, wird – kaudal vom Knorpel der 3. Rippe – durch den M. transversus thoracis von der Pleura costalis nach vorn abgedrängt und teilt sich im 6. Zwischenrippenraum, nahe dem Rippenbogen, in die beiden Endäste, die *A. musculophrenica* zu den kostalen Muskelzügen des Zwerchfells und der seitlichen Bauchmuskeln und in die *A. epigastrica superior,* die nahe (seltener in) der Larreyschen Spalte den Brustraum verläßt und durch das hintere Blatt der Rektusscheide zum M. rectus abdominis tritt.

Die *A. thoracica interna* gibt ab
zu *Eingeweiden*
- *Rr. mediastinales* in das vordere Mediastinum und zur Pleura mediastinalis,
- *Rr. thymici* zum Thymus,
- *Rr. tracheales* und *Rr. bronchiales* zur Luftröhre und zu den Bronchien (Anastomosen mit Rr. bronchiales aus der Aorta);

zum *Zwerchfell*
- die *A. pericardiacophrenica,* die den N. phrenicus zwischen Pleura mediastinalis und Perikard zum Zwerchfell begleitet und Äste zum Herzbeutel abzweigt;

zur *Brustwand*
- *Rr. sternales* zum Brustbein und zum M. transversus thoracis,
- *Rr. perforantes,* die in den oberen 5 Interkostalräumen durch die Brustwand treten und sich an der Vorderfläche des Brustbeins, im M. pectoralis major sowie in der Brusthaut verzweigen und *Rr. mammarii mediales* zur Brustdrüse entsenden,
- *Rr. intercostales anteriores* in den oberen 5–6 Zwischenrippenräumen, die mit Aa. intercostales posteriores und deren Rr. collaterales anastomosieren,
- den *R. costalis lateralis* (häufige Variante), der die A. thoracica interna hinter dem 1. Rippenknorpel verläßt, an der Hinterfläche der vorderen Brustwand schräg abwärts zieht und sich mit Interkostalarterien verbindet,
- die *A. musculophrenica,* den lateralen Endast, der längs der kostalen Ursprungszacken des Zwerchfells verläuft, *Rr. intercostales anteriores* in die unteren Zwischenrippenräume entsendet und Äste zum Zerchfell sowie zu den Ursprüngen der seitlichen Bauchmuskeln abgibt;

zur *Bauchwand*
- die *A. epigastrica superior,* den medialen Endast, der an der Hinterfläche des M. rectus abdominis abwärts zieht.

5) Der **Truncus thyrocervicalis** geht als kurzer, gemeinsamer Ursprungsstamm der *Aa. thyroidea inferior, transversa cervicis* und *suprascapularis* aus der A. subclavia hervor.

Die **A. thyroidea inferior** setzt den Gefäßstamm fort, kreuzt in bogenförmigem Verlauf hinter dem zum Kopf ziehenden Gefäß-Nervenstrang des Halses nach medial und läuft anschließend hinter dem Schilddrüsenlappen abwärts.

Die *A. thyroidea inferior* entsendet
- *Rr. musculares* (direkt oder über ihre Äste) zu den unteren Zungenbeinmuskeln sowie zu den Mm. longus colli, scalenus anterior und constrictor pharyngis inferior,
- die *A. cervicalis ascendens,* die medial vom N. phrenicus unter dem tiefen Blatt der Halsfaszie auf dem M. scalenus anterior – äußerstenfalls bis zur Schädelbasis – aufsteigt, benachbarte Muskeln versorgt und *Rr. spinales* durch die Foramina intervertebralia zum Rückenmark schickt,
- *Rr. pharyngeales, Rr. oesophageales* und *Rr. tracheales* zur Wand von Pharynx, Oesophagus und Trachea,
- die *A. laryngea(lis) inferior,* die (oft) von der Höhe der Arterienbiegung abgeht, hinter der Trachea aufwärts zieht, den unteren Schlundschnürer – nahe seinem Ursprung am Kehlkopf – durchbohrt und dem unteren Teil des Kehlkopfes Blut zuführt, sowie
- *Rr. glandulares* zur Schilddrüse.

Die **A. transversa cervicis [colli]** variiert stark in Ursprung, Verlauf und Aufteilung, so daß die topographischen Beziehungen nicht einheitlich sind. Sie entspringt in der Regel – nach der A. suprascapularis und vor der A. thyroidea inferior – aus dem Truncus thyrocervicalis, häufig aber auch direkt aus der A. subclavia lateral (oder noch in) der Skalenuslücke. Die Arterie versorgt dorsal gelegene Muskeln des Schultergürtels (insbesondere obere Anteile des M. trapezius und den M. rhomboideus) sowie lange Nackenmuskeln.

Die *A. transversa cervicis* teilt sich in

- den *R. superficialis,* der mit dem N. accessorius unter den vorderen (oberen) Rand des M. trapezius tritt, als *A. cervicalis superficialis* auch selbständig aus dem Truncus thyrocervicalis hervorgehen kann und dann vor dem M. scalenus anterior und dem Plexus brachialis verläuft,
- den *R. ascendens* zu langen Nackenmuskeln sowie
- den *R. profundus,* der mit dem N. dorsalis scapulae, parallel zum medialen Rand des Schulterblattes, mit einem *R. descendens* abwärts zu den Mm. rhomboideus und latissimus dorsi zieht, als *A. dorsalis scapulae* sehr häufig auch direkt aus der A. subclavia hervorgeht.

Die **A. suprascapularis,** erster Ast des Truncus thyrocervicalis, verläuft – dorsal vom M. sternocleidomastoideus – über den M. scalenus anterior und weiter lateral über den Plexus brachialis hinweg und gelangt, vom seitlichen Teil des mittleren Blattes der Halsfaszie (Fascia omoclavicularis) bedeckt, hinter der Clavicula zum Oberrand der Scapula. Sie tritt (meist) *über* das Lig. transversum scapulae superius in die Fossa supraspinata und zieht am Collum scapulae, unter dem Lig. transversum scapulae inferius, in die Fossa infraspinata, wo sie mit der A. circumflexa scapulae (aus der A. subscapularis) kommuniziert (Schulterblatt-Anastomose).

Die *A. suprascapularis* entsendet (außer Ästen zu benachbarten Muskeln, zum lateralen Schlüsselbein- und zum Schultergelenk, zu Clavicula und Scapula)

- den *R. acromialis,* der den akromialen Ansatz des M. trapezius durchbohrt, sich an der Haut über dem Acromion verzweigt und mit Ästen der Aa. thoracoacromialis und circumflexa posterior humeri in Verbindung steht.

6) Der **Truncus costocervicalis** geht als gemeinsamer Ursprungsstamm der *Aa. cervicalis profunda* und *intercostalis suprema* – hinter dem M. scalenus anterior, links auch an dessen ventromedialem Rand – aus der Hinterwand der A. subclavia hervor.

Die **A. cervicalis profunda,** häufig eine kräftige Arterie, tritt zwischen dem Querfortsatz des 7. Halswirbels und dem Hals der 1. Rippe nach dorsal in den M. semispinalis ein und läuft an dessen Dorsalseite aufwärts. Sie anastomosiert mit den Aa. occipitalis (tiefer Ast des R. descendens) und vertebralis, entsendet einen *R. spinalis* in das Foramen intervertebrale zwischen 7. Hals- und 1. Brustwirbel und versorgt die Nackenmuskeln.

Die **A. intercostalis suprema** zieht hinter der Pleura costalis, vor dem Hals der 1. und der 2. Rippe abwärts, steht mit der A. intercostalis posterior III in Verbindung und bildet mit ihren Ästen den hinteren Teil des Arterienbogens im 1. und 2. Interkostalraum.

Die *A. intercostalis suprema* zweigt ab

- die *Aa. intercostales posteriores prima* und *secunda,* die in den entsprechenden Zwischenrippenräumen ventralwärts ziehen und zuvor je einen *R. dorsalis* zu Rückenmuskulatur und -haut abgeben, von dem ein *R. spinalis* durch das jeweilige Foramen intervertebrale in den Wirbelkanal zu Rückenmarkshäuten und Rückenmark tritt. Die A. intercostalis posterior secunda kann – statt aus der A. intercostalis suprema – aus der Aorta kommen.

Astfolge der A. axillaris (Abb. **176**). Die *A. axillaris* setzt am lateralen Rand der 1. Rippe die A. subclavia als Hauptschlagader des Arms fort. Sie führt ab Unterrand des M. pectoralis major (vordere Achselfalte) die Bezeichnung *A. brachialis.*

Angesichts der außerordentlichen Variabilität im Aufzweigungsmuster der A. axillaris muß sich die nachfolgende Darstellung weitgehend auf den in den Lehrbüchern beschriebenen „Normaltyp" beschränken.

Der M. pectoralis minor kreuzt vor der A. axillaris und gliedert so den Gefäßverlauf in drei Abschnitte. In der *proximalen* Achselstrecke zieht die Arterie medial vom kleinen Brustmuskel, liegt dem M. serratus anterior auf und wird von der Fascia clavipectoralis bedeckt. Die Trunci des Plexus brachialis verlaufen hier kranial und dorsal von dem Gefäß. Im *mittleren* Streckenteil unterkreuzt die A. axillaris den M. pectoralis minor, wird von den Stämmen des Armgeflechts umgeben und von den Zinken der Medianusgabel umfaßt. In der *distalen* Verlaufsstrecke schließt sich die Arterie dem M. coracobrachialis an und liegt auf dem M. subscapularis und der Ansatzsehne des M. latissimus dorsi.

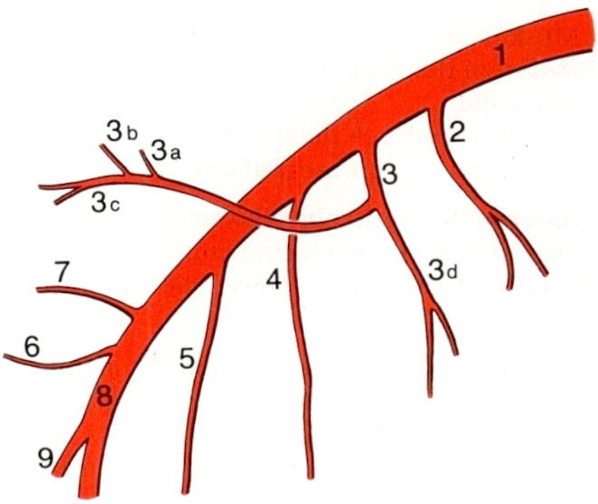

176 A. axillaris, Schema der Astfolge

1 A. axillaris
2 A. thoracica superior
3 A. thoracoacromialis
3a R. acromialis
3b R. clavicularis
3c R. deltoideus
3d Rr. pectorales
4 A. thoracica lateralis
5 A. subscapularis
6 A. circumflexa anterior humeri
7 A. circumflexa posterior humeri
8 A. brachialis
9 A. profunda brachii

Als Äste der *A. axillaris* entspringen
in der *proximalen* Achselstrecke

1) die **A. thoracica superior,** ein kleines, variables Gefäß zu den Muskeln im 1. und im 2. Zwischenrippenraum sowie zu den Mm. pectorales, subclavius und serratus anterior (obere Zacken),
2) die **A. thoracoacromialis,** die als kräftiges Gefäß am Oberrand des M. pectoralis minor, im Übergangsbereich zur mittleren Achselstrecke, entspringt, mit der V. cephalica durch die Fascia clavipectoralis tritt und sich in der Mohrenheimschen Grube verzweigt in
   - den *R. acromialis,* der durch den M. deltoideus zum *Rete acromiale* auf dem Acromion (Anastomosen mit dem R. deltoideus, den Aa. suprascapularis und circumflexa posterior humeri) und zum Akromioklavikulargelenk gelangt,
   - den *R. clavicularis* zu M. subclavius und Sternoklavikulargelenk,
   - den *R. deltoideus,* der zu den Mm. pectoralis major und deltoideus sowie zur darüber gelegenen Haut zieht, und
   - *Rr. pectorales* zu beiden Brustmuskeln,
3) 2–3 in der Lage variable **Rr. subscapulares** zum M. subscapularis;

in der *mittleren* Achselstrecke

4) die **A. thoracica lateralis** (Ursprung kann nach proximal oder distal verschoben sein), die auf dem M. serratus anterior – unabhängig vom N. thoracicus longus – abwärts verläuft, die Mm. serratus anterior und pectorales versorgt, (bei der Frau) *Rr. mammarii laterales* zur Brustdrüse entsendet und mit Ästen der Aa. transversa cervicis, subscapularis und intercostales posteriores anastomosiert;

in der *distalen* Achselstrecke

5) die **A. subscapularis,** die im Bindegewebskörper der Axilla längs des lateralen Randes des M. subscapularis eine kurze Strecke nach kaudal zieht, kleine Äste zum gleichnamigen Muskel entsendet und sich teilt in
   - die *A. thoracodorsalis* (zu den Mm. latissimus dorsi, teres major, subscapularis und serratus anterior) und
   - die *A. circumflexa scapulae* (durch die mediale Achsellücke zur Fossa infraspinata, Anastomosen mit der A. suprascapularis),
6) die **A. circumflexa anterior humeri,** ein schwaches Gefäß, das sich unter dem M. coracobrachialis um das Collum chirurgicum zum Sulcus intertubercularis humeri wendet und den M. deltoideus sowie die Kapsel des Schultergelenks versorgt,
7) die **A. circumflexa posterior humeri,** die mit dem N. axillaris durch die laterale Achsellücke zieht, den Humerus von dorsal umgreift, sich am M. deltoideus, am langen und am lateralen Trizepskopf, an den Mm. teres major und teres minor sowie an der Gelenkkapsel verzweigt und mit Arterien in der Schultergegend anastomosiert.

Astfolge der A. brachialis. Die *A. brachialis* (ab Unterrand des M. pectoralis major so benannt) verläuft in der medialen Bizepsrinne, beiderseits flankiert von einer V. brachialis. Sie liegt relativ oberflächlich, nur von Haut und Faszie bedeckt, ehe sie sich in die Ellenbogengrube einsenkt. Hier wird sie von der Aponeurosis musculi bicipitis überbrückt, die sie von der epifaszialen V. mediana cubiti trennt. Etwa 1 cm distal von der Gelenkspalte des Ellenbogengelenks, in Höhe des Collum radii, teilt sich die A. brachialis in die *A. radialis* und in die *A. ulnaris* auf.

Die A. brachialis liegt proximal an der medialen Seite des Humerus, distal auf der Ventralseite, in der Mitte einer Linie, die beide Epikondylen des Humerus verbindet. Der N. medianus windet sich in einer langgezogenen Spirale von der lateralen zur medialen Seite des Gefäßes, er überkreuzt die Arterie etwa in Höhe der Insertion des M. coracobrachialis.

Als *Varianten* (→Bd. 1, S. 228) seien erwähnt die Ausbildung einer *A. brachialis superficialis,* die bereits in der Achselhöhle abzweigt und ventral der Medianusgabel und des N. medianus verläuft, ein „hoher Ursprung" der A. radialis (seltener der A. ulnaris) am Oberarm und – bei Auftreten eines Proc. supracondylaris – die Verlagerung des distalen Teilstücks der Arterie zum Epicondylus medialis humeri, wobei sie durch den (oder hinter dem) M. pronator teres verläuft.

Die *A. brachialis* gibt (außer Muskelästen zur Oberarmmuskulatur) die *A. profunda brachii* und die *Aa. collaterales ulnares superior* und *inferior* ab.

1) Die **A. profunda brachii** entspringt am Unterrand des M. teres major und zieht, überdeckt vom langen Kopf des M. triceps brachii, zusammen mit dem N. radialis durch den Sulcus (nervi) radialis des Humerus.
   Die *A. profunda brachii* entsendet
   - *Aa. nutrientes [nutriciae] humeri* hinter der Tuberositas deltoidea in den Humerus,
   - den *R. deltoideus* zwischen langem und lateralem Trizepskopf zum M. deltoideus

   und teilt sich in
   - die *A. collateralis media,* die im Caput mediale des M. triceps brachii absteigt und hinter dem Epicondylus lateralis humeri mit der A. interossea recurrens anastomosiert, und in
   - die *A. collateralis radialis,* die mit dem N. radialis durch das Septum intermusculare brachii laterale tritt, zwischen den Mm. brachialis und brachioradialis vor dem lateralen Epicondylus abwärts zieht und sich mit der A. recurrens radialis verbindet.

2) Die **A. collateralis ulnaris superior** geht – gelegentlich auch gemeinsam mit der A. profunda brachii – aus dem proximalen Abschnitt der A. brachialis hervor, schließt sich dem N. ulnaris an und verläuft dorsal vom Septum intermusculare brachii mediale zum *Rete articulare cubiti.*

3) Die **A. collateralis ulnaris inferior** verläßt die A. brachialis nahe der Ellenbogengrube, zieht stark geschlängelt über den M. brachialis ulnarwärts, anastomosiert über einen vorderen Ast mit dem R. anterior der A. recurrens ulnaris und gelangt mit einem dorsalen Ast zum *Rete articulare cubiti.*

Die **A. radialis,** der (meist) schwächere Endast, setzt die Richtung der A. brachialis am Unterarm fort und verläuft an seiner radialen Seite – zwischen den Mm. brachioradialis und flexor carpi radialis – zur Handwurzel. Sie wendet sich um das Os trapezium zur lateralen Seite des Handrückens, erreicht unter den Sehnen der Mm. abductor pollicis longus und extensores carpi radiales den 1. Zwischenknochenraum der Mittelhand und tritt zwischen den beiden Köpfen des M. interosseus dorsalis I auf die Palmarseite der Hand. Mit ihrem Endast speist sie den **Arcus palmaris profundus,** der – 1 cm proximal vom oberflächlichen Hohlhandbogen – den Basen der Mittelhandknochen aufliegt. Er entsendet an seiner konvexen Seite 3–4 *Aa. metacarpales palmares,* die in etwa 30 % der Fälle mit den Aa. digitales palmares communes, in 10 % mit Aa. digitales palmares propriae kommunizieren. Nach dorsal treten vom tiefen Hohlhandbogen durch den 2.–4. Zwischenknochenraum drei *Rr. perforantes* zu den Aa. metacarpales dorsales, nach proximal feine rückläufige Zweige zu den Handwurzelknochen und zum Rete carpale palmare.

Die *A. radialis* gibt (außer Muskelästen zur radialen Seite des Unterarms) ab

1) (noch in der Fossa cubiti) die **A. recurrens radialis,** die zwischen den Rr. superficialis und profundus des N. radialis lateralwärts zieht und hinter dem M. brachioradialis, ventral von den Mm. supinator und brachialis aufsteigt, diese Muskeln versorgt, mit der A. collateralis radialis anastomosiert und durch feine Ästchen mit dem Rete articulare cubiti in Verbindung stehen kann,

2) den **R. carpalis palmaris,** ein kleines Gefäß nahe dem Unterrand des M. pronator quadratus, das sich mit dem gleichnamigen Ästchen der A. ulnaris verbindet, das *Rete carpale palmare* bildet und die Skelettelemente und Kapseln der Handgelenke versorgt,

3) (noch auf der Palmarseite) den **R. palmaris superficialis** zur Daumenballenmuskulatur, der in etwa 35 % der Fälle mit dem oberflächlichen Hohlhandbogen in Verbindung tritt,

4) (auf der Dorsalseite der Handwurzel) den **R. carpalis dorsalis** zum *Rete carpale dorsale,* von dem längs der Mm. interossei dorsales II–IV drei *Aa. metacarpales dorsales* ausgehen, die sich jeweils in zwei *Aa. digitales dorsales* zu den einander zugewandten dorsalen Rändern des 2.–5. Fingers (bis zu den Mittelphalangen) aufzweigen,

5) (nahe dem Spatium interosseum metacarpi I) die **A. metacarpalis dorsalis I,** die sich in *Aa. digitales dorsales* für die benachbarten dorsalen Ränder von Daumen und Zeigefinger teilt,

6) (nach Durchtritt auf die Palmarseite) die **A. princeps pollicis,** die unter dem Caput obliquum des M. adductor hallucis verläuft und sich in zwei *Aa. digitales palmares propriae* zu den palmaren Rändern des Daumens aufzweigt, und

7) die **A. radialis indicis** zum radialen palmaren Rand des Zeigefingers, die auch aus der A. princeps pollicis oder aus einem der beiden Hohlhandbögen kommen kann.

Die **A. ulnaris** zieht unter dem M. pronator teres hindurch nach ulnar und erreicht – vom lateralen Rand des M. flexor carpi ulnaris großenteils bedeckt – auf dem M. flexor digitorum profundus absteigend die Handwurzel. Sie verläuft dort mit dem N. ulnaris radial vom Os pisiforme zur Hohlhand, liegt – geschützt vom M. palmaris brevis – auf dem Retinaculum flexorum und bildet in der Regel – auf den Sehnen der langen Fingerbeuger – den **Arcus palmaris superficialis.** Dem oberflächlichen Hohlhandbogen kann die A. radialis über den R. palmaris superficialis, sehr selten die A. comitans nervi mediani, Blut zuführen. Auf seiner konvexen Seite gehen die *A. digitalis palmaris propria* für die Ulnarseite des 5. Fingers und (meist) drei *Aa. digitales palmares communes* hervor. Sie teilen sich in Höhe der Basen der Grundphalangen jeweils in zwei *Aa. digitales palmares propriae* zu den einander zugewandten palmaren Rändern des 2.–5. Fingers, die sich nicht nur an der Palmarfläche, sondern auch auf der Dorsalseite der Endphalangen und der distalen Hälfte der Mittelglieder verzweigen.

Die *A. ulnaris* entsendet noch in der Ellenbogengrube die *A. recurrens ulnaris* zu Muskeln, Knochen und Kapsel im Bereich des Ellenbogengelenks und die *A. interossea communis,* deren Äste die tiefen Flexoren und die Extensoren am Unterarm sowie Radius und Ulna versorgen und den karpalen Arteriennetzen Blut zuführen. Nahe dem proximalen Handgelenk treten *Rr. carpales palmaris* und *dorsalis* zu diesen Netzen, und an der Handwurzel senkt sich der *R. palmaris profundus* in die Kleinfingerballenmuskulatur.

1) Die **A. recurrens ulnaris** zieht zwischen den Mm. pronator teres und brachialis aufwärts und steht über den vor dem Epicondylus medialis humeri verlaufenden *R. anterior* mit der A. collateralis inferior, über den im Sulcus nervi ulnaris hinter dem medialen Epicondylus aufsteigenden *R. posterior* mit der A. collateralis ulnaris superior in Verbindung.

2) Die **A. interossea communis** teilt sich unmittelbar nach ihrem Ursprung, etwa in Höhe des Oberrandes des M. pronator teres, in die *Aa. interosseae anterior* und *posterior.*
Die *A. interossea anterior* zieht auf der Membrana interossea antebrachii, bedeckt von den einander zugekehrten Rändern der Mm. flexor pollicis longus und flexor digitorum profundus unter dem (oder durch den) M. pronator quadratus zum Rete carpale palmare, erreicht mit einem dorsalen Ast durch die Zwischenknochenmembran auch das Rete carpale dorsale und gibt bereits ursprungsnah die *A. comitans nervi mediani* (mit Ästen zur Muskulatur und zu beiden Unterarmknochen) ab. Sie begleitet den N. medianus und kann (als Variante) bis zum Arcus palmaris superficialis absteigen.
Die meist schwächere *A. interossea posterior* durchbohrt die Membrana interossea antebrachii, zweigt die unter dem M. anconaeus zum Rete articulare cubiti verlaufende *A. interossea recurrens* ab und gelangt in der dorsalen Unterarmstraße zum Rete carpale dorsale.

3) Der **R. carpalis palmaris** verläßt die A. ulnaris am distalen Rand des M. pronator quadratus und speist das Rete carpale palmare.

4) Der **R. carpalis dorsalis** entspringt nahe dem Os pisiforme, gelegentlich auch weiter proximal, zieht unter der Sehne des M. flexor carpi ulnaris um die Handwurzel zum Rete carpale dorsale und entsendet nahe dem Ursprung einen kleinen Zweig längs der Ulnarseite des 5. Mittelhandknochens zum ulnaren Rand der Dorsalfläche des Kleinfingers.

5) Der **R. palmaris profundus** (häufig doppelt ausgebildet) zweigt radial vom Os pisiforme von der A. ulnaris ab, tritt mit dem R. profundus des N. ulnaris zwischen den Mm. abductor und flexor digiti minimi brevis in den Kleinfingerballen und zieht hinter dem (oder durch den) Ursprung des M. opponens digiti minimi zum tiefen Hohlhandbogen.

c) Äste der Pars thoracica aortae

Die *Pars thoracica aortae* gibt Rumpfwandäste zu Brustwand und Zwerchfell, Eingeweideäste zu Bronchialbaum, Herzbeutel und Speiseröhre sowie in das hintere Mediastinum ab.

Rumpfwandäste (Abb. **177**). Die **Aa. intercostales posteriores III–XI** entspringen in der Regel als paarige Äste (sehr selten aus einem gemeinsamen Ursprungsstämmchen für ein Gefäßpaar oder zwei kraniokaudal folgende Arterien) aus der Hinterwand der Brustaorta. Die rechten hinteren Zwischenrippenarterien sind etwas länger als die linken, da sie die Wirbelkörper queren. Sie verlaufen dorsal von Oesophagus, Ductus thoracicus und V. azygos, die linken dorsal von V. hemiazygos bzw. V. hemiazygos accessoria. Beiderseits kreuzen die Gefäße in Höhe des Rippenkopfes dorsal den Grenzstrang, geben den *R. dorsalis* ab und ziehen schräg durch den hinteren Teil des Zwischenrippenraums zum Unterrand der jeweiligen Rippe, nahe dem Rippenwinkel. Jede Zwischenrippenarterie verläuft vom Angulus costae bis zur mittleren Axillarlinie (weitgehend) geschützt im Sulcus costae, ventral davon längs des unteren Rippenrandes. Nahe dem Rippenwinkel gibt sie den *R. collateralis* ab, der am Oberrand der folgenden Rippe ventralwärts zieht. Im vorderen Teil des Interkostalraums anastomosieren Hauptstamm und R. collateralis jeweils mit einem R. intercostalis anterior der A. thoracica interna bzw. musculophrenica. Die unteren Zwischenrippenarterien treten über den Rippenbogen hinweg in die muskulöse Bauchwand und verlaufen zwischen den Mm. transversus abdominis und obliquus internus abdominis.

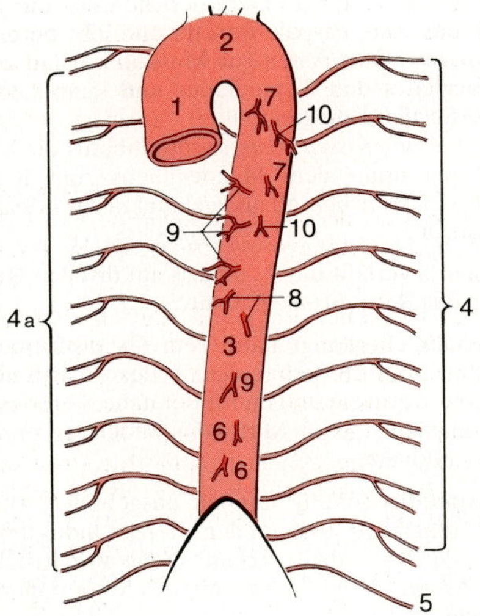

177 Pars thoracica aortae, Schema der Astfolge
Rumpfwandäste
Eingeweideäste

1 Pars ascendens aortae
2 Arcus aortae
3 Pars thoracica aortae
4 Aa. intercostales posteriores III–XI
4a Rr. collaterales
5 A. subcostalis
6 Aa. phrenicae superiores
7 Rr. bronchiales
8 Rr. pericardiaci
9 Rr. oesophageales
10 Rr. mediastinales

Bis zum Rippenwinkel ist die A. intercostalis posterior in die Fascia endothoracica eingebettet, dann tritt sie für eine kurze Strecke zwischen den äußeren und den inneren Zwischenrippenmuskel, ehe sie in den M. intercostalis internus eindringt, sich dem N. intercostalis anschließt und nach innen den M. intercostalis intimus abgrenzt.

Der *R. dorsalis* zieht zwischen Wirbelkörper und Lig. costotransversarium superius dorsalwärts, gibt den *R. spinalis* in den Wirbelkanal (mit Ästen zu Wirbel, Rückenmarkshäuten und Rückenmark) ab und versorgt die Rückenmuskulatur mit medialen und lateralen Zweigen, die Rückenhaut mit einem *R. cutaneus medialis* und einem *R. cutaneus lateralis*.

Der *R. cutaneus lateralis* des Hauptstamms verläßt die A. intercostalis posterior an der seitlichen Rumpfwand und teilt sich in einen vorderen und einen hinteren Zweig zur seitlichen Brusthaut. Bei der Frau treten die vorderen Äste der Rr. cutanei laterales II–IV als *Rr. mammarii laterales* zur Brustdrüse und sind während der Stillzeit relativ kräftig.

Die **A. subcostalis** verläuft kaudal der 12. Rippe. Sie ist die letzte „Interkostal"arterie und hat im Prinzip den gleichen Verlauf wie ihre kranialen Homologa.

Die A. subcostalis kreuzt u. a. dorsal von Grenzstrang und Nn. splanchnici, gibt ebenfalls einen *R. dorsalis* (mit *R. spinalis*) ab und zieht unter dem Lig. arcuatum laterale, vor dem M. quadratus lumborum und hinter der Niere, ventrolateralwärts. Sie durchbohrt die Ursprungsaponeurose des M. transversus abdominis und gelangt zwischen diesem Muskel und dem M. obliquus internus abdominis in die ventrale Bauchwand.

Die **Aa. phrenicae superiores** kommen als kleine Ästchen aus dem kaudalen Teil der Brustaorta, verzweigen sich an der thorakalen Fläche von Pars lumbalis und Pars costalis des Zwerchfells und anastomosieren mit Ästen der Aa. pericardiacophrenica und musculophrenica.

Eingeweideäste (Abb. **177**). Die **Rr. bronchiales** variieren hinsichtlich Zahl, Ursprung und Größe. Unmittelbar aus der Brustaorta entspringen oft nur zwei Bronchialäste zum linken Hauptbronchus. Die obere linke Bronchialarterie geht in Höhe des 5. Brustwirbels, die untere etwas unterhalb der Bifurcatio tracheae ab. Der (häufig) einzige R. bronchialis dexter stammt meist aus der 3. (seltener 4.) rechten hinteren Interkostalarterie, gelegentlich aus dem linken Bronchialast oder aus einem beiden gemeinsamen Ursprungsstämmchen. Die Rr. bronchiales verzweigen sich jederseits längs den Aufzweigungen des Hauptbronchus (bis einschließlich der Bronchioli), versorgen die Bronchialwand und die bindegewebigen Septen der Lunge sowie die bronchopulmonalen Lymphknoten, anastomosieren mit Zweigen der A. pulmonalis und geben Äste zu Perikard und Oesophagus ab.

Die **Rr. pericardiaci,** einige wenige dünne Ästchen, treten an die Hinterwand des Herzbeutels.

Die (4–5) **Rr. oesophageales** ziehen von der Vorderfläche der Brustaorta zur Wand der Speiseröhre, wo sie mit Rr. oesophageales der Aa. thyroidea inferior, phrenica inferior und gastrica sinistra anastomosieren.

Die **Rr. mediastinales** verzweigen sich als variable, feine Gefäße an den Lymphknoten und im Bindegewebe des hinteren Mediastinum.

d) Äste der Pars abdominalis aortae

Die *Pars abdominalis aortae* entsendet als *paarige* (dorsale) *Rumpfwandäste* die *Aa. phrenica inferior* und *lumbales,* als *paarige* (laterale) *Eingeweideäste* Arterien, die sich aus Urnierenarterien entwickelt haben, zu Organen, die in enger Nachbarschaft der Urniere entstanden sind, und *unpaare* (ventrale) *Eingeweideäste* zum Darmkanal und seinen Derivaten.

Rumpfwandäste (Abb. **178**). Die **A. phrenica inferior** entspringt beiderseits (seltener mit einem gemeinsamen Ursprungsstämmchen) an der Vorderfläche der Bauchaorta nach deren Durchtritt durch den Hiatus aorticus, gelegentlich auch aus dem Truncus coeliacus. Die rechte Arterie kreuzt hinter der V. cava inferior, die linke zieht medial der linken Nebenniere, lateral vom Oesophagus, aufwärts. Beide Gefäße verzweigen sich an der Unterfläche des Zwerchfells und anastomosieren mit Ästen der unteren Interkostalarterien und der Aa. musculophrenica und pericardiacophrenica. Die rechte untere Zwerchfellarterie gibt feine Zweige zur Wand der V. cava inferior, zu Leber und Pancreas, die linke zu Oesophagus und Milz ab.

Die *A. phrenica inferior* entsendet
- die *Aa. suprarenales superiores* (meist 2–3 Ästchen) zur Nebenniere ihrer Seite.

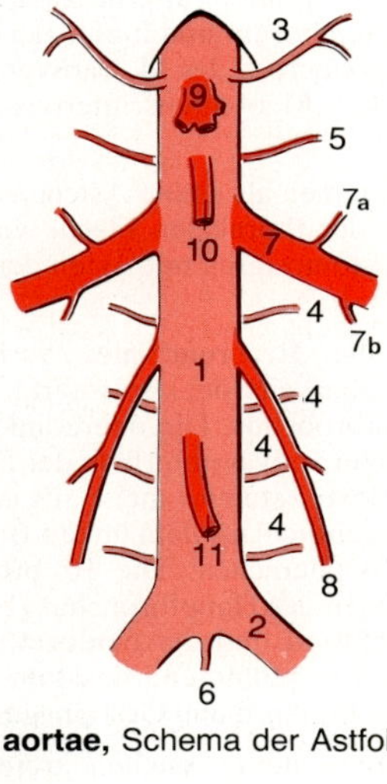

178 Pars abdominalis aortae, Schema der Astfolge
Rumpfwandäste
Eingeweideäste

1 Pars abdominalis aortae
2 A. iliaca communis
3 A. phrenica inferior
4 Aa. lumbales I–IV
5 A. suprarenalis media
6 A. sacralis mediana
7 A. renalis
7a A. suprarenalis inferior
7b R. uretericus
8 A. testicularis / ovarica
9 Truncus coeliacus
10 A. mesenterica superior
11 A. mesenterica inferior

Die **Aa. lumbales,** vier paarige Segmentalarterien (das 5. Paar stammt aus der A. sacralis mediana), gehen in Höhe des 1.–4. Lendenwirbelkörpers an der Hinterfläche der Bauchaorta ab. Sie entsenden jeweils einen *R. dorsalis* zu Rückenmuskeln und -haut, der einen *R. spinalis* zum Wirbelkanal abzweigt. Der Hauptast verläuft hinter dem M. psoas major und dem Plexus lumbalis, bei den drei kranialen Arterien auch hinter dem M. quadratus lumborum, lateral- und ventralwärts.

Die *Aa. lumbales* durchbohren die Ursprungsaponeurose des M. transversus abdominis und gelangen zwischen diesem Muskel und dem M. obliquus internus abdominis in die ventrale Bauchwand. Dort bestehen zahlreiche Anastomosen mit Ästen der A. epigastrica inferior, mit den unteren Aa. intercostales posteriores und der A. subcostalis sowie mit Ästen der Aa. iliolumbalis und circumflexa iliaca profunda.

Paarige Eingeweideäste (Abb. **178**). Die **A. suprarenalis media** entspringt in Höhe (oder etwas kaudal) der A. mesenterica superior und zieht rechts hinter der unteren Hohlvene, beiderseits vor dem Ganglion coeliacum zur jeweiligen Nebenniere.

Die **A. renalis** geht in Höhe des 1.–2. Lendenwirbels jederseits nahezu rechtwinklig von der Bauchaorta ab. Sie zieht auf der rechten Seite hinter der V. cava inferior, der rechten Nierenvene und dem Pankreaskopf, links hinter der linken V. renalis, dem Pankreaskörper und der Milzvene zum Nierenhilum, wo sie sich in den *R. anterior* (zum oberen, zum vorderen oberen, zum vorderen unteren sowie zum unteren Nierensegment) und in den *R. posterior* (zum großen hinteren Nierensegment) aufzweigt.

Die *A. renalis* entsendet
1) (meist mehrere) **Aa. suprarenales inferiores,** die zur Nebenniere aufsteigen,
2) **Rr. capsulares [perirenales]** zu Nierenkapsel und Umgebung der Niere,
3) **Rr. ureterici,** die das distale Nierenbecken und den oberen Ureteranteil versorgen.

Zusätzliche Nierenarterien entspringen nicht selten als aberrierende Arterien aus der A. renalis, als akzessorische Arterien aus der Aorta. Sie treten häufiger zum oberen als zum unteren Nierenpol.

Die **A. testicularis** (beim Mann) geht kaudal der A. renalis, etwa in Höhe des 2. Lendenwirbels, paarig aus der ventralen Aortenwand hervor, zieht rechts ventral über die untere Hohlvene hinweg und verläuft beiderseits als langer, dünner Gefäßstrang auf dem M. psoas major kaudalwärts. Sie überkreuzt den N. genitofemoralis, den Ureter sowie den peripheren Teil der A. iliaca communis und gelangt im Samenstrang durch den Leistenkanal, wo sie feine Zweige an den M. cremaster abgibt, zum Hoden.

Als Äste der *A. testicularis* ziehen
1) **Rr. ureterici** zum mittleren Teilstück des Ureters,
2) **Rr. epididymales** zum Nebenhoden.

Die **A. ovarica** (bei der Frau) stimmt hinsichtlich Ursprung und Verlauf bis nahe dem Rand des kleinen Beckens mit der A. testicularis überein. Hier wendet sie sich medialwärts, überkreuzt die Vasa iliaca externa und erreicht von der Seitenwand des kleinen Beckens aus das Mesovarium über das Lig. suspensorium ovarii, wobei sie erneut – jetzt von lateral nach medial – über den Ureter hinwegzieht. Im Mesovarium entsendet sie einen Ast unmittelbar zum Ovar und bildet über einen weiteren Ast mit dem R. ovaricus der A. uterina die Eierstocksarkade, die Zweige zum Hilum ovarii abgibt. Außerdem anastomisiert die A. ovarica über *Rr. tubarii* (zur Ampulla tubae) mit dem gleichnamigen Ast der A. uterina, der in der Mesosalpinx verläuft.

Die *A. ovarica* zweigt ferner *Rr. ureterici* zum mittleren Teilstück des Ureters ab.

Unpaare Eingeweideäste (Abb. **178**). Der nur wenig über 1 cm lange **Truncus coeliacus** (Abb. **179**) verläßt die Bauchaorta an ihrer Vorderwand bereits im Hiatus aorticus und teilt sich – entgegen den meisten Lehrbuchangaben nur in 25 % der Fälle – in drei Äste (Tripus Halleri), die *Aa. gastrica sinistra, hepatica communis* und *splenica[lienalis]*. Fast doppelt so häufig zweigt jedoch zunächst nur die A. gastrica sinistra ab und der verbleibende Hauptstamm teilt sich etwas weiter distal in die gemeinsame Leberarterie und die Milzarterie auf.

1) Die **A. gastrica sinistra** gelangt in der oberen Plica gastropancreatica, an der Grenze von Vestibulum und Bursa omentalis, zur Pars cardiaca des Magens und gibt *Rr. oesophageales* ab, die in der Wand der Speiseröhre durch den Hiatus oesophageus aufsteigen. Sie versorgt die Kardiaregion und zieht an der kleinen Kurvatur des Magens pyloruswärts, zweigt Äste zur angrenzenden Vorder- und Hinterwand des Magenkörpers ab und anastomosiert (meist) mit der A. gastrica dextra.
2) Die **A. hepatica communis** verläuft in der unteren Plica gastropancreatica und entlang dem Tuber omentale des Pancreas nach rechts. Sie teilt sich oberhalb des Pylorus im Grenzbereich zur Pars superior duodeni in die *A. hepatica propria* (zu Leber, extrahepatischen Gallenwegen und zur kleinen Kurvatur des Magens) und

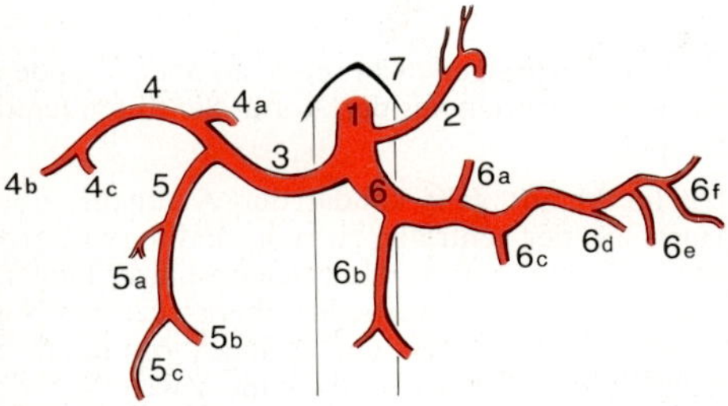

179 Truncus coeliacus, Schema der Astfolge

1 Truncus coeliacus
2 A. gastrica sinistra
3 A. hepatica communis
4 A. hepatica propria
4a A. gastrica dextra
4b R. dexter
4c R. sinister
5 A. gastroduodenalis
5a Aa. retroduodenales
5b A. gastroomentalis dextra
5c A. pancreaticoduodenalis superior anterior
6 A. splenica
6a A. gastrica posterior
6b A. pancreatica dorsalis
6c A. pancreatica magna
6d A. caudae pancreatis
6e A. gastroomentalis sinistra
6f Rr. splenici
7 Lig. arcuatum medianum, Umrandung des Hiatus aorticus

in die *A. gastroduodenalis* (zu Duodenum, Pancreas und großer Kurvatur des Magens.

Die *A. hepatica communis* kann auch aus der A. mesenterica superior, sehr selten aus der A. gastrica sinistra oder direkt aus der Aorta entspringen. Häufiger ist die Ausbildung *akzessorischer Leberarterien* aus der A. gastrica sinistra oder A. mesenterica superior. Die *A. gastroduodenalis* geht gelegentlich aus der A. mesenterica superior oder dem Truncus coeliacus hervor.

Die **A. hepatica propria** zieht im Lig. hepatoduodenale, zunächst mehr medial, dann ventral von der V. portae, schräg nach rechts aufwärts und teilt sich nahe der Leberpforte in einen rechten und einen linken Ast zu dem entsprechenden Leberlappen.

Die *A. hepatica propria* entsendet

- die *A. gastrica dextra,* die auch aus den Aa. hepatica communis oder gastroduodenalis hervorgehen kann und gelegentlich die *A. supraduodenalis* zur Pars superior duodeni abgibt, rückläufig zum rechten Teil der kleinen Kurvatur des Magens (in der Regel Anastomose mit der A. gastrica sinistra),
- den *R. dexter,* der den Ductus choledochus meist dorsal kreuzt, die *A. cystica* zur Gallenblase, eine *A. lobi caudati* zum Lobus caudatus abzweigt und sich in die *Aa. segmenti anterioris* und *segmenti posterioris* zum vorderen und zum hinteren Segment des rechten Leberlappens teilt,
- den *R. sinister* zum linken Leberlappen, der ebenfalls eine *A. lobi caudati* sowie die *Aa. segmenti medialis* und *segmenti lateralis* zum medialen und zum lateralen Lebersegment abgibt, und
- den *R. intermedius* zum Lobus quadratus, der sowohl aus dem rechten als auch aus dem linken Leberarterienast kommen kann.

Die **A. gastroduodenalis** steigt hinter dem Pylorus oder der Pars superior duodeni ab und teilt sich an dem jeweiligen Unterrand in ihre Endäste, die *A. gastroomentalis [gastroepiploica] dextra* und die *A. pancreaticoduodenalis superior anterior,* auf.

Aus der *A. gastroduodenalis* gehen hervor

- die inkonstante *A. supraduodenalis* zur Pars superior duodeni, sofern das Gefäß nicht aus der A. hepatica communis bzw. propria oder aus der A. gastrica dextra stammt,
- die *A. pancreaticoduodenalis superior posterior,* die hinter dem Pankreaskopf den Ductus choledochus vor dessen Eintritt in das Duodenum unterkreuzt, *Rr. pancreatici* zum Pankreaskopf, *Rr. duodenales* zum Duodenum, kleine Ästchen zum Ductus choledochus abgibt und mit dem hinteren Zweig der A. pancreaticoduodenalis inferior anastomosiert,
- *Aa. retroduodenales* zur Hinterfläche von Duodenum und Pancreas,
- die *A. gastroomentalis dextra,* der stärkere Endast der A. gastroduodenalis, der – etwa eine Fingerbreite von der großen Kurvatur des Magens entfernt – im großen Netz der A. gastroomentalis sinistra entgegenzieht und mit ihr anastomosiert, zahlreiche *Rr. gastrici* zu Vorder- und Hinterwand von Pars pylorica und Corpus gastricum, *Rr. omentales* in das Omentum majus entsendet, und
- die *A. pancreaticoduodenalis superior anterior,* die zwischen Pars descendens duodeni und Vorderfläche des Pankreaskopfes absteigt, *Rr. pancreatici* und *Rr. duodenales* abzweigt und mit dem vorderen Ast der A. pancreaticoduodenalis inferior anastomosiert.

3) Die **A. splenica,** der stärkste Ast des Truncus coeliacus, führt Blut zu Milz, Pancreas, Magen und großem Netz. Sie verläuft stark geschlängelt längs dem Oberrand des Pankreaskörpers nach links und gelangt durch das Lig. splenorenale zum Milzhilum, in das sie mit mehreren *Rr. splenici* eintritt.

Die *A. splenica* entsendet
- zahlreiche *Rr. pancreatici* zu Körper und Schwanz der Bauchspeicheldrüse, u. a.
  - die *A. pancreatica dorsalis* (aus dem Anfangsteil der A. splenica, als Variante auch aus der A. mesenterica superior oder der A. hepatica communis), die hinter dem Pancreas absteigt und über (meist zwei) im Drüsenkörper oder als *A. praepancreatica* durch die Incisura pancreatis auf die ventrale Seite der Bauchspeicheldrüse verlaufende rechte Äste mit der A. pancreaticoduodenalis superior anterior anastomosiert, während sie nach links am Unterrand der Drüse die *A. pancreatica inferior* zum Drüsenschwanz abzweigt,
  - die *A. pancreatica magna* (aus der Mittelstrecke der A. splenica), die sich auf der Pankreashinterfläche aufteilt, und
  - die *A. caudae pancreatis,* die in den Pankreasschwanz eintritt und mit Ästen der A. pancreatica magna in Verbindung steht,
- die *A. gastrica posterior* (in etwa 60 % der Fälle), die im Grenzbereich von Kopf und Körper der Bauchspeicheldrüse nach kranial abgeht, in der Hinterwand der Bursa omentalis aufsteigt, über das Lig. gastrophrenicum nahe der Incisura cardiaca den Magen erreicht und sich an Fundus gastricus, Regio cardiaca und am abdominalen Oesophagus aufzweigt,
- die *A. gastroomentalis [gastroepiploica] sinistra,* die über das Lig. gastrosplenicum in das Omentum majus gelangt, wo sie nahe der großen Kurvatur des Magens der A. gastroomentalis dextra entgegenzieht und *Rr. gastrici* zu Vorder- und Hinterwand des Corpus gastricum, *Rr. omentales* in das große Netz abgibt,
- (5–7) *Aa. gastricae breves* über das Lig. gastrosplenicum zum Fundus gastricus und
- *Rr. splenici* als funktionelle Endarterien zur Milz.

Die **A. mesenterica superior** (Abb. **180**), zweiter unpaarer Eingeweideast der Bauchaorta, entspringt – etwa 1 cm kaudal vom Abgang des Truncus coeliacus – in Höhe des 1. Lendenwirbels aus der Vorderwand der Aorta. Sie steigt hinter dem Pankreaskörper abwärts, wird ursprungsnah von der V. splenica überkreuzt, zieht (an der linken Seite der V. mesenterica superior) durch die Incisura pancreatis, tritt über die Pars horizontalis duodeni in die Radix mesenterii ein und verläuft im Mesenterium in einem nach links konvexen Bogen zum terminalen Ileum. Die Arterie versorgt den Pankreaskopf, den Dünndarm (mit Ausnahme der Pars superior duodeni) und den Dickdarm (bis nahe an die Flexura coli sinistra).

Die *A. mesenterica superior* gibt ab
noch dorsal vom Pancreas
1) die **A. pancreaticoduodenalis inferior** zu Pankreaskopf (einschließlich Proc. uncinatus) und Duodenum, die (gelegentlich auch aus der ersten A. jejunalis hervorgeht und) sich sogleich teilt in den hinter dem Pankreaskopf aufsteigenden *R. posterior* (Anastomose mit der A. pancreaticoduodenalis superior posterior) und den über dessen Vorderfläche ziehenden *R. anterior* (Anastomose mit der A. pancreaticoduodenalis superior anterior),

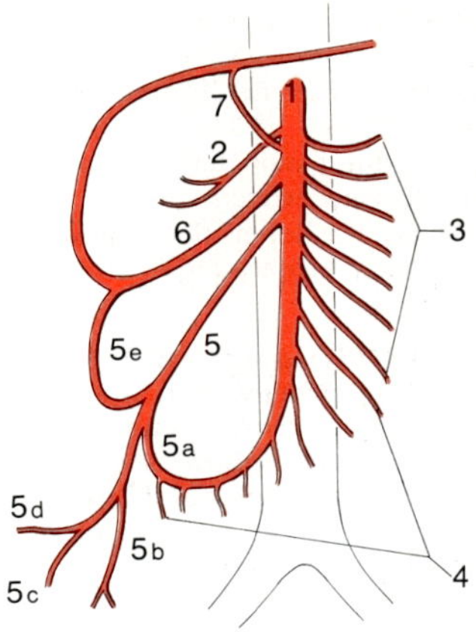

180 A. mesenterica superior, Schema der Astfolge

1 A. mesenterica superior
2 A. pancreaticoduodenalis inferior
3 Aa. jejunales
4 Aa. ileales
5 *A. ileocolica*
5a R. ilealis
5b A. appendicularis
5c A. caecalis anterior
5d A. caecalis posterior
5e R. colicus
6 A. colica dextra
7 A. colica media

von der konvexen Seite des Arterienbogens

2) (10–16) **Aa. jejunales** (zum Jejunum) und **Aa. ileales** (zum Ileum, ausgenommen den zäkumnahen Endabschnitt), die durch quere, in mehreren Reihen hintereinander folgende Arterienbögen, Gefäßarkaden (→ S. 114), miteinander in Verbindung stehen,

von der konkaven Seite des Arterienbogens (von kranial nach kaudal folgend)

3) die **A. colica media,** die im Mesocolon transversum das Querkolon erreicht und über ihren rechten Ast mit der A. colica dextra, über den linken Ast, gelegentlich eine eigenständige *A. marginalis coli,* mit der A. colica sinistra (aus der A. mesenterica inferior) in Verbindung steht (Kolonarterien bilden meist nur eine Arkadenreihe),
4) die **A. colica dextra,** manchmal doppelt ausgebildet oder aus einem mit der A. ileocolica gemeinsamen Ursprungsstamm, die zum Colon ascendens zieht und über einen absteigenden Ast mit dem R. colicus der A. ileocolica, über einen aufsteigenden Ast mit der A. colica media anastomosiert, wobei zur rechten Kolonflexur eine mehr oder weniger selbständige *A. flexura dextra* treten kann, und
5) die **A. ileocolica,** die hinter dem Peritoneum – über rechten Ureter und Vasa testicularia (ovarica) dextra hinweg – in die rechte Darmbeingrube verläuft und sich aufteilt in
   - den *R. colicus* zum Colon ascendens (gelegentlich zwei Äste, Anastomose mit der A. colica dextra),

- die *A. caecalis anterior,* die in der Plica caecalis vascularis zur Vorderfläche des Caecum gelangt,
- die *A. caecalis posterior,* die hinter der Einmündung des Ileum zur dorsalen Wand des Caecum tritt,
- die *A. appendicularis,* die hinter dem terminalen Ileum absteigt und in der Mesoappendix den Wurmfortsatz erreicht, und in
- den *R. ilealis* zum Endstück des Ileum, der sich längs dem terminalen Ileum nach links wendet und mit dem Endast der A. mesenterica superior anastomosiert.

Die **A. mesenterica inferior** (Abb. **181**) entspringt 3–4 cm oberhalb der Bifurcatio aortae, etwa in Höhe des 3.(–4.) Lendenwirbelkörpers und ist schwächer als die A. mesenterica superior. Sie zieht zunächst vor, dann links der Bauchaorta abwärts und zweigt retroperitoneal die *A. colica sinistra* zum linken Drittel des Querkolon und zum Colon descendens sowie die *Aa. sigmoideae* zum Colon sigmoideum ab. Der Stamm der Arterie setzt sich als *A. rectalis superior* in das kleine Becken fort und versorgt die Muskelwand des Rectum im oberen Teil und die Schleimhaut bis zu den Columnae anales.

1) Die **A. colica sinistra** teilt sich in einen zur linken Kolonflexur (Anastomose mit der A. colica media) und zum proximalen Teilstück des Colon descendens aufsteigenden Ast, *A. ascendens,* und in einen absteigenden Zweig, der zum distalen Teil

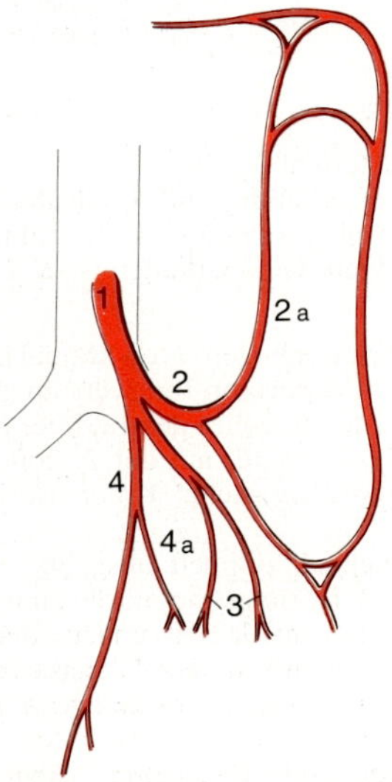

181 A. mesenterica inferior, Schema der Astfolge

1 A. mesenterica inferior
2 A. colica sinistra
2a A. ascendens
3 Aa. sigmoideae
4 A. rectalis superior
4a A. sigmoidea ima

des Colon descendens zieht und mit der obersten A. sigmoidea anastomosiert. Gefäßstamm oder beide Äste kreuzen ventral vom linken Ureter und von den Vasa testicularia (ovarica) sinistra. Beide Arterienäste stehen durch einen darmnah gelegenen Gefäßbogen miteinander in Verbindung, von dem ebenso wie von ihren Anastomosen Ästchen zu Colon transversum bzw. Colon descendens ausgehen.

2) Die (2–3) **Aa. sigmoideae** bilden im Mesocolon sigmoideum eine Arkade, die mit der A. colica sinistra und mit der A. rectalis superior anastomosiert und von der Äste zum terminalen Colon descendens und zum Colon sigmoideum treten.

3) Die **A. rectalis superior** überkreuzt auf dem Weg ins kleine Becken A. und V. iliaca communis, gibt eine als *A. sigmoidea ima* bezeichnete Anastomose zum Gefäßbogen der Aa. sigmoideae ab und teilt sich in Höhe des 3. Kreuzwirbels in zwei Zweige, die zunächst beiderseits am Rectum absteigen. Auf halber Strecke gliedern sie sich in feine Ästchen auf, die durch die Muskelschicht des Mastdarms in die Tela submucosa eindringen und sich analwärts bis in Höhe des M. sphincter ani internus, d. h. bis in das Versorgungsgebiet der Aa. rectales media und inferior, ausbreiten.

Zwischen den Aufzweigungen der A. rectalis superior und den Ästen der A. rectalis media (aus der A. iliaca interna) bzw. inferior (aus der A. pudenda interna) bestehen feine, für die Blutversorgung des oberen Rektumbereichs allerdings (meist) nicht ausreichende Anastomosen. Bei einer Unterbindung der A. rectalis superior vor Abgang der A. sigmoidea ima kann dagegen über deren Verbindung mit dem Gefäßbogen der Aa. sigmoideae der proximale Teil des Rectum in der Regel ausreichend mit Blut versorgt werden.

Aufzweigung der A. iliaca communis. Die *A. iliaca communis* ist rechts etwa 5–6 cm, links 4–5 cm lang. Sie zieht – vom Bauchfell bedeckt – von der Bifurcatio aortae (in Höhe des 4., im Alter auch 5. Lendenwirbelkörpers etwas links der Medianebene) lateral-kaudalwärts an den medialen Rand des M. psoas major und gabelt sich am Oberrand der Articulatio sacroiliaca in die postnatal kräftigere *A. iliaca externa* (zu Rumpfwand und Bein) und in die *A. iliaca interna* (zu Beckeneingeweiden und Beckengürtel).

Beide Aa. iliacae communes schließen einen nicht ganz symmetrischen Winkel von im Mittel 65° (beim Mann) bis 75° (bei der Frau) ein. Die rechte gemeinsame Hüftschlagader zieht über die Wurzel der unteren Hohlvene und die Endabschnitte der beiden Vv. iliacae communes hinweg, die A. iliaca communis sinistra tritt von lateral vor die linke V. iliacae communis. Nahe ihrer Teilungsstelle wird die A. iliaca communis, die nur feine Zweige in die Umgebung (Peritoneum, Ureter, Lymphknoten, M. psoas) abgibt, beiderseits vom Ureter überkreuzt.

Astfolge der A. iliaca interna (Abb. **182**). Die *A. iliaca interna* tritt vor der gleichnamigen Vene über die Linea terminalis an den Oberrand des Foramen ischiadicum majus und teilt sich in 60% der Fälle in zwei Hauptäste. Der kräftigere *vordere* Stamm gibt *Rumpfwandäste* (1–3) zur ventrolateralen Beckenwand und zu den Muskeln der Adduktorengruppe, zu Beckenboden, Genitoanalregion und Gesäßgegend sowie *Eingeweideäste* (7–11) zu Beckenorganen ab. Der *hintere* Stamm entsendet nur *Rumpfwandäste* (4–6) zur dorsolateralen Beckenwand.

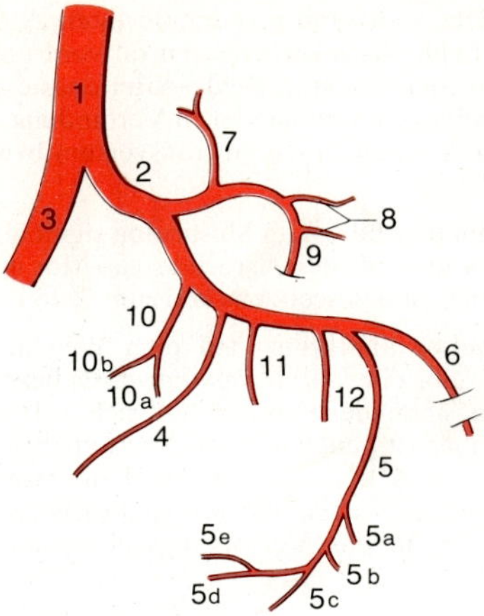

182 A. iliaca interna, Schema der Astfolge

1 A. iliaca communis
2 A. iliaca interna
3 A. iliaca externa
4 A. obturatoria
5 A. pudenda interna
5a A. rectalis inferior
5b A. perinealis
5c A. bulbi penis / vestibuli
5d A. profunda penis / clitoridis
5e A. dorsalis penis / clitoridis
6 A. glutaealis inferior
7 A. iliolumbalis
8 Aa. sacrales laterales
9 A. glutaealis superior
10 A. umbilicalis, Pars patens
10a A. ductus deferentis / uterina
10b A. vesicalis superior
11 A. vesicalis inferior
12 A. rectalis media

Die Äste des vorderen Arterienstammes verlaufen – mit Ausnahme der A. glutaealis inferior – ventral vom Plexus sacralis, die Äste des hinteren Stamms treten zwischen den Plexuswurzeln hindurch.

Aufzweigungsmuster und Astfolge der A. iliaca interna variieren erheblich, die periphere Zuordnung der Äste ist dagegen recht konstant. In 10 % der Fälle gehen die Äste nur von einem Hauptstamm ab, in 30 % der Fälle sind mehr als zwei Hauptäste vorhanden.

1) Die **A. obturatoria** verläuft – kaudal vom N. obturatorius, kranial von der gleichnamigen Vene – an der Seitenwand des kleinen Beckens auf (medial) der Fascia obturatoria zum Oberrand des Foramen obturatum, tritt durch den Canalis obturatorius und versorgt mit dem *R. anterior* die Muskeln der Adduktorengruppe und die Haut des äußeren Genitale, mit dem *R. posterior* die tiefe Schicht der äußeren Hüftmuskeln und den Femurkopf *(R. acetabularis)*.

   Die *A. obturatoria* entsendet innerhalb des kleinen Beckens
   - Äste zu den Mm. iliacus (Anastomose mit der A. iliolumbalis) und obturator internus sowie zum Os ilium,

- den *R. pubicus,* der an der Hinterfläche des Ramus superior ossis pubis zur Symphyse zieht, über einen Seitenast mit dem R. pubicus der A. epigastrica inferior anastomosiert (*A. obturatoria accessoria* in über 20 % der Fälle, → Bd. 1, S. 348),

zweigt sich im Canalis obturatorius auf in
- den *R. anterior,* der außen auf der Membrana obturatoria zum Vorderrand des Foramen obturatum zieht, Äste zu den Mm. obturator externus, pectineus, adductores und gracilis abgibt (Anastomosen mit der A. circumflexa femoris medialis) und mit feinen Zweigen die Haut des äußeren Genitale erreicht,
- den *R. posterior,* der dem Hinterrand des Foramen obturatum folgt, längs des Ramus ossis ischii mit dem R. anterior in Verbindung steht, sich an den am Tuber ischiadicum angehefteten Muskeln verzweigt (Anastomosen mit der A. glutaealis inferior) und außerdem den *R. acetabularis* durch die Incisura acetabuli in das Fettpolster der Fossa acetabuli und über das Lig. capitis femoris zum Schenkelkopf entsendet.

2) Die **A. pudenda interna** führt Blut zum Endabschnitt des Rectum, zu den äußeren Geschlechtsorganen und zu den Muskeln und der Haut des Damms. Sie ist beim Mann wegen des etwas ausgedehnteren Versorgungsgebiets kräftiger ausgebildet als bei der Frau. Die A. pudenda interna entspringt in über 50 % der Fälle aus einem mit der A. glutaealis inferior gemeinsamen Ursprungsstamm *(Truncus pudendoglutaealis inferior),* der sich oft erst außerhalb des Foramen ischiadicum majus teilt, oder verläßt zusammen mit dieser Arterie und dem N. pudendus das kleine Becken durch die infrapiriforme Abteilung dieser Öffnung. Sie biegt um die Spina ischiadica und tritt durch das Foramen ischiadicum minus in die laterale Wand der Fossa ischioanalis. Hier zieht sie in dem durch eine Duplikatur der Fascia obturatoria begrenzten Canalis obturatorius, an der medialen Seite von Tuber ischiadicum und Ramus ossis ischii entlang, zum Spatium perinei profundum. Auf diesem Weg – noch dorsal vom Sitzbeinhöcker – gibt die A. pudenda interna die *A. rectalis inferior* zur Analregion ab und entsendet am Hinterrand des Diaphragma urogenitale die *A. perinealis* in das Spatium perinei superficiale zu den Muskeln des äußeren Genitale und zum dorsalen Anteil der Skrotalhaut bzw. der großen Labie. Der Hauptstamm verläuft zunächst im Spatium perinei profundum, dann oberflächlich von der Membrana perinei symphysenwärts. Er zweigt Äste zum Bulbus penis (bei der Frau zum Bulbus vestibuli) und zum Corpus spongiosum penis, zur Urethra, zum M. transversus perinei profundus und zur Glandula bulbourethralis (Glandula vestibularis major) ab. Die beiden Endäste ziehen als *A. dorsalis penis (clitoridis)* und *A. profunda penis (clitoridis)* zum Corpus cavernosum penis (clitoridis).

Die *A. pudenda interna* entsendet
- die *A. rectalis inferior* zum terminalen Rectum und zum Analkanal, zum M. levator ani, zum Fettgewebe in der Fossa ischioanalis und zur Haut in der Analregion,
- die *A. perinealis,* die sich an den Mm. ischiocavernosus, bulbospongiosus und transversi perinei sowie beim Mann mit *Rr. scrotales posteriores* im hinteren Bereich der Skrotalhaut, bei der Frau mit *Rr. labiales posteriores* im dorsalen Teil der großen Schamlippe aufzweigt,
- die *A. urethralis* zur Urethra, beim Mann zu Bulbus penis und Corpus spongiosum penis, bei der Frau zum Bulbus vestibuli,

- die *A. bulbi penis* beim Mann zum Bulbus penis, M. transversus perinei profundus und zur Glandula bulbourethralis,
- die *A. bulbi vestibuli [vaginae]* bei der Frau zum Bulbus vestibuli, M. transversus perinei profundus und zur Glandula vestibularis major,
- die *A. dorsalis penis* beim Mann, die unter der Symphyse auf die Dorsalfläche des Penis gelangt, subfaszial zwischen der unpaaren V. dorsalis penis (median) und dem N. dorsalis penis (lateral) zur Glans penis verläuft, Äste zu Corpus cavernosum penis, Glans penis und Praeputium penis abzweigt und mit der A. profunda penis anastomosiert,
- die deutlich schwächere *A. dorsalis clitoridis* bei der Frau, die bei prinzipiell gleichartigem Verlauf Corpus, Glans und Praeputium clitoridis versorgt,
- die *A. profunda penis* beim Mann, die als stärkster Endast der A. pudenda interna von medial in das jeweilige Crus penis eindringt und im Corpus cavernosum penis nach vorn zieht, und
- die entsprechend schwache *A. profunda clitoridis* bei der Frau zum Corpus cavernosum clitoridis.

3) Die **A. glutaealis inferior** kann selbständig oder auch zusammen mit der A. glutaealis superior aus der A. iliaca interna hervorgehen, entspringt jedoch meist aus einem mit der A. pudenda interna gemeinsamen Ursprungsstamm *(Truncus pudendoglutaealis inferior)*. Die Arterie verläuft vor dem M. piriformis abwärts und gelangt dabei zwischen den Rr. anteriores des 2. und 3. (seltener 1. und 2. oder distal vom 3.) Kreuznerven zur infrapiriformen Abteilung des Foramen ischiadicum majus. Sie tritt in der Mitte einer Linie, die Spina iliaca posterior superior und Tuber ischiadicum verbindet, aus dem kleinen Becken, zieht mit dem N. cutaneus femoralis posterior zwischen Sitzbeinhöcker und großem Rollhügel abwärts und verzweigt sich in dem subglutäalen Bindegewebslager an Muskeln und Haut der Glutäalregion.

   Die *A. glutaealis inferior* anastomosiert mit den Aa. glutaealis superior, obturatoria, circumflexae femoris und perforantes und gibt intrapelvine Äste ab zu den Mm. piriformis, coccygeus und levator ani sowie zum Fundus der Harnblase, zum Samenbläschen und zur Prostata. Extrapelvin entsendet sie Zweige zu den Mm. glutaeus maximus (kaudale zwei Drittel), obturator internus und gemelli, quadratus femoris und zur ischiokruralen Muskulatur, zur Gesäßhaut sowie
   - die *A. comitans nervi ischiadici,* die den N. ischiadicus bis in den distalen Bereich des Oberschenkels begleiten kann, als sehr seltene Variante auch die A. poplitea erreicht.

4) Die **A. iliolumbalis,** der 1. Ast aus dem dorsalen Hauptstamm, zieht vor der Articulatio sacroiliaca und dem Truncus lumbosacralis schräg aufwärts zum medialen Rand des M. psoas major und teilt sich in den *R. lumbalis* (zu den Mm. psoas major und quadratus lumborum) und den *R. iliacus* (zur Fossa iliaca und zum M. iliacus).

   Die *A. iliolumbalis* zweigt sich auf in
   - den *R. lumbalis,* der die Mm. psoas major und quadratus lumborum versorgt, mit der A. lumbalis IV anastomosiert und durch das letzte Foramen intervertebrale (zwischen 5. Lendenwirbel und Kreuzbein) einen *R. spinalis* in den Wirbelkanal zur Cauda equina entsendet, und in
   - den *R. iliacus,* der hinter dem M. psoas major zur Darmbeingrube gelangt, dem M. iliacus und dem Os ilium Blut zuführt (Anastomose mit der A. obturatoria),

über einen der Crista iliaca parallel verlaufenden Ast mit einem Zweig der A. circumflexa iliaca profunda einen Gefäßkranz bildet (Muskeläste zu Gesäß- und Bauchmuskeln) und mit den Aa. glutaealis superior und circumflexa femoris lateralis anastomosiert.

5) Die (meist 2) **Aa. sacrales laterales** ziehen ventral von den Rr. anteriores der Sakralnerven, lateral vom Grenzstrang und medial von den Foramina sacralia anteriora auf der Facies pelvica des Kreuzbeins abwärts (*Rr. musculares* zu den Mm. piriformis, coccygeus, levator ani). Die obere Arterie tritt meist in das 1. oder 2. vordere Kreuzbeinloch. Das untere Gefäß steht durch mediale Äste mit der A. sacralis mediana und – vor dem Steißbein – mit der gleichnamigen Arterie der Gegenseite in Verbindung. Laterale Äste gelangen durch die Foramina sacralia auf die Dorsalseite des Kreuzbeins (die obere Arterie anastomosiert mit der A. glutaealis superior) und verzweigen sich an den dort gelegenen Bändern, den Ursprüngen der langen Rückenmuskeln und am M. glutaeus maximus.
Die durch das Kreuzbein hindurchtretenden Äste der *Aa. sacrales laterales* entsenden
   - *Rr. spinales* in den Sakralkanal.

6) Die **A. glutaealis superior** ist in der Regel der stärkste Zweig und gleichzeitig der Endast der A. iliaca interna. Als Variante kann die Arterie aus einem mit der A. glutaealis inferior gemeinsamen Stamm oder aus der A. pudenda interna entspringen. Sie verläuft zwischen Truncus lumbosacralis und R. anterior des 1. Sakralnervs (seltener zwischen den Rr. anteriores der Nn. sacrales I und II) zur suprapiriformen Abteilung des Foramen ischiadicum majus und gibt im kleinen Becken Äste zu den Mm. piriformis, obturator internus und levator ani sowie eine *A. nutriens* zum Darmbein ab. Am Oberrand der Incisura ischiadica major tritt sie aus dem kleinen Becken aus (Grenze des medialen zum mittleren Drittel einer Linie, die Spina iliaca posterior superior und Trochanter major verbindet) und teilt sich in den *R. superficialis* (zum kranialen Teil des M. glutaeus maximus und zum M. glutaeus medius) und in den *R. profundus* (zu den kleinen Glutäalmuskeln und zum Hüftgelenk).

   Die *A. glutaealis superior* zweigt sich auf in
   - den *R. superficialis,* dessen Äste in den M. glutaeus medius und in die Unterfläche des M. glutaeus maximus eintreten (Anastomose mit der A. glutaealis inferior) sowie durch die Ursprungssehne dieses Muskels die Haut über dem Kreuzbein erreichen (Anastomosen mit den Aa. sacrales laterales) und in
   - den *R. profundus* zu den kleinen Gesäßmuskeln, dessen *R. superior* am Oberrand des M. glutaeus minimus bis zur Spina iliaca anterior superior und zum M. tensor fasciae latae zieht und mit den Aa. circumflexa iliaca profunda und circumflexa femoris lateralis (R. ascendens) in Verbindung steht, während der *R. inferior* den M. glutaeus medius kreuzt, Zweige durch den Muskel zur Kapsel des Hüftgelenks entsendet und mit beiden Aa. circumflexae femoris sowie mit der A. glutaealis inferior anastomosiert.

7) Die **A. umbilicalis,** der 1. Zweig des vorderen Hauptastes, führt in der Fetalzeit desoxygeniertes Blut über den Nabelstrang zur Placenta. Postnatal obliteriert das jenseits des Abgangs der *A. vesicalis superior* gelegene, an der Hinterfläche der vorderen Bauchwand zum Nabel ziehende Teilstück, *Pars occlusa,* zum *Lig. umbilicale mediale.* Der durchgängige, proximale Anteil, *Pars patens,* gibt Äste zur Harnblase, zum Harnleiter und beim Mann zum Samenleiter ab.

Die *Pars patens der A. umbilicalis* zweigt
- die *A. ductus deferentis* (beim Mann) ab, die auch aus einem der Äste der A. vesicalis superior oder der A. vesicalis inferior hervorgehen kann, *Rr. ureterici* zum Harnleiter entsendet und den Ductus deferens durch den Leistenkanal begleitet (Anastomose mit der A. testicularis),

und setzt sich fort in
- die *A. vesicalis superior,* die mit mehreren Ästen zu Scheitel und Körper der Harnblase zieht.

8) Die **A. uterina** gelangt im kaudalen Bereich des Lig. latum, oberhalb des Lig. cardinale uteri, zur Cervix uteri. Sie überkreuzt – etwa 2 cm von der Cervix entfernt – den Ureter, biegt nach kranial um und zieht am lateralen Rand der Gebärmutter in stark geschlängeltem Verlauf zum Tubenwinkel. Sie gibt Seitenzweige zu Vorder- und Hinterfläche des Uterus ab, die mit entsprechenden Ästen der Gegenseite anastomosieren. Ihre schleimhautnahen Endaufzweigungen in der Uterusmuskulatur sind korkenzieherartig gewunden, *Rr. helicini.* Am Tubenwinkel teilt sich die A. uterina in ihre Endäste zu Fundus uteri, Ovar und Tuba uterina.

Die *A. uterina* entsendet
- die *Rr. vaginales* – meist vor der Überkreuzung des Harnleiters, so daß dieser durch eine Gefäßgabel umfaßt wird – zur Scheide, die mit den Aa. vaginales und Ästen der Aa. rectales media und inferior in Verbindung stehen und an Vorder- und/oder Hinterwand der Vagina unpaare Längsanastomosen, *Aa. azygoi vaginae,* bilden können,
- den *R. ovaricus,* der im Lig. ovarii proprium und über das Mesovarium mit der A. ovarica anastomosiert (Eierstocksarkade), und
- den *R. tubarius,* der in der Mesosalpinx längs der Tube verläuft und ebenfalls mit einem Ast der A. ovarica in Verbindung steht.

9) Die **A. vesicalis inferior,** die nicht allzu selten aus einem mit der A. rectalis media gemeinsamen Arterienstämmchen aus dem vorderen Hauptast der A. iliaca interna entspringt, steigt zum Blasengrund ab (Anastomosen mit der Arterie der Gegenseite).
Sie versorgt auch den blasennahen Teil des Ureter und entsendet beim Mann *Rr. prostatici* zu Prostata und Vesicula seminalis. Die A. ductus deferentis kann ebenfalls aus der A. vesicalis inferior kommen. Bei der Frau kann sie die *A. vaginalis* (10) zur Scheide abzweigen.

10) Die (häufig doppelte) **A. vaginalis** geht meist aus der A. vesicalis inferior hervor oder entspringt selbständig aus der A. iliaca interna. Sie zieht abwärts zur Vagina, anastomosiert mit den Rr. vaginales der A. uterina sowie mit Ästen der Aa. rectales media und inferior und speist die Aa. azygoi vaginae.

11) Die **A. rectalis media,** die oft gemeinsam mit der A. vesicalis inferior aus der A. iliaca interna abzweigt, verästelt sich an der Ampulla recti und am M. levator ani. Sie anastomosiert mit den Aa. rectales superior und inferior. Beim Mann gibt die *A. rectalis media* Zweige zu Prostata und Vesicula seminalis, bei der Frau *Rr. vaginales* zum unteren Teil der Scheide ab.

Astfolge der A. iliaca externa (Abb. **183**). Die *A. iliaca externa* zieht von der Gabelung der A. iliaca communis am medialen Rand des M. psoas major, zunächst vor, dann lateral der V. iliaca externa auf der Fascia iliaca abwärts, tritt unter dem Lig.

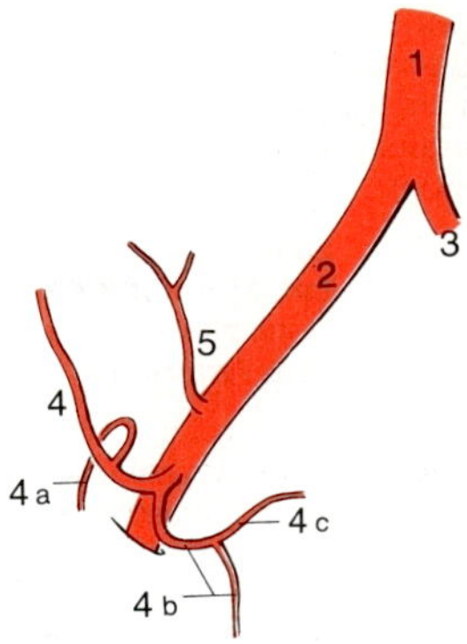

183 A. iliaca externa, Schema der Astfolge

1 A. iliaca communis
2 A. iliaca interna
3 A. iliaca externa
4 A. epigastrica inferior
4a A. cremasterica / ligamenti teretis uteri
4b R. pubicus
4c R. obturatorius
5 A. circumflexa iliaca profunda

inguinale – in der Mitte einer Linie, die Spina iliaca anterior superior und Symphyse verbindet – durch die Lacuna vasorum aus dem Becken und setzt sich am Oberschenkel als *A. femoralis* fort. Sie gibt außer feinen Zweigen zum M. psoas und zu benachbarten Lymphknoten die *A. epigastrica inferior* zu Muskeln und Haut der vorderen Bauchwand sowie die *A. circumflexa iliaca profunda* zu den seitlichen Bauchmuskeln ab.

1) Die **A. epigastrica inferior** entspringt dicht oberhalb des Lig. inguinale, zieht in der Plica umbilicalis lateralis kranialwärts und tritt durch das hintere Blatt der Rektusscheide an die dorsale Fläche des M. rectus abdominis, dem sie – ebenso wie den seitlichen Bauchmuskeln – Blut zuführt. Sie anastomosiert oberhalb des Nabels mit der A. epigastrica superior (aus der A. thoracica interna) und der A. subcostalis.

   Die *A. epigastrica inferior* entsendet
   - den *R. pubicus* nahe dem Anulus femoralis, der längs dem oberen Schambeinast symphysenwärts zieht und über den *R. obturatorius* mit dem R. pubicus der A. obturatoria in Verbindung steht (*A. obturatoria accessoria* → Bd. 1, S. 348),
   - die *A. cremasterica* (beim Mann), die nahe dem Anulus inguinalis profundus entspringt, mit dem Samenstrang durch den Leistenkanal ins Scrotum zieht, dem M. cremaster und den übrigen Hüllen des Samenstrangs Blut zuführt und mit der A. testicularis anastomosiert, oder
   - die schwächere *A. ligamenti teretis uteri* (bei der Frau), die das runde Mutterband durch den Leistenkanal in das Labium majus pudendi begleitet.

2) Die **A. circumflexa iliaca profunda** entspringt gegenüber der A. epigastrica inferior am lateralen Umfang der A. iliaca externa, verläuft hinter dem Leistenband zwischen Fascia transversalis und Fascia iliaca lateralwärts zur Spina iliaca ante-

rior superior, anastomosiert auf dieser Wegstrecke mit dem R. ascendens der A. circumflexa femoris lateralis und gibt den *R. ascendens* ab, der im Grenzbereich von ventraler und lateraler Bauchwand zwischen den Mm. transversus und obliquus internus abdominis kranialwärts aufsteigt (Anastomosen mit Aa. lumbales und der A. epigastrica inferior).

Der Hauptast der Arterie zieht dann, zunächst oberflächlich zur Fascia transversalis, ab Mitte Darmbeinkamm auf dem M. transversus abdominis, entlang der Crista iliaca dorsalwärts, entsendet Äste zur seitlichen Bauchwand, bildet mit einem Zweig der A. iliolumbalis einen Arterienkranz und anastomosiert mit Ästen der A. glutaealis superior.

Astfolge der A. femoralis (Abb. **184**). Die *A. femoralis,* distale Fortsetzung der A. iliaca externa, zieht – unmittelbar nach dem Austritt aus der Lacuna vasorum nur von Haut und Fascia lata bedeckt – längs durch die von den Mm. iliopsoas und pectineus begrenzte Fossa subinguinalis. Sie verläuft hinter dem M. sartorius in der durch die Mm. vastus medialis und adductor longus gebildeten Rinne distalwärts zum Adduktorenkanal, tritt – an der Grenze von mittlerem zu distalem Drittel des Femur – durch den Hiatus adductorius in die obere Etage der Kniekehle und führt nunmehr die Bezeichnung *A. poplitea.*

Die A. femoralis gibt Äste zur Haut der vorderen Bauchwand, der Leistengegend und des äußeren Genitale ab, versorgt über die *A. profunda femoris* den Oberschenkel und die tiefen Schichten der Gesäßregion, leitet über die *A. descendens genicularis* Blut zu Kniegelenk und Unterschenkel und entsendet nicht benannte, kleine Äste zu den Mm. sartorius, vastus medialis und adductores.

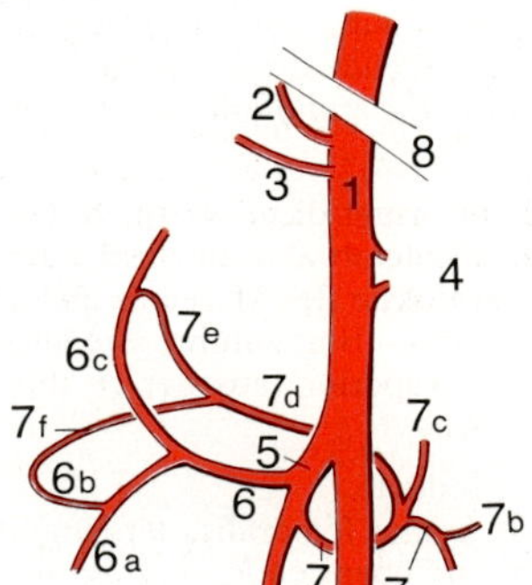

184 A. femoralis, Schema der Astfolge

1 A. femoralis
2 A. epigastrica superficialis
3 A. circumflexa iliaca superficialis
4 Aa. pudendae externae
5 A. profunda femoris
6 A. circumflexa femoris lateralis
6a R. descendens
6b R. transversus
6c R. ascendens
7 A. circumflexa femoris medialis
7a R. superficialis
7b R. descendens
7c R. acetabularis
7d R. profundus
7e R. ascendens
7f R. transversus
8 Lig. inguinale

Sehr selten kann die A. femoralis fehlen, so daß die A. poplitea Blut über eine kräftig entwickelte A. comitans nervi ischiadici erhält. Extrem selten ist auch eine *A. saphena,* „Begleitarterie" der V. saphena magna, die anstelle der Aa. poplitea und tibiales die A. femoralis mit den Aa. plantares verbindet und bei einigen Primaten regelhaft ausgebildet ist.

1) Die **A. epigastrica superficialis** entspringt aus der A. femoralis etwa 1 cm unterhalb des Leistenbandes, zieht in der oberflächlichen Bauchfaszie bis in Nabelhöhe und anastomosiert mit Zweigen der Aa. epigastricae inferior und superior.

2) Die **A. circumflexa iliaca superficialis** durchbricht die Fascia lata lateral des Hiatus saphenus, verläuft epifaszial parallel zum Lig. inguinale und verzweigt sich an den oberflächlichen Leistenlymphknoten und an der Haut der Leistenregion (Anastomosen mit Ästen der Aa. circumflexa iliaca profunda, glutaealis superior und circumflexa femoris lateralis).

3) Von den (meist 2) **Aa. pudendae externae** tritt die „oberflächlichere" durch die Fascia cribrosa im Bereich des Hiatus saphenus nach medial, die „tiefere" erst am medialen Rand des M. adductor longus durch die Fascia lata. Beide Gefäße geben *Rr. inguinales* zur Haut der Leistenregion und des äußeren Genitale ab. Die „tiefere" Arterie, die etwas weiter distal entspringt, verzweigt sich beim Mann mit *Rr. scrotales anteriores* an der Skrotalhaut, bei der Frau mit *Rr. labiales anteriores* am Labium majus (Anastomosen mit Rr. scrotales/labiales posteriores aus der A. pudenda interna).

4) Die **A. profunda femoris** ist der stärkste Ast der A. femoralis, von dem alle bedeutsamen Arterien des Oberschenkels und zahlreiche Anastomosen zu den Aufzweigungen der Aa. iliacae externa und interna sowie der A. poplitea ausgehen. Die Arterie entspringt 3–4 cm unterhalb des Leistenbandes an der lateralen Seite der A. femoralis, zieht (dorso-)lateral (knapp 50 %), dorsal (40 %) oder (dorso-)medial (10 % der Fälle) von den Vasa femoralia an die mediale Seite des Femur, verläuft – medial vom M. vastus medialis – auf den Mm. pectineus, adductor brevis und adductor magnus nach distal und erreicht mit ihrem Endast, meist der *A. perforans III,* distal vom Ansatz des M. adductor longus, durch den M. adductor magnus die ischiokruralen Muskeln (Anastomose mit der A. poplitea).

   Die *A. profunda femoris* entsendet
   - die *A. circumflexa femoris medialis,* die an der medialen Seite des Schenkelhalses zwischen den Mm. iliopsoas und pectineus in die Tiefe tritt und sich an der Vorderfläche des M. obturator externus aufzweigt in
     - den *R. superficialis* zu den am unteren Schambeinast und an der Membrana obturatoria entspringenden Adduktoren, dessen *R. descendens* (Ursprung auch direkt vom Hauptstamm) in der Adduktorengruppe distalwärts zieht,
     - den *R. profundus* zu den proximalen Anteilen der am Sitzbeinhöcker entspringenden Muskeln (Anastomosen mit den Aa. glutaeales), dessen *R. ascendens* das Collum femoris umgreift, zur Fossa trochanterica aufsteigt, sich mit dem R. ascendens der A. circumflexa femoris lateralis verbindet und so den Arterienring um den Schenkelhals schließt, während der andere Endast, *R. transversus,* hinter dem Schenkelschaft zur Basis des Trochanter major zieht und mit dem R. transversus der A. circumflexa femoris lateralis anastomosiert, und

  - den variablen *R. acetabularis,* der durch das Lig. transversum acetabuli und im Lig. capitis femoris zum Schenkelkopf gelangt (Verbindungen mit dem gleichnamigen Ast der A. obturatoria);
- die *A. circumflexa femoris lateralis,* die unter den Mm. sartorius und rectus femoris nach lateral verläuft und sich teilt in
  - den *R. ascendens,* der unter dem M. tensor fasciae latae schräg über den Schenkelhals zur Fossa trochanterica aufsteigt, Äste zu benachbarten Muskeln und zur Kapsel des Hüftgelenks abgibt, mit Zweigen der Aa. glutaeales anastomosiert und durch die Verbindung mit dem R. ascendens der A. circumflexa femoris medialis den Arterienring um den Schenkelhals für die Blutversorgung von Caput und Collum femoris schließt,
  - den *R. transversus,* der distal vom Trochanter major das Femur umgreift und mit Ästen der Aa. circumflexa femoris medialis, glutaealis inferior und perforans I anastomosiert, und
  - den *R. descendens,* der unter den M. rectus femoris tritt, sich im M. quadriceps femoris verzweigt und das Rete articulare genus erreicht;
- die (meist 3, gelegentlich 4 oder 5) *Aa. perforantes,* die nahe der Linea aspera durch die Ansatzsehnen der Mm. adductores brevis und magnus treten, untereinander und mit benachbarten Arterien in Verbindung stehen, Adduktoren, ischiokrurale Muskeln und den M. glutaeus maximus (A. perforans I) versorgen, durch das Septum intermusculare femoris laterale von hinten in den M. vastus lateralis eindringen können und 1–2 *Aa. nutrientes femoris* (aus den Aa. perforantes I und III) abgeben.

5) Die **A. descendens genicularis** verläßt die A. femoralis noch im Adduktorenkanal. Sie zweigt nach kurzem Verlauf den *R. saphenus* ab, zieht im M. vastus medialis, an den sie ebenso wie an den M. adductor magnus Muskeläste abgibt, zum Kniegelenk und speist mit *Rr. articulares* das *Rete articulare genus.*

   Der *R. saphenus* durchbricht (meist) gemeinsam mit dem N. saphenus die Membrana vastoadductoria, verläuft zwischen M. sartorius und M. gracilis an der medialen Seite des Knies abwärts und verzweigt sich im proximalen und medialen Bereich des Unterschenkels an der Haut, wobei er mit der A. inferior medialis genus anastomosiert.

Ursprung und Aufzweigung der A. profunda femoris in der zuvor beschriebenen Weise sind in knapp 60 % der Fälle nachweisbar. Eine oder beide Aa. circumflexae femoris können – ebenso wie einer ihrer Hauptäste – selbständig aus der A. femoralis hervorgehen. In sehr seltenen Fällen kann die A. circumflexa femoris medialis fehlen und durch Äste der A. obturatoria vertreten werden oder die A. profunda femoris aus der A. iliaca externa entspringen.

Die **A. poplitea** setzt die A. femoralis am Adduktorenschlitz distalwärts fort und verläuft – nur geringgradig nach lateral abweichend – durch die Kniekehle. Im oberen und im mittleren Stockwerk liegt sie knochennah, nur durch eine dünne Fettschicht von der Facies poplitea des Femur getrennt, bzw. gelenknah, unmittelbar auf der durch das Lig. popliteum obliquum verstärkten hinteren Kapselwand. In der unteren Etage zieht die Arterie über die Faszie des M. popliteus hinweg, an dessen Unterrand sie sich im Regelfall in ihre beiden Endäste, die *Aa. tibiales anterior* und *posterior*, verzweigt.

Nur in etwa 5 % der Fälle erfolgt die Aufteilung bereits am Oberrand des M. popliteus, wobei die A. tibialis anterior sehr selten ventral vom Muskel nach distal verläuft.

Zumindest im unteren Stockwerk der Kniekehle wird die A. poplitea von zwei Begleitvenen flankiert, in der oberen Etage liegt die nunmehr singuläre V. poplitea an der dorsolateralen Seite der Arterie. Der N. tibialis überkreuzt die A. poplitea in der Kniekehle von lateral (proximal) nach dorsomedial (distal).

Die *A. poplitea* zweigt proximal kurze Muskeläste zu den gelenknahen Anteilen der ischiokruralen Muskeln und zum M. adductor magnus ab. Sie entläßt zu den die Kniekehlenraute distal begrenzenden Muskeln zwei *Aa. surales,* von denen Äste zu Haut und Faszie des Unterschenkels ausgehen, speist das hauptsächlich an der Vorderseite des Kniegelenks ausgebildete *Rete articulare genus* mit je zwei proximalen und distalen *Aa. genus* und versorgt hintere Kapselwand und Ligg. cruciata über die *A. media genus*.

1) Die **A. superior lateralis genus** zieht proximal vom Condylus lateralis des Femur unter der Bizepssehne nach vorn und gibt einen oberflächlichen Ast in den M. vastus lateralis ab (Anastomosen mit dem R. descendens der A. circumflexa femoris lateralis). Nach distal steht sie mit der A. inferior lateralis genus in Verbindung, am Oberrand der Patella quert ein Arterienbogen zur A. superior medialis genus und anastomosiert mit einem R. articularis der A. descendens genicularis.

2) Die **A. superior medialis genus** gelangt – proximal vom medialen Femurkondylus und vom medialen Gastroknemiuskopf – unter dem M. semimembranosus zur Vorderseite des Kniegelenks und zum Rete articulare genus.

3) Die **Aa. surales** entsenden Äste jeweils zu einem Gastroknemiuskopf, zu den Mm. plantaris und soleus sowie zu Haut und Faszie des Unterschenkels.

4) Die **A. media genus** tritt durch das Lig. popliteum obliquum und die Membrana fibrosa der Kapselhinterwand zu den Ligg. cruciata und zur Membrana synovialis.

5) Die **A. inferior lateralis genus** quert unter dem lateralen Gastroknemiuskopf den M. popliteus ansatznah, erreicht – bedeckt vom Lig. collaterale fibulare und von der Sehne des M. biceps femoris – die Vorderfläche des Tibiakopfes und steht durch Äste mit den Aa. superior lateralis genus, inferior medialis genus und recurrens tibialis anterior sowie mit dem R. circumflexus fibularis in Verbindung.

6) Die **A. inferior medialis genus** steigt unter dem medialen Kopf des M. gastrocnemius längs dem Oberrand des M. soleus ab, zu dem sie Muskeläste entsendet, zieht unterhalb des Condylus medialis tibiae – bedeckt vom medialen Seitenband – nach vorn und hilft, das Rete articulare genus zu bilden (Verbindungen mit den Aa. recurrens tibialis anterior, inferior lateralis genus, superior medialis genus und mit dem R. saphenus der A. descendens genicularis).

Die **A. tibialis anterior** gelangt von der Aufzweigung am distalen Rand des M. popliteus durch eine Öffnung proximal der Membrana interossea cruris zur Streckseite des Unterschenkels und zieht in der Tiefe der Extensorenkammer an der lateralen Seite des M. tibialis anterior nach distal. Etwa in Höhe des oberen Sprunggelenks wird die nunmehr oberflächlicher gelegene Arterie von der Sehne des M. extensor hallucis longus überkreuzt, am Unterrand des Retinaculum musculorum extensorum inferius tritt sie als *A. dorsalis pedis* auf den Fußrücken.

Die *A. tibialis anterior* zweigt, außer Muskelästen zu den Extensoren am Unterschenkel, ab

1) die inkonstante **A. recurrens tibialis posterior,** die noch auf der Beugeseite des Unterschenkels entspringt und – bedeckt vom M. popliteus – zum Rete articulare genus und zur Kapsel der Articulatio tibiofibularis zieht,

2) die **A. recurrens tibialis anterior,** die im M. tibialis anterior aufsteigt, sich an Vorder- und Außenfläche des Kniegelenks aufzweigt und über das Rete articulare genus mit anderen Arterien im Gelenkbereich anastomosiert,

3) die **A. malleolaris anterior lateralis,** die etwas proximal der Malleolengabel unter den Sehnen der langen Zehenstrecker nach lateral zum *Rete malleolare laterale,* dem Arteriennetz auf dem äußeren Knöchel, verläuft (Anastomosen mit dem R. perforans der A. fibularis und mit aufsteigenden Ästen der A. tarsalis lateralis), und

4) die **A. malleolaris anterior medialis,** die unter der Sehne des M. tibialis anterior zum *Rete malleolare mediale* auf dem inneren Knöchel kreuzt, über das sie mit Zweigen der Aa. tibialis posterior und plantaris medialis in Verbindung steht.

Die **A. dorsalis pedis** gelangt am Fußrücken, von Haut und Faszie bedeckt, lateral von der Sehne des M. extensor hallucis longus und vom N. fibularis profundus zum Spatium interosseum metatarsi I, wo sie sich in ihre Endäste, *A. metatarsalis dorsalis I* und *A. plantaris profunda* (zum Arcus plantaris profundus), teilt. Die Aufzweigung (oder die A. metatarsalis dorsalis I) wird vom M. extensor hallucis brevis überkreuzt. Im Tarsometatarsalbereich speisen Äste der A. dorsalis pedis ein früher als *Rete dorsale pedis* bezeichnetes Arteriennetz, zehenwärts verlaufen die *Aa. metatarsales dorsales II–IV* (in den Nomina anatomica derzeit unzutreffend als *Aa. tarsales dorsales* bezeichnet).

1) Die **A. tarsalis lateralis** geht in Höhe des Caput tali oder des Os naviculare aus der A. dorsalis pedis hervor, zieht unter dem M. extensor digitorum brevis zum lateralen Fußrand, verzweigt sich auf den distalen Tarsalia und anastomosiert mit Ästen der Aa. arcuata und malleolaris anterior lateralis sowie dem R. perforans der A. fibularis.

2) (2–3) **Aa. tarsales mediales** versorgen den medialen Fußrand und können mit dem Rete malleolare mediale in Verbindung stehen.

3) Die **A. arcuata** bildet – unter den Sehnen der Mm. extensores digitorum longus und brevis – auf den Basen der Mittelfußknochen einen Arterienbogen zur A. tarsalis lateralis. Von seiner konvexen Seite treten drei schwache *Aa. metatarsales dorsales* auf den Mm. interossei dorsales zum 2.–4. Zwischenknochenraum, die jeweils proximal und distal einen R. perforans aus der entsprechenden A. metatarsalis plantaris aufnehmen. Jede A. metatarsalis dorsalis teilt sich in zwei *Aa. digitales dorsales* zu den einander zugekehrten dorsalen Rändern der 2.–5. Zehe (bis zur Mittelphalanx). Die A. digitalis dorsalis V zur lateralen Seite der Kleinzehe stammt aus der A. tarsalis lateralis oder aus dem Arteriennetz des Fußrückens.

4) Die **A. metatarsalis dorsalis I** zieht auf dem M. interosseus dorsalis I nach distal und zweigt sich in die *Aa. digitales dorsales* für den lateralen Rand der Großzehe und den medialen Rand der 2. Zehe auf.

5) Die **A. plantaris profunda** gelangt zwischen den beiden Köpfen des M. interosseus dorsalis I zur Plantarseite des Fußes und vereinigt sich mit dem Arcus plantaris profundus aus der A. plantaris lateralis.

Die **A. tibialis posterior** setzt die A. poplitea in die Flexorenkammer des Unterschenkels fort. Sie tritt unter den Sehnenbogen des M. soleus und zieht auf den tiefen Beugern, bedeckt von dem aponeurotischen Bindegewebsblatt und den Wadenmuskeln, nach distal hinter und unter den inneren Knöchel. Hier verläuft die Arterie, etwa 2,5 cm vor dem medialen Rand der Achillessehne, eingescheidet zwischen oberflächlichem und tiefem Blatt des Retinaculum musculorum flexorum und teilt sich, meist unter dem Ursprung des M. abductor hallucis, in die *Aa. plantares medialis* und *lateralis* zur Fußsohle und zu den Zehen.

Die A. tibialis posterior liegt, flankiert von zwei Begleitvenen, nacheinander den Mm. tibialis posterior und flexor digitorum longus, dann der Tibia auf. Im Knöchelbereich verläuft sie hinter den Sehnen dieser beiden Muskeln und vor (oder medial) der Sehne des M. flexor hallucis longus. Der N. tibialis kreuzt bereits im proximalen Drittel des Unterschenkels von der medialen Seite über die Arterie hinweg an deren laterale Seite.

Die Äste der *A. tibialis posterior* führen Blut zum Rete articulare genus, zu Tibia und Fibula, zu den Gefäßnetzen auf beiden Knöcheln und im Bereich des Fersenbeins. Vor allem versorgen sie die oberflächlichen und die tiefen Flexoren am Unterschenkel und die Muskeln der Fußsohle.

1) Der **R. circumflexus fibularis,** der 1. Ast der A. tibialis posterior, zieht durch den M. soleus, umgreift das Collum fibulae und findet auf der Vorderfläche des lateralen Tibiakondylus durch Anastomosen mit beiden Aa. inferiores genus sowie der A. recurrens tibialis anterior Anschluß an das Rete articulare genus. Gelegentlich geht der R. circumflexus fibularis aus der A. tibialis anterior hervor.

2) Die **A. fibularis** entspringt meist 2–3 cm nach der Aufteilung der A. poplitea, etwas distal vom Sehnenbogen des M. soleus, aus der A. tibialis posterior. Sie verläuft längs der Fibula - zunächst zwischen den Mm. tibialis posterior und flexor hallucis longus, dann im oder unter dem M. flexor hallucis longus - abwärts bis zum Calcaneus und versorgt die Mm. soleus, tibialis posterior, flexor hallucis longus und fibulares.

   Die A. fibularis kann (selten) direkt aus der A. poplitea oder (sehr selten) aus einem mit der A. tibialis anterior gemeinsamen Stamm entspringen. Sie ist oft recht kräftig und kann eine schwach ausgebildete oder fehlende A. tibialis posterior ganz oder teilweise vertreten oder bei Fehlen der A. tibialis anterior die A. dorsalis pedis aus dem R. perforans entspringen lassen.

   Die *A. fibularis* entsendet
   - die *A. nutriens fibulae* zum Wadenbein,
   - den *R. perforans,* der die Membrana interossea cruris etwa 5 cm oberhalb des äußeren Knöchels durchbricht und sich am Tarsus und am Rete malleolare laterale verzweigt,
   - den *R. communicans,* der unmittelbar oberhalb der beiden Malleolen auf der Membrana interossea eine Querverbindung zur A. tibialis posterior herstellt (gelegentlich mehrfach ausgebildet),
   - *Rr. malleolares laterales* zum Arteriennetz auf dem äußeren Knöchel und
   - *Rr. calcanei* zur Außenfläche des Fersenbeins und zum Rete calcaneum.

3) Die **A. nutriens tibialis (tibiae)** entspringt ebenfalls in der proximalen Verlaufsstrecke der A. tibialis posterior, gibt kleine Muskeläste ab und tritt in das Foramen nutriens der Tibia unterhalb der Linea musculi solei.

4) Schwache **Rr. malleolares mediales** umgreifen von hinten den inneren Knöchel und speisen das Rete malleolare mediale.

5) **Rr. calcanei** verlassen die A. tibialis posterior vor ihrer Aufzweigung in die Aa. plantares, treten durch das Retinaculum musculorum flexorum, verzweigen sich an Haut und Fettgewebe in der Umgebung der Achillessehne sowie an der medialen Fläche des Calcaneus und speisen das *Rete calcaneum.*

6) Die **A. plantaris medialis,** der meist schwächere Endast der A. tibialis posterior, verläuft mit dem lateral von ihr gelegenen N. plantaris medialis entlang dem medialen Fußrand auf den 1. Mittelfußknochen zu. Sie wird zunächst vom M. abductor hallucis bedeckt und liegt ab Höhe des Os cuneiforme I zwischen diesem Muskel und dem M. flexor hallucis brevis, denen sie – ebenso wie der Haut des medialen Fußrandes – Blut zuführt.

   In Höhe der Basis des Os metatarsale I teilt sich die A. plantaris medialis in zwei Äste. Der *R. profundus* kann bei genügender Ausbildung in den Arcus plantaris profundus oder in die A. metatarsalis plantaris I eintreten. Der *R. superficialis* begleitet die Sehne des M. abductor hallucis zur Großzehe. Er kann sich mit der medialen A. hallucis plantaris verbinden oder sie ersetzen, oberflächliche Äste zu den Aa. metatarsales plantares I–III abgeben oder eine dünne Queranastomose mit einem oberflächlichen Ast der A. plantaris lateralis bilden. Ein solcher **Arcus plantaris superficialis** tritt zwar in etwa 25 % der Fälle auf, ist jedoch nur in 2 % kräftig entwickelt.

7) Die **A. plantaris lateralis** zieht als meist stärkerer lateraler Endast der A. tibialis posterior mit dem an ihrer medialen Seite gelegenen N. plantaris lateralis zwischen den Mm. flexor digitorum brevis und quadratus plantae nach distal und lateral. Sie versorgt Muskeln und Haut am lateralen Fußrand und anastomosiert mit Ästen der Aa. tarsalis lateralis und arcuata. In Höhe der Basis des 5. Mittelfußknochens setzt sich die A. plantaris lateralis in den **Arcus plantaris profundus** fort, der großzehenwärts verläuft, durch die Anastomose mit der A. plantaris profunda den Arterienbogen schließt und plantar die arterielle Versorgung der Zehen übernimmt.

   Der tiefe Fußsohlenbogen beginnt zwischen dem M. flexor digiti minimi brevis und dem Caput obliquum des M. adductor hallucis. Der nach lateral und distal konvexe Gefäßbogen verläuft mit dem R. profundus des N. plantaris lateralis unter dem letztgenannten Muskel und auf den Mm. interossei nach medial und gelangt in das Spatium interosseum metatarsi I, wo er mit der A. plantaris profunda in Verbindung steht. Von der konvexen Seite des Bogens ziehen die *Aa. metatarsales plantares I–IV* auf den Mm. interossei zehenwärts, geben proximale und distale *Rr. perforantes* durch die Zwischenknochenräume zu den Aa. metatarsales dorsales ab und werden distal davon als *Aa. digitales plantares communes* bezeichnet. Sie teilen sich am distalen Ende ihres Zwischenknochenraums jeweils in zwei *Aa. digitales plantares propriae* für die einander zugewandten Ränder zweier Zehen.

   Die plantaren Zehenarterien anastomosieren über Seitenäste zum Zehenrücken mit den Aa. digitales dorsales und übernehmen auch die Blutversorgung der Endphalangen. Die A. metatarsalis plantaris I gibt in der Regel die mediale *A. hallucis plantaris* ab, die allerdings auch aus dem R. superficialis der A. plantaris medialis hervorgehen kann. Die laterale *A. digitalis plantaris V* entspringt aus dem Anfangsteil des Arcus plantaris profundus.

C. Systematik der Venen

1. Venae pulmonales

Im Regelfall führen aus jeder Lunge eine *obere* und eine *untere Lungenvene,* **V. pulmonalis dextra/sinistra superior** und **V. pulmonalis dextra/sinistra inferior,** oxygeniertes Blut aus den Kapillarnetzen der Alveolenwände – aber auch intrapulmonal zugeleitetes Blut aus der Wand kleinerer und mittlerer Bronchien – zum linken Vorhof des Herzens.

Im jeweiligen Lungenhilum liegen die Lungenvenen nahe der vorderen und unteren Zirkumferenz. Beide Vv. pulmonales einer Lunge können sich bereits vor der Einmündung in das linke Atrium cordis zu einem gemeinsamen Stamm vereinigen.

Die **V. pulmonalis dextra superior** sammelt das Blut aus den Oberlappensegmenten über einen kurzen Venenstamm, zu dem sich die *Rr. apicalis, anterior* und *posterior* vereinigen, und aus dem Mittellappen über den *R. lobi medii.* Sie zieht ventral und kaudal von der A. pulmonalis dextra – hinter der V. cava superior – zum linken Vorhof.

Die **V. pulmonalis dextra inferior** nimmt Blut aus dem rechten Unterlappen auf, das ihr über den *R. superior* (aus dem Spitzensegment des Unterlappens) und über die *V. basalis communis,* der Vereinigung der *Vv. basales superior* und *inferior,* aus den basalen Segmenten zugeführt wird. Sie kreuzt hinter dem rechten Vorhof zum linken Atrium.

In etwa 10% der Fälle schließt sich der R. lobi medii der V. pulmonalis dextra inferior an oder tritt selbständig in den linken Vorhof, so daß dort drei rechte Lungenvenen münden.

Die **V. pulmonalis sinistra superior** leitet Blut aus dem linken Oberlappen ab. Sie verläuft ventral und etwas kaudal vom linken Hauptbronchus und vor der Brustaorta. Die linke obere Lungenvene wird von den *Rr. apicoposterior, anterior* und *lingularis* gespeist.

Die **V. pulmonalis sinistra inferior** besitzt die gleichen „Wurzel"venen wie die rechte untere Lungenvene und zieht vor den Bronchien vom lateralen und vom hinteren basalen Segment vorhofwärts.

2. Venae cordis

Die *Herzvenen,* **Vv. cordis,** münden großenteils in den im Sulcus coronarius an der Facies diaphragmatica – zwischen linkem Vorhof und linker Kammer – gelegenen *Sinus coronarius.* Er erscheint – jenseits der Einmündung der V. obliqua atrii sinistri – zwar als Fortsetzung der V. coronaria sinistra, stellt jedoch als nicht in den rechten Vorhof einbezogenes Relikt des embryonalen Sinus venosus strenggenommen keine Herzvene, sondern einen speziellen Herzabschnitt dar.

Der **Sinus coronarius** ist etwa 20–30 mm lang, wird mehr oder minder vollständig von Vorhofmuskulatur ummantelt und öffnet sich, am rechten Mündungsrand von der als *Valvula sinus coronarii* bezeichneten Leiste flankiert, zwischen dem Ostium der V. cava inferior und der Valva atrioventricularis dextra in den rechten Vorhof.

Die in den Sinus coronarius eintretenden Herzvenen besitzen an ihrer Mündung meist einfache, gelegentlich rudimentäre Venenklappen. Kleinere Herzvenen öffnen sich unmittelbar in die Binnenräume des Herzens, meist in den rechten Vorhof.

Die **V. coronaria sinistra** *(V. cardiaca magna),* Hauptabflußbahn des Venenbluts des Herzens, entsteht nahe der Herzspitze im Sulcus interventricularis anterior, begleitet – unter dem Namen **V. interventricularis anterior** – den R. interventricularis der linken Koronararterie, im linken Teil des Sulcus coronarius – nunmehr als linke Kranzvene bezeichnet – den R. circumflexus und mündet auf der Dorsalfläche des Herzens in den Sinus coronarius. Sie sammelt Blut aus der Vorderwand beider Ventrikel sowie aus der linken Kammerwand (u. a. die *V. marginalis sinistra*) über *Vv. ventriculares,* aus der Wand des linken Vorhofs über *Vv. atriales* und aus der linken Vorhof-Kammergrenze über *Vv. atrioventriculares.* Vor ihrer Einmündung in den Sinus coronarius nimmt sie die *V. obliqua atrii sinistri* auf.

Die kleine **V. obliqua atrii sinistri** ist der an der Hinterwand des linken Vorhofs erhalten gebliebene Teil des linken Ductus Cuvieri. Ihre periphere Fortsetzung ist ein dünner Bindegewebsstrang, in den sich die embryonal angelegte V. cava superior sinistra umgewandelt hat und der an der Hinterwand des Herzbeutels die *Plica venae cavae sinistrae* aufwirft.

Die **V. ventriculi sinistri posterior** (gelegentlich zweifach) führt an der Facies diaphragmatica des Herzens, zwischen linkem Herzrand und Sulcus interventricularis posterior, Blut aus der Hinterwand des linken Ventrikels zum Sinus coronarius, seltener zur V. coronaria sinistra.

Die **V. interventricularis posterior** *(V. cardiaca media),* die im Bereich der Herzspitze mit der V. interventricularis anterior anastomosieren kann, zieht im Sulcus interventricularis posterior zum Sinus coronarius, vereinigt sich gelegentlich auch mit dem Mündungsteil der V. cardiaca parva zur V. coronaria dextra oder tritt selbständig in den rechten Vorhof.

Die **V. cardiaca parva** verläuft im rechten Teilstück des Sulcus coronarius, nimmt *Vv. atriales* aus der Wand des rechten Vorhofs, *Vv. atrioventriculares* aus der rechten Vorhof-Kammergrenze und *Vv. ventriculares* (u. a. die *V. marginalis dextra*) auf. Sie mündet als **V. coronaria dextra** von rechts in den Sinus coronarius oder selbständig in das rechte Atrium cordis.

Die (meist 3–4) **Vv. ventriculi dextri anteriores** kommen von der Vorderwand der rechten Kammer und treten in der Koronarfurche unmittelbar in den rechten Vorhof. An ihren Mündungen ist jeweils eine Klappe ausgebildet. Zu dieser Venengruppe zählt auch die *V. marginalis dextra,* sofern sie selbständig in das Atrium dextrum einmündet.

Vv. cardiacae minimae, Thebesische Venen, führen Blut aus Kapillargebieten des Myokards direkt in Binnenräume des Herzens, vor allem in den rechten Vorhof, aber auch in das linke Atrium, einige wenige in die Ventrikel.

3. Vena cava superior

Die *obere Hohlvene,* **V. cava superior** (Abb. **185**), nimmt Blut aus Kopf- und Halsregion, aus beiden oberen Extremitäten und aus dem Brustbereich auf. Sie entsteht im oberen Mediastinum aus der Vereinigung der beiden *Vv. brachiocephalicae* am

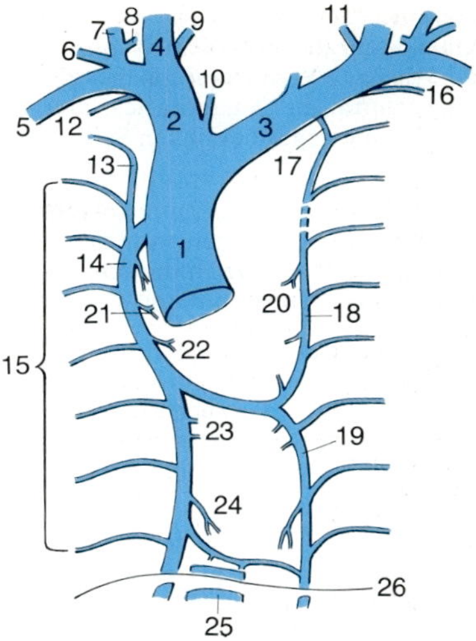

185 V. cava superior, Schema der Zuflüsse

1 V. cava superior
2 V. brachiocephalica dextra
3 V. brachiocephalica sinistra
4 V. jugularis interna
5 V. subclavia
6 V. suprascapularis
7 V. jugularis externa
8 V. jugularis anterior
9 V. vertebralis
10 V. thyroidea inferior dextra
11 V. thyroidea inferior sinistra
12 V. intercostalis suprema dextra
13 V. intercostalis superior dextra
14 V. azygos
15 Vv. intercostales posteriores
16 V. intercostalis suprema sinistra
17 V. intercostalis superior sinistra
18 V. hemiazygos accessoria
19 V. hemiazygos
20 Vv. mediastinales
21 Vv. bronchiales
22 Vv. pericardiales
23 Vv. oesophageales
24 Vv. phrenicae superiores
25 V. cava inferior
26 Diaphragma

kaudalen Rand des Knorpels der rechten 1. Rippe und ist etwa 6 cm lang. Die klappenlose Vene verläuft in schwach nach rechts konvexem Bogen, dorsal und etwas lateral vom rechten Sternalrand, neben der Aorta abwärts. Kurz bevor sie in den Herzbeutel eintritt, nimmt sie an ihrer dorsalen Wand die *V. azygos* auf. Ihre intraperikardiale Verlaufsstrecke ist von Epikard überkleidet und mündet in Höhe des 3. Sternokostalgelenks in den rechten Vorhof.

Die **V. brachiocephalica** geht beiderseits hinter dem Sternoklavikulargelenk aus dem Zusammenfluß der *Vv. jugularis interna* und *subclavia* hervor. Die V. brachiocephalica dextra ist nur etwa 2,5 cm lang und steigt nahe dem rechten Sternalrand fast senkrecht ab. Die angesichts der asymmetrischen Lage der oberen Hohlvene mit etwa 6 cm bedeutend längere linke V. brachiocephalica läuft hinter dem Manubrium sterni schräg auf die Vereinigungsstelle zu.

Die V. brachiocephalica dextra liegt ventrolateral von Truncus brachiocephalicus und N. vagus dexter, im Anfangsteil auch vor dem N. phrenicus und der A. thoracica interna der rechten Seite. Die linke V. brachiocephalica zieht über die Konvexität des Aortenbogens und kreuzt ventral die Aa. thoracica interna, subclavia und carotis communis, die Nn. phrenicus und vagus der linken Seite sowie Trachea und Truncus brachiocephalicus.

Die *V. brachiocephalica* erhält über direkte Zuflüsse Blut aus der Schilddrüse, aus Organen im oberen und hinteren Mediastinum, vom Herzbeutel und vom Bronchialbaum, aus den Wirbelvenengeflechten, der Hinterhauptsregion und dem Nackenbereich, aus der vorderen Brust- und Bauchwand sowie vom Zwerchfell.

Die oft unpaare (linke) **V. thyroidea inferior** führt der V. brachiocephalica sinistra Blut aus dem **Plexus thyroideus impar** zu, einem Venengeflecht auf dem unteren Teil der Schilddrüse und vor der Trachea, das auch die paarige *V. laryngea(lis) inferior, Vv. tracheales* und *Vv. oesophageales* aufnimmt. Zusätzlich kann auch eine *V. thyroidea inferior dextra* vom Plexus thyroideus impar zur rechten V. brachiocephalica oder (seltener) zur V. cava superior treten.

Von im Mediastinum gelegenen Organen erreichen die Vv. brachiocephalicae zahlreiche kleine Venen als **Vv. thymicae, Vv. pericardiacae, Vv. pericardiacophrenicae** (Begleitvenen der gleichnamigen Arterien, die auch in die V. thoracica interna und/oder links in die V. intercostalis superior sinistra münden können), **Vv. mediastinales, Vv. bronchiales** und **Vv. tracheales** sowie **Vv. oesophageales.**

Die **V. vertebralis** wird aus dem *Plexus venosus suboccipitalis* (zwischen Atlas und Hinterhaupt) und aus der *V. occipitalis* (Begleitvene der A. occipitalis) gespeist. Sie erhält segmentale Zuflüsse aus den Wirbelvenengeflechten, aus dem Halsmark und seinen Häuten sowie aus kleinen Venen der tiefen Nackenmuskeln, tritt in das Foramen transversarium des Atlas ein und umgibt als relativ engmaschiges Venengeflecht die A. vertebralis bis zum Querfortsatz des 6. (seltener 7.) Halswirbels. Nach dem Austritt aus dem Foramen transversarium verläuft sie als ansehnliches Gefäß zunächst lateral, dann ventrolateral der A. vertebralis und mündet, mit einem Paar Venenklappen ausgestattet, in das kraniale, hintere Teilstück der V. brachiocephalica.

Zuvor nimmt die V. vertebralis die *V. vertebralis anterior* auf, die aus einem Geflecht vor den Querfortsätzen der oberen Halswirbel hervorgeht und als Begleitvene der A. cervicalis ascendens zwischen den Mm. scalenus anterior und longus colli absteigt. In der Regel fließt ihr auch die *V. cervicalis profunda* zu.

Die *V. vertebralis accessoria* kann das Venengeflecht um die A. vertebralis nach kaudal bis zum Querfortsatzloch des 7. Halswirbels fortsetzen. Sie mündet in die V. vertebralis oder steigt hinter der A. subclavia abwärts zur V. brachiocephalica.

Die **V. cervicalis profunda** entsteht subokzipital aus Zuflüssen aus der *V. occipitalis* und Venen der Nackenmuskeln, zieht als Begleitvene der A. cervicalis profunda zwischen den Mm. semispinales capitis und cervicis abwärts und gelangt zwischen Querfortsatz des 7. Halswirbels und Hals der 1. Rippe zur V. vertebralis, seltener zur V. brachiocephalica.

Die bis in Höhe des 3. Rippenknorpels doppelten, mit zahlreichen Venenklappen ausgestatteten **Vv. thoracicae internae** begleiten die A. thoracica interna und deren parietale Äste. Sie beginnen als *Vv. epigastricae superiores,* die mit den Bauchdekkenvenen, *Vv. subcutaneae abdominis,* in Verbindung stehen, und nehmen die *Vv. musculophrenicae* und *intercostales anteriores* auf.

Die **V. intercostalis suprema** führt jederseits Blut aus dem 1. Interkostalraum zur V. brachiocephalica der entsprechenden Seite oder zur V. vertebralis.

Die **V. intercostalis superior sinistra,** zu der sich auf der linken Seite die Vv. intercostales posteriores aus dem 2. und 3. (4.) Zwischenrippenraum vereinigen, zieht vor dem linken Teilstück des Aortenbogens, zwischen den linken Nn. vagus und phrenicus schräg aufwärts und mündet von hinten in die V. brachiocephalica sinistra. Sie nimmt gewöhnlich eine *V. bronchialis sinistra* auf und steht mit der V. hemiazygos accessoria in Verbindung.

Als **V. azygos** (rechts) bzw. **V. hemiazygos** (links) wird die kraniale Fortsetzung der jeweiligen *V. lumbalis ascendens* bezeichnet, nachdem diese sich in Höhe des 12. Brustwirbelkörpers mit der *V. subcostalis* vereinigt hat. Die Venen des Azygossystems leiten über segmentale Venen Blut aus der Brust- und Bauchwand ab und ermöglichen einen Kollateralkreislauf zwischen oberer und unterer Hohlvene.

Die **V. lumbalis ascendens** nimmt die segmentalen *Vv. lumbales I* und *II* auf und anastomosiert – über die in die V. cava inferior mündenden Lumbalvenen III und IV – mit der unteren Hohlvene. Sie steht ferner mit der V. iliaca communis und gelegentlich (vor allem auf der linken Seite) mit der V. renalis in Verbindung. Die V. lumbalis ascendens steigt, bedeckt vom M. psoas major, vor den Procc. costales der Lendenwirbel auf und gelangt (meist) durch den jeweiligen medialen Zwerchfellschenkel in den Brustraum.

Die **V. azygos** (Abb. **185**) zieht auf der rechten Vorderseitenfläche der Brustwirbelkörper – vor den rechten Aa. intercostales posteriores, zwischen N. splanchnicus major (lateral) und Ductus thoracicus sowie Aorta (medial) – bis in Höhe des 4. Thorakalwirbels kranialwärts. Ihre bogenförmige Endstrecke, *Arcus venae azygos,* verläuft – rechts von Oesophagus, N. vagus dexter und Trachea – über die rechte Lungenwurzel hinweg zur V. cava superior.

Die *V. azygos,* die meist nur wenige, unvollständig ausgebildete Venenklappen besitzt, nimmt auf

- die *Vv. intercostales posteriores dextrae* aus dem 2.–11. Zwischenrippenraum der rechten Brustwand, wobei sich die 2. und 3. (4.) rechte Zwischenrippenvene zunächst zur *V. intercostalis superior dextra* vereinigen,
- die *V. hemiazygos* und die (häufig) selbständig mündende *V. hemiazygos accessoria,*
- kleine *Vv. phrenicae superiores* von der kranialen Zwerchfellfläche, sowie
- *Vv. oesophageales,* (rechte) *Vv. bronchiales, Vv. pericardiales* und *Vv. mediastinales* als viszerale Zuflüsse aus dem Mediastinum.

Die **V. hemiazygos** (Abb. **185**) zieht links von der Aorta kranialwärts, nimmt die 9.–11. *V. intercostalis posterior sinistra* sowie kleine *Vv. phrenicae superiores, Vv. oesophageales* und *mediastinales* auf und kreuzt in Höhe des 7.–9. Brustwirbelkörpers, in der Regel hinter Aorta, Oesophagus und Ductus thoracicus, zur V. azygos.

Die **V. hemiazygos accessoria** (Abb. **185**) leitet Blut aus der 4.(5.)–8. *V. intercostalis posterior sinistra* ab, nimmt *Vv. bronchiales* auf, kann über die V. intercostalis superior sinistra mit der linken V. brachiocephalica in Verbindung stehen und mündet selbständig oder über die V. hemiazygos in die V. azygos.

Die *Vv. intercostales posteriores* und die *V. subcostalis* nehmen – ebenso wie die *Vv. lumbales* – jeweils einen *R. dorsalis* (aus Rückenmuskulatur und -haut) auf. Ihnen fließt Blut aus den Plexus venosi vertebrales über die aus den Foramina intervertebralia austretenden *Vv. intervertebrales* zu, denen auch Blut aus dem Rükkenmark und den Rückenmarkshäuten über segmentale *Rr. spinales* zugeführt wird.

a) Vena jugularis interna

Die **V. jugularis interna,** rechts meist stärker als links, entsteht als unmittelbare Fortsetzung des *Sinus sigmoideus* mit einer Erweiterung, *Bulbus superior venae jugularis,* im hinteren Fach des Foramen jugulare. Die Vene zieht zunächst dorsal, dann lateral von der A. carotis interna abwärts, verläuft in der Gefäß-Nervenscheide ventrolateral von der A. carotis communis und vereinigt sich hinter dem Sternoklavikulargelenk im Venenwinkel mit der V. subclavia zur V. brachiocephalica. Nahe der Mündung ist die V. jugularis interna zum *Bulbus inferior venae jugularis* erweitert, der an seinem kranialen Ende eine ein- oder zweiteilige Venenklappe besitzt.

Die V. jugularis interna zieht medial vom N. accessorius und vom Proc. styloideus kaudalwärts, wird von der Glandula parotidea und vom M. sternocleidomastoideus bedeckt und vom hinteren Bauch des M. digastricus sowie vom Venter superior des M. omohyoideus überkreuzt. Projiziert man ihren Verlauf auf die Seitenansicht des Halses, so folgt sie einer Linie, die vom Ohrläppchen zum medialen Ende des Schlüsselbeins führt, wobei der Bulbus inferior hinter der Fossa supraclavicularis minor liegt.

Die *V. jugularis interna* sammelt Blut aus dem Versorgungsgebiet der A. carotis communis, d. h. aus dem Gehirn, der Wandung der Schädelhöhle, aus dem Gesicht und aus dem Halsbereich. Außer mehreren kleineren Venen (u. a. *Vv. pharyngeales* aus dem *Plexus pharyngeus [pharyngealis]* an der Rachenwand, *Vv. thyroideae mediae* aus dem unteren Teil der Schilddrüse) nimmt sie im Trigonum caroticum als größere Sammelvene die *V. facialis* auf, deren mündungsnahe Zuflüsse *(Vv. retromandibularis, comitans nervi hypoglossi, thyroidea superior)* aber auch selbständig in die V. jugularis interna eintreten können. Die (unmittelbar und mittelbar) zuführenden Venen bilden in der Peripherie, vor allem in der Kopfschwarte, im Gesicht und in der tiefen seitlichen Halsregion, zahlreiche geflechtartige Anastomosen und zeichnen sich durch ein variables Verlaufs- und Mündungsmuster aus.

Die *V. jugularis interna* nimmt (außer der V. facialis) auf

- die *V. aquaeductus cochleae,* die den Aquaeductus cochleae durch den Canaliculus cochleae begleitet und in den Bulbus superior mündet,
- den *Plexus venosus canalis hypoglossi,* der mit dem N. hypoglossus im Canalis hypoglossi verläuft und den Plexus basilaris mit dem Bulbus superior oder mit der V. jugularis interna verbindet,
- den *Sinus petrosus inferior,* der aus dem Sinus cavernosus ableitet, die *Vv. labyrinthales (-thinae)* (aus dem Meatus acusticus internus) aufnimmt, durch das vordere Fach des Foramen jugulare zieht und (meist) erst unterhalb des Bulbus superior in die V. jugularis interna eintritt,
- *Vv. meningeae,* die zusätzlich zu den stärker entwickelten Vv. meningeae mediae Blut aus Dura und Sinus durae matris durch Öffnungen der Schädelbasis direkt oder indirekt der V. jugularis interna zuleiten,
- *Vv. pharyngeales,* die Blut aus dem *Plexus pharyngeus* an der Rachenwand führen,

- die *V. lingualis,* häufiger nur die *Vv. dorsales linguae,* in Höhe des großen Zungenbeinhorns als eine der vielfältigen Mündungsvarianten (→S. 528),
- die *V. sternocleidomastoidea,* die aus dem M. sternocleidomastoideus zur V. jugularis interna (oder zur V. thyroidea superior) zieht,
- *Vv. thyroideae mediae,* variable Abflüsse aus dem *Plexus thyroideus impar,* die unterhalb der Mündung der V. facialis direkt in die V. jugularis interna eintreten.

Die **V. facialis** beginnt am medialen Augenwinkel als *V. angularis*, die aus dem Zusammenfluß der *Vv. supratrochleares* mit der *V. supraorbitalis* hervorgeht und mit der *V. ophthalmica superior* der Augenhöhle anastomosiert. Die V. facialis zieht *dorsal* von der A. facialis schräg über den seitlichen Teil des Gesichts zum Unterrand der Mandibula, liegt (im Gegensatz zur Arterie) meist auf der Kapsel der Glandula submandibularis, vereinigt sich in der Regel kaudal vom Angulus mandibulae mit der *V. retromandibularis* und mündet im Trigonum caroticum in die V. jugularis interna.

Die *V. facialis* sammelt über die Stirnvenen Blut aus der Kopfschwarte und nimmt die oberflächlichen Venen des Gesichts auf, die Äste der A. facialis begleiten. Sie erhält Zufluß aus der Schilddrüse und besitzt zahlreiche Anastomosen mit Venen im Einzugsgebiet der V. retromandibularis.

Die *V. facialis* nimmt auf
- *Vv. supratrochleares,* die von der medialen Partie der Stirn kommen,
- die *V. supraorbitalis,* die Blut von der lateralen Seite der Stirn und von der *V. diploica frontalis* (in der Squama frontalis nahe der Medianebene) zuführt,
- *Vv. palpebrales superiores* vom Oberlid,
- *Vv. nasales externae* von der Außenseite der Nase,
- *Vv. palpebrales inferiores* vom Unterlid,
- die *V. labialis superior* von der Oberlippe,
- *Vv. labiales inferiores* von der Unterlippe,
- die *V. profunda faciei [facialis],* die unter dem Jochbein den *Plexus pterygoideus* der seitlichen tiefen Gesichtsregion mit der V. facialis verbindet,
- *Rr. parotidei* aus der Glandula parotidea,
- die *V. palatina externa,* die Blut aus der Pharynxwand und aus der Gegend der Tonsilla palatina – medial vom Unterkieferast – abwärts zur Endstrecke der V. facialis leitet,
- die *V. submentalis,* die Blut aus dem Versorgungsgebiet der A. submentalis führt und unter dem Mundboden in die V. facialis mündet,
- die *V. thyroidea superior,* die als Begleitvene der A. thyroidea superior vor allem vom kranialen Teil der Schilddrüse kommt, die *V. laryngea superior* vom Kehlkopf, seltener die *V. sternocleidomastoidea* aufnimmt und auch selbständig in die V. jugularis interna eintreten kann.

Die **V. retromandibularis** entsteht, bedeckt von der Glandula parotidea, vor der Ohrmuschel durch den Zusammenfluß von Venen der Schläfenregion, der Ohrmuschel, des äußeren Gehörgangs, des Kiefergelenks und der seitlichen Gesichtsgegend. Sie zieht in der Tiefe der Ohrspeicheldrüse kaudalwärts und mündet in die Endstrecke der V. facialis, kann aber auch selbständig in die V. jugularis interna eintreten. Unterhalb des Ohrläppchens entsendet die V. retromandibularis (meist) einen kräftigen Ast schräg nach hinten abwärts, der sich auf dem M. sternocleidomastoideus mit der V. auricularis posterior zur V. jugularis externa vereinigt.

Die *V. retromandibularis* nimmt auf
- *Vv. temporales superficiales,* Begleitvenen der A. temporalis superficialis, die Blut aus der Kopfschwarte sowie aus der *V. emissaria parietalis* führen,
- die *V. temporalis media* aus dem M. temporalis,
- die *V. transversa faciei [facialis],* die unterhalb des Jochbogens verläuft und mit der V. facialis anastomosiert,
- *Vv. maxillares,* Abflußwege des *Plexus pterygoideus* (zwischen den Mm. temporalis und pterygoideus lateralis bzw. zwischen beiden Mm. pterygoidei), der Zuflüsse erhält aus
  - *Vv. meningeae mediae,* Begleitvenen der A. meningea media,
  - *Vv. temporales profundae,* Begleitvenen der Aa. temporales profundae mit Zufluß aus der *V. diploica temporalis anterior,*
  - der *V. canalis pterygoidei,* Begleitvene der A. canalis pterygoidei,
  - dem *Plexus venosus foraminis ovalis,* einem Geflecht im Foramen ovale mit Verbindung zum Sinus cavernosus,
  - dem *Plexus venosus caroticus internus,* einem Geflecht im Canalis caroticus mit Verbindung zum Sinus cavernosus,
  - *Vv. auriculares anteriores,* die vom äußeren Gehörgang und von der Ohrmuschel kommen,
  - *Vv. parotideae* aus der Glandula parotidea,
  - *Vv. articulares* vom Kiefergelenk,
  - *Vv. tympanicae* aus der Paukenhöhle und aus
  - der *V. stylomastoidea,* Begleitvene der gleichnamigen Arterie und des N. facialis mit Blut aus der Paukenhöhle.

Die **Zungenvenen** vereinigen sich selten zu einem einheitlichen Stamm, zur **V. lingualis,** die in die V. jugularis interna mündet und über ihre Zuflüsse mit der V. facialis, aber auch mit den Vv. retromandibularis und thyroidea superior in Verbindung steht.

Bei selbständiger Einmündung einzelner Zungenvenen treten die relativ kräftigen *Vv. dorsales linguae* (aus dem Venennetz des Zungenrückens) oft in die V. jugularis interna, gelegentlich in die V. retromandibularis. Die *V. profunda linguae* verläuft von der Zungenspitze nahe der Schleimhaut der Facies inferior linguae bis zum Vorderrand des M. hyoglossus. Dort vereinigt sie sich mit der *V. sublingualis* (von der Unterzungenspeicheldrüse) zur *V. comitans nervi hypoglossi,* Begleitvene des N. hypoglossus, die meist in die V. facialis, gelegentlich direkt in die V. jugularis interna mündet.

Sinus durae matris (Abb. **186**). Die starrwandigen, klappenlosen *Blutleiter der harten Hirnhaut* sammeln das Venenblut des Gehirns. Der Abfluß erfolgt – zum größten Teil über den *Sinus sigmoideus* – in die V. jugularis interna.

Der **Sinus sigmoideus,** im Sulcus sinus sigmoidei an der zerebralen Fläche des Proc. mastoideus gelegen, ist die Fortsetzung des (rechts meist kräftigeren) **Sinus transversus** (im Sulcus sinus transversi des Os occipitale), der aus dem **Confluens sinuum** (im Bereich der Protuberantia occipitalis interna) abgeht.

In den Anfangsteil des Sinus sigmoideus mündet der **Sinus petrosus superior,** der vom Sinus cavernosus ausgeht und auf der Oberkante der Felsenbeinpyramide entlangzieht. Der **Sinus petrosus inferior** verläuft dagegen am Unterrand der hinteren Pyramidenfläche zum Foramen jugulare (vorderes Fach), anastomosiert mit dem

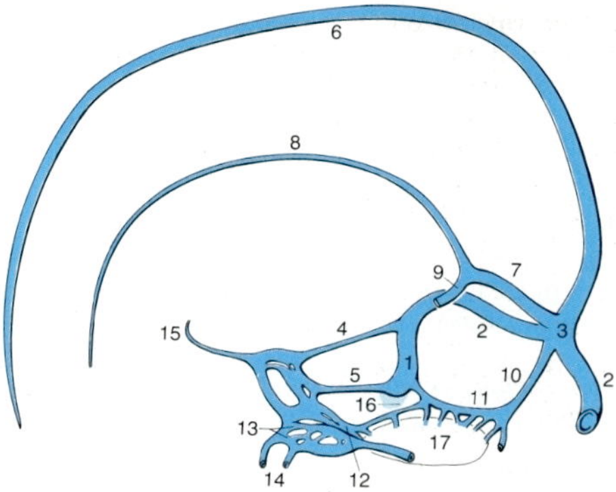

186 Sinus durae matris, Schema

1 Sinus sigmoideus
2 Sinus transversus
3 Confluens sinuum
4 Sinus petrosus superior
5 Sinus petrosus inferior
6 Sinus sagittalis superior
7 Sinus rectus
8 Sinus sagittalis inferior
9 V. magna cerebri
10 Sinus occipitalis
11 Sinus marginalis
12 Plexus basilaris
13 Sinus cavernosus
14 Sinus intercavernosus
15 Sinus sphenoparietalis
16 Bulbus superior venae jugularis
17 Foramen magnum

Plexus basilaris und tritt (meist) erst extrakranial in die V. jugularis interna ein. Über die *V. emissaria mastoidea* (durch das Foramen mastoideum) steht der Sinus occipitalis mit der V. occipitalis, über die (inkonstante) *V. emissaria condylaris* (durch den Canalis condylaris) mit subokzipitalen Venen und mit dem Plexus venosus vertebralis externus in Verbindung.

In den (variablen, meist asymmetrisch gestalteten) *Confluens sinuum* treten ein

- der **Sinus sagittalis superior,** der – am Oberrand der Falx cerebri, im Sulcus sinus sagittalis superioris – von der Crista galli bis zur Protuberantia occipitalis interna nach hinten zieht, *Lacunae laterales* (mit eingestülpten Arachnoidealzotten) als seitliche Ausbuchtungen aufweist, *Vv. superficiales cerebri* aufnimmt und über die *V. emissaria parietalis* (durch das Foramen parietale) mit der V. temporalis superficialis anastomosiert,
- der **Sinus rectus,** in den der **Sinus sagittalis inferior** (am Unterrand der Falx cerebri), die *V. magna cerebri* und (oft auch) die *V. superior vermis* münden, und
- der (gelegentlich paarige) **Sinus occipitalis** (im hinteren Rand der Falx cerebelli), der mit dem Venengeflecht um das Foramen magnum, **Sinus marginalis,** und damit auch mit den Plexus venosi vertebrales interni kommuniziert.

Der Confluens sinuum steht außerdem über die (häufig ausgebildete) *V. emissaria occipitalis* (durch eine Öffnung nahe der Protuberantia occipitalis externa) mit der V. occipitalis in Verbindung.

Rechter und linker **Sinus cavernosus** (jeweils seitlich der Sella turcica) bilden mit dem vorderen und dem hinteren *Sinus intercavernosus* einen „Venen"ring um die Hypophyse.

Der *Sinus cavernosus* nimmt auf
- den *Sinus sphenoparietalis* (am Hinterrand des kleinen Keilbeinflügels),
- die *V. ophthalmica superior* (aus der Orbita, Anastomose mit dem Einzugsgebiet der V. facialis),
- die *V. ophthalmica inferior* (oder zumindest einen Ast dieser Vene), die eine Anastomose mit dem Plexus pterygoideus bildet,
- die *V. centralis retinae,* sofern sie nicht in die V. ophthalmica superior mündet, und
- die *Vv. media superficialis cerebri* und *inferiores cerebri,* basale Abflüsse oberflächlicher Hirnvenen.

Der Sinus cavernosus steht über den *Plexus basilaris* (auf dem Clivus) und den *Sinus marginalis* mit den inneren Wirbelvenengeflechten, über die *V. emissaria foraminis laceri* (durch das Foramen lacerum) mit dem Plexus pterygoideus in Verbindung.

Vv. cerebri. Die dünnwandigen und klappenlosen *Hirnvenen* bilden muskelarme, z. T. muskelfreie Gefäßnetze, die entweder an der Hirnoberfläche in der Pia mater verlaufen und meist eine längere Strecke durch den Subarachnoidealraum ziehen oder subependymal liegen. Sie führen das Blut des Gehirns auf unterschiedlichen Wegen den Sinus durae matris zu und variieren hinsichtlich Zahl, Verlauf und Verbindungen in einem solchen Maße, daß sich nachfolgend nur ein Grundmuster beschreiben läßt. Nach ihren Zuflußgebieten und ihrer Anordnung werden üblicherweise unterschieden

- *Vv. superficiales cerebri,* die kleine Venen aus der Großhirnrinde und dem angrenzenden Marklager aufnehmen und an der Oberfläche der Großhirnhemisphäre verlaufen,
- *Vv. profundae cerebri* aus basalen und tiefen Teilen des Endhirns sowie aus dem Zwischen- und dem Mittelhirn, die großenteils in der Tiefe oder verdeckt liegen,
- *Vv. cerebelli* vom Wurm und den Hemisphären des Kleinhirns und
- *Vv. trunci encephalici,* die Blut aus dem Hirnstamm ableiten.

Die *oberflächlichen Hirnvenen,* **Vv. superficiales cerebri,** sind ausgebildet als
- (8–15) *Vv. superiores cerebri,* die (regional als *Vv. praefrontales, frontales, parietales* und *occipitales*) in den Sulci cerebrales, z. T. auch die Furchen kreuzend, über die obere konvexe Fläche des Großhirns zur Mantelkante aufsteigen, wo sie kleine Venen von der medialen Hemisphärenfläche aufnehmen und in den Sinus sagittalis superior, als Vv. occipitales auch in den Sinus transversus einmünden;
- *V. media superficialis cerebri,* die im R. posterior des Sulcus lateralis und im Hauptteil dieser Furche basalwärts zieht, durch die (meist) über den Scheitellappen verlaufende *V. anastomotica superior* mit dem Sinus sagittalis superior, durch die den Schläfenlappen kreuzende *V. anastomotica inferior* mit dem Sinus transversus in Verbindung stehen kann und Blut aus dem Rinden- und Markbereich der an den Sulcus lateralis grenzenden Großhirnlappen zum Sinus cavernosus, seltener zum Sinus sphenoparietalis ableitet;
- *Vv. inferiores cerebri,* die als kleine Venen Blut aus der basalen Oberfläche des Großhirns aufnehmen (u. a. als *V. uncialis* vom vorderen Ende des Gyrus hippocampi, die allerdings auch in die V. basalis münden kann) und es den Sinus

cavernosus, petrosus superior und transversus, aus den Gyri orbitales über Vv. superiores cerebri auch dem Sinus sagittalis superior zuführen.

Als *tiefe Hirnvenen,* **Vv. profundae cerebri,** bezeichnet man die Galensche Vene, *V. magna cerebri,* und ihre Zuflüsse aus basalen Teilen des Großhirns, aus der Inselregion, aus dem Plexus choroideus der Seitenventrikel und des III. Ventrikels sowie der angrenzenden Hirnteile, aus dem Corpus callosum und den Basalganglien, aus dem Zwischen- und dem Mittelhirn.

Die unpaare **V. magna cerebri** entsteht unter dem Balkenwulst aus der Vereinigung der beiden *Vv. internae cerebri.* Der nur 1 cm lange Gefäßstamm steigt hinter dem Splenium corporis callosi, über der Vierhügelplatte, steil aufwärts, nimmt u. a. die paarige *V. basalis* auf und tritt am vorderen Firstende des Kleinhirnzelts in den Sinus rectus ein.

Die **V. interna cerebri** geht jederseits am Foramen interventriculare aus dem Zusammenfluß der *Vv. thalamostriata superior [V. terminalis]* und *choroidea superior* hervor. Sie liegt in der Fissura transversa cerebri und zieht in der Tela choroidea ventriculi tertii nach hinten unter das Splenium corporis callosi, wo sie sich mit der V. interna cerebri der Gegenseite zur V. magna cerebri vereinigt.

Die *V. thalamostriata superior* führt Blut aus dem Mark des Scheitellappens, aus dem Nucleus caudatus, der Capsula interna und in variabler Weise aus dem Thalamus. Sie verläuft in der Grenzrinne zwischen Nucleus caudatus und Thalamus, in der Stria terminalis, nach rostral und medial, biegt hinter der Columna fornicis in engem Bogen okzipitalwärts um und vereinigt sich mit der *V. choroidea superior,* die dem Plexus choroideus des Seitenventrikels in ganzer Länge folgt und Äste vom Hippocampus, Fornix und Corpus callosum aufnimmt.

In die *V. thalamostriata superior* münden
- zahlreiche *Vv. nuclei caudati* aus dem Nucleus caudatus,
- die *V. anterior septi pellucidi* aus dem Mark des Stirnlappens, dem Balkenknie und dem Caput nuclei caudati, die in der medialen Wand des Vorderhorns des Seitenventrikels und im Septum pellucidum nach hinten verläuft, und
- die *V. posterior septi pellucidi* aus der weißen Substanz im Dach des Seitenventrikels, sofern sie nicht unmittelbar in die V. interna cerebri eintritt.

Die *V. interna cerebri* nimmt auf
- *Vv. directae laterales* aus dem Thalamus,
- die *V. medialis atrii (ventriculi lateralis)* aus dem Mark des Hinterhauptlappens und des angrenzenden Scheitellappens, die in der medialen Ventrikelwand verläuft, vor dem Abgang des Hinterhorns mündet und meist mündungsnah die *V. lateralis atrii (ventriculi lateralis)* aus der lateralen Wand des Unterhorns und der unteren Wand des Hinterhorns empfängt,
- die *V. posterior corporis callosi* von der Unterfläche des Balkenwulsts und
- die *V. dorsalis corporis callosi* von der Oberfläche des hinteren Balkenendes.

Die **V. basalis** sammelt Blut aus basalen Teilen des Stirn-, Zwischen- und Mittelhirns, aus der Insel, aus der Substantia perforata anterior und den Basalganglien, aus der weißen Substanz des Schläfenlappens sowie aus dem Plexus choroideus im Unterhorn des Seitenventrikels und der Hippokampusformation.

Die V. basalis entsteht an der Substantia perforata anterior aus dem Zusammenfluß der *V. anterior cerebri,* Begleitvene der gleichnamigen Arterie, und der *V. media profunda cerebri* in der Tiefe des Sulcus lateralis, deren „Wurzeln" die *Vv. insulares* bilden. Die *V. gyri olfactorii* aus der Gegend des Trigonum olfactorium mündet meist in die V. media profunda cerebri, die auch die *V. orbitalis media* von der Unterfläche des Stirnhirns aufnimmt, seltener in die V. anterior cerebri. Die V. basalis kreuzt unter dem Tractus opticus auf dessen mediale Seite, umgreift den Hirnschenkel und tritt bei regelhaftem Verlauf auf der Dorsalseite des Hirnstamms in die V. magna cerebri, manchmal auch in die V. interna cerebri ein.

Die *V. basalis* nimmt u. a. auf
- die *V. uncialis* vom vorderen Ende des Gyrus hippocampi, sofern sie nicht in eine V. inferior cerebri ableitet,
- die *Vv. thalamostriatae inferiores,* die an der Substantia perforata anterior austreten, auch in die V. media profunda cerebri münden können und Blut aus den Basalganglien, der Capsula interna und dem Hypothalamus führen,
- die *V. ventricularis inferior* aus dem Marklager des Schläfenlappens, die im Dach des Unterhorns des Seitenventrikels verläuft und den Ventrikel durch die Fissura choroidea verläßt,
- die *V. choroidea inferior* aus dem Plexus choroideus des Unterhorns des Seitenventrikels, vom Hippocampus und Gyrus dentatus und
- *Vv. pedunculares* aus dem Hirnschenkel, dem Tegmentum mesencephalicum und dem Corpus mamillare, die von medial in die Basalvene eintreten.

Vv. cerebelli von der Oberfläche des Kleinhirnwurms sammeln sich zur unpaaren *V. superior vermis,* die in den Sinus rectus, die V. magna cerebri oder die V. interna cerebri mündet. Von der oberen Kleinhirnhemisphärenfläche ziehen *Vv. superiores cerebelli* nach vorn und medial zum Sinus rectus und zur V. magna cerebri, nach dorsal zum Sinus transversus, nach lateral zum Sinus petrosus superior. Die unpaare *V. inferior vermis* verläuft an der Unterfläche des Wurms okzipitalwärts zum Sinus rectus oder zu einem der beiden Sinus sigmoidei. Von der Unterfläche der Kleinhirnhemisphäre erreichen *Vv. inferiores cerebelli* die Sinus rectus occipitalis, sigmoideus und petrosus inferior. Die *V. praecentralis cerebelli* entsteht zwischen Lingula und Lobulus centralis des Kleinhirnwurms und mündet in die V. magna cerebri oder in die V. basalis, die *V. petrosa* zieht aus dem Bereich des Flocculus in den oberen oder den unteren Sinus petrosus.

Die **Vv. trunci encephalici** bilden an der Oberfläche des Hirnstamms ein Venennetz, das Zuflüsse aus dem Mittelhirn, aus der Brücke (als *Vv. pontis*) und aus dem verlängerten Mark erhält. Abflüsse führen u. a. zu den Vv. magna cerebri und basalis sowie zu benachbarten Sinus durae matris. Zum Rückenmark hin kommunizieren *Vv. medullae oblongatae* mit dem Geflecht der Vv. spinales, nach kranial kann ein bis zur Fossa interpeduncularis reichender Längsvenenstamm, *V. pontomesencephalica anterior,* zur V. petrosa oder V. basalis ableiten. Die *V. recessus lateralis ventriculi quarti* führt Blut aus der Wand dieser seitlichen Ausziehung der Rautengrube zum Sinus petrosus inferior.

Vv. ophthalmicae. Das Blut aus der Orbita wird über zwei große Venen – vornehmlich in den Sinus cavernosus – abgeleitet, über die kräftiger entwickelte *V. ophthalmica superior* im oberen Teil der Augenhöhle und über die schwächere *V. ophthalmica inferior* am Boden der Orbita. Beide Vv. ophthalmicae besitzen Anastomosen zu oberflächlichen bzw. tiefen Gesichtsvenen.

Die **V. ophthalmica superior** entspricht in ihrem Verlauf und in ihren Zuflüssen großenteils der A. ophthalmica und deren Verzweigungen. Sie geht, medial des Augapfels, hinter dem Oberlid aus einem Venennetz hervor, das durch die V. nasofrontalis mit der V. angularis oder der V. supraorbitalis in Verbindung steht, kreuzt zwischen M. rectus superior und N. opticus nach lateral, zieht – außerhalb des Anulus tendineus communis – durch die Fissura orbitalis superior und mündet in den Sinus cavernosus.

Die *V. ophthalmica superior* empfängt
aus der *Umgebung der Orbita* und aus der *Tränendrüse*

- die *V. nasofrontalis,* die im medialen Augenwinkel die V. ophthalmica superior mit der V. angularis verbindet,
- *Vv. ethmoidales,* die durch die Foramina ethmoidalia Blut aus der Schleimhaut der Siebbeinzellen führen,
- die *V. lacrimalis,* die von der Tränendrüse und seitlichen Anteilen der äußeren Augenmuskeln kommt,
- *Vv. palpebrales* aus dem Oberlid;

aus dem *Augapfel*

- *Vv. vorticosae [Vv. choroideae oculi],* 4–5 Venenstämmchen mit Blut aus der Choroidea, die in der Gegend des Aequator die Sclera durchbrechen,
- *Vv. ciliares* aus dem Ziliarkörper,
- *Vv. ciliares anteriores,* die Kammerwasser aus dem Sinus venosus sclerae ableiten und *Vv. sclerales* aus dem hornhautnahen Bereich der Sclera aufnehmen,
- die *V. centralis retinae,* die das Blut aus dem Versorgungsgebiet der A. centralis retinae sammelt, zunächst die Arterie im N. opticus begleitet und dann eine Strecke im Subarachnoidealraum zurücklegt, ehe sie in die V. ophthalmica superior oder direkt in den Sinus cavernosus eintritt,
- *Vv. episclerales* aus der Sclera bulbi,
- *Vv. conjunctivales* aus der Augenbindehaut.

Die **V. ophthalmica inferior** entsteht hinter dem unteren Augenlid am Übergang des Bodens in die laterale Wand der Orbita. Sie nimmt Blut aus den Mm. rectus inferior und obliquus inferior, von der Wand des Tränensacks sowie aus den Augenlidern auf und erhält, wie die A. ophthalmica superior, Zuflüsse aus der Tränendrüse, der Sclera, dem Corpus ciliare und der Choroidea. Über die Fissura orbitalis inferior besteht eine Verbindung zum Plexus pterygoideus. Die V. ophthalmica inferior mündet in die V. ophthalmica superior oder in den Sinus cavernosus, in den zumindest ein Venenast eintritt.

b) Vena subclavia

Die **V. subclavia** geht in Höhe der 1. Rippe aus der *V. axillaris* hervor, zieht vor dem M. scalenus anterior medialwärts und vereinigt sich hinter dem Sternoklavikulargelenk mit der V. jugularis interna zur V. brachiocephalica. Meist ist mündungsnah ein Klappenpaar ausgebildet. Die Schlüsselbeinvene sammelt Blut vom Schultergürtel und der freien oberen Extremität, leitet aber auch – über die *V. jugularis externa* – aus dem Kopf-Halsbereich ab.

Die *V. subclavia* nimmt – zusätzlich zur V. jugularis externa – von proximal nach distal auf

- *Vv. pectorales* aus den beiden Brustmuskeln,

- die *V. scapularis dorsalis,* Begleitvene der A. dorsalis scapulae (oder des R. profundus der A. transversa cervicis), die Blut aus dem M. rhomboideus führt, und gelegentlich
- die *V. thoracoacromialis,* Begleitvene der gleichnamigen Arterie, die jedoch meist in die V. cephalica mündet.

Die **V. jugularis externa** verläuft epifaszial, zwischen Platysma und äußerem Blatt der Halsfaszie, auf dem M. sternocleidomastoideus abwärts und tritt (meist) in die V. subclavia, gelegentlich in den Venenwinkel oder die V. jugularis interna ein. Paarige Venenklappen sind jeweils oberhalb der Clavicula und nahe der Venenmündung vorhanden.

Die *V. jugularis* externa wird gespeist aus
- der *V. occipitalis,* die auch in die V. cervicalis profunda oder in die V. jugularis interna münden kann und Blut aus der Kopfschwarte des Hinterhaupts, aus der *V. diploica occipitalis* sowie aus den *Vv. emissariae mastoidea* und *occipitalis* führt,
- der *V. auricularis posterior,* die aus der Haut hinter dem Ohr kommt, Zufluß aus der *V. diploica temporalis posterior* erhält und sich hinter der Ohrmuschel mit der V. occipitalis und einem starken Seitenast der V. retromandibularis zur V. jugularis externa vereinigt oder in die V. retromandibularis eintritt,
- der *V. jugularis anterior,* die in der Gegend des Zungenbeins aus dem Zusammenfluß von Hautvenen des Mundbodens hervorgeht, in der Drosselgrube mit der Vene der Gegenseite durch den *Arcus venosus jugularis* in Verbindung steht und unter dem M. sternocleidomastoideus zur V. jugularis externa zieht, sehr selten auch als unpaarer medianer Venenstamm ausgebildet ist,
- der *V. suprascapularis,* der – meist doppelten – Begleitvene der A. suprascapularis,
- den *Vv. transversae cervicis,* Begleitvenen der A. transversa cervicis, die auch direkt in die V. subclavia münden können.

Als **V. axillaris** bezeichnet man an der oberen Extremität die Venenstrecke zwischen Unterrand des M. pectoralis major und Außenfläche der 1. Rippe. Sie geht aus der ulnaren *V. brachialis* hervor, setzt sich in die V. subclavia fort und leitet Blut aus Arm und Brustwand ab.

Die V. axillaris liegt an der medialen Seite der gleichnamigen Arterie und meist etwas oberflächlicher. Zwischen den beiden Gefäßen verlaufen der mediale Faszikel des Plexus brachialis, der N. ulnaris und der N. cutaneus antebrachii medialis, an der medialen Seite der Vene der N. cutaneus brachii medialis.

Die *V. axillaris* nimmt auf
- Begleitvenen der Äste der A. axillaris, u. a. die *Vv. circumflexae anterior* und *posterior humeri* aus dem Bereich des Collum chirurgicum, die *V. subscapularis,* die aus den *Vv. thoracodorsalis* und *circumflexa scapulae* gespeist wird, und die *V. thoracica lateralis,* die auf dem M. serratus anterior aufwärts zieht,
- *Vv. thoracoepigastricae,* subkutane Venen der ventrolateralen Rumpfwand, die auch über die V. thoracica lateralis münden können, Blut aus dem *Plexus venosus areolaris,* dem Venengeflecht um die Brustwarze, ableiten und an der Bauchwand mit Ästen der Vv. epigastricae superficiales anastomosieren (Anastomose zwischen den Zuflüssen der Vv. cavae inferior und superior),
- die *V. brachialis lateralis,* die schwächer dimensionierte radiale Begleitvene der A. brachialis, die oft hoch in der Achselhöhle mündet, und
- die *V. cephalica* proximal vom M. pectoralis minor.

Die **Venen des Arms** sind in zwei Schichten angeordnet. *Tiefe Venen,* **Vv. profundae membri superioris,** verlaufen als doppelte, vielfach miteinander anastomosierende Begleitvenen subfaszial mit den Arterien. Sie führen Blut zu den *Vv. brachiales* und werden nicht im einzelnen beschrieben. *Oberflächliche Venen,* **Vv. superficiales membri superiores,** bilden ein epifasziales Hautvenennetz, aus dem kräftigere Längsvenen rumpfnah in tiefe Venen ableiten, die *V. basilica* in die ulnare V. brachialis, die *V. cephalica* in die V. axillaris. Zwischen den mit Klappen ausgestatteten Venen beider Schichten bestehen zahlreiche, z. T. recht variable Verbindungen. Die oberflächlichen Venen entlasten, vor allem an Hand und Unterarm, die schwächer dimensionierten tiefen Venen.

Die **Vv. brachiales** entstehen in der Ellenbogengrube aus der Vereinigung der **Vv. radiales,** denen u. a. aus den *Vv. metacarpales dorsales* Blut zufließt, und der **Vv. ulnares,** die Blut aus den beiden venösen Hohlhandbögen und den *Vv. interosseae anteriores* und *posteriores* aufnehmen. Zum *Arcus venosus palmaris profundus* treten die *Vv. metacarpales palmares,* zum *Arcus venosus palmaris superficialis* die *Vv. digitales palmares.*

Die **oberflächlichen Venen** bilden am Handrücken ein Venennetz, *Rete venosum dorsale manus.* Es wird gespeist und aufgebaut von den *Vv. metacarpales dorsales,* die wiederum die in Netzform gestalteten dorsalen Fingervenen nach proximal fortsetzen und über klappenlose *Vv. intercapitulares* (zutreffender *Vv. intercapitales* benannt) Blut aus tiefen Hohlhandvenen zugeführt erhalten.

Die **V. cephalica** leitet an der radialen Seite aus dem subkutanen Venennetz des Handrückens ab, nimmt Daumenvenen auf, windet sich proximal der Handwurzel auf die Beugeseite des Unterarms und zieht an dessen radialem Rand zur Ellenbeuge. Am Oberarm verläuft sie zunächst an der lateralen Fläche des M. biceps brachii und dann in der Rinne zwischen den Mm. deltoideus und pectoralis major, ehe sie unterhalb der Clavicula im Trigonum clavipectorale in die Tiefe tritt, die Fascia clavipectoralis durchbohrt und in die V. axillaris mündet. Die Oberarmstrecke der V. cephalica kann sehr schwach entwickelt sein, gelegentlich auch fehlen.

Die *V. cephalica* steht in der Ellenbeuge (meist) mit der V. basilica durch eine schräg nach ulnar aufsteigende *V. mediana cubiti* in Verbindung, die mit den Vv. brachiales anastomosiert, und nimmt (von proximal nach distal) auf

- die *V. thoracoacromialis,* Begleitvene der gleichnamigen Arterie, sowie die Begleitvene der A. thoracica suprema vor dem Durchtritt durch die Fascia clavipectoralis,
- die (inkonstante) *V. cephalica accessoria* aus den Venengeflechten an der Streckseite des Unterarms und vom Rete venosum dorsale manus, die distal der Ellenbeuge in die V. cephalica eintritt.

Die **V. basilica** erhält Zuflüsse von der ulnaren Seite des subkutanen Venennetzes des Handrückens und vom Kleinfinger. Ein einheitlicher Längsvenenstamm entsteht auf der Beugeseite des Unterarms oft erst im proximalen Drittel. Die V. basilica schließt sich in der Ellenbogengrube dem Gefäß-Nervenstrang des Arms an, zieht im Sulcus bicipitalis medialis aufwärts, dringt bei typischem Verlauf in der Mitte des Oberarms (am Hiatus basilicus) durch die Fascia brachii und mündet in die ulnare V. brachialis.

Die **V. mediana antebrachii** leitet Blut aus dem Arcus venosus palmaris superficialis ab. Sie steigt auf der Beugeseite des Unterarms zwischen den Vv. cephalica und basilica auf und mündet in der Ellenbeuge variabel entweder in die beiden epifaszialen Längsvenen, indem sie sich in zwei Endäste, *V. mediana cephalica* und *V. mediana basilica* gabelt, oder in die V. mediana cubiti, selten (direkt und nur) in die V. basilica.

4. Vena cava inferior

Die *untere Hohlvene,* **V. cava inferior** (Abb. **187**), führt das Blut aus den unteren Extremitäten, von den Beckenorganen und den Baucheingeweiden sowie aus der Bauchwand dem Herzen zu. Sie entsteht (bei typischer Ausprägung) an der rechten Seite des (4.) 5. Lendenwirbelkörpers aus der Vereinigung der beiden *Vv. iliacae communes* und wird an ihrer Wurzel von der A. iliaca communis dextra überdeckt. Die untere Hohlvene verläuft am rechten Vorderseitenrand der Wirbelkörper nach kranial und entfernt sich dabei etwas von der links von ihr gelegenen Bauchaorta. Sie

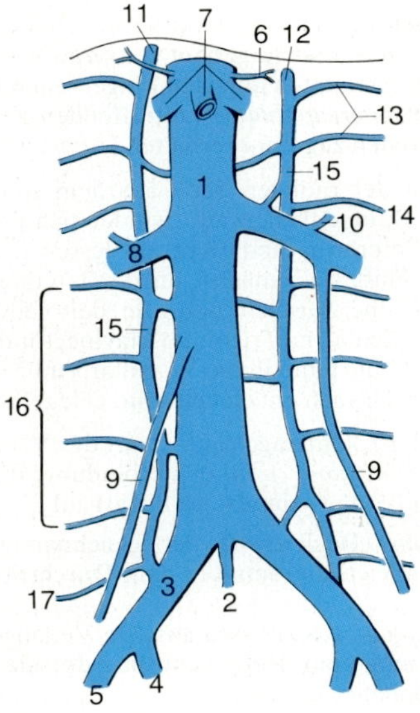

187 V. cava inferior, Schema der Zuflüsse

1 V. cava inferior
2 V. sacralis mediana
3 V. iliaca communis
4 V. iliaca interna
5 V. iliaca externa
6 V. phrenica inferior
7 Vv. hepaticae
8 V. renalis
9 V. testicularis / ovarica
10 V. suprarenalis media
11 kraniale Fortsetzung: V. azygos
12 kraniale Fortsetzung: V. hemiazygos
13 Vv. intercostales posteriores
14 V. subcostalis
15 V. lumbalis ascendens
16 Vv. lumbales
17 V. iliolumbalis

tritt durch das Foramen venae cavae im Centrum tendineum des Zwerchfells in den Brustraum, zieht – vom Epikard umschlossen – 1–2 cm durch die Perikardhöhle und mündet in den rechten Vorhof.

Die V. cava inferior wird von der Radix mesenterii überkreuzt, steigt hinter Pars horizontalis duodeni, Caput pancreatis und Pars superior des Duodenum aufwärts und ist im Sulcus venae cavae tief in den Hinterrand der Leber eingebettet.

Der *V. cava inferior* fließen zu
- *Vv. phrenicae inferiores,* Begleitvenen der A. phrenica inferior, von der Unterseite des lumbalen Zwerchfellanteils, wobei die V. phrenica inferior sinistra häufig doppelt ausgebildet ist und einen Venenast zur linken V. suprarenalis bzw. zur linken V. renalis entsendet.
- die *Vv. lumbales III* und *IV,* Begleitvenen der entsprechenden Lumbalarterien,
- *Vv. hepaticae,* kurze, dünnwandige, klappenlose Venen aus der Leber, die im Sulcus venae cavae in die untere Hohlvene eintreten und deren Mündungen sich in zwei Gruppen gliedern lassen, in eine obere Gruppe mit drei größeren Öffnungen für die *Vv. hepaticae dextra* und *sinistra* (aus den jeweiligen Leberlappen) und für die *V. hepatica intermedia* (aus dem Lobus caudatus) sowie in eine untere Gruppe mit in der Zahl variierenden kleinen Lebervenen aus den Lobi dexter und caudatus,
- die *V. renalis,* die im Nierenhilum aus der Vereinigung von – meist zwei – Nierenvenenästen entsteht, wobei die *linke* Nierenvene mit etwa 7,5 cm dreimal so lang ist wie die rechte, *Vv. capsulares* von Nierenkapsel, Nierenbecken und Umgebung der Niere sowie die *Vv. testicularis (ovarica) sinistra* und *suprarenalis sinistra* aufnimmt und (in der Regel) vor der Aorta kreuzt (gelegentlich ist zusätzlich oder allein eine *retroaortäre* Nierenvene ausgebildet),
- die *V. suprarenalis dextra* vom Hilum der rechten Nebenniere,
- die *V. testicularis (ovarica) dextra* vom rechten Hoden (Ovar), die aus dem *Plexus pampiniformis* hervorgeht. Beim Mann umgibt das engmaschige Venengeflecht die A. testicularis und den Samenstrang, bei der Frau setzt es sich vom Hilum ovarii in das Lig. latum fort.

Die **V. iliaca communis** geht vor dem Sakroiliakagelenk aus der Vereinigung der Vv. iliacae interna und externa hervor. Die V. iliaca communis dextra ist kürzer als die linke Vene und zieht ziemlich steil, über den N. obturatorius hinweg, zunächst dorsal, dann etwas lateral der Arterie nach kranial zur Vereinigungsstelle an der rechten Seite des (4.) 5. Lendenwirbelkörpers. Die schräg verlaufende V. iliaca communis sinistra – peripher medial, dann dorsal von der Arterie gelegen – wird von der Wurzel des Mesocolon sigmoideum und von den Vasa rectalia superiora überkreuzt. Auf dem Weg zur unteren Hohlvene unterkreuzt sie die A. iliaca communis dextra.

In die *V. iliaca communis* münden
- die *V. iliolumbalis,* Begleitvene der A. iliolumbalis,
- die *V. sacralis mediana* (unpaar), die Blut aus dem Plexus venosus sacralis und anderen Venengeflechten des Beckens in die *linke* V. iliaca communis führt.

a) Vena iliaca interna

Die (klappenlose) **V. iliaca interna,** die dorsal und etwas medial der gleichnamigen Arterie vom oberen Umfang des Foramen ischiadicum majus aufsteigt, nimmt (mit Ausnahme der V. iliolumbalis) die Begleitvenen der Äste der A. iliaca interna auf. Aus der *Rumpfwand* fließen ihr die *Vv. glutaeales superiores, glutaeales inferiores, obturatoriae, sacrales laterales* und *pudenda interna* zu. Die *viszeralen* Venenzuflüsse, *Vv. vesicales, uterinae* und *rectales mediae,* kommen aus dichten, schwellfähigen Venengeflechten, die die Beckenorgane umscheiden und untereinander anastomosieren, so daß sich mehrere Abflußwege ergeben.

Als *Rumpfwandvenen* treten zur V. iliaca interna
- *Vv. glutaeales superiores* aus der Gesäßgegend, die durch die suprapiriforme Abteilung des Foramen ischiadicum majus in den Beckenraum gelangen und sich vor ihrer Mündung (oft) zu einem Gefäßstamm vereinigen,
- *Vv. glutaeales inferiores,* die aus der Glutäalregion durch die infrapiriforme Abteilung des Foramen ischiadicum majus zur V. iliaca interna ziehen,
- *Vv. obturatoriae,* die Blut aus den Adduktoren des Oberschenkels und aus der Beckenwand durch den Canalis obturatorius der V. iliaca interna oder der V. iliaca communis zuführen,
- *Vv. sacrales laterales,* die vor dem Kreuzbein – seitlich der Foramina sacralia anteriora – aufwärts ziehen und Blut aus dem *Plexus venosus sacralis* leiten, einem vor dem Kreuzbein ausgebreiteten Venengeflecht, das u. a. auch Abflüsse in die Vv. sacralis mediana und rectales mediae besitzt,
- die *V. pudenda interna,* Begleitvene der A. pudenda interna, die aus dem Canalis pudendalis durch das Foramen ischiadicum minus auf die Dorsalseite der Spina ischiadica tritt, durch die infrapiriforme Abteilung des Foramen ischiadicum majus in den Beckenraum gelangt und Zuflüsse erhält über
  - *Vv. rectales inferiores* aus dem unteren Teil des *Plexus venosus rectalis,* aus der Analregion und vom Damm,
  - *Vv. scrotales/labiales posteriores* aus dem dorsalen Bereich des Scrotum/der großen Schamlippe,
  - die *V. bulbi penis/vestibuli* aus dem Bulbus penis/Bulbus vestibuli,
  - *Vv. profundae penis* aus den Wurzeln der Corpora cavernosa und aus dem Corpus spongiosum penis beim Mann, *Vv. profundae clitoridis* aus den Corpora cavernosa clitoridis bei der Frau,
  - Äste aus der *V. dorsalis profunda penis* (beim Mann), die meist unpaar vom Penisrücken beckenwärts zieht, zwischen den Ligg. arcuatum pubis und transversum perinei auf den Beckenboden gelangt und hauptsächlich über den *Plexus venosus prostaticus* ableitet,
  - Zweige der deutlich schwächeren *V. dorsalis profunda clitoridis* (bei der Frau) aus Corpus und Glans clitoridis, die nach entsprechendem Verlauf den größten Teil des Blutes in den *Plexus venosus vesicalis* entsendet.

Die *Eingeweideäste* der V. iliaca interna bestehen in
- *Vv. vesicales,* die sich vor der Einmündung in die V. iliaca interna meist zu einem Stamm vereinen, seitlich und oberhalb des Harnblasenkörpers individuell abgrenzbar werden und Blut ableiten aus
  - dem *Plexus venosus vesicalis,* der den Blasengrund mit einem starken Venengeflecht umgibt (und bei der Frau mit den Vv. uterinae anastomosiert),
  - dem *Plexus venosus prostaticus* (beim Mann), der die Prostata umschließt und mit den Plexus venosi vesicalis und rectalis verbunden ist,

  - dem *Plexus venosus vaginalis* (bei der Frau), der die Scheide umgibt und mit den Plexus venosi vesicalis, uterinus und rectalis anastomosiert,
- *Vv. rectales mediae* aus dem Mittelteil des Plexus venosus rectalis,
- *Vv. uterinae* (bei der Frau), die aus dem Bereich der Cervix uteri im basalen Teil des Lig. latum zur Seite ziehen und Blut aus dem *Plexus venosus uterinus* führen, der an der Außenfläche des Uterus, besonders stark an dessen Seitenkante, ausgebildet ist und mit den Plexus venosi vaginalis und vesicalis in Verbindung steht.

b) Vena iliaca externa

Die **V. iliaca externa** geht in der Lacuna vasorum aus der *V. femoralis* hervor, verläuft im großen Becken zunächst medial, dann dorsal der gleichnamigen Arterie, wird an der medialen Seite vom Ureter und von der A. iliaca interna, beim Mann vom Ductus deferens, bei der Frau vom Lig. teres uteri gekreuzt und vereinigt sich vor der Articulatio sacroiliaca mit der V. iliaca interna zur V. iliaca communis.

Die (meist klappenlose) *V. iliaca externa* nimmt zwei Begleitvenen gleichnamiger Arterien auf,

- die *V. epigastrica inferior* dicht oberhalb des Lig. inguinale, die an der Hinterfläche des M. rectus abdominis mit den Vv. epigastricae superiores eine Längsanastomose zwischen den Vv. iliaca externa und brachiocephalica, d. h. zwischen den Systemen der unteren und der oberen Hohlvene bildet, durch den *R. pubicus (V. obturatoria accessoria)* mit den Vv. obturatoriae in Verbindung steht und deren Zuflüsse übernehmen kann,
- die *V. circumflexa iliaca profunda,* die etwa 2 cm oberhalb des Leistenbands, die A. iliaca externa von lateral überkreuzend, in die V. iliaca externa mündet.

Venen des Beins. Am Bein ist wie am Arm neben dem System der *tiefen Venen,* **Vv. profundae membri inferioris,** die (meist) doppelläufig die Arterien begleiten, ein Netz *oberflächlicher Venen,* **Vv. superficiales membri inferioris,** ausgebildet, das in der *V. saphena parva* (zur V. poplitea) und in der *V. saphena magna* (zur V. femoralis) kräftige Längsvenen besitzt. Beide Systeme, insbesondere die tiefen Venen, sind – reichlicher als die Venen der oberen Extremität – mit Venenklappen ausgestattet und stehen miteinander durch zahlreiche Anastomosen in Verbindung, wobei am Unterschenkel (nicht im Knöchelbereich) Venenklappen den Blutstrom von den epifaszialen zu den tiefen Venen richten.

Die **V. femoralis** setzt im Adduktorenschlitz die *V. poplitea* nach proximal fort und ist – wie der proximale Teil der V. poplitea – nur einfach ausgebildet. Sie liegt distal dorsolateral von der A. femoralis, im Adduktorenkanal hinter ihr, im Trigonum femorale an deren medialer Seite und wird in der Lacuna vasorum zur V. iliaca externa.

Die *V. femoralis* nimmt (außer Muskelästen) auf

- die epifasziale *V. saphena magna,* die 25–35 mm unterhalb des Leistenbandes durch den Hiatus saphenus in die Tiefe tritt,
- die *V. profunda femoris,* Begleitvene der A. profunda femoris, die etwa 5–12 cm distal vom Lig. inguinale einmündet und von Begleitvenen der Arterienäste, den *Vv. circumflexae mediales femoris, Vv. circumflexae laterales femoris* und *Vv. perforantes,* gespeist wird.

Die **V. saphena magna** beginnt als *V. marginalis medialis* am medialen Fußrand und leitet Blut von der Fußsohle, von den Venennetzen am Fußrücken, *Rete venosum dorsale pedis,* und am inneren Knöchel ab. Sie zieht *vor* dem Malleolus medialis zur medialen Seite des Unterschenkels und hinter dem Condylus medialis des Femur über das Kniegelenk hinweg und steigt an der medialen Vorderfläche des Oberschenkels zum Hiatus saphenus auf. An Fuß und Unterschenkel wird die V. saphena magna vom N. saphenus, am Knie auch vom R. saphenus der A. descendens genicularis begleitet.

Der *V. saphena magna* fließen an Unter- und Oberschenkel zahlreiche oberflächliche Venen zu. Venen von der medialen und der hinteren Fläche des Oberschenkels können sich zu einer *V. saphena accessoria* vereinigen, die über eine gelegentlich ausgebildete *V. femoropoplitea* mit der V. saphena parva (nahe deren Einmündung in die V. poplitea) kommuniziert. Aus dem Venennetz an der Vorderseitenfläche des Oberschenkels kann Blut aus dem mittleren und dem distalen Drittel über eine inoffiziell als *V. cutanea anterior femoris (V. saphena accessoria lateralis)* bezeichnete Vene abgeleitet werden, die unterhalb des Hiatus saphenus mündet. Am Unterschenkel bestehen Anastomosen mit der V. saphena parva und – über *Vv. perforantes* – mit tiefen Venen.

Die *V. saphena magna* nimmt kurz vor Eintritt in die V. femoralis (meist) Begleitvenen kleiner, oberflächlicher Arterien auf, die ein variables Mündungsmuster zeigen können, gelegentlich auch unmittelbar in die V. femoralis eintreten,

- die *V. epigastrica superficialis* aus der Subcutis der vorderen Bauchwand, deren Äste in Nabelhöhe mit den Vv. thoracoepigastricae kommunizieren und so beide Hohlvenensysteme verbinden,
- die *V. circumflexa iliaca superficialis* aus der Haut der Leistenregion,
- *Vv. pudendae externae* vom äußeren Genitale, denen *Vv. scrotales anteriores* vom vorderen Teil des Scrotum bzw. *Vv. labiales anteriores* von der großen Schamlippe zufließen und von denen eine die *Vv. dorsales superficiales penis/clitoridis* aufnimmt.

Die **V. poplitea,** in der distalen Etage der Fossa poplitea doppelt, geht aus der Vereinigung der *Vv. tibiales posteriores* und *anteriores* hervor und verläuft – zunächst zwischen dem N. tibialis und der in der Tiefe gelegenen A. poplitea, weiter proximal an der dorsolateralen Seite der Arterie – durch die Kniekehle zum Adduktorenschlitz. Sie nimmt außer Muskelästen sowie den *Vv. surales* und *geniculares,* Begleitvenen der Äste der A. poplitea, in der oberen Etage die *V. saphena parva* auf.

Die **V. saphena parva** setzt die *V. marginalis lateralis* am äußeren Fußrand fort und erhält Zuflüsse aus dem Rete venosum plantare und aus dem Venennetz am Fußrücken. Sie zieht *hinter* dem Malleolus lateralis zur Wade, tritt durch die Fascia cruris und mündet zwischen den beiden Gastroknemiusköpfen. Am Unterschenkel bestehen Anastomosen zur V. saphena magna und zu tiefen Venen, am Oberschenkel können Verbindungen zur V. saphena accessoria (über die V. femoropoplitea) und zum Einzugsbereich der V. femoralis ausgebildet sein.

Die **Vv. tibiales anteriores** nehmen als Begleitvenen der gleichnamigen Unterschenkelarterie Blut aus deren Versorgungsgebiet auf. Zusammen mit den Vv. saphenae drainieren sie das *Rete venosum dorsale pedis* am Fußrücken, das mit dem *Arcus venosus dorsalis pedis* in Verbindung steht. Dieser Venenbogen, der hauptsächlich über die *Vv. saphenae* ableitet, liegt den Mittelfußknochen dorsal auf. In ihn münden die *Vv. metatarsales dorsales,* die von den *Vv. digitales dorsales pedis* gespeist werden und über *Vv. intercapitulares (Vv. intercapitales)* Blut aus den plantaren Vv. metatarsales empfangen.

Die **Vv. tibiales posteriores,** Begleitvenen der A. tibialis posterior, nehmen am Unterschenkel Muskeläste und die *Vv. fibulares* auf. Von der Plantarseite des Fußes leiten sie den Teil des Blutes ab, der nicht über die Venen am Fußrücken und die Vv. saphenae abfließt. Die Vv. tibiales posteriores stehen mit dem *Rete venosum plantare* in der Subcutis der Fußsohle in Verbindung. Sie erhalten über die Begleitvenen der Aa. plantares medialis und lateralis Blut aus dem *Arcus venosus plantaris* zugeführt, der den gleichnamigen Arterienbogen flankiert. In den Arcus venosus plantaris treten vier *Vv. metatarsales plantares* ein, zu denen sich je zwei *Vv. digitales plantares* vereinigen.

Die plantaren Zehenvenen gehen aus Venennetzen hervor, die mit den dorsalen Zehenvenen anastomosieren. Die Vv. metatarsales plantares leiten ihr Blut großenteils über *Vv. intercapitulares* dem Venennetz des Fußrückens zu. Subkutane Venen der Fußsohle stehen an den Zehenwurzeln über einen oberflächlichen plantaren Venenbogen miteinander in Verbindung, der sich am medialen und am lateralen Fußrand in die *Vv. marginales medialis* und *lateralis,* die Wurzelvenen der Vv. saphenae, fortsetzt.

5. Venae columnae vertebralis

Die *Venen der Wirbelsäule,* **Vv. columnae vertebralis,** bilden engmaschige, quervernetzte, klappenlose Längsvenengeflechte, je einen vorderen und einen hinteren Plexus an der Außenfläche der Wirbelsäule, *Plexus venosi vertebrales externi,* und im Wirbelkanal, *Plexus venosi vertebrales interni.* Sie stehen untereinander in vielfacher Verbindung und leiten Blut aus dem Bereich der Wirbelsäule und dem Rückenmark (vor allem) über segmentale Venen (Vv. intercostales posteriores und lumbales, segmentale Zuflüsse der Vv. sacrales laterales) und über Längsvenen (Vv. vertebralis, cervicalis profunda, azygos, hemiazygos, hemiazygos accessoria und sacralis mediana) ab, die es *sowohl* der V. cava superior *als auch* der V. cava inferior zuführen. Da der Blutstrom in den Wirbelvenengeflechten nicht durch Venenklappen gerichtet wird, bilden sie leistungsfähige Umgehungsstraßen bei Abflußbehinderungen.

Als **Plexus venosus vertebralis externus anterior** bezeichnet man die feinen Venennetze an der Vorderseitenfläche der Wirbelkörper, die z. T. vom Lig. longitudinale anterius bedeckt werden. Sie führen Blut aus den Wirbelkörpern (rotes Knochenmark) sowie aus dem vorderen Längsband und stehen über die im Alter erweiterten, von der Dorsalfläche durch die Wirbelkörper zur Vorderseitenfläche tretenden *Vv. basivertebrales* mit den Queranastomosen des Plexus venosus vertebralis internus anterior in Verbindung.

Der **Plexus venosus vertebralis externus posterior** liegt der Außenfläche der Wirbelbögen sowie den Dorn-, Gelenk- und Querfortsätzen auf und reicht kaudal bis zum Kreuzbein. Das Längsgeflecht wird von der autochthonen Rückenmuskulatur bedeckt (im Bereich der Halswirbelsäule ist eine zusätzliche „oberflächliche“ Venenschicht zwischen den tiefen Nackenmuskeln ausgebildet) und empfängt Blut aus den Wirbelbögen und ihren Fortsätzen, aus dem Bandapparat, aus der Rückenmuskulatur und der Rückenhaut.

Die **Plexus venosi vertebrales interni anterior** und **posterior** bestehen aus epidural gelegenen, paarigen vorderen und hinteren Längsvenenkomplexen, die durch segmentale „Venenringe" (gebildet aus vorderen und hinteren Queranastomosen und beidseitigen „sagittalen" Anastomosen) miteinander in Verbindung stehen. Jeder Längsvenenkomplex stellt im Prinzip ein vielfach vernetztes Längsvenenpaar dar. Die Längszüge des Plexus venosus vertebralis internus anterior liegen – beiderseits des hinteren Längsbandes, z. T. davon bedeckt – auf der Dorsalfläche der Wirbelkörper und der Zwischenwirbelscheiben, die Längsvenenkomplexe des Plexus venosus vertebralis internus posterior paramedian auf der Innenfläche der Wirbelbögen. Anastomosen, die durch die Ligg. flava treten, verbinden inneres und äußeres hinteres Wirbelvenengeflecht.

Der *Abfluß des Blutes* aus den Plexus venosi vertebrales interni und aus den Vv. spinales (vom Rückenmark und den Rückenmarkshäuten), z. T. auch vom äußeren Wirbelvenengeflecht, erfolgt über segmentale *Vv. intervertebrales,* die durch die Foramina intervertebralia austreten und in die Vv. vertebralis, intercostales posteriores, subcostalis, lumbales und sacrales laterales münden. Diese Venen sowie die V. cervicalis profunda und die V. sacralis mediana erhalten auch direkte Zuflüsse aus den Plexus venosi vertebrales externi. Am kranialen Ende der Wirbelsäule steht das äußere hintere Wirbelvenengeflecht über subokzipitale Venenplexus und Vv. emissariae mit den Sinus occipitalis und sigmoideus, der vordere Plexus des Wirbelkanals mit dem Plexus basilaris, der Plexus venosus vertebralis internus posterior mit den Sinus marginalis und occipitalis in Verbindung.

Die **Vv. spinales anteriores** und **posteriores** bilden feinmaschige Venennetze in der Pia mater spinalis, in denen vordere und hintere Längsstämme hervortreten (→ S. 268). Der Blutabfluß aus dem Rückenmark erfolgt über die Plexus venosi vertebralis interni und die Vv. intervertebrales. Am kranialen Ende des Wirbelkanals stehen die Längsvenen mit den Vv. vertebralis und inferiores cerebelli sowie mit dem Sinus petrosus inferior in Verbindung.

6. Vena portae hepatis

Die *Pfortader,* **V. portae hepatis** (Abb. **188**), sammelt das Blut aus Magen, Darm, Milz und Gallenblase. Sie entsteht in Höhe des 2. Lendenwirbels, hinter dem Pankreaskopf oder der Grenze von Kopf und Körper der Bauchspeicheldrüse, aus dem Zusammenfluß der *Vv. mesenterica superior* und *splenica,* die nahezu in rechtem Winkel aufeinandertreffen. Die Pfortader zieht vor der V. cava inferior leicht schräg nach rechts aufwärts, unterkreuzt die Pars superior duodeni und liegt im Lig. hepatoduodenale dorsal zwischen Ductus choledochus (rechts) und A. hepatica propria (links). Nahe der Leberpforte teilt sie sich in den *R. dexter,* der eine singuläre *V. cystica* aufnehmen kann, und in den längeren *R. sinister,* in den über das Lig. teres hepatis *Vv. paraumbilicales* eintreten.

Die *V. portae hepatis* nimmt (außer den genannten Venen) auf

- die *Vv. gastricae sinistra* und *dextra,* Begleitvenen der gleichnamigen Arterien, die an der kleinen Kurvatur einen Venenbogen, *V. coronaria gastri,* bilden können,
- die *V. praepylorica* aus der Vorderfläche der Pylorusregion, die auch in die V. gastrica dextra münden kann.

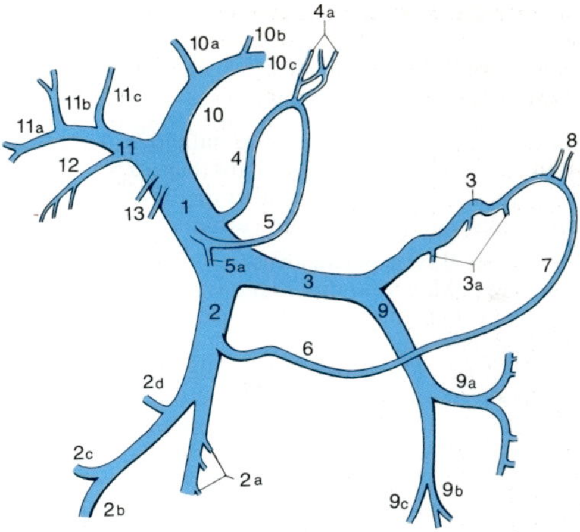

188 V. portae hepatis, Schema der Wurzelvenen und ihrer Zuflüsse

1 V. portae hepatis
2 V. mesenterica superior
2a Vv. jejunales
2b V. ileocolica
2c V. colica dextra
2d V. colica media
3 V. splenica
3a Vv. pancreaticae
4, 5 *V. coronaria gastri*
4 V. gastrica sinistra
4a Anastomosen mit Vv. oesophageales
5 V. gastrica dextra
5a V. praepylorica
6 V. gastroomentalis dextra
7 V. gastroomentalis sinistra
8 Vv. gastricae breves
9 V. mesenterica inferior
9a V. colica sinistra
9b Vv. sigmoideae
9c V. rectalis superior
10 R. dexter venae portae hepatis
10a Rr. caudati
10b Rr. laterales
10c Rr. mediales
11 R. sinister venae portae hepatis
11a R. anterior
11b R. posterior
11c Rr. caudati
12 V. cystica
13 Vv. paraumbilicales

Die **V. mesenterica superior** zieht aus dem Bereich der Darmbeingrube im Mesenterium steil kranialwärts, tritt rechts von der A. mesenterica superior durch die Incisura pancreatis hinter den Pankreaskopf und erhält aus deren Versorgungsgebiet Blut zugeführt.

Die *V. mesenterica superior* nimmt auf

- *Vv. jejunales* und *Vv. ileales* von Jejunum und Ileum,
- die *V. gastroomentalis [gastroepiploica] dextra* von der großen Kurvatur des Magens,
- *Vv. pancreaticae* aus der Bauchspeicheldrüse,
- *Vv. pancreaticoduodenales* aus dem Grenzgebiet von Duodenum und Pankreaskopf,

- die *V. ileocolica,* der die *V. appendicularis* vom Wurmfortsatz zufließt, aus der Ileozäkalregion,
- die *V. colica dextra* vom Colon ascendens,
- die *V. colica media* vom Colon transversum.

Die **V. splenica,** zu der sich 5–6 Milzvenenäste nahe dem Hilum splenicum im Lig. splenorenale vereinigen, verläuft hinter dem Pankreaskörper, kaudal der A. splenica und im Gegensatz zu ihr ziemlich gestreckt, über die linke Niere oder den Unterrand der linken Nebenniere hinweg nach rechts und erhält Zuflüsse durch

- *Vv. pancreaticae* aus der Bauchspeicheldrüse,
- *Vv. gastricae breves* vom Magenfundus über das Lig. gastrosplenicum,
- die *V. gastroomentalis [gastroepiploica] sinistra* von der großen Kurvatur des Magens über das Lig. gastrosplenicum,
- die *V. mesenterica inferior* (70 % der Fälle), die als *V. rectalis superior* aus dem Plexus venosus rectalis hervorgeht und über ihn mit den Vv. rectales mediae und inferiores anastomosiert, A. und V. iliaca communis sinistra kreuzt, *Vv. sigmoideae* vom Colon sigmoideum aufnimmt, als *V. mesenterica inferior* links von der gleichnamigen Arterie auf dem linken M. psoas major aufsteigt, die *V. colica sinistra* vom Colon descendens aufnimmt, links von der Flexura duodenojejunalis in der Plica duodenalis superior verläuft und hinter dem Pankreaskörper in die V. splenica mündet.

Die *V. mesenterica inferior* kann auch in die V. mesenterica superior oder in die Vereinigungsstelle der beiden Wurzelvenen der Pfortader eintreten.

D. Systematik der Lymphstämme und Lymphknoten

1. Lymphstämme

Der Rückfluß der Lymphe in die Blutbahn erfolgt (im Prinzip) über zwei Lymphstämme, die jeweils in den Angulus venosus ihrer Körperseite münden. Der *Ductus lymphaticus dexter* leitet Lymphe aus der rechten oberen Körperhälfte (rechte Seite von Kopf, Hals, Brustwand und Brusteingeweiden sowie rechter oberer Extremität) und von der Zwerchfellfläche der Leber ab. Der *Ductus thoracicus* ist das Sammelgefäß für die Lymphe aus allen übrigen Körperbereichen.

Der **Ductus lymphaticus [thoracicus] dexter** (Abb. **189**), etwa 1 cm lang und an der Mündung mit einer doppelten Klappe ausgestattet, entsteht am ventromedialen Rand des rechten M. scalenus anterior aus der Vereinigung der *rechten Trunci jugularis, subclavius* und *bronchomediastinalis*.

Häufig (nach manchen Autoren in bis zu 80 % der Fälle) münden diese Lymphgefäßstämme jedoch separat in den Venenwinkel oder in eine der beiden Venen, so daß kein Ductus lymphaticus dexter gebildet wird.

Der *Milchbrustgang,* **Ductus thoracicus** (Abb. **189**), ist beim Erwachsenen etwa 40 cm lang und mit mehreren Klappen ausgestattet. Eine doppelte Klappe an der

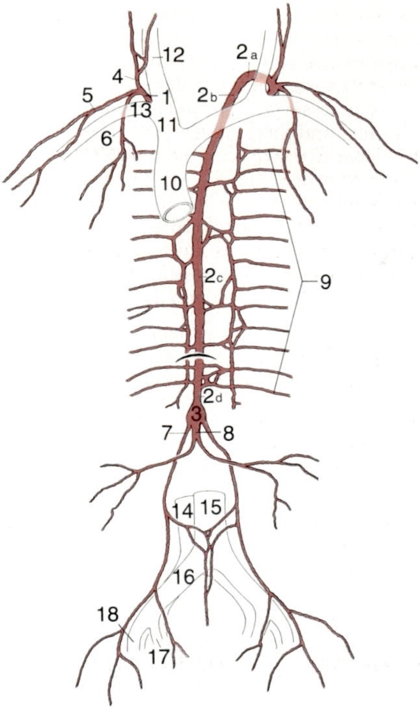

189 Lymphstämme, Schema

1 Ductus lymphaticus dexter (Mündung im Angulus venosus dexter)
2 *Ductus thoracicus* (Mündung im Angulus venosus sinister)
2a Arcus ductus thoracici
2b Pars cervicalis
2c Pars thoracica
2d Pars abdominalis
3 Cisterna chyli
4 Truncus jugularis
5 Truncus subclavius
6 Truncus bronchomediastinalis
7 Truncus lumbaris
8 Trunci intestinales
9 Vasa lymphatica intercostalia
10 V. cava superior
11 V. brachiocephalica
12 V. jugularis interna
13 V. subclavia
14 V. cava inferior
15 Pars abdominalis aortae
16 A. iliaca communis
17 A. iliaca interna
18 A. iliaca externa

Mündungsstelle verhindert, daß Blut in die Lymphbahn zurückströmt. Er geht aus der Vereinigung des rechten und des linken *Truncus lumbaris* (früher *Truncus lumbalis*) und der *Trunci intestinales* im Hiatus aorticus hervor. Hier ist der Lymphstamm in der Regel zur *Cisterna chyli* erweitert, die meist vor dem 1. und 2. Lendenwirbelkörper liegt. Mündungsnah nimmt der Milchbrustgang (im Idealfall) die *linken Trunci jugularis, subclavius* und *bronchomediastinalis* auf.

Der Ductus thoracicus tritt aus dem Bauchraum durch den Hiatus aorticus in das hintere Mediastinum und steigt zwischen Aorta (links vorn) und V. azygos (rechts) bis in Höhe des 4.–6. Brustwirbels auf. Er verläuft ventral vom vorderen Längsband, vor den rechten Interkostalarterien und vor dem queren Mündungsteil der Vv. hemiazygos bzw. hemiazygos accessoria. Etwa in Höhe des 5. Brustwirbels kreuzt er im oberen Mediastinum Hinter- und linke Seitenfläche des Oesophagus und zieht steil nach lateral ansteigend – über den Arcus aortae hinweg – bis in Höhe des 7. Halswirbels. Er senkt sich dann vor dem linken M. scalenus anterior als *Arcus ductus thoracici* zur Vereinigungsstelle der linken Vv. jugularis interna und subclavia ab, an die er von hinten herantritt. Der ansteigende Bogenschenkel verläuft ventral von den Vasa vertebralia sinistra, vom N. phrenicus sinister und vom linken Truncus thyrocervicalis, dorsal von N. vagus, A. carotis communis und V. jugularis interna der linken Seite. Der Bogenscheitel liegt 3–4 cm oberhalb der Clavicula.

Der Milchbrustgang kann am Anfang, in seinem Verlauf und im Mündungsbereich vielfältige Varianten aufweisen (Fehlen der Cisterna chyli, streckenweise Aufteilung in zwei oder mehrere Lymphstämme im Mittelteil, Aufzweigung im oberen Thorakalbereich in zwei Äste mit Einmündung des rechten Astes in den rechten Venenwinkel, Ausbildung mehrerer Mündungsarme).

Der *Ductus thoracicus* nimmt auf

im Bereich der *Pars abdominalis*
- die *Trunci lumbares dexter* und *sinister*, die – gelegentlich auf einer oder beiden Seiten doppelt ausgebildet – die Aa. iliacae communes und die Bauchaorta begleiten und Lymphe aus der unteren Extremität und der Rumpfwand unterhalb des Nabels, aus den Becken- und einem Teil der Baucheingeweide führen,
- die *Trunci intestinales* (mitunter auch zu einem einzigen Stamm vereinigt), deren Zuflüsse mit den Ästen der Aa. mesentericae superior und inferior verlaufen und Lymphe aus dem Magen-Darm-Trakt und der Milz ableiten,
- ein durch das Zwerchfell absteigendes Lymphstämmchen, das Lymphe aus den kaudalen 6–7 Interkostallymphknoten beider Seiten sammelt;

im Bereich der *Pars thoracica*
- *Vasa lymphatica intercostalia* und (über ein paariges, aufsteigendes Lymphgefäßstämmchen) Lymphe aus den oberen Lumballymphknoten,
- Lymphgefäße aus den Nodi lymphatici mediastinales posteriores;

im Bereich der *Pars cervicalis* nahe der Mündung
- eine Lymphbahn von den Nodi lymphatici parasternales der linken Seite,
- den *Truncus bronchomediastinalis sinister* aus der linken Hälfte des Mediastinum (u. a. mit Lymphe aus der linken Lunge), der allerdings häufiger selbständig in den linken Venenwinkel eintritt,
- den *Truncus subclavius sinister,* der die V. subclavia sinistra begleitet und Lymphe aus der linken oberen Extremität zuführt,
- den *Truncus jugularis sinister,* der Lymphe von der linken Seite von Kopf und Hals aus den tiefen seitlichen Halslymphknoten ableitet und lateral vom mündungsnahen Teilstück der linken V. jugularis interna verläuft.

2. Lymphknoten

Nodi lymphatici (abgek.: Nn. ll.)	Lage	Hauptzuflüsse aus	Hauptabfluß in
Kopf und Hals (Abb. **190**)			
Nn. ll. occipitales	Linea nuchalis superior	Haut der Scheitel- und der Hinterhauptsregion und des Nackens	Nn. ll. cervicales laterales profundi
Nn. ll. mastoidei	auf dem Proc. mastoideus	Hinterfläche der Ohrmuschel, Kopfhaut in der Nachbarschaft des Warzenfortsatzes; Cellulae mastoideae	Nn. ll. cervicales laterales profundi
Nn. ll. parotidei superficiales	auf der Fascia parotidea, vor dem Tragus	Vorderfläche der Ohrmuschel, Haut der Stirn- und der Schläfenregion, lateraler Teil der Augenlider und der Bindehaut	Nn. ll. cervicales laterales profundi
Nn. ll. parotidei profundi	unter der Fascia parotidea und in der Glandula parotidea	äußerer Gehörgang, Paukenhöhle; Ohrspeicheldrüse; Nasenwurzel, lateraler Teil der Augenlider und der Bindehaut	Nn. ll. cervicales laterales profundi
gegliedert in:			
Nn. ll. praeauriculares	vor der Auricula		
Nn. ll. infraauriculares	unterhalb der Auricula		
Nn. ll. intraglandulares	innerhalb der Glandula parotidea		

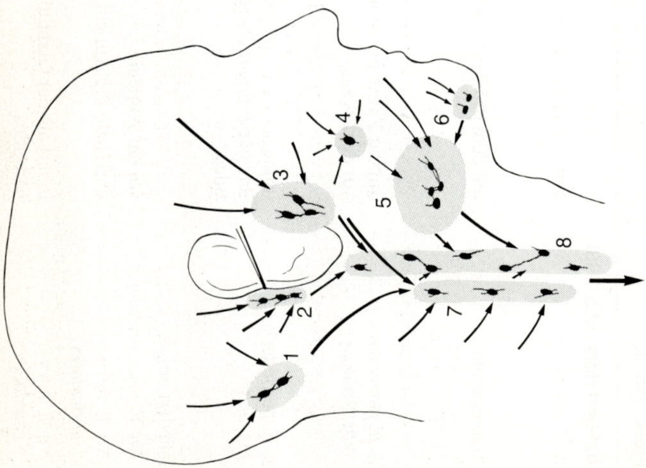

190 Lymphabflüsse und Lymphknoten an Kopf und Hals, Schema

1 Nodi lymphatici occipitales
2 Nodi lymphatici mastoidei
3 Nodi lymphatici parotidei superficiales und profundi
4 Nodus buccinatorius
5 Nodi lymphatici submandibulares
6 Nodi lymphatici submentales
7 Nodi lymphatici cervicales laterales superficiales
8 Nodi lymphatici cervicales laterales profundi

Nodi lymphatici (abgek.: Nn. ll.)	Lage	Hauptzuflüsse aus	Hauptabfluß in
Nn. ll. submandibulares	in der Nachbarschaft der Glandula submandibularis	medialer Anteil der Augenlider und der Bindehaut; Stirn, Nase und Nasenhöhle; Haut und Schleimhaut der Lippen und der Wange; Unterschläfengrube; vorderer Abschnitt des Epipharynx, Gaumen; Zähne, Zahnfleisch, Zunge (über inkonstante *Nn. ll. linguales* an der Außenfläche des M. hyoglossus und zwischen den Mm. genioglossi), Mundboden	Nn. ll. cervicales laterales profundi
inkonstant vorgeschaltete *Nn. ll. faciales:*			
Nodus buccinatorius	auf dem M. buccinator		
Nodus nasolabialis	unter der Nasolabialfurche		
Nodus malaris	im Wangenbereich		
Nodus mandibularis	auf dem Corpus mandibulae an der V. facialis		
Nn. ll. submentales	zwischen den beiden vorderen Bäuchen der Mm. digastrici	Mitte der Unterlippe, Kinn; Zungenspitze, Mundboden; auch Alveolen und Zahnfleisch der Frontzähne des Unterkiefers	Nn. ll. cervicales laterales profundi, z. T. über Nn. ll. submandibulares
Nn. ll. retropharyngeales	an Seiten- und Hinterwand des Pharynx in Höhe des Atlas	oberer und mittlerer Schlundbereich, Ohrtrompete, Paukenhöhle; hinterer Teil der Nasenhöhle	Nn. ll. cervicales laterales profundi
Nodi lymphatici cervicales anteriores			
Nn. ll. cervicales anteriores superficales	längs der V. jugularis anterior	Haut der Vorderseite des Halses	Nn. ll. cervicales laterales profundi, z. T. Nn. ll. cervicales anteriores profundi

Nodi lymphatici (abgek.: Nn. ll.)	Lage	Hauptzuflüsse aus	Hauptabfluß in
Nn. ll. cervicales anteriores profundi			
unterteilt in:			
Nn. ll. infrahyoidei	auf der Membrana thyrohyoidea	obere Kehlkopfhälfte, sofern die Lymphe aus diesem Bereich nicht direkt der lateralen Gruppe der tiefen Halslymphknoten zugeleitet wird	Nn. ll. cervicales laterales profundi
Nn. ll. praelaryngeales	auf dem Lig. cricothyroideum medianum	untere Kehlkopfhälfte; z. T. Nn. ll. thyroidei	Nn. ll. cervicales laterales profundi
Nn. ll. thyroidei	an der Glandula thyroidea	Schilddrüse	Nn. ll. cervicales laterales profundi (direkt und indirekt), z. T. Ductus thoracicus
Nn. ll. praetracheales und *paratracheales*	vor und seitlich der Trachea, eng benachbart den Vv. thyroideae inferiores	untere Kehlkopfhälfte, Halsteil der Luftröhre; z. T. Nn. ll. thyroidei	Nn. ll. cervicales laterales profundi
Nodi lymphatici cervicales laterales			
Nn. ll. cervicales laterales superficiales	längs der V. jugularis externa	unterer Teil der Ohrmuschel und der Ohrspeicheldrüse; seitliche Halshaut	Nn. ll. cervicales laterales profundi
Nn. ll. cervicales laterales profundi superiores und *inferiores*	längs der V. jugularis interna	aus der Umgebung; von allen Lymphknoten an Kopf und Hals	Truncus jugularis

Nodi lymphatici (abgek.: Nn. ll.)	Lage	Hauptzuflüsse aus	Hauptabfluß in
unterteilt in bzw. besonders benannt			
N. ll. anteriores	vor der V. jugularis interna		
Nn. ll. laterales	lateral der V. jugularis interna		
Nodus jugulodigastricus	an der Kreuzung von V. jugularis interna und hinterem Bauch des M. digastricus	Gaumenmandel, Zungengrund, Rachenwand	
Nodus juguloomohyoideus	an der Kreuzung von V. jugularis interna und oberem Bauch des M. omohyoideus	Zunge	
Nn. ll. supraclaviculares	zwischen Clavicula und M. omohyoideus, unter der Lamina praetrachealis der Fascia cervicalis	untere Hals- und Rachengegend; Schilddrüse, Luft- und Speiseröhre; Nn. ll. mediastinales anteriores und axillares profundi	Truncus jugularis, Truncus subclavius
Obere Extremität und Brustwand (Abb. **191**)			
Nodi lymphatici axillares			
Nn. ll. cubitales	auf der Fascia brachii, medial der V. basilica, als *Nn. ll. supratrochleares* auch oberhalb des Epicondylus medialis humeri	Haut der Medialseite des Unterarms	Nn. ll. axillares laterales
	tiefe Lymphknoten in der Fossa cubitalis	tiefe Teile der Hand und des Unterarms	

Nodi lymphatici (abgek.: Nn. ll.)	Lage	Hauptzuflüsse aus	Hauptabfluß in
Nn. ll. axillares superficiales gegliedert in:			Plexus lymphaticus axillaris zu Nn. ll. axillares centrales und apicales
Nn. ll. axillares laterales	am medialen und dorsalen Umfang der V. axillaris, z. T. oberflächlich zur Fascia axillaris	gesamter Arm (ausgenommen die mit der V. cephalica verlaufenden Lymphgefäße, die in die Nn. ll. axillares centrales oder apicales eintreten)	
Nn. ll. axillares pectorales	am Unterrand des M. pectoralis minor, auf dem M. serratus anterior längs der Vasa thoracica lateralia	vordere und seitliche Brustwand; zentraler und lateraler Teil der Brustdrüse (z. T. über *Nn. ll. paramammarii* am Seitenrand der Mamma); vordere Bauchwand oberhalb des Nabels	
Nn. ll. axillares subscapulares	zwischen M. subscapularis und M. teres major um die Vasa subscapularia	Haut und Muskeln der unteren Nackenregion; dorsaler Schulterbereich; hintere Brustwand	
Nn. ll. axillares interpectorales	zwischen den beiden Mm. pectorales	Brustdrüse	Nn. ll. axillares centrales und apicales
Nn. ll. axillares brachiales	zwischen den Mm. deltoideus und pectoralis major, als *Nn. ll. axillares deltopectorales [infraclaviculares]* längs der V. cephalica im Trigonum clavipectorale	radiale Seite des Arms	Nn. ll. axillares apicales, selten über die Clavicula hinweg zu den Nn. ll. supraclaviculares
Nn. ll. axillares profundi gegliedert in:			
Nn. ll. axillares centrales	auf der Unterfläche des M. subscapularis	vorgenannte Lymphknoten der Achselhöhle	Nn. ll. axillares apicales

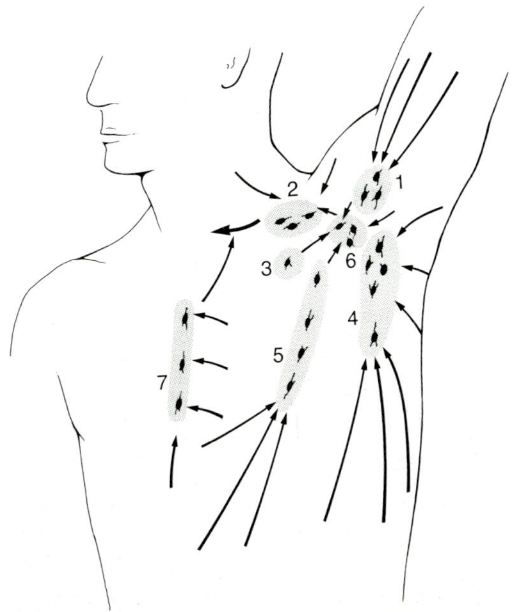

191 Lymphabflüsse und Lymphknoten im Bereich der Achselhöhle und der Brustwand, Schema

1 Nodi lymphatici axillares laterales
2 Nodi lymphatici supraclaviculares
3 Nodi lymphatici paramammarii
4 Nodi lymphatici axillares subscapulares
5 Nodi lymphatici axillares pectorales
6 Nodi lymphatici axillares centrales und apicales
7 Nodi lymphatici parasternales

Nodi lymphatici (abgek.: Nn. ll.)	Lage	Hauptzuflüsse aus	Hauptabfluß in
Nn. ll. axillares apicales	unter dem M. pectoralis minor und unterhalb der Clavicula längs der V. subclavia	alle Nn. ll. axillares	Truncus subclavius
Brustraum: parietale Lymphknoten			
Nn. ll. parasternales	längs der Vasa thoracica interna, lateral vom Sternalrand	vordere Brustwand, Brustdrüse, Rippenfell; vordere Bauchwand oberhalb des Nabels; Zwerchfell; Zwerchfellfläche der Leber	Ductus lymphaticus dexter (rechts), Ductus thoracicus (links) oder direkt in den jeweiligen Venenwinkel
Nn. ll. intercostales	dorsaler Abschnitt der Interkostalräume, nahe den Rippenköpfen	Wand der Zwischenrippenräume, Brustdrüse, Rippenfell	Ductus thoracicus, obere Lymphknoten der rechten Seite auch in den Ductus lymphaticus dexter, untere Lymphknoten zur Cisterna chyli
Nn. ll. praevertebrales	zwischen Wirbelsäule und Oesophagus	unmittelbare Umgebung; Nn. ll. intercostales	Ductus thoracicus
Nn. ll. phrenici superiores	hinter der Basis des Proc. xiphoideus und hinter der Knochen-Knorpel-Grenze der 7. Rippe	Pleura diaphragmatica; Zwerchfell; Leber	Nn. ll. parasternales, Nn. ll. mediastinales anteriores und posteriores
Nn. ll. praepericardiales	zwischen Sternum und Perikard	Brustbein und Vorderfläche des Herzbeutels	Nn. ll. parasternales, Nn. ll. mediastinales anteriores
Nn. ll. pericardiales laterales	zwischen Perikard und Pleura mediastinalis, um den N. phrenicus	Herzbeutel; Pleura mediastinalis; Zwerchfell; Zwerchfellfläche der Leber	Nn. ll. parasternales, Nn. ll. mediastinales anteriores

Nodi lymphatici (abgek.: Nn. ll.)	Lage	Hauptzuflüsse aus	Hauptabfluß in
Brustraum: viszerale Lymphknoten			
Nn. ll. mediastinales anteriores	im vorderen Mediastinum, ventral des Arcus aortae und um die Vv. brachiocephalicae, gelegentlich als *Nodus ligamenti arteriosi* am Lig. arteriosum	Thymus; Herzbeutel, Herz	Truncus bronchomediastinalis
Nn. ll. mediastinales posteriores	im oberen und hinteren Mediastinum	Lunge, Bronchien, Luftröhre; Speiseröhre; Herzbeutel, Herz; Pleura mediastinalis; Zwerchfell; Zwerchfellfläche der Leber	Truncus bronchomediastinalis, Ductus thoracicus
besonders benannt:			
Nn. ll. pulmonales	intrapulmonal an der Teilungsstelle der Lappenbronchien		
Nn. ll. bronchopulmonales	im Lungenhilum („Hilumdrüsen“ der Kliniker)		
Nn. ll. tracheobronchiales inferiores	an der Bifurcatio tracheae zwischen den beiden Bronchi principales		
Nn. ll. tracheobronchiales superiores	an der Bifurcatio tracheae zwischen Trachea und rechtem bzw. linkem Bronchus principalis		
Nn. ll. juxtaoesophageales	neben dem Oesophagus		
Nn. ll. paratracheales	beiderseits der Trachea		
(Nodus arcus venae azygos, inkonstant*)*	zwischen Arcus venae azygos und Bronchus principalis dexter		

Nodi lymphatici (abgek.: Nn. ll.)	Lage	Hauptzuflüsse aus	Hauptabfluß in
Bauchraum: parietale Lymphknoten (Abb. **192**, S. 562)			
Nn. ll. lumbales [lumbares]		Zwerchfell, hintere Bauchwand; Nebenniere; Niere, Nierenbekken, Harnleiter; Hoden, Nebenhoden; Ovar, Eileiter, Fundus und Corpus uteri; Lymphknoten der unteren Extremität, der Becken- und Bauchwand sowie der Bekken- und Bauchorgane	Truncus lumbaris; Truncus intestinalis (für Lymphe aus dem Magen-Darm-Trakt)
Nn. ll. lumbales sinistri	längs der Bauchaorta		
besonders benannt:			
Nn. ll. aortici laterales	links von der Aorta		
Nn. ll. praeaortici	vor der Aorta		
Nn. ll. postaortici	hinter der Aorta, vor der Wirbelsäule		
Nn. ll. lumbales intermedii	zwischen Aorta und V. cava inferior		
Nn. ll. lumbales dextri	längs der V. cava inferior		
besonders benannt:			
Nn. ll. cavales laterales	rechts der V. cava inferior		
Nn. ll. praecavales	vor der V. cava inferior		
Nn. ll. postcavales	hinter der V. cava inferior		
Nn. ll. phrenici inferiores	abdominale Zwerchfellfläche, nahe Hiatus aorticus	Zwerchfell; Leber; gelegentlich auch Nebenniere	Ductus thoracicus
Nn. ll. epigastrici inferiores	längs der A. epigastrica inferior	vordere Bauchwand im Versorgungsgebiet der A. epigastrica inferior	Nn. ll. iliaci externi

Nodi lymphatici (abgek.: Nn. ll.)	Lage	Hauptzuflüsse aus	Hauptabfluß in
Bauchraum: viszerale Lymphknoten			
Nn. ll. coeliaci	um den Truncus coeliacus, von den Nn. ll. praeaortici häufig nicht eindeutig abgrenzbar	Lymphknoten des Magens und des Dünndarms, der Leber, Gallenblase, Bauchspeicheldrüse und der Milz	Truncus intestinalis
Nn. ll. gastrici sinistri und *dextri*	längs der Aa. gastricae an der Curvatura gastrica minor mit variablem Lymphknotenring im Bereich der Cardia, *Anulus lymphaticus cardiae*	abdominaler Teil der Speiseröhre, Magen im Bereich der kleinen Kurvatur	Nn. ll. coeliaci, Nn. ll. praeaortici, Nn. ll. aortici laterales; Truncus intestinalis oder Truncus lumbaris
Nn. ll. gastroomentales dextri und *sinistri*	längs der Aa. gastroomentales an der Curvatura gastrica major	Magen, großes Netz	Nn. ll. pylorici und hepatici, Nn. ll. praeaortici (rechter Teil der großen Kurvatur), Nn. ll. pancreatici superiores, Nn. ll. aortici laterales (linker Teil); Truncus intestinalis
Nn. ll. pylorici	um den Pylorus	Pars pylorica des Magens, Duodenum, Pankreaskopf	Nn. ll. hepatici, Nn. ll. coeliaci, Nn. ll. praeaortici
gegliedert in:			
Nodus suprapyloricus	an der A. gastrica dextra, oberhalb der Pars pylorica		
Nodi subpylorici	unterhalb der Pars pylorica		
Nodi retropylorici	hinter der Pars pylorica		

Nodi lymphatici (abgek.: Nn. ll.)	Lage	Hauptzuflüsse aus	Hauptabfluß in
Nn. ll. pancreatici superiores	Oberrand des Corpus pancreatis, längs der A. splenica	Bauchspeicheldrüse, Duodenum, Milz (über *Nn. ll. splenici [lienales]* am Milzhilum)	Nn. ll. aortici laterales, Nn. ll. praeaortici (z. T. über Nn. ll. hepatici, z. T. über Nn. ll. coeliaci); Truncus intestinalis
Nn. ll. pancreatici inferiores	Unterrand des Corpus pancreatis, mediale Gruppe nahe der A. pancreaticoduodenalis und der V. mesenterica inferior	Bauchspeicheldrüse, Duodenum	Nn. ll. aortici laterales, Nn. ll. praeaortici, z. T. auch Nn. ll. mesenterici superiores; Truncus intestinalis
Nn. ll. pancreaticoduodenales superiores und *inferiores*	zwischen Pankreaskopf und Duodenum längs der Aa. pancreaticoduodenales	Pankreaskopf, Duodenum	Nn. ll. hepatici (obere Gruppe), Nn. ll. mesenterici superiores (untere Gruppe)
Nn. ll. hepatici	an der Porta hepatis und im Lig. hepatoduodenale	Leber; Lymphknoten der Oberbauchorgane	Nn. coeliaci, Nn. ll. praeaortici, Nn. ll. aortici laterales; Truncus intestinalis
besonders benannt:			
Nodus cysticus	am Collum vesicae biliaris		
Nodus foraminalis	Lig. hepatoduodenale, am Übergang von Ductus cysticus in Ductus choledochus		
Nn. ll. mesenterii			
gegliedert in:			
Nn. ll. mesenterici juxtaintestinales	darmnah im Mesenterium	Jejunum, Ileum	mittlere Gruppe der Mesenteriallymphknoten
unbenannte *mittlere* Gruppe der Mesenteriallymphknoten	an den Aa. jejunales und ileales	Nn. ll. mesenterici juxtaintestinales	Nn. ll. mesenterici superiores

Nodi lymphatici (abgek.: Nn. ll.)	Lage	Hauptzuflüsse aus	Hauptabfluß in
Nn. ll mesenterici superiores	längs der A. mesenterica superior	mittlere Gruppe der Mesenteriallymphknoten	Nn. ll. coeliaci, Nn. ll. praeaortici, Nn. ll. aortici laterales; Truncus intestinalis
Nn. ll. ileocolici	längs der A. ileocolica und ihrer Äste	terminales Ileum, Caecum, Appendix vermiformis	Nn. ll. mesenterici superiores; Truncus intestinalis
gegliedert in:			
Nn. ll. praecaecales	längs der A. caecalis anterior		
Nn. ll. retrocaecales	längs der A. caecalis posterior		
Nn. ll. appendiculares (inkonstant)	längs der A. appendicularis		
Nn. ll. mesocolici			
gegliedert in:			
Nn. ll. paracolici	an (oder in) der Wand von Colon ascendens, transversum und descendens	Colon ascendens, Colon transversum, Colon descendens	Nn. ll. colici dextri und medii Nn. ll. colici sinistri
Nn. ll. colici dextri und *medii*	längs der Aa. colicae dextra und media	Nn. ll. paracolici des Colon ascendens und des Colon transversum	Nn. ll. mesenterici superiores; Truncus intestinalis
Nn. ll. colici sinistri	längs der A. colica sinistra	Nn. ll. paracolici des Colon descendens	Nn. ll. mesenterici inferiores, Nn. ll. praeaortici, Nn. ll. aortici laterales; Truncus intestinalis

Nodi lymphatici (abgek.: Nn. ll.)	Lage	Hauptzuflüsse aus	Hauptabfluß in
Nn. ll. mesenterici inferiores	längs der A. mesenterica inferior	Nn. ll. colici sinistri, Nn. ll. sigmoidei, Nn. ll. rectales superiores	Nn. ll. praeaortici; Truncus intestinalis
vorgeschaltet:			
Nn. ll. sigmoidei	längs der Aa. sigmoideae	Colon sigmoideum	Nn. ll. mesenterici inferiores
Nn. ll. rectales superiores	längs der A. rectalis superior	proximaler Teil des Rectum; Nn. ll. pararectales	Nn. ll. mesenterici inferiores
Nn. ll. pararectales	zwischen Muskelschicht und Faszie im proximalen Teil des Rectum	proximaler Teil des Rectum	Nn. ll. mesenterici inferiores, z. T. über Nn. ll. rectales superiores
Becken: parietale Lymphknoten (Abb. **192**)			
Nn. ll. iliaci communes	längs der Vasa iliaca communia bis zur Bifurcatio aortae	Mittelteil des Harnleiters, gelegentlich auch Harnblase; Nn. ll. iliaci externi und interni	Nn. ll. lumbales; Truncus lumbaris
gegliedert in:			
Nn. ll. iliaci communes mediales	medial der A. iliaca communis (rechts) bzw. der V. iliaca communis (links)		
Nn. ll. iliaci communes intermedii	zwischen medialer und lateraler Gruppe, rechts bedeckt von der A. iliaca communis, links zwischen Arterie und Vene		

Nodi lymphatici (abgek.: Nn. ll.)	Lage	Hauptzuflüsse aus	Hauptabfluß in
Nn. ll. iliaci communes laterales	zwischen A. iliaca communis und M. psoas major		
Nn. ll. iliaci communes subaortici	unter der Aortengabel, vor dem Körper des 5. Lendenwirbels		
Nn. ll. iliaci communes promontorii	vor dem Promontorium		
Nn. ll. iliaci externi	längs der Vasa iliaca externa	tiefe Schicht der Bauchwand unterhalb des Nabels, Adduktorengruppe; Mittelteil des Harnleiters, Harnblase, Harnröhre; Samenleiter, Samenbläschen, Prostata; Cervix uteri, kranialer Teil der Vagina; Corpus und Glans penis/clitoridis; Nn. ll. inguinales profundi und epigastrici inferiores	Nn. ll. iliaci communes
gegliedert in:			
Nn. ll. iliaci externi mediales	medial der Vasa iliaca externa; am weitesten distal in der Lacuna vasorum der *Nodus lacunaris medialis*, am weitesten medial die *Nn. ll. obturatorii* (längs der A. obturatoria)		

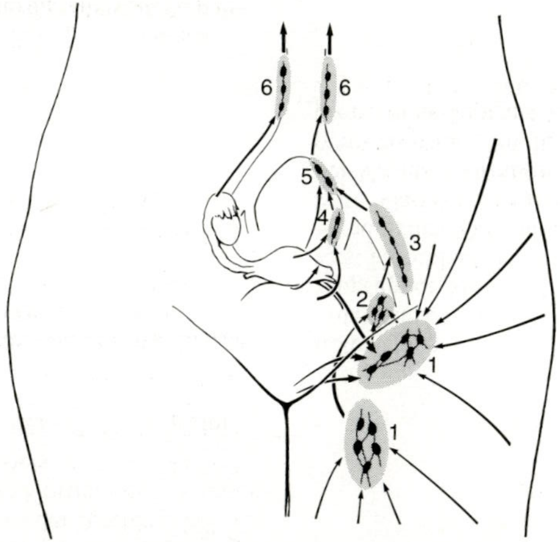

192 Lymphabflüsse und Lymphknoten in der Leistengegend und im Bereich des weiblichen Beckens, Schema

1 Nodi lymphatici inguinales superficiales
2 Nodi lymphatici inguinales profundi
3 Nodi lymphatici iliaci externi
4 Nodi lymphatici iliaci interni
5 Nodi lymphatici iliaci communes
6 Nodi lymphatici lumbales

Nodi lymphatici (abgek.: Nn. ll.)	Lage	Hauptzuflüsse aus	Hauptabfluß in
Nn. ll. iliaci externi intermedii	zwischen A. und V. iliaca externa; am weitesten distal der *Nodus lacunaris intermedius*		
Nn. ll. iliaci externi laterales	lateral der A. iliaca externa auf dem M. psoas major; am weitesten distal der *Nodus lacunaris lateralis*		
Nn. ll. iliaci interiliaci	in der von den Aa. iliacae externa und interna gebildeten Gefäßgabel		
Nn. ll. iliaci interni	an der A. iliaca interna und nahe dem Abgang ihrer Äste	Glutäalmuskulatur, Beckenwand, tiefe Schicht der Dammregion, pelviner Teil des Harnleiters; Beckenorgane, Pars spongiosa urethrae, Schwellkörper von Harnröhre und Penis, auch Clitoris	Nn. ll. iliaci communes
besonders benannt:			
Nn. ll. glutaeales superiores	am Ursprung der A. glutaealis superior		
Nn. ll. glutaeales inferiores	an der A. glutaealis inferior und am Ursprung der A. pudenda interna		
Nn. ll. sacrales	längs der Aa. sacrales lateralis und mediana		

Nodi lymphatici (abgek.: Nn. ll.)	Lage	Hauptzuflüsse aus	Hauptabfluß in
Becken: viszerale Lymphknoten			
*Nn. ll. paravesicales**	um die Vesica urinaria	Harnblase, Prostata	Nn. ll. iliaci communes
gegliedert in:			
*Nn. ll. praevesicales**	zwischen Symphyse und Vesica urinaria		
*Nn. ll. postvesicales**	hinter der Vesica urinaria		
*Nn. ll. vesicales lateralis**	an der Grenze von Pars patens und Pars occlusa der A. umbilicalis		
Nn. ll. parauterini	im Lig. latum an der Abzweigung der Rr. vaginales vom Stamm der A. uterina	Cervix uteri	Nn. ll. iliaci externi
Nn. ll. paravaginalis	neben der Vagina	kaudaler Teil der Vagina	Nn. ll. iliaci interni
Nn. ll. pararectales [anorectales]	1–2 Knoten der pararektalen Gruppe (→ S. 124) an der A. rectalis media in Höhe der Spina ischiadica	distaler Teil des Rectum	Nn. ll. iliaci interni

* Die offizielle Bezeichnung dieser Lymphknoten als *Nn. ll. para-*, *prae-* und *postvesiculares* sowie *vesiculares laterales* ist irreführend, da die Lagebeziehungen zur Vesica urinaria und nicht zur – nur beim Mann ausgebildeten – Vesicula seminalis charakterisiert werden sollen.

Nodi lymphatici (abgek.: Nn. ll.)	Lage	Hauptzuflüsse aus	Hauptabfluß in
Untere Extremität (Abb. **192**)			
Nn. ll. inguinales superficiales	epifaszial längs des Lig. inguinale und der V. saphena magna	Haut des Beins, ausgenommen lateraler Fußrand und Wade; Bauchwand unterhalb des Nabels (z. T. über Nn. ll. epigastrici inferiores); kaudaler Teil des Rükkens; Gesäßregion, Damm, Analkanal; Lig. teres uteri und Tubenwinkel; Glandula bulbourethralis; Praeputium penis, Penis- und Skrotalhaut; Scheidenvorhof, große Schamlippe, Vorhofdrüsen, Praeputium clitoridis	Nn. ll. inguinales profundi
gegliedert in:			
Nn. ll. inguinales superficiales superomediales	unterhalb des Lig. inguinale, mediale Gruppe der horizontalen Kette		
Nn. ll. inguinales superficiales superolaterales	unterhalb des Lig. inguinale, laterale Gruppe der horizontalen Kette		
Nn. ll. inguinales superficiales inferiores	vertikale Kette am Hiatus saphenus, längs der V. saphena magna		

Nodi lymphatici (abgek.: Nn. ll.)	Lage	Hauptzuflüsse aus	Hauptabfluß in
Nn. ll. inguinales profundi	in der Fossa iliopectinea an der medialen Seite der V. femoralis; am weitesten proximal der Rosenmüllersche Lymphknoten im Anulus femoralis	tiefe Teile des Beins; Corpus und Glans penis/clitoridis; Labium minus pudendi; gelegentlich auch Pars spongiosa der männlichen Harnröhre; Nn. ll. popliteales profundi und inguinales superficiales	Nn. ll. iliaci externi
Nn. ll. popliteales superficiales	episfazial an der Durchtrittsstelle der V. saphena parva durch die Fascia poplitea	lateraler Fußrand, Wade	Nn. ll. popliteales profundi
Nn. ll. popliteales profundi	subfaszial in der Fossa poplitea, zwischen A. poplitea und Kapsel des Kniegelenks	tiefe, mit den Arterien verlaufende Lymphbahnen von Fuß, Unterschenkel und Kniegelenk; Nn. ll. popliteales superficiales	Nn. ll. inguinales profundi
vorgeschaltet die inkonstanten Lymphknoten:			
Nodus tibialis anterior	an der A. tibialis anterior		
Nodus tibialis posterior	an der A. tibialis posterior		
Nodus fibularis	an der A. fibularis		

E. Systematik der Nerven

1. Hirnnerven und Kopfganglien

Die **Hirnnerven** sind hinsichtlich ihrer Innervationsgebiete Kopfnerven, *Nn. craniales,* sie breiten sich im Kopf-Hals-Bereich aus – ausgenommen die parasympathischen Anteile des N. vagus, die bis zu Bauchorganen ziehen.

Über die Ungleichwertigkeit der Hirnnerven und ihre Faseranteile → Bd. 1, S. 144ff.

Die **Nn. olfactorii** (N. I, Abb. **138**, S. 360), etwa 20 Riechnerven, ziehen aus der Riechschleimhaut der oberen Muschel (in einer lateralen Reihe) und vom entsprechenden Teil des Nasenseptum (in einer medialen Reihe) durch die Lamina cribrosa zum *Bulbus olfactorius,* wo das 1. Neuron der Riechbahn mit stark verzweigten Kollateralen an den Dendriten des 2. Neuron endet.

Der **N. opticus** (N. II, Abb. **158**, S. 399), Sehnerv, eine etwa 4 mm dicke, vorgeschobene Bahn des Zwischenhirns, besteht aus den Axonen des 3. Neuron der Sehbahn. Er verläuft leicht geschlängelt durch die Orbita und zieht anschließend über der A. ophthalmica durch den Canalis opticus in die Schädelhöhe. Vor der Sella turcica, im Sulcus praechiasmaticus des Keilbeins, treten beide Sehnerven in das *Chiasma opticum* ein. Hier kreuzen die Optikusfasern aus den nasalen Netzhauthälften zur Gegenseite. Die *Sehbahn* verläuft weiter im *Tractus opticus,* der unmittelbar hinter dem Pulvinar um den Pedunculus cerebri herum zum 4. Neuron im *Corpus geniculatum laterale* zieht.

Der **N. oculomotorius** (N. III, Abb. **193**), ein Augenmuskelnerv mit motorischen und parasympathischen Nervenfasern, verläßt in der Fossa interpeduncularis mit mehreren Wurzeln die mediale Seite des Hirnschenkels unmittelbar vor der Brücke. Er läuft zwischen A. superior cerebelli und A. cerebri posterior zur Seite, gelangt in die seitliche Wand des Sinus cavernosus und anschließend durch den medialen Winkel der Fissura orbitalis superior in die Orbita, wo er den Ursprung des M. rectus lateralis durchbohrt.

Der *N. oculomotorius* teilt sich in der Orbita in
- den *R. superior*, der von unten in den M. levator palpebrae superioris und in den M. rectus superior eintritt,
- den *R. inferior*, der je einen Zweig an die Mm. rectus medialis, rectus inferior und obliquus inferior sowie die *Radix parasympathica [oculomotoria]* zum *Ganglion ciliare* abgibt.

Das parasympathische **Ganglion ciliare** (Abb. **193** u. **203,** S. 602), etwa 2 mm lang, liegt hinten seitlich am N. opticus, medial vom M. rectus lateralis, im Fettgewebe der Orbita. Es enthält die Perikaryen der postganglionären parasympathischen Nervenfasern für die inneren Augenmuskeln.

Als Verbindungen des *Ganglion ciliare* führen
- die *Radix parasympathica [oculomotoria]* die präganglionären parasympathischen Fasern aus dem N. oculomotorius zum Ganglion ciliare,
- die *Radix sympathica* postganglionäre sympathische Fasern aus dem *Plexus caroticus internus* am Ganglion vorbei,
- die *Radix sensoria [nasociliaris]* afferente Fasern aus dem Auge, die in den *Nn. ciliares breves* verlaufen, dem N. nasociliaris zu,

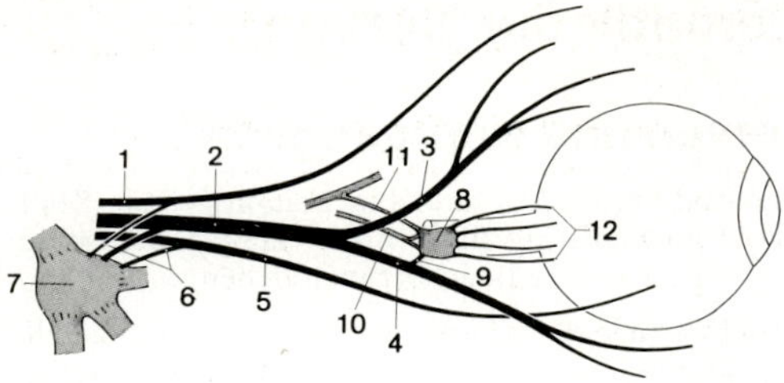

193 Augenmuskelnerven, Schema der Astfolge und Verbindungen

1 N. trochlearis
2–4 *N. oculomotorius*
3 R. superior
4 R. inferior
5 N. abducens
6 afferente Fasern aus den drei Augenmuskelnerven zum Ganglion trigeminale
7 Ganglion trigeminale
8 Ganglion ciliare
9 Radix parasympathica
10 Radix sympathica
11 Radix sensoria
12 Nn. ciliares breves

- 10–20 kurze *Nn. ciliares breves* über und unter dem Sehnerven vom *Ganglion ciliare* zum Augapfel. Sie enthalten postganglionäre parasympathische Nervenfasern aus dem Ganglion ciliare, postganglionäre sympathische Nervenfasern aus der Radix sympathica sowie sensible Nervenfasern aus der Radix sensoria.

Der dünne **N. trochlearis** (N. IV, Abb. **193**) leitet motorische Fasern zum M. obliquus superior. Der Nerv entspringt als einziger Hirnnerv dorsal aus dem Gehirn – unmittelbar hinter der Vierhügelplatte. Er läuft anschließend seitlich um den Pedunculus cerebri herum, tritt hinter dem N. oculomotorius oben in die seitliche Wand des Sinus cavernosus, zieht durch die Fissura orbitalis superior in die Orbita, kreuzt über den Ursprung des M. levator palpebrae superioris hinweg nach medial und dringt von oben in den M. obliquus superior ein.

Der **N. trigeminus** (N. V, Abb. **194**) führt in seinen drei kräftigen Hauptästen, den *Nn. ophthalmicus, maxillaris* und *mandibularis,* sensible Fasern aus dem größten Teil des Gesichts, aus der Schleimhaut der Nasenhöhle und der Nasennebenhöhlen sowie aus der Mundhöhlenschleimhaut und den Zähnen. Aus der schwächeren motorischen Wurzel ziehen mit dem N. mandibularis motorische Fasern hauptsächlich zu den Kaumuskeln und Muskeln des Mundbodens.

Den N. trigeminus verläßt das Gehirn mit etwa 50 Wurzelfäden, *Radix sensoria* und *Radix motoria,* an der Grenze von Brücke und mittlerem Kleinhirnstiel. An der Impressio trigeminalis der Felsenbeinspitze durchbohrt er die Dura, in der Cavitas trigeminalis liegt das halbmondförmige sensible *Ganglion trigeminale.*

Die *Aufzweigungen* des Nerven werden in ihrer Abfolge von proximal nach distal, im Hinblick auf die sensiblen Anteile also entgegen der Richtung der Erregungsleitung, aufgeführt.

Der **N. ophthalmicus** (N. V_1) teilt sich beim Durchtritt durch die Fissura orbitalis superior in

- den *N. lacrimalis,* der an der lateralen Wand der Orbita über den M. rectus lateralis hinweg nach vorn in die Gegend der Tränendrüse und zum lateralen Augenwinkel zieht,
- den *N. frontalis,* der auf dem M. levator palpebrae superioris, unmittelbar unter dem Dach der Augenhöhle verläuft und sich an deren Margo supraorbitalis aufzweigt, und in
- den *N. nasociliaris* (durch den Anulus tendineus communis) zur medialen Wand der Orbita.

Der *N. ophthalmicus* entsendet
- den *R. tentorii [meningeus],* der rückläufig zum Tentorium cerebelli und zur Falx cerebri zieht, noch vor Eintritt in die Orbita,
- den *N. lacrimalis* zur Haut des seitlichen Augenwinkels und zur Tunica conjunctiva, wobei
  - der *R. communicans (cum nervo zygomatico),* an der seitlichen Wand der Orbita aufsteigend, dem N. lacrimalis postganglionäre parasympathische Fasern aus dem *Ganglion pterygopalatinum* und postganglionäre sympathische Fasern aus dem *Plexus caroticus internus* zuführt, die den N. lacrimalis nach kurzer Strecke wieder verlassen und zur Tränendrüse ziehen (Abb. **203,** S. 602).

- den *N. frontalis* zur Haut der Stirn und des Oberlids, zur Bindehaut und zur Schleimhaut der Stirnhöhle, wobei
  - der *N. supraorbitalis* mit dem *R. lateralis* durch die Incisura supraorbitalis, mit dem *R. medialis* durch die Incisura frontalis an die Stirn tritt,
  - der *N. supratrochlearis* oberhalb der Trochlea (für die Sehne des M. obliquus superior) zur Haut des medialen Augenwinkels gelangt, die er mit einem oberen und einem unteren Zweig versorgt,

- den *N. nasociliaris* zur Schleimhaut von Stirnhöhle, Siebbeinzellen und vorderem Teil der Nasenhöhle, der als Äste abgibt
  - den *R. communicans (cum ganglio ciliari),* der (als Radix sensoria) am Ganglion ciliare vorbei sensible Fasern aus dem Augapfel führt,
  - *Nn. ciliares longi,* zwei lange Zweige mit sensiblen Fasern aus Cornea, Iris und Corpus ciliare sowie Sympathikusfasern zum M. dilatator pupillae,
  - den *N. ethmoidalis posterior,* der durch das Foramen ethmoidale posterius zur Schleimhaut der Keilbeinhöhle und der hinteren Siebbeinzellen tritt,
  - den *N. ethmoidalis anterior,* der durch das Foramen ethmoidale anterius aus der Orbita zurück in die Schädelhöhle unter die Dura der vorderen Schädelgrube gelangt und anschließend durch die Lamina cribrosa mit *Rr. nasales* Haut und Schleimhaut der Nase innerviert, mit dem *R. nasalis externus* die Haut von Nasenrücken und Nasenspitze, mit *Rr. nasales interni* die Nasenschleimhaut im vorderen Nasenbereich (lateral mit *Rr. nasales laterales,* am Septum mit *Rr. nasales mediales*) versorgt,
  - den *N. infratrochlearis,* der unterhalb der Trochlea zur Haut des medialen Augenwinkels zieht, den Tränensack und die Bindehaut über der Caruncula lacrimalis innerviert sowie *Rr. palpebrales* zu Ober- und Unterlid abgibt.

Der **N. maxillaris** (N. V_2) gelangt durch das Foramen rotundum in die Fossa pterygopalatina und zweigt sich sofort auf in
- den *N. infraorbitalis,* die kräftige Fortsetzung des Nervenstamms, der durch die Fissura orbitalis inferior in Sulcus und Canalis infraorbitalis eintritt und durch das Foramen infraorbitale in den Weichteilbereich des Gesichts zieht,

- den *N. zygomaticus* (vom seitlichen Umfang des Nervenstamms), der durch die Fissura orbitalis inferior den am Foramen zygomaticoorbitale beginnenden Knochenkanal in der Seitenwand der Orbita erreicht, und in
- *Rr. ganglionici (Nn. pterygopalatini),* meist zwei Äste, die den N. maxillaris am unteren Umfang verlassen, sensible Fasern aus der Schleimhaut des Nasen-, Gaumen- und Rachenbereichs führen (→ Ganglion pterygopalatinum, S. 572) sowie postganglionäre Fasern aus dem Ganglion pterygopalatinum und sympathische Fasern (über das Ganglion aus dem N. petrosus profundus) für die Tränendrüse zurück zum N. maxillaris (und weiter zum N. zygomaticus) leiten.

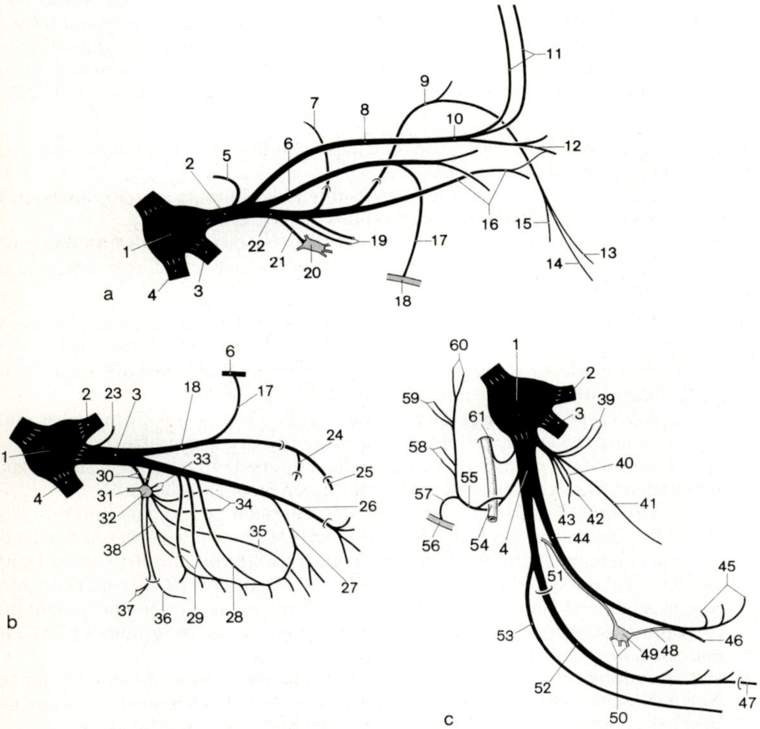

194 N. trigeminus, Schema der Astfolge und Verbindungen
a Aufzweigung und Verbindungen des N. ophthalmicus
b Aufzweigung und Verbindungen des N. maxillaris
c Aufzweigung und Verbindungen des N. mandibularis

Der *N. maxillaris* entsendet
- den *R. meningeus (medius)* intrakraniell, noch vor Eintritt in das Foramen rotundum, zur Dura im vorderen Ausbreitungsgebiet der A. meningea media,
- den *N. infraorbitalis,* der die Haut der mittleren Gesichtsetage sowie Schleimhaut und Zähne im Oberkieferbereich versorgt und sich aufteilt in
  - *Nn. alveolares superiores* zum Oberkiefer, die als *Rr. alveolares superiores posteriores* (für die Schleimhaut der seitlichen und der hinteren Wand der Kieferhöhle, für die Molaren und deren bukkales Zahnfleisch), als *R. alveolaris superior medius* (für die Prämolaren) und als *Rr. alveolares superiores anteriores* (für die Schneidezähne und den Eckzahn) über den Zahnwurzeln den *Plexus dentalis superior* bilden, der
    - *Rr. dentales superiores* zu den Zahnwurzeln und
    - *Rr. gingivales superiores* zu bukkalem und labialem Zahnfleisch entläßt,
  - *Rr. palpebrales inferiores,* die nach Austritt des N. infraorbitalis durch das Foramen infraorbitale zum Unterlid ziehen,

---

◄ 1 Ganglion trigeminale
2 N. ophthalmicus
3 N. maxillaris
4 N. mandibularis
5 R. tentorii
6 N. lacrimalis
7 N. ethmoidalis posterior
8 N. frontalis
9 N. ethmoidalis anterior
10 N. supraorbitalis
11 R. medialis und R. lateralis des N. supraorbitalis
12 N. supratrochlearis
13–15 *Rr. nasales des N. ethmoidalis anterior*
13 R. nasalis externus
14 Rr. nasales interni laterales
15 Rr. nasales interni mediales
16 N. infratrochlearis
17 R. communicans (cum nervo zygomatico)
18 N. zygomaticus
19 Nn. ciliares longi
20 Ganglion ciliare
21 R. communicans (cum ganglio ciliari)
22 N. nasociliaris
23 R. meningeus (medius)
24 R. zygomaticotemporalis } des N. zygomaticus
25 R. zygomaticofacialis } des N. zygomaticus
26 N. infraorbitalis
27–29 *Nn. alveolares superiores*
27 Rr. alveolares superiores anteriores
28 R. alveolaris superior medius
29 Rr. alveolares superiores posteriores
30 Rr. ganglionici
31 N. canalis pterygoidei
32 Ganglion pterygopalatinum
33–38 *Äste des Ganglion pterygopalatinum*
33 Rr. orbitales
34 Rr. nasales posteriores superiores laterales
35 N. nasopalatinus longus
36 N. palatinus major
37 Nn. palatini minores
38 Rr. nasales posteriores inferiores
39 Nn. temporales profundi
40 N. massetericus
41 N. buccalis
42 N. pterygoideus lateralis
43 N. pterygoideus medialis
44 N. lingualis
45 Rr. linguales
46 N. sublingualis
47 N. mentalis
48 Rr. ganglionares
49 Ganglion submandibulare
50 Rr. glandulares
51 Chorda tympani
52 N. alveolaris inferior
53 N. mylohyoideus
54 A. meningea media
55 N. auriculotemporalis
56 N. facialis
57 Rr. communicantes (cum nervo faciali)
58 N. meatus acustici externi und Rr. membranae tympani(cae)
59 Nn. auriculares anteriores
60 Rr. temporales superficiales
61 R. meningeus (nervi mandibularis)

  - *Rr. nasales externi* zur äußeren Haut des Nasenflügels,
  - *Rr. nasales interni* zur Haut des Nasenvorhofs,
  - *Rr. labiales superiores* zur Haut und Schleimhaut der Oberlippe;
- den *N. zygomaticus* zur Haut im Schläfen- und Jochbeinbereich, gegliedert in
  - den *R. zygomaticotemporalis,* der durch das gleichnamige Loch der Facies temporalis des Jochbeins zum vorderen Bereich der Schläfenhaut tritt,
  - den *R. zygomaticofacialis,* der durch das Foramen zygomaticofaciale zur Haut über dem Jochbein zieht, sowie
- *Rr. ganglionici* (Astaufzweigung und Versorgungsgebiete →Ganglion pterygopalatinum).

Das parasympathische **Ganglion pterygopalatinum** (Abb. **194 b** u. **203,** S. 602), ein etwa 4 mm großes linsenförmiges Knötchen, liegt in der Fossa pterygopalatina, nahe am Foramen sphenopalatinum, den *Rr. ganglionici [ganglionares]* an. Das Ganglion enthält die Perikaryen der postganglionären parasympathischen Nervenfasern zur Tränendrüse und zu den kleinen Drüsen der Nase und des Gaumens. Die präganglionären parasympathischen Nervenfasern werden dem Ganglion durch den *N. canalis pterygoidei* zugeführt.

Der *N. canalis pterygoidei (Radix facialis)* entsteht am hinteren Eingang des Canalis pterygoideus durch die Vereinigung zweier Nerven,
- des *N. petrosus major,* eines Zweigs des präganglionären parasympathischen *N. intermedius,* der am (sensiblen) Ganglion geniculi abzweigt, durch den Hiatus canalis nervi petrosi majoris auf die Vorderseite der Felsenbeinpyramide und durch das Foramen lacerum zur hinteren Öffnung des Canalis pterygoideus gelangt, und
- des *N. petrosus profundus,* der sich mit postganglionären, sympathischen Nervenfasern aus dem *Plexus caroticus internus* dem N. petrosus major und dem Ganglion pterygopalatinum anlegt.

Das *Ganglion pterygopalatinum* verlassen mit postganglionären parasympathischen Fasern sowie mit postganglionären sympathischen Fasern aus dem Ganglion cervicale superius und mit sensiblen Fasern der Rr. ganglionici, die ohne Synapse durch das Ganglion oder an ihm vorbei ziehen,

- *Rr. orbitales,* zwei bis drei dünne Ästchen, die durch die Fissura orbitalis inferior in die Orbita und von hier aus durch Knochenkanälchen in die Schleimhaut der hinteren Siebbeinzellen und der Keilbeinhöhle gelangen,
- *Rr. nasales posteriores superiores laterales,* 5–10 dünne Äste, die durch das Foramen sphenopalatinum zur oberen und zur mittleren Nasenmuschel sowie zur Schleimhaut der hinteren Siebbeinzellen ziehen,
- *Rr. nasales posteriores superiores mediales,* die ebenfalls durch das Foramen sphenopalatinum in die Nasenhöhle treten und sich mit 2–3 *Nn. nasopalatini breves* in der Schleimhaut am Dach der Nasenhöhle *(Rr. nasales laterales)* und der Kieferhöhle *(Rr. sinus maxillaris)* verzweigen, während der *N. nasopalatinus longus* einige *Rr. septales nasales* zur Schleimhaut des oberen Teils der Nasenscheidewand abgibt und mit seinem langen Endast am Septum entlang zum Canalis incisivus und durch den Kanal zur vorderen Gaumenschleimhaut und zum Zahnfleisch hinter den oberen Schneidezähnen verläuft,
- der *N. palatinus major,* der abwärts durch den Canalis palatinus major und durch das Foramen palatinum majus zur Schleimhaut des harten Gaumens zieht und – bevor er durch das Foramen palatinum majus austritt – *Rr. nasales posteriores*

inferiores zur Schleimhaut der unteren Muschel, des mittleren und des unteren Nasengangs abgibt,
- *Nn. palatini minores,* die durch gleichnamige Knochenkanälchen hinter dem Canalis palatinus major und durch die Foramina palatina minora zur Schleimhaut des weichen Gaumens ziehen und *Rr. tonsillares* zur Gaumenmandel führen,
- der *N. pharyngeus,* der nach medial hinten zur Schleimhaut der Pars nasalis des Rachens läuft.

Zum **N. mandibularis** (N. V_3) vereinigen sich seine sensible „Wurzel", deren Fasern zu ihren Perikaryen im Ganglion trigeminale ziehen, und die Radix motoria des N. trigeminus unmittelbar nach Durchtritt durch das Foramen ovale. Der Nerv gibt an der äußeren Schädelbasis zunächst den *R. meningeus* und den *N. pterygoideus medialis* ab, ehe er sich in einen schwächeren vorderen und einen kräftigen hinteren Nervenstamm teilt. Die Äste des vorderen Stamms sind mit Ausnahme des N. buccalis motorisch, der hintere Stamm ist – ausgenommen die Fasern des N. mylohyoideus – sensibel.

Der *R. meningeus [N. spinosus]* gelangt rückläufig mit der A. meningea media durch das Foramen spinosum in die mittlere Schädelgrube, innerviert die Dura im Versorgungsbereich der beiden Arterienäste und entsendet feine Zweige zur Schleimhaut der Keilbeinhöhle und der Cellulae mastoideae (durch die Fissura petrosquamosa).

Der *N. pterygoideus medialis* – oft mehrere Ästchen – verzweigt sich im gleichnamigen Muskel und gibt in der Nähe des Ganglion oticum die *Nn. musculi tensoris veli palatini* und *musculi tensoris tympani* für die entsprechenden Muskeln ab. Beide Nerven verlaufen ohne Synapse durch das Ganglion oticum, doch wird die ihnen gemeinsame Strecke bis zum Ganglion als *R. communicans (cum nervo pterygoideo mediali)* bezeichnet. Nach ihrem getrennten Austritt aus dem Ganglion werden die beiden Muskelnerven oft (zu Unrecht) als Äste des Ganglion oticum beschrieben.

Der *vordere* Stamm des N. mandibularis zweigt sich auf in
- die übrigen *Kaumuskelnerven,* von denen
  - die *Nn. temporales profundi* nach kurzem Verlauf in die Unterfläche des M. temporalis eintreten,
  - der *N. massetericus* über den M. pterygoideus lateralis hinweg durch die Incisura mandibulae zum M. masseter zieht,
  - der *N. pterygoideus lateralis* häufig gemeinsam mit dem N. buccalis entspringt und zum M. pterygoideus lateralis verläuft,
- den *N. buccalis,* der meist zwischen den beiden Köpfen des M. pterygoideus lateralis hindurchtritt, an ihn und an den M. temporalis feine Zweige entsendet, schräg zur Wange absteigt und die Wangenhaut innerviert, mit mehreren Ästen den M. buccinator durchbohrt und Wangenschleimhaut sowie bukkales Zahnfleisch des Unterkiefers in der Gegend der Prämolaren und des 1. Molaren versorgt.

Der *hintere* Stamm teilt sich in
- den *N. auriculotemporalis,* der unter dem Foramen spinosum mit zwei Wurzeln die A. meningea media umgreift, hinter dem Collum mandibulae, von der Ohrspeicheldrüse bedeckt, seitwärts zieht und vor dem Ohr zur Schläfenregion aufsteigt;
- den *N. lingualis,* der zwischen den Mm. tensor veli palatini und pterygoideus lateralis die *Chorda tympani* aufnimmt (→ S. 577), zwischen beiden Mm. pterygo-

idei abwärts verläuft und im Bogen auf die Mundhöhlenseite des M. mylohyoideus gelangt, wo er sich auf der Außenfläche des M. hyoglossus in seine Endäste aufteilt;
- den *N. alveolaris inferior,* der lateral und dorsal vom N. lingualis abwärts zieht, zwischen Lig. sphenomandibulare und Ramus mandibulae das Foramen mandibulae erreicht und in den Canalis mandibulae eintritt.

Der *N. auriculotemporalis* innerviert vor allem Haut in der hinteren Schläfenregion und im Bereich des äußeren Ohrs, führt eine kurze Strecke parasympathische Fasern für die Ohrspeicheldrüse aus dem benachbarten Ganglion oticum (→ S. 578) und gibt ab
- den *N. meatus acustici externi,* häufig zwei Ästchen, zur Haut des äußeren Gehörgangs,
- *Rr. membranae tympani(cae)* zum Trommelfell,
- *Rr. parotidei,* die sensible Fasern sowie postganglionäre vegetative Fasern aus dem Ganglion oticum für die Ohrspeicheldrüse führen,
- *Rr. communicantes (cum nervo faciali),* die postganglionäre vegetative Fasern aus dem *Ganglion oticum* für die Ohrspeicheldrüse in den N. facialis leiten,
- *Nn. auriculares anteriores* zur Haut der Vorderfläche der Ohrmuschel,
- *Rr. temporales superficiales* zur Haut der hinteren Schläfengegend vor und über dem Ohr.

Der *N. lingualis* ist der sensible Nerv für Zunge, Zahnfleisch des Unterkiefers und Boden der Cavitas oris propria, er führt außerdem eine Strecke weit prä-, später postganglionäre parasympathische Fasern sowie Geschmacksfasern für die vorderen zwei Drittel der Zunge. Seine Äste sind
- der *R. communicans (cum chorda tympani),* über den Geschmacksfasern aus den Papillae fungiformes (und sensible Fasern?) den N. lingualis verlassen und sich der Chorda tympani anschließen,
- *Rr. isthmi faucium,* die mit sensiblen Fasern zur Schleimhaut der Schlundenge und zur Gaumentonsille ziehen,
- *Rr. communicantes (cum nervo hypoglosso),* die dem N. hypoglossus sensible Fasern zuführen,
- der *N. sublingualis,* der am Hinterrand der Unterzungendrüse vom N. lingualis abgeht und seitlich von dieser in die Schleimhaut des Mundbodens und in das Zahnfleisch der Cavitas oris propria im Bereich der vorderen Zähne einstrahlt,
- *Rr. linguales,* die sensible Fasern und Geschmacksfasern der vorderen zwei Drittel der Zungenschleimhaut führen,
- *Rr. ganglionares,* Verbindungen zum Ganglion submandibulare.

Das parasympathische **Ganglion submandibulare** (Abb. **194c** u. **203,** S. 602), ein in der Form variables, 3–3,5 mm großes Knötchen, liegt unter dem N. lingualis über der Glandula submandibularis und enthält die Perikaryen der postganglionären parasympathischen *Rr. glandulares* für Unterzungen- und Unterkieferspeicheldrüse. Längs der Rr. glandulares zur Unterzungenspeicheldrüse können variable, peripherwärts vorgeschobene Perikaryenansammlungen, *Ganglion sublinguale,* beobachtet werden. Präganglionäre parasympathische Fasern werden dem Ganglion submandibulare über die *Chorda tympani* zugeleitet.

Postganglionäre sympathische Nervenfasern aus dem Ganglion cervicale superius für die Innervation der Gefäßmuskulatur beider Speicheldrüsen ziehen als *R. sympathicus (ad ganglion submandibulare)* aus dem die A. facialis umgebenden Anteil des

Plexus caroticus externus ohne Synapse durch das Ganglion. Die postganglionären parasympathischen und sympathischen Nervenfasern verzweigen sich in den Glandulae sublingualis und submandibularis oder erreichen über die Rr. ganglionares den N. lingualis, mit dessen sensiblen Fasern sie zu Drüsen der Mundschleimhaut gelangen.

Der *N. alveolaris inferior* enthält sensible Fasern für die Zähne des Unterkiefers und deren bukkales Zahnfleisch, für die Schleimhaut der Unterlippe und für die Haut von Unterlippe und Kinn sowie motorische Fasern für den Mundboden. Er verzweigt sich in

- den *N. mylohyoideus,* der – vor Eintritt des Nervenstamms in den Canalis mandibulae – den Sulcus mylohyoideus des Unterkiefers aufsucht, an der Unterfläche des Diaphragma oris nach vorn zieht und M. mylohyoideus sowie vorderen Bauch des M. digastricus innerviert,
- den *Plexus dentalis inferior,* der *Rr. dentales inferiores* zu den Seitenzähnen des Unterkiefers sowie *Rr. gingivales inferiores* zu deren Zahnfleisch – ausgenommen die Gegend um den 1. Molaren – abgibt,
- den *N. mentalis,* ein großes Bündel sensibler Fasern, das den Canalis mandibulae durch das Foramen mentale verläßt und mit *Rr. mentales* die Haut des Kinnes, mit *Rr. labiales inferiores* Haut und Schleimhaut der Unterlippe innerviert. Der N. mentalis bildet nach Austritt aus dem Foramen mentale einen Plexus dentalis für den Frontzahnbereich. Aus dem Geflecht treten *Rr. dentales* und *gingivales* durch Knochenkanälchen in den Mundhöhlenvorhof.

Der **N. abducens** (N. VI, Abb. **193,** S. 568), motorischer Nerv für den M. rectus lateralis des Augapfels, tritt medial zwischen Hinterrand der Brücke und Pyramide aus dem Gehirn, zieht auf dem Clivus aufwärts und, in halber Höhe, unter die Dura. Anschließend verläuft er durch den Sinus cavernosus, seitlich an der A. carotis interna vorbei, zur Fissura orbitalis superior und zieht unterhalb des N. oculomotorius durch die Sehne des M. rectus lateralis hindurch oder über den Muskel auf dessen Innenfläche.

Der **N. facialis [N. intermediofacialis]** (N. VII, Abb. **195**) verläßt das Gehirn im Kleinhirn-Brückenwinkel, zieht anschließend über dem N. vestibulocochlearis im Meatus acusticus internus in den Canalis facialis, durchquert das Felsenbein zunächst in lateral-anteriorer Richtung und biegt schließlich rechtwinkelig in lateral-posteriore Richtung um, wobei er das *Geniculum (nervi facialis)* (äußeres Fazialisknie) bildet. Mit dem Hauptteil seiner Fasern tritt der N. facialis am Foramen stylomastoideum aus der Schädelbasis aus und verzweigt sich extrakraniell, wobei die Gesichtsäste den *Plexus intraparotideus* bilden. Der zweite Fazialisteil, der *N. intermedius,* verläßt den N. facialis im langen Verlauf durch das Felsenbein u. a. als *N. petrosus major* und als *Chorda tympani.*

Der *N. facialis* ist der motorische Nerv für die mimische Muskulatur und andere aus dem 2. Kiemenbogen hervorgegangene Muskeln.

Vom Hauptteil des *N. facialis* zweigen sich ab

- der *N. stapedius,* der in der Paukenhöhle in den M. stapedius eintritt,
- der *R. communicans (cum plexu tympanico),* der rückläufig die Schleimhaut der Paukenhöhle erreicht und sich im *Plexus tympanicus* des N. glossopharyngeus aufzweigt,
- der *R. communicans (cum nervo vago),* der sich nach Abgang der Chorda tympani dem R. auricularis des N. vagus anschließt,

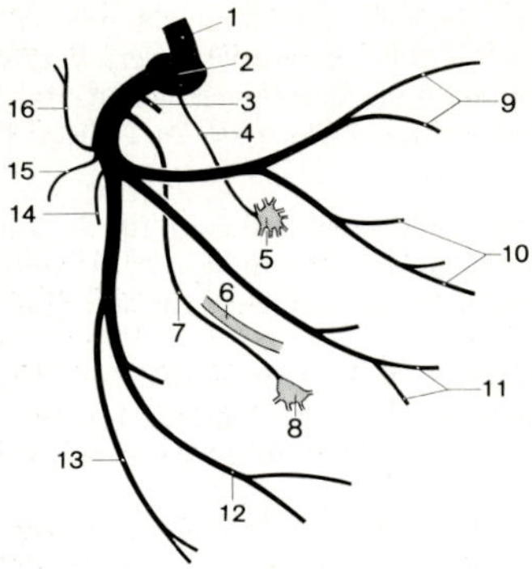

195 N. facialis, Schema der Astfolge und Verbindungen

1 N. facialis
2 Geniculum (nervi facialis) und Ganglion geniculi
3 N. stapedius
4 N. petrosus major
5 Ganglion pterygopalatinum
6 N. lingualis
7 Chorda tympani
8 Ganglion submandibulare
9 Rr. temporales
10 Rr. zygomatici
11 Rr. buccales
12 R. marginalis mandibularis
13 R. colli
14 R. stylohyoideus
15 R. digastricus
16 N. auricularis posterior

- der *N. auricularis posterior,* der unter dem Foramen stylomastoideum abzweigt, den *R. auricularis* zum äußeren Gehörgang gibt und hinter dem Ohr auf dem Warzenfortsatz zu den hinteren Ohrmuskeln zieht sowie über den *R. occipitalis* den Venter occipitalis des M. occipitofrontalis innerviert,
- der *R. digastricus,* der unmittelbar nach Austritt des N. facialis aus der Schädelbasis zum hinteren Bauch des M. digastricus verläuft und den *R. stylohyoideus* zum M. stylohyoideus, den *R. communicans (cum nervo glossopharyngeo)* zum N. glossopharyngeus entsendet,
- der *Plexus intraparotideus,* ein weitmaschiges Geflecht motorischer Nervenfasern in einem Bindegewebsspalt der Glandula parotidea, aus dem hervorgehen
  - *Rr. temporales,* die – über den Jochbogen aufsteigend – zu den mimischen Muskeln oberhalb der Lidspalte treten,
  - *Rr. zygomatici,* die schräg aufsteigend zu den mimischen Muskeln zwischen Lid- und Mundspalte ziehen,
  - *Rr. buccales,* die horizontal zum M. buccinator und zu den mimischen Muskeln im Mundbereich verlaufen,
  - der *R. lingualis,* ein inkonstanter (sensibler) Ast, der in die Gegend des Foramen caecum der Zunge zieht,
  - der *R. marginalis mandibularis,* der – etwas oberhalb des Unterkieferrandes – schräg zu den mimischen Muskeln unterhalb der Mundspalte absteigt,
  - der *R. colli [cervicis],* der steil abwärts hinter dem Angulus mandibulae zum Platysma tritt und dieses – zum Teil über eine Anastomose mit dem *N. transversus colli* des *Plexus cervicalis* – innerviert.

Der *N. intermedius* führt Geschmacksfasern aus den vorderen zwei Dritteln der Zunge, (möglicherweise) sensible Fasern aus der Höhlung der Ohrmuschel und der Paukenhöhle sowie präganglionäre parasympathische Fasern für die Glandulae sublingualis und submandibularis, für die Tränendrüse und die kleinen Drüsen der Nasen- und Mundschleimhaut.

Der *N. intermedius* teilt sich auf in
- den *N. petrosus major,* der als erste Portion präganglionärer parasympathischer Fasern den N. facialis am sensiblen Ganglion geniculi (am äußeren Fazialisknie) verläßt, zugleich Geschmacksfasern aus der Gaumenschleimhaut (Unterfläche des weichen Gaumens) führt, im Hiatus canalis nervi petrosi majoris auf die Vorderfläche der Felsenbeinpyramide tritt, durch das Foramen lacerum zieht und im Canalis pterygoideus an der Basis des Proc. pterygoideus des Keilbeins zum *Ganglion pterygopalatinum* gelangt,
- die *Chorda tympani,* die – mit Geschmacksfasern aus der Zungenschleimhaut, sensiblen Fasern und der zweiten Portion präganglionärer parasympathischer Fasern – den N. facialis kurz vor dem Foramen stylomastoideum verläßt, rückläufig die mediale hintere Wand der Paukenhöhle durchbricht, in einer Schleimhautfalte in nach oben gerichtetem Bogen zwischen Hammerstiel und Amboß durch die Cavitas tympanica zieht (Abb. **164 a,** S. 414), den Schädel anschließend durch die Fissura petrotympanica verläßt und von hinten in den *N. lingualis* eintritt,
- den *R. communicans (cum plexu tympanico),* der rückläufig die Schleimhaut der Paukenhöhle erreicht und sich im *Plexus tympanicus* des N. glossopharyngeus verzweigt, und
- den *R. communicans (cum nervo vago),* der sich nach Abgang der Chorda tympani dem R. auricularis des N. vagus anschließt.

Das *Ganglion geniculi [geniculatum]* enthält Perikaryen der in der Chorda tympani verlaufenden Geschmacksfasern und (vermutlich auch) sensibler Fasern aus der Schleimhaut der Paukenhöhle und der Ohrtrompete.

Der **N. vestibulocochlearis** (N. VIII), Gleichgewichts- und Hörnerv, führt afferente Fasern, die als *N. vestibularis* an den Sinneszellen des Gleichgewichtsorgans, als *N. cochlearis* an denen des Hörorgans beginnen. Beide Nerven laufen im Meatus acusticus internus zusammen, verlassen das Felsenbein als N. vestibulocochlearis unter dem N. facialis durch den Porus acusticus internus und treten am Kleinhirn-Brückenwinkel in das Rautenhirn ein.

Der *N. vestibularis* enthält das *Ganglion vestibulare,* zu dem in zwei Portionen Nervenfasern von den Rezeptorzellen ziehen. Es erhält mit

- der *Pars superior* über den *N. utriculoampullaris* Fasern aus dem vorderen und dem seitlichen Bogengang *(Nn. ampullares anterior* und *lateralis)* und aus der Macula utriculi *(N. utricularis),*
- der *Pars inferior* über den *N. ampullaris posterior* Fasern aus dem hinteren Bogengang und über den *N. saccularis* Fasern aus der Macula sacculi.

Der *N. cochlearis* enthält das *Ganglion cochleare [spirale cochleae],* zu dem Nervenfasern von den Rezeptorzellen des Organum spirale ziehen.

Der **N. glossopharyngeus** (N. IX, Abb. **196**) tritt seitlich aus der Medulla oblongata aus und verläßt die Schädelhöhe durch das Foramen jugulare, kreuzt extrakraniell, auf der Rückseite des M. stylopharyngeus absteigend, zur Seite und zieht zwischen den Mm. stylopharyngeus und styloglossus im Bogen zur Zungenwurzel.

In den N. glossopharyngeus eingelagert ist oberhalb des Foramen jugulare das kleine sensible *Ganglion superius,* unterhalb davon, in der Fossula petrosa, das größere, ebenfalls sensible *Ganglion inferius.* Aus ihm zweigt als 1. Ast des N. glossopharyngeus der *N. tympanicus* ab, der durch den Canaliculus tympanicus in die Paukenhöhle zieht, eine durch Ansammlung von (sensiblen) Perikaryen bedingte Verdickung, *Intumescentia tympanica [Ganglion tympanicum],* aufweisen kann und sich in der Schleimhaut der medialen Paukenhöhlenwand zum *Plexus tympanicus* auffächert.

Der *N. tympanicus* führt sensible Fasern aus der Schleimhaut der Paukenhöhle und der Ohrtrompete sowie präganglionäre parasympathische Fasern für die Ohrspeicheldrüse. Verbindungen bestehen über

- den *N. petrosus minor,* der präganglionäre parasympathische Fasern durch die Fissura sphenopetrosa oder das Foramen lacerum (als Variante durch das Foramen ovale oder einen unbenannten Knochenkanal) zum *Ganglion oticum* leitet,
- die *Nn. caroticotympanici,* über die postganglionäre sympathische Fasern aus dem *Plexus caroticus internus* in den *Plexus tympanicus* gelangen,
- den *R. tubarius [tubalis],* dessen sensible Fasern in die Schleimhaut der Tuba auditoria ziehen.

Das parasympathische **Ganglion oticum** (Abb. **196** u. **203,** S. 602), ein plattes, 3–4 mm großes Knötchen, liegt dicht unter dem Foramen ovale an der medialen Seite des N. mandibularis, lateral vom M. tensor veli palatini. Das Ganglion enthält die Perikaryen der postganglionären parasympathischen Nervenfasern für die Ohrspeicheldrüse, deren Axone sich zunächst über den *R. communicans (cum nervo auriculotemporali)* dem N. auriculotemporalis anschließen.

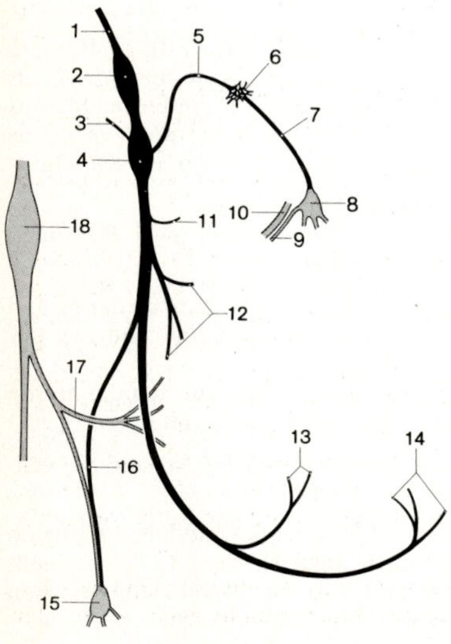

196 N. glossopharyngeus,
Schema der Astfolge und Verbindungen

1 N. glossopharyngeus
2 Ganglion superius
3 R. communicans (cum ramo auriculari nervi vagi)
4 Ganglion inferius
5 N. tympanicus
6 Plexus tympanicus
7 N. petrosus minor
8 Ganglion oticum
9 R. communicans (cum nervo auriculotemporali)
10 N. auriculotemporalis
11 R. musculi stylopharyngei
12 Rr. pharyngeales zum Plexus pharyngealis
13 Rr. tonsillares
14 Rr. linguales
15 Glomus caroticum
16 R. sinus carotici
17 Rr. laryngopharyngeales des Grenzstrangs zum Plexus pharyngealis
18 Ganglion cervicale superius

Die *„sympathische Wurzel“* des Ganglion bilden postganglionäre Fasern aus dem Ganglion cervicale superius (über den die A. meningea media begleitenden Teil des *Plexus caroticus externus*). Sie haben im Ganglion ebensowenig eine Synapse wie die nachfolgend als sogenannte Äste des Ganglion oticum beschriebenen Verbindungen.

Durch das *Ganglion oticum* treten ohne Unterbrechung als Aufzweigungen des N. mandibularis bzw. der Chorda tympani

- der *N. musculi tensoris veli palatini* zum M. tensor veli palatini,
- der *N. musculi tensoris tympani,* nach hinten medial aufsteigend, zum M. tensor tympani,
- der *R. communicans (cum ramo meningeo),* der eine sensible Verbindung zum R. meningeus des N. mandibularis herstellt,
- der *R. communicans (cum chorda tympani),* der vermutlich Geschmacksfasern aus den vorderen zwei Dritteln der Zunge – unter Umgehung der „Mittelohrstrecke“ der Chorda tympani – über die Nn. petrosus minor und canalis pterygoidei zum Ganglion geniculi des N. facialis leitet.

Im *N. glossopharyngeus* verlaufen nach dem Abgang des N. tympanicus motorische Fasern für die Schlundschnürer und den M. stylopharyngeus, sensible Fasern aus der Schleimhaut des postsulkalen Teils der Zunge, der Gaumenmandel und des Rachens sowie Geschmacksfasern von Blätter- und Wallpapillen.

Der *N. glossopharyngeus* entsendet bzw. nimmt auf

- den *R. communicans (cum ramo auriculari nervi vagi),* eine dünne Verbindung zwischen dem *Ganglion inferius* des N. glossopharyngeus und dem *R. auricularis* des N. vagus,
- den *R. sinus carotici,* einen stärkeren Ast mit afferenten Fasern vom *Sinus caroticus* und vom *Glomus caroticum,* der Verbindungen zum *Ganglion cervicale superius* des Truncus sympathicus und zum *N. vagus* besitzt,
- *Rr. pharyngeales [pharyngei],* mehrere Äste mit efferenten und afferenten Fasern, die – gemeinsam mit Ästen des N. vagus und des Truncus sympathicus – den *Plexus pharyngealis* bilden,
- den *R. musculi stylopharyngei,* der den M. stylopharyngeus innerviert,
- *Rr. tonsillares,* die zur Schleimhaut der Tonsilla palatina und ihrer Umgebung treten,
- *Rr. linguales,* die Geschmacksfasern aus den Papillae vallatae und (wahrscheinlich auch) sensible Fasern aus dem hinteren Drittel der Zunge führen.

Der **N. vagus** (N. X, Abb. **197**) entspringt im Sulcus posterolateralis der Medulla oblongata dicht hinter dem N. glossopharyngeus und verläßt – durch ein Bindegewebsblatt von ihm getrennt – die Schädelhöhle in einer mit dem N. accessorius gemeinsamen Durascheide durch das Foramen jugulare. Er bildet an dieser Stelle das kleine *Ganglion superius,* etwas weiter kaudal das wesentlich größere, ebenfalls sensible *Ganglion inferius.* Am Hals verläuft der N. vagus in der gemeinsamen Gefäß-Nervenscheide mit der A. carotis interna (bzw. communis) und der V. jugularis interna abwärts, etwas dorsal zwischen beiden Gefäßen gelegen. Zwischen A. subclavia und V. brachiocephalica tritt er durch die Apertura thoracis superior und zieht – links vor dem Aortenbogen – hinter dem jeweiligen Hauptbronchus zwerchfellwärts.

Der N. vagus schließt sich im hinteren Mediastinum eng an den Oesophagus an, wobei als Folge der embryonalen Magendrehung der rechte mehr nach hinten, der

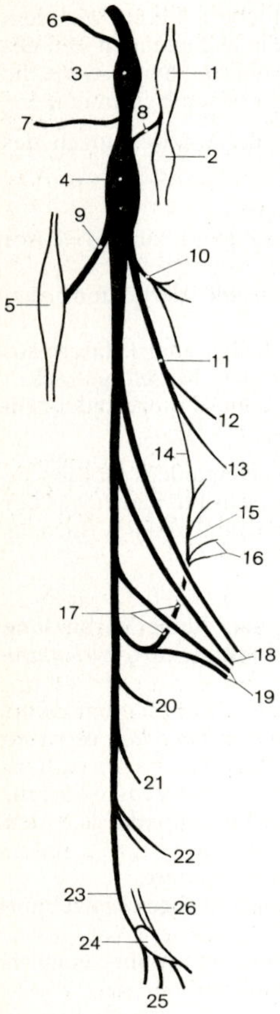

197 N. vagus, Schema der Astfolge und Verbindungen

1 Ganglion superius des N. glossopharyngeus
2 Ganglion inferius des N. glossopharyngeus
3 Ganglion superius des N. vagus
4 Ganglion inferius des N. vagus
5 Ganglion cervicale superius
6 R. meningeus
7 R. auricularis
8 R. communicans (cum nervo glossopharyngeo)
9 N. jugularis, Ast aus dem Ganglion cervicale superius zum Ganglion superius des N. vagus (und zum Ganglion inferius des N. glossopharyngeus)
10 Rr. pharyngeales
11–14 *N. laryngeus superior*
12 R. externus
13 R. internus
14 R. communicans (cum nervo laryngeo recurrenti)
15 N. laryngeus inferior
16 Rr. tracheales und oesophageales des N. laryngeus recurrens
17 N. laryngeus recurrens
18 Rr. cardiaci cervicales superiores
19 Rr. cardiaci cervicales inferiores
20 Rr. cardiaci thoracici
21 Rr. bronchiales
22 Rr. gastrici und Rr. hepatici
23 Rr. coeliaci
24 Ganglion coeliacum
25 Plexus coeliacus
26 N. splanchnicus major

linke mehr an die Vorderwand der Speiseröhre zu liegen kommt. Beide Nn. vagi bilden gemeinsam den *Plexus oesophagealis,* aus dem kaudal, nahe dem Zwerchfelldurchtritt, der *Truncus vagalis anterior* (zu etwa 90% Fasern des linken N. vagus) und der *Truncus vagalis posterior* (etwa 90% Fasern aus dem rechten N. vagus) hervorgehen. Beide Vagusstämme gelangen durch den Hiatus oesophageus in die Bauchhöhle. Der Truncus vagalis anterior verzweigt sich hauptsächlich an Vorderfläche und kleiner Kurvatur des Magens, am Canalis pyloricus und am Anfangsteil des Duodenum sowie zum *Plexus hepaticus* an der Leberpforte, während die Äste des hinteren Vagusstamms vorwiegend zur Rückfläche des Magens (ausgenommen den Pyloruskanal) und zum *Plexus coeliacus* treten.

Der *N. vagus* ist der wichtigste parasympathische Eingeweidenerv mit einem ausgedehnten Verzweigungsgebiet (vagari = herumschweifen). Er innerviert die quergestreifte Muskulatur an Larynx, Pharynx und Oesophagus, die glatte Muskulatur der Respirationsorgane und des Darmkanals (bis etwa zur Flexura coli sinistra) sowie das Herz. Der N. vagus führt auch sensible Fasern aus diesem Bereich und sekretorische Fasern für die Drüsen der Atemwege und des Darmes. Die afferenten Fasern aus den Eingeweiden leiten den größten Teil aller Eingeweidesensationen aus seinem Ausbreitungsgebiet, lediglich die Schmerzempfindung wird durch afferente Fasern des Sympathicus vermittelt. Ferner verlaufen im N. vagus Geschmacksfasern und sensible Fasern aus der Gegend der Vallecula epiglottica sowie sensible Fasern aus der Haut des äußeren Gehörgangs und der Dura der hinteren Schädelgrube.

Der *N. vagus* entsendet

im *Kopf-Halsbereich*
- den *R. meningeus* rückläufig vom *Ganglion superius* zur Dura der hinteren Schädelgrube im Bereich des Sinus transversus und des Sinus occipitalis,
- den *R. auricularis,* der vom *Ganglion superius* aus durch den Canaliculus mastoideus zieht, durch die Fissura tympanomastoidea austritt, einen kleinen Bezirk der hinteren unteren Wand des äußeren Gehörgangs innerviert und durch den *R. communicans (cum nervo glossopharyngeo)* mit dem N. glossopharyngeus in Verbindung steht,
- *Rr. pharyngeales [pharyngei]* zum *Plexus pharyngealis* in der Wand des Pharynx,
- den *N. laryngeus superior* (offiziell: *N. laryngealis superior*), der am *Ganglion inferius* austritt, zur Membrana thyrohyoidea abwärts zieht, den motorischen *R. externus* mit Zweigen für die Mm. constrictor pharyngis inferior und cricothyroideus außen am Schildknorpel abwärts schickt, den sensiblen *R. internus* durch die Membran zur Schleimhaut der oberen Kehlkopfhälfte gibt und mit dem N. laryngeus inferior durch den *R. communicans (cum nervo laryngeo recurrenti)* verbunden ist,
- *Rr. cardiaci cervicales superiores,* die mit efferenten (größtenteils präganglionären) Fasern (und afferenten Fasern?) zum tiefen Teil des *Plexus cardiacus* und zu den *Ganglia cardiaca* ziehen,
- *Rr. cardiaci cervicales inferiores* mit efferenten (größtenteils präganglionären) Fasern (und mit afferenten Fasern?) rechts zum tiefen, links zum oberflächlichen Anteil des *Plexus cardiacus* und zu den *Ganglia cardiaca,*
- den *N. laryngeus recurrens,* der rechts um die A. subclavia, links um den Aortenbogen in die Rinne zwischen Trachea und Oesophagus tritt, *Rr. tracheales* zur Luftröhre, *Rr. oesophageales* zur Speiseröhre und, als Endast, den *N. laryngeus inferior* durch den unteren Schlundschnürer hindurch zu den inneren Kehlkopfmuskeln und zur Schleimhaut der unteren Kehlkopfhälfte schickt;

im *Brustbereich*
- *Rr. cardiaci thoracici,* die mit efferenten (präganglionären) Fasern zum *Plexus cardiacus* ziehen,
- *Rr. bronchiales,* die mit efferenten (präganglionären) und mit afferenten Fasern zum *Plexus pulmonalis* am Lungenhilum treten;

im *Bauchbereich*

aus dem *Truncus vagalis anterior*
- *Rr. gastrici anteriores* zu Vorderfläche und kleiner Kurvatur des Magens,

- *Rr. hepatici* zum *Plexus hepaticus* in die Leberpforte, von denen ein *R. pyloricus* zur Pars pylorica des Magens abzweigt;

aus dem *Truncus vagalis posterior*
- *Rr. gastrici posteriores* zur Rückfläche des Magens,
- *Rr. coeliaci* zum *Plexus coeliacus* in der Umgebung des Truncus coeliacus,
- *Rr. renales* zum *Plexus renalis* an der Nierenarterie.

Der **N. accessorius** (N.XI, Abb. **198**) entspringt mit zwei Wurzelportionen, *Radices craniales [Pars vagalis]* und *spinales [Pars spinalis],* im Sulcus posterolateralis der Medulla oblongata. Sie bilden vorübergehend einen gemeinsamen Stamm, *Truncus nervi accessorii,* der durch das Foramen jugulare aus der Schädelhöhle austritt und sich alsbald wieder in zwei Faserportionen, *Rami,* aufteilt.

Die *Radices craniales* kommen aus dem *Nucleus ambiguus,* möglicherweise auch aus dem *Nucleus dorsalis nervi vagi,* am Boden der Rautengrube. Die Wurzelfäden der *Radices spinales* (aus dem *Nucleus nervi accessorii* im Vorderhorn des Halsmarks in den Segmenten C_{1-6}) treten zwischen den vorderen und den hinteren Spinalnervenwurzeln aus, steigen als Strang durch das Foramen magnum in die Schädelhöhle auf und vereinigen sich mit den Radices craniales zum *Truncus nervi accessorii.* Er führt motorische Fasern für die Mm. trapezius und sternocleidomastoideus sowie für den N. vagus.

Der *Truncus nervi accessorii* teilt sich auf in
- den *R. internus,* der dem N. vagus zwischen Ganglion superius und Ganglion inferius die Fasern der Radices craniales zuführt,

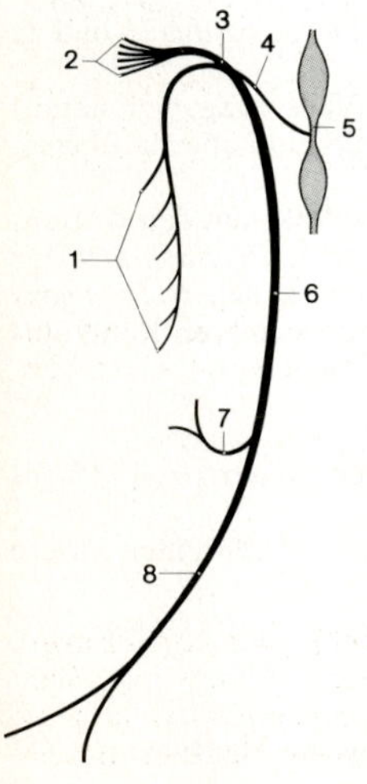

198 N. accessorius, Schema der Astfolge und Verbindung zum N. vagus
1 Radices spinales
2 Radices craniales
3 Truncus nervi accessorii
4 R. internus
5 N. vagus
6 R. externus
7 Äste zum M. sternocleidomastoideus
8 Äste zum M. trapezius

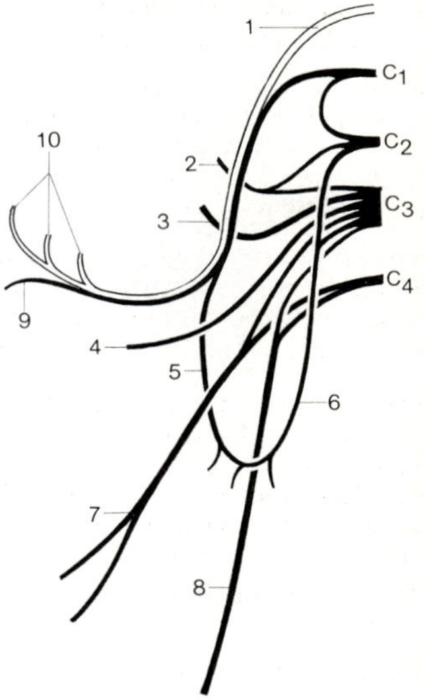

199 N. hypoglossus und Plexus cervicalis, Schema
(kurze, meist aus den Segmentalnerven stammende Äste zu den prävertebralen Muskeln nicht dargestellt)
1 N. hypoglossus
2 N. occipitalis minor
3 N. auricularis magnus
4 N. transversus colli
5 Radix anterior der Ansa cervicalis
6 Radix posterior der Ansa cervicalis
7 Nn. supraclaviculares
8 N. phrenicus
9 R. thyrothyoideus
10 Rr. linguales des N. hypoglossus

- den *R. externus* mit den gebündelten Fasern der Radices spinales, der schräg absteigt, einen Zweig zum M. sternocleidomastoideus gibt, dann mit *Rr. musculares* von unten in den M. trapezius eintritt und häufig Zuflüsse aus dem Plexus cervicalis erhält, die ihn auch teilweise ersetzen können.

Der **N. hypoglossus** (N.XII, Abb. **199**), der motorische Zungennerv, tritt ventrolateral zwischen Pyramide und Olive aus der Medulla oblongata, verläßt die Schädelhöhle durch den Canalis hypoglossi, zieht dann im absteigenden Bogen, bedeckt vom hinteren Bauch des M. digastricus und vom M. stylohyoideus, seitlich vom N. vagus nach vorn, kreuzt lateral über die A. carotis externa und ihre ersten Äste und erreicht über den Hinterrand des M. mylohyoideus die Zunge.

Der *N. hypoglossus* verzweigt sich in

- die *Rr. linguales,* die lateral vom M. hyoglossus in die Zunge eindringen und die Mm. styloglossus, hyoglossus, genioglossus sowie die Binnenmuskulatur der Zunge innervieren.

2. Rückenmarksnerven

Die **Rückenmarksnerven** *(Spinalnerven), Nn. spinales* (Abb. **200**), gehen (im Prinzip) mit einer dorsalen sensiblen Wurzel, *Radix posterior [sensoria],* und mit einer ventralen motorischen Wurzel, *Radix anterior [motoria],* in segmentaler Anordnung aus dem Rückenmark hervor. Beide Wurzeln vereinigen sich innerhalb des Durasak-

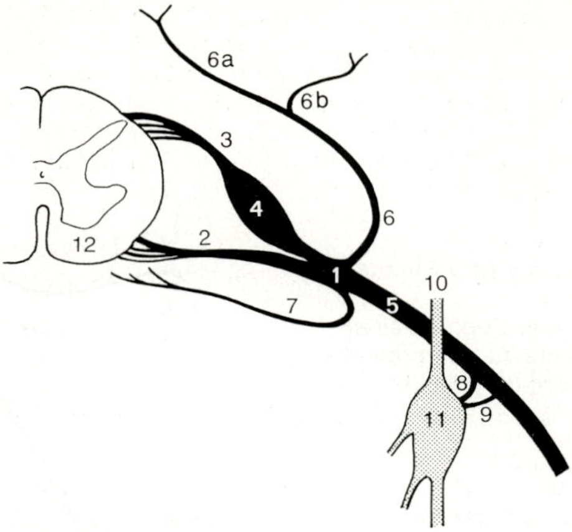

200 N. spinalis, Schema der Wurzeln und der Aufzweigung

1 N. spinalis
2 Radix anterior
3 Radix posterior
4 Ganglion spinale
5 R. anterior
6 R. posterior
6a R. medialis
6b R. lateralis
7 R. meningeus
8 R. communicans griseus
9 R. communicans albus
10 Truncus sympathicus
11 Ganglion trunci sympathici
12 Medulla spinalis

kes zum **N. spinalis,** wobei die Nervenstrecke zwischen Vereinigung der beiden Wurzeln und Abgang des 1. Astes auch als *Truncus nervi spinalis* bezeichnet wird. Dicht vor der Vereinigungsstelle liegt in der Radix posterior das sensible *Ganglion spinale,* das die Perikaryen der afferenten Fasern der hinteren Wurzel enthält.

Der Spinalnerv selbst ist seiner Faserzusammensetzung nach also gemischt. Die jederseits 31 Spinalnerven werden entsprechend der Segmentierung der Wirbelsäule gegliedert in 8 *Nn. cervicales,* 12 *Nn. thoracici,* 5 *Nn. lumbales,* 5 *Nn. sacrales* und 1 *N. coccygeus*. Der 1. Zervikalnerv tritt zwischen Hinterhaupt und Atlas aus dem Wirbelkanal.

Jeder (etwa 10 mm lange) Spinalnerv teilt sich, nachdem er durch das Foramen intervertebrale den Wirbelkanal verlassen hat, sofort auf in

- den kleinen *R. meningeus,* der als sensibler Zweig in den Wirbelkanal zurückkehrt und die Meningen versorgt,
- die *Rr. communicantes,* die den Spinalnerv mit dem Truncus sympathicus verbinden *(Rr. communicantes grisei* führen postganglionäre Fasern rückläufig vom Grenzstrang zum Spinalnerv, mit dessen Verzweigungen sie zur Peripherie gelangen; *Rr. communicantes albi* leiten in allen Nn. thoracici und in den Nn. lumbales I und II [III] präganglionäre Fasern aus dem Rückenmark zum Sympathicus),

- den *R. posterior,* der sich (mit Ausnahme des N. cervicalis I, der Nn. sacrales IV und V sowie des N. coccygeus) in einen *R. medialis* und einen *R. lateralis* aufzweigt, die die gesamte autochthone Rückenmuskulatur innervieren (die Rr. laterales der dorsalen Äste der Nn. sacrales I–III und der R. posterior des N. coccygeus sind rein sensibel) und mit regionalen Besonderheiten (→Hautnerven des Rückens, Bd. 1, Abb. **189,** S. 502, und S. 504) die Haut des Rückens (in einem handbreiten Streifen lateral der Dornfortsatzreihe) und im Gesäßbereich versorgen,
- den *R. anterior* für die Innervation der gesamten übrigen somatischen Muskulatur und der übrigen Haut von Rumpf und Extremitäten.

a) Nervi cervicales I–VII

Dorsale Äste. Besonderheiten zeigen die *Rr. posteriores* der oberen drei Zervikalnerven.

Der (ungeteilte) R. posterior des N. cervicalis I, der **N. suboccipitalis,** ist (in der Regel) rein motorisch und tritt zwischen A. vertebralis und dorsalem Atlasbogen zu den kurzen Nackenmuskeln.

Der R. posterior des 2. Zervikalnervs gibt zunächst einen Muskelast ab, ehe er sich in den kleinen R. lateralis und den kräftigen R. medialis teilt, der als **N. occipitalis major** ein ausgedehntes Innervationsgebiet am Hinterhaupt besitzt. Er gelangt zwischen Axis und M. obliquus capitis inferior unter die Nackenmuskeln und zieht zur Haut, indem er die Ursprungssehne des M. trapezius nahe der Protuberantia occipitalis externa durchbohrt.

Vom medialen Ast des R. posterior des N. cervicalis III zweigt der **N. occipitalis tertius** ab, der häufig am Lig. nuchae eine längere Strecke aufsteigt, ein Innervationsgebiet scheitelwärts des äußeren Hinterhauptshöckers in der Haut des Hinterkopfes erreicht und mit dem N. occipitalis major eine Anastomose bildet.

Ventrale Äste. Die *Rr. anteriores* des 1.–4. Zervikalnervs bilden den *Plexus cervicalis*. Die *Rr. anteriores* des 5.–8. Zervikalnervs setzen, gemeinsam mit Fasern aus dem R. anterior des 1. Thorakalnervs, den *Plexus brachialis* zusammen.

Der **Plexus cervicalis** (Abb. **199**) entsteht aus bogenförmigen Schlingen, über die die ventralen Äste der Zervikalnerven I–IV miteinander in Verbindung stehen, seitlich der oberen Halswirbel unter dem M. sternocleidomastoideus. Seine Äste verlaufen zwischen den Ursprüngen der Mm. scaleni anterior und medius bzw. M. levator scapulae in das seitliche Halsdreieck und werden von der Lamina praevertebralis der Fascia cervicalis und vom Gefäß-Nervenstrang zum Kopf bedeckt.

Der Plexus cervicalis versorgt die Haut hinter dem Ohr, am Kieferwinkel, im vorderen und im seitlichen Halsdreieck bis unterhalb des Schlüsselbeins sowie einen Bauchfellanteil im Oberbauch; er innerviert die Mm. scaleni, die unteren Zungenbeinmuskeln und das Zwerchfell. Plexusäste beteiligen sich an der Innervation der Mm. trapezius, sternocleidomastoideus und levator scapulae.

Die *Hautäste* treten am „Punctum nervosum“ (Erbscher Punkt), im mittleren Drittel am Hinterrand des M. sternocleidomastoideus (in Höhe des 3. Halswirbels), unter die Halsfaszie. Sie ziehen in divergierenden Richtungen durch das oberflächliche Faszienblatt und durch das Platysma zur Haut.

Der **N. occipitalis minor** ($C_{2,3}$) steigt am Hinterrand des M. sternocleidomastoideus, von diesem noch eine Strecke weit bedeckt, steil aufwärts zur Haut des Hinterhaupts hinter dem Ohr.

Der **N. auricularis magnus** ($C_{2,3}$) quert, dorsal von der V. jugularis externa aufsteigend, den M. sternocleidomastoideus und verläuft anfänglich noch unter dem Platysma. Er teilt sich hinter dem Angulus mandibulae in den *R. anterior* zur Haut über dem Kieferwinkel und an der Vorderseite der Ohrmuschel und in den *R. posterior* für die Haut unmittelbar hinter der Ohrmuschel und an ihrer Hinterfläche.

Der **N. transversus colli** ($C_{2,3}$) zieht, bedeckt vom Platysma, horizontal über den M. sternocleidomastoideus nach vorn zur Halshaut, wobei er die V. jugularis externa meist unterkreuzt. Er zweigt sich im vorderen Halsdreieck fächerförmig auf, seine Äste durchbrechen das Platysma.

Rr. superiores versorgen die Haut oberhalb des Zungenbeins. Ein Ast verbindet sich mit dem R. colli nervi facialis, von dem er motorische Fasern für den unteren Anteil das Platysma übernimmt *(„Ansa cervicalis superficialis“). Rr. inferiores* innervieren die Haut unterhalb des Zungenbeins.

Die **Nn. supraclaviculares** ($C_{3,4}$), häufig vier Nerven, laufen zunächst auf dem M. scalenus medius, dann – seitlich vom Hinterrand des M. sternocleidomastoideus – im Fettgewebe des lateralen Halsdreiecks unter dem oberflächlichen Blatt der Halsfaszie fächerförmig abwärts, durchbohren in Schlüsselbeinnähe das Platysma und erreichen als vordere, mittlere und hintere Gruppe die Haut über der oberen Brust- und der Schulterregion.

Die *Nn. supraclaviculares mediales* innervieren die Haut über dem medialen Drittel des Schlüsselbeins bis zum Sternoklavikulargelenk. Die *Nn. supraclaviculares intermedii* versorgen die Haut des mittleren Drittels der Clavicula und der seitlichen Brustwand bis etwa in Höhe der 4. Rippe. Die *Nn. supraclaviculares laterales [posteriores],* oft nur ein Nerv, gelangen über den Vorderrand des M. trapezius zur Haut über Acromion und M. deltoideus. Motorische Fasern für den M. trapezius können zum N. accessorius wechseln.

Kurze *Muskeläste* der Rr. anteriores des 1.–4. Zervikalnervs, die nicht an der Plexusbildung teilhaben, ziehen zu den Mm. longus colli und longus capitis, zu den Mm. recti capitis anterior und lateralis sowie zu den Mm. scaleni anterior und medius.

Ein R. muscularis ($C_{3,4}$) zum M. trapezius ist variabel. Er tritt häufig selbständig unterhalb des N. accessorius – und parallel mit ihm verlaufend – zum Muskel, kann aber auch den lateralen Nn. supraclaviculares entspringen. Die Mm. sternocleidomastoideus und levator scapulae können ebenfalls direkte Muskeläste erhalten.

Die **Ansa cervicalis,** eine Schleife aus motorischen Nervenfasern der ventralen Äste der Nn. cervicales I–II, flankiert die V. jugularis interna. Aus ihr gehen Zweige für die Unterzungenbeinmuskeln ab.

Die *Ansa cervicalis* setzt sich zusammen aus
- der *Radix posterior* ($C_{2,3}$), die als „N. cervicalis descendens“ unter dem M. sternocleidomastoideus, medial vom N. phrenicus, schräg von oben lateral nach unten medial über die V. jugularis interna hinwegzieht und sich verbindet mit
- der *Radix anterior* ($C_{1,2}$), die sich eine kurze Strecke dem N. hypoglossus anschließt, ihn als „R. descendens nervi hypoglossi“ verläßt, in der Vagina caro-

tica an der medialen Seite der V. jugularis interna absteigt und in variabler Höhe, oft in Höhe der Zwischensehne des M. omohyoideus, in die Radix inferior übergeht.

Der **R. thyrohyoideus** und der Ast zum M. geniohyoideus lösen sich erst spät, hinter dem großen Zungenbeinhorn, vom N. hypoglossus und erreichen die gleichnamigen Muskeln.

Der **N. phrenicus** ($C_{3,4(5)}$), der motorische Zwerchfellnerv, zieht zunächst am Hinterrand des M. scalenus anterior entlang, seitlich von der A. cervicalis ascendens, dann auf der „Vorder"fläche des Muskels, bedeckt vom tiefen Blatt der Halsfaszie und begleitet von der gegenläufigen A. cervicalis ascendens, abwärts. Zwischen A. und V. subclavia tritt der Nerv, medial von der A. thoracica interna, in die obere Thoraxapertur. Im Brustraum verläuft er, zusammen mit den Vasa pericardiacophrenica, über die Vorderfläche der Pleurakuppel. Er zieht vor dem Lungenhilum, zwischen Pleura mediastinalis und Perikard zum Zwerchfell, rechts längs der lateralen Wand von oberer Hohlvene und rechtem Vorhof, links hinter der Herzspitze über die linke Kammer hinweg.

Von seinen *Ästen* ziehen
- der *R. pericardiacus* zur Vorderseite des Herzbeutels, andere Zweige zur Pleura mediastinalis,
- *Rr. phrenicoabdominales* rechts durch das Foramen venae cavae, links an variabler Stelle, z. B. am Hiatus oesophageus, durch das Zwerchfell und innervieren sensibel Peritoneum im Oberbauch (Peritonealüberzug von Leber und Pancreas, Teile des Peritoneum der vorderen Bauchwand). Die Rr. phrenicoabdominales anastomosieren mit dem Plexus coeliacus und stehen über sympathische und/oder sensible Fasern mit dem Ganglion cervicothoracicum und dem 2. Thorakalganglion in Verbindung. Der rechte R. phrenicoabdominalis verzweigt sich bis zum Lig. falciforme (hepatis), zur V. cava inferior, Gallenblase und Pars pylorica des Magens sowie in der Gegend der rechten Nebenniere.

Nn. phrenici accessorii ($C_{5,6}$) können als zusätzliche „Wurzeln" zum N. phrenicus treten, z. B. in etwa 20% der Fälle ein Ast aus dem N. subclavius des Plexus brachialis. Auch aus anderen ventralen Spinalnervenästen, äußerstenfalls aus dem 2. Zervikal- oder dem 1. Thorakalnerven, kann ein „Nebenphrenikus" kommen. Er liegt (meist) lateral vom N. phrenicus und verbindet sich mit ihm (meist) in Höhe der oberen Thoraxapertur. Beide Nerven können sich aber auch erst kurz oberhalb des Zwerchfells vereinigen, so daß das Bild eines „doppelten" N. phrenicus entsteht.

Der **Plexus brachialis** (Abb. **201**) wird von den Rr. anteriores des 5.–8. Zervikalnervs sowie eines Teils des 1. Thorakalnervs in der Tiefe des seitlichen Halsdreiecks, zwischen den kaudalen Ursprungszacken der Mm. scaleni anterior und medius aufgebaut. Die Fasern aus den ventralen Spinalnervenästen schließen sich als „Wurzeln", *Radices,* des Plexus brachialis im Ausgang der Skalenuslücke zu drei Primärsträngen, *Trunci plexus,* zusammen, *Truncus superior* ($C_{5,6}$), *Truncus medius* (C_1) und *Truncus inferior* (C_8, Th_1). Die direkten Muskeläste der Trunci bilden die *Pars supraclavicularis* des Plexus brachialis. Die Trunci teilen sich (bereits oberhalb der Clavicula, mitunter schon am Abgang von den Rr. anteriores der betreffenden Segmentalnerven) jeweils in einen vorderen und einen hinteren Ast (für die genetischen Flexoren und Extensoren des Arms). Sie lagern sich beim Übertritt in die Achselhöhle zu Sekundärsträngen, *Fasciculi*, um, die sich jeweils *hinter, lateral* und *medial* der A. axillaris anordnen.

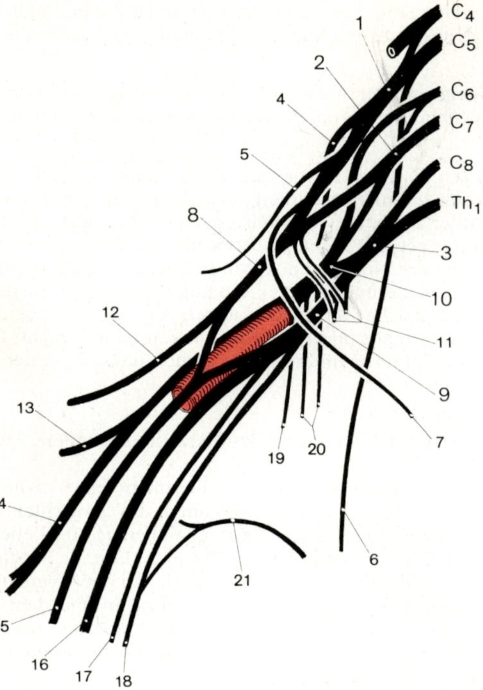

201 Plexus brachialis, Schema
A. axillaris von den drei Faszikeln umgeben

1 Truncus superior
2 Truncus medius
3 Truncus inferior
4–7 *Pars supraclavicularis*
4 N. dorsalis scapulae
5 N. suprascapularis
6 N. thoracicus longus
7 N. subclavius
8–20 *Pars infraclavicularis*
8 Fasciculus lateralis
9 Fasciculus medialis
10 Fasciculus posterior
11 Nn. pectorales medialis und lateralis
12 N. musculocutaneus
13 N. axillaris
14 N. radialis
15 N. medianus
16 N. ulnaris
17 N. cutaneus antebrachii medialis
18 N. cutaneus brachii medialis
19 N. thoracodorsalis
20 Nn. subscapulares
21 N. intercostobrachialis

Die dorsalen Äste der Trunci, *Divisiones posteriores,* vereinigen sich zum *Fasciculus posterior* (C_{5-8}, Th_1). Von den *Divisiones anteriores* schließen sich die ventralen Äste der Trunci superior und medius zum *Fasciculus lateralis* (C_{5-7}) zusammen. Die ventralen Äste des Truncus inferior bilden den *Fasciculus medialis* (C_8, Th_1). Aus den Fasciculi gehen als Äste der *Pars infraclavicularis* kurze Äste zu den Schultermuskeln und lange Äste zur Muskulatur der freien Extremität hervor.

Als Äste der **Pars supraclavicularis** verlassen den Plexus brachialis im seitlichen Halsdreieck

- der **N. dorsalis scapulae** ($C_{4,5}$), der durch den M. scalenus medius unter den M. levator scapulae gelangt, parallel zum medialen Schulterblattrand unter dem M. rhomboideus abwärts zieht und diese Muskeln innerviert,
- der **N. thoracicus longus** ($C_{5-7\,(8)}$), der durch den M. scalenus medius über die 1. Rippe seitwärts verläuft und auf dem M. serratus anterior, den er versorgt, etwa in der mittleren Axillarlinie absteigt,
- der **N. subclavius** ($C_{(4)\,5,\,6}$), der in den M. subclavius von hinten eindringt und häufig einen N. phrenicus accessorius zum N. phrenicus entsendet,
- der **N. suprascapularis** (C_{4-6}), der im Trigonum omoclaviculare am seitlichen Rand des Plexus brachialis nach lateral zur Incisura scapulae verläuft und unter dem Lig. transversum scapulae superius zu den Mm. supra- und infraspinatus tritt.

Kurze Äste der Pars infraclavicularis. Auch die kurzen Äste des infraklavikulären Teils des Armgeflechts lassen sich in ventrale (Flexoren-)Äste und dorsale (Extensoren-)Äste gliedern.

Ventrale Äste zur Schultermuskulatur sind
- der **N. pectoralis medialis** (vom medialen Faszikel oder vom Truncus inferior, C_8, Th_1) und der **N. pectoralis lateralis** (aus dem lateralen Faszikel oder je ein Ast aus dem Truncus superior und dem Truncus medius, C_{5-7}), die vor der A. axillaris abwärts verlaufen, Äste zum M. pectoralis minor abgeben, die Fascia clavipectoralis durchbohren (ein Ast mit der V. cephalica) und sich im M. pectoralis major aufzweigen.

Als *dorsale* Äste zur Schultermuskulatur ziehen
- der **N. subscapularis** (in der Regel 2 Äste aus dem hinteren Faszikel, C_{5-7}) nach kurzem Verlauf in den M. subscapularis, wobei der laterale Ast meist den M. teres major versorgt,
- der **N. thoracodorsalis** (aus dem Fasciculus posterior, C_{6-8}) zwischen dorsaler Wand der Axilla und Rumpfwand durch das axilläre Bindegewebe zum M. latissimus dorsi und mit inkonstanten Ästen zum M. teres major.

Lange Äste der Pars infraclavicularis. Von den langen Ästen des infraklavikulären Teils des Armgeflechts gehen aus dem *Fasciculus lateralis* hervor

- der **N. musculocutaneus** (C_{5-7}), der im mittleren Drittel durch den M. coracobrachialis tritt, anschließend unter dem M. biceps brachii und auf dem M. brachialis nach distal zieht, *Rr. musculares* zu allen Flexoren des Oberarms abgibt und mit dem sensiblen Endast, *N. cutaneus antebrachii lateralis,* die Haut an der Radialseite des Unterarms innerviert,
- die **Radix lateralis** (nervi mediani) ($C_{6,7}$), laterale Gabelzinke des N. medianus, die sich von lateral um die A. axillaris nach ventral schlingt und mit der medialen Zinke vereinigt.

Aus dem *Fasciculus medialis* entstehen
- der **N. cutaneus brachii medialis** ($Th_{1,2}$), gelegentlich doppelt ausgebildet, der in der Achselhöhle (oder am Oberarm) den *N. intercostobrachialis* aufnimmt, in

Höhe der vorderen Achselfalte die Faszie durchbricht und die Haut an der Medialseite des Oberarms (von der Achselgrube bis zum Ellenbogen) versorgt,

- der **N. cutaneus antebrachii medialis** (C_8, Th_1), der am Ende der distalen Achselstrecke an der medialen Seite der A. axillaris verläuft, am Oberarm mit der V. basilica durch die Fascia brachii dringt, mit dem *R. anterior* die Haut an der medialen Beugeseite des Unterarms und mit dem *R. posterior* die Haut in der ulnaren Randzone der Unterarmstreckseite (obere zwei Drittel) innerviert,
- die **Radix medialis** (nervi mediani) (C_8, Th_1), mediale Zinke der Medianusgabel, die von medial vor die A. axillaris zieht und sich mit der lateralen Gabelzinke zum N. medianus verbindet (zur Variabilität der Medianusgabel →Bd. 1, S. 223),
- der **N. ulnaris** (C_{6-8}, Th_1), der die Achselhöhle an der medialen Seite der A. axillaris verläßt, durch das Septum intermusculare brachii mediale in die Extensorenloge am Oberarm tritt und dorsal über den Gelenkspalt des Ellenbogengelenks zieht, aus dem Sulcus nervi ulnaris am Epicondylus medialis humeri unter den Sehnenbogen zwischen humeralen und ulnaren Kopf des M. flexor carpi ulnaris gelangt, unter diesem Muskel in der Ellenstraße zum proximalen Handgelenk absteigt und sich auf dem Retinaculum flexorum, radial vom Os pisiforme, in seine beiden Endäste, die *Rr. superficialis* und *profundus,* aufteilt.

Der *N. ulnaris* versorgt die ulnaren Flexoren an Unterarm und Hand sowie die Haut an der Ulnarseite der Hand und der ulnaren Finger. Er gibt am Unterarm ab

- *Rr. articulares* zur Kapsel des Ellenbogengelenks,
- *Rr. musculares* – proximal, nahe dem Ellenbogengelenk – für den M. flexor carpi ulnaris und den ulnaren Teil des tiefen Fingerbeugers,
- den *R. dorsalis nervi ulnaris* – etwa in der Mitte des Unterarms –, der um die Ulna herum zur Streckseite verläuft und die Haut des ulnaren Handrückens, mit seinen Endästen, 2(−3) *Nn. digitales dorsales,* die 2(−2½) ulnaren Finger (bis zum Mittelglied) versorgt,
- den *R. palmaris nervi ulnaris* – im distalen Drittel des Unterarms – zur Haut des Kleinfingerballens.

Der *R. superficialis* des N. ulnaris verläuft ulnar vom oberflächlichen Hohlhandbogen, innerviert den M. palmaris brevis und verzweigt sich dann in Hautäste, den *N. digitalis palmaris proprius* zum ulnaren Rand des Kleinfingers und einen *N. digitalis palmaris communis,* der sich in zwei *Nn. digitales palmares proprii* für die einander zugewandten palmaren Seitenränder des 4. und des 5. Fingers gabelt.

Der *R. profundus* des N. ulnaris begleitet den arteriellen R. palmaris profundus zwischen den Mm. abductor digiti minimi und flexor digiti minimi brevis durch den Kleinfingerballen und zieht proximal und unter dem tiefen Hohlhandbogen daumenwärts. Er gibt *Rr. musculares* an die Muskeln des Hypothenar ab (ausgenommen den M. palmaris brevis), an die ulnaren Mm. lumbricales, den M. adductor pollicis und (meist) an den tiefen Kopf des kurzen Daumenbeugers sowie an alle Mm. interossei der Hand. Mit sensiblen Zweigen versorgt er Hand- und Fingergrundgelenke.

Der **N. medianus** (C_{6-8}, Th_1), der einen wesentlichen Teil der Flexoren am Unterarm und an der Hand sowie die Haut der Handwurzel, des Daumenballens, der Hohlhand und der Beugeseite der 3½ radialen Finger versorgt, überkreuzt im Sulcus bicipitalis medialis die A. brachialis in einer langen Spiraltour von proximal lateral nach distal medial. Er zieht unter der Aponeurosis musculi bicipitis brachii, aber vor der Ansatzsehne des M. brachialis über das Ellenbogengelenk hinweg, tritt zwischen den beiden Köpfen des M. pronator teres in die Unterarmmittelstraße ein, verläuft zwischen dem oberflächlichen und dem tiefen Fingerbeuger zum Handgelenk und gelangt unter dem Retinaculum flexorum zur Hohlhand.

Der *N. medianus* gibt ab

- *Rr. articulares* – etwa in Höhe des Gelenkspalts – zur Kapsel des Ellenbogengelenks,
- *Rr. musculares* – in der proximalen Oberarmhälfte – zu den Mm. pronator teres, flexor carpi radialis, palmaris longus und flexor digitorum superficialis,
- den *N. interosseus [antebrachii] anterior* – in Höhe oder distal vom M. pronator teres – in die palmare Zwischenknochenstraße, wo er auf der Membrana interossea antebrachii nach distal zieht und die Mm. flexor pollicis longus, flexor digitorum profundus und pronator quadratus versorgt,
- den *R. palmaris nervi mediani* (im distalen Unterarmdrittel) zur lateralen Hohlhand und den *R. communicans cum nervo ulnari* – in Höhe der Handwurzel – zum N. ulnaris,
- *Rr. musculares,* die unmittelbar distal vom Retinaculum flexorum abzweigen und zu den Muskeln des Daumenballens (mit Ausnahme des M. adductor pollicis und des tiefen Kopfes des M. flexor pollicis brevis) treten,

und teilt sich in

- drei *Nn. digitales palmares communes,* die distal vom Karpalkanal auseinanderweichen und – den oberflächlichen Hohlhandbogen unterkreuzend – Äste zu den Mm. lumbricales I und II (gelegentlich auch III) entsenden und sich in die *Nn. digitales palmares proprii* aufzweigen, die sensiblen Endäste der Nn. digitales palmares communes für die Haut an der Palmarseite der 3½ Finger.

Der *N. digitalis palmaris communis I* versorgt mit drei Hautästen, *Nn. digitales palmares proprii,* palmar beide Seitenränder des Daumens und den radialen Rand des Zeigefingers. Die *Nn. digitales palmares communes II* und *III* teilen sich jeweils in zwei *Nn. digitales palmares proprii* zu den einander zugekehrten palmaren Rändern des 2. und 3. sowie des 3. und 4. Fingers.

Der *Fasciculus posterior* entläßt

- den **N. axillaris** ($C_{5,6}$), der durch die laterale Achsellücke hinter das proximale Humerusende gelangt, mit *Rr. musculares* die Mm. teres minor und deltoideus innerviert und mit dem *N. cutaneus brachii lateralis superior* das über dem M. deltoideus gelegene Hautareal versorgt,
- den **N. radialis** (C_{6-8}, Th_1), der in Begleitung der A. profunda brachii an die Dorsalseite des Humerus zieht, im Sulcus (nervi) radialis dessen lateralen Rand umgreift, im Ellenbogenbereich durch das Septum intermusculare brachii laterale in die Flexorenloge eintritt, aus dem Sulcus bicipitalis lateralis die Ellenbogengrube erreicht und sich proximal vom Gelenkspalt in den *R. superficialis* und den *R. profundus* (nervi radialis) teilt.

Der *N. radialis* versorgt sämtliche Extensoren an Ober- und Unterarm. Mit seinen Hautästen innerviert er die Haut an der Dorsalseite des Arms (ausgenommen die Regio deltoidea) und der Hand (mit Ausnahme der Ulnarseite des Handrückens, der Dorsalseite des 4. und 5. Fingers und der Endglieder des 2. und 3. Fingers).

Aus dem *N. radialis* gehen – außer *Rr. articulares* für die Kapsel des Schultergelenks – hervor

- der *N. cutaneus brachii posterior* – in der Axilla – zur Haut an der Dorsalseite des Oberarms bis nahe an den Ellenbogen,
- der *N. cutaneus brachii lateralis inferior,* im Radialiskanal, der durch den lateralen Trizepskopf zur Haut an der (dorso)lateralen Seite des Oberarms (mittleres und distales Drittel) zieht,
- *Rr. musculares* – vor bzw. bei Eintritt in den Sulcus (nervi) radialis – zu den drei Trizepsköpfen und zum M. anconaeus sowie – nach Durchtritt durch das Septum intermusculare brachii laterale – zum lateralen Teil des M. brachialis (inkonstant) und zu den Mm. brachioradialis und extensor carpi radialis longus,
- der *N. cutaneus antebrachii posterior* – im Radialiskanal oder weiter distal – zur Haut im Ellenbogenbereich und an der Dorsalseite des Unterarms.

Der *R. superficialis* des N. radialis steigt vor dem Epicondylus lateralis humeri und hinter dem M. brachioradialis ab, verläuft lateral der A. radialis und zieht über die Mm. supinator, pronator teres und flexor pollicis longus (Caput radiale) in der Speichenstraße abwärts, ehe er sich etwas distal von der Mitte des Unterarms – unter der Sehne des M. brachioradialis – um die laterale Fläche des Radius auf die Streckseite windet, durch die Faszie tritt und sich aufteilt in

- 4 (−5) *Nn. digitales dorsales,* die Äste zur Haut am radialen Handrücken abgeben und zu den dorsalen Rändern der 2½ (−3) radialen Finger treten (an Zeige- und Mittelfinger nur bis zum Mittelglied, die Endglieder werden von palmaren Ästen innerviert).

Der R. superficialis anastomosiert auf dem Handrücken über den *R. communicans ulnaris* mit dem N. digitalis dorsalis für den Mittel- oder Ringfinger (aus dem R. dorsalis nervi ulnaris).

Der *R. profundus* des N. radialis umgreift das Collum radii im M. supinator, verläuft anschließend zwischen oberflächlichen und tiefen Extensoren und tritt mit seinem Endast, *N. interosseus [antebrachii] posterior,* am Unterrand des M. extensor pollicis brevis auf die Dorsalseite der Membrana interossea antebrachii, ehe er sich an der Kapsel der Handgelenke und der 4 radialen Fingergrundgelenke aufzweigt. Er entsendet

- *Rr. musculares* – vor Eintritt in den M. supinator – an die Mm. extensor carpi radialis brevis und supinator, unmittelbar am Unterrand des M. supinator kurze Äste zu den oberflächlichen Extensoren und den Mm. abductor pollicis longus und extensor pollicis brevis und – weiter distal – einen sich aufzweigenden R. muscularis zu den Mm. extensores pollicis longus und indicis.

b) Nervi thoracici I–XII

Von den **Nn. thoracici** ist der ventrale Ast des *N. thoracicus I* an der Bildung des *Plexus brachialis* beteiligt, der ventrale Ast des N. thoracicus XII, der *N. subcostalis,* gibt Fasern zum *Plexus lumbalis.*

Dorsale Äste. Bei den *Rr. posteriores* sind die *Rr. mediales* der Nn. thoracici I–VI kräftig entwickelt, dringen zwischen M. multifidus und M. semispinalis thoracis durch die autochthonen Rückenmuskeln, die sie innervieren, treten durch die Mm. rhomboideus und trapezius und versorgen mit *Rr. cutanei mediales* die Haut beiderseits der Dornfortsatzreihe. Bei den unteren 6 Thorakalnerven erschöpfen sich die schwachen medialen Äste der Rr. posteriores meist im M. erector spinae und erreichen nur selten die Haut. Die *Rr. laterales* der dorsalen Thorakalnervenäste nehmen kaudalwärts an Stärke zu und innervieren vor allem die Mm. longissimus thoracis und iliocostalis. Während von den N. thoracici I–VI laterale Äste der Rr. posteriores nur unregelmäßig zur Haut gelangen, tritt bei den unteren 6 Thorakalnerven aus dem jeweiligen R. posterior (zwischen den Mm. longissimus thoracis und iliocostalis, anschließend die Mm. serratus posterior inferior und latissimus dorsi durchbohrend) ein langer, schräg absteigender *R. cutaneus lateralis* zur Rückenhaut (der 12. bis nahe an den Darmbeinkamm).

Ventrale Äste. Die *Rr. anteriores* der Nn. thoracici I–XI, die **Nn. intercostales,** verlaufen gemeinsam mit den Zwischenrippengefäßen jeweils in einem Interkostalraum. Der R. anterior des 12. Thorakalnervs, der **N. subcostalis,** folgt dem Unterrand der 12. Rippe. Die Interkostalnerven I–VI bleiben in ihrer Ausbreitung auf die Brustwand begrenzt, kreuzen am vorderen Ende des jeweiligen Zwischenrippenraums ventral die Vasa thoracica interna und den M. transversus thoracis und treten durch die innere Zwischenrippenmuskelschicht und die Membrana intercostalis externa auf die Außenseite der Thoraxwand. Die Zwischenrippennerven VII–XI und der N. subcostalis behalten dagegen die schräge Verlaufsrichtung bei, überschreiten die Grenzen ihres Interkostalraums und ziehen (die Nn. intercostales VII–XI durch die Rippenursprünge des Zwerchfells hindurch) in die Bauchwand, wo sie zwischen den Mm. transversus abdominis und obliquus internus abdominis den M. rectus abdominis erreichen (der 10. Zwischenrippennerv etwa in Nabelhöhe). Dabei kreuzen der 7.–9. Interkostalnerv die Innenflächen der zum Sternum aufsteigenden Rippenknorpel.

Die Nn. intercostales II–XI und der N. subcostalis enden als *Rr. cutanei anteriores pectorales/abdominales,* wobei die Hautäste zur vorderen Brustwand neben dem Sternum durch die Brustfaszie dringen, die Hautäste zur vorderen Bauchwand (oft zweigeteilt) den M. rectus abdominis und das vordere Blatt der Rektusscheide durchbohren oder am lateralen Rektusrand vorbei durch die Aponeurose treten und die oberflächliche Bauchfaszie durchbrechen. Die Rr. cutanei anteriores teilen sich jeweils in einen medialen und einen lateralen Zweig. Die lateralen Äste der Rr. cutanei anteriores II–IV bilden die *Rr. mammarii mediales* zur Mamma. Dem reduzierten N. intercostalis I fehlt in der Regel der vordere Hautast.

Der N. intercostalis verläuft nahe der Wirbelsäule auf der Innenfläche des M. intercostalis externus, vom Pleuraspalt nur durch die Fascia endothoracica und die Pleura costalis getrennt, kranial von den im Sulcus costae geschützten Interkostalgefäßen begleitet. Jeder Zwischenrippennerv tritt am Angulus costae, wo der M. intercostalis internus „beginnt“, in diesen Muskel ein und gliedert – gemeinsam mit den etwas weiter lateral hinzutretenden Vasa intercostalia – nach innen den M. intercostalis intimus ab. Nur der jeweils den äußeren Zwischenrippenmuskel versorgende Nervenast, der beim 1.–4. und 9.–11. Interkostalnerv auch die Fasern für die Mm. serrati posteriores führt, zieht zwischen den Mm. intercostales externus und internus. Der N. subcostalis verläuft (meist) vor dem M. quadratus lumborum, ehe er zwischen den queren und den inneren schrägen Bauchmuskel tritt.

Die Interkostalnerven und der N. subcostalis versorgen die autochthone Brustmuskulatur, die Mm. serrati posteriores superior und inferior sowie die Bauchmuskeln. Sie innervieren mit seitlichen und vorderen Hautästen Brust- und Bauchhaut, kranial im Anschluß an das Innervationsgebiet der Nn. supraclaviculares und kaudal bis zum Versorgungsgebiet des Plexus lumbalis (N. iliohypogastricus) in der Leistenbeuge.

Fehlende Hautäste des N. intercostalis I (II) werden durch die *Nn. supraclaviculares* ersetzt. Sensible Zweige treten zum Rippenfell und zum parietalen Blatt des Bauchfells.

Die Nn. intercostales II–XI und der N. subcostalis geben außer Rr. musculares und sensiblen Ästen zu Pleura costalis und Peritoneum parietale (im Prinzip) jeweils ab

- einen feinen (offiziell nicht benannten) *R. collateralis* in den kaudalen Randbereich des entsprechenden Interkostalraums bzw. Versorgungsareals, der zum Hauptast zurückkehren oder als zusätzlicher vorderer Hautast enden kann,
- den *R. cutaneus lateralis pectoralis/abdominalis,* der jeweils in der mittleren Axillarlinie, zwischen den Ursprungszacken des M. serratus anterior oder des M. obliquus externus abdominis die Faszie durchbricht und sich in einen vorderen und einen hinteren Zweig zur seitlichen Brust- und Bauchwand teilt, wobei die langen vorderen Äste der Rr. cutanei laterales aus dem 4.–6. Interkostalnerv als *Rr. mammarii laterales* zur Brustdrüse ziehen.

Der R. cutaneus lateralis des 1. Interkostalnervs kann völlig fehlen, zur Haut der Axilla ziehen oder sich dem N. intercostobrachialis anschließen. Ein Großteil der Fasern des seitlichen Hautastes des 2. (oft auch 3.) Interkostalnervs bildet den *N. intercostobrachialis,* der durch die Achselhöhle zum N. cutaneus brachii medialis zieht. Der R. cutaneus lateralis des N. subcostalis steigt – etwa 5 cm hinter der Spina iliaca anterior superior – über den Darmbeinkamm zur Haut im vorderen Teil der Gesäßregion ab.

c) Nervi lumbales I–V

Von den **Nn. lumbales [lumbares]** beteiligt sich der R. anterior des *N. lumbalis V* am Aufbau des *Plexus sacralis.*

Dorsale Äste. Die Rr. posteriores des 1.–3. Lumbalnervs bilden mit ihren lateralen, vorwiegend sensiblen Zweigen die *Rr. clunium [glutaeales] superiores.* Sie innervieren die Haut der kranialen Gesäßgegend, lateral bis zum Trochanter major absteigend.

Ventrale Äste. Die *Rr. anteriores* des 1.–4. Lumbalnervs setzen den **Plexus lumbalis** zusammen. Er ist durch den *Truncus lumbosacralis* (Fasern aus dem R. anterior des 4. Lendennervs und vorderer Ast des 5. Lumbalnervs) mit dem *Plexus sacralis* zum *Plexus lumbosacralis* verbunden.

Der **Plexus lumbalis [lumbaris]** (Abb. **202**) entsteht – hinter dem und im M. psoas major – aus den Rr. anteriores des 1.–3. Lumbalnervs sowie Faseranteilen der ventralen Äste des 12. Thorakal- und des 4. Lumbalnervs. Mit Ausnahme des N. obturatorius, der in der lateralen Wand des kleinen Beckens zum Oberschenkel zieht, erreichen die übrigen Nerven des Lendengeflechts mehr oder weniger steil absteigend Bauchwand und Oberschenkel.

Der **N. iliohypogastricus** (Th_{12}, L_1) gelangt – durch den M. psoas major, lateral davon hinter der Niere, aber vor dem M. quadratus lumborum verlaufend – zwischen die Mm. transversus abdominis und obliquus internus abdominis, die er innerviert. Er tritt medial von der Spina iliaca anterior superior durch den inneren schrägen Bauchmuskel, durchbohrt die Externusaponeurose und die oberflächliche Bauchfaszie nur wenige Zentimeter oberhalb des äußeren Leistenrings und zieht als *R. cuta-*

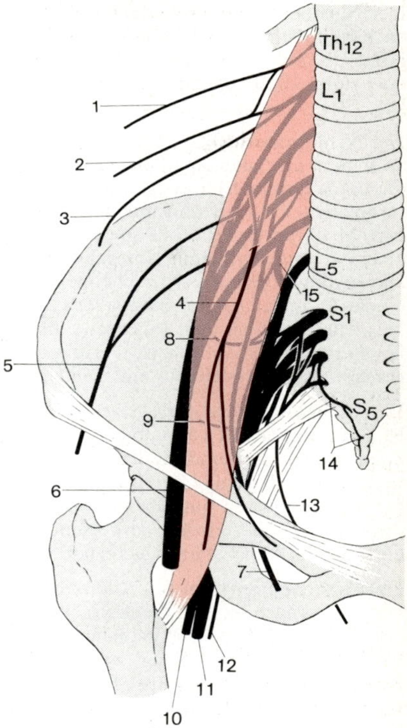

202 Plexus lumbalis und Plexus sacralis,
Ansicht von ventral (Plexus„wurzeln“ nach *v. Lanz-Wachsmuth*)

1 N. subcostalis
2–7 *Plexus lumbalis*
2 N. iliohypogastricus
3 N. ilioinguinalis
4 N. genitofemoralis
5 N. cutaneus femoris lateralis
6 N. femoralis
7 N. obturatorius
8–13 *Plexus sacralis*
8 N. glutaeus superior
9 N. glutaeus inferior
10, 11 N. ischiadicus
10 Fibularisanteil
11 Tibialisanteil
12 N. cutaneus femoralis posterior
13 N. pudendus
14 Plexus coccygeus
15 Truncus lumbosacralis

neus anterior zur Haut der Leistenbeuge. Vom Nervenstamm tritt der *R. cutaneus lateralis* bereits oberhalb des Darmbeinkamms zur Haut der seitlichen Hüftregion.

Der etwas schwächere **N. ilioinguinalis** (Th_{12}, L_1) kann mit dem N. iliohypogastricus aus einem gemeinsamen Stamm hervorgehen, zieht aber meist etwas weiter kaudal und parallel zu ihm vom Seitenrand des M. psoas major zunächst zwischen Nierenlager und M. quadratus lumborum, lateral zwischen den Mm. transversus abdominis und obliquus internus abdominis abwärts, versorgt diese Muskeln und tritt mit sensiblen Fasern durch den äußeren Leistenring zu einem kranial und medial davon gelegenen Hautfeld. Er entsendet beim Mann *Nn. scrotales anteriores* zur Vorderseite des Scrotum, bei der Frau *Nn. labiales anteriores* als ventrale Hautäste des Labium majus pudendi.

Der **N. genitofemoralis** ($L_{1,2}$) dringt durch den M. psoas major und teilt sich, auf dessen Vorderseite absteigend, in den *R. genitalis* (beim Mann zu M. cremaster und Skrotalhaut, bei der Frau zur Haut der großen Schamlippe) und in den *R. femoralis* zur Haut am Oberschenkel in der Nachbarschaft des Hiatus saphenus.

Der **N. cutaneus femoris lateralis** ($L_{2,3}$) kreuzt vom Seitenrand des M. psoas major nach lateral unter die Fascia iliaca, gibt sensible Äste zum Peritoneum der Darmbeingrube ab und zieht nahe der Spina iliaca anterior superior durch das Leistenband oder durch die Lacuna musculorum zur Haut an der lateralen Seite des Oberschenkels.

Der **N. obturatorius** (L_{2-4}) steigt hinter oder in dem M. psoas major ab, unterkreuzt an seinem medialen Rand die Vasa iliaca communia bzw. interna und erreicht, über die Linea terminalis hinweg und seitlich vom Ureter verlaufend, den Canalis obturatorius. Er teilt sich beim Eintritt in den Kanal in den *R. posterior* (mit *Rr. musculares* zum M. obturator externus sowie zu den Mm. adducctores magnus und brevis und einem *R. articularis* zum Kniegelenk) und in den *R. anterior* (mit Muskelästen zu allen Adduktoren am Oberschenkel, ausgenommen den M. adductor magnus, und einem *R. articularis* zum Hüftgelenk). Sein Endast, *R. cutaneus,* versorgt ein variables Hautareal an der Innenseite des Oberschenkels, oberhalb des Knies. Als *N. obturatorius acessorius* ($L_{3,4}$) zieht nicht allzu selten ein zusätzlicher, eigenständiger Nerv zum M. pectineus und zum Hüftgelenk.

Der **N. femoralis** (L_{2-4}), der stärkste Ast des Plexus lumbalis, tritt am Seitenrand des M. psoas major, oft von ihm verdeckt, unter die Fascia iliaca, gelangt in der Rinne zwischen M. psoas und M. iliacus durch die Lacuna musculorum zum Oberschenkel und zweigt sich wenige Zentimeter unterhalb des Leistenbandes auf in *Rr. musculares* für die Extensoren am Oberschenkel, in Hautäste, *Rr. cutanei anteriores,* für die distalen drei Viertel der Vorderseite des Oberschenkels und in den *N. saphenus,* einen Hautast für Unterschenkel und Fuß.

Der N. saphenus tritt in den Adduktorenkanal ein, überkreuzt darin die A. femoralis von lateral nach medial, durchbricht in der Mitte des Kanals oder etwas weiter distal – gemeinsam mit dem R. saphenus der A. descendens genicularis – die Membrana vastoadductoria und gelangt zwischen den Mm. sartorius und gracilis oberhalb des Kniegelenks in die Subcutis. Er gibt den *R. infrapatellaris* zur Haut unterhalb der Patella ab und begleitet die V. saphena magna, wobei er mit *Rr. cutanei cruris mediales* die Haut an der Medialseite von Unterschenkel und Fuß innerviert.

d) Nervi sacrales I–V

Dorsale Äste. Die *Rr. posteriores* des 1.–3. Sakralnervs bilden mit ihren lateralen Ästen die *Rr. clunium [glutaeales] medii.* Sie durchbohren den M. glutaeus maximus und innervieren die Gesäßhaut im kraniomedialen Bereich.

Ventrale Äste. Aus den Rr. anteriores des 5. Lumbal- bis 3. Sakralnervs und von Fasern der Rr. anteriores des 4. Lenden- und 4. Sakralnervs entsteht der *Plexus sacralis.* Aus den ventralen Ästen des 5. Sakralnervs und des N. coccygeus sowie Fasern aus dem R. anterior des N. sacralis IV wird der *Plexus coccygeus* gebildet.

Der **Plexus sacralis** (Abb. **202**) geht aus dem *Truncus lumbosacralis* (Fasern aus dem ventralen Ast des 4. Lumbalnervs und R. anterior des N. lumbalis V), den Rr. anteriores der Nn. sacrales I–III und einem Faseranteil am ventralen Ast des 4. Sakralnervs hervor. Das Sakralgeflecht entsteht, bedeckt von der Lamina parietalis pelvis, auf dem M. piriformis, seitlich der Foramina sacralia anteriora. Die Beteiligung des Truncus lumbosacralis, d. h. von Fasern aus ventralen Lumbalnervenästen, am Aufbau des Plexus sacralis schafft eine Verbindung des Lumbal- mit dem Sakralplexus, die mit dem Terminus **Plexus lumbosacralis** begrifflich zusammengefaßt werden.

Die Nerven des Plexus sacralis verlassen, mit Ausnahme des N. musculi piriformis, der seinen Muskel im kleinen Becken erreicht, und des N. glutaeus superior, der suprapiriform austritt, den subperitonealen Raum durch die infrapiriforme Abteilung des Foramen ischiadicum majus. Sie orientieren sich zur Dorsalseite der unteren Extremität.

Der **N. musculi piriformis** ($S_{1,2}$) tritt von vorn in den M. piriformis ein.

Der **N. musculi obturatoris interni** (L_5, $S_{1,2}$) gelangt infrapiriform durch das Foramen ischiadicum majus zu den Mm. obturator internus und gemellus superior.

Der **N. musculi quadrati femoris** (L_5, $S_{1,2}$) zieht durch die infrapiriforme Abteilung des Foramen ischiadicum majus in die Tiefe zu den Mm. quadratus femoris und gemellus inferior sowie mit sensiblen Fasern zur Kapsel des Hüftgelenks.

Der **N. glutaeus superior** ($L_{4,5}$, S_1), der als einziger Nerv des Plexus das Becken durch die suprapiriforme Abteilung des Foramen ischiadicum majus verläßt, innerviert die Mm. glutaeus medius, glutaeus minimus und tensor fasciae latae.

Der **N. glutaeus inferior** (L_5, $S_{1,2}$) tritt wiederum infrapiriform aus und gibt Äste zum M. glutaeus maximus und zur Kapsel des Hüftgelenks.

Der **N. cutaneus femoralis posterior** (S_{1-3}) verläuft – ebenfalls durch die infrapiriforme Abteilung des Foramen ischiadicum majus – zum Unterrand des M. glutaeus maximus und innerviert die Haut an der Rückseite des Oberschenkels (etwa bis zur Kniekehle), mit *Rr. clunium [glutaeales] inferiores* die Haut im Bereich der Gefäßfurche und mit *Rr. perineales* Haut am Damm und am Scrotum bzw. an der großen Labie.

Der inkonstante **N. cutaneus perforans** ($S_{2,3(4)}$), der auch vom N. pudendus abgehen kann, durchbohrt das Lig. sacrotuberale, windet sich um den Unterrand des M. glutaeus maximus und erreicht die Haut über dem mediokaudalen Areal dieses Muskels. Sein Versorgungsgebiet kann auch von einem R. clunium inferior übernommen werden.

Als stärkster Nerv nicht nur des Plexus sacralis, sondern des gesamten Körpers, gelangt der **N. ischiadicus** ($L_{4,5}$, S_{1-3}) durch die infrapiriforme Abteilung des Foramen ischiadicum majus zwischen die ischiokruralen Muskeln, die er innerviert, zieht zur Kniekehle und teilt sich auf diesem Weg in seine beiden Hauptäste, den *N. fibularis communis* (für die Wadenbeinmuskeln und die Strecker an Unterschenkel und Fuß sowie für die sie bedeckende Haut) und den *N. tibialis* (für die Beuger an Unterschenkel und Fuß sowie für die Haut im Bereich von Wade, Ferse, Mittelteil der Fußsohle und der 3½ medialen Zehen).

Der **N. fibularis communis** verläuft in der Fossa poplitea, zunächst vom M. biceps femoris bedeckt, dann an seinem tibialen Rand, über das Caput laterale des M. gastrocnemius hinweg und verläßt die Kniekehle in ihrem unteren Stockwerk. Er umgreift unterhalb des Fibulakopfes das Wadenbein und teilt sich in der Fibularisloge im M. fibularis longus in den *N. fibularis superficialis* und in den *N. fibularis profundus*.

Der *N. fibularis communis* gibt ab
- *Rr. articulares* zur Kapsel des Kniegelenks,
- den *N. cutaneus surae lateralis* im oberen oder mittleren Drittel der Kniekehle, der auf dem lateralen Gastroknemiuskopf die Faszie durchbricht, mit mehreren

Zweigen die Haut an der lateralen Seite des Unterschenkels innerviert und über den *R. communicans fibularis* (selten ein direkter Zweig des N. fibularis communis) mit dem R. cutaneus surae medialis (aus dem N. tibialis) anastomosiert und den *N. suralis* bildet.

Der **N. fibularis superficialis** liegt zunächst unter dem M. fibularis longus, gelangt zwischen die beiden Mm. fibulares und verläuft dann auf dem M. fibularis brevis nach distal. Er gibt *Rr. musculares* an beide Wadenbeinmuskeln ab und entsendet feine sensible Zweige zur Haut auf der fibularen Seite des distalen Unterschenkelbereichs. Vor oder nach dem Durchtritt durch die Fascia cruris im distalen Drittel des Unterschenkels teilt er sich in den kräftigeren *N. cutaneus dorsalis medialis,* der mit den Nn. saphenus und fibularis profundus in Verbindung steht, und in den schwächeren *N. cutaneus dorsalis intermedius,* der mit dem N. suralis anastomosiert. Beide Nn. cutanei dorsales geben Äste zum Fußrücken und *Nn. digitales dorsales pedis* zu den Zehenrücken ab. Sie treten aus dem medialen Hautast zum medialen Dorsalrand der Großzehe und zu den einander zugekehrten Rändern der 2. und 3. Zehe, aus dem intermediären Ast zu den benachbarten Rändern der 3. und 4. sowie der 4. und 5. Zehe (jeweils bis zum Mittelglied).

Der **N. fibularis profundus** kommt von lateral durch das Septum intermusculare cruris anterius in die Streckerloge, unterkreuzt dort den M. extensor digitorum longus und zieht mit der A. tibialis anterior distalwärts. Er entsendet *Rr. musculares* zur vorderen Muskelgruppe am Unterschenkel (Extensoren) und einen *R. articularis* zur Kapsel des oberen Sprunggelenks. Am Fußrücken gibt der N. fibularis profundus zunächst Äste zu den kurzen Zehenstreckern und zu den Gelenkkapseln der Tarsal-, Tarsometatarsal- und Zehengrundgelenke ab. Er liegt dann lateral von der A. dorsalis pedis und zweigt sich auf dem M. interosseus dorsalis I in *Nn. digitales dorsales* auf *(N. digitalis dorsalis hallucis lateralis* zum dorsolateralen Rand der Großzehe, *N. digitalis dorsalis digiti secundi medialis* zum dorsomedialen Rand der 2. Zehe).

Der **N. tibialis** verläuft – ziemlich oberflächlich, seitlich der Vasa poplitea – in Längsrichtung durch die Mitte der Fossa poplitea, verläßt die Kniekehle zusammen mit den Vasa tibialia posteriora und zieht unter dem Arcus tendineus musculi solei hindurch in die Bindegewebsschicht zwischen den Wadenmuskeln und den tiefen Flexoren. Am Unterschenkel kreuzt er von der medialen über die dorsale zur lateralen Seite der A. tibialis posterior und teilt sich hinter und etwas unterhalb des medialen Knöchels, unter dem oberflächlichen Blatt des Retinaculum musculorum flexorum, in die beiden Endäste, die *Nn. plantares medialis* und *lateralis.*

Der *N. tibialis* zweigt ab
- den *N. cutaneus surae medialis* – in der oberen Etage der Fossa poplitea –, der zwischen den beiden Gastroknemiusköpfen absteigt, die V. saphena parva begleitet, nach der Anastomose mit dem R. cutaneus surae lateralis als *N. suralis* (etwa ab Mitte der Wade epifaszial) hinter den Malleolus lateralis zum Fuß verläuft, die Haut an der lateralen Seite des Unterschenkels, über der Achillessehne, am lateralen Knöchel *(Rr. calcanei laterales)* versorgt und mit seinem Endast, dem *N. cutaneus dorsalis lateralis,* die Haut am äußeren Fußrand und am lateralen Rand der 5. Zehe innerviert,
- *Rr. articulares* zur Kapsel des Kniegelenks und des Talokruralgelenks,
- *Rr. musculares* – in der Kniekehle – zu beiden Köpfen des M. gastrocnemius und zu den Mm. plantaris, popliteus und soleus sowie – am Unterschenkel – zum M. soleus und zu den tiefen Flexoren,

- den *N. interosseus cruris,* der allerdings meist den Ast zum M. popliteus fortsetzt, Faserbündel zum Tibulofibulargelenk und in die Markhöhle der Tibia entsendet und mit einem langen, dünnen Ast hinter oder in der Membrana interossea cruris zur Syndesmosis tibiofibularis und zum Periost am distalen Schienbeinende abwärts zieht,
- *Rr. calcanei mediales,* die durch das oberflächliche Blatt des Retinaculum musculorum flexorum zur Fersenhaut treten.

Der **N. plantaris medialis** unterkreuzt den M. abductor hallucis und innerviert diesen Muskel, die Mm. flexores hallucis brevis und digitorum brevis sowie die Kapseln der Tarsal- und Tarsometatarsalgelenke und zweigt sich in *Nn. digitales plantares communes* auf.

Davon verbleibt der *N. hallucis plantaris medialis* im Großzehenfach, zieht – zusammen mit der A. plantaris medialis – an die mediale Seite der Großzehe und gibt Äste an den kurzen Großzehenbeuger und an die Kapsel des Großzehengrundgelenks ab. Die drei übrigen Nn. digitales plantares communes gabeln sich im Mittelfach in *Nn. digitales plantares proprii* zu den 3½ medialen Zehen (mit Ästen zu den Zehengelenken und zum M. lumbricalis I, gelegentlich auch II), die die Haut von den einander zugewendeten Zehenrändern aus plantar, an den Endphalangen auch am Zehenrücken, versorgen.

Der **N. plantaris lateralis** zieht unter dem kurzen Zehenbeuger, auf dem M. quadratus plantae, mit der A. plantaris lateralis an die mediale Seite des M. abductor digiti minimi, gibt Zweige zu beiden Muskeln sowie zum lateralen Teil der Planta pedis ab und zweigt sich in einen oberflächlichen und einen tiefen Ast auf.

Der *R. superficialis* versorgt mit *Nn. digitales plantares communes* bzw. *proprii* die Haut an der lateralen Seite der Kleinzehe und an den benachbarten plantaren Rändern der 4. und 5. Zehe (die Endglieder auch auf der Dorsalseite). Der N. digitalis plantaris communis IV anastomosiert mit dem 3. plantaren Zehennerv. Der *R. profundus* begleitet den Arcus plantaris profundus auf den Metatarsalia und den Mm. interossei. Er innerviert diese Muskeln, die Mm. lumbricales (II) III und IV sowie die Mm. flexor digiti minimi brevis, opponens digiti minimi, adductor hallucis und (meist, sofern nicht vom N. plantaris medialis versorgt) auch den lateralen Kopf des M. flexor hallucis brevis. Zu den lateralen Mm. lumbricales, zu den Mm. flexor digiti minimi brevis und opponens digiti minimi, vor allem aber zu den Mm. interossei des 4. Zwischenknochenraums können auch Äste des R. superficialis treten.

Der **N. pudendus** (S_{2-4}), der unterste Ast des Plexus sacralis, verläuft vor dem M. coccygeus durch die infrapiriforme Abteilung des Foramen ischiadicum majus und zieht um die Spina ischiadica durch das Foramen ischiadicum minus in den Canalis pudendalis der Fossa ischioanalis. Sein Endast innerviert mit *Rr. musculares* die Mm. transversus perinei profundus und superficialis sowie den M. sphincter urethrae, beim Mann als *N. dorsalis penis* Corpus cavernosum penis, Glans penis und Penishaut, bei der Frau als *N. dorsalis clitoridis* Schwellkörper, Glans und Haut der Clitoris.

Während des Verlaufs durch die Fossa ischioanalis gibt der *N. pudendus* ab
- *Nn. rectales [anales] inferiores* zum M. sphincter ani externus sowie zur Analhaut,
- *Nn. perineales* zu Muskeln und Haut im Bereich des Damms, die mit *Nn. scrotales posteriores* (beim Mann) die Haut an der Dorsalfläche des Scrotum, mit *Nn. labiales posteriores* (bei der Frau) die Haut der dorsalen Anteile des Labium majus pudendi versorgen.

Die Nn. perineales und die Nn. scrotales/labiales posteriores können gemeinsam vom N. pudendus abzweigen, gelegentlich sogar zusammen mit den Nn. rectales inferiores aus einem gemeinsamen Nervenstämmchen entspringen.

e) Nervus coccygeus

Der **N. coccygeus** ist der letzte Spinalnerv, er tritt aus dem Hiatus sacralis aus.

Dorsaler Ast. Der (ungeteilte) rein sensible *R. posterior* des N. coccygeus steht mit den dorsalen Ästen des 4. und 5. Sakralnervs durch Nervenschlingen in Verbindung und beteiligt sich an der Innervation der Haut über dem Steißbein.

Ventraler Ast. Der *R. anterior* des N. coccygeus gelangt um den Seitenrand des Os coccygis und durch den M. coccygeus auf dessen Vorderfläche, wo er den *Plexus coccygeus* bilden hilft.

Der **Plexus coccygeus** (Abb. **202**) entsteht aus einem Faseranteil des ventralen Astes des 4. Sakralnervs und aus den Rr. anteriores der Nn. sacralis V und coccygeus auf der dem Beckeninnern zugewandten Fläche des M. coccygeus. Aus dem Geflecht geht der *N. anococcygeus* hervor, dessen dünne Aufzweigungen durch den Muskel und das Lig. anococcygeum zur Haut zwischen Steißbeinspitze und Analöffnung ziehen.

3. Vegetatives Nervensystem

Das **vegetative (autonome) Nervensystem** besteht aus viszeralen Nervengeflechten, *Plexus autonomici [viscerales],* und aus Anhäufungen vegetativer Nervenzellen, *Ganglia plexuum autonomicorum [visceralium].* Es läßt sich auf Grund morphologischer und funktioneller Charakteristika hinreichend gliedern, wenn auch nicht völlig überschneidungsfrei unterteilen, in den „Parasympathicus", *Pars parasympathica,* und in den „Sympathicus", *Pars sympathica.* In beiden Teilen des Systems werden sowohl efferente als auch afferente Impulse vermittelt. Die Perikaryen der viszeralen afferenten Neurone liegen größtenteils in sensiblen Ganglien der Hirnnerven und in Spinalganglien

a) Pars parasympathica des vegetativen Nervensystems

Die **Pars parasympathica** besteht aus einem *Kopfteil* und einem *Sakralteil* (→Bd. 1, S. 154). Der Parasympathicus ist weder eine einheitliche noch eine völlig selbständige Bildung. Präganglionäre Fasern aus den parasympathischen Kerngebieten verlassen das ZNS mit *Hirnnerven* (Nn. III, VII, IX und X) und über ventrale Äste der *Nn. sacrales II–IV* (als *Nn. pelvici splanchnici*). Ihre peripheren, aus den Perikaryen des 2. Neuron (der efferenten vegetativen Leitung) zusammengesetzten Ganglien sind zum kleineren Teil als *Kopfganglien* an Äste von *Hirnnerven* angelehnt, im *Sakralbereich* in *Ganglia pelvica* zusammengefaßt. Zum größeren Teil sind die Perikaryen des 2. efferenten Neuron in den *Ganglien der vegetativen Plexus* enthalten, in manchen Fällen auch im Zielorgan lokalisiert.

Im **Kopfteil** der Pars parasympathica (Abb. **203**) leitet der *N. oculomotorius* präganglionäre parasympathische Fasern aus dem Nucleus oculomotorius accessorius über die Radix parasympathica zum *Ganglion ciliare* (→S. 567), von wo die postganglionären Fasern in den Nn. ciliares breves zu den Mm. ciliaris und sphincter pupillae ziehen. Über den Intermediusanteil des *N. facialis* und die Chorda tympani treten präganglionäre parasympathische Fasern aus dem Nucleus salivatorius superior zum N. lingualis und weiter über Rr. ganglionares zum *Ganglion submandibulare* (bzw. *Ganglion sublinguale,* →S. 574), die postganglionären Fasern zu den Glandulae sublingualis und submandibularis. Der N. facialis entläßt ferner am Geniculum nervi facialis präganglionäre parasympathische Fasern über die Nn. petrosus major und canalis pterygoidei zum *Ganglion pterygopalatinum* (→S. 572). Die postganglionären Fasern gelangen über die Nn. zygomaticus und lacrimalis zur Tränendrüse. Der *N. glossopharyngeus* führt sekretomotorische Fasern aus dem Nucleus salivatorius inferior über die Nn. tympanicus und petrosus minor zum *Ganglion oticum* (→S. 578). Die postganglionären Fasern zur Glandula parotidea schließen sich für eine kurze Strecke dem N. auriculotemporalis an.

Der *N. vagus* leitet präganglionäre parasympathische Fasern aus dem Nucleus dorsalis über viszerale Äste zu Bronchialsystem, Herz und Intestinaltrakt (bis nahe an die Flexura coli sinistra) zu kleinen Ganglien in organnahen Geflechten *(Plexus pulmonalis* und *cardiacus)* oder zu intramuralen Ganglien in der Wand der Zielorgane *(Plexus myentericus* und *submucosus).*

Der **Sakralteil** der Pars parasympathica besteht aus den *Nn. pelvici splanchnici (Nn. erigentes]* und den *Ganglia pelvica.* Die Nn. splanchnici pelvici führen die präganglionären Fasern aus dem parasympathischen Kerngebiet der Rückenmarkssegmente S_{2-4} zu den Ganglia pelvica im *Plexus hypogastricus inferior* (seitlich von Rectum, Samenbläschen und Prostata bzw. Cervix uteri und Fornix vaginae, bis zum hinteren Teil der Harnblase), in denen die Perikaryen des 2. efferenten Neuron liegen. Zielorgane sind Colon (ab terminalem Colon transversum), Rectum, Harnblase, männliche und weibliche innere Geschlechtsorgane sowie die Schwellkörper von Penis und Clitoris.

b) Pars sympathica des vegetativen Nervensystems

Die **Pars sympathica** ist ausgedehnter als der Parasympathicus. Sie innerviert – wenn man die segmentalen vegetativen Nervenfasen (→Bd. 1, S. 153) trotz ihrer cholinergen Synapsen zum Sympathicus rechnet – die glatte Muskulatur in Eingeweiden, Sinnesorganen und Haarmuskeln, Drüsen, Blutgefäße, Herz und Geschlechtsorgane. Die Perikaryen des 1. efferenten Neuron liegen im Seitenhorn des Rückenmarks in den Segmenten Th_{1-12} und $L_{1,2\,(3)}$. Die präganglionären Fasern treten in den Vorderwurzeln der entsprechenden Thorakal- und Lumbalnerven aus und ziehen als *Rr. communicantes albi* zum Truncus sympathicus.

Da Zellen, die den viszeromotorischen Wurzelzellen gleichen, auch in anderen Rückenmarkssegmenten vorkommen, darf geschlossen werden, daß präganglionäre vegetative Fasern in geringer Zahl auch über ventrale Wurzeln anderer Spinalnerven, vasodilatatorische Fasern vielleicht auch über dorsale Wurzeln das Rückenmark verlassen.

Die Synapsen für die Überleitung der Erregung auf das 2. efferente Neuron liegen (meist) im Grenzstrang in dem Ganglion des zugehörigen Segments oder in einem Ganglion kranial bzw. kaudal davon, wohin die präganglionären Fasern in den Rr. interganglionares auf- bzw. absteigen. Die Synapsen können jedoch auch auf

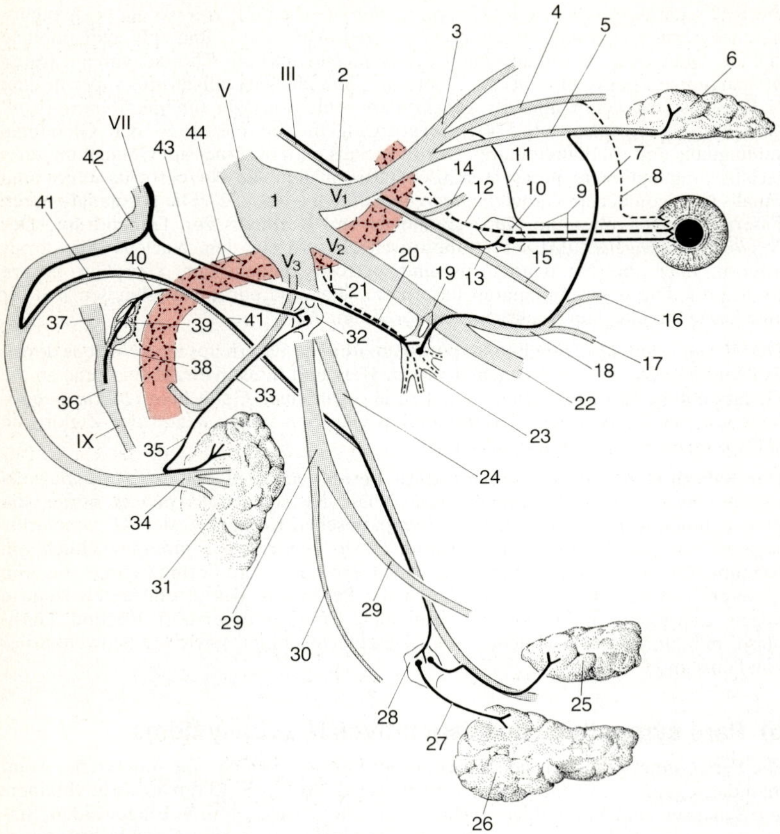

203 Parasympathische Kopfganglien, Schema der prä- und postganglionären Fasern (sensible und postganglionäre sympathische Fasern nur unvollständig dargestellt)

III N. oculomotorius
V N. trigeminus
V_1 N. ophthalmicus
V_2 N. maxillaris
V_3 N. mandibularis
VII N. facialis
IX N. glossopharyngeus

Ganglia intermedia in den Rr. communicantes vorverlagert oder in vom Grenzstrang ausgehende Äste peripherwärts disloziert sein. Die postganglionären Fasern erreichen das Erfolgsorgan über Spinalnerven, zu denen sie in segmentalen *Rr. communicantes grisei* geleitet werden (Fasern für die vegetative Innervation der Leibeswand), über Äste des Truncus sympathicus oder entlang von Gefäßen, die in der unmittelbaren Nachbarschaft des Grenzstrangs vorbeiziehen.

Die Spinalnerven Th_{1-12} und $L_{1,2(3)}$ kommunizieren daher mit dem Grenzstrang durch weiße und graue Verbindungszweige, die sich allerdings beim Menschen makroskopisch kaum unterscheiden lassen, die Zervikalnerven und die kaudalen Spinalnerven (ab L_3) nur durch Rr. communicantes grisei.

Der *Grenzstrang,* **Truncus sympathicus** (Abb. **204**), erstreckt sich, beiderseits der Wirbelsäule, als weitgehend einheitlicher Nervenfaser-Ganglien-Strang von der Schädelbasis bis zum Steißbein und läßt sich in Hals-, Brust-, Lumbal- und Sakralteil gliedern. Die *Ganglia trunci sympathici* sind durch längsverlaufende *Rr. interganglionares* verbunden.

Im **Halsteil** des *Truncus sympathicus* (Abb. **204** u. **205**) liegt das *Ganglion cervicale superius* als platte, spindelförmige, 25–30 mm lange Anschwellung etwa 2 cm unterhalb der Schädelbasis, hinter der A. carotis interna, im tiefen Blatt der Halsfaszie. Das meist schwach ausgebildete *Ganglion cervicale medium* ist in Höhe des 6. Halswirbels, nahe der A. thyroidea inferior, in die Lamina praevertebralis der Fascia

◄ 1 Ganglion trigeminale
2 präganglionäre parasympathische Fasern im N. III zur Radix parasympathica
3 N. frontalis
4 N. nasociliaris
5 N. lacrimalis
6 Glandula lacrimalis
7 postganglionäre parasympathische Fasern zur Glandula lacrimalis
8 Nn. ciliares longi (Verlauf der postganglionären Sympathikusfasern aus dem Ganglion cervicale superius zum M. dilatator pupillae nicht eindeutig gesichert, vermutlich variabel)
9 Nn. ciliares breves
10 Ganglion ciliare
11 Radix sensoria
12 Radix sympathica
13 Radix parasympathica
14 R. superior nervi oculomotorii
15 R. inferior nervi oculomotorii
16 R. zygomaticotemporalis
17 R. zygomaticofacialis
18 N. zygomaticus
19 Rr. ganglionici
20 N. canalis pterygoidei
21 N. petrosus profundus
22 N. infraorbitalis
23 Ganglion pterygopalatinum
24 N. lingualis
25 Glandula sublingualis
26 Glandula submandibularis
27 Rr. glandulares
28 Ganglion submandibulare
29 N. alveolaris inferior
30 N. mylohyoideus
31 Glandula parotidea
32 Ganglion oticum
33 N. auriculotemporalis mit postganglionären parasympathischen Fasern zur Glandula parotidea
34 Plexus intraparotideus
35 Rr. communicantes (cum nervo faciali)
36 Ganglion inferius nervi glossopharyngei
37 Ganglion superius nervi glossopharyngei
38 N. tympanicus
39 Plexus tympanicus
40 N. petrosus minor
41 Chorda tympani
42 Ganglion geniculi
43 N. petrosus major
44 A. carotis interna und Plexus caroticus internus

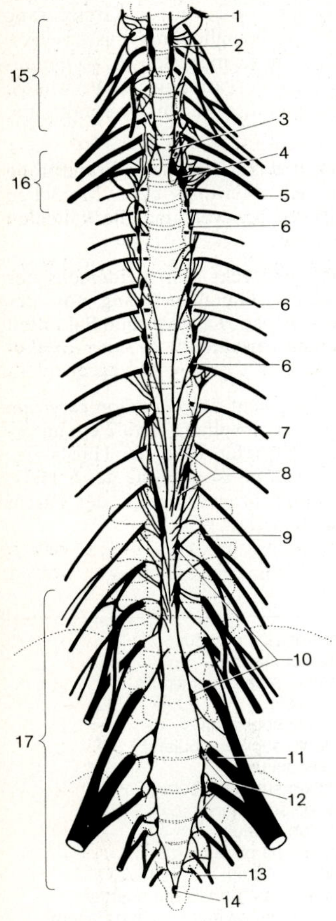

204 Truncus sympathicus und Plexus cervicalis, brachialis und lumbosacralis,
Schema nach *Pick* und *Sheehan*
(im Hals- und Brustbereich nur Wirbelkörper, im Lendenbereich auch Procc. costarii konturiert)

1 R. anterior des N. cervicalis I
2 Ganglion cervicale superius
3 Ganglion cervicale medium
4 Ganglion cervicothoracicum
5 R. anterior des N. thoracicus I (N. intercostalis I)
6 Ganglia thoracica
7 N. splanchnicus major
8 N. splanchnicus minor
9 R. anterior des N. lumbalis I
10 Ganglia lumbalia
11 R. anterior des N. sacralis I
12 Ganglia sacralia
13 R. anterior des N. coccygeus
14 Ganglion impar
15 Plexus cervicalis
16 Plexus brachialis
17 Plexus lumbosacralis

cervicalis eingelagert. Das untere Halsganglion, *Ganglion cervicale inferius,* ist in etwa 80 % der Fälle mit dem 1. Brustganglion zum *Ganglion cervicothoracicum [stellatum]* verschmolzen und grenzt, medial vom M. scalenus anterior, an den hinteren Umfang der A. subclavia.

Im *Halsteil* verlassen den Grenzstrang

- der *N. jugularis,* ein Ast zum Ganglion inferius des N. glossopharyngeus und zum Ganglion superius des N. vagus,
- der *N. caroticus internus,* der mit efferenten (postganglionären) Fasern an der Wand der A. carotis interna den *Plexus caroticus internus* bildet und über ihn

Sympathikusfasern in den Kopf (u. a. die *Radix sympathica* zum Ganglion ciliare, den *N. petrosus profundus* zu Tränendrüse und Nasenschleimhaut) entsendet,
- die *Nn. carotici externi,* die mit efferenten (postganglionären) Fasern an der Wand der A. carotis communis den *Plexus caroticus communis* und an der Wand der A. carotis externa den *Plexus caroticus externus* aufbauen und über diese Geflechte Sympathikusfasern in den Kopf, u. a. den *R. sympathicus (ad ganglion submandibulare)* für Unterzungen- und Unterkieferspeicheldrüse sowie die Mundschleimhaut, ferner den Sympathikusast zum Ganglion oticum für die Ohrspeicheldrüse abgeben,
- *Rr. laryngopharyngeales,* die mit efferenten (postganglionären) Fasern in den *Plexus pharyngealis* ziehen,
- der *N. cardiacus cervicalis superior,* der mit efferenten (postganglionären) Fasern in den *Plexus cardiacus* am Aortenbogen einstrahlt;

am Ganglion cervicale medium
- der *N. cardiacus cervicalis medius,* der mit efferenten (postganglionären) Fasern in den tiefen Teil des *Plexus cardiacus* eintritt und auch afferente Fasern aus dem Herzen führt,
- die *Ansa subclavia* (Abb. **205**), ein zusätzlicher R. interganglionaris, der die A. subclavia als Nervenfaserschlinge vorn und unten umgreift und hinter der Arterie zum Ganglion cervicale inferius bzw. Ganglion cervicothoracicum aufsteigt;

am Ganglion cervicale inferius bzw. Ganglion cervicothoracicum
- der *N. cardiacus cervicalis inferior,* der mit efferenten (postganglionären) Fasern zum tiefen Anteil des *Plexus cardiacus* zieht und afferente Fasern aus dem Herzen führt,

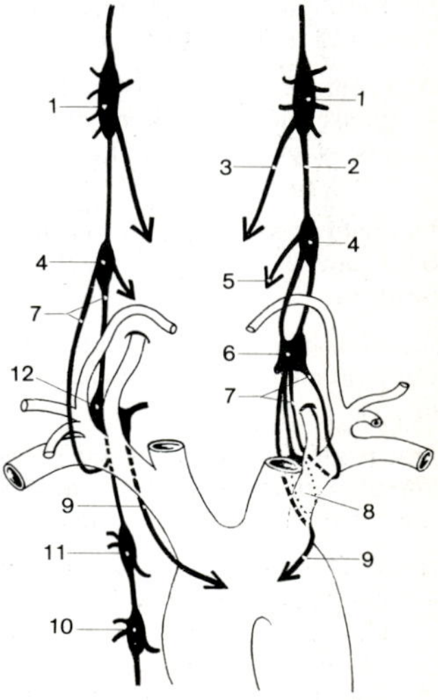

205 Truncus sympathicus, Schema des Halsteils
1 Ganglion cervicale superius
2 R. interganglionaris
3 N. cardiacus cervicalis superior
4 Ganglion cervicale medium
5 N. cardiacus cervicalis medius
6 Ganglion cervicale inferius
7 Ansa subclavia: typischer hinterer und zusätzlicher vorderer R. interganglionaris zwischen den Ganglia cervicale medium und cervicothoracicum
8 Ganglion thoracicum I
9 N. cardiacus cervicalis inferior
10 Ganglion thoracicum III
11 Ganglion thoracicum II
12 Ganglion cervicothoracicum [stellatum]

- der *Plexus subclavius,* der mit efferenten (postganglionären) Fasern sich an der Wand der A. subclavia ausbreitet und deren Äste begleitet,
- der *N. vertebralis,* der mit efferenten (prä- und postganglionären) Fasern mit der A. vertebralis in das Foramen transversarium des 6. Halswirbels eintritt, aus dem hier gelegenen kleinen *Ganglion vertebrale* postganglionäre Fasern aufnimmt und sich an der Wand der A. vertebralis als *Plexus vertebralis* ausbreitet.

Der **Brustteil** des Truncus sympathicus (Abb. **204** u. **205**) liegt, von der Pleura costalis bedeckt, mit 11–12 *Ganglia thoracica* in der Fascia endothoracica vor den Rippenköpfen. Von den (in der Regel) segmental angeordneten Brustganglien schiebt sich das Ganglion thoracicum I (meist zum Ganglion cervicothoracicum verschmolzen) über der Pleurakuppel hinter die A. subclavia.

Vom *Brustteil* des Truncus sympathicus zweigen ab
- *Rr. cardiaci thoracici,* efferente (postganglionäre) und afferente Fasern des 2.–4.(5.) Thorakalganglion, zum *Plexus cardiacus,* wobei sie – ebenso wie die Rr. pulmonales thoracici – zur Speiseröhre *Rr. oesophageales* abgeben,
- *Rr. pulmonales thoracici* mit efferenten (postganglionären) Fasern vom 2.–4. Brustganglion zum *Plexus pulmonalis* am Hilum der Lunge,
- der *N. splanchnicus major,* efferente (prä- und postganglionäre) und afferente Fasern vom 5.–9.(10.) Thorakalganglion, der in Höhe des 9.(10.) Brustwirbels häufig ein intermediäres *Ganglion thoracicum splanchnicum* eingelagert hat und durch das Zwerchfell die *Ganglia coeliaca* und den *Plexus coeliacus* erreicht,
- der *N. splanchnicus minor,* vom 9.–11. Brustganglion, der mit efferenten (prä- und postganglionären) und afferenten Fasern zu den *Ganglia coeliaca* und in den *Plexus coeliacus* tritt und einen selbständigen *R. renalis* zum *Plexus renalis* entsenden kann,
- der (inkonstante) *N. splanchnicus imus* vom 12. Thorakalganglion zum *Plexus renalis.*

Im **Lumbalteil** des Truncus sympathicus (Abb. **204** u. **206**) liegen jeweils auf der Vorder-Seitenfläche der Lendenwirbelsäule meist vier *Ganglia lumbalia [lumbaria].*

Aus dem *Lumbalteil* des Grenzstrangs stammen
- (meist vier) *Nn. splanchnici lumbales [lumbares]* mit efferenten (vorwiegend postganglionären) und afferenten Fasern zu den *Plexus aorticus abdominalis* und *hypogastricus superior.*

Der **Sakralteil** des Truncus sympathicus (Abb. **206**) besteht aus drei (gelegentlich vier oder fünf) *Ganglia sacralia,* die Faserverbindungen zu den Ganglien der Gegenseite besitzen.

Aus den beiden (drei) kranialen Ganglien treten (2–3) *Nn. splanchnici sacrales* mit efferenten (meist postganglionären) und afferenten Fasern zum *Plexus hypogastricus inferior.*

Das letzte Grenzstrangganglion ist unpaar und liegt vor dem Steißbein. In diesem *Ganglion impar* endigen die beiden Grenzstrangketten.

206 Vegetative Nervengeflechte und Ganglien im Retroperitonealraum

Bauch- und Beckenteil des Truncus sympathicus, Ansicht von ventral

1 Ganglion coeliacum
2 Plexus coeliacus
3 Ganglion mesentericum superius
4 Ganglion aorticorenale
5 Plexus renalis
6 Plexus intermesentericus
7 Plexus testicularis
8 Ganglion mesentericum inferius
9 Plexus hypogastricus superior
10 N. hypogastricus (dexter, sinister)
11 Ganglion thoracicum XII
12 Ganglia lumbalia
13 Ganglia sacralia
14 Ganglion impar
15 Rr. interganglionares des Truncus sympathicus

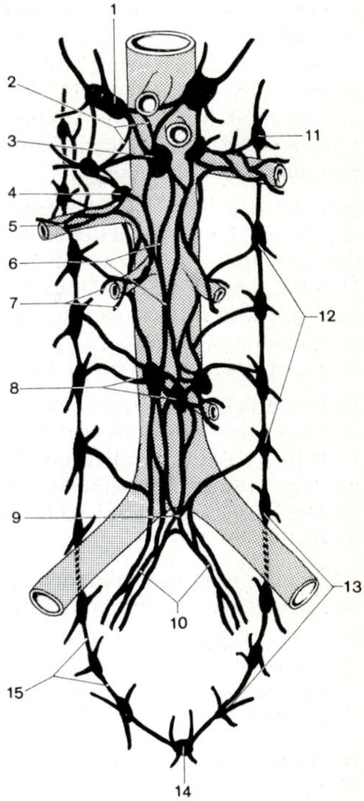

c) Geflechte des vegetativen Nervensystems

Pars parasympathica und Pars sympathica speisen große Geflechte des vegetativen Nervensystems, *Plexus autonomici,* die als Verteilerstationen und Sammelbecken vegetativer Nervenfasern im Brustbereich als *Plexus aorticus thoracicus,* im Bauchbereich als *Plexus aorticus abdominalis* und am Eingang in das kleine Becken als *Plexus hypogastricus superior* an der Aortenwand und im Bereich der Aortengabel ausgebildet sind. Von ihnen gehen kleinere organbezogene Geflechte aus. In die Plexus sind vegetative Ganglien eingelagert.

Der **Plexus aorticus thoracicus,** ein dichtes Fasergeflecht in der Wand der Pars thoracica aortae, besteht hauptsächlich aus Sympathikusfasern, die in Höhe des 1.–5. Thorakalganglion aus dem Grenzstrang abzweigen. Der Plexus erhält überdies afferente Fasern, die in den N. vagus übertreten. Mit dem Plexus aorticus thoracicus ist der *Plexus cardiacus* verbunden.

Der **Plexus cardiacus** erstreckt sich außerhalb des Herzbeutels über die Herzbasis. Er innerviert die Herzkranzgefäße und das Erregungsleitungssystem. Die zum Herzen ziehenden Äste des N. vagus und des Truncus sympathicus führen sowohl efferente als auch afferente Fasern, ausgenommen der N. cardiacus cervicalis superior aus dem oberen Halsganglion (mit ausschließlich efferenten postganglionären Fasern). In das Herzgeflecht und in die Wand der Vorhöfe sind *Ganglia cardiaca* eingelagert, makroskopisch sichtbare Ansammlungen von Ganglienzellen mit Synapsen der efferenten Vagusfasern. Der Plexus cardiacus steht nach beiden Seiten mit dem Plexus pulmonalis in Verbindung.

Der oberflächliche Teil des Plexus cardiacus, zu dem Rr. cardiaci cervicales inferiores des linken N. vagus und der N. cardiacus cervicalis superior aus dem oberen Halsganglion des linken Grenzstrangs treten, liegt unter dem Aortenbogen, vor der rechten Lungenarterie, und enthält ein kleines *Ganglion cardiacum* an der rechten Seite des Lig. arteriosum. Der oberflächliche Teil des Herzgeflechts steht mit dem tiefen Teil in Verbindung und setzt sich in den die A. coronaria dextra begleitenden Plexus (mit Zweigen zu rechtem Vorhof und Ventrikel) fort.

Der tiefe Teil des Herzgeflechts liegt vor der Bifurcatio tracheae, über der Aufteilung des Truncus pulmonalis und hinter dem aufsteigenden Schenkel des Aortenbogens. Er erhält Fasern aus allen übrigen (zuvor nicht genannten) Herzästen des N. vagus und des Truncus sympathicus, bildet das Geflecht längs der A. coronaria sinistra (zu linkem Vorhof und Ventrikel) und steht mit dem rechten Koronarplexus in Verbindung.

Als **Plexus oesophagealis** wird das vegetative Geflecht in der Wand der Speiseröhre bezeichnet, zu dessen Aufbau im Halsteil die Rr. oesophageales aus dem N. laryngeus recurrens und sympathische Fasern aus dem Halsgrenzstrang (über den Plexus der A. thyroidea inferior), im Brustteil mit parasympathischen Fasern der Plexus oesophagealis der Nn. vagi und die Trunci vagales, mit sympathischen Fasern der Brustgrenzstrang und der N. splanchnicus major beitragen.

Als **Plexus pulmonalis** ziehen efferente Fasern des N. vagus und des Truncus sympathicus, die als *Rr. pulmonales thoracici* den Grenzstrang vom 2.–4. Brustganglion verlassen, auf beiden Seiten des Lungenstiels, auf der Vorderseite schwächer ausgebildet, zu Bronchial- und Gefäßmuskulatur in die Lunge. Die Aufzweigungen des Plexus, der Faserzuflüsse aus dem Herzgeflecht erhält, begleiten die Verästelungen des Bronchialbaums. Afferente Fasern aus Dehnungsrezeptoren im Dienste der Atmungsregulation verlaufen in den Vagusästen.

Der **Plexus aorticus abdominalis,** kaudale Fortsetzung des Plexus aorticus thoracicus, bedeckt – durch die über die Medianebene hinwegziehenden Faserverbindungen der an sich paarigen Bildung – die Bauchaorta nicht nur an der jeweiligen Seite, sondern umschließt sie als dichtes Geflecht auch an der Vorderwand. Im Plexus aorticus abdominalis und in seiner unmittelbaren Nachbarschaft liegt eine Reihe prävertebraler Ganglien. Postganglionäre Fasern (der in diesen Ganglien gelegenen Perikaryen) des 2. Neuron bilden, zusammen mit präganglionären Fasern zu organnah gelegenen Ganglien, zahlreiche (fast radiär ausstrahlende) Ausläufer des Plexus aorticus abdominalis (Populärname: Sonnengeflecht). Diese Ausläufer begleiten als nicht immer scharf abgrenzbare kleinere Geflechte die zu den Organen verlaufenden Aortenäste und deren Aufzweigungen.

Der **Plexus coeliacus** (Abb. **206**), ein dichtes Netz vegetativer Fasern im kranialen Teil des abdominalen vegetativen Plexus, umgreift den Truncus coeliacus und den Ursprung der A. mesenterica superior. Er schließt jederseits das unregelmäßig geformte *Ganglion coeliacum* ein, das rechts hinter der V. cava inferior, links hinter der A. splenica liegt. Parasympathische Fasern zu Plexus und Ganglion kommen vom Truncus vagalis posterior, sympathische Fasern aus den Nn. splanchnici (vom 5.–11. Brustganglion), vor allem aus dem N. splanchnicus major.

Aus dem *Plexus coeliacus* zweigen ab
- ein als *Plexus phrenicus* zu bezeichnendes feines Geflecht längs der A. phrenica inferior mit eingelagerten *Ganglia phrenica,*
- der *Plexus hepaticus* längs der A. hepatica propria zur Leber,
- *Plexus gastrici* mit den Aa. gastricae und gastroepiploicae zum Magen (auf der Vorder- und Rückseite nahe der kleinen Kurvatur vorwiegend mit parasympathischen, im Bereich der großen Kurvatur überwiegend mit sympathischen Fasern),
- der *Plexus splenicus [lienalis]* mit der A. splenica zur Milz,
- der *Plexus pancreaticus* mit Ästen der A. splenica und der A. gastroduodenalis zur Bauchspeicheldrüse,
- der *Plexus suprarenalis* vom lateralen Rand des Ganglion coeliacum zur Nebenniere, u. a. mit präganglionären Fasern zum Nebennierenmark,
- der *Plexus mesentericus superior* mit dem *Ganglion mesentericum superius,* der mit den Ästen der A. mesenterica superior zu Dünndarm und proximalem Dickdarm zieht.

Kaudal vom Plexus coeliacus gehen aus dem *Plexus aorticus abdominalis* hervor
- der *Plexus renalis* längs der A. renalis zur Niere, der den *Plexus uretericus* an den Ureter abgibt und in den die *Ganglia aorticorenalia* und *renalia* eingelagert sind (beide erhalten präganglionäre Fasern aus dem N. splanchnicus minor zugeführt),
- der *Plexus testicularis* (beim Mann) mit der A. testicularis zum Hoden,
- der *Plexus ovaricus* (bei der Frau) mit der A. ovarica zum Eierstock,
- der *Plexus mesentericus inferior* mit parasympathischen Fasern aus den *Nn. pelvici splanchnici,* der durch den *Plexus intermesentericus* mit dem Plexus mesentericus superior verbunden ist, den *Plexus rectalis superior* zum Rectum entsendet und mehrere Ganglien, insgesamt *Ganglion mesentericum inferius* genannt, enthält,
- die *Plexus iliaci,* die beiderseits den Plexus aorticus abdominalis auf die Aa. iliacae fortsetzen und am Oberschenkel jeweils vom *Plexus femoralis* abgelöst werden.

Der *Plexus entericus* ist das intramurale, dem Magen-Darm-Trakt eigene vegetative Nervensystem, das sich in die *Plexus subserosus, myentericus* und *submucosus* gliedern läßt.

Der **Plexus hypogastricus superior [N. praesacralis]** (Abb. **206**) verbindet den Plexus aorticus abdominalis mit dem zentralen Beckengeflecht, dem *Plexus hypogastricus inferior.* Er ist im oberen Teil unpaar, im unteren Teil bilateral ausgebildet und liegt vor der Bifurcatio aortae und in der von beiden Aa. iliacae communes gebildeten Gefäßgabel etwa in Höhe des 5. Lendenwirbels. Der Plexus hypogastricus superior erhält u. a. Zuflüsse aus den *Nn. splanchnici lumbales* des Sympathicus. Von seinem Kaudalrand ziehen zwei Stränge, *Nn. hypogastrici dexter* und *sinister* über das Promontorium hinweg in das kleine Becken und treten jeweils in den Plexus hypogastricus inferior ein.

Der *Plexus hypogastricus superior* und die *Nn. hypogastrici* geben Zweige zu den *Plexus uretericus* und *testicularis/ovaricus,* zum terminalen Colon und zum *Plexus iliacus* ab.

Der **Plexus hypogastricus inferior [Plexus pelvicus]** breitet sich als kräftiger Faserfilz mit parasympathischen und sympathischen Zuflüssen im subperitonealen Bindegewebe jeweils seitlich und vor dem Rectum bis zum hinteren Teil der Harnblase aus. In das Geflecht sind kleine *Ganglia pelvica* eingebettet.

Aus dem *Plexus hypogastricus inferior* treten
- die *Plexus rectales medius* und *inferior* mit den Aa. rectales media und inferior zur Wand des Rectum,
- der *Plexus prostaticus* (beim Mann) mit Nervenästen zu Prostata, Samenbläschen, Ductus ejaculatorius, Urethra, Glandula bulbourethralis und mit *Nn. cavernosi penis* zu den Schwellkörpern des Penis (entsprechende Geflechte ziehen bei der Frau zu den Glandulae vestibulares und als *Nn. cavernosi clitoridis* zu den Schwellkörpern der Clitoris),
- der *Plexus deferentialis* (beim Mann), ein Geflecht an der Wand des Ductus deferens,
- der *Plexus uterovaginalis* (bei der Frau), der in der Plica rectouterina in das subperitoneale Bindegewebe um die Cervix uteri gelangt und sich in Äste für Uterus, Vagina *(Nn. vaginales)*, Tube und Ovar aufzweigt,
- *Plexus vesicales*, die sich beiderseits vom Fundus der Harnblase ausbreiten, auch Ästchen zum Samenbläschen abgeben und den Entleerungsmechanismus der Harnblase steuern.

Gesamtsachverzeichnis der Bände 1 und 2

Anatomische Bezeichnungen wurden – je nach Textfassung – mit dem Terminus der Nomina anatomica und/oder dem gebräuchlichen, aber nicht offiziellen Terminus bzw. dem deutschen Namen in das Register aufgenommen. Ist ein Gegenstand oder Sachverhalt im Register unter verschiedenen Bezeichnungen aufgeführt, so bezeichnet gegebenenfalls ein Pfeil das Stichwort, unter dem auf Seiten mit entsprechenden Detailangaben (z. B. Leitungsbahnen) oder Abbildungen verwiesen wird. Anatomische Gegebenheiten, die nur in Abbildungslegenden, nicht aber im Text erwähnt sind, wurden im Register nur in Ausnahmefällen erfaßt.

B

E

G

H

I

J

K

L

P

Q

R

Z